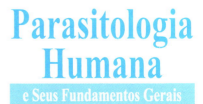

BIBLIOTECA **BIOMÉDICA**
"Uma nova maneira de estudar as ciências básicas, na qual prestigia-se o autor brasileiro e coloca-se nossa Universidade em primeiro lugar"

ANATOMIA HUMANA
Dangelo e Fattini – Anatomia Básica dos Sistemas Orgânicos, 2ª ed.
Dangelo e Fattini – Anatomia Humana Básica, 2ª ed.
Dangelo e Fattini – Anatomia Humana Sistêmica e Segmentar, 3ª ed.
Erhart – Elementos de Anatomia Humana, 10ª ed.

BIOFÍSICA
Ibrahim – Biofísica Básica, 2ª ed.

BIOLOGIA
Sayago – Manual de Citologia e Histologia para o Estudante da Área da Saúde
Stearns e Hoekstra – Evolução uma Introdução

BIOQUÍMICA
Cisternas, Monte e Montor - Fundamentos Teóricos e Práticas em Bioquímica
Laguna – Bioquímica, 6ª ed.
Mastroeni - Bioquímica - Práticas Adaptadas

BOTÂNICA E FARMACOBOTÂNICA
Oliveira e Akisue – Farmacognosia
Oliveira e Akisue – Fundamentos de Farmacobotânica
Oliveira e Akisue – Práticas de Morfologia Vegetal

ECOLOGIA
Kormondy e Brown – Ecologia Humana
Krebs e Daves – Introdução a Ecologia Comportamental

EPIDEMIOLOGIA
Medronho – Epidemiologia 2ª ed.

EMBRIOLOGIA
Doyle Maia – Embriologia Humana
Stearns e Hoekstra – Evolução – Uma Introdução

ENTOMOLOGIA MÉDICA E VETERINÁRIA
Marcondes – Entomologia Médica e Veterinária, 2ª ed

FARMACOLOGIA E TOXICOLOGIA
Oga – Fundamentos de Toxicologia – 4ª ed.
Prado e Moraes – Farmacologia para Graduação em Fisioterapia
Prado e Rosa – Farmacologia para Graduação em Odontologia

FISIOLOGIA • NEUROFISIOLOGIA • PSICOFISIOLOGIA
Lira Brandão – As Bases Psicofisiológicas do Comportamento, 3ª ed.
Radanovic – Neurofisiologia Básica

HISTOLOGIA HUMANA
Glerean – Manual de Histologia – Texto e Atlas

IMUNOLOGIA
Neves Forte – Imunologia do Básico ao Aplicado 3ª ed.

MICROBIOLOGIA
Ramos e Torres – Microbiologia Básica
Ribeiro e Stelato – Microbiologia Prática: Aplicações de Aprendizagem de Microbiologia Básica: Bactérias, Fungos e Vírus – 2ª ed.
Trabulsi – Microbiologia, 5ª ed.

MICROBIOLOGIA DOS ALIMENTOS
Gombossy e Landgraf – Microbiologia dos Alimentos

NEUROANATOMIA
Machado – Neuroanatomia Funcional, 3ª ed.

NEUROCIÊNCIA
Lent – Cem Bilhões de Neurônios – Conceitos Fundamentais de Neurociência, 2ª ed.

PARASITOLOGIA
Barsantes – Parasitologia Veterinária
Cimerman – Atlas de Parasitologia Humana - 2ª ed
Cimerman – Parasitologia Humana e Seus Fundamentos Gerais
Neves – Atlas Didático de Parasitologia, 2ª ed
Neves – Parasitologia Básica, 3ª ed.
Neves – Parasitologia Dinâmica, 3ª ed.
Neves – Parasitologia Humana, 13ª ed.

PATOLOGIA
Franco – Patologia – Processos Gerais, 5ª ed.

ZOOLOGIA
Barnes – Os Invertebrados – Uma Síntese
Benton – Paleontologia dos Vertebrados
Hildebrand e Goslowan – Análise da Estrutura dos Vertebrados, 2ª ed.
Pough – A Vida dos Vertebrados, 4ª ed.
Villela e Perini – Glossário de Zoologia

**SENHOR PROFESSOR, PEÇA O SEU EXEMPLAR GRATUITAMENTE PARA FINS DE ADOÇÃO.
LIGAÇÃO GRÁTIS - TEL.: 08000-267753**

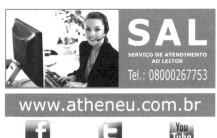

Cimerman

Parasitologia Humana
e Seus Fundamentos Gerais

2ª Edição

Benjamin Cimerman
Mestre em Parasitologia pela Universidade de São Paulo. Professor Titular de Parasitologia da Universidade de Mogi das Cruzes e da Faculdade de Enfermagem do Hospital Israelita Albert Einstein. Presidente Eleito da Federação Latino-Americana de Parasitologia (FLAP - 1999/2000)

Sérgio Cimerman
Médico Infectologista da Terceira Unidade de Internação do Instituto de Infectologia Emílio Ribas. Mestre em Doenças Infecciosas e Parasitárias pela Universidade Federal de São Paulo/Escola Paulista de Medicina. Pós-graduando, Nível Doutorado, em doenças Infecciosas e Parasitárias pela Universidade Federal de São Paulo/Escola Paulista de Medicina. Presidente e Sócio Fundador da Sociedade Paulista de Parasitologia (1998/2000). Presidente do Comitê de Doenças Parasitárias da Associação Pan-Americana de Infectologia

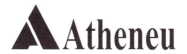

EDITORA ATHENEU

São Paulo — Rua Jesuíno Pascoal, 30
Tel.: (11) 2858-8750
Fax: (11) 2858-8766
E-mail: atheneu@atheneu.com.br

Rio de Janeiro — Rua Bambina, 74
Tel.: (21) 3094-1295
Fax: (21) 3094-1284
E-mail: atheneu@atheneu.com.br

Ribeirão Preto — Rua Barão do Amazonas, 1.435
Tel.: (16) 3323-5400
Fax: (16) 3323-5402

Belo Horizonte — Rua Domingos Vieira, 319 — Conj. 1.104

PLANEJAMENTO GRÁFICO: Equipe Atheneu

Dados Internacionais de Catalogação na Publicação (CIP)
(Câmara Brasileira do Livro, SP, Brasil)

Cimerman, Benjamin
　　Cimerman: parasitologia humana e seus fundamentos gerais / Benjamin Cimerman, Sérgio Cimerman. – 2a ed. - São Paulo: Editora Atheneu, 2010.

　　Vários colaboradores.

　　1. Parasitologia médica I. Cimerman, Sérgio. II. Título

01-0985　　　　　　　　　　　　　　　　　　　　CDD-616.91
　　NLM-WS 200

Índices para catálogo sistemático:
1. Parasitologia médica　616.91

CIMERMAN, B.; CIMERMAN, S.
Parasitologia Humana e Seus Fundamentos Gerais — 2ª edição

© *Direitos reservados à EDITORA ATHENEU — São Paulo, Rio de Janeiro, Ribeirão Preto, Belo Horizonte, 2018*

Colaboradores

André Vilella Lomar
Professor Titular de Doenças Infecciosas e Parasitárias do Departamento de Clínica Médica da Faculdade de Medicina da Universidade de Mogi das Cruzes. Médico do Instituto de Infectologia Emílio Ribas e Hospital Israelita Albert Einstein. Presidente da Associação Pan-Americana de Infectologia. Ex-Presidente da Sociedade Brasileira de Infectologia.

Annette Silva Foronda
Professora Assistente Doutora do Departamento de Parasitologia do Instituto de Ciências Biomédicas da Universidade de São Paulo.

Armando de Oliveira Schubach
Pesquisador Médico do Centro de Pesquisa do Hospital Evandro Chagas, Rio de Janeiro.

Augusto César Panalva de Oliveira
Neurologista Assistente do Hospital das Clínicas da Universidade de Campinas. Coordenador do Serviço de Neurologia Clínica do Instituto de Infectologia Emílio Ribas.

Carlos Mauricio de Figueiredo Antunes
Professor Titular de Epidemiologia do Departamento de Parasitologia do Instituto de Ciências Biológicas da Universidade Federal de Minas Gerais.

Carlos Graeff-Teixeira
Professor Adjunto de Parasitologia da Pontifícia Universidade Católica do Rio Grande do Sul. Doutor em Medicina Tropical pelo Instituto Oswaldo Cruz.

Cláudia Regina de Marchi
Biomédica, Membro do Laboratório de Parasitologia do Instituto de Medicina Tropical de São Paulo e do Laboratório de Investigação Médica-Parasitologia do Hospital das Clínicas da Faculdade de Medicina da Universidade de São Paulo.

Cláudio Pires de Matos
Bioquímico, Membro do Laboratório de Parasitologia do Instituto de Medicina Tropical de São Paulo e do Laboratório de Investigação Médica-Parasitologia do Hospital das Clínicas da Faculdade de Medicina da Universidade de São Paulo.

David Salomão Lewi
Professor Adjunto Doutor de Doenças Infecciosas e Parasitárias da Universidade Federal de São Paulo/Escola Paulista de Medicina.

Dulcinéia Maria Barbosa Campos
Professora Titular Doutora do Departamento de Parasitologia do Instituto de Patologia Tropical e Saúde Pública da Universidade Federal de Goiás.

Edward Félix Silva
Professor Titular do Departamento de Parasitologia do Instituto de Ciências Biológicas da Universidade Federal de Minas Gerais.

Eleni Aparecida Bedaque
Médica Infectologista da Primeira Unidade de Internação do Instituto de Infectologia Emílio Ribas.

Fabio Luís Carignani
Médico-Veterinário, Membro do Laboratório de Parasitologia do Instituto de Medicina Tropical de São Paulo e do Laboratório de Investigação Médica-Parasitologia do Hospital das Clínicas da Faculdade de Medicina da Universidade de São Paulo.

Fernando Lopes Gonçales Júnior
Professor Assistente Livre-Docente da Disciplina de Moléstias Infecciosas do Departamento de Clínica Médica da Faculdade de Ciências Médicas da Universidade de Campinas.

Heitor Vieira Dourado
Professor Titular de Medicina Tropical da Universidade Federal do Pará.

Heleno Tinoco de Carvalho
Professor Adjunto de Doenças Infecciosas e Parasitárias da Universidade Federal do Rio de Janeiro.

Hélio Arthur Bacha
Médico da Terceira Unidade de Internação do Instituto de Infectologia Emílio Ribas.

Ivan de Oliveira Castro
Professor Titular da Disciplina de Moléstias Infecciosas e Parasitárias da Faculdade de Medicina da Universidade de Santo Amaro. Médico do Instituto de Infectologia Emílio Ribas.

João Carlos Pinto Dias
Professor Titular de Clínica Médica da Universidade de Federal de Minas Gerais. Pesquisador Titular da Fundação Oswaldo Cruz. Membro do Comitê de Doenças Parasitárias da Organização Mundial de Saúde.

José Maria Cardoso Salles
Professor Adjunto IV de Terapêutica Clínica da Universidade Federal do Pará.

Keila B. Feldman Marzochi
Doutora em Doenças Infecciosas e Parasitárias pela Universidade Federal do Rio de Janeiro. Pesquisadora Médica e Diretora do Centro de Pesquisa do Hospital Evandro Chagas — Rio de Janeiro.

Léa Camillo-Coura
Professora Titular de Doenças Infecciosas e Parasitárias da Universidade Federal do Rio de Janeiro. Pesquisadora Titular da Fundação Oswaldo Cruz. Membro Titular da Academia Nacional de Medicina.

Lúcia Maria Almeida Braz
Bióloga, Subchefe do Laboratório de Parasitologia do Instituto de Medicina Tropical de São Paulo e do Laboratório de Investigação Médica-Parasitologia do Hospital das Clínicas da Faculdade de Medicina da Universidade de São Paulo.

Luís Fernando de Goes Siqueira
Professor Doutor da Área de Dermatologia Sanitária do Departamento de Epidemiologia da Faculdade de Saúde Pública da Universidade de São Paulo.

Luiz Cândido de Souza Dias
Professor Adjunto do Departamento de Patologia Clínica da Faculdade de Ciências Médicas da Universidade de Campinas.

Manuel Fernando Queiroz dos Santos Júnior
Professor Doutor da Area de Dermatologia Sanitária do Departamento de Epidemiologia da Faculdade de Saúde Pública da Universidade de São Paulo.

Marcelo Simão Ferreira
Professor Titular de Doenças Infecciosas e Parasitárias da Universidade Federal de Uberlândia.

Marco Antônio de Ávila Vitória
Especialista em Clínica Médica pela Universidade Federal de Minas Gerais. Assessor Técnico da Unidade de Assistência do Programa Nacional de DST/AIDS do Ministério da Saúde do Brasil.

Marco Antônio Franco
Biomédico Especialista pela Universidade de Mogi das Cruzes. Professor Assistente de Parasitologia Humana e Clínica da Universidade de Mogi das Cruzes. Professor Contratado do Curso de Pós-Graduação em Especialização da Universidade de Mogi das Cruzes. Professor Assistente de Parasitologia da Universidade de Guarulhos. Biomédico Plantonista do Laboratório da Santa Casa de Misericórdia de São Paulo no Hospital Geral de Guarulhos

Marcos Boulos
Professor Associado em Doenças Infecciosas e Parasitárias da Faculdade de Medicina da Universidade de São Paulo.

Marcos Montani Caseiro
Professor Assistente de Parasitologia da Faculdade de Ciências Médicas de Santos.

Maria Inês Machado
Professora Titular de Parasitologia da Universidade Federal de Uberlândia e do Centro Universitário do Triângulo.

Mariângela Carneiro
Professora Adjunta de Epidemiologia do Departamento de Parasitologia do Instituto de Ciências Biológicas da Universidade Federal de Minas Gerais.

Marisa Porta M. Hirschfeld
Professora Doutora de Parasitologia do Instituto de Ciências Biomédicas da Universidade de São Paulo. Docente de Parasitologia da Faculdade de Ciências Farmacêuticas da Universidade de São Paulo.

Mauro Célio de Almeida Marzochi
Livre-Docente em Parasitologia pela Universidade Federal do Rio de Janeiro. Coordenador do Laboratório Nacional de Referência em Leishmanioses. Pesquisador Titular da Escola Nacional de Saúde Pública da Fundação Oswaldo Cruz.

Mauro José Costa Salles
Mestre em Doenças Infecciosas e Parasitárias pela London School. Médico Infectologista Assistente da Santa Casa de Misericórdia de São Paulo.

Naftale Katz
Pesquisador Titular da Fundação Oswaldo Cruz. Perito da Organização Mundial de Saúde.

Pedro Morera
Professor de Parasitologia da Universidade de Costa Rica.

Pedro Paulo Chieffi
Professor Titular de Parasitologia da Faculdade de Ciências Médicas da Santa Casa de Misericórdia de São Paulo. Professor Associado Doutor do Departamento de Medicina Preventiva da Faculdade de Medicina de São Paulo.

Raquel Silveira Bello Stucchi Boccato
Professora Assistente Doutora da Disciplina de Moléstias Infecciosas do Departamento de Clínica Médica da Faculdade de Ciências Médicas da Universidade de Campinas.

Ricardo Minkoves
Professor Assistente de Moléstias Infecciosas e Parasitárias da Faculdade de Medicina de Santo Amaro. Médico Infectologista da Oitava Internação do Instituto de Infectologia Emílio Ribas.

Roberto Focaccia
Livre-Docente em Doenças Infecciosas e Parasitárias pela Universidade de São Paulo. Professor Titular de Infectologia da Faculdade de Medicina de Jundiaí. Médico do Instituto de Infectologia Emílio Ribas.

Rosa Maria Tubaki
Mestre em Parasitologia pelo Instituto de Ciências Biomédicas da Universidade de São Paulo. Pesquisadora Científica da Superintendência de Controle de Endemias, São Paulo.

Sandro J. Martins
Pós-Graduando do Núcleo de Medicina Tropical da Universidade Federal do Pará.

Sérgio de Andrade Nishioka
Professor Assistente do Departamento de Clínica Médica do Centro de Ciências Biomédicas da Universidade Federal de Uberlândia.

Silvia Maria di Santi
Pesquisadora Científica do Laboratório de Malária da Superintendência de Controle de Endemias — São Paulo.

Vicente Amato Neto
Professor Emérito da Faculdade de Medicina da Universidade de São Paulo. Chefe do Laboratório de Parasitologia do Instituto de Medicina Tropical de São Paulo. Chefe do Laboratório de Investigação Médica-Parasitologia do Hospital das Clínicas da Faculdade de Medicina da Universidade de São Paulo.

Werner Apt Baruch
Professor Titular de Parasitologia da Faculdade de Medicina da Universidade do Chile.

Prefácio

A ideia deste livro nasceu da necessidade de se realizar mais um estudo da Parasitologia Humana sob a visão de novos autores. É a razão por que esta obra destina-se àqueles que desejam iniciar, atualizar e aprofundar seus conhecimentos em Parasitologia.

Esperamos com este alerta que os dirigentes de nosso País, apesar de suas dificuldades socioeconômicas, consigam realizar programas de controle de parasitoses, visto serem de elevada prevalência em nosso meio.

A receptividade dos temas aqui apresentados deve ser interpretada como um indicador seguro de que não queremos suplantar as outras obras na área de conhecimento específico, mas, sim, buscar a consolidação e a referência da Parasitologia em nosso País. Os profissionais que atuam nas áreas da Saúde e da pesquisa encontrarão nesta obra uma abundante fonte de reflexão sobre a sua prática.

Estudar a Parasitologia brasileira à luz de sua génese e evolução tem dado frutos muito ricos, para isso nos utilizamos de uma linguagem clara, objetiva e concisa para melhor atingir os estudiosos do assunto.

Ninguém ignora o risco de qualquer tentativa desta natureza; por isso, sabemos que falhas e omissões ocorrem, abrindo um leque para críticas e sugestões, pois só assim poderemos dar continuidade a este trabalho em edições futuras.

Queremos agradecer a todos que, direta ou indiretamente, contribuíram para que esta pesquisa pudesse se tornar realidade.

Só nos resta dizer a todos, muito obrigado.

Benjamin Cimerman
Sérgio Cimerman

Prefácio

PARTE I – ESTUDO INTRODUTÓRIO

1 Importância da Parasitologia, *3*
Benjamin Cimerman
Sérgio Cimerman

2 Mecanismo de Ação do Parasito sobre o Hospedeiro, *5*
Benjamin Cimerman
Sérgio Cimerman

3 Mecanismo de Defesa do Hospedeiro, *7*
Benjamin Cimerman
Sérgio Cimerman

4 Nomenclatura Zoológica, *8*
Rosa Maria Tubaki

5 Noções de Epidemiologia Geral, *10*
Carlos Mauricio de Figueiredo Antunes
Mariângela Carneiro

PARTE II – PROTOZOÁRIOS

6 Protozoários, *25*
Benjamin Cimerman
Sérgio Cimerman

7 Giardíase, *28*
Benjamin Cimerman
Sérgio Cimerman

8 Tricomoníase, *34*
Manuel Fernando Queiroz dos Santos Júnior
Luiz Fernando de Góes Siqueira

9 Leishmaniose Tegumentar Americana, *39*
Mauro Célio de Almeida Marzochi
Armando de Oliveira Schubach
Keyla B. Feldman Marzochi

10 Leishmaniose Visceral Americana (Calazar Americano ou Neotropical), *65*
Mauro Célio de Almeida Marzochi
Keyla B. Feldman Marzochi
Armando de Oliveira Schubach

11 Doença de Chagas, *81*
João Carlos Pinto Dias

12 Tripanossomíase Humana Africana, *112*
Sérgio Cimerman
Benjamin Cimerman

13 Amebíase, *113*
Edward Félix Silva
José Maria Cardoso Salles
Mauro José Costa Salles

14 Amebas Parasitas do Homem, *126*
Edward Félix Silva

15 Amebas de Vida Livre, *131*
Annette Silva Foronda

16 Protozoários – Malária, *139*
Silvia Maria Di Santi
Marcos Boulos

17 Babesiose, *156*
Ivan de Oliveira Castro
Ricardo Minkoves

18 Toxoplasmose, *159*
Vicente Amato Neto
Cláudia Regina de Marchi

19 Isosporíase, *179*
Sérgio Cimerman
David Salomão Lewi
André Vilella Lomar
Benjamin Cimerman

20 Sarcocistose, *182*
Fenando Lopes Gonçales Júnior
Raquel Silveira Bello Stucchi Boccato

21 Criptosporidiose, *186*
Marcelo Simão Ferreira
Sérgio de Andrade Nishioka

22 Microsporídeos, *190*
Marisa Porta M. Hirschfeld
Pedro Paulo Chiejfi
Luiz Cândido Souza Dias

23 Blastocistose, *194*
Cláudio Pires de Matos
Vicente Amato Neto
Lúcia Maria Almeida Braz
Fábio Luís Carignani

24 Balantidíase, *199*
Marco Antônio de Avila Vitória

25 Ciclosporíase, *202*
Sérgio Cimerman
Roberto Focaccia
Benjamin Cimerman

PARTE III – HELMINTOS

26 Helmintos, *207*
Benjamin Cimerman
Sérgio Cimerman

27 Esquistossomose Mansoni, *212*
Naftale Katz
Luís Cândido de Souza Dias

28 Fasciolíase, *222*
Werner Apt Baruch

29 Teníase, *228*
Maria Inês Machado

30 Cisticercose Humana, *235*
Augusto César Penalva de Oliveira
Eleni Aparecida Bedaque

31 Himenolepíase, *249*
Maria Inês Machado

32 Hidatidose e Equinococose, *253*
Werner Apt Baruch

33 Difilobotríase, *262*
Sérgio Cimerman
Benjamin Cimerman
Marco Antônio Franco

34 Dipilidose, *265*
Sérgio Cimerman
Benjamin Cimerman
Marco Antônio Franco

35 Paragonomíase, *267*
Sérgio Cimerman
Benjamin Cimerman
Marco Antônio Franco

36 Ascaridíase, *270*
Léa Camillo-Coura
Heleno Tinoco de Carvalho

37 Toxocaríase (Síndrome de Larva Migrans Visceral), *279*
Pedro Paulo Chieffi
Marcos Montani Caseiro

38 Ancilostomíase, *284*
Pedro Paulo Chieffi

39 Larva Migrans Cutânea, *291*
Pedro Paulo Chieffi

40 Estrongiloidíase, *293*
Dulcinéa Maria Barbosa Campos
Marcelo Simão Ferreira

41 Enterobíase, *304*
Benjamin Cimerman
Sérgio Cimerman

42 Tricocefalíase, *307*
Benjamin Cimerman
Sérgio Cimerman

43 Triquinelose, *310*
Hélio Arthur Bacha

44 Filarioses, *313*
Heitor V. Dourado
Sandro J. Martins

45 Lagochilascaríase, *321*
Dulcinéa Maria Barbosa Campos

46 Clonorquíase, *334*
Sérgio Cimerman
Benjamin Cimerman
Marco Antônio Franco

47 Angiostrongilose Abdominal, *337*
Pedro Morera
Carlos Graeff-Teixeira

PARTE IV - ARTRÓPODOS

48 Generalidades Sobre Artrópodos, *343*
Rosa Maria Tubaki

PARTE V - APÊNDICE

49 Procedimentos Técnicos em Parasitologia, *353*
Benjamin Cimerman
Sérgio Cimerman

Índice Remissivo, 359

PARTE I

ESTUDO INTRODUTÓRIO

1 Importância da Parasitologia

Benjamin Cimerman
Sérgio Cimerman

A parasitologia é uma ciência que estuda os organismos (parasitos) que vivem no interior ou exterior de outro hospedeiro, extraindo deste seu alimento e abrigo, sendo que esta associação nem sempre é nociva ao hospedeiro.

Na prática abrange o estudo de protozoários, helmintos e artrópodes, em cujos grupos situa-se a maioria dos parasitos de importância médica e veterinária.

O estudo da parasitologia é fundamental, pois:

— as doenças parasitárias são freqüentes na população mundial. Segundo a OMS, cerca de 980 milhões de pessoas estão parasitadas pelo Ascaris lumbricoides, 200 milhões pelo Schistosoma mansoni e 16 milhões pelo *Trypanosoma cruzi*[4,7].

No Brasil, o último levantamento multicêntrico das parasitoses intestinais revelou 55,3% de crianças parasitadas, sendo 51 % poliparasitadas[6];

— a doença parasitária pode levar o indivíduo à morte súbita, como ocorre, por exemplo, na doença de Chagas[5];
— alguns parasitos representam grave problema de saúde pública, sendo, na maioria das vezes, ao lado da má nutrição, os responsáveis por deficiência no aprendizado das crianças e no desenvolvimento físico[3];
— o parasito pode causar incapacidade funcional[1].

A doença parasitária é um reflexo da luta parasito-hospedeiro, constituindo a resultante das forças em ação, dos mecanismos de agressão do parasito e dos meios de defesa do hospedeiro.

A predominância das forças de agressão do parasito tem como consequência o desenvolvimento de patologias e sintomas, bem como leva o hospedeiro à morte.

Quando as defesas do hospedeiro são mais eficazes, o agressor é quem morre.

Na maioria das vezes ocorre um equilíbrio de forças entre o parasito e o hospedeiro, permitindo a sobrevivência dos dois. Esta entidade é chamada portador são, ou seja, o hospedeiro é suporte do parasito e não apresenta sintomas, mas continua disseminando-o na coletividade.

Fp > Fh — doente parasitário
Fp < Fh — morte do agressor
Fp = Fh — portador são
Fp = Força de ação do parasito
Fh = Força de defesa do hospedeiro

Para o desenvolvimento de doença parasitária, são necessários alguns fatores, tanto de um lado como de outro. Os fatores inerentes ao parasito são:

— *número de exemplares:* por exemplo, a *Giardia lamblia*, quando em pequeno número, geralmente é assintomática; porém, quando em grande número, pode revestir todo o duodeno, provocando deficiência de vitaminas lipossolúveis, ácidos graxos, vitamina B12 e ácido fólico[2];
— *tamanho:* por exemplo, as Tenias absorvem seu alimento através de sua cutícula; portanto, quanto maior a Tenia, mais acentuados serão os sintomas desta parasitose;
— *localização:* a localização do parasito poderá influir ou não no aparecimento de sintomas; por exemplo, o *Ascaris lumbricoides*, em alguns casos, é assintomático e em outros obstrui o canal de Wirsung, determinando a pancreatite aguda, ou forma uma massa de vermes na luz intestinal, obstruindo o trânsito do bolo fecal, levando o paciente à morte pela necrose da alça intestinal;
— *virulência:* é a severidade e rapidez com que um agente etiológico age sobre o hospedeiro. Por exemplo, verificamos que existem cepas de *Trypanosoma cruzi* mais virulentas que outras.

Os fatores pertinentes aos hospedeiros são:
— *idade:* as crianças são mais suscetíveis à doença parasitária do que os adultos, influindo neste caso o estado imunológico, que aumenta com a idade;
— *imunidade:* a resposta imunitária depende da posição do parasito no hospedeiro. Assim, os parasitos

teciduais ou sanguíneos desenvolvem uma resposta imunitária melhor que os intestinais;

— *nutrição:* a ação do parasito pode ser bloqueada quando o hospedeiro apresenta bom estado nutritivo. Por outro lado, a instalação de uma doença parasitária se torna evidente quando o hospedeiro está debilitado em consequência de seu estado nutricional deficiente. Exemplo característico é o que ocorre na ancilostomose — crianças bem-nutridas são praticamente assintomáticas e as desnutridas podem ter anemia;

— *hábitos e costumes:* as diferenças de hábitos e costumes podem influir na aquisição de uma doença parasitária. O hábito de se usar calçados poderá impedir a penetração de larvas de ancilostomídeos. A ingestão de carne crua ou malpassada pode levar a uma teníase;

— *medicamentos:* a utilização de drogas antiparasitárias em doses inadequadas, bem como de medicamentos que deprimem o organismo, pode exacerbar os sintomas de uma parasitose, como ocorre em indivíduos em uso de corticoides.

BIBLIOGRAFIA

1. Falqueto A, Augusto Sessa P. Leishmaniose tegumentar americana. In: Tratado de Infectologia, 1ªed. São Paulo: Editora Atheneu, 1221-1233, 1996.
2. Notis WN. Giardiasis and vitamin B12 — malabsorption. Gastroenterology 63, 1085, 1972.
3. Orniudo Fernandes F. Ancilostomíase. In: Tratado de Infectologia, 1ªed. São Paulo. Editora Atheneu. 1319-1324, 1996.
4. Pan American Health Organization, Health conditions in the Americas. Scientific Publication 524, vol. I Washington D.C.: Pan American Health Organization, 160, 1990.
5. Prata A, Lopes ER, Chapadeiro E. Características da morte súbita tida como não esperada na doença de Chagas. Revista Soc Bras Med Trop 19:9-12. 1986.
6. Rhodia. Levantamento multicêntrico de parasitoses intestinais no Brasil. São Paulo, 1988.
7. Who. Informal consultation on intestinal helminth infections. 1990.

2 Mecanismo de Ação do Parasito sobre o Hospedeiro

Benjamin Cimerman
Sérgio Cimerman

Atingindo o homem e agindo como corpo estranho que se instala e cresce nos tecidos humanos, o parasito começa a alimentar-se à custa do hospedeiro, metabolizando as suas reservas nutritivas para cobrir as próprias necessidades metabólicas. O resultado será o prejuízo do hospedeiro, levando às consequências finais, ou seja, à doença ou à morte. O mecanismo desta ação parasitária pode ser único ou múltiplo.

AÇÃO OBSTRUTIVA

O parasito, neste caso, obstrui os duetos glandulares, órgãos etc. Na patologia humana, o exemplo mais significativo deste mecanismo de agressão é visto na ascaridíase. O *Ascaris lumbricoides* vive solto no intestino delgado, locomovendo-se para cima e para baixo. Por motivos desconhecidos, força e penetra nos orifícios do colédoco, do canal de Wirsung, na abertura de divertículos intestinais e mesmo no apêndice, obstruindo estes canais, com graves consequências para a integridade do hospedeiro[1].

AÇÃO COMPRESSIVA

Com seu desenvolvimento e crescimento, o parasito comprime os órgãos próximos e provoca modificações estruturais nos tecidos e, consequentemente, graves perturbações em suas funções, acarretando lesões importantes, que manifestarão sintomas exuberantes, como, por exemplo, o cisto hidático, forma larvária do *Echinococcus granulosus*, que, ao instalar-se no fígado, pulmão ou cérebro do homem, chega a atingir o tamanho de uma laranja, comprimindo as células e os tecidos dos órgãos parasitados[2].

AÇÃO DESTRUTIVA

É muito comum nas parasitoses, exercendo sua ação no nível das células ou tecidos. Os vermes ancilostomídeos, com suas peças bucais, arrancam pedaços da mucosa intestinal, produzindo ulcerações sangrantes[3]. A ação destrutiva da *Leishmania braziliensis* na mucosa buconasal deforma a face do indivíduo a tal ponto que a restauração exigirá ampla cirurgia plástica.

AÇÃO ALERGIZANTE

Alguns parasitos têm a propriedade de sensibilizar o organismo humano, causando fenômenos alérgicos localizados ou gerais, traduzidos por sintomatologia característica. A picada de ectoparasitos pode provocar edema ou prurido na região afetada.

AÇÃO TÓXICA

É resultante da inoculação ou da introdução, no organismo, de secreções dos parasitos. A *Entamoeba histolytica* secreta uma substância lítica, destruindo as células próximas, quer no intestino, sua localização primária, quer nos outros órgãos - fígado, cérebro etc. Ao exame microscópico destes tecidos, vê-se sempre a ameba com uma zona clara ao seu redor, clareira aberta pela lise dos tecidos. No caso do *Trypanosoma cruzi,* muitos pesquisadores, para explicar a patogenia da doença, emitem a hipótese da produção de uma toxina pelo protozoário, que teria ação tóxica difusa nos órgãos atingidos. Nenhum parasito, no sentido estrito, produz uma exotoxina como ocorre nas infecções bacterianas, com ação tóxica difusa a distância. Só o *Sarcocystis,* parasito de animais, é capaz de produzir toxinas semelhantes às provenientes de bactérias.

AÇÃO ESPOLIADORA

Representa, em síntese, a ação mais ligada ao parasitismo. Todos os parasitos que vivem no tubo digestivo e que se alimentam do material ingerido pelo hospedeiro causam ação espoliadora, mais ou menos grave, dependendo de diversos fatores, concernentes ao parasito ou ao hospedeiro. O *Diphyllobothrium latum,* como todo *Cestoda*, não tem tubo digestivo, absorvendo as substâncias do meio ambiente intestinal por osmose, em toda a imensa superfície do seu corpo. Retira principalmente a vitamina B12, espoliando o organismo de substância importante para o seu desenvolvimento[4]. A *Giardia lamblia* exerce a ação espoliadora de modo indireto. São milhões de exemplares microscópicos atapetando a face interna do duodeno e excluindo este órgão da absorção de gorduras e vitaminas lipossolúveis que por ali passam. Como consequência, as gorduras continuam no tubo digestivo, irritando as outras partes do intestino delgado e acarretando a diarreia com esteatorreia. Os ancilostomídeos, presos profundamente à mucosa intestinal por órgãos de fixação especiais, sugam sangue por contorções de seu esôfago musculoso. Certas glândulas produzem uma substância anticoagulante, mantendo leves hemorragias nas pequenas ulcerações. A perda contínua de sangue e as hemorragias consequentes às lesões da mucosa levam o paciente à anemia.

BIBLIOGRAFIA

1. Cimerman B. Contribuição para o estudo do controle da Ascaríase humana através de quirnioterápico (Tese de mestrado) - Instituto de Ciências Biomédicas, Universidade de São Paulo, São Paulo, 1984.
2. Choji K, Fujita N, Chen M. Hydatid diseases of the liver: computed tomography and transabdominal ultrasound with histopathological correlation. Clin Radiology 46:97-103,1992.
3. Huggins D. Ancilostomíase. Ped Mod 6:218-225, 1989.
4. Miranda Cueto H. Difilobotríase. In: Tratado de Infectologia, 1ª ed. São Paulo: Editora Atheneu, 1348-1350, 1996.

3 Mecanismo de Defesa do Hospedeiro

Benjamin Cimerman
Sérgio Cimerman

Para se instalar e desenvolver-se, o parasito deve vencer as dificuldades que lhe são opostas pelos mecanismos de defesa. A primeira barreira é representada pela resistência natural, definida como o conjunto de fatores que impede a instalação do agressor, e não está relacionada verdadeiramente com fenômenos imunitários, formação de anticorpos e contato prévio com o agente. O melhor exemplo de resistência natural encontra-se na impossibilidade de certos parasitos de animais conseguirem colonizar-se no homem; os vermes das aves não conseguem viver no homem, pois não encontram neste hospedeiro condições fisiológicas adequadas. Entre estas condições podem-se citar a pele, os sucos digestivos e a alimentação.

PELE

O revestimento externo do hospedeiro consegue bloquear a invasão parasitária. No caso da doença de Chagas, o *Trypanosoma cruzi.*não consegue penetrar na pele íntegra, mas basta apenas uma pequena escarificação causada pelas unhas para o protozoário introduzir-se neste.

SUCOS DIGESTIVOS

A constituição do suco gástrico, destruindo o parasito ou dificultando a liberação de formas infectantes ingeridas pelo hospedeiro, impede o desenvolvimento do parasito no interior do hospedeiro.

ALIMENTAÇÃO

A monofagia é uma das características do parasitismo. Acostumado ao mesmo tipo de alimento, o parasito só poderá sobreviver em hospedeiros que possam fornecer-lhe a dieta obrigatória. Muitas vezes, a falta de apenas um componente, como a vitamina A, pode dificultar o desenvolvimento da *Trichinella spiralis* no rato.

No entanto, quando o elemento agressor penetra nos tecidos, desencadeia uma série de fenômenos defensivos, com proliferação celular destinada à fagocitose, ao mesmo tempo estimulando a produção de anticorpos específicos.

Para exercer a fagocitose, principalmente quando o parasito é pequeno, como no caso dos protozoários, são mobilizadas células estáticas, como as células de Kupffer no fígado, as células endoteliais dos sinusóides, dos gânglios linfáticos e da medula óssea. A vitória nesta luta vai depender, em parte, do poder agressivo do agente etiológico, isto é, da virulência do parasito e da capacidade defensiva do organismo.

Com um pouco de atraso, as células imunologicamente competentes reagem ao estímulo e começam a produzir anti-corpos com a finalidade de imobilizar e destruir o parasito. A união de antígeno e anticorpo pode ser determinada por métodos imunológicos.adequados, como os de imunofluorescência, que visualiza o complexo protéico então precipitado.

BIBLIOGRAFIA

1. Pessoa SB, Martins AV. Parasitologia médica. 11ª ed. Rio de Janeiro: Editora Guanabara Koogan, 871 p, 1982.
2. Goulart EG, Costa Leite L Parasitologia & micologia humana, 2ª ed. Rio de Janeiro: Editora Cultura Médica, 551p, 1978.
3. Neves DP. Parasitologia humana, 5ª ed. Rio de Janeiro: Editora Atheneu, 381 p, 1982.
4. Miranda Cueto H. Difilobotríase. In: Tratado de Infectologia, 1ª ed. São Paulo: Editora Atheneu, 1348-1350, 1996.

4 Nomenclatura Zoológica

Rosa Maria Tubaki

DIFERENÇA ENTRE TAXONOMIA E SISTEMÁTICA

O homem é um animal classificador. Sua existência depende de sua habilidade de reconhecer similaridades e diferenças entre objetos e eventos no seu universo físico e tomar essas similaridades e diferenças conhecidas-. Sendo os seres vivos tão diferentes e apresentando diversidade entre si, foi necessário agrupá-los para evidenciar essa distinção. Entretanto, eles foram ordenados também para a finalidade de armazenar, recuperar e transmitir conhecimentos biológicos; para esse objetivo, levou-se em consideração as relações que os organismos têm entre si e o ambiente em que vivem.

Assim, diferencia-se a *taxo no mia*, que é a teoria e a prática da descrição e da identificação dos seres vivos, da *sistemática* ou *biossistemática*, que é o estudo da diversidade dos organismos, classificando-os mediante as relações que apresentam entre si e o ambiente. Desse modo, a sistemática procura determinar as causas das diferenças entre os organismos. Em outras palavras, a taxonomia reconhece, classifica e identifica os seres vivos ou extintos, enquanto a sistemática estuda as características físicas, fisiológicas, comportamentais, para interpretar a classificação. Portanto, essas especialidades são muito próximas.

DEFINIÇÕES EM TAXONOMIA

Na taxonomia, pode-se pesquisar um grupo de organismos inter-relacionados, que recebe o nome de *táxon* (plural *taxa*) ou unidade taxonômica. Esse tempo aplica-se a qualquer conjunto que possa ser suficientemente individualizado ou distinto de outros.

Quando um conjunto de organismos individualizado pode receber uma diferenciação nominal e figurar em certo nível correspondente à posição do táxon em determinado sistema classificatório, denomina-se *categoria taxonômica*.

Existe uma hierarquia taxonômica, uma vez que existem vários níveis ou categorias de' posição taxonômica. Em zoologia, existem sete categorias principais:

1 — Reino: Animal
2 — Filo: Apicomplexa
3 — Classe: Sporozoa
4 — Ordem: Eucoccidia
5 — Família: Plasmodidae
6 — Gênero: *Plasmodium*
7 — Espécie: *falciparum*

Existem outras categorias, como sub-reino, superfilo, infraclasse, superfamília, subespécie, que são opcionais, diferentemente das sete supracitadas. As categorias acima da espécie são ditas superiores.

O padrão de referência para a aplicação de um nome científico é o *tipo*. O tipo de uma espécie é um exemplar; o de um gênero é uma espécie nominal; o de uma família é um gênero nominal. Isso significa que cada espécie conhecida foi descrita com base cm um exemplar ou parte dele, ou de alguma atividade registrada por ele. A atividade pode ser de rastros, pegadas, confecção de ninhos, abrigos etc. Se uma espécie é eleita como padrão de um gênero, passa a ser a espécie-tipo do gênero. Portanto, um objeto zoológico pode ser um exemplar (tipo da espécie) ou o nome de um táxon das categorias da espécie (tipo do gênero).

CARACTER

As características estruturais ou funcionais de um indivíduo constituem, de modo geral, o caracter ou caracteres. Por exemplo, as relações de tamanhos de ossos em vertebrados, a presença de escamas ou cerdas nos insetos, que podem apresentar forma, cor e estar dispostas de modo variado, dependendo do grupo taxonômico ao qual o organismo pertence. Portanto, os caracteres são utilizados na classificação dos organismos. Caso possuam caracteres comuns, são ordenados em determinado grupo taxonômico. O caracter diferencia um organismo de um táxon de outro pertencente a táxon distinto. Os caracteres podem ser morfológicos, fisiológicos, ecológicos, etiológicos e biogeográficos. Os caracteres significativos e fundamentais serão utilizados para determinação taxonômica através de chaves de identificação. O taxonomista examinará os organismos verificando se os caracteres estão presentes ou ausentes, utilizando chaves dicotômicas que irão excluindo e incluindo progressivamente determinados caracteres até chegar à identificação ou nome do espécime.

SISTEMA BINOMINAL

Os nomes são necessários para referir-se aos organismos. Inicialmente havia sistemas de classificação populares. Esses sistemas possuíam características comuns, embora tenham sido criados por povos tão diferentes quanto' os maias mexicanos, hanunóos filipinos, cantoneses de Hong-Kong, guaranis argentinos e navajos americanos. Contudo, apresentavam problemas, pois variavam em diferentes países, como os idiomas. Em locais diversos de um mesmo país, um mesmo nome podia ser aplicado a espécies distintas. Os nomes, descrevendo animal ou planta, eram longos ou pouco uniformes.

O sistema binominal, introduzido por Carolus Linnaeus (1707-1778), é constituído por nomes genéricos e específicos em latim. O sistema de Linnaeus reduziu o número de palavras a duas, uma para o gênero e outra para a espécie, e propôs o uso do latim. A 10ª edição do *Sistema Natural* de Linnaeus, de 1758, é considerada o ponto de partida para a nomenclatura zoológica. Apenas os nomes científicos publicados nesta edição ou a partir desse trabalho são aceitos. Embora o latim tenha sido a língua-padrão da ciência até o século XVII, os nomes científicos latinos foram preservados e usados internacionalmente.

A nomenclatura binominal trouxe um avanço científico porque introduziu um artefato fácil e sem ambigüidade, de modo que pesquisadores de diferentes países e áreas da ciência podiam identificar a espécie com a qual outros pesquisadores estavam trabalhando. Isso possibilitou a integração de avanços em anatomia comparada, fisiologia e outros campos da biologia. É um sistema nomenclatural que permite expandir indefinidamente, de modo simples, gêneros e espécies adicionais".

NOMENCLATURA

Após serem descritos, os organismos precisam ser nominados. Assim, a nomenclatura é uma atividade da taxonomia que fornece nomes, permitindo a comunicação entre os pesquisadores de vários ramos das ciências biológicas.

Os nomes científicos são escritos em latim, como já foi mencionado. Em qualquer gênero não pode existir dois nomes específicos ou subespecíficos iguais; no reino animal, não pode haver dois nomes genéricos iguais. A regra fundamental do nome científico é a da prioridade, em que a denominação mais antiga prevalece sobre todas as outras propostas posteriormente. Todos as denominações são consideradas sinônimos, e o conjunto de sinônimos que o espécime recebeu é chamado sinonímia. O nome válido ou mais antigo é denominado sinônimo sênior, enquanto os outros do conjunto são os sinônimos juniores.

Os nomes dos táxons podem ser uninominais, binominais, trinominais e até tetranominais. Os nomes são designados de acordo com os táxons do grupo de família, do grupo de gênero e do grupo de espécie. O grupo de família inclui as categorias de tribo, subfanulia e superfamília. O grupo de gênero inclui as de gênero e subgênero; o de espécie engloba as categorias de espécie e subespécie.

Utiliza-se a denominação uninominal (um só nome) para os grupos de fanulia e subtribo, que devem ser escritos com letra inicial maiúscula e não são grifados. Ex.: Coelenterata (filo), Insecta (classe), Felidae (família), Triatomiini (tribo). Os nomes dos táxons do grupo de gênero também são uninominais, escritos com letra inicial maiúscula e sublinhados. Ex.: *Apis, Felix, Equus*. Para formar nomes de família, subfanulia e tribo usam-se respectivamente os sufixos *idae, inae* e *ini,* acrescidos ao radical do respectivo gênero-tipo; por exemplo:

Gênero-tipo	*Homo*	*Culex*
Família	Homin(idae)	Culic(idae)
Subfarrulia	Hominiinae	Anophelinae
Tribo	Homin (ini)	Anophelini
Gênero	*Homo*	*Anopheles*
Espécie	*sapiens*	*darlingi*
Subespécie	*sapiens*	—

Para os táxons da categoria de espécie, utiliza-se o sistema binominal (dois nomes), que envolve o nome do gênero no qual a espécie está classificada, seguido do nome próprio à espécie, devendo ser sublinhados ou escritos em itálico. Caso o nome já tenha sido referido no texto, pode ser abreviado nas citações seguintes. É feito de modo a escrever-se apenas a primeira letra do nome genérico seguido do nome específico (ex.: *H. sapiens).*

Muitas vezes, os autores são suficientemente conhecidos, podendo seus nomes ser abreviados; por ex.: *Culex pipiens* Linnaeus ou *Culex pipiens* L.

O sistema trinominal é utilizado através do acréscimo do nome do subgênero; por ex.: *Anopheles (Nyssorhynchus) darlingi* ou, no caso da categoria de espécie, pode ser empregado à subespécie, por ex.: *Anopheles gambiae gambiae.*

Além disso, podem ser acrescidos aos nomes dos taxa o nome do autor original da descrição e o ano em que foi publicada pela primeira vez. O nome do autor vem seguido de vírgula e da data; por ex.: *Aedes aegypti* Linnaeus, 1762; mas é opcionaJ. Eventualmente, pode haver mudança de um gênero para outro após estudos de taxonomistas. Isso é indicado pela manutenção do nome(s) does) autor(es) original(is) e data entre parênteses.

Essas regras e outras foram organizadas no Código Internacional de Nomenclatura Zoológica (International Code of Zoological Nomenclature, 1985). Apesar do conjunto de regras fundamentais, ainda ocorrem casos em que há dúvidas e são necessários esclarecimentos sobre a nomenclatura zoológica. Para dirimi-Ias, formou-se a Comissão Internacional de Nomenclatura Zoológica, constituída por zoólogos renomados, e designada durante os congressos internacionais de zoologia. As decisões da Comissão publicadas em periódicos especializados em nomenclatura zoológica, como o "Bulletin of Zoological Nomenclature", denominam-se *opinions.*

BIBLIOGRAFIA

1. InternationaJ Code of Zoological Nomenclature, 3rd ed. London: International Trust of Zoological Nomenc1ature, 1985.
2. Raven PH, Berlin B, Breedlove DE. The origins o taxonomy. Science, 174:1210-13,1971.
3. Ross HH, Ross CA, Ross JRP. A textbook of entomology, 4th ed. New York: John Wiley & Sons, pp. 666,1982.

5 Noções de Epidemiologia Geral

Corlos Mauricio de Figueiredo Anfunes
Maríângela Carneiro

EPIDEMIOLOGIA: CONCEITO E OBJETIVOS

A epidemiologia pode ser conceituada como a ciência que estuda a distribuição de doenças (enfermidades), assim como a de seus determinantes, na população humana. Estes determinantes são conhecidos em epidemiologia como *fatores de risco*. Além das enfermidades, as características fisiológicas (hipertensão, nível de açúcar no sangue) e as "doenças sociais" (os acidentes de trânsito, a violência urbana) são atualmente considerados objetos de estudo desta disciplina.

O principal objetivo da epidemiologia é a promoção da saúde, através da prevenção de doenças, em diferentes grupos populacionais, Estes grupos podem ser (1) os habitantes de uma área geográfica definida (município, estado ou país), (2) as pessoas em uma determinada faixa etária, (3) os trabalhadores de uma indústria, ou seja, pessoas que foram ou estão expostas a um ou mais fatores de risco específicos.

Por que uma determinada doença se desenvolve em algumas pessoas? Por que certas pessoas não adoecem? Por que algumas doenças só ocorrem em determinadas áreas geográficas? Por que a ocorrência de determinada enfermidade varia com o tempo? Respostas a perguntas como estas somente serão possíveis se for aceito um princípio básico (premissa), fundamental em epidemiologia: *as doenças não se distribuem ao acaso ou de forma aleatória na população; são os fatores de risco que determinam esta distribuição.* A distribuição da malária no Brasil fornece um bom exemplo: a malária é muito mais freqüente na região Norte, ocorrendo principalmente entre garimpeiros, operários empregados na construção de estradas, migrantes e pessoas que ocasionalmente ali vão pescar ou caçar. Os prováveis fatores de risco associados à maior freqüência da parasitose nesta região estão relacionados, entre outros, (1) à maior facilidade para o contato entre o indivíduo suscetível e o anofelino infectado e (2) à maior suscetibilidade de algumas pessoas à infecção (migrantes sem contato prévio com o parasita).

Para poder entender e explicar as diferenças observadas no aparecimento e na manutenção de uma enfermidade na população humana, uma investigação epidemiológica se direciona, inicialmente, a descrever a distribuição das doenças em relação à *PESSOA*, ao *TEMPO* e ao *LUGAR*. Três perguntas básicas são formuladas:

— (pessoa): quem adoece e por que adoece?
— (lugar): onde a doença ocorre e por que ocorre naquele local?
— (tempo): quando a doença ocorre e por que apresenta variações temporais?

No que se refere à pessoa, procura (1) identificar quem adoece e (2) determinar as razões para o adoecimento: quais são, como e por que as características de pessoas enfermas diferem das características de pessoas não-enfermas. A Tabela 5.1 apresenta as características pessoais que são geralmente investigadas quanto a uma possível associação com enfermidades.

Com relação ao lugar, o objetivo é investigar por que, em uma deter~nada área geográfica, uma enfermidade ou grupo de enfermidades ocorre com maior ou menor freqüência quando comparada a outras áreas geográficas. As características a serem investigadas incluem fatores climáticos, geológicos, geográficos, hidrográficos, entre outros.

A respeito do tempo, procura determinar quando uma doença ocorre e por que ocorre em épocas distintas. O interesse é identificar se ocorreram mudanças (aumento ou decréscimo) na freqüência de determinada doença através do tempo, bem como compreender os mecanismos desta

Tabela 5.1
Características Pessoais Estudadas em Epidemiologia

Características	Exemplos
Demográficas	Sexo, idade, grupo étnico etc.
Biológicas	Níveis de anticorpos, hormônios, pressão sangüínea etc.
Genéticas	Grupo sangüíneo, fator Rh, tipo de hemoglobina etc.
Sociais e econômicas	Nível socioeconômico, escolaridade, ocupação etc.
Hábitos pessoais	Dieta, exercícios físicos, uso de álcool, uso de fumo etc.

variação. Algumas doenças apresentam variações cíclicas, sendo mais freqüentes em determinadas estações do ano; outras apresentam variações a longo prazo, conhecidas como tendências seculares, medidas normalmente em décadas.

As informações obtidas em estudos epidemiológicos serão utilizadas, juntamente com as informações obtidas de outras áreas do conhecimento, como medicina, genética, biologia, sociologia, bioestatÍstica e demografia, com os seguintes objetivos:

— primeiro, *identificar a etiologia ou a "causa" das enfermidades* (os fatores de risco associados a estas enfermidades); o objetivo é conhecer as *características que aumentam o risco pessoal de adoecer.* Procurar compreender e explicar a pato gênese das doenças, incluindo sua forma de transmissão. Identificar se uma doença é transmitida de uma pessoa a outra ou se a transmissão ocorre através de vetares ou através de fontes comuns de contaminação. Este conhecimento permite o desenvolvimento de mecanismos que possam ser utilizados em intervenções, objetivando reduzir a transmissão, a morbidade e a mortalidade por uma determinada doença;

— segundo, *estudar a história natural e o prognóstico das enfermidades.* Procurar compreender o curso ou a seqüência das diversas etapas no desenvolvimento de uma enfermidade através do tempo. Algumas doenças são mais graves do que outras, algumas são mais letais, outras podem apresentar períodos de evolução longo ou curto; o tempo de sobrevida também irá variar em doenças que causam a morte;

— terceiro, *determinar a extensão das doenças nas populações ou descrever o estado de saúde das populações.* A descrição é feita através das medidas da ocorrência de doenças ou de mortes. Estas medidas podem ser expressas em números absolutos, em proporções ou em taxas. Este conhecimento é fundamental para o planejamento das ações de saúde pública;

— quarto, *avaliar novas medidas terapêuticas, intervenções e programas de saúde.* Investigar se ocorreram mudanças no nível de saúde da população, em decorrência da implementação de intervenções ou programas de saúde pública. A eficácia e a efetividade de um novo tratamento, medicamento ou vacina são avaliadas através de estudos epidemiológicos experimentais conhecidos como ensaios clínicos.

DINÂMICA DA TRANSMISSÃO DE DOENÇAS

O aparecimento e a manutenção de uma doença em um grupo populacional são resultantes do processo interativo entre o hospedeiro, o agente e o meio ambiente. O modelo da tríade epidemiológica tem sido classicamente utilizado para descrever a dinâmica de transmissão das doenças infecciosas, como apresentado na Fig. 5.1. O agente é o fator cuja presença é essencial para ocorrência de doença; o hospedeiro é o organismo capaz de ser infectado por um agente e o meio ambiente, é o conjunto de fatores que permitem a interação agente-hospedeiro. A Tabela 5.2 apresenta a classificação dos agentes, as características dos hospedeiros e os fatores ambientais relacionados ao aparecimento das doenças.

As interações existentes em doenças infecciosas também são observadas para as doenças não-infecciosas. Embora algumas doenças sejam de origem genética, o aparecimento destas doenças é geralmente resultante da interação entre os fatores genéticos e os ambientais.

CONCEITOS EPIDEMIOLÓGICOS DAS DOENÇAS

As doenças infecciosas são geralmente classificadas de acordo com o seu agente etiológico: helmintos, protozoários, bactérias, vírus. Esta classificação, baseada em características biológicas do agente, é adequada sob vários aspectos, incluindo a prevenção. Entretanto, é também possível classificar as doenças por suas características epidemiológicas; muitas vezes, esta classificação apresenta vantagens na identificação de medidas preventivas mais adequadas. De acordo com suas características epidemiológicas, as doenças infecciosas podem ser classificadas da forma a seguir.

Forma de Disseminação em Populações Humanas

Veículo Comum

O agente etiológico é transmitido por uma fonte única de infecção, como a água, os alimentos, o ar. A infecção pode ser resultante de exposição simples ao agente ou de exposições múltiplas ou contínuas por um determinado período de tempo. As infecções alimentares e a cólera (transmissão pela água) são exemplos de doenças transmitidas por veículo comum.

Propagação de Pessoa a Pessoa

O agente é disseminado através do contato entre indivíduos infectados e suscetíveis, por via respiratória (sarampo, gripe), oral-anal (helmintoses intestinais), genital (AIDS, sífilis) ou através de vetares (leishmaniose, doença de Chagas).

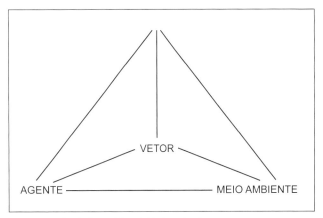

Fig. 5.1 — *A tríade epidemiológica de doenças.*

Tabela 5.2
Classificação dos Agentes de Doenças, Características dos Hospedeiros e Fatores Ambientais

Agentes	Exemplos
Elementos nutritivos	Excesso: colesterol; deficiência: vitaminas e proteínas
Agentes químicos	Veneno: monóxido de carbono; alérgenos: medicamentos
Agentes físicos	Radiações
Agentes infecciosos	Metazoários, protozoários, bactérias, fungos e vírus
Falares dos Hospedeiros	*Exemplos*
Demográficos	Idade, sexo, grupo étnico
Biológicos	Fadiga, estresse, estado nutricional
Sociais	Dieta, exercício físico, ocupação, acesso aos serviços de saúde
Resposta imune Suscetibilidade Resistência	Resistência natural à infecção; doença auto-imune
Meio Ambiente	*Exemplos*
Biológico	Incluindo os reservatórios de agentes infecciosos, os vetores que transmitem estes agentes, plantas e animais
Social	Definido em termos da organização política e econômica e da inserção do indivíduo dentro da sociedade
Físico	Situação geográfica, recursos hídricos, poluentes químicos, agentes físicos e ambientais são os componentes do ambiente físico. Temperatura, umidade e pluviosidade são variáveis que mais de perto se relacionam com as doenças

Porta de Entrada no Hospedeiro Humano

Os agentes podem infectar os hospedeiros através do trato respiratório (tuberculose), gastrintestinal (cólera), geniturinário (AIDS) ou cutâneo (leishmaniose, doença de Chagas).

Reservatórios dos Agentes

Quando o homem é o único reservatório dos agentes, a doença é classificada como uma antroponose (sarampo); quando o homem e outros vertebrados agem como reservatório, a doença é classificada como uma zoonose (leishmaniose).

Ciclo de Agentes Infecciosos na Natureza

As doenças podem ser classificadas de acordo com a complexidade de seu ciclo evolutivo, desde os mais simples (homem → homem: sarampo) até os mais complexos (homem → hospedeiro intermediário → homem: malária; homem → hospedeiro intermediário → homem, incluindo formas de vida livre: esquistossomose).

Período de Incubação

Uma importante característica epidemiológica das doenças é o período de incubação, definido como o intervalo entre a exposição ao agente (contato) e o aparecimento da enfermidade. As doenças infecciosas apresentam períodos de incubação específicos, que dependem diretamente do ritmo de crescimento do agente infeccioso no organismo do hospedeiro. Outros fatores, como a dose do agente infeccioso, a porta de entrada do agente no hospedeiro e o grau de resposta imune do hospedeiro, são também importantes na determinação do período de incubação. O conceito de período de incubação pode ser também aplicado às doenças não-infecciosas; por exemplo, as neoplasias apresentam período de incubação (muitas vezes chamado período de latência) específicos.

Manifestações Clínicas: Doença Clínica e Subclínica

Em várias doenças, a proporção de indivíduos infectados sem sinais ou sintomas clínicos (doença subclínica) pode ser bem maior do que a proporção daqueles que apresentam estes sinais ou sintomas (doença clínica). Por não se apresentarem com manifestações definidas, estas infecções não são, inicialmente, clinicamente diagnosticáveis. Entretanto, as infecções sem sintomas clínicos são extremamente importantes do ponto de vista epidemiológico: dependendo da doença, esta pode ser uma fase de alta transmissibilidade. A Fig. 5.2 apresenta o conceito da ponta do *iceberg*. Este modelo mostra a relação existente entre o número de indivíduos infectados e indivíduos infectados com e sem sintomas clínicos. A doença subclínica ou inaparente pode incluir (1) doença pré-clínica, não-detectável inicialmente, mas que progride para a forma clínica; (2) doença subclínica propriamente dita, que permanece sem apresentar sinais e sintomas, sendo detectada somente através de exames complementares de laboratório; e (3) doença latente, infecções nas quais o agente não se multiplica.

Endemia, Epidemia e Pandemia

A dinâmica da distribuição das doenças nas populações mostra que a transmissão pode ocorrer em períodos epidêmicos, em períodos interepidêmicos ou esporádicos e em períodos endêmicos.

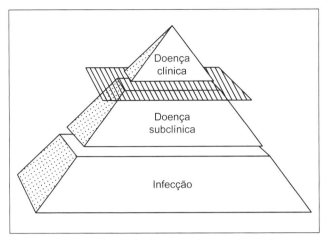

Fig. 5.2 — *O conceito de iceberg em doenças infecciosas.*

Endemia é definida como a presença constante de uma doença em uma população definida, em uma determinada área geográfica; pode tambem referir-se à prevalência usual de uma doença em Um grupo populacional ou em uma área geográfica. As doenças parasitárias, em sua grande maioria, se manifestam como endemias no Brasil.

Epidemia é conceituada como a ocorrência de uma doença em uma população, que se caracteriza por uma elevação progressiva, inesperada e descontrolada, ultrapassando os valores endêmicos ou esperados. Algumas doenças endêmicas podem, eventualmente, se manifestar em surtos epidêmicos (Fig. 5.3).

Como determinar se existe um aumento no número esperado de casos de uma doença? Não existe uma resposta precisa para esta questão. Geralmente, o Serviço de Vigilância Epidemiológica de um país, de um estado ou mesmo de um município, através do acompanhamento da ocorrência de doenças, pode determinar qual seria o número de casos usual ou esperado para cada doença. É considerada a existência de uma epidemia quando o número de casos observados excede o valor do número de casos esperados, tendo como base a experiência acumulada a respeito da doença em uma deter- minada população. Este número esperado varia com diferentes doenças e em diferentes circunstâncias.

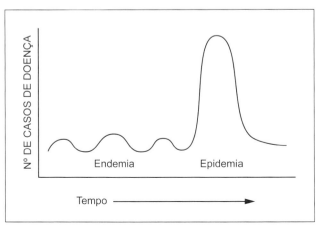

Fig. 5.3 — *Os conceitos de endemia e epidemia.*

Nos dias de hoje, um único caso de varíola excederá o valor esperado, uma vez que a doença é considerada erradicada do globo terrestre. As epidemias podem ocorrer tanto em doenças infecciosas como nas doenças não-infecciosas. A extensão geográfica de uma epidemia não é especificada; ela pode estar restrita a um bairro, atingir uma cidade, um estado ou um país. Pode se estender por diferentes períodos de tempo: horas (infecções bacterianas alimentares), semanas (gripes e resfriados) ou vários anos (AIDS). Atualmente, a leishmaniose visceral tem se manifestado em várias regiões do país, principalmente em bairros das grandes cidades, em números acima do esperado, caracterizando-se um surto epidêmico.

Pandemias são as epidemias que ocorrem ao mesmo tempo em vários países, ou seja, é uma epidemia em nível mundial. A peste bubônica na Idade Média e a gripe espanhola no início do século XX são exemplos de pandemias que já afligiram a humanidade. Atualmente, a AIDS, por ser epidêmica em vários paises, é considerada pela Organização Mundial de Saúde (OMS) uma pandemia.

Imunidade de Rebanho (ou de Grupo)

A imunidade individual reduz a probabilidade de o indivíduo desenvolver uma doença particular, quando exposto a um agente infeccioso. A imunidade de rebanho, ou de grupo, indica a proporção de indivíduos imunes, em uma comunidade ou em um grupo populacional, que diminui a probabilidade de contato entre os infectados e os suscetíveis. Esta imunidade de rebanho age como uma barreira, dificultando a introdução e a manutenção de um agente infeccioso, embora ainda exista um número de indivíduos suscetíveis nesta população. Um aspecto importante relacionado a este conceito é o de que não é necessário imunizar 100% uma população para prevenir a ocorrência de uma doença (que possa ser prevenida através da vacinação). A imunidade de rebanho ou de grupo é doença específica.

PEVENÇÃO DE DOENÇAS

A história natural de uma doença, entendida como a seqüência de eventos que acontecem no desenvolvimento de uma enfermidade, pode ser esquematizada, didaticamente, em quatro fases distintas:

saúde ou suscetibilidade → fase subclínica → fase clínica → incapacidade / recuperação / morte

O conhecimento da história natural das enfermidades tem aplicações práticas, não só no emprego de terapêuticas específicas, como também na definição dos métodos de prevenção e controle. As medidas preventivas podem ser classificadas em três diferentes níveis.

PREVENÇÃO PRIMÁRIA

Medidas que procuram impedir que o indivíduo adoeça, controlando os fatores de risco; agem, portanto, na fase pré-patogênica ou na fase em que o indivíduo encontra-se sadio ou suscetível. Podem ser de caráter geral (moradia adequada, saneamento ambiental incluindo tratamento de água, esgotamento sanitário e coleta de lixo, escolas, alimentação adequada, áreas de lazer) ou específico (imunização, uso de equipamento de segurança, uso de preservativo sexual, uso de repelentes contra vetores). A prevenção primária pode, portanto, envolver duas estratégias: (1) ser direcionada a grupos populacionais, com o objetivo de uma redução média do risco de adoecer ou (2) ser dirigida a intlivíduos que estejam sujeitos a uma maior exposição a um fator de risco.

Prevenção Secundária

Medidas aplicáveis a indivíduos que já se encontram sob a ação de um agente patogênico, na fase subclínica ou na fase clínica da enfermidade. Estas medidas procuram impedir que a doença se desenvolva para estágios mais avançados, mais graves, que deixem seqüelas ou provoquem a morte; incluem diagnóstico e tratamento precoces.

Prevenção Terciária

Consiste na prevenção da incapacidade, através de medidas destinadas à reabilitação, aplicadas na fase em que esteja ocorrendo ou já tenha ocorrido a doença. Entende-se como o processo de reeducação e readaptação de pessoas acometidas por acidentes ou que estejam com seqüelas em decorrência de alguma doença; inclui reabilitação (impedir incapacidade total), fisioterapia e terapia ocupacional. Muitas vezes, a prevenção secundária e terciária se confundem e são aplicadas paralelamente.

ESTUDOS EPIDEMIOLÓGICOS

Como já discutido anteriormente, a epidemiologia é uma ciência essencialmente comparativa, que estuda a distribuição das enfermidades e fenômenos correlatos através do tempo, em diferentes populações e lugares. Estas investigações, realizadas através dos estudos epidemiológicos, podem ser classificadas em dois grupos principais.

Experimentais

Estudos nos quais o investigador exerce um controle absoluto sobre os grupos populacionais (experimental e controle) que estão sendo comparados, decidindo quais serão expostos a um possível fator de risco, medida preventiva ou terapêutica. Os testes de vacinas e medicamentos, realizados em populações humanas, utilizam o delineamento experimental e são conhecidos como ensaios clínicos.

Observacionais (ou de Observação)

Estudos nos quais o investigador unicamente observa e analisa a ocorrência de enfermidades em grupos da população humana. Os grupos a serem comparados são selecionados com relação à ocorrência da doença sendo estudada *(doentes* ou *não-doentes)* ou com relação aos fatores de risco investigados *(expostos* ou *não-expostos)*. A grande maioria das investigações epidemiológicas, por razões éticas, é constituída por estudos de observação.

MEDINDO SAÚDE E DOENÇA

O conceito de saúde definido pela OMS (1948) é o "estado de completo bem-estar físico, mental e social, e não simplesmente a ausência de doenças ou enfermidades".

O enfoque epidemiológico consiste em identificar indivíduos nos estágios iniciais da doença ou identificar indivíduos que, embora não tenham ainda desenvolvido a doença, apresentam maior probabilidade de vir a desenvolvê-la. Estes indivíduos são identificados através de características ou fatores de risco que estão associados a uma maior probabilidade da ocorrência destas doenças; são considerados tanto os fatores de risco individuais (intrínsecos) quanto os ambientais (extrínsecos). Após serem identificados, eles devem ser observados para que (1) possam ser empregadas medidas que modifiquem estes fatores de risco (prevenção primária) ou (2) a enfermidade possa ser diagnosticada precocemente (prevenção secundária), com o objetivo de se alcançar o estado de saúde. Este grupo populacional é denominado população de risco, com maior suscetibilidade a uma determinada doença.

Como Medir Doença e Morte em uma População

A quantidade de doença em uma população pode ser expressa através do número absoluto de casos de doença ou de morte (número de pessoas diagnosticadas com esquistossomose mansoni no Brasil, número de óbitos tendo a doença de Chagas como causa *mortis* no Brasil, em 1997). A principal limitação na utilização de números absolutos de eventos é a de não permitir comparações, porque não leva em consideração o tamanho da população que se encontra sob o risco de adoecer ou morrer, de onde são derivados os casos. Números absolutos de doenças ou mortes são utilizados primariamente no planejamento das ações de saúde pública, por expressarem o número de eventos existentes em uma população; são uma medida da carga de doença ou de morte na população.

Para melhor expressar a quantidade de doença ou morte em uma população, taxas devem ser utilizadas; as taxas, de maneira geral, são caracterizadas pelos seguintes componentes:

— numerador, refletindo o número de eventos;
— denominador, refletindo a população em risco de desenvolver o evento;
— intervalo de tempo, sempre definido.

Normalmente, as taxas são expressas de forma padronizada (por um índice populacional), de modo que comparações sobre a ocorrência de doenças ou de mortes em diferentes populações, áreas geográficas e períodos de tempo possam ser efetuadas. Elas expressam, de maneira clara, o risco ou a probabilidade de adoecer ou de morrer, pois levam em consideração a população em risco, onde os eventos são observados. Para medir a morbidade (freqüência da ocorrência de doenças) e a mortalidade (freqüência da ocorrência de mortes), as taxas usualmente utilizadas em epidemiologia são:

Morbidade

Taxa de Incidência

É definida como o número de casos novos de uma doença (recém-diagnosticados) que ocorreram em uma população em um período de tempo definido. Habitualmente, são publicadas por 100 mil habitantes; este índice é arbitrário, adotado para evitar taxas fracionárias, que podem ocorrer em doenças muito raras. A taxa de incidência estima o risco ou probabilidade de adoecer. Para uma determinada doença, pode ser especificada por idade, sexo ou exposição a um fator de risco. É importante salientar que os casos (numerador) devem necessariamente pertencer à população em risco de adoecer (denominador). Em outras palavras, o denominador da taxa de incidência representa o número de pessoas que se encontram em risco de desenvolver a doença, ou seja, que potencialmente poderiam adquirir a doença e passar a pertencer ao numerador. Para calcular a taxa de incidência de uma doença, é necessário acompanhar a população em risco prospectivamente durante um período de tempo, registrando o aparecimento de casos novos desta doença. Um dos maiores problemas no cálculo da taxa de incidência é o de se fazer o diagnóstico no início da infecção. Para algumas doenças, este diagnóstico é facilmente realizado (malária); para outras, por não apresentarem sintomas característicos, o início da infecção é difícil de ser identificado (doença de Chagas, esquistossomose mansoni). Dados sobre ocorrência de doenças, para cálculo destas taxas, são obtidos dos serviços de saúde, em hospitais, em ambulatórios, em registros especiais de doenças (de comunicação compulsória, por exemplo) ou através de inquéritos populacionais. Os dados populacionais que irão compor o denominador poderão ser obtidos de agências encarregadas de realizar o censo populacional ou de órgãos governamentais; muitas vezes não estarão disponíveis para a população de interesse. Nestes casos, ou se realiza um censo específico ou se usam estimativas; estas podem superestimar ou subestimar as taxas sendo calculadas.

$$\text{Taxa de incidência} = \frac{\text{N° de casos novos de uma determinada doença presente em uma população, em um período de tempo definido}}{\text{N° de pessoas, em risco de desenvolver esta doença, nesta população, no mesmo período de tempo definido}}$$

Taxa de Prevalência

Taxa de prevalência é definida como o número de pessoas afetadas por uma determinada doença, em uma população, em um período de tempo definido, dividido pelo número de pessoas existentes na população naquele mesmo período de tempo.

$$\text{Taxa de prevalência} = \frac{\text{N° de casos de uma determinada doença presente em uma população, em um período de tempo definido}}{\text{N° de pessoas existentes na população no mesmo período de tempo definido}}$$

A taxa de prevalência é normalmente expressa em porcentagem; é afetada pela duração e gravidade da doença e por medidas terapêuticas específicas (Tabela 5.3). É essencial nos planejamentos de saúde e no acompanhamento das mudanças no perfil de doenças em populações que se encontram sob intervenção de programas de saúde. Esta taxa expressa a carga de doença em uma população, refletindo a situação do momento. Para o cálculo da taxa de prevalência também são necessários dados populacionais.

Qual é a diferença entre prevalência e incidência? A prevalência pode ser vista como uma fotografia da população em relação à doença estudada: identificam-se os doentes e os não-doentes existentes em um determinado momento. Por não levar em consideração a duração da doença, ou seja, o momento em que a infecção ocorreu, não mede o risco de adoecer. A incidência, por considerar somente os casos novos de determinada enfermidade, estima a probabilidade ou risco de adoecer. Estes conceitos podem ser visualizados na Fig. 5.4. A relação matemática entre prevalência e incidência pode ser expressa como:

Prevalência = incidência x duração da doença

Mortalidade

Taxa de Mortalidade

Definida como:

$$\text{Taxa de mortalidade} = \frac{\text{N° total de mortes em uma população, em um período de tempo definido}}{\text{N° de pessoas existentes nesta população no meio do período de tempo considerado}}$$

É normalmente expressa por 100 mil da população. A fonte oficial de dados utilizada para cálculo das estatísticas de mortalidade é o atestado de óbito, documento oficial exigido por lei. A condição causadora da morte (causa básica) é codificada de acordo com a Classificação Internacional de Doenças (CID), utilizada por todos os países, hoje na 10ª edição. As taxas de mortalidade são publicadas no Brasil pelo Ministério da Saúde, apresentadas por causa básica de morte, por região geográfica, por sexo e por faixa etária. A taxa de mortalidade pode ser afetada em seu numerador pela qualidade do preenchimento dos atestados de óbito, pela existência de cemitérios clandestinos que não exigem atestado para sepultamento, pelos registros da morte no local em que a mesma ocorreu e não no local de residência

Tabela 5,3 Fatores que Afetam a Taxa de Prevalência	
Prevalência Aumenta	Prevalência Diminui
Doenças de longa duração	Doenças de curta duração
Casos novos de doença	Doenças que causam a morte
Aumento da sobrevida	Terapêutica eficaz
Melhoria das técnicas de diagnóstico	Imigração de pessoas doentes
Emigração de pessoas doentes	

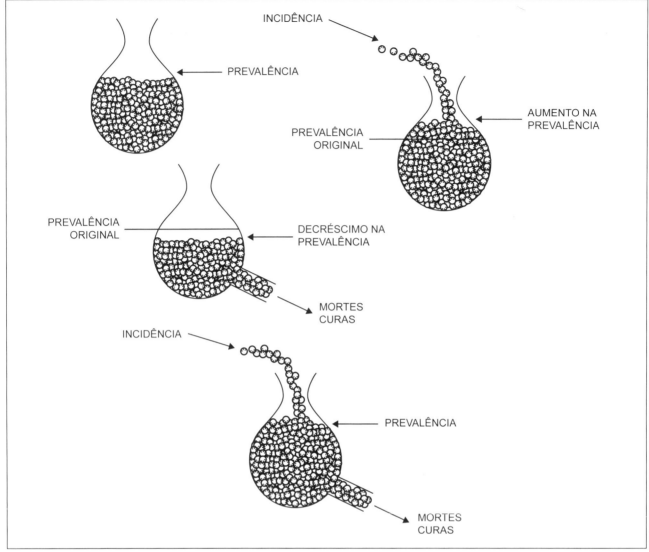

Fig. 5.4 — *Os conceitos de prevalência e incidência.*

do falecido, impossibilitando em alguns momentos estimar corretamente as mortes por região geográfica. Modificações que ocorrem na definição de uma doença podem ter um efeito significativo na estimativa de mortes por aquela doença, principalmente quando se analisa a tendência temporal desta doença. Estas modificações geralmente ocorrem devido à melhoria nas técnicas de diagnóstico. O denominador da taxa de mortalidade é composto pelo número de pessoas existentes no meio do período em consideração; esta regra é estabelecida visando a uma melhor aproximação do número real de pessoas existentes; esta padronização é importante, pois a população se modifica com o tempo (nascimentos, mortes e migrações).

Entre as taxas de mortalidade destaca-se a taxa de mortalidade infantil, que expressa óbitos em menores de um ano por mil nascidos vivos. É muito utilizada para comparar as condições de saúde entre diferentes países. Reflete o nível de desenvolvimento e de qualidade de vida, sendo empregada para orientar ações específicas relacionadas à saúde maternoinfantil.

Medidas de Risco

As comparações entre grupos de indivíduos expostos a fatores de risco em diferentes gradientes de exposição e períodos de tempo podem ser utilizadas para calcular o risco de adoecer, que afetará a saúde.

Risco é definido como a probabilidade de a ocorrência de um evento (doença ou morte) em um indivíduo, membro de uma população, em um período de tempo definido. Indica, portanto, a probabilidade de o indivíduo passar do estado de saúde para o estado de doença. As principais medidas que expressam risco são:

Risco Relativo (RR)

É a razão (divisão) do risco de adoecer (taxa de incidência) entre um grupo *exposto* (numerador) e um grupo *não-exposto* (denominador) a um determinado fator de risco ou característica.

$$RR = \frac{\text{Taxa de incidência entre os expostos ao fator de risco}}{\text{Taxa de incidência entre os não-expostos ao fator de risco}}$$

O RR, expresso em número absoluto, mede a força de associação existente entre um fator de risco e uma doença, sendo importante em estudos de etiologia ou causas de doença.

Risco Atribuível (RA)

É a proporção de doença, em um grupo populacional, que pode ser atribuída a um determinado fator de risco; mede a quantidade de doença que poderia ser prevenida se a exposição ao fator de risco em questão fosse eliminada. Como exemplo, é estimado que cerca de 80% das neoplasias de pulmão que ocorrem atualmente estão associados ao hábito de fumar cigarros (tabagismo). O RA é importante em saúde pública, na definição de prioridades para implementação de programas de prevenção.

QUALIDADE DE TESTES DIAGNÓSTICOS

A aplicação de medidas para prevenção de uma doença em uma população está condicionada ao conhecimento (1) dos mecanismos de transmissão e (2) da freqüência de sua ocorrência nesta população. É, portanto, fundamental distinguir os indivíduos que apresentam a doença (doentes) daqueles não-doentes. Deve ser ainda considerado que, do ponto de vista da saúde pública, somente o diagnóstico precoce de infecções e doenças irá permitir que medidas preventivas secundárias possam ser implementadas.

A utilização de testes de triagem *(screening)* e de testes diagnósticos em uma população deve levar em consideração qual é a capacidade destes testes em separar as pessoas com e sem a doença nesta população.

A *validade* de um teste diagnóstico é a habilidade do teste em distinguir os doentes dos não-doentes. A validade é operacionalizada por dois componentes: a *sensibilidade* e a *especificidade*. A sensibilidade é conceituada como a capacidade do teste em identificar corretamente os indivíduos doentes; a especificidade, como a capacidade de identificar corretamente os indivíduos que não têm a doença.

Exemplo: Em uma população hipotética de mil pessoas, 200 apresentam uma determinada doença e 800 não a apresentam. Um teste diagnóstico é empregado nesta população, para identificar os indivíduos positivos e os negativos para esta doença. Os resultados obtidos estão apresentados na Tabela 5.4.

Qual é o poder do teste em identificar corretamente os doentes nesta população? A Tabela 5.4 indica que, das 200 pessoas com a doença, 160 foram identificadas corretamente como positivas e 40 não o foram. A sensibilidade do teste é, portanto, igual a *160/200* = 0,80 ou 80%.

Qual é o poder do teste em identificar corretamente os não-doentes nesta população? A Tabela 5.4 indica que, entre as 800 pessoas não-doentes, o teste identificou 700 corretamente como negativas. A especificidade do teste é, portanto, igual a 700/800 = 0,88 ou 88%.

Tabela 5.4
Cálculo da Sensibilidade e da Especificidade em Testes Diagnósticos

		Realidade		
		Doentes	Não-doentes	Total
Teste	Positivo	160	100	260
	Negativo	40	700	740
	Total	200	800	1.000

Sensibilidade = 160/200 = 0,80 ou 80%
Especificidade = 700/800 = 0,88 ou 88%

Para estimar a sensibilidade e a especificidade de um novo teste é necessário conhecer a verdade, ou seja, poder classificar corretamente quem realmente apresenta ou não a doença sendo diagnosticada. Esta identificação é feita, normalmente, através da utilização de um outro método diagnóstico, conhecido como padrão-ouro ou método de referência. O padrão-ouro pode ser conceituado como o melhor método existente, na atualidade, para o diagnóstico da enfermidade sendo estudada. Estes índices são geralmente estimados em condições ideais, através de experimentos controlados, em uma amostra relativamente pequena de doentes e não-doentes.

Na vida real, quando se emprega um teste diagnóstico para identificar os doentes e os não-doentes em uma população, a *realidade,* ou seja, a presença de uma infecção ou de uma doença não é conhecida. Neste caso, para quantificar a sensibilidade e a especificidade deste teste, é necessário ter uma outra fonte de *verdade* que permita comparar os resultados. Normalmente são usados os testes diagnósticos que a prática corrente considera como os mais eficientes para diagnóstico da enfermidade em questão. A comparação entre estes dois testes fornece resultados dicotômicos, como pode ser visto na Tabela 5.5. O ideal seria que o teste sendo avaliado identificasse todos os doentes *(verdadeiros positivos)* e todos os não-doentes *(verdadeiros negativos)*. Na realidade, isto raramente ocorre; algumas pessoas serão classificadas erroneamente: pessoas sem a doença apresentarão resultados positivos *(falso-positivos)* e pessoas com a doença apresentarão testes negativos *(falso-negativos)*.

Quando o objetivo for conduzir um programa de *triagem (screening)* em uma população, geralmente são utilizados testes diagnósticos que privilegiam a sensibilidade em detrimen-

Tabela 5.5
Comparação dos Resultados de um Teste com o Estado de Doença

		População	
		Doentes	Não-doentes
Teste	Positivo	Verdadeiros positivos (VP)	Falso-positivos (FP)
	Negativo	Falso-positivos (FP)	Verdadeiros negativos (VN)

Sensibilidade = VP/VP + FP
Especificidade = FP/FP + VN
Valor preditivo positivo = VP/VP + FP
Valor preditivo negativo = VN/VN + FP

to da especificidade; é importante que *todos* os doentes nesta população possam ser identificados. Normalmente, estes testes são menos invasivos, menos sofisticados e de menor custo. Devido a estas características, estarão incluídas no resultado *positivo* aquelas pessoas que apresentem a doença (verdadeiros positivos) juntamente com aquelas pessoas que não a apresentam, mas que foram classificadas de modo incorreto (falso-positivos). Estes resultados refletem a utilização de um teste mais sensível: todos os doentes foram identificados, mas uma parcela dos não-doentes foi classificada como positiva. Esta triagem inicial identifica aquelas pessoas na população a serem encaminhadas para um exame confirmatório, mais caro e sofisticado; o teste confirmatório, ao contrário do teste de triagem, privilegia a especificidade. Do ponto de vista de saúde pública, este critério é o mais utilizado por ser o mais eficiente na identificação de doentes em uma população: os verdadeiros negativos são identificados e não necessitam ser submetidos ao teste confirmatório. Entretanto, quando se considera o diagnóstico individual, certas precauções precisam ser tomadas: o resultado de um teste de triagem não pode ser considerado como diagnóstico; existe a necessidade do resultado do teste confirmatório. Fornecer um diagnóstico de teste positivo para quem não apresenta uma doença pode ser problemático, principalmente com relação a infecções ou doenças graves. Pode ser criado um estado de ansiedade nestas pessoas, podendo causar distúrbios psicológicos, problemas no emprego, problemas com os seguros de saúde. Por outro lado, a utilização de um teste menos sensível na triagem poderia não identificar as pessoas que realmente apresentam a doença; isto seria problemático, principalmente em doenças graves, inicialmente sem sintomas, que só seriam diagnosticadas em etapas mais avançadas e muitas vezes já irreversível.

Valor preditivo: uma pergunta importante a ser respondida na interpretação do resultado de um teste diagnóstico é: se um indivíduo apresenta o resultado *positivo*, qual é a probabilidade de que ele realmente tenha a doença em questão? Esta propriedade é conhecida como *valor preditivo positivo* de um teste. *Valor preditivo positivo* de testes diagnósticos ou de triagem é a probabilidade de que um indivíduo com um resultado positivo seja realmente um doente (verdadeiro positivo). Para calcular o valor preditivo positivo de um teste (Tabela 5.5), divide-se o número de verdadeiros positivos pelo número total de pessoas que foram identificadas como positivas (verdadeiros positivos + falso-positivos) pelo teste. De acordo com a Tabela 5.6, entre 2.000 pessoas testadas, 260 apresentaram teste positivo; entre estes indivíduos, somente 160 são os verdadeiros positivos. O valor preditivo positivo deste teste é, portanto, 160/260 = 0,62 ou 62%.

Uma outra pergunta importante é: diante de um resultado *negativo*, qual é a probabilidade deste indivíduo realmente não estar doente? Esta propriedade é conhecida como *valor preditivo negativo* de testes diagnósticos ou de triagem. *Valor preditivo negativo* é a probabilidade de que um indivíduo apresentando um resultado negativo em um teste seja realmente não-doente (verdadeiro negativo). O valor preditivo negativo de um teste é calculado (Tabela 5.5) dividindo o número de verdadeiros negativos pelo número total de pessoas que foram diagnosticadas como negativas (verdadeiros

Tabela 5.6
Cálculo do Valor Preditivo de um Teste Diagnóstico

		População		
		Doentes	Não-doentes	Total
Teste	Positivo	160	100	260
	Negativo	40	700	740
	Total	200	800	1.000

Valor preditivo positivo = 160/260 = 0,62 ou 62%
Valor preditivo negativo = 700/740 = 0,95 ou 95%

negativos + falso-negativos). Voltando à Tabela 5.6, entre 2.000 pessoas que se submeteram ao teste, 740 apresentam resultado negativo; entre estas, 700 são os verdadeiros negativos. O valor preditivo negativo do teste é, portanto, 700/740 = 0,95 ou 95%.

Os valores preditivos de um teste, de modo diferente da sensibilidade e da especificidade, que são propriedades inerentes ao teste, são extremamente afetados pela prevalência, na população de onde vêm os casos da doença sendo diagnosticada. Portanto, para a interpretação correta do significado de um resultado positivo ou negativo em um teste diagnóstico ou de triagem, é necessário conhecer a prevalência da doença sendo investigada: um resultado positivo de um teste ELISA para diagnóstico da infecção pelo HIV, conduzido na população em geral (apresentando baixa prevalência desta infecção), tem um significado totalmente diferente (quanto ao valor preditivo) de um resultado semelhante quando o teste for realizado em grupos populacionais com práticas de risco para esta infecção (promiscuidade sexual' sem proteção, uso de drogas injetáveis compartilhando seringas etc.), que apresentam uma alta prevalência da infecção.

A *confiabilidade* dos testes diagnósticos é a sua capacidade de fornecer resultados semelhantes quando utilizados em ocasiões distintas. Um teste, mesmo apresentando altos índices de sensibilidade e especificidade, não teria utilidade se não fosse capaz de apresentar resultados reprodutíveis. Os fatores que contribuem para possíveis variações entre os resultados de um teste diagnóstico ou de triagem podem ser classificados como (1) variações entre os *observados* e (2) variações entre os *observadores*.

Os valores obtidos ao se medir algumas características dos seres humanos podem variar com o tempo, algumas vezes em intervalos muito curtos de tempo: pressão sangüínea e nível de açúcar no sangue são exemplos desta variação. Portanto, as condições sob as quais os testes diagnósticos são conduzidos - hora do dia, tempo após refeições, se em casa ou no consultório médico, em repouso ou após exercício - podem levar a resultados divergentes quando utilizados no mesmo indivíduo. Isto caracteriza a variação entre os observados, que tem que ser levada em consideração quando se avalia um teste diagnóstico.

Outro ponto importante é a variação de resultados que pode ocorrer quando dois ou mais profissionais realizam um mesmo teste diagnóstico; esta falta de concordância, a variação entre observadores, também tem que ser considerada quando um teste diagnóstico está sendo avaliado.

INFERÊNCIA EPIDEMIOLÓGICA

As associações estatísticas identificadas entre um fator de risco e uma doença podem ser explicadas como uma associação espúria (artefactual), como uma associação indireta ou como uma associação causal (etiológica).

Associação Espúria ou Artefactual

É uma associação falsa, resultante de vícios (erros) identificados durante a realização do estudo. Estes erros podem ser introduzidos em diferentes fases da investigação: classificação errada dos participantes na investigação (como expostos/não-expostos ou doentes/não-doentes), coleta de informações, seleção de participantes, diagnóstico da doença, análise dos dados. A existência de uma associação espúria pode ser descartada se os estudos forem bem planejados, conduzidos e analisados.

Associação Indireta

É a associação identificada entre a enfermidade e um fator de risco (primário), criada pela presença de um outro fator de risco (secundário, conhecido ou não). O fator de risco secundário é denominado *variável de confusão* e necessariamente tem que estar associado, ao mesmo tempo, à enfermidade e ao fator de risco primário sendo estudados.

Associação Causal ou Etiológica

Antes da discussão sobre associação causal ou etiológica, é necessário conceituar *causa* na interpretação de fenômenos biológicos. O conhecimento sobre *causas* de doença é importante, não só no campo da prevenção, mas também nas áreas de diagnóstico e utilização de terapêutica adequada. Não existe um consenso sobre o conceito de *causa* em epidemiologia e em outras ciências; nenhuma definição é totalmente apropriada, satisfazendo as diversas áreas do conhecimento.

A *causa* de uma doença pode ser considerada como o evento, condição ou característica (ou a combinação destes fatores), que são importantes para o desenvolvimento desta doença. Logicamente, a *causa* deve preceder a doença.

Historicamente, no início deste século, a causa de uma doença era conceituada como "o fator necessário e suficiente para a ocorrência da doença". Este conceito era adequado para uma época em que se acreditava que a maioria das doenças ocorria devido à presença de um único agente (microrganismo). Implicava aceitar a existência de uma relação I: I entre o fator de risco e a doença - quando o fator de risco esti vesse presente, a doença teria que ocorrer, e quando a doença ocorressse, o fator de risco teria que estar presente. As regras clássicas, que determinavam se um organismo poderia ser considerado o agente causal de uma determinada doença, eram conhecidas como os "postulados de Koch":

— o organismo tem que ser encontrado em todos os casos de doença;
— tem que ser isolado de pacientes e crescerem cultura pura;
— quando a cultura pura for inoculada em animais suscetíveis ou no homem, tem que reproduzir a doença.

De acordo com estes postulados, para ser considerado um agente causal, o fator de risco (microrganismo) teria que ser uma condição necessária e suficiente para a ocorrência da doença. Entretanto, estas condições nem sempre eram satisfeitas, mesmo em doenças infecciosas. Por exemplo, na doença de Chagas, o isolamento do *Trypanosoma cruzi* de indivíduos doentes nem sempre é possível e, muitas vezes, o indivíduo pode estar infectado sem nenhuma manifestação clínica da doença.

Na atualidade, a teoria unicausal (causa única) não mais consegue explicar a ocorrência de doenças. É aceito que esta ocorrência é resultante das interações de *causas* (fatores de risco) múltiplas. Em geral, não é necessário identificar todos os fatores causais para que seja possível uma prevenção efetiva. Muitas vezes, a remoção de um único fator de risco pode interferir na ação dos outros componentes da cadeia causal e ser capaz de prevenir a doença.

Em vista do exposto, é razoável adotar um conceito mais pragmático de *causalidade* em saúde pública. Uma relação causal deverá ser aceita quando *existirem evidências indicando que os fatores etiológicos são parte integrante de um complexo de circunstâncias que aumentam a probabilidade de ocorrência da doença*. A eliminação de um ou mais destes fatores reduz, conseqüentemente, a freqüência da doença.

Como já visto, o termo *fator de risco* é usado para descrever os fatores que são associados à probabilidade de se desenvolver uma doença; eles são necessários, mas na maioria das situações não são suficientes para causar a doença. Alguns destes fatores de risco são associados a várias doenças (radiação, por exemplo, associada a vários tipos de neoplasias); algumas doenças são associadas a vários fatores de risco (carcinoma de pulmão, associado ao cigarro, à radiação, à exposição ao asbesto). Os estudos epidemiológicos procuram (1) estabelecer a contribuição relativa de cada fator de risco na ocorrência da doença e (2) quantificar a redução da doença devido à eliminação de cada fator de risco. A identificação dos fatores de risco é um passo importante para a prevenção primária (aquela que é empregada antes do aparecimento da doença) e para a prevenção secundária, identificando grupos de alto risco (aquela que é empregada quando a doença já se instalou, buscando o diagnóstico precoce).

Quatro tipos de fatores de risco fazem parte do processo de *causalidade* de doenças. Todos podem ser necessários, mas, de maneira isolada, raramente serão suficientes para causar uma doença:

— *fatores predisponentes,* como idade, sexo, doenças existentes; criam um estado de suscetibilidade do indivíduo ao agente da doença;
— *fatores facilitadores,* como desnutrição, moradia inadequada, falta de saneamento, falta de atenção médica, que favorecem o desenvolvimento da doença;
— *fatores precipitantes,* que são os agentes específicos associados ao início da doença, devendo sempre estar presentes; são os agentes biológicos da doença (parasitas, vírus, bactérias), as toxinas etc.;
— *fatores agravantes,* como exposição repetida a um determinado agente ou uma jornada de trabalho estressante, que podem agravar um estado de doença já estabelecido.

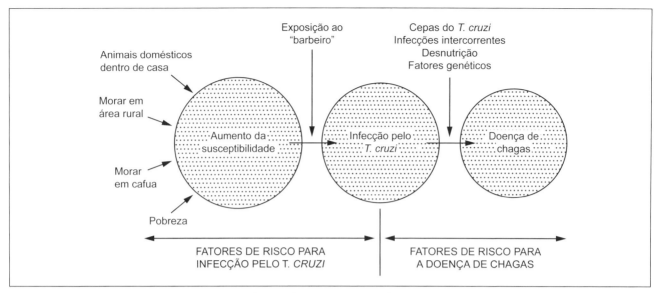

Fig. 5.5 — *Cadeia de "causalidade" na doença de Chagas (transmissão vetorial).*

Uma associação entre um fator de risco e uma doença é chamada *causal* quando a presença deste fator de risco aumentar a probabilidade da ocorrência desta doença e sua ausência diminuir esta probabilidade. A Fig. 5.5 apresenta a cadeia de causalidade para a doença de Chagas. O *Trypanosoma cruzi,* agente etiológico desta parasitose, é o agente de doença necessário mas não suficiente para que a doença ocorra.

Avaliar uma associação observada entre um fator de risco e uma doença consiste, essencialmente, em distinguir entre as três hipóteses sugeridas: artefactual, indireta ou causal. Se um estudo for bem planejado, conduzido e analisado, a hipótese artefactual deverá ser uma explicação pouco provável para a associação estatística observada.

O grande desafio na análise de dados de um estudo epidemiológico consiste em determinar se a associação observada é indireta ou se tem significado etiológico (causal). As evidências mais diretas de uma relação causal entre um fator de risco e uma doença são fornecidas pelos estudos experimentais e pela determinação da patogênese (mecanismos biológicos). Estudos experimentais conduzidos em populações humanas fornecem uma prova direta e absoluta da associação causal. Entretanto, por razões éticas, estes estudos, com exceção dos ensaios clínicos, não podem ser realizados. Os experimentos conduzidos em animais também poderiam fortalecer uma hipótese causal; todavia, seus resultados nem sempre podem ser generalizados para populações humanas. A determinação da patogênese, ou seja, o conhecimento da seqüência de eventos que vão da exposição até a manifestação clínica da doença, poderia explicar o mecanismo de causalidade. No entanto, o conhecimento atual dos mecanismos biológicos raramente permite um entendimento completo da seqüência de eventos em uma doença.

Os estudos epidemiológicos fornecem evidências indiretas que permitem diferenciar entre uma associação causal e uma associação indireta. *Inferência causal* é o termo utilizado para determinar se a associação observada em um estudo epidemiológico é ou não etiológica. Algumas evidências epidemiológicas que devem ser consideradas para a inferência causal estão apresentadas na Tabela 5.7.

Tabela 5.7 Evidências Epidemiológicas para a Interferência de Causalidade	
Evidências Epidemiológicas	
Relação temporal	A causa deve preceder o efeito
Consistência da associação	Os resultados obtidos devem ser semelhantes em diferentes estudos, em diferentes populações e em diferentes locais
Força da associação	Magnitude do risco relativo: quanto maior o risco, maior será a evidência de uma associação causal
Grau de exposição	Existência de resposta à dose ou a gradientes diferentes de exposição
Plausibilidade biológica	Os resultados devem ser consistentes com os conhecimentos existentes

As inferências derivadas dos estudos epidemiológicos não devem ser feitas isoladamente; devem sempre ser consideradas juntamente com todas as informações biológicas relevantes. As evidências epiderniológicas e biológicas devem se somar para mostrar que a hipótese causal é a mais provável. Infelizmente, nem sempre é possível quantificar totalmente o grau de certeza alcançado por todas as evidências em favor de uma hipótese causal; um certo grau de subjetividade irá permanecer. Entretanto, mesmo que a hipótese causal seja somente provável, os conhecimentos adquiridos serão muitas vezes suficientes para a aplicação de medidas preventivas e ações de controle.

BIBLIOGRAFIA

1. Beaglehole R, Bonita R, Kjellström T. Basic epidemiology. World Heaith Organization. Geneva, pp. 175, 1993.

2. Brownson RC, Petitti DB (ed.). Applied epidemiology, theory and practice. New York: Oxford University Press, USA, pp. 396,1998.
3. Gordis L. Epidemiology. Philadelphia: WB Saunders Co., USA, pp. 277, 1996.
4. Greenberg RS, Daniels SR, Flanders WD. Medical epidemiology. 214nd Edition. Appleton, Lange, Connecticut, USA, pp. 196, 1996.
5. Jeckel JF, Elmore JG, Katz DL. Epidemiology, biostatistics and preventive medicine. WB Saunders Co., Philadelphia, USA, pp. 297, 1996.
6. Lilienfeld AM. Foundations of epidemiology. 3rd Ed. Revised by Lilienfeld DE, Stolley PD. New York: Oxford University Press, USA, pp. 371, 1994.
7. Pereira MG. Epidemiologia, teoria e prática. Rio de Janeiro: Editora Guanabara Koogan SA, Brasil, pp. 583, 1995.
8. Stolley PD, Lasky T. Investigating disease patterns. Scientific American Library, New York, USA, pp. 242,1995.

PARTE II

PROTOZOÁRIOS

6 Protozoários

Benjamin Cimerman
Sérgio Cimerman

DEFINIÇÃO

Os protozoários constituem um grande conjunto de organismos unicelulares, onde vemos partes da célula diferenciando-se para exercer determinada função. Assim, podem surgir estruturas destinadas à locomoção e apreensão de alimentos.

Em geral, são organismos microscópicos, medindo micrômetros de comprimento. Entretanto, algumas formas são visíveis a olho nu, como por exemplo, a *Porospora gigantea,* parasito intestinal de alguns crustáceos.

A sua forma varia, podendo ser ovoides, esféricos, estrelados e de contornos bizarros. Embora exibam diferenças marcantes na forma e no tamanho, há estruturas fundamentais que são comuns a todo o grupo. Estas são a membrana, o citoplasma e o núcleo.

MEMBRANA

É uma estrutura mais ou menos delgada, que limita externamente o protozoário, com função de contenção, proteção e osmose (Fig. 6.1).

CITOPLASMA

Consta de duas partes: uma interna, rodeando o núcleo e moderadamente granulosa, chamada endoplasma, e outra externa, envolvendo este último, mais homogênea e menos granulosa, chamada ectoplasma. Nem todos os protozoários apresentam diferenciação nítida entre as duas porções.

Pode conter vacúolos, reservas alimentares e produtos metabólicos (Fig. 6.1).

NÚCLEO

Pode ser esférico ou ovoide e situa-se no endoplasma. É constituído de uma membrana nuclear, um nucleoplasma e uma substância cromática ou cromatina. A cromatina pode apresentar-se sob a forma de uma massa simples ou um conglomerado de grânulos, cariossoma, com localização central ou excêntrica.

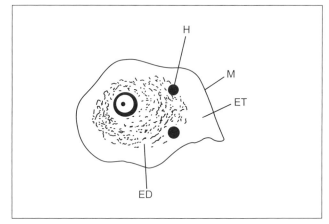

Fig. 6.1 — *Trofozoíto de Entamoeba histolytica. ED, endoplasma; ET, ectoplasma; H, hemácia; M, membrana.*

O núcleo pode ser do tipo vesiculoso, em que a cromatina não se distribui homogeneamente por todo o núcleo. É encontrado nos *Sarcodina* e *Mastigophora* (Fig. 6.2).

No tipo compacto, a cromatina cobre todo o núcleo, como por exemplo, no macronúcleo do *Balantidium coli* (Fig. 6.3).

Além destas estruturas fundamentais, os protozoários, de acordo com os diferentes grupos, apresentam outras estruturas com variadas funções. São os pseudópodes, flagelos, cílios e rnionemas.

PSEUDÓPODES

Expansões do ectoplasma que funcionam na movimentação e preensão de alimentos; são característicos dos *Sarcodina* (Fig. 6.4).

FLAGELOS

Filamentos longos e em pequeno número, semelhantes a chicotes, capazes de determinar movimentos ondulatórios; são característicos dos *Mastigophora)* (Fig. 6.5).

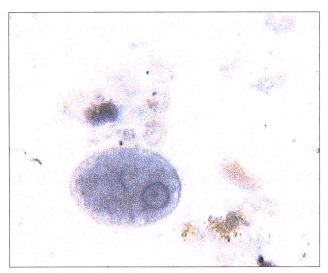

Fig. 6.2 — *Trofozoíto de E. histolytica - núcleo vesiculoso.*

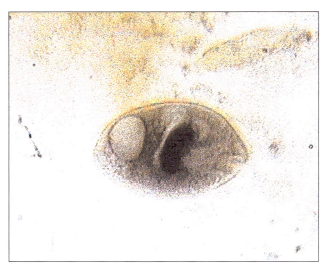

Fig. 6.3 — *Trofozoíto de B. coli - núcleo compacto.*

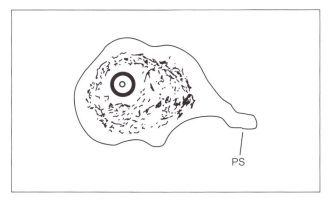

Fig. 6.4 — *Trofozoíto de Entamoeba histolytica. PS, pseudópode.*

CÍLIOS

Filamentos curtos e numerosos, com função de locomoção e captação de alimentos; são característicos dos *Ciliophora* (Fig. 6.6).

MIONEMAS

Filamentos musculares que se dispõem no citoplasma, com função de locomoção (Fig. 6.7).

Dependendo de sua atividade fisiológica, algumas espécies possuem formas bem distintas. Assim, temos:

TROFOZOÍTO

É a forma ativa do protozoário, na qual se alimenta, reproduz e locomove.

CISTO

É a forma de resistência. O protozoário secreta uma parede resistente que o protegerá quando estiver em meio impróprio.

BIOLOGIA

NUTRIÇÃO

Nos protozoários podemos notar a alimentação holofítica, holozoica e saprozoica.

Holofítica

Utiliza energia solar para elaborar hidratos de carbono, sintetizando em seguida o material nutritivo.

Holozoica

Ingere e digere substâncias nutritivas de variadas naturezas, posteriormente expulsando os metabólitos.

Saprozoica

Absorve o material nutritivo dissolvido no meio em que vive através da membrana.

RESPIRAÇÃO

Pode ser aeróbica, quando os parasitos vivem em meio rico de oxigênio, como o sangue, ou anaeróbica, quando vivem em meio pobre de oxigênio.

EXCREÇÃO

As substâncias, solúveis e insolúveis, resultantes do metabolismo são excretadas para o meio externo.

As solúveis são excretadas por difusão através do ectoplasma ou por expulsão através de vacúolos contráteis ou nutritivos, e as insolúveis pelos vacúolos nutritivos ou durante o período de reprodução, como sucede com o pigmento malárico durante a reprodução esquizogônica dos plasmódias.

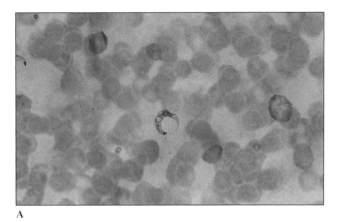
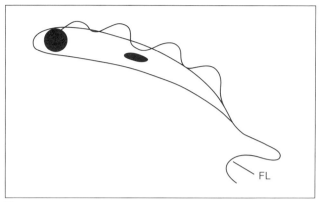

A
B
Fig. 6.5 — *Trypanossoma cruzi. FL, flagelo.*

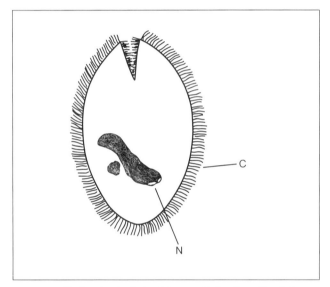
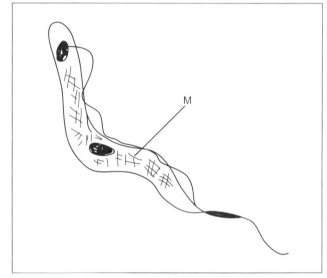

Fig. 6.6 — *Trofozoíto de Balantidium coli. C, cílios; N, núcleo.*

Fig. 6.7 — *Trypanossoma cruzi. M, mionemas.*

SECREÇÃO

Os protozoários secretam fermentos (capazes de digerir substâncias alimentares), toxinas, pigmentos, enzimas e gazes.

REPRODUÇÃO

A multiplicação pode ser assexuada ou sexuada. Na assexuada, o organismo divide-se em duas ou mais células filhas, sendo que quando origina duas células recebe o nome de divisão binária e o nome de esquizogonia quando o núcleo se divide várias vezes e o citoplasma permanece íntegro.

Na reprodução sexuada, podem ocorrer dois processos:

— *conjugação:* união temporária das células, com troca de substância nuclear entre uma célula e outra, e imediata formação de novo indivíduo;

— *singamia ou fecundação:* união do gameta masculino (rnicrogameta) e o feminino (macrogameta) formando a célula-ovo ou zigoto.

BIBLIOGRAFIA

1. Pessoa SP, Martins AV. Parasitologia médica, 11ª ed. Rio de Janeiro: Ed. Guanabara Koogan, 1988.

7 Giardíase

Benjamin Cimerman
Sérgio Cimerman

INTRODUÇÃO

As parasitoses intestinais constituem um importante problema de saúde pública, principalmente pelos efeitos que podem ocasionar sobre os estados físico, nutricional e mental da população infantil.

O nível socioeconômico parece não interferir na prevalência de alguns parasitos, dentre os quais destacamos a *Giardia lamblia*, protozoário flagelado observado pela primeira vez em 1681 por Leewenhoek e descrito em 1859 por Lambl com o nome de *Cercomonas intestinalis*. Durante anos foi também conhecido por *Megastoma enterica*, *Lamblia intestinalis*, *Giardia enterica*, até que em 1915, em homenagem ao professor Giard e ao Dr. Lambl, criou-se a denominação *Giardia lamblia*.

EPIDEMIOLOGIA

A *Giardia lamblia* é um parasito cosmopolita que atinge ambos os sexos, sendo mais comum em grupos etários inferiores a 10 anos.

A OMS estima que ocorram mais de 200 milhões de casos anuais de giardíase na África, Ásia e América Latina[36].

Prevalências superiores a 20% foram observadas na Guatemala, Tailândia (21%), ilhas Seychelles (43%), Índia (20%), Egito (35%) e Austrália (32,5%).

No Brasil, o último levantamento multicêntrico das parasitoses intestinais, em 1988, revelou a prevalência de 28,5% em escolares com faixa etária entre sete e 14 anos, sendo este também o principal parasito em indivíduos de renda familiar média e alta8 (Tabela 7.1).

Cimerman, em 1998, mostrou a prevalência de 16% em pacientes aidéticos11.

MORFOLOGIA

O trofozoíto mede de 2,1μ a 9,5 de comprimento por 5 a 15 μ de largura; possui forma de pêra, apresentando a extremidade anterior dilatada e a posterior afilada.

Tabela 7.1
Giardíase - Prevalência no Brasil

Estado	%
Alagoas	19,1
Amazonas	20,5
Bahia	27,1
Minas Gerais	23,8
Pará	14,4
Pernambuco	41,7
Piauí	17,9
Rio de Janeiro	11,3
Rio Grande do Sul	51,8
São Paulo	41,3

Na superfície ventral encontra-se de cada lado o disco suctorial, com função de fixação do parasito às células epiteliais.

Dividindo o parasito ao meio, estabelecendo uma simetria bilateral, são visíveis duas formações lineares, negras, chamadas axonemas.

Possui dois núcleos ovóides, próximos aos quais estão os blefaroplastos, dos quais saem oito flagelos. No meio do corpo, cruzando os axonemas, nota-se a presença de dois corpúsculos negros, em forma de vírgula, denominados corpos parabasais (Fig. 7.1).

O cisto mede de 8 a 12μ de comprimento por 7 a 9μ de largura; possui forma ovalada, parede cística incolor e no seu interior observa-se a presença de dois ou quatro núcleos, flagelos, axonemas e corpos parabasais.

Quando corado, pode apresentar uma nítida retração do citoplasma (Fig. 7.2).

HÁBITAT

O parasito pode ser encontrado em todo o intestino delgado, e excepcionalmente no intestino grosso. Localiza-se com maior freqüência nas porções mais altas do intestino, sendo o duodeno seu hábitat preferencial.

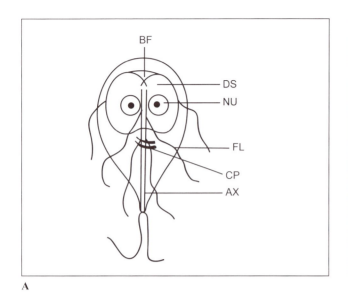 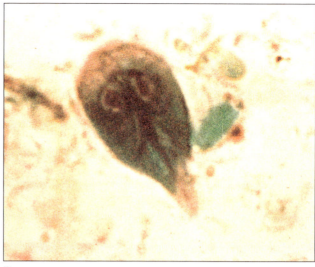

Fig. 7.1 — *Trofozoíto de Giardia lamblia. OS, disco suctorial; NU, núcleo; FL, flagelo; CP, corpo parabasal; AX, axonema*

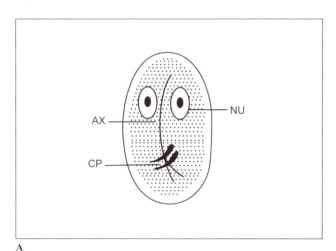 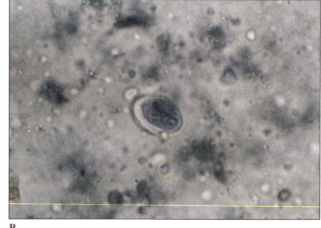

Fig. 7.2 — *Cisto de Giardia lamblia. AX, axonema; CP, corpo parabasal; NU, núcleo.*

BIOLOGIA

Os cistos são as formas infectantes, sendo, portanto, responsáveis pela disseminação da moléstia.

São muito resistentes, permanecendo viáveis durante dois meses no meio exterior. A cloração da água, bem como o seu aquecimento até 60°C, não são suficientes para sua destruição. A água fervida por cinco minutos é efetiva na inativação dos cistos, porém o congelamento não os destrói[26].

Ao serem ingeridos, os cistos passam pelo estômago e chegam ao duodeno, onde perdem sua membrana cística, transformando-se em trofozoíto, que pode ficar livre na luz intestinal ou fixar-se na parede duodenal através de seu disco suctorial.

As formas trofozoítos multiplicam-se ativamente por um processo complicado de divisão binária longitudinal, surgindo grande número de novos elementos em pouco tempo.

Em certo momento, sob a influência de fatores desconhecidos, o trofozoíto se retrai, condensa e secreta uma membrana, transformando-se em cisto.

A eliminação dos cistos não é contínua, ocorrendo às vezes períodos de sete a 10 dias durante os quais estão presentes em pequena quantidade ou ausentes; em tais situações, os exames parasitológicos das fezes poderão ser falso-negativos.

Admite-se hoje que, em infecções de média intensidade, o número de cistos eliminados por dia varia de 300 milhões a 14 bilhões.

TRANSMISSÃO

A disseminação da giardíase está associada a vários fatores, como:

— água, já que diversos surtos associados à água foram registrados nos últimos anos; por exemplo, os ocorridos em New Hampshire, Portland, Nova Iorque e Banff[12];

— verduras, legumes e frutas cruas contaminadas pelos cistos;

- alimentos contaminados por manipuladores parasitados[27];
- contato direto pessoa a pessoa, principalmente em creches, asilos, orfanatos e clínicas psiquiátricas;
- artrópodes, pois os cistos podem permanecer vivos durante 24 horas no intestino de moscas e sete dias na barata. Os artrópodes são capazes de disseminar o parasito através de seus dejetos ou regurgitamento;
- sexo anal-oral[33];
- riachos e reservatórios contaminados pela presença de animais parasitados. Esse fato levou a OMS a considerar a giardíase como uma zoonose[15].

A extensa lista de possibilidades de transmissão leva a concluir que indivíduos residentes em zona endêmica têm relativa facilidade de entrar em contato com cistos de *Giardia lamblia*.

PATOGENIA

Quando em grande número, os trofozoítos da *Giardia lamblia* podem atapetar todo o duodeno e produzir uma barreira mecânica, impedindo a absorção de vitaminas lipossolúveis (A, D, E, K), ácidos graxos, vitamina B12 e ácido fólico[19,25,35]. A presença destes em grande quantidade na luz intestinal pode desencadear um quadro de esteatorréia.

Recentes estudos por meio de eletromicrografia mostram que o disco suctorial do parasito é capaz de produzir irritação, com lesões das vilosidades intestinais, produzindo atrofia focal ou total dos mesmos e, conseqüentemente, diminuição da absorção intestinal[21].

Alguns autores admitem que a proliferação de bactérias é capaz de produzir má absorção por[24,34]:
- lesão direta das vilosidades intestinais, através da elaboração de enzimas que agem diretamente sobre as mesmas;
- desequilíbrio de sais biliares, provocando aumento da concentração de sais biliares livres e deficiência na solubilização de gorduras.

Numerosos trabalhos demonstram que as infecções são mais severas em pacientes com acidez gástrica diminuída, existindo evidências de que certas drogas, como a cimetidina, por diminuírem a produção de ácido clorídrico, facilitariam a instalação da *Giardia lamblia* no nível do duodeno[17].

Estudos sobre mecanismos de defesa do hospedeiro mostram a alta incidência da giardíase em indivíduos imunodeprimidos.

Farthing, na Guatemala, observou que a velocidade de crescimento das crianças foi menor quando associada à diarréia, e o retardo no crescimento pode ser atribuído às sucessivas infecções que determinam perda de nutrientes pela Giardia lamblia[14].

Da mesma maneira que ocorre com outros parasitos, é possível a existência de cepas com características diferentes. Não existem observações concretas neste campo, mas muitas vezes os pediatras reclamam que seu paciente é portador de giardíase, resistente ao tratamento habitual.

DIAGNÓSTICO
CLÍNICO

A maioria dos indivíduos infectados é assintomática (portador são).

A sintomatologia, quando presente, é caracterizada por:
- diarréia aguda com cólicas intestinais difusas;
- constipação intestinal;
- anorexia;
- náuseas e vômitos;
- meteorismo;
- inapetência;
- dor epigástrica sugerindo úlcera duodenal;
- azia;
- sensação de plenitude gástrica;
- digestão difícil.

Às vezes, quadros de esteatorréia são observados quando o parasitismo é intenso.

LABORATORIAL
Exame de Fezes[9]

O exame parasitológico das fezes constitui a melhor maneira de estabelecer o diagnóstico.

Em fezes liquefeitas recomenda-se, na coleta, a utilização de um conservante (SAF ou Schaudinn) para a pesquisa das formas de trofozoítos. Os métodos utilizados são o direto e o corado pela hematoxilina férrica.

Em fezes formadas ou pastosas pesquisa-se a presença de cistos utilizando o método direto ou de concentração de Ritchie ou Faust e cols.

Como a eliminação de cistos não é contínua, ocorrendo períodos de sete a 10 dias durante os quais estão presentes em pequena quantidade ou desaparecem, exames falso-negativos são comuns. Sugerimos, portanto, a realização de três exames, preferencialmente realizados um a cada três dias.

Enterotest[3]

Este teste é também conhecido como da "corda encapsulada" ou teste do barbante.

Não é muito difundido entre nós, sendo porém realizado no México, Peru, Chile, Cuba e EUA.

O enterotest é uma cápsula de gelatina que envolve um pequeno saco de borracha siliconizada, em cujo interior se encontra um peso de aço. A cápsula está presa a um fio de náilon e é ingerida pelo paciente, que deverá estar em jejum de quatro horas. A finalidade deste teste é obter suco duodenal a partir do qual iremos pesquisar os trofozoítos de *Giardia lamblia*.

Reações Imunológicas[2,31,37]
ELISA

O método de ELISA mostra 95% de sensibilidade e 100% de especificidade contra 74% de sensibilidade e 100% de especificidade da microscopia das fezes.

Imunofluorescência Direta (IFD)

A técnica de IFD apresenta 99,2% de sensibilidade contra 66,4% do encontrado no exame parasitológico das fezes.

Estes métodos são bem difundidos nos EUA, porém, devido ao alto custo, não têm sido realizados no Brasil.

TRATAMENTO

O tratamento da giardíase compreende o uso de várias drogas, dentre as quais se destacam: quinacrina, furazolidona, albendazol, nimorazol, ornidazol, metronidazol, tinidazol e secnidazol.

QUINACRINA

É absorvida através do tubo digestivo e eliminada por via renal. Pode causar alterações no sistema nervoso e possui ação antifibrilante.

Não tem sido utilizada no Brasil e em outros países devido à sua instabilidade e tolerabilidade péssima.

Posologia:
— adultos: 300mg/dia, divididos em duas tomadas, durante sete dias;
— crianças: 2mg/kg, duas vezes ao dia, durante sete dias.

Eficácia: 90-95% de cura parasitológica.

FURAZOLIDONA

É pouco absorvida no trato digestivo e interfere na síntese da parede das bactérias.

Causa efeitos colaterais gastrintestinais (náuseas, vômitos, gosto amargo).

Embora economicamente acessível, tem sido pouco usada devido à sua tolerabilidade.

Posologia:
— adultos: 400mg/dia, divididos em duas tomadas, durante sete dias;
— crianças: 2,5mg/kg, duas vezes ao dia, durante sete dias.

Eficácia: 70-80% de cura parasitológica.

ALBENDAZOL[18,29,30]

Derivado benzimidazólico, é mal absorvido no trato gastrintestinal e se metaboliza rapidamente no fígado. Sua meia-vida de oito horas torna o tratamento em uma única dose ineficiente, sendo recomendados esquemas de tratamento prolongado.

Posologia para adultos e crianças: 400mg/dia, durante cinco dias.

Eficácia: 77-97% de cura parasitológica em tratamentos de cinco dias (Tabela 7.2).

Tabela 7.2
Eficácia do Albendazol na Giardíase

Autor	% Cura Parasitológica
Rodriguez-Garcia	77
Romero-Cabello	94
Hall	97

NIMORAZOL

Nitroimidazólico facilmente absorvido no intestino e eliminado pelos rins, atinge concentração elevada na urina.

Sua tolerabilidade é regular, e os efeitos colaterais discretos são representados por náuseas, vômitos e tontura.

Posologia:
— adultos: 500mg/dia, divididos em duas tomadas, durante cinco dias;
— crianças: 15-20mg/kg/dia, divididos em duas tomadas, durante cinco dias.

Eficácia: 85-90% de cura parasitológica.

ORNIZADOL

Derivado 5-nitroimidazólico, com meia-vida de 14 horas, é bem absorvido pelo tubo digestivo e age sobre ribossomas celulares.

Sua tolerabilidade não é boa, e os efeitos colaterais são náuseas, vômitos, cefaléia, tontura e vertigem.

Posologia:
— adultos: 500mg de 12/12 horas, durante cinco a 10 dias;
— crianças: 25mg/kg de 12/12 horas, durante cinco a 10 dias.

Eficácia: 85-90% de cura parasitológica.

METRONIDAZOL[1,5,7,13]

Derivado nitroimidazólico, é quase completamente absorvido por via oral. Freqüentemente é empregado em esquemas prolongados devido à sua meia-vida de oito horas. Embora bem tolerado, tem a desvantagem de não ser eficaz em dose única.

Posologia:
— adultos: 250mg, duas vezes ao dia, durante cinco dias;
— crianças: 15mg/kg/dia, durante cinco dias.

Eficácia: 86-97% de cura parasitológica (Tabela 7.3).

Tabela 7.3
Eficácia do Metronidazol na Giardíase

Autor	% Cura Parasitológica
Cimerman	86,2
Carvalho	88,8
Dutta	97,0

TINIDAZOL[6,10,32]

Derivado nitroimidazólico, é facilmente absorvido por via oral e excretado por via renal. Age sobre os ribossomas celulares e atinge níveis plasmáticos elevados. Sua meia-vida de 12 horas proporciona a utilização de tratamento em dose única.

Sua tolerabilidade é considerada regular, principalmente quanto à forma suspensão, que devido ao sabor excessivamente amargo e metálico, provoca náuseas e vômitos após sua ingestão.

Posologia:
— adultos: 2g em dose única após uma refeição;
— crianças: 50mg/kg em dose única após uma refeição.

Eficácia: 92-96,6% de cura parasitológica (Tabela 7.4).

SECNIDAZOL[4,8,20]

É o mais recente nitroimidazólico utilizado no tratamento da giardíase.

Segundo Frydman, o secnidazol é completamente absorvido após administração oral e apresenta o maior tempo de meia-vida dentre os nitroimidazólicos (Tabela 7.5).

A concentração giardicida é de 0,2µg/mL de secnidazol, sendo que nas primeira e 72ª horas após a administração atinge concentrações plasmáticas de 46,3µg/mL e 4,0µg/mL, respectivamente, ou seja, 230 e 20 vezes acima da CMI.

O secnidazol reúne as condições necessárias para o tratamento completo em uma única dose devido à sua meia-vida prolongada (20-25 horas) e CMI baixa16.

Sua tolerabilidade é boa, uma vez que todos os efeitos adversos são de intensidade leve ou moderada e representados por náuseas, anorexia e cólica intestinal.

Posologia:
— adultos: 2g em uma única tomada após a refeição;
— crianças: 30mg/kg em uma única tomada após a refeição.

Eficácia: 89-96% de cura parasitológica (Tabela 7.6).

Tabela 7.4
Eficácia do Tinidazol na Giardíase

Autor	% Cura Parasitológica
Schenone	92,0
Amato Neto	93,3
Cimerman	96,6

Tabela 7.5
Meia-Vida dos 5-Nitroimidazóis

Medicamento	% Cura Parasitológica
Metronidazol	8
Tinidazol	12
Ornidazol	14
Secnidazol	20-25

Tabela 7.6
Eficácia do Secnidazol na Giardíase

Autor	% Cura Parasitológica
Katz	89,3
Cimerman	92,0
Botero	96,0

CONTROLE DE CURA

Devido às peculiaridades de seu ciclo evolutivo, o controle de cura da giardíase deve ser feito no sétimo, 14º e 21º dias após o término da medicação[22].

PROFILAXIA

Pode-se evitar a contaminação, através de:
— fervura da água para uso doméstico por cinco minutos, pois a cloração é ineficiente para destruição dos cistos;
— saneamento básico;
— educação sanitária e higiene pessoal;
— combate aos artrópodes (moscas e baratas).

BIBLIOGRAFIA

1. Amato Neto V, Schwartzman S, Magaldi C, Campos R. Metronidazol: novo e eficaz medicamento para o tratamento da giardíase. Hospital 62:269-273, 1962.
2. Argomedo C, Weitz JC, Silva B, Lopez L. Estudio comparativo de examen parasitológico de deposiciones e inmunofluorescência directa con anticuerpos monoclonales en el diagnóstico de Giardia lamblia. Parasitol al dia 17:139-143, 1993.
3. Beal CB, Viens R, Grant RGL, Hughes JM. A new technique for sampling duodenal contents. Demonstration of upper small-bowel pathogens. Am J Trop Med Hyg 19:349-352, 1970.
4. Botero D. An overview of clinical experience of secnidazole in giardiasis and amoebiasis. Drug Invest (suppl) 8:47-52, 1994.
5. Carvalho T et. al. O metronidazol no tratamento da giardíase. O Hospital 63:201-215, 1963.
6. Cimerman B, Ferraz CAM, Paoli LA, Tamburus W. Tratamento da giardíase em crianças com tinidazol. Rev Brasil Clin Terap 6:451-452, 1977.
7. Cimerman B, Boruchovski H, Cury FM et al. Estudo comparativo entre o secnidazol e o metronidazol no tratamento da giardíase. Arq Bras Med 62:291-294, 1988.
8. Cimerman B, Cury FM, Moreno CT et al. Avaliação terapêutica do secnidazol dose única no tratamento da giardíase em crianças. Pediatr Mod 6:1008-1012, 1994.
9. Cimerman S, Cimerman B. Atualização em giardíase: diagnóstico e tratamento. Pediatr Mod 32:239-242, 1996.
10. Cimerman B, Camilo-Coura L, Salles JMC et al. Evaluation of secnidazole gel and tinidazole suspension in the treatment of giardiasis in children. Braz J Infect Dis 1:242-247, 1997.
11. Cimerman S. Prevalência de parasitoses intestinais em pacientes portadores da síndrome da imunodeficiência adquirida (SIDA/AIDS). Tese de Mestrado. Universidade Federal de São Paulo/Escola Paulista de Medicina. 126p, 1998.
12. Craun GF. Waterborne giardiasis in United States 1965-1984. Lancet 2:513-514, 1986.
13. Dutta AK, Phadke MA Bagade AC et al. A randomized multicentre study to compare the safety and efficacy of albendazole and metro-

nidazole in the treatment of giardiasis in children. Indian Journal of Pediatrics 61:689-693, 1994.
14. Farthing MJG, Mata L, Urrutia JJ, Kronmal RA. Natural history of giardia infection of infants and children in rural Guatemala and its impact on physical growth. Am J Clin Nutr 43:395-405, 1986.
15. Faubert AM, Bemrick WJ, Erlandsen SL. Is giardiasis a zoonosis? And giardiasis: Is it really a zoonosis? Parasitol today 4:66-71, 1988.
16. Frydman AM, Lemar M, Le Roux Y et al. A review of pharmacokinetics of secnidazole in man. Excerpta Medica 12-26, 1989.
17. Gianella RA, Broitman SA, Zamcheck N. Influence of gastric acidity on bacterial and parasitic enteric. Ann Intern Med 78:271-276, 1973.
18. Hall A, Nahar Q. Albendazole as a treatment for infections with Giardia duodenalis in children in Bangladesh. Transactions of Royal Society of Tropical Medicine & Higiene 87:84-86, 1993.
19. Hartong Wa, Gourley WK, Arvanitakis C. Giardiasis: clinical spectrum and functional-structural abnormalities of small intestinal mucosa. Gastroenterology 77:61-69, 1979.
20. Katz N, Cimerman B, Zingano AG et al. Secnidazole. A new approach in 5-nitroimidazole therapy. 16th International Congress of Chemotherapy. Excerpta Medica 35-40, 1989.
21. Levison JD, Nastro LJ. Giardiasis with total villous atrophy. Gastroenterology 74:271-275, 1978.
22. Metodologia para avaliação terapêutica de drogas antiparasitárias. Parasitoses intestinais. In: I Encontro de Pesquisadores em Medicina Tropical, 1993.
23. Murphy TV, Nelson JD. Five vs ten days therapy with furazolidone for giardiasis. Am J Dis Child 137:267-270, 1983.
24. Naik SA, Rau NR, Vinayak WR et al. Presence of Candida albicans in normal and Giardia lamblia infected human jejune. Ann Trop Med Parasitol 72:493-94, 1978.
25. Notis WN. Giardiasis and vitamin B12-malabsorption. Gastroenterology 63:1085, 1972.
26. Ortega JR, Adam RD. Giardia: overview and update. Clin Infectious Diseases 25:545-550, 1997.
27. Petrsen I, Cartler RML, Hadler JL. A food-borne outbreak of Giardia lamblia. J Infect Dis 157:846-848, 1988.
28. Levantamento multicêntrico de parasitoses intestinais no Brasil. São Paulo: Rhodia, 1988.
29. Rodrigues-Garcia R, Aburto-Bandala M, Sanches-Maldonado MI. Effectiveness of albendazole in the treatment of giardiasis in children. Boletin Médico del Hospital Infantil de México 53:173-177, 1996.
30. Romero-Cabello R, Robert L, Muñoz-Garcia R, Tanaka K. Random study for assessment of safety and efficiency os albenzadole and metronidazole in the treatment of giardiasis in children. Revista Latinoamericana de Microbiologia 37:315-323, 1995.
31. Scheffer EH, Van Etta LL. Evaluation of rapid commercial enzyme immunoassay for detection of Giardia lamblia in formalin-preserved stool specimens. J Clin Microbiol 32:1807-1808, 1994.
32. Schenone H, Orfali A, Galdames M, Rojo M. Tratamiento de la amibiasis y la giardiasis en niños mediante la administración oral de tinidazol, un agente antiprotozoário de amplio espectro. Bol Chile Parasit 30:76-79, 1975.
33. Shmerin MJT, Jones C, Klei H. Giardiasis association with homossexuality. Ann Intern Med 88:801-803, 1988.
34. Tandon BN, Tandon RK, Satpathy BK et al. Mechanisms of malabsorption in giardiasis. A study of bacterial flora and bile salt desconjugation in upper jejunum. Gut 18:176-181, 1977.
35. Vérghelyi PV, Láncos F. Avitaminosis A in giardiasis. Am J Dis Child 78:257-259, 1949.
36. WHO. Informal consultation on intestinal protozoal infections [s.l.p.]:[s.c.p.], p. 1-42, 1991.
37. Zimmerman SK, Needham CA. Comparison of conventional sttol concentration and preserved-swear methods with merifluor cryptosporidium/giardia direct immunofluorescence assay and prospect giardia EZ microplate assay for detection of Giardia lamblia. J Clin Microbiol 33:1942-1943, 1995.

Tricomoníase

Manuel Fernando Queiroz dos Santos Junior
Luíz Fernando de Góes Siqueira

HISTÓRICO

O *Trichomonas vaginalis*, no passado sinônimo de *Trichomonas vaginale, Trichomonas vaginae, Trichomonas irregulares, Trichomonas vulvo-vaginales*, foi descrito e denominado *Tricomona vaginalis* por Alfred Donné, no dia 9 de setembro de 1836 em apresentação à Academia de Ciências com o título de "A propósito de animálculos observados em material purulento e o produto de secreções dos órgãos sexuais do homem e da mulher", e reforçado como *Trichomonas vaginalis* por Ehremberg, em 1838.

São conhecidas várias espécies de *Trichomonas* na natureza, sendo parasita de diversos hospedeiros, como insetos, pássaros, répteis, animais domésticos e selvagens, peixes e o homem.

A maioria deles é saprófita, com exceção do *Trichomonas foetus*, que causa balanite no boi e abortamento na vaca, *Trichomonas gallinae*, que afeta o trato digestivo anterior dos pombos, e *Trichomonas gallinarum*, que atinge os frangos.

Todas as espécies conhecidas pertencem à ordem Trichomonadidae (Kirby, 1947 revista por Honigberg, 1974) e família Trichomonadinae. Atingem o homem o *Trichomonas vaginalis* (Donné, 1836), o *Trichomonas tenax* (Muller, 1773), o *Pentatrichomonas hominis* (Devaine, 1860) e o *Trichomitus fecalis* (Cleveland, 1928).

Não há dúvida quanto à denominação *Trichomonas vaginalis* (Donné, 1836) para alterações urogenitais tanto da mulher como do homem.

Em 1916, Hoehne demonstrou a relação entre *Trichomonas vaginalis* e o corrimento vaginal. Somente 24 anos após, Trussel e Plass confirma através do postulado de Koch, a transmissão da doença em voluntários que tiveram isolados de cultura inoculados por via intravaginal.

MORFOLOGIA E BIOLOGIA

O *Trichomonas* é um protozoário eucariótico flagelado, de forma globular amebóide, com 10-30μ.l de comprimento, núcleo excêntrico piriforme no seu interior e cinco flagelos móveis, sendo quatro livres e um aderido à parede (membranas ondulantes). A movimentação dos flagelos atrai alimentação e a membrana ondulante produz movimento.

O seu núcleo é piriforme, com cinco cromossomos dividindo-se longitudinalmente por fissão binária. O citoplasma, rico em glicogênio, pode ser acompanhado de pequenos vacúolos, sendo capaz de fagocitar bactérias e eritrócitos.

Parasito extracelular, sua condição de crescimento é a microanaerofilia acompanhada de um pH de 5,5 a 5,8, semelhante ao existente na vagina sendo residente freqüente do trato genital feminino.

Não resiste ao calor acima de 60°C por mais de quatro minutos, mas pode sobreviver a temperaturas baixas durante alguns dias.

Produz um fator de separação celular, que pode constituir-se em importante marcador da virulência clínica.

PATOGENIA

O *Trichomonas vaginalis* difereída maioria das células eucarióticas em diversos aspectos, notadamente na necessidade nutricional e do metabolismo energético, dependendo de um grande número de metabólicos pré-formados como nutrientes, o que revela uma ausência maior de biossíntese.

O DNA do *T. vaginalis* pode ser isolado, demonstrando guanina e citosina entre 29% e 33%. O RNA é pouco estudado.

A maior reserva nutritiva é o glicogênio, representando mais de 20% do peso bruto do organismo. Portanto, a energia do *T. vaginalis* é obtida dos carboidratos, o que justifica a sua multiplicação. É tolerante ao oxigênio e sobrevive sobre várias condições de O_2.

EPIDEMIOLOGIA

A incidência exata de tricomoníase é desconhecida. A Organização Mundial da Saúde estimou para 1996, 141 milhões de casos novos em todo o mundo, tomando-se a maior causa de vaginites transmitidas sexualmente.

O Programa Nacional de Controle das Doenças Sexualmente Transmissíveis e AIDS do Ministério da Saúde do Brasil estimou para 1997 7,5 milhões de casos de tricomoníase. No Estado do Mato Grosso do Sul, casos de tricomoníase registrados correspondem a 4,7% do total das doenças sexualmente transmissíveis (DST).

No Serviço de DST da Faculdade de Saúde Pública da Universidade de São Paulo foram registrados em 1997 poucos casos, equivalendo a O,1 % do total das DST registradas.

DIAGNÓSTICO LABORATORIAL

COLETA DE MATERIAL

O bom funcionamento de uma rotina laboratorial, bem como a qualidade dos exames, depende diretamente de alguns procedimentos preliminares. O registro do paciente e das lâminas é a primeira e principal atividade dentro da rotina de um laboratório. Para este procedimento, o laboratório deve possuir um livro onde serão registrados nome e número do paciente e os resultados obtidos nas pesquisas. Acompanham esse sistema de registro folhas avulsas de exames laboratoriais, onde também são transcritos os resultados obtidos nas pesquisas, nas quais os resultados chegarão rapidamente às mãos do médico consultante. As lâminas devem ser previamente desengorduradas e mantidas em álcool até sua utilização. Por ocasião dos exames, as lâminas devem, obrigatoriamente, ser marcadas com o número do paciente e o local onde foi coletado o material. Para esse procedimento, utiliza-se o diamante de laboratório ou qualquer material riscante ou, ainda, no caso de lâminas com extremidade fosca, o grafite.

O material para a coleta deve ser cuidadosamente preparado, e a metodologia de coleta rigorosamente obedecida. Nunca é demais lembrar que a alça de platina (ou níquel--cromo) deve ser flambada em bico de Bunsen ou espiriteira, sempre antes e depois de sua utilização. Quando da utilização e zaragatoas *(swabs),* estas devem ser estéreis.

Secreções Masculinas

Para a coleta de secreções masculinas são utilizadas duas lâminas. Após devidamente marcadas, coloca-se em uma delas uma gota de solução fisiológica (salina). Com o auxílio da alça de platina, coleta-se o material, introduzindo-a cerca de 1 a 2cm na uretra do paciente, ultrapassando a fossa navicular e promovendo um ligeiro raspado em uma das paredes da uretra, na retirada da alça. Não devem ser utilizadas secreções emergentes espontaneamente, pois nestas já existe ação enzimática através de substâncias produzidas pelas próprias células de defesa do paciente, as quais apresentam usualmente todos os elementos componentes, parcial ou totalmente degenerados.

Na primeira coleta, homogeneizar o material na gota de solução salina, cobrir com uma larnínula e levar ao microscópio com o condensador de campo claro, estrangulando o diafragma para reduzir a luminosidade. Esta lâmina permitirá a pesquisa direta a fresco de *Trichomonas sp* e/ou leveduras.

Secreções Femininas

Para coleta de secreções femininas são utilizadas três lâminas. O material deve ser coletado, respectivamente, de fundo-de-saco vaginal, uretra e colo de útero. Após o registro das lâminas, colocar uma gota de solução fisiológica na lâmina destinada ao material de colo de útero. Com o auxílio da alça de platina, coletar primeiramente o material da uretra, após a massagem parauretral, segundo técnica descrita anteriormente, e preparar um esfregaço fino e homogêneo. Introduzir o espéculo, coletar o material de fundo-~e-saco vaginal, preparar um esfregaço como já citado, e finalmente o material de colo de útero, que deverá ser homogeneizado à gota de solução fisiológica e lutado se a leitura não se processar imediatamente ou se for necessário transportá-lo. Esta seqüência deve ser obedecida a fim de evitar a veiculação acidental de bactérias existentes na flora vaginal para a uretra. A lâmina de colo de útero permitirá a pesquisa direta a fresco de *Trichomonas sp* e leveduras; as demais lâminas, após coloração de Gram, permitirão a pesquisa de *Neisseria gonorrhoeae,* além dos componentes da flora vaginal.

COLORAÇÃO

Para uma coloração bem-feita, a utilização do método adequado e o controle constante das lâminas coradas são procedimentos importantes para garantir a qualidade dos exames na rotina laboratorial.

O método tintorial predominantemente utilizado em bacteriologia é o método de Gram. Constitui atividade fundamental no funcionamento de um laboratório de doenças sexualmente transmissíveis, em unidades de atendimento à saúde.

Após descrição do método por Christian Gram, em 1884, inúmeras propostas de modificações foram feitas. Depois de um longo período de experiência, adotamos modificação que consideramos mais eficaz, a qual descreveremos comentando suas variações.

Para iniciar a coloração devemos nos assegurar de que o esfregaço esteja convenientemente fixado. A fixag~ravés da chama de um bico de Bunsen é considerada h6je-(nteiramente contra-indicada, por promover um processo de desidratação brusca aos constituintes celulares. Desta forma, podemos obter uma boa fixação do material pela ação de uma lâmpada de 150 velas, colocada a uma distância de 20cm das lâminas, por um período de 15 minutos ou, ainda, através de um fixador químico, como veremos no método que utilizamos e que será descrito a seguir.

Método de Gram

- Cobrir o esfregaço com violeta-de-genciana e deixar por mais ou menos 15 segundos.

- Hidratar a violeta-de-genciana, adicionando igual quantidade de água, e deixar agir por um minuto.
- Escorrer o corante; lavar e cobrir a lâmina com lugol, deixando por mais ou menos um minuto.
- Escorrer o lugol e lavar em fino fio de água corrente.
- Descorar com álcool absoluto (99,5°GL) até que não desprenda mais corante.
- Lavar em fino fio de água corrente.
- Cobrir a lâmina com safranina e deixar agir por mais ou menos 30 segundos.
- Lavar em fino fio de água corrente.
- Deixar secar ao ar livre ou suavemente, com o auxílio de um papel de filtro limpo.

Fórmulas

Violeta-de-Genciana

1ª solução:

Cristal de violeta	8g
Álcool etílico	400ml
Álcool metílico	400ml

2ª solução:

Oxalato de amônio	16g
Água destilada	1.600ml

Misturar as duas soluções, deixar em repouso e filtrar após 24 horas.

Lugol

Iodo metálico	6g
Iodeto de potássio	9g
Água destilada	900ml

Diluir antes de usar, a uma concentração de 1:20, com água destilada.

Safranina

Safranina	5g
Água destilada	1.000ml

Dissolver bem o pó em água no balão e deixar em repouso. Filtrar após 24 horas.

Os recipientes utilizados para os corantes devem ser de cor âmbar, pois de forma geral as substâncias corantes sofrem a ação da luz, produzindo alterações variadas. Elas devem ser colocadas em frascos grandes e distribuídas em frascos conta-gotas com cerca de 100ml de capacidade. Sempre que os frascos pequenos forem reabastecidos, filtrar o corante. Este procedimento garantirá a utilização do corante sempre filtrado, evitando os inconvenientes advindos da precipitação.

Para garantir uma metodologia tintorial que possibilite seu melhor rendimento é importante lembrar e conhecer alguns detalhes deste método. Em relação à fixação, por uma questão de rapidez e segurança, adotamos a fixação química, incorporando uma substância fixadora, o metanol, ao corante primário. Além da rapidez de fixação, este processo mantém ainda a integridade das estruturas celulares, que poderia eventualmente ser efetuada pela ação do calor.

Quanto ao processo de descoloração, deve-se utilizar álcool absoluto puro e uma técnica segura, o que não acontece com o álcool-acetona utilizado por Hurck. Esta última requer grande habilidade por parte do operador, para que não ocorra hiperdescoloração, não possibilitando, quase sempre, boa reprodutibilidade do método.

Finalmente, em relação ao contracorante, a safranina substitui com incrível eficiência a fucsina diluída em Gram.

A safranina mantém-se distante da violeta no espectro de cor vermelho-claro. Ela diminui efetivamente a probabilidade de confusão que, por erro de técnica, era freqüentemente causada pela fucsina diluída, pela maior proximidade à violeta no espectro da cor. A safranina facilita, ainda, a análise das estruturas celulares, permitindo, entre outras, maior nitidez na visualização e identificação de *Trichomonas sp.* Esta modificação metodológica torna o método adequado, inclusive para unidades centrais que recebem material de localidades distantes, sem condições para execução do exame direto a fresco.

Como atividade final para garantir a qualidade dos exames, devemos sistematicamente adotar um controle de qualidade, para nos assegurar de que a técnica de coloração foi bem-executada. O controle pode ser feito através de uma lâmina preparada com suspensão contendo cocos Gram-positivos aos pares e em cadeias, e bacilos Gram-negativos do tipo enterobactérias; quando corada, mostrará com nitidez e realce as duas características de coloração. O controle de qualidade deve também ser feito pelas próprias lâminas de exame, analisando-se as estruturas coradas, devendo ser sempre Gram-negativas as células epiteliais e os polimorfonucleares.

Os cuidados da escolha, execução e controle podem efetivamente garantir a eficácia da rotina laboratorial, proporcionando um diagnóstico rápido e seguro na maioria dos pacientes portadores de doenças sexualmente transmissíveis, viabilizando um programa sistematizado de atendimento deste grupo de doenças.

A bacterioscopia e o exame direto dão os instrumentos principais para o diagnóstico laboratorial da tricomoníase em unidades locais. É, pois, importante que conheçamos as alternativas diagnósticas de tricomoníase e as variáveis a que estão sujeitos os observadores.

O pronto atendimento tem demonstrado incomparável eficiência no combate às doenças sexualmente transmissíveis. A pesquisa do *Trichomonas sp* pelo exame direto a fresco atende com presteza todas as exigências no combate deste grupo de doenças, por se tratar de uma técnica simples, rápida, de baixo custo e eficaz no diagnóstico da tricornoníase. Entretanto, esta técnica está sujeita a algumas variáveis que devem ser conhecidas e controladas. Inicialmente, a coleta e a preparação do material podem constituir-se em fator limitante, devendo ser criteriosas, segundo indicações feitas anteriormente. Outra intercorrência que incide com freqüência e que pode produzir resultados falso-negativos a observadores despreparados são as alterações funcionais e morfológicas a que estão sujeitas as *Trichomonas sp.* É epidemiologicamente conhecido o fato de que 20% dos pacientes positivos para *Trichomonas vaginalis,* em ambos os sexos, apresentam o protozoário, em forma imóvel, quer por perda das organelas de locomoção, quer por perda intrínseca da motilidade. Fatores extrínsecos à *Trichomonas sp,* tal como pH, provocam alterações do protozoário, com freqüente paralisação ou perda de suas organelas de locomoção. Estas alterações impossibilitam o diagnóstico feito pelo exame direto a fresco, pois o parasita se apresenta como uma célula isenta da motilidade característica que a identifica. Igualmente naqueles casos, após o início do tratamento, quando a motilidade se encontra também ausente.

Tais intercorrências condicionam a necessidade de pesquisa da *Trichomonas sp* no material corado pelo método de Oram para todos os pacientes que apresentam negatividade ao exame direto a fresco. A pesquisa consiste na visualização do protozoário, obedecendo às suas características morfológicas.

Outros métodos tintoriais podem ser usados na detecção da *Trichomonas sp,* como o alaranjado de acridina, Leishman, Giemsa, Wright e seus similares. Entretanto, o tempo de execução da técnica e o custo não favorecem suas indicações na rotina de atendimento de saúde pública em nosso país. A indicação do método de Gram tem por vantagem a utilização da mesma lâmina colhida para pesquisa de *Neisseria* e/ou outros germes piogênicos sem alterar o custo da rotina.

O controle destas variáveis aumenta a capacidade de resolução pela bacterioscopia, dinamizando a unidade laboratorial de nível local e garantindo o bom funcionamento de um programa de atendimento às doenças sexualmente transmissíveis.

Observação Direta

A secreção deve ser homogeneizada em uma ou duas gotas de solução fisiológica, colocadas em lâmina ou, se necessário, transportadas em tubo contendo 0,2rnl de solução fisiológica, a qual será, no laboratório, transferida e analisada em uma lâmina. A gota será coberta com uma lamínula e observada em microscópio de campo claro, com o diafragma do condensador estrangulado, para proporcionar menor luminosidade e maior contraste entre as estruturas. A observação de formas móveis de protozoário deverá ser feita em aumento de 400 X (oculares de 10 X e objetiva de 40 X).

Recomendamos que o protozoário seja criteriosamente observado na lâmina corada pelo método de Gram, já que se trata de rotina laboratorial, a confecção de uma lâmina, através de algumas características patognomônicas:

- não considerar a morfologia externa do protozoário, pois existe atrito entre o instrumento coletor (alça de níquel-cromo ou zaragatoa) e a lâmina, alterando assim sua forma;
- núcleo fusiforme e excêntrico, deslocado para uma das extremidades;
- citoplasma ligeiramente granuloso, podendo ou não apresentar vacuolizações e/ou microvacuolizações.

Cultura

Vários são os meios de cultivo conhecidos, como os de Diamond, FeimbergWhittington, Paulova, Roiron e Kupferberg. Dos meios citados, o Diamond é o mais recomendado, pois apresenta uma curva exponencial de crescimento com pico em 48 horas, tendo os demais desenvolvimento total entre cinco a sete dias. Esses meios são de boa eficiência, entretanto, seu alto custo operacional e a demora na obtenção dos resultados não os indicam para uma rotina laboratorial.

DIAGNÓSTICO CLÍNICO

Na Mulher

Trichomonas vaginalis é capaz de produzir infecção limitada ao trato genital feminino; entretanto, a ausência de sintomas ocorre com freqüência. Produz \uma vaginite específica que atinge 30% dos diagnósticos de infecção vaginal em clínicas públicas, infectando o epitélio/escamoso no trato genital.

No adulto possui predileção pela exocérvix, raramente atingindo a endocérvix.

O período de incubação estimado com base em infecções experimentais revela uma variação entre três e 28 dias.

A manifestação clínica mais comum é a vaginite com corrimento aquoso ou leitoso de intensidade variável. Não produz corrimento purulento; quando mucopurulento, sugere multietiologia, isto é, mais de um agente etiológico provocando o mesmo sintoma.

Prurido pode estar presente, às vezes noturno e de menor intensidade do que na candidíase, acompanhado ou não de vulvite secundária à irritação provocada pela secreção.

Pode acompanhar-se de dispareunia de diversas intensidades, acompanhada de d~ e ardência devido ao contato da urina na vulva irritada.

A presença de dor no baixo ventre ocorre em menos de 5% dos casos. Não há evidências de que a tricomoníase seja mais sintomática durante a gravidez ou em usuárias de contraceptivo oral.

Ao exame clínico, a vulva apresenta eritema difuso e escoriações; em alguns casos, pode haver edema dos pequenos e grandes lábios. O corrimento vaginal não é aderente e flui espontaneamente para o exterior.

Nos casos de infecção grave, a colocação do espéculo vaginal pode provocar desconforto intenso.

A cérvix apresenta-se eritematosa, com petéquias, e pode sangrar ao contato. Este sinal é conhecido como "colpite de pontos vermelhos" (colpite focal macular) e é considerado sinal clínico mais específico para o diagnóstico da tricomoníase.

A forma aguda ocorre em cerca de 10% dos casos, e o corrimento presente é abundante como em uma vulvovaginite gonocócica acompanhada de disúria, polaciúria e citologia.

Na forma subaguda, encontrada em 60-70% dos casos, o corrimento é menos abundante.

A forma assintomática representa 15% a 20% dos casos, sendo um achado laboratorial decorrente de exame de rotina aconselhado na prevenção do câncer de colo do útero, feito anualmente.

Complicações não são freqüentes, podendo dar origem a bartolinites; skenites, salpingites, ooforites e peritonites são raras.

No Homem

As manifestações da tricomoníase no homem não estão completamente definidas, sendo a uretrite não-gonocócica a mais freqüente.

A balonopostite ocorre com a maior freqüência em não circuncidados e com higiene precária, representando-se por lesões exulceradas isoladas ou confluentes, dolorosas, de localização predominante na glande, face interna do prepúcio e sulco balanoprepucial, acompanhadas ou não de infecção secundária purulenta.

A uretrite por *Trichomonas vaginalis* é clinicamente semelhante às manifestações das uretrites não-gonocócicas, caracterizada por corrimento uretral escasso mucopurulento ou hialino matinal, ou após longos períodos sem urinar.

Estudos epidemiológicos revelam a existência de formas de tricomoníase as sintomáticas no homem descobertas em exames de rotina. As complicações não são freqüentes, podendo-se considerar a prostatite como possível complicação quando houver dores perineais.

A presença de *Trichomonas vaginalis* constitui um risco da diminuição da motilidade dos espermatozóides, justificando muitas vezes casos de infertilidade.

O desaparecimento espontâneo da tricomoníase no homem pode ocorrer após algumas semanas.

Na Criança

A contaminação durante o trabalho de parto pode ocorrer, principalmente, em partos pélvicos.

TRATAMENTO

O tratamento da tricomoníase repousa essencialmente no metronidazol (5-nitroimidazol) e seus derivados, que são ativos contra *Trichomonas vaginalis* e anaeróbios.

Consiste na administração de 2g de metronidazol por via oral em dose única, alcançando uma eficácia entre 80% e 88%. É necessário o tratamento simultâneo da(o) parceira(o) sexual, obtendo-se índice de cura superior a 95%.

Admite-se como tratamento alternativo a administração de 500mg de 12 em 12 horas durante sete dias de metronidazol.

Pode provocar efeitos indesejáveis, tais como náuseas, sabor metálico oral, efeito *antabus* quando da ingestão de álcool.

É contraindicado no primeiro trimestre da gestação, já que atravessa a barreira placentária, não sendo referidas malformações em mulheres que receberam tratamento durante o último trimestre de gravidez.

Como alternativa ao metronidazol utiliza-se tinidazol, com eficácia semelhante quando em dose única oral, com menos efeitos adversos.

O tratamento local é geralmente ineficaz.

PROFILAXIA

Não existe vacina contra o *Trichomonas vaginalis*, recomendando-se:

- evitar a multiplicidade de parceiros;
- uso do preservativo de borracha;
- diagnóstico e tratamento precoces em serviços especializados;
- evitar a automedicação.

BIBLIOGRAFIA

1. Bohbot JM, Catalan F. Infection à Trichomonas vaginalis. In: Siboulet, Coulaud JP. Maladies sexuellement transmissibles, Paris: Masson, 2ª ed. 7:159-167,1991.
2. Honigberg BM. Trichomonade parasitic in humans. Nova York: Springer Velag, 1990.
3. Meysick K, Garber GE. Trichomonas vaginalis, current opinion. Infect Dis 8:22-25,1995.
4. Millàn F, Nogueira JM, Vilata 11. Tricomoniasis. In: Vilata JJ. Enfermedades de transmisión sexual. Jr Proust Editores, Barcelona, 1993.
5. Passos MRL, Almeida Filho GL. Tricomoníase. In: Passos MRL. Doenças sexualmente transmissíveis, 4ª ed. Rio de Janeiro: Ed. Cultura Médica, 1995.

9 Leishmaniose Tegumentar Americana

Mauro Célio de Almeida Marzochi
Armando de Oliveira Schubach
Keyla B. Feldman Marzochi

Por leishmaniose tegumentar americana entende-se as enfermidades causadas por várias espécies de protozoários digenéticos da ordem Kinetoplastida, família Trypanosomatidae, do gênero *Leishmania,* que acometem a pele e/ou mucosas do homem e de diferentes espécies de animais silvestres e domésticos das regiões quentes e menos desenvolvidas do Velho e do Novo Mundo. Nas Américas, são transmitidas entre os animais e o homem pela picada das fêmeas de diversas espécies de flebótomos *(Diptera, Psychodidae, Phlebotominae)* dos gêneros *Lutzomyia* e *Psychodopygus.* A infecção se caracteriza pelo parasitismo das células do sistema fagocítico mono nuclear (SFM) da derme e mucosas do hospedeiro vertebrado (monócitos, histiócitos e macrófagos).

HISTÓRICO

As leishmanioses já eram conhecidas desde antes do início deste século como um grupo de doenças dermatológicas muito semelhantes entre si e com apresentação clínica associada a lesões cutâneas, geralmente ulcerosas, e por vezes comprometendo também a mucosa oronasalõ".

No Brasil, Cerqueira, em 1855, *apud* Pessôa & Martins (1978) identificou pela primeira vez, clinicamente, a leishmaniose cutânea como "botão de Biskra". Em 1908, houve grande epidemia em Bauru, São Paulo, e Lindemberg (1909) e Carini & Paranhos (1909) correlacionaram a "úlcera de Bauru" com o "botão do oriente" e o seu agente causal com a *L. tropica.* Carini, em 1911 *apud* Pessôa & Barretto (1948) e Splendore (1912) fizeram observações pioneiras de lesões mucosas confirmadas por demonstração de leishmânias. Ainda em 1911, Vianna (1911) considerou que havia diferenças morfológicas entre a *L. tropica* e o agente etiológico da leishmaniose cutânea e deu-lhe o nome de *L. braziliensis.* Mais tarde, Rabello (1923a, 1923b) criou o termo leishmaniose tegumentar americana (LTA), denominação que abrange tanto a forma cutânea como a forma mucosa da doença.

Pioneiramente, Vianna (1912, 1914) e, logo após, D'Utra e Silva (1915) introduziram o uso do tártaro emético na terapêutica da LTA, e o antimonial permanece até os nossos dias como a droga de eleição para o tratamento das leishmanioses.

Sergent *et al.* (1921) conseguiram reproduzir experimentalmente o "botão do oriente", inoculando triturados de *P. papatasii* capturados em Biskra, em soldados, comprovando que a *L. tropica* era transmitida por flebótomos. Aragão (1922, 1927), estudando um surto ocorrido no bairro das Laranjeiras na cidade do Rio de Janeiro, associou a presença de casos de LTA à elevada quantidade de flebotomíneos e demonstrou o papel do *P. intermedius* na transmissão da *L. braziliensis,* através da inoculação de triturado destes flebotomíneos, naturalmente infectados, em focinho de cão, que resultou em ulceração contendo amastigotas. Montenegro (1926) utilizou a intradermorreação no diagnóstico imunológico das leishmanioses e, desde então, este teste cutâneo vem sendo largamente utilizado no diagnóstico e em inquéritos de prevalência nas diversas áreas endêmicas de todo o mundo. Nas décadas de 20 a 40, importantes estudos clínicos e epidemiológicos foram levados a termo, sedimentando e acumulando conhecimentos sobre a doençaê'".

A partir da década de 70, um novo impulso foi dado ao conhecimento da LTA, quando Lainson & Shaw (1972), com base em critérios clínicos, epidemiológicos e biológicos, propuseram uma nova classificação das leishmânias do Novo Mundo, dividindo-as em dois grandes grupos: o "complexo" *L. mexicana* e o "complexo" *L. braziliensis.* Em 1987, os mesmos autores[155] propuseram uma nova classificação das leishmânias, com a adoção dos subgêneros *Leishmania* e *Viannia*[155]*,* elevando ao nível de espécie leishrnânia outrora classificadas como subespécies.

MORFOLOGIA

As espécies de leishmânias nas Américas pertencem, portanto, a dois subgêneros: *Viannia* (que inclui o complexo *L. brazlliensis)* e *Leishmania* (que inclui o complexo *L. mexicana),* conforme Lainson & Shaw (1987).

As formas aflageladas das leishmânias são observadas, *in vivo,* em tecidos humanos e de animais vertebrados sensíveis à inoculação do parasito, dentro e fora de macrófagos; e *in vitro,* em culturas de macrófagos a 37°C. Essas formas, denominadas amastigotas, são arredondadas ou ovóides e medem, conforme a espécie, de 3-6 um de comprimento por 2-4flm de largura, têm membrana delgada, citoplasma que se cora em azul pelos métodos de Leishmania e Giemsa, e núcleo arredondado ou ovóide, excêntrico, ocupando metade a 2/3 do maior diâmetro do parasito. Apresentam cinetoplasto (mitocôndria grande e com funções específicas) em forma de bastonete ou grânulo arredondado situado próximo ao núcleo, que se cora em vermelho-violáceo homogêneo, contrastando com o vermelho-púrpura, de aspecto granuloso do núcleo[154,244]. Outras técnicas laboratoriais, como a imunoperoxidase e a imunofluorescência em tecido, têm demonstrado utilidade na visualização de formas amastigotas[87,88].

No tubo digestivo de flebótomos e nos meios de cultura são observadas, principalmente, formas flageladas denominadas promastigotas. Estas são alongadas, medem 10-15 um de comprimento por 2-3,5 um de largura, apresentam cinetoplasto anterior ao núcleo e flagelo livre, geralmente mais longo que o corpo (15-μm), saindo da extremidade anterior do parasito-", mais grossa do que a extremidade posterior[154,244].

Morfologicamente, as leishmânias do complexo *L. mexicana* se apresentam maiores e com um grande vacúolo observável à microscopia de luz e eletrônica.

BIOLOGIA

Segundo critérios biológicos, as leishmânias do complexo *L. braziliensis* podem ser distinguidas das do complexo *L. mexicana* por apresentarem desenvolvimento pobre em meio de cultivo NNN convencional e desenvolvimento lento ou visceralizante em *hamsters* experimentalmente infectados, enquanto as do complexo *L. mexicana* crescem facilmente em cultura e provocam grandes lesões nodulares em *hamsters,* com metástases para as extremidades.

Outro critério biológico de diferenciação é o local de desenvolvimento experimental das promastigotas no tubo digestivo de flebótomos. A *L. mexicana* o faz no intestino médio e anterior ("seção Suprapylaria"), enquanto a *L. braziliensis* desenvolve-se também no intestino posterior, aderida à parede, na região do piloro ("seção Peripylaria").

Critérios bioquímicos de identificação, como a densidade de flutuação do ADN nuclear e do cinetoplasto, hibridização de ADN e ARN, análise eletroforética de produtos do ADN do cinetoplasto clivados por enzimas de restrição (esquisodema), mobilidade eletroforética de isoenzimas (zimodema), radiorrespirotemia etc., são utilizados. Atualmente, critérios imunológicos, como o emprego de anticorpos monoclonais específicos (sorodema) associados à mobilidade eletroforética de isoenzimas, são de grande valia na rotina de caracterização taxonômica das leishmâniasl-", Critérios clínicos e epidemiológicos, como as manifestações da doença e a associação de vetores e reservatórios, são indicadores de caráter presuntivo.

Os flebótomos vetores são insetos pequenos, de 2 a 3mm, têm o corpo e as asas cobertas de cerdas, sendo as asas elevadas, de pontas angulares, e o tronco curto e giboso. Seus vôos são curtos e baixos, caracterizando-se por um aspecto saltitante e um raio de ação não superior a 200m. Em nosso país, recebem diversas denominações: cangalhinha, birigüi, mosquito-palha, asa dura, asa branca, catuqui, catuquira, escangalhado, murutinga etc.[184].

O ciclo evolutivo e a transmissão da *Leishmania* se fazem, basicamente, em flebotomíneos e em hospedeiros vertebrados. Somente os flebotomíneos fêmeas são hematófagos. Quatro a cinco dias após o repasto infectante de formas amastigotas de *Leishmania,* estas se transformam em promastigotas e migram para as partes anteriores do tubo digestivo do inseto, atingindo o aparelho picador sugador. Ao picar outro animal, há a inoculação das formas promastigotas, que são englobadas por macrófagos do hospedeiro. Acredita-se que a saliva do inseto desempenhe um papel potencializador na infectividade da *Leishmania*[158,262,278,318]. Nas células fagocitárias do hospedeiro vertebrado, os parasitos se transformam em formas amastigotas, que se multiplicam por fissão binária dentro dos vacúolos parasitóforos. A célula infectada multiplica-se, dividindo seus parasitos entre as células filhas, ou se rompe liberando as amastigotas que são, então, fagocitadas por outros macrófagos e tornam a se multiplicar. Em outro repasto sangüíneo, novo flebótomo ingere macrófagos infectados. No tubo digestivo do inseto, as formas amastigotas transformam-se em promastigotas, multiplicam-se por fissão binária e o ciclo recomeça[155].

Durante o dia, os flebótomos refugiam-se em esconderijos escuros, úmidos e abrigados, como fendas de rochas, de paredes ou de troncos de árvores e, geralmente, iniciam sua atividade ao crepúsculo. Entretanto, espécies florestais, como a *Lutzomyia umbratilis* e o *Psychodopygus wellcomei,* quando perturbadas em seu ambiente natural, podem picar também de dia[155]. As fêmeas necessitam alimentar-se de sangue para a maturação dos seus ovos, que ocorre sete dias após o repasto. A cada oviposição, a fêmea deposita entre 40 e 70 ovos em solo úmido e rico em matéria orgânica. A eclosão ocorre entre sete e 17 dias, dando origens às larvas. Estas, por sua vez, evoluem para o estado de pupa em 15 a 70 dias. Após uma a duas semanas, dão origem aos adultos, que vivem cerca de 15 a 30 dias. O ciclo completo dura em média 30 a 90 dias[244].

Várias espécies de animais silvestres são incriminadas como reservatórios primários e secundários; no ambiente doméstico, cães, eqüinos e muares são encontrados infectados, dependendo da espécie de *Leishmania* em questão.

PATOGENIA

Embora o homem seja considerado um hospedeiro acidental para as espécies americanas de *Leishmania*'", admite-se que a manifestação clínica da doença na infecção humana resulte de um desequilíbrio na relação parasito-hospedeiro[103,203]. Enquanto na tuberculose[264] e na hanseníase[157], em grau moderado de reação de hipersensibilidade retardada significaria proteção à doença, na LTA os mecanismos de proteção ainda estão pouco definidos, mas se acredita também que o desenvolvimento de resposta imune celular específica estaria relacionada à imunoproteção. Isto aponta ria para a possibilidade de desenvolvimento de uma vacina contra a protozoose[10,194].

Entretanto, uma resposta imunológica exacerbada do hospedeiro, desencadeada e mantida pela *L. (V.) braziliensis,* a despeito de aparente controle parasitológico, poderá expressar, ao invés de proteção, maior suscetibilidade ao desenvolvimento da leishmaniose mucosa[59,132,258].

Por outro lado, o quadro clínico desenvolvido na LTA é dependente, ao menos em parte, da espécie de *Leishmania* envolvida[151,155,242,258]. Assim, classicamente, a forma cutânea difusa está associada à *L. (L.) amazonensis* e as formas mucosas à *L. (V.) braziliensis,* e raramente à *L. (V.) guyanensis*[151,247], embora uma quantidade de exceções a estas regras, assim como infecções mistas por mais de uma espécie, já tenham sido descritas por vários autores[31,58,79,139,172,175,229,230,273,308]. Mesmo em relação à mesma espécie de *Leishmania,* existem outros fatores, ainda não suficientemente compreendidos, os quais determinam, por exemplo, diferenças nas apresentações clínicas, freqüência de formas mucosas e respostas à terapêutica em diferentes áreas endêmicas de LTA[62,121]. Também há evidências de que, do desempenho dos mecanismos de defesa do hospedeiro na resolução da infecção, dependem a evolução da doença, a resposta terapêutica, a cura espontânea, a disseminação de parasitos, a formação de lesões mucosas, etc.[36] O desenvolvimento de cada forma da doença depende, portanto, de complexa interação entre fatores inerentes ao parasito e mecanismos de defesa geneticamente determinados no hospedeiro[35,203,242].

O conceito de doença espectral, baseado na hipótese de que a forma de resposta imunológica desencadeada pelo parasito no hospedeiro deva ser a condição mais importante na determinação da forma clínica, tem sido postulado para justificar a evidenciação clínica e histopatológica de um pólo anérgico e outro hiperérgico[72,324].

O pólo anérgico é representado pela leishmaniose cutânea difusa causada, no Brasil, pela *L (L.) amaronensis* e caracterizada por nódulos cutâneos múltiplos, não-ulcerados, ricos em parasitos, com tendência a disseminação e cronicidade, e acompanhada de severa depressão da resposta imunecelular aos antígenos parasitários. A resposta humoral está presente, o teste de Montenegro e a resposta linfoproliferativa *in vitro* são negativos e o tratamento é pouco eficaz[59,60]. O pólo hiperérgico é representado pela forma "recidivante", caracterizada pela cicatrização do centro da lesão e manutenção da atividade na periferia, notável pobreza parasitária, elevada resposta humoral, exacerbada resposta à intradermorreação de Montenegro e difícil tratament0[46,228]. As formas mucosas graves estariam próximas ao pólo hiperérgico. No centro do espectro estaria a forma moderada (localizada), de melhor prognóstico, caracterizada por ulceração cutânea única (ou múltipla), sensível ao tratamento ou de evolução espontânea para cura, com resposta humoral discreta ou ausente e resposta moderada ao teste de Montenegro[184].

IMUNOLOGIA

Na LTA, o desenvolvimento da infecção depende de uma complexa associação entre os fatores relacionados à virulência do parasita e à resposta imunológica do hospedeiro. A resposta imune é predominantemente mediada por células, envolvendo todos os mecanismos associados à cura, proteção ou ao agravamento da doença.

Conforme assinala Coutinho *et al.*[83], linfócitos T com fenótipo CD4+ têm papel importante nos mecanismos imunológicos através de duas subpopulações (Th1 e Th2). A subpopulação Th1, produtora de interferon gama (IFN-γ), interleucina 2 (IL-2), fator estimulador de colônias de granulócitos e macrófagos (GM-CSF) e fator de necrose tumoral (TNF), está envolvida na ativação de macrófagos e destruição dos parasitas. A subpopulação Th2, produtora de IL-4, IL-5, IL-lO, inibe a ativação de macrófagos e está também envolvida na ativação de linfócitos B para a produção de anticorpos preferencialmente das classes IgG 1 e IgE, enquanto que a Th1 auxilia na produção de anticorpos do isotipo IgG2a.

Dependendo das linfocinas produzidas, expressam-se as ações regulatórias das duas subpopulações. IFN-γ inibe a proliferação de células Th2 e a produção de IL-4 e IL-10, enquanto estas últimas inibem a proliferação de Th1 e a produção de IFN-γ. A produção de IFN-γ e IL-4, por sua vez, regula a produção de diferentes isotipos de anticorpos produzidos pelos linfócitos B. Macrófagos e outras células mononucleares produzem a IL-12, cuja atividade biológica é aumentar a produção de IFN-γ por células *natural killer* (NK), assim como a ação citolítica dessas células NK e linfócitos T, além de induzir o desenvolvimento de resposta Th1.

Os linfócitos T CD8+, além de produzirem IFN-γ e TNF, importantes para ativação de macrófagos e produção de lise de células que expressam antígenos de classe I do complexo maior de histocompatibilidade (MHC), podem também produzir linfocinas do tipo 2.

Como tanto CD4+ como CD8+ podem apresentar os perfis Th1 e Th2, optou-se por denominar as citocinas produzidas como citocinas do "tipo 1" (IFN-γ), com funções estimuladoras da resposta imune mediada por linfócitos T, e citocinas "tipo 2" (IL-4), com funções inibidorasê".

Na fase ativa da leishmaniose localizada produzida pela *L. braziliensis* predomina uma resposta de linfócitos CD4+, com produção de citocinas de "tipo 1" e "tipo 2" (IFN-γ, IL-2 e IL-4). No processo de cura, ocorre um aumento da resposta de células CD8+ e um padrão de citocinas de "tipo I" (IFN-γ na ausência de IL-4), o mesmo ocorrendo em indivíduos previamente vacinados com antígeno inerte de *Leishmania.*

As formas mais graves, com comprometimento de mucosas, evoluem com uma imunidade celular preservada e freqüentemente exacerbada, com elevada produção de IL-4 nas lesões, assim como IFN-γ, com pobreza parasitária, paradoxal ao potencial destrutivo, sugerindo um importante processo imunopatológico autogênico,

A resposta proliferativa de linfócitos CD4+ com produção de citocinas do "tipo 1" e "tipo 2", elevada produção de IFN-γ e IL-10, e positividade à intradermorreação de Montenegro, está muitas vezes exacerbada, além de outros indicadores tissulares de hipersensibilidade, como a expressão de moléculas de adesão nas lesões, antígenos de classe II do MHC, e receptores de IL-2. A atividade citotóxica de células T, principalmente em pacientes de formas graves de leishmaniose mucosa, pode estar aumentada[50].

Na leishmaniose cutânea difusa produzida pela *L. amazonensis,* a doença evolui com um quadro de imunodepressão da resposta mediada por células T, predominando uma resposta Th2 com produção de citocinas "tipo 2" e inibição da produção de citocinas "tipo 1" e, conseqüentemente, da ativação de macrófagos, permitindo enorme proliferação de formas amastigotas nos vacúolos parasitóforos[83].

Indivíduos com resistência natural que apresentam lesões frustras ou inaparentes, possivelmente apresentam uma resposta Th1, com produção de citocinas "tipo 1 li, e apropriada ativação de macrófagos para a destruição dos parasitos.

EPIDEMIOLOGIA

A LTA tem sido descrita em quase todos os países americanos, do Sul dos Estados Unidos ao Norte da Argentina, com exceção do Uruguai e Chile[151],300. No Brasil, a doença apresenta ampla distribuição por todas as regiões geográficas[110],274. Nos últimos anos, o Ministério da Saúde tem registrado, em média, 30 mil novos casos de leishmaniose tegumentar, anualmente. Conforme a mesma fonte, em 1996, a região Nordeste contribuiu com aproximadamente 39% dos casos registrados de LTA, predominantes nos Estados do Maranhão, Bahia e Ceará; a região Norte com 35% dos casos, que prevalecem nos Estados do Pará, Rondônia e Amazonas; a região Centro-Oeste com 16% dos casos, mais freqüentes no Estado do Mato Grosso; a região Sudeste com 8% dos casos, predominantes no Estado de Minas Gerais; e a região Sul com 2%, principalmente do Estado do Paraná, sendo praticamente poupado o Rio Grande do Sul. Entretanto, a real prevalência das diferentes leishmanioses no continente americano é difícil de ser estabeleci da devido às subnotificações, ao diagnóstico incorreto, às afecções inaparentes, às variações de resposta do hospedeiro e à multiplicidade de agentes etiológicos envolvidos[184].

No Novo Mundo, são reconhecidas atualmente 11 espécies dermotrópicas de *Leishmania* causadoras de doença humana entre outras espécies descritas, até o momento, somente em animais (Ver Tabela 9.1).

No Brasil, as três principais espécies de *Leishmania* responsáveis pela LTA são *L. (V) braziliensis, L. (V) guyanensis* e *L. (V) amazonensis,* tendo sido mais recentemente identificadas como novos agentes de leishmaniose a *L. (V) lainsoni,* a *L. (V) naiffi* e *L. (V.) shawi* (Tabela 9.1).

L. (v.) *Braziliensis* vianna, 1911

Associada às leishrnanioses cutânea (localização única e múltipla), mucosa, mucocutânea e ganglionar (inicial), a *L. (V.) brariliensis* está distribuída por todo o território nacional.

No período de colonização da região Sudeste, nas décadas de 30 e 40, a transmissão dessa leishmaniose estava mais associada a espécies de comportamento silvestre, como *Lu. whitmani, Lu. migonei* e *Lu. pessoa i,* inclusive encontradas infectadas com promastigotas sempre em proporção inferior a 0,5%244. As espécies de flebótomos encontradas em áreas endêmicas do Brasil eram tidas como estritamente silvestres por serem consideradas muito dependentes de fatores arnbientais como umidade e temperatura, limitando às regiões florestais os seus abrigos naturais, mas podendo penetrar em habitações humanas quando estas eram construídas nos limites da floresta[243],244,266,312.

Observação das últimas décadas mostra que a *Lu. intermedia* foi a espécie que melhor se adaptou ao ambiente modificado pelo homem, principalmente quando próximo de áreas com cobertura vegetal. Gomes *(apud* Sabroza[266]) concluiu que, no Estado de São Paulo, a *Lu. iruermedia* substituiu, em áreas de colonização antiga, o papel que coube à *Lu. whitmani* durante o ciclo do café.

Atualmente, várias espécies de flebotomíneos estão envolvidas com a transmissão, de acordo com a distribuição geográfica. Assim: *Psychodopygus wellcomei* na Amazônia[151,156] e em áreas florestais do Ceará[257]; *Lu. pessoai* em São Paulo[107]; *Lu. migonei* no Ceará[21]; *Lu. whitmani* na Bahia[40,326], Ceará[20], Maranhão[7], Goiás[215], Paraná[3] Minas Gerais[194,239]; e *Lu. intermedia* no Rio de Janeiro[2,11,12,14,81,161,226,231,255,256,291,309], Espírito Santo[102], Minas Gerais[183], Paraná[3] e São Paulo[116,320,321].

É provável que os hábitos destes vetores determinem algumas características epidemiológicas desta protozoose em diferentes regiões[123]. A *Lu. Migonei*[21] e a *Lu. whitmani* já foram encontradas naturalmente infectadas[20,141], sendo a *Lu. whitmani* encontrada próximo ou no interior de domicílios, em áreas de plantações e, raramente, em florestas[141]. A *Lu. intermedia* é o flebotomíneo mais freqüentemente observado dentro do domicílio e no peridomicílio: interior de galinheiros, pocilgas, abrigos de animais domésticos, como cães, eqüinos e muares, e troncos de árvores[107,151,160,254,291], sendo sua presença no ambiente florestal bastante rara[1,117]. *Lu. intermedia* naturalmente infectada foi encontrada em áreas de transmissão ativa de LTA[11,106,108,256].

Nas áreas de transmissão de *L. (V.) braziliensis.* exemplares das espécies *Dasyprocta ararae* (cotia), *Kannabateomys amblyonyx* (rato-da-taquara) e *Cuniculus paca* (paca)[105], além de alguns pequenos roedores dos gêneros *Oryzomys* (rato-de-arroz), *Proechimys* (rato-de-espinho), *Akodon* (ratodo-mato) e *Rattus* (rato doméstico), já foram vistos naturalmente infectados com amastigotas[6,14,26,151,223]. Entretanto, devido ao pequeno número de animais encontrados infectados e à não-identificação das leishmânias envolvidas, esses achados não foram suficientes para incriminar tais espécies como reservatórios silvestres[153]. Mais recentemente, roedores domésticos ou sinantrópicos foram observados albergando *Leishmania*[197,259,272,280], embora não tenha sido possível incriminar, definitivamente, nenhum animal silvestre como reservatório da *L. (V.) braziliensis*[141,151].

Por outro lado, a provável existência de reservatórios silvestres simplesmente não seria suficiente para explicar a adaptação da *L. (V.) braziliensis* a ciclos que se completam na periferia das grandes cidades, no microambiente domiciliar, sendo mais provável que a fonte de infecção esteja nas proximidades das casas[266], talvez envolvendo animais domésticos e mesmo o próprio homem[184].

Cães, eqüinos e muares têm sido encontrados infectados com freqüência[3,14,39,54,82,94,102,104,186,189,248,327,394]. Casos esporádicos em outros animais domésticos têm sido relatados[51,240]. Tanto os cães quanto os eqüinos apresentam doença semelhante àquela observada no homem e, inclusive, eqüinos respondem ao tratamento antimonial[27]. Nos cães, a doença é caracterizada pela presença de lesões cutâneas ou mucosas, do tipo ulceroso (podendo estar recobertas por crostas)

Tabela 9.1
Principais Espécies de *Leishmania* Dermotrópicas do Novo Mundo

Subgênero Viannia (Lainson & Shaw, 1972)	Acometimento Clínico No Homem	Distribuição Geográfica
Leishmania (V.) braziliensis (Vianna, 1911)	Lesões cutâneas e mucosas	Da América Central ao norte da Argentina
Leishmania (V.) peruviana (Velez, 1913)	Predominantemente lesões cutâneas	Vales elevados interandinos e encosta oeste dos Andes
Leishmania (V.) guyanensis (Floch, 1954)	Predominantemente lesões cutâneas	Calha norte da Bacia Amazônica, Guianas e países do noroeste sul-americano
Leishmania (V.) panamensis (Lainson & Shaw, 1972)	Predominantemente lesões cutâneas	América Central e costa pacífica da América do Sul
Leishmania (V.) lainsoni (Silveira et ai., 1987)	Lesões cutâneas, mas raramente acomete o homem	Norte do Estado do Pará
Leishmania (V.) shawi (Shaw et ai., 1991)	Lesões cutâneas, mas raramente acomete o homem	Região amazônica
Leishmania (V.) naiffi (Lainson et ai., 1990)	Lesões cutâneas, mas raramente acomete o homem	Região amazônica
Leishmania (V.) colombiensis (Kreutzer et ai., 1991)	*	Colômbia
Leishmania (V.) equatoriensis (Grimaldi et ai., 1992)	*	Equador
Subgênero Leishmania (L.) (Safjanova, 1982)	**Acometimento Clínico No Homem**	**Distribuição Geográfica**
Leishmania (L.) mexicana (Biagi, 1953)	Lesões cutâneas (eventualmente, cutâneo difusas)	México e América Central
Leishmania (L.) amazonensis (Lainson & Shaw, 1972)	Lesões cutâneas (eventualmente, cutâneo difusas)	América Central e regiões Norte, Nordeste e Sudeste do Brasil
Leishmania (L.) venezuelensis (Bonfante-Garrido, 1980)	Lesões cutâneas	Venezuela
Leishmania (L.) pifanoi (Medina & Romero)	Lesões cutâneas (eventualmente, cutâneo difusas)	Venezuela
Leishmania (L.) enriettii (Muniz & Medina, 1948)	*	Brasil
Leishmania (L.) hertigi (herrer, 1971)	*	Panamá
Leishmania (L.) deanei (Lainson & Shaw, 1977)	*	Brasil
Leishmania (L.) aristidesi (Lainson & Shaw, 1979)	*	Brasil
Leishmania (L.) garnhami (Scorza et ai., 1979)	*	Venezuela
Leishmania (L.) forattinii (Yoshida et ai., 1993)	*	Brasil

*Ainda não encontrada em casos humanos.

ou vegetante, únicas ou múltiplas, localizadas preferencialmente nas extremidades e outras áreas com poucos pêlos, apresentando comportamento cíclico, com o parasitismo mantido por toda a existência do animal[248]. Em eqüinos, pode-se observar a metastatização da lesão inicial para outras áreas cutâneas e a mucosa nasal[186]. Em relação aos animais de laboratório, os camundongos são refratários, e os *hamsters* visceralizam o parasitismo quando inoculados através da pele com *L. (V.) braziliensis*[184].

Se o papel dos animais domésticos como reservatórios de LTA permanece em discussão[141], a importância epidemiológica do homem doente ou de pacientes clinicamente curados, que continuam residindo em áreas endêmicas de LTA, é assunto pouco estudado e de difícil abordagem. Existem relatos de isolamento de *Leishmania sp.* no sangue periférico de pacientes de LTA[49,180,253]; de isolamento de *L. (V.) braziliensis* viáveis, antígenos e DNA de *Leishmania* em cicatrizes cutâneas e no sangue periférico de antigos pacientes de LTA aparentemente curados[129,133,290]. Tais resultados, associados à longevidade do ser humano e à possibilidade de grandes deslocamentos de "portadores humanos assintomáticos" permitem supor que tais indivíduos possam desempenhar um papel de relevo no ciclo de transmissão da doença[184,188,285], que poderá se agravar com a expansão da síndrome de imunodeficiência adquirida pelo HIV superpondo-se às áreas endêmicas de leishmaniose. Contudo, a importância de seres humanos e animais domésticos como fontes de infecção para o flebótomo não está suficientemente avaliada, embora existam relatos de infecções experimentais bem-sucedidas[90,261,295]. Marzochi & Marzochi 188 discutem, com base em evidências epidemiológicas e parasitológicas, a possibilidade de a *L. braziliensis* ser introduzida em .novas áreas periflorestais, rurais ou urbanizadas onde existam flebotomíneos em densidade adequada, dando origem a novos focos da endemia. Nessas áreas, diferentemente do que ocorre no ambiente silvestre, onde a heterogeneidade dos parasitos é muito grande, tem-se observado tendência a homogeneidade genética da *Leishmania*[118,168], o que consideramos como uma *expansão clonal* do parasito a partir de sua introdução.

L. (VIANNIA) GUYANENSIS FLOCH, 1954

Associada geralmente à leishmaniose cutânea *(pianbois)* com múltiplas lesões (localizada múltipla) e, freqüentemente, com envolvimento secundário do sistema linfático regional, pode, mais raramente, comprometer mucosas (forma mucosa contígua). Ocorre, principalmente, em indivíduos do sexo masculino em idade produtiva, envolvidos em atividades de garimpo, agrícolas e de exercícios militares associadas a desmatamento e ocupação de áreas recém-desmatadas de florestas de terra firme. Distribui-se ao norte do rio Amazonas até as Guianas[154,207]. A *Lu. umbratilis,* implicada como o seu principal transmissor[151], costuma pousar durante o dia em troncos de árvores, porém, quando perturbada, ataca o homem em grande número, podendo provocar muitas lesões e invadir habitações distantes até 80 metros da floresta. Seus reservatórios mais importantes são o *Choloepus didactylus* (preguiça-real), o *Tamanduá tetradactyla* (tamanduá) e o *Didelphis marsupialis* (gambá), que passam a conviver próximos ao homem após os desmatamentos[16,38,155]. A infecção animal é usualmente inaparente, sendo os parasitos encontrados em pele e vísceras[299]. No ciclo da leishmaniose por *L. guyanensis,* o homem é um hospedeiro acidental, aparentemente sem papel importante na manutenção ou disseminação da doença.

L. (L.) AMAZONENSIS LAINSON & SHAW, 1972

A *L. (L.) amazonensis* está associada à leishmaniose cutânea localizada e cutânea difusa. A primeira é constituída por pápulas ou úlceras simples, geralmente únicas, localizadas nos membros inferiores. A segunda, em indivíduos anérgicos, é representada por nódulos numerosos e intensamente parasitados espalhados pela pele, sendo de muito mau prognóstico. Recentemente, na Bahia, foram descritos casos de leishmaniose visceral com isolamento de *L. (L.) amazonensis* na medula óssea[34]. A baixa incidência de casos humanos ocorre provavelmente devido ao fato de seu vetor, a *Lu. flaviscutellata,* ser pouco antropofílico. A doença está presente nas regiões' Norte (Amazonas, Pará e sudoeste do Maranhão), Nordeste (Bahia), Sudeste (Minas Gerais) e Centro-Oeste (Goiás)[76]. Os principais reservatórios silvestres na Amazônia são os marsupiais *(Didelphidae)* e roedores terrestres, como o *Proechimys guyanensis* (rato-de-espinho, ratosoiá) e o *Oryzomys capito* (rato-de-arroz), que apresentam infecção inaparente com parasitos na pele aparentemente normal[299]. Outros hospedeiros secundários têm sido descritos[151,155].

TRANSMISSÃO

A associação entre a doença e o contato do homem com a floresta tropical foi bem estabelecida antes mesmo de ser conhecido o seu modo de transmissão. A ocorrência de lesões preferencialmente nas partes descobertas do corpo e a acentuada variação sazonal indicavam que a transmissão deveria ser realizada por vetor hematófago[54,266]. No Sudeste do Brasil, o início do século XX .foi marcado pela expansão da agricultura cafeeira, o que era acompanhado por intenso desmatamento para a instalação de núcleos de colonização agrícola e construção de estradas de ferro, ligando as áreas pioneiras de plantação de café com os centros de comercialização e exportação, associado a intenso movimento migratório procedente, principalmente, do Nordeste[188]. Além da febre amarela, cólera, varíola e malária, o aparecimento, entre os trabalhadores, de lesões cutâneas ulceradas de difícil cicatrização, com freqüência acompanhadas de graves mutilações da mucosa oronasal, até então pouco conhecidas, constituía mais uma preocupação, principalmente enquanto se desconhecia o modo pelo qual a doença era adquirida e como poderia ser evitada[266].

Aqueles que participavam diretamente de derrubadas de matas eram os que estavam mais sujeitos a adoecer[54]. Isto sugeria a transmissão como essencialmente florestal, quase que exclusivamente um problema de trabalhadores rurais de áreas pioneiras, atingindo principalmente homens na faixa etária acima de 20 anos de idade[244]. No entanto, quando as famílias dos trabalhadores os acompanhavam, residindo em habitações construídas nos limites das derrubadas, ocorriam casos em mulheres e crianças[312]. Durante as três primeiras décadas do século, a incidência da doença aumentou, acompanhando o desmatamento e a instalação de núcleos de colonização[244].

Takaoka[312] (1928), discutindo a transmissão em região ocupada por imigrantes japoneses em São Paulo, em áreas pioneiras de plantação de café, mostrou que a incidência diminuía muito, tendendo a desaparecer já no terceiro ano após o desmatamento, evidenciando a incapacidade de os vetores colonizarem o ambiente transformado pelo homem. Esse autor encontrou também associação entre a ocorrência da doença e a proximidade entre o domicílio e a mata, demonstrando que o risco era muito menor nas famílias cujas habitações distavam mais de 150 metros dos limites da floresta primitiva. Entretanto, algumas observações realizadas no Rio de Janeiro[11,12,61,97,221] e em áreas rurais de colonização antiga em São Paulo[246] já assinalavam a hipótese de que a LTA com manifestações secundárias em mucosas não seria uma doença transmitida exclusivamente em florestas primárias.

Com o fim da expansão da fronteira agrícola na região Sudeste, e após a derrubada quase completa da vegetação primitiva, a doença tenderia naturalmente a desaparecer, ficando restrita, nesta área, a pequenos focos mantidos em reservas florestais e outros locais de difícil acesso[244]. Coincidentemente, desapareceram as grandes epidemias, e a LTA deixou de ser considerada problema de saúde pública importante, acreditando-se que apenas na Amazônia persistiam condições comparáveis àquelas antes observadas na região Sudeste, durante a primeira metade do século XX[266].

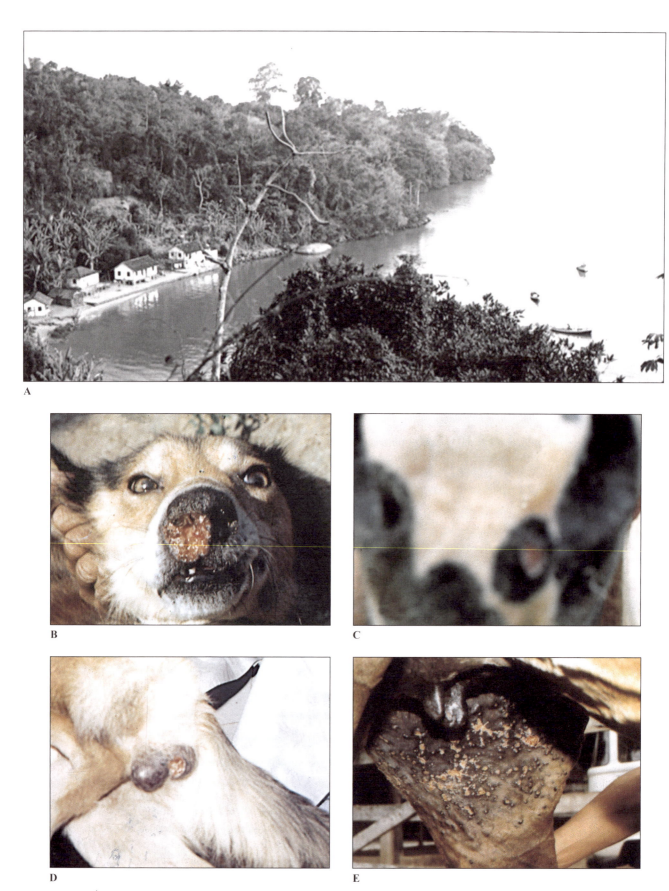

Fig. 9.1 — *(1) Área de ocorrência de Leishmania (Viannia) braziliensis no litoral sul do Estado do Rio de Janeiro. (2 e 3) Lesões de mucosa nasal e de bolsa escrotal de cão (cortesia da Dra. Elizabeth Barbosa-Santos). (4 e 5) Lesão ulcerada de focinho e lesões ulceradas e nodulares múltiplas em membro posterior de eqüino (cortesia da Dra. Elizabeth Barbosa-Santos).*

Na região amazônica, de fato, investigações recentes têm possibilitado a identificação de um quadro detalhado sobre focos de leishmaniose de transmissão essencialmente florestal[151,155].

Nas décadas de 50 e 60, a LTA não foi, realmente, doença observada com freqüência nos serviços de doenças infecciosas. Os casos que chegavam para tratamento eram, em sua maioria, de pacientes com a forma mucosa de longa evolução e oriundos de áreas rurais, onde haviam se infectado antes de migrarem para a cidade[266].

A partir da década de 70, na região Sudeste, vários autores passaram a assinalar microepidemias com aspecto epidemiológico distinto daquele anteriormente descrito, acometendo indivíduos de ambos os sexos e diferentes grupos etários, apresentando lesões em pálpebras ou áreas do corpo normalmente cobertas pelo vestuário, sugerindo transmissão domiciliar ou peridomiciliar. O contexto predominante compreendia populações economicamente desfavorecidas, habitando as regiões de encostas, caracterizadas pela presença de matas secundárias e plantações de árvores frutíferas como bananeiras e mangueiras[14,187,192,197,205,231,266,284,291,319,321].

Segundo Sabroza[266] (1981), estas últimas observações sugerem uma adaptação da *L. (V) braziliensis* a ciclos que se completam em microambientes modificados pelo homem, inclusive na periferia das grandes cidades, revertendo uma expectativa histórica de que a doença tenderia a desaparecer.

O ressurgimento da LTA, a partir dos anos 70, e a intensificação da L V nos anos 80, no Nordeste, Centro-Oeste e Sudeste, coincidem com a suspensão do controle da malária e da doença de Chagas pela utilização intradomiciliar de inseticidas organoclorados, a proibição do uso desses mesmos inseticidas de ação residual nas lavouras e o intenso movimento migratório de colonização, associado ao ciclo de mineração do ouro na região amazônica[188].

No entanto, já no início do século, registrava-se a ocorrência periurbana de leishmaniose tegumentar em bairros da cidade de Salvador (1914 e 1917) e do Rio de Janeiro (1915 e 1922)[11,97], assim como da cidade de São Paulo (1919)[244]. Posteriormente, foi descrita na cidade de Magé-RJ (1947) e, só mais recentemente, nos municípios do Rio de Janeiro (1974)[266], Nova Iguaçu (1989)[231] e Belo Horizonte (1993), também associada à existência de vetares peridomiciliados como a *Lu. intermedia* e a *Lu. whitmanii*, preferencialmente.

No Velho Mundo, a leishmaniose cutânea (forma seca) pela *L. tropica* é considerada uma antroponose urbana, enquanto a LT A, pela *L. peruviana,* dos vales elevados andinos, é considerada uma zoonose rural e urbana. Ambas estão associadas à infecção do cão doméstico, em elevada freqüência, tal como ocorre na leishmaniose tegumentar das regiões Nordeste e Sudeste do Brasil[188].

Nestas últimas, a transmissão da LTA dependia da *explosão populacional* de flebotomíneos em áreas periflorestais, logo após o desmatamento (efeito marginal), ou da adaptação de certas espécies aos ambientes de há muito alterados, propiciando a estas abrigo e alimento em maior abundância que nos ambientes naturais, podendo a introdução de animais domésticos e, sem dúvida, também do próprio homem com infecção aparente ou subclínica, atuar como fontes de infecção[188]. O longo período de incubação e a persistência do parasita nas lesões cicatrizadas cutâneas, associados a maior longevidade, poderiam mascarar a evidência de introdução da *Leishmania* pelo homem[291].

Assim, a leishmaniose tegumentar pode apresentar diferentes padrões epidemiológicos, caracterizando-se conforme a transmissão, como: *silvestre — florestal* (eventual), em áreas de colonização recentes (zoonose de animais silvestres) e *periflorestal* (freqüente), em áreas de ocupação situadas dentro do raio de vôo dos vetores silvestres que podem trazer a *leishmania* ou adquirir de fontes peridomésticas (zoonose ou antroponose); *rural,* em áreas de colonização antigas (zoonose de matas residuais); e *periurbana,* em áreas de colonização antigas onde houve adaptação do vetor ao peridomicílio (zoonose e/ou antroponose domésticas)[188].

DIAGNÓSTICO CLÍNICO

A multiplicidade de espécies de *Leishmania,* de flebótomos vetores e de reservatórios vertebrados, em diferentes ambientes geográficos, propicia a existência de diferentes apresentações clínicas da LTA, que vão desde formas inaparentes até lesões disseminadas, atingindo pele e mucosas. Embora exista uma certa correspondência entre as distintas apresentações clínicas e as diferentes espécies dos parasitos[154], tal correlação não parece ser absoluta[34,229,308]. Isto leva a crer que fatores relacionados ao hospedeiro possam contribuir decisivamente para a definição do processo de doença ou de resolução da infecção[293], como, de regra, ocorre em qualquer doença e, de forma mais nítida, quando envolve a complexa relação parasito-hospedeiro.

Evolução Clínica

De maneira geral, no local da picada do flebótomo em áreas expostas do corpo, após um período de incubação variável, em média de 18 dias a quatro meses 184,244, o paciente percebe pequena lesão, geralmente papulosa, bem delimitada, algumas vezes arredondada, outras vezes acuminada, recoberta *par* pele eritematosa, a qual, evoluindo, aumenta de tamanho e posteriormente se ulcera, podendo ser precedida ou seguida de adenite *regional*[93,111,177,214,244,314].

A úlcera típica de *lelshmaniose cutânea* (LC) é indolor, em geral única, poucas vezes múltiplas, sendo duas ou mais lesões, raramente acima de 10. Tem forma habitualmente arredondada ou ovóide, tamanho variável de alguns milímetros até alguns centímetros, base infiltrada e endurecida, bordas bem delimitadas, elevadas e eritematosas, fundo granuloso e avermelhado. Ocasionalmente, pode ser notado exsudato amarelado, geralmente resultado de infecção bacteriana associada, o qual posteriormente desseca-se em crostas melisséricas ou pardo-enegrecidas[57,163,177,193,244].

Ao redor da lesão principal poderão surgir pápulas inflamatórias satélites e enduração subcutânea[148,149]. O fenômeno de Kobner pode ser observado em áreas traumatizadas[44,121], caracterizando-se por recaída da doença com o surgimento de lesões nessas áreas, muito tempo após a cura clínica de lesões que ocorreram em outras áreas da pele[184].

Outras apresentações cutâneas são encontradas, embora com menor freqüência: verrucosa, framboesóide, tuberosa, nodular-hipodérmica, pápulo-folicular etc.[249,250].

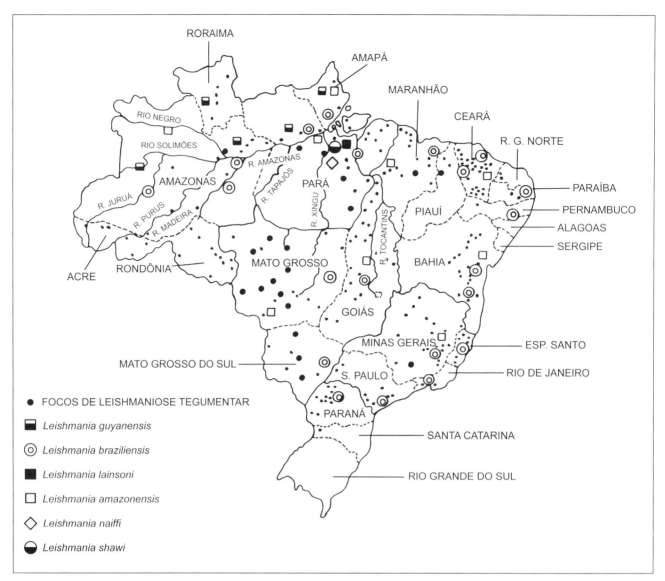

Fig. 9.2 — *Distribuição geográfica das principais espécies de Leishmania dermotrópicas no Brasil (Marzochi & Marzochi, 1994).*

Caso não tratada, a leishmaniose cutânea tende à cura espontânea[76,77,163,179] em período de alguns meses a poucos anos, podendo também permanecer ativa por vários anos e coexistir com formas mucosas de surgimento posterior[244,331], fazendo exceção a leishmaniose cutânea difusa.

As lesões cutâneas, ao evoluírem para a cura, costumam deixar seqüelas. Segundo D'Utra e Silva[97] (1915), "as cicatrizes produzidas por este processo são lisas, brilhantes, glabras, em alguns casos deprimidas; a pele delgada, ligeiramente pálida ou rósea pode apresentar pigmento pardacento. Quando pequenas, podem apresentar o aspecto de cicatrizes de varíola. Algumas vezes podem passar despercebidas, tomando o colorido natural da pele (...) a dimensão da cicatriz se mantém nos limites da úlcera e só o desaparecimento da zona hiperemiada dá a ilusão de que houve diminuição". A partir de então, o paciente poderá permanecer clinicamente curado por tempo indefinido, apresentar recidivas ou, mais raramente, reinfecções cutâneas, ou evoluir para leishmaniose mucosa tardia[145,224,283,385].

Quanto à história natural da *leishmaniose mucosa* tardia, evidências sugerem que, 'dentre os pacientes de LC que evoluirão para LM, metade o faz dentro dos primeiros dois anos após a cicatrização das lesões cutâneas e 90% dentro de 10 anos[178]. Pensa-se que tal forma clínica seja conseqüente a metástases hematogênicas vindo a acometer mucosas de vias aéreas superiores[49,166]. O mecanismo exato da lesão mucosa, como e onde as leishmânias sobrevivem em latência no organismo humano durante anos, os fatores que desencadeiam a doença etc. são ainda desconhecidos[177,180,244,336].

Pela inexistência de um bom modelo experimental que reproduz a doença humana, os estudos são feitos com base em casos clínicos esporádicos e em evidências epidemiológicas. Assim, já foram observados pacientes com lesões cutâneas tratadas que evoluíram para LM após período de cura clínica (aparente)[177,224,273]. Freqüentemente, pacientes com LM referem lesões cutâneas compatíveis com LC no passado e apresentam uma ou mais "cicatrizes cutâneas sugestivas"[141,177,216,244,285], caracterizando a LM tardia. Porém, parte dos pacientes de LM não têm história anterior de tratamento ou refere tratamento inadequado da lesão cutânea inicial, o que leva a admitir, respectivamente, a existência da leishmaniose mucosa de origem indeterminada[178] e que as curas espontâneas e os tratamentos curtos e irregulares constituam risco para o surgimento da LM tardia[97,141,177,244,284,336].

Atualmente, a freqüência desta manifestação, ou complicação da LTA, não costuma exceder a 3% dos casos nas áreas endêmicas conhecidas[204,224], mais provavelmente devido ao diagnóstico e tratamento precoces.

As queixas de pacientes de LM dependem da localização e extensão das lesões. São, geralmente, obstrução nasal, formação e eliminação de crostas pela mucosa nasal, epistaxe, em geral com ausência de dor, mas por vezes com prurido ou sensação de pequenas pontadas no nariz, disfagia, odinofagia, rouquidão, dispnéia, tosse etc.[177,216,244].

A mucosa nasal, isolada ou associada a outras localizações, está envolvida na quase totalidade dos casos de LM, sendo acometidos predominantemente o septo cartilaginoso, as paredes laterais, o vestíbulo e a cabeça do cometo inferior e, secundariamente, o palato, os lábios, a língua, a faringe e a laringe[177,216,244,331]. Progressivamente, pode ocorrer aumento do volume do nariz, destruição da cartilagem do septo nasal com desabamento da ponta do nariz (nariz de tapir), destruição completa do nariz e áreas vizinhas com perturbações da deglutição e fala, e importante mutilação da face, podendo levar à morte pelas complicações-T'. Acredita-se que as lesões mucosas não tratadas sejam progressivas, havendo poucos relatos de possíveis curas espontâneas destas lesões[177,244]. Mesmo quando tratadas, podem deixar seqüelas, como retração da pirâmide nasal, perfuração do septo ou do palato, destruição da úvula etc.[216,284].

Inquéritos utilizando testes sorológicos e a intradermorreação de Montenegro (IDRM) em áreas de transmissão de LTA demonstram, com certa freqüência, a presença de indivíduos aparentemente sadios e com o teste cutâneo positivo, apesar da ausência de história prévia, cicatriz cutânea sugestiva de LC ou lesão mucosa[18,68,127,141,187,203,244,291].

CLASSIFICAÇÃO CLÍNICA

Baseados em estudos anteriores, considerando as formas de resposta do hospedeiro a partir do local da picada do vetor, localização das lesões e evolução clínica, Marzochi & Marzochi[188] (1994) propõem uma classificação clínica da LTA envolvendo as diferentes formas e apresentações da infecção e seus respectivos agentes etiológicos, conforme se vê na Tabela 9.2.

Forma Inaparente ou Subclínica

Admite-se que uma proporção de pessoas expostas a picadas do vetor não desenvolva doença, apresentando apenas reação intradérmica de Montenegro positiva e, ocasionalmente, presença de anticorpos específicos. É difícil predizer o potencial de evolução para a auto-resolutividade, de equilíbrio parasito-hospedeiro, ou para o desenvolvimento de manifestação clínica, diante de eventual queda de imunidade local (trauma) ou sistêmica (adquirida)[188].

Leishmaniose Cutânea

Na *apresentação cutânea localizada,* pode ocorrer como lesão única ou múltipla, na mesma região da picada do vetor ou no(s) ponto(s) da(s) picada(s) infectante(s), em geral ulcerosa, com tendência à cura espontânea e apresentando boa resposta ao tratamento, podendo acompanhar-se de adenopatia regional, linfangite ascendente e ulceração de alguns nódulos, reproduzindo a(s) lesão(ões) inicial(is).

Na *apresentação cutânea disseminada,* que ocorre provavelmente por disseminação hematogênica ou linfática do parasito, as lesões cutâneas são numerosas e distantes do local da(s) picada(s), distribuindo-se por diversas áreas do corpo, sendo em geral pequenas e ulceradas, podendo ter diversos tamanhos; costumam responder bem ao tratamento.

A *apresentação cutânea difusa,* que constitui manifestação rara, porém muito grave da LC, ocorre em pacientes com deficiência específica na resposta imune celular a antígenos de *Leishmania,* considerados anérgicos. De início insidioso, como lesão única não-responsiva ao tratamento,

Tabela 9.2
Leishmaniose Tegumentar Americana no Brasil Classificação Clínica e Respectivos Agentes Etiológicos

Forma	Classificação Clínica Apresentação	Agentes
Leishmaniose cutânea (LC)	Localizada (1) Disseminada (2) Difusa (3)	*L. (V.) braziliensis* (1) (2) (4) (5) (6) (7) (8) (9) (10)
Leishmaniose mucosa (LM)	Tardia (4) Indeterminada (5) Primária (6)	*L. (V.) guyanensis* (1) (2) (8) (10) *L. (L.) amazonensis* (1) (3) (6) (8) (107)
Leishmaniose mucocutânea (LMC)	Concomitante (7) Contígua (8)	*L. (V.) lainsoni* (1) (107)
Leishmaniose ganglionar (LG)	Ganglionar inicial (9)	*L. (V.) naifti* (1) (107)
Forma inaparente (FI)	Subclínica (10)	*L. (V.) shawi* (1) (107)

Fonte: Marzochi & Marzochi,[188] 1994.

evolui de forma arrastada com formação de placas infiltradas e múltiplas nodulações não-ulceradas que recobrem grandes extensões cutâneas[33,59,60,73,76,227]; o tratamento é muito difícil ou ineficaz.

Leishmaniose Mucosa

Na *apresentação mucosa tardia*, as lesões surgem na via oro-respiratória, classicamente associadas a lesões prévias submetidas a tratamentos insuficientes[167,177], podendo surgir após meses a anos da lesão de pele[97,141,151,250,331].

Na *apresentação mucosa de origem indeterminada*, as lesões de mucos a oro-respiratória apresentam-se clinicamente isoladas, não sendo possível detectar nenhuma outra evidência de LC prévia. Tais formas teriam corno porta de entrada infecção subclínica ou lesão pequena, não-ulcerada, de evolução rápida, que passaria despercebida e sem deixar cicatrizes)[184].

Na *apresentação mucosa primária*, a mucos a de lábios e genitais pode, ocasionalmente, ser o local da picada do vetor, com desenvolvimento de lesão, eventualmente também podendo resultar de contaminação direta, tegumento a tegumento[184,288].

A leishmaniose mucosa, nas diferentes formas, freqüentemente requer tempo mais prolongado de tratamento.

Leishmaniose Mucocutânea ou Mista

Na *apresentação mucosa contígua*, a mucosa é, em geral, acometida por propagação direta da lesão cutânea próxima (periorificial). Na ocasião do diagnóstico, a lesão cutânea poderá encontrar-se em atividade ou já cicatrizada.

Na *apresentação mucosa concomitante*, a lesão mucosa, à distância da lesão de pele, ocorre simultaneamente à lesão cutânea ativa. Ambas as formas podem demandar prolongamento do esquema terapêutico.

Leishmaniose Ganglionar

Na forma ganglionar (ou linfonodular) ocorre aumento de linfonodos com enduração significante, na ausência de lesão tegumentar; a forma ganglionar inicial, se não tratada, poderá preceder a ocorrência de leishmaniose cutânea, diferentemente da linfangite ou linfoadenomegalia satélite que podem ser observadas após o surgimento da lesão tegumentar de porta de entrada[32,184].

DIAGNÓSTICO LABORATORIAL

Na prática, o diagnóstico de L T A é feito com base em evidências epidemiológicas, aspecto clínico e reação intradérmica de Montenegro positiva. A sorologia por imunofluorescência indireta e/ou ELISA pode auxiliar no diagnóstico, sendo a resposta ao tratamento específico outro critério para a confirmação diagnóstica leishmaniose[231].

Uma vez que devemos ter sempre em consideração o diagnóstico diferencial com outras doenças, como a sífilis, hanseníase, tuberculose, micobacterioses atípicas, paracoccidioidomicose, histoplasmose, lobomicose, esporotricose, cromoblastomicose, piodermites, rinoscleroma, granuloma facial de linha média, sarcoidose, lúpus eritematoso discóide, psoríase, infiltrado linfocítico de Jessner, vasculites, úlceras de estas e venosa, úlceras decorrentes da anemia falciforme, picadas de insetos, granuloma por corpo estranho, ceratoacantoma, tumores etc.[92,103,121,216,241,285,287,288], a comprovação parasito lógica, incluindo a identificação do parasito, é sempre desejável[57,177,231].

A sensibilidade de cada método varia de acordo com a experiência de cada grupo, tempo de evolução das lesões, formas clínicas e diferentes espécies de *Leishmania* envolvidas[84,95,144,192,237,260,274,285,316,337].

MÉTODOS PARASITOLÓGICOS

Técnicas de Obtenção de Material

A escarificação pode ser realizada com estilete na superfície de lesões fechadas. O raspado deve ser realizado introduzindo-se, delicadamente, com um plano de inclinação quase paralelo ao da pele, uma espátula de madeira estéril e com extremidade adelgaçada ou lâmina de bisturi, alguns milímetros sob a borda da úlcera. Em ambos os casos, para obtenção de linfa cutânea é necessário tomar isquêmica a área do procedimento, através de firme compressão bidigital ou com o auxílio de uma pinça cirúrgica.

A punção aspirativa pode ser realizada após injeção de 3ml de solução salina estéril na borda da lesão ou linfonodo, utilizando-se uma seringa de 5 ml e agulha 25 x 8. Quando necessário, pode-se fazer um pequeno botão anestésico com lidocaína I % ou 2%[4,4a,93,111].

A biópsia cutânea poderá ser em cunha, com o uso de lâmina de bisturi, ou ser realizada com o auxílio de *punch* de 4 a 6 mm de diâmetro. Deve-se preferir as lesões mais recentes, mais ricas em parasitos. O preparo do local é feito através de limpeza da pele com água e sabão, assepsia com álcool etílico a 70% e anestesia local com lidocaína a 1 % ou 2%. No caso de lesões ulcerosas, o procedimento deve ser executado nas bordas infiltradas e eritematosas realizado com pinça de biópsia do tipo "saca-bocado".

Após a excisão cirúrgica, o fragmento tecidual é subdividido em vários fragmentos para serem submetidos a procedimentos como fixação em formol neutro a 10%, embebido em parafina; os cortes teciduais semifinos são corados por técnicas histopatológicas de hematoxilina e eosina (HE) e Giemsa. Outras técnicas, como o Grocott e Ziehl-Neelsen, podem ser utilizadas para o diagnóstico diferencial de micoses e micobacterioses, respectivamente[171].

A técnica de aposição em lâmina (também denominada *imprint* ou *touch preparation*) é realizada através da delicada compressão de fragmento de tecido, obtido por biópsia, sobre uma lâmina de vidro previamente desengordurada e seca. Uma boa execução da técnica requer que o fragmento seja previamente banhado em solução salina estéril, com o excesso de sangue e líquidos absorvido em gase ou papel de filtro.

Demonstração Direta do Parasito

A pesquisa de formas amastigotas por observação ao microscópio ótico, de lâminas secadas à temperatura ambiente, fixadas em metanol e coradas pelo Giemsa ou Leishman,

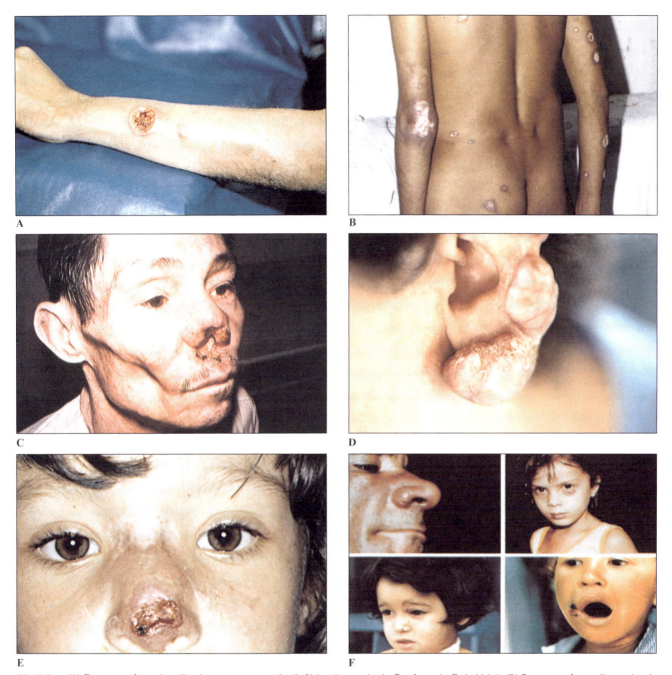

Fig. 9.3 — *(1) Forma cutânea localizada com progressão linfática (cortesia do Dr. Antonio F. do Vale). (2) Forma cutânea disseminada (cortesia do Dr. Antonio F. do Vale). (3) Forma mucosa tardia (cortesia da OMS). (4) Forma cutaneodifusa. (5 e 6) Formas mucocutâneas contíguas.*

pode ser realizada em esfregaços obtidos por punção aspirativa, escarificação, raspado das bordas da lesão ou em preparados por oposição do fragmento em lâmina.

Histopatologia

A histopatologia possibilita a observação de formas amastigotas de *Leishmania* e a visualização de outros parasitos, como fungos e bactérias, além de permitir o diagnóstico diferencial com outras doenças tumorais e inflamatórias.

O quadro histopatológico da L T A é, basicamente, de infiltrado inflamatório mononuclear misto com formação de granulomas tuberculóides. Nos casos de *L. (V.) braziliensis*, há escassez de parasitos que, quando existentes, podem estar localizados dentro de macrófagos ou livres. Na LC, o sítio principal de reação é o derma e, na LM, o córion. Nas formas cutâneas difusas, além de poucos linfócitos e da ausência de granulomas, observam-se inúmeros macrófagos intensamente parasitados[45,87,96, 173, 174,215,258].

Técnicas imunopatológicas, como a imunofluorescência e a imunoperoxidase[87,88,164,271,294], e técnicas de biologia molecular, como a hibridização de DNA e o PCR[52,98,133,170,260,288], têm-se mostrado superiores às técnicas convencionais no reconhecimento do parasito. Entretanto, a execução de tais métodos implica infra-estrutura laboratorial diferenciada.

Cultivo

Os meios habituais costumam ser de ágar-sangue difásicos, com uma fase sólida do tipo NNN e uma fase líquida como LIT-BHI ou Schneider, freqüentemente associados a antibióticos e outros aditivos. Formas promastigotas podem ser visualizadas a partir de cinco dias de cultivo em temperaturas mantidas entre 24° e 26°C. Antes dos fragmentos teciduais serem colocados em meio de cultivo, a epiderme deve ser eliminada com o auxílio de uma lâmina estéril e o material a ser cultivado mantido em solução salina com antibióticos durante 24 horas à temperatura de 4°C[84,86,236]. Material obtido através do método clássico de punção aspirativa pode ser semeado diretamente em meio de cultivo[137,314]. Um método alternativo e prático para a realização de punção aspirativa e cultivo em tubos selados (Vacutainer®), contendo meio de cultivo a vácuo, para trabalho em condições de campo, foi proposto recentemente por Marzochi et al. (1993).

Inoculação em Animais

O hamster (Mesocricetus auratus) é o animal mais utilizado. Fragmentos de biópsia devem ser macerados até se obter uma suspensão homogênea em solução salina estéril, inoculando-se habitualmente nas patas posteriores do animal ou em outro local de extremidades. Após dois a nove meses, no caso de L. (V.) braziliensis, observa-se um discreto nódulo na área da inoculação, com tendência à visceralização. Na L. (L.) amaronensis, observa-se a presença de nódulo volumoso e tendência à metastatização para as extremidades. Embora a eficácia do método possa alcançar até 100% em casos de L. (L.) amazonensis, a inoculação em animais de laboratório é de pouco valor prático para diagnóstico de rotina[119,135,142,143,181,262].

Identificação do Parasito

A identificação do parasito é sempre desejável, sobretudo em nosso meio, onde a presença da L. (V) braziliensis é importante devido à possível produção de lesões mucosas por essa espécie.

Nos últimos anos, vários métodos têm sido propostos para a diferenciação de espécies e subespécies de leishmânias, baseados em: diferenças de densidade de flutuação de DNA nuclear e do cinetoplasto[30,63,64]; eletroforese de isoenzimas[113,114,206,207,210,211]; anticorpos monoclonais produzidos contra antígenos de membrana celular pela técnica dos hibridomas[122,164,198,199,294]; análise do k-DNA por enzimas de restrição[17,168] ou hibridização de DNA[169,392]; e reação em cadeia da polimerase[100,128] etc.

MÉTODOS IMUNOLÓGICOS

Intradermorreação de Montenegro

A IDRM é realizada utilizando-se antígeno padronizado de Leishmania contendo 240 ug de nitrogênio total ou 40

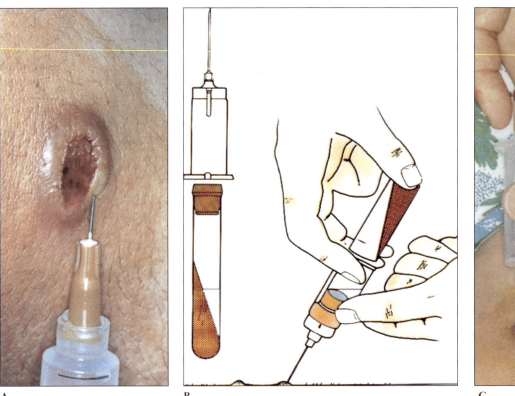
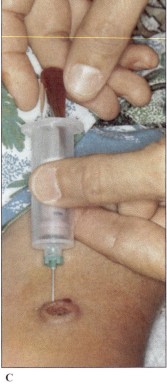

Fig. 9.4 — (1) Punção aspirativa convencional com salina. (2 e 3) Punção aspirativa em tubo de vácuo contendo meio de cultivo com fase líquida (Marzochi et al., 1993).

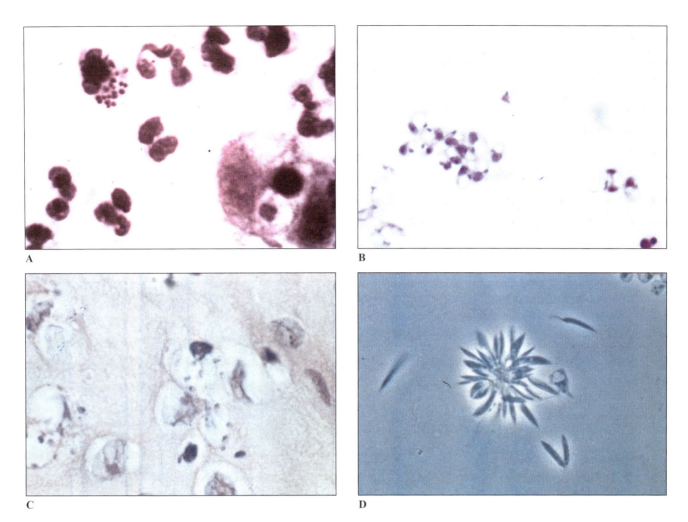

Fig. 9.5 — *(1 e 2) Esfregaços com formas amastigotas (cortesia das Oras. Elizabeth Barbosa-Santos e Maria de Fátima Madeira). (3) Corte histológico corado pelo HE contendo amastigotas (cortesia da Ora. Túlia Cuzzi-Maia). (4) Formas promastigotas em meio de cultura (cortesia daOMS).*

ug de nitrogênio protéico por mililitro[201]. O grau de resposta cutânea é medido 48 ou 72 horas após a injeção intradérmica de 0,l ml de antígeno na face anterior do antebraço. Uma enduração de 5 mm ou mais em seu maior diâmetro é considerada positiva. A enduração poderá ser marcada com caneta esferográfica e decalcada em papel umedecido, onde posteriormente será medida em milímetrosê'P. Os testes devem ser executados e lidos por pessoal treinado a fim de se obterem resultados comparáveis, evitando-se causas comuns de variação na execução e interpretação de testes cutâneos, como a quantidade de antígeno injetada, o local e a profundidade da injeção, o estado fisiológico do paciente, o antígeno utilizado e a condição do observador que realiza a leitura[23,85,127,201,338]. É possível que haja alguma diferença nos diâmetros das reações lidas com 48 ou 72 horas, embora existam observações contrárias a essa hipótes[69].

A IDRM pode ser negativa nos primeiros meses após o surgimento da lesão cutânea, assim como nos casos da forma cutânea difusa[109]. Pacientes de LM tendem a apresentar resposta cutânea mais exacerbada do que os pacientes de LC, havendo controvérsia quanto a duração da resposta intradérmica positiva após a cura clínica dos indivíduos infectados[141,338]. Pessôa & Barretto[244] (1948) preconizavam que a resposta de hipersensibilidade retardada demonstrada através dos testes cutâneos, poderia permanecer indefinidamente positiva, tal como observado por Schubach et al.[285] (1997). Outros autores[85,187,195] relatam a diminuição da intensidade de resposta com o tempo. Esta aparente discordância poderia ser parcialmente explicada pela permanência dos indivíduos em áreas de maior ou menor endemicidade e pelo número e intervalo de aplicações repetidas de IDRM[217,338]. Nestes casos, o "efeito reforço" naturalé'? ou artificial, respectivamente, poderia estar implicado na manutenção ou no aumento de resposta aos testes intradérmicos[292].

Situações como essas nos fazem refletir sobre o valor da viragem desses testes[296] e supor que, à semelhança do que ocorre com o teste tuberculínico[317], possa ocorrer na IDRM um "efeito reforço", falseando a interpretação dos resultados[217,292].

Um teste semelhante à IDRM humana, utilizando 0, l ml de antígeno contendo 2,0 mg de proteínas/ml, tem sido aplicado com sucesso em inquéritos caninos[27,185].

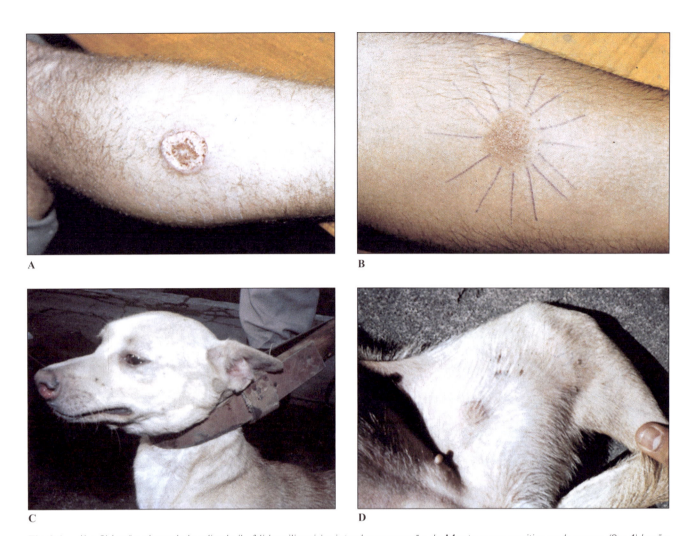

Fig. 9.6 — *(1 e 2) Lesão ulcerada localizada (L. (V.) braziliensis) e intradermorreação de Montenegro positiva no homem. (3 e 4) Lesão ulcerada de mucosa (L. (V.) braziliensis) e intradermorreação positiva no cão (cortesia da Ora. Elizabeth Barbosa-Santos).*

Reações Sorológicas

Os testes de imunofluorescência indireta (IFI) e imunoenzimático (ELISA) são utilizados para detectar anticorpos *anti-Leishmania*[56,112,176,316].

Vários autores têm afirmado o valor da IFI como método de diagnóstico[65,150,238,310,335]. Em pacientes de LC, observam-se anticorpos da classe IgM geralmente em casos com menos de quatro meses de evolução[204], enquanto pacientes de LM e pacientes de LC com lesões extensas ou múltiplas costumam apresentar maior positividade para anticorpos IgG[184]. Schubach *et al.*[286] encontraram, tanto sob o ponto de vista quantitativo quanto qualitativo, em ex-pacientes de LM positividade superior à observada em ex-pacientes de LC, após 5-14 anos do tratamento.

Podem ocorrer tanto reações falso-negativas em pacientes de LTA, quanto reações positivas em pacientes com outras doenças, como leishmaniose visceral e doença de Chagas[56,150,238,335], e em indivíduos aparentemente sadios provenientes ou não de áreas endêmicas[127,231,292].

A destruição parasitária causada pelo efeito do antimônio, que resultaria em liberação de antígenos parasitários, poderia explicar o aumento da resposta imunecelular durante a terapia[203], porém esse teste costuma ser de regra pouco sensível, principalmente nas infecções causadas por leishmânias demiotrópicas de outras espécies que não a *L. (V.) braziliensis*.

Os critérios utilizados para considerar a cura clínica da doença consistem em lesões cutâneas cicatrizadas, ausência de lesões mucosas e IDRM habitualmente positiva[332]. Alguns autores sugerem que a negativação da IFI deveria ser incluída nos critérios de cura dos pacientes[66,310]. Por outro lado, a manutenção da IFI positiva nos soros de pacientes de LTA após o tratamento ou mesmo após a cura espontânea poderia significar que tais indivíduos estariam sujeitos ao desenvolvimento de lesões mucosas ou à reativação das lesões cutâneas[66,204,310,334].

TRATAMENTO

ANTIMONIAIS PENTAVALENTES

Os antimoniais pentavalentes (Sb^{5}+) permanecem como as drogas de eleição no tratamento das leishmanioses; entretanto, o regime terapêutico mais eficaz ainda não foi definido[62,120,121]. Duas formulações encontram-se disponíveis no comércio: o antimoniato de N-metil-glucamina (antimoniato de meglumina) e o estibogluconato de sódio.

A primeira é apresentada em ampolas de 5 ml contendo 1,5 g de N-metil-glucamina, equivalente a 425 mg de Sb^{5+}, contendo portanto, em cada mililitro, 85 mg de Sb^{5+}. A segunda é apresentada em frascos de 50 ml contendo 1,5 g de estibogluconato de sódio, sendo que cada 5 ml contém 500 mg de Sb^{5+} e, conseqüentemente, cada mililitro corresponde a 100 mg de Sb^{5+}.

A Organização Mundial de Saúde (OMS) recomenda tratar os pacientes de LC e de LM com doses de 20 mg Sb^{5+}/kg/dia, até a dose máxima diária de 850 mg, via intramuscular ou endovenosa, por um período mínimo de quatro semanas. Nos casos de LC, o tratamento deverá ser continuado sem intervalos até a cura, sempre que esta não seja observada ao final do período mínimo. Nos casos de LM, o tratamento deverá ser prolongado por alguns dias após a cura clínica e parasitológica. Em casos de toxicidade ou de má resposta à terapêutica, pode-se utilizar doses de 10-15 mg Sb^{5+}/kg a cada 12 horas. Recaídas devem ser tratadas com o mesmo esquema terapêutico durante, pelo menos, o dobro do tempo do tratamento original[332,333].

O Ministério da Saúde recomenda tratar os pacientes de LC com doses de 1O-20mg Sb^{5+}/kg/dia durante 20 dias. Os pacientes de LM devem utilizar doses de 20 mg Sb^{5+}/kg/dia durante 30 dias. Em ambos os casos, não há limite diário recomendado[125,140]. Se não houver cicatrização completa após 12 semanas do término do tratamento, o mesmo esquema terapêutico deverá ser repetido apenas uma vez. Em caso de não-resposta, deve-se utilizar uma das drogas de segunda escolha. Na forma cutânea difusa, pode haver uma boa resposta inicial, porém são freqüentes as múltiplas recidivas[208].

A utilização de N-metil-glucamina entre 10 e 20 mg Sb^{5+}/kg/dia em séries de 10 dias intercaladas por períodos de 10 dias sem medicação, até a cicatrização das lesões, produziu bons resultados[103], com menor incidência de efeitos colaterais e menor índice de abandono[19].

A indicação de doses altas de Sb^{5+} [140] baseia-se em evidências de que poderia haver indução de resistência com o uso de subdoses[125]. Entretanto, estudos clínicos com seguimento prolongado de pacientes têm sugerido que tanto o uso de esquemas regulares com doses baixas (5 mg Sb^{5+}/kg/dia) por via sistêmica[232,234,235,284] quanto a terapia intralesional com N-metil-glucamina[233] podem constituir esquemas eficazes, alcançando percentuais de cura semelhantes àqueles obtidos com doses mais elevadas, além de menortoxicidade, maior facilidade de execução e menor custo[68,136,297,313].

No caso da utilização da via 1M, sugere-se alternância dos locais de injeção para melhorar a tolerância à do local. Por via EV, a injeção deverá ser administrada lentamente por 5-10 minutos, utilizando-se agulha fina, para diminuir o risco de flebite. Embora não haja necessidade estrita de diluição[184,208,265], alguns autores recomendam diluir o produto em 50 ml de solução glicosada[19].

Sempre que houver evolução aberrante ou má resposta à terapêutica, principalmente nos casos confirmados parasitologicamente, deve-se investigar uma possível co-infecção pelo HIV[79,89,139,172] ou rever o diagnóstico nos casos sem demonstração do parasito[285]. Em caso de confirmação diagnóstica, o tratamento deverá ser reiniciado sob supervisão direta, de preferência em ambiente hospitalar[184].

Reações Adversas

Os pacientes deverão ser avaliados clínica e laboratorialmente antes e, se possível semanalmente, durante o tratamento. A avaliação deverá constar de exame clínico geral incluindo avaliação da pele e mucosas, eletrocardiograma e exame laboratorial (hemograma, provas de funções hepática e renal). Em casos de alterações persistentes ou progressivas, recomenda-se a suspensão temporária do tratamento e supervisão em ambiente hospitalar. O cuidado deve ser redobrado em pacientes idosos, chagásicos, cardiopatas, nefropatas, hepatopatas etc., principalmente em uso de doses elevadas do antimonial. Pacientes acometidos concomitantemente por tuberculose pulmonar ou malária devem ser tratados primeiramente destas afecções. O tratamento é contra-indicado em gestantes. Outros efeitos colaterais podem ser observados, embora não constituam necessariamente motivo de suspensão do tratamento: artralgia, mialgia, anorexia, náuseas, vômitos, epigastralgia, pirose, diarréia, dor abdominal, pancreatite (geralmente assintomática), prurido, febre, fraqueza, neuropatia periférica, cefaléia, tontura, palpitações, insônia, nervosismo, calafrios, edema, anemia hemolítica, herpes zoster, dispnéia e erupções cutâneas[9,43,53,134,200,265,267,325]. As alterações eletrocardiográficas mais freqüentes estão relacionadas a alterações do ritmo cardíaco ou à repolarização ventricular: achatamento ou inversão de onda T e alargamento do espaço QT (deve-se suspender temporariamente o tratamento, caso QT> 0,5 segundo)[67,131].

Em pacientes de LM, nas primeiras 48 horas após o início da terapia antimonial, com anfotericina B, e eventualmente outra droga, poderá haver exacerbação do eritema local, aumento de secreções e surgir edema local acentuado, capaz de levar à obstrução das vias aéreas superiores, com indicação de traqueostomia de urgência. O uso de corticosteróides deverá ser considerado na profilaxia ou terapêutica de tais complicações. A simples suspensão do tratamento antimonial por um ou dois dias costuma ser suficiente nos casos de menor gravidade. A reintrodução da terapia específica não deve desencadear nova reação.

ANFOTERICINA B

A anfotericina B constitui uma opção eficaz, apesar de sua toxicidade e da necessidade de ambiente hospitalar para sua administração. A droga deve ser diluída em solução de glicose a 5%, a uma concentração de 0,1 mg/ml. Não se deve utilizar soluções contendo eletrólitos. A administração deve ser diária ou em dias alternados, por um período de uma a quatro horas de infusão endovenosa. A dose inicial é de 0,3-0,5 mg/kg/dia, aumentando-se progressivamente até 1 mg/kg/dia, até alcançar a dose máxima diária de 50 mg. As doses totais recomendadas são de 1 a 1,5 g para LC e de 2,5 a 3 g para LM[42,208,265,276,277,279].

Os pacientes deverão ser submetidos a avaliação clínica, incluindo pele e mucos as, e laboratorial no início do

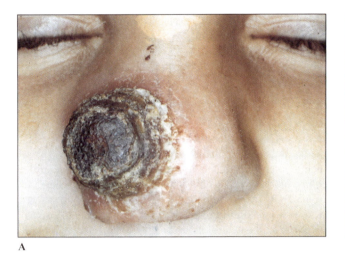
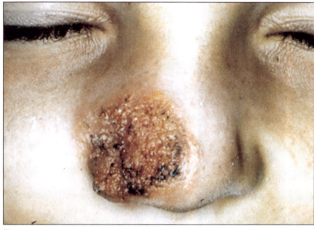
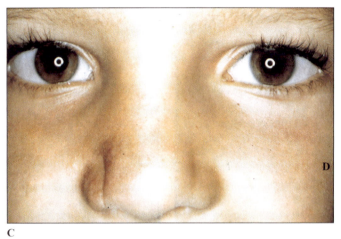

Fig. 9.7 — (1,2 e 3) Evolução de lesão crostosa localizada (L. (V.) braziliensis) tratada com o antimonial pentavelmente.

tratamento; posteriormente, serão mantidos sob supervisão. O eletrocardiograma e os exames laboratoriais (hemograma, sódio, potássio e provas de função renal) deverão ser repetidos, no mínimo, semanalmente durante o tratamento. Pacientes idosos, cardiopatas, nefropatas e hepatopatas devem ser reavaliados com intervalos menores. Em casos de alterações persistentes ou rapidamente progressivas, recomenda-se a suspensão do tratamento por dois a cinco dias.

Reações Adversas

Efeitos colaterais, como reações febris, calafrios, cefaléia, flebite, anorexia, emagrecimento, náuseas, vômitos, dor abdominal, gosto metálico, hipopotassemia, hipomagnesemia, insuficiência renal, acidose tubular renal, nefrocalcinose, anemia, hipertensão arterial e arritmias cardíacas, costumam surgir no decorrer do tratamento. Alguns efeitos colaterais mais comuns podem ser atenuados ou evitados. Desidratação ou hiponatremia devem ser corrigidas. A infusão de 500 ml de solução de cloreto de sódio 0,9%, EV, 30 minutos antes da anfotericina, acarreta diminuição da nefrotoxicidade. A hipopotassemia deve ser corrigi da por via oral ou parenteral. Pré-medicação com 500 mg de ácido acetilsalicílico ou paracetanol é comumente utilizada. Hidrocortisona (25 a 50 mg) EV, preferencialmente antes da infusão, costuma prevenir as reações febris. Reações severas já instaladas podem ser tratadas com 25-50 mg de meperidina, EV. Entretanto, as reações febris costumam durar apenas entre 15 e 45 minutos, e a tolerância costuma se desenvolver com o tempo. A adição de 1.000 U de heparina na solução de infusão pode ser útil na prevenção de flebite, quando for utilizada uma veia periférica. Maiores volumes de diluição e tempos mais prolongados de infusão podem melhorar a tolerância, principalmente quando houver comprometimento da função renal. Outros efeitos colaterais mais raros incluem anafilaxia, sensação de queimação na região plantar, leucopenia e trombocitopenia. Exantema e hepatotoxicidade ainda não foram claramente documentados. As alterações costumam regredir nos primeiros três meses após o término do tratamento. A droga não deve ser administrada em gestantes, cardiopatas e nefropatas graves[42,165,208,265,279]. Há relatos de que a administração em emulsões lipídicas apresenta menor toxicidade[315], porém o uso de preparações lipossomais vem despertando maior interesse[24,226,322].

Pentamidina

A pentamidina é uma boa alternativa nos casos que não respondem aos antimoniais pentavalentes ou na impossibilidade de seu uso. Pode ser encontrada sob a formulação de mesilato e de isotionato, em fiascos/ampolas contendo 300mg. A formulação de isotionato costuma ser melhor tolerada[8,25,275,307]. Têm-se obtido bons resultados no tratamento da *L. (V.) guyanensis,* com dose total máxima de 720 mg.

A administração deve ser após a alimentação devido à ação hipoglicemiante. A dose recomendada é de 2-4 mg/kg, por via intramuscular profunda, em dias alternados, durante cinco a 25 semanas, prolongando-se, se necessário[103,241,333]. Outros autores preconizam que a dose total não deva ultrapassar 2 g[208]. Doses inferiores têm sido utilizadas com sucesso por alguns autores[304]. Recomenda-se o monitoramento clínico, eletrocardiográfico e laboratorial (hemograma, glicemia, provas de funções hepática, renal e pancreática) antes e durante o tratamento.

Reações Adversas

Os principais efeitos adversos são dor, abscessos estéreis e enduração no local das aplicações; hipotensão e síncope, quando a droga é injetada rapidamente; náuseas, vômitos, desconforto abdominal, tontura, adinamia, mialgias, cefaléia, lipotímias, hipoglicemia e hiperglicemia. Uma vez que doses totais superiores a 1 g estão associadas ao desenvolvimento de diabetes melito insulino-dependente[393], a glicemia deve ser acompanhada mensalmente durante seis meses sempre que a dose total atingir aquele limite. É contra-indicada na gravidez, diabetes, insuficiências renal e hepática, cardiopatias graves e em crianças com menos de 8 kg de peso.

Outras Drogas

Outras drogas, como o pamoato de cicloguanil, as sulfas, o cetoconazol[219,268,302,323], o itraconazol[5,48,146,212], a rifampicina, o alopurinol[182,252,269], a aminosidina[55,99,138,147,220,263,305] etc. constituem alternativas de tratamento[25,43,62,126,279,336]. Algumas dessas drogas constituem a primeira opção terapêutica em determinados locais do mundoê?". A imunoterapia, isolada ou associada ao tratamento antimonial, vem sendo proposta, para uso humano e veterinário, como uma opção para o tratamento tanto da LC e LM causadas pela *L. (V) braziliensis,* quanto da forma cutânea difusa causada pela *L. (L.) amazonensis*[22,29,78,196,225]. Ensaios com a rifampicina e o cetoconazol não foram animadores[281,396].

Se o melhor esquema terapêutico para a LT A permanece por ser definido, muito mais distantes de uma definição estão os critérios de cura definitiva do pacienteI[27,177,224,241,333,389].

Tal fato é compreensível, uma vez que se desconhecem os mecanismos exatos das relações parasito-hospedeiro e os determinantes de diversos aspectos da doença, como reativação de lesões cutâneas cicatrizadas, surgimento de formas mucosas mesmo após vários anos de afastamento da área endêmica, entre outros.

PROFILAXIA

As medidas de controle atualmente disponíveis, direcionadas aos insetos vetares, aos animais-reservatórios e à população humana, são de aplicação prática restrita a determinadas situações e locais[184].

Para que medidas mais eficazes sejam desenvolvidas, é necessário um maior acúmulo de conhecimentos sobre a identificação das espécies de flebotomíneos envolvidas, sua dinâmica populacional, dispersão, grau de zoofilia e antropofilia, infecção natural, fontes alimentares (que podem sugerir possíveis animais reservatórios da doença), caracterização do tipo de transmissão (dornicíliar/peridomiciliar ou florestal) etc.

Medidas de manejo ambiental, tais como remoção do lixo e detritos vegetais, podem ser úteis para reduzir a população de flebotomíneos e de possíveis reservatórios. Os casos humanos devem ser identificados, notificados e tratados[41,123,209,333,391].

As perspectivas de controle de vetores e reservatórios silvestres na floresta amazônica parecem ser um problema atualmente insolúvel, havendo apenas a possibilidade do desenvolvimento de vacinas[10,154,191,194] e cuidados individuais de difícil implementação prática[91,244,306].

Na Guiana, a manutenção de uma faixa superior a 300 metros entre a cidade e a floresta, associada à aplicação de inseticida na área, foi eficaz em reduzir a população de *Lu. umbratilis* e a ocorrência de casos humanos causados por *L. (V.) guyanensis*[101]. Da mesma forma, nos ciclos epidemiológicos que se instalam em áreas já modificadas, são tidos como eficazes o saneamento ambiental, o controle de vetores com inseticidas e o tratamento dos doentes[266,333].

Em tais áreas, a domiciliação da *Lu. intermedia* fundamenta a indicação do uso de inseticidas nas habitações, incluindo os seus anexos, podendo trazer benefícios no controle da transmissão, desde que feita de maneira regular, duas vezes ao ano e por período mínimo de três anos[107,159,162,222,333].

Uma vez que o tratamento de animais infectados é dispendioso e insatisfatório, recomenda-se que os prováveis reservatórios domésticos e silvestres sejam mantidos afastados das residências humanas ou eliminados. Como tais medidas são de difícil execução, a vacinação canina poderá vir a constituir importante medida de controle[28,184].

Contudo, Araújo Filho[13] (1981) descreveu um pequeno surto de L T A na Ilha Grande RJ e concluiu que "a partir de 1976, a epidemia entrou em fase de declínio, sem que fossem tomadas medidas profiláticas". Jones *et al.*[141] (1987) referem que "não foi possível estabelecer por que a epidemia em Corte de Pedra (Bahia) iniciou em 1984 e nem por que terminou em 1986". Deve-se considerar, porém, em comunidades pequenas, que a intensidade do surto, levando à ocorrência de casos clínicos e subclínicos, pode produzir um estado de imunidade coletiva e controlar o processo. Assim, é importante lembrar que o risco de infecção humana está sujeito também a outros condicionantes históricos, econômicos e sociopolítrcos que determinam a forma de construção do espaço geográfico no qual as populações estão instaladas. O impacto gerado pela atividade humana depende das modificações introduzidas no ecossistema nativo, relacionadas à quantidade, comportamento e nível de organização social de indivíduos suscetíveis, assim como da quantidade e qualidade dos reservatórios, vetores e agentes etiológicos existentes[184].

AGRADECIMENTOS

À Dra. Elizabeth Glória Barbosa-Santos, Coordenadora Adjunta do Centro de Referência em Leishmanioses ENSPFiocruz/Colab-MS, e à Dra. Tania Maria Pacheco Schubach, Chefe do Laboratório de Parasitologia do Hospital Evandro Chagas Fiocruz, pelas contribuições dadas ao texto.

BIBLIOGRAFIA

1. Aguiar GM, Vilela ML et al. Ecologia dos flebótomos em um recente foco ativo de leishmaniose tegumentar no norte do Estado do Paraná (Diptera, Psycodidae, Phebotominae). Mem Inst Oswaldo Cruz, 84:7-8, 1989.
2. Aguiar GM, Vilela ML, Lima RB. Ecology of the sandflies of Itaguaí, an area of cutaneous leishmaniasis in the State of Rio de Janeiro. Food preferences (Diptera, Psychodidae, Phlebotominae). Mem Inst Oswaldo Cruz, 82:583-584, 1987.
3. Aguilar CM, Rangel EF, Garcia L et al. Zoonotic cutaneous leishmaniasis due to L. (Viannia) braziliensis associated with domestic animals in Venezuela and Brazil. Mem Inst Oswaldo Cruz, 84:19-28, 1989.
4. Akhtar M, Bakry M, Qadri SM, Ali MA. Diagnosis of cutaneous leishmaniasis by fine-needle aspiration biopsy: report of a case. Diagn Cytopathol 7:172-177, 1991.
4a. Al Jitawi SA, Farraj SE, Ramahi SA. Conventional scraping versus fine needle aspiration cytology in the diagnosis of cutaneous leishmaniasis. Acta Cytol 39:82-84, 1995.
5. Albanese G, Giorgetti P, Santagostino L et al. Cutaneous leishmaniasis: treatment with itraconazole. Arch Dermatol 125:1540-1542, 1989.
6. Alencar JE, Pessoa EP, Fontenele ZF. Infecção natural de Rattus rattus alexandrinus por Leishmania (provavelmente L. braziliensis) em zona endêmica de leishmaniose tegumentar no Estado do Ceará, Brasil. Rev Inst Med Trop São Paulo, 2:347-348, 1960.
7. Alvim MC, Nascimento MSB et al. Ecologia da Lutzomyia (Nyssomyia) whitmani em áreas de ocorrência de leishmaniose tegumentar na Ilha de São Luís, Estado do Maranhão. In: 24º Congresso da Sociedade Brasileira de Medicina Tropical, Natal, 1990.
8. Amato VS, de Paula JG, Imamura R et al. Treatment of American cutaneous leishmaniasis, with lesions in the mucosa, using pentamidine isethionate. Rev Soc Bras Med Trop 29:477-481, 1996.
9. Antezana G, Zeballos R, Mendoza C et al. Electrocardiographic alterations during treatment of mucocutaneous leishmaniasis with meglumine antimoniate and allopurinol. Trans R Soc Trop Med Hyg 86:31-33, 1992.
10. Antunes CMF, Mayrink W, Magalhães PA et al. Controlled field trials of a vaccine against New World cutaneous leishmaniasis. Int J Epidemiol 15:572-580, 1986.
11. Aragão HB. Transmissão da leishmaniose no Brasil pelo Phlebotomus intermedius. Brazil Med 36:129, 1922.
12. Aragão HB. Leishmaniose tegumentar e sua transmissão pelos phlebótomos. Mem Inst Oswaldo Cruz, 20:177-187, 1927.
13. Araújo Filho NA. Epidemiologia da leishmaniose tegumentar americana na Ilha Grande, Rio de Janeiro. Rev Soc Bras Med Trop 14:135-195, 1981.
14. Araújo Filho NA, Coura JR. Leishmaniose tegumentar americana na Ilha Grande, Rio de Janeiro. I. Investigação epidemiológica, clínica e laboratorial Rev Soc Bras Med Trop 14:135-143, 1981.
15. Araújo Filho NA, Coura JR, Reis VLL. Leishmaniose tegumentar americana na Ilha Grande, Rio de Janeiro. III. Reservatórios silvestres e comensais. Rev Soc Bras Med Trop 14:153-161, 1981.
16. Arias JR, Naiff RD. The principal reservoir host of cutaneous leishmaniasis in the urban areas of Manaus, central Amazon of Brazil. Mem Inst Oswaldo Cruz, 76:279-286, 1981.
17. Arnot DE, Barker DC. Biochemical identification of cutaneous leishmaniasis by analysis of kinetoplast DNA. II: Sequence homologies in Leishmania k-DNA. Bol Biochem Parasitol 3:47, 1981.
18. Aston DL, Thorley AP. Leishmaniasis in central Brazil: results of a Montenegro skin test survey among amerindians in the Xingu National Park. Trans R Soc Trop Med Hyg 64:671-678, 1970.
19. Azeredo-Coutinho RB, Mendonça SCF. Comparative study of two antimonial therapy schedules for treating cutaneous leishmaniasis. In: XXIV Annual Meeting on Basic Research in Chagas Disease, Caxambu, 92. Memórias do Instituto Oswaldo Cruz, 11-14, November 1997.
20. Azevedo ARC, Rangel EF et al. Natural infection of Lutzomyia (Nyssomyia) whitmani (Antunes & Coutinho, 1939) by Leishmania of the braziliensis complex in Baturité, Ceará State, northeast Brazil. Mem Inst Oswaldo Cruz, 85:251, 1990a.
21. Azevedo ARC, Rangel EF, Queiroz RG. Lutzomyia migonei (França, 1920) naturally infected with peripylarian flagellates in Baturité, a focus of cutaneous leishmaniasis in Ceará State, Brazil. Mem Inst Oswaldo Cruz, 85:479, 1990b.
22. Badaró R, Johnson Jr WD. The role of interferon-gamma in the treatment of visceral and diffuse cutaneous leishmaniasis. J Infect Dis 167:S13-S17, 1993.
23. Baerman JE, Kleinman H, Glyer VV, La Croix OM. A study of variability in tuberculin test reading. Am Rev Respir Dis 90:913-919, 1964.
24. Baily GG, Pitt MA, Curry A et al. Leishmaniasis of the tongue treated with liposomal amphotericin B. J Infect 28:327-331, 1994.
25. Barabe P. Therapeutique des leishmanioses. Med Trop 41:599-605, 1981.
26. Barbosa FS, Mello PA, Coura JR. Nota sobre a infecção natural de roedores por Leishmania sp. nos limites dos municípios de Teresópolis e Nova Friburgo, Estado do Rio de Janeiro. Rev Soc Bras Med Trop 4:113-115, 1970.
27. Barbosa Santos EG. Tese. As leishmanioses de animais domésticos. Perspectivas e desafios relacionados ao diagnóstico e ao controle. Curso de Pós-Graduação em Biologia Parasitária. Instituto Oswaldo Cruz, Fiocruz, Rio de Janeiro, 1997.
28. Barbosa-Santos EGO, Marzochi MCA, Conceição NF et al. Field trial of vaccine against canine cutaneous leishmaniasis in an endemic area of Rio de Janeiro. Preliminary results. Mem Inst Oswaldo Cruz, 82:153, 1987.
29. Barbosa-Santos EG, Marzochi MC, Urtado W et al. Immunotherapy and chemotherapy of mucocutaneous and disseminated cutaneous leishmaniasis in a horse in Brazil. Am J Trop Med Hyg 45:119, 1991.
30. Barker DC, Arnot DE. Biochemical identification of cutaneous leishmaniasis by analysis of kinetoplast DNA. I: Ultraestructural and buoyant density analysis. Mol Biochem Parasitol 3:33, 1981.
31. Barral A, Badaró R, Barral-Netto M et al. Isolation of Leishmania mexicana amazonensis from the bone marrow in a case of American visceral leishmaniasis. Am J Trop Med Hyg 35:732-734, 1986.
32. Barral A, Barral Neto M, Almeida R et al. Lymphadenopathy associated with Leishmania braziliensis cutaneous infection. Am J Trop Med Hyg 47:587-592, 1992.
33. Barral A, Costa JM, Bittencourt AL et al. Polar and subpolar diffuse cutaneous leishmaniasis in Brazil: clinical and immunopathologic aspects. Int J Dermatol 34:474-479, 1995.
34. Barral A, Pedral-Sampaio D, Grimaldi Junior G et al. Leishmaniasis in Bahia, Brazil: evidence that Leishmania amazonensis produces a wide spectrum of clinical disease. Am J Trop Med Hyg 44:536-546, 1991.
35. Barral A, Petersen EA, Sacks DL, Neva FA. Late metastatic leishmaniasis in the mouse. A model for mucocutaneous disease. Am J Trop Med Hyg 32:277-285, 1983.
36. Barral-Netto M, Badaró R, Barral A, Carvalho EM. Imunologia da leishmaniose tegumentar. Rev Soc Bras Med Trop 19:173-191, 1986.
37. Barral Neto M, Barral A. Cytotoxity in human mucosal and cutaneous leishmaniasis. Mem Inst Oswaldo Cruz, 88:29, 1993.
38. Barret TV, Senra MS. Leishmaniasis in Manaus, Brazil. Parasitol Today, 5:255-257, 1989.
39. Barreto AC, Cuba CA, Vexenat JA et al. Características epidemiológicas da leishmaniose tegumentar americana em uma região endêmica do Estado da Bahia. II: Leishmaniose canina. Rev Soc Bras Med Trop 17:59-65, 1984.

40. Barreto AC, Vexenat JA, Cuba CAC, Marsden PD. Fauna flebotomínica de uma região endêmica de leishmaniose cutaneomucosa no Estado da Bahia, Brasil. In: IX Reunião Anual Sobre Pesquisa Básica em Doença de Chagas, Caxambu. Anais Abstracts. Rio de Janeiro: Instituto Oswaldo Cruz, 1982.
41. Beier JC, Perkins PV et al. Bloodmeal identification by direct enzyme-linked immunosorbent assay (ELISA), tested on Anopheles (Diptera: Culicidae) in Kenya. J Med Entomol 25:9-16, 1988.
42. Bennett JE. Antifungal agents. In: Mandell GL, Douglas Jr RG, Bennett JE. Principles and Practice of Infectious Diseases. New York: Churchill Livingstone Inc, 1990.
43. Berman JD. Chemotherapy for leishmaniasis: biochemical mechanisms, clinical efficacy and future strategies. Rev Infect Dis 10:560-586, 1988.
44. Bertho AL, Santiago MA, Coutinho SG. An experimental model of the production of metastases in murine cutaneous leishmaniasis. J Parasitol 80:93-99, 1994.
45. Bittencourt AL, Barral A. Evaluation of the histopathological classifications of American cutaneous and mucocutaneous leishmaniasis. Mem Inst Oswaldo Cruz, 86:51-56, 1991.
46. Bittencourt AL, Costa JM, Carvalho EM, Barral A. Leishmaniasis recidiva cutis in American cutaneous leishmaniasis. Int J Dermatol 32:802-805, 1993.
47. Bittencourt AL, Sodré A, Andrade ZA. Pesquisa de anticorpos circulantes pelo método de imunofluorescência na leishmaniose tegumentar. Rev Inst Med Trop São Paulo, 10:247-252, 1968.
48. Borelli D. A clinical trial of itraconazole in the treatment of deep mycoses and leishmaniasis. Rev Infect Dis 9:S57-S63, 1987.
49. Bowdre JH, Campbell JL, Walker DH, Tart DE. American mucocutaneous leishmaniasis. Culture of a Leishmania species from peripheral blood leukocytes. Am J Clin Pathol 75:435-438, 1981.
50. Bradskyn CI, Barral A, Boaventura V et al. Parasite-driven in vitro human lymphocyt cytotoxicity against autologus infected macrophages from mucosal leishmaniasis. J Immunol 159:4467-4473, 1997.
51. Brazil RP, Nascimento MDSB, Macau RP. Infecção natural do porco (Sus scrofa) por Leishmania em foco recente de leishmaniose tegumentar na Ilha de São Luís, Maranhão. Mem Inst Oswaldo Cruz, 82:145, 1987.
52. Brujin MH, Labrada LA, Smyth AJ et al. A comparative study of diagnosis by the polymerase chain reaction and by current clinical methods using biopsies from Colombian patients with suspected leishmaniasis. Trop Med Parasitol 44:201-207, 1993.
53. Brummitt CF, Porter JA, Herwaldt BL. Reversible peripheral neuropathy associated with sodium stibogluconate therapy for American cutaneous leishmaniasis. Clin Infect Dis 22:878-879, 1996.
54. Brumpt E, Pedroso AM. Pesquisas epidemiológicas sobre a leishmaniose americana das florestas no Estado de São Paulo (Brasil). An Paul Med Cir 1:97-136, 1913.
55. Bryceson ADM, Murphy A, Moody AH. Treatment of 'Old World' cutaneous leishmaniasis with aminosidine oitment: results of an open study in London. Trans R Soc Trop Med Hyg 88:226-228, 1994.
56. Camargo ME, Rebonato C. Cross reactivity in fluorescence tests for Trypanossoma and Leishmania antibodies. Am J Trop Med Hyg 18:500-505, 1969.
57. Carini, Paranhos U. Identification de "l'ulcera de bauru" avec le bouton d'orient. Bull Soc Pathol Exot 2:255-257, 1909.
58. Carvalho Filho EM. Tese. Imunidade celular na leishmaniose tegumentar. Salvador: Universidade Federal da Bahia, 110, 1986.
59. Castes M, Agnelli A, Verde O, Rondón AJ. Characterization of the cellular immune response in American cutaneous leishmaniasis. Clin Immunol Immunopathol 27:176-186, 1983.
60. Castes M, Cabrera M, Ujillo DT, Convit J. T-cell subpopulations, expression of interleukin-2 receptor, and production of interleukin-2 and gamma interferon in human American cutaneous leishmaniasis. J Clin Microbiol 26:1207-1213, 1988.
61. Cerqueira AGC, Vasconcelos A. A leishmaniose nesta capital. Rio de Janeiro: Bol Sanit 1:35, 1922.
62. Chance ML. New developments in the chemotherapy of leishmaniasis. Ann Trop Med Parasitol 89:37-43, 1995.
63. Chance ML, Peters W, Griffiths HW. A comparative study of DNA in the genus Leishmania. Trans R Soc Trop Med Hyg 67:24-25, 1973.
64. Chance ML, Peters W, Griffiths HW. Biochemical taxonomy of Leishmania. I: Observations on DNA. Ann Trop Med Parasitol 68:307-334, 1974.
65. Chiari CA, Magalhães PA, Mayrink W. Pesquisa de anticorpos, por imunofluorescência, em soros de pacientes com leishmaniose tegumentar americana apresentando lesões cutâneas recentes. São Paulo: Rev Inst Med Trop 15:304-309, 1973a.
66. Chiari CA, Mayrink W, Magalhães PA. Reação de imunofluorescência indireta no controle de tratamento da leishmaniose tegumentar americana. São Paulo: Rev Inst Med Trop 15:298-303, 1973b.
67. Chulay JD, Spencer HC, Mugambi M. Eletrocardiographic changes during treatment of leishmaniasis with pentavalent antimony (sodium stibogluconate). Am J Trop Med Hyg 34:702-709, 1985.
68. Claros P, Wienberg P, Gonzalez MA et al. Intralesional treatment of cutaneous leishmaniasis: a report of two cases. Acta Otorrinolaringol Esp 47:67-70, 1996.
69. Coimbra Jr CEA, Santos RV, Valle ACF. Cutaneous leishmaniasis in Tupi-Monde Amerindians from the Brazilian Amazonia. Acta Trop 61:201-211, 1996.
70. Conceição-Silva F, Dórea RC, Pirmez C et al. Quantitative study of Leishmania braziliensis braziliensis reactive T cells in peripheral blood and in the lesions of patients with American mucocutaneous leishmaniasis. Clin Exp Immunol 79:221-226, 1990.
71. Convit J, Pinardi ME. Applying the indirect immunofluorescence test to the study of American cutaneous leishmaniasis. Derm Inter 8:17-20, 1969.
72. Convit J, Pinardi ME. Cutaneous leishmaniasis. The clinical and immunological spectrum in South America, p. 159-169. In: Ciba Foundation. Trypanosomiasis and Leishmaniasis with special reference to Chagas' disease. Amsterdam: Associated Scientific Publishers, 1974.
73. Convit J, Pinardi ME, Rondon AJ. Diffuse cutaneous leishmaniasis: a disease due to an immunological defect in the host. Trans R Soc Trop Med Hyg 66:603-610, 1972.
74. Convit J, Rondón A, Ulrich M et al. Immunotherapy versus chemotherapy in localized cutaneous leishmaniasis. Lancet 21:401-404, 1987.
75. Correia D, Macedo VO, Carvalho EM et al. Comparative study of meglumine antimoniate, pentamidine isethionate and aminosidine sulfate in the treatment of primary skin lesions caused by Leishmania (Viannia) braziliensis. Rev Soc Bras Med Trop 29:447-443, 1996.
76. Costa JM, Saldanha AC, Silva CM et al. Spontaneous regional healing of extensive skin lesions in diffuse cutaneous Leishmaniasis (DCL). Rev Soc Bras Med Trop 28:45-47, 1995.
77. Costa JM, Vale KC, Franca F et al. Spontaneous healing of leishmaniasis caused by Leishmania viannia braziliensis in cutaneous lesions. Rev Soc Bras Med Trop 23:205-208, 1990.
78. Costa JML, Marsden PD, Llanos-Cuentas EA et al. Disseminated cutaneous leishmaniasis in a field clinic in Bahia, Brazil. Am J Trop Med Hyg 89:319-323, 1986.
79. Coura JR, Galvão-Castro B, Grimaldi Jr G. Disseminated American cutaneous leishmaniasis in a patient with AIDS. Mem Inst Oswaldo Cruz, 82:581-582, 1987.
80. Coutinho SG, Da-Cruz AM, Bertho AL et al. Immunologic patterns associated with cure in american cutaneous leishmaniasis. Bras J. Med Biol Res 31:139.142, 1988.
81. Coutinho SG, Marzochi MCA et al. Leishmaniose tegumentar americana. J Bras Med 41:104-118, 1981.
82. Coutinho SG, Nunes MP, Marzochi MCA, Tramontano N. A survey for american cutaneous and visceral leishmaniasis among 1342 dogs from areas in Rio de Janeiro (Brazil) where the human diseases occur. Mem Inst Oswaldo Cruz, 80:17-22, 1985.
83. Coutinho SG, Oliveira MP, Da-Cruz AM et al. T-cell responsiveness of american cutaneous leishmaniasis patients to purified Leishmania pifanoi amastigote antigens and Leishmania braziliensis promastigote antigens: immunologic patterns associated with cure. Exp Parasitol 84:144-155, 1996.
84. Cuba CC, Llanos-Cuentas EA, Barreto AC et al. Human mucocutaneous leishmaniasis in Três Braços, Bahia — Brazil. An area of

Leishmania braziliensis braziliensis transmission. I: Laboratory diagnosis. Rev Soc Bras Med Trop 17:161-167, 1984.
85. Cuba-Cuba CA, Marsden PD, Barretto AC et al. The use of different concentrations of leishmanial antigen in skin testing to evaluate delayed hypersensitivity in American cutaneous leishmaniasis. Rev Soc Bras Med Trop 18:231-236, 1985.
86. Cuba-Cuba CA, Netto EM, Costa JLM et al. El cultivo in vitro como instrumento prático para el diagnóstico y aislamiento primario de Leishmania braziliensis braziliensis. 2. Estudios en pacientes de áreas endémicas. São Paulo, Rev Inst Med Trop 28:317-324, 1986.
87. Cuzzi-Maya T. Tese. Leishmaniose tegumentar americana: análise imuno-histoquímica de lesões cutâneas. Rio de Janeiro: Departamento de Anatomia Patológica. Faculdade de Medicina da Universidade Federal do Rio de Janeiro, 68, 1990.
88. Cuzzi-Maya T, Schubach A, Oliveira-Neto M et al. Immunofluorescence (IF) and immunoperoxidase (IP) methods in the diagnosis of cutaneous leishmaniasis. In: XVI Reunião Anual Sobre Pesquisa Básica em Doença de Chagas, Caxambu, 84. Memórias do Instituto Oswaldo Cruz, novembro 1989.
89. Da-Cruz AM, Machado ES, Menezes JA et al. Cellular and humoral immune responses of a patient with American cutaneous leishmaniasis and AIDS. Trans R Soc Trop Med Hyg 86:511-512, 1992.
90. Deane LM, Rangel EF, Paes-Oliveira M et al. Experimental infection of Lutzomyia longipalpis fed on a patient with cutaneous leishmaniasis due to Leishmania mexicana amazonensis. Mem Inst Oswaldo Cruz, 81:133-134, 1986.
91. Dedet JP, Esterre P, Pradinaud R. Individual clothing prophylaxis of cutaneous leishmaniasis in the Amazonian area. Trans R Soc Trop Med Hyg 81:748, 1987.
92. Del Negro GM, Garcia NM, Rodrigues EG et al. The sensitivity, specificity and efficiency values of some serological tests used in the diagnosis of paracoccidioidomycosis. São Paulo: Rev Inst Med Trop 33:277-280, 1991.
93. Dey P, Radhika S, Rajwanshi A, Ray R. Fine-needle aspiration cytology of leishmania lymphadenitis [letter]. Diagn Cytopathol 8:551-552, 1992.
94. Dias M, Mayrink W et al. Endemiologia da leishmaniose tegumentar americana. I. Estudo de reservatórios em área endêmica do Estado de Minas Gerais. São Paulo: Rev Inst Med Trop 19:403-410, 1977.
95. Dimier David L, David C, Ravisse P et al. Parasitological diagnosis of mucocutaneous leishmaniasis due to Leishmania b. braziliensis in Bolivia. Rev Soc Bras Med Trop 24:231-234, 1991.
96. Dimier David L, Ravisse P, Bustillos R et al. Histopathology of mucocutaneous leishmaniasis caused by Leishmania (Vianna) braziliensis. Ann Dermatol Venereol 121:387-392, 1994.
97. D'Utra e Silva O. Sobre a leishmaniose tegumentar e seu tratamento. Mem Inst Oswaldo Cruz, 7:213-248, 1915.
98. El Hassan AM, Meredith SE, Yagi HI et al. Sudanese mucosal leishmaniasis: epidemiology, clinical features, diagnosis, immune responses and treatment. Trans R Soc Trop Med Hyg 89:647-652, 1995.
99. El-On J, Halevy S, Grunwald MH, Weinrauch L. Topical treatment of Old World cutaneous leishmaniasis caused by Leishmania major: a double-blind control study. J Am Acad Dermatol 27:227-231, 1992.
100. Eresh S, McCallum SM, Barker DC. Identification and diagnosis of Leishmania mexicana complex isolates by polymerase chain reaction. Parasitology 109:423-433, 1994.
101. Esterre P, Chippaux JP et al. Evaluation d'un programme de lute contre la leishmaniose cutanée dans un village forestier de Guyane Française. Bull World Health Organ 64:559-565, 1986.
102. Falqueto A, Coura JR, Barros GC et al. Participação do cão no ciclo de transmissão da leishmaniose tegumentar no município de Viana, Estado do Espírito Santo, Brasil. Mem Inst Oswaldo Cruz, 81:155-163, 1986.
103. Falqueto A, Sessa PA. Leishmaniose tegumentar americana. In: Veronesi R, Focaccia R. Tratado de infectologia. São Paulo: Atheneu, 1997.
104. Falqueto A, Varejão JBM, Sessa PA. Cutaneous leishmaniasis in a horse (Equus caballus) from endemic area in the state of Espírito Santo, Brasil. Mem Inst Oswaldo Cruz, 82:443, 1987.
105. Forattini OP. Sobre os reservatórios naturais da leishmaniose tegumentar americana. São Paulo: Rev Inst Med Trop 2:195-203, 1960.
106. Forattini OP, Pattoli DB et al. Infecção natural de flebotomíneos em foco enzoótico de leishmaniose tegumentar no Estado de São Paulo. Rev Saúde Pública, 6:431-433, 1972.
107. Forattini OP, Rabello EX, Serra OP et al. Observações sobre a transmissão da leishmaniose tegumentar no estado de São Paulo, Brasil. São Paulo: Rev Saúde Publ 10:31-43, 1976.
108. Forattini OP, Santos MR. Nota sobre a infecção natural de Phlebotomus intermedius Lutz e Neiva, 1912, por formas de leptomonas, em um foco de leishmaniose tegumentar americana. São Paulo: Arq Hig e Saude Publ 17:171-174, 1952.
109. Furtado T. Critérios para o diagnóstico da leishmaniose tegumentar americana. An Bras Dermatol 55:81-86, 1980.
110. Furtado T, Vieira JBF. Geografia da leishmaniose tegumentar americana no Brasil. An Bras Dermatol 57:135-140, 1982.
111. Garcia Gonzalez R, Sanz I, Saus C, Calleja JL. Localized lymphadenitis due to leishmania. Diagnosis by fine needle aspiration cytology [letter]. Postgrad Med J 66:326, 1990.
112. Garcia Miss MR, Andrade Narvaez FJ, Esquivel Vinas RE et al. Localized cutaneous leishmaniasis (chiclero's ulcer) in Mexico: sensitivity and specificity of ELISA for IgG antibodies to Leishmania mexicana mexicana. Trans R Soc Trop Med Hyg 84:356-358, 1990.
113. Gardener PJ, Chance ML, Petters W. Biochemical taxonomy of Leishmania II. Eletrophoretic variation of malate dehydrogenase. Ann Trop Med Parasitol 68:317-325, 1974.
114. Gardener PJ, Howells RE. Isoenzyme variation in leishmanial parasites. J Protozool 19:47, 1972.
115. Gomes AC, Barata JMS et al. Aspectos ecológicos da leishmaniose tegumentar americana. 6. Fauna flebotomínica antropofílica de matas residuais situadas na região centro-nordeste do Estado de São Paulo, Brasil. São Paulo: Rev Inst Med Trop 31:32-39, 1989.
116. Gomes AC, Galati EAB. Aspectos ecológicos da leishmaniose tegumentar americana. 7. Capacidade vetorial flebotomínica em ambiente florestal primário da Serra do Mar, região do Vale do Ribeira, Estado de São Paulo, Brasil. Rev Saúde Pública, 23:89-97, 1989.
117. Gomes AC, Santos JLF, Galati EAB. Ecological aspects of American cutaneous leishmaniasis. 4. Observations on the endophilic behaviour of the Sandfly and the vectorial role of Psychodopigus intermedius in the Ribeira Valley region of the São Paulo State, Brazil. Rev Saúde Pública, 20:280-287, 1986.
118. Gomes RF, Macedo AM, Silva SO et al. Genetic relationships between Leishmania (Viannia) braziliensis isolated from different areas of Brazil. Mem Inst Oswaldo Cruz, 88(suppl.):168, 1993.
119. Gonzalez de Polania LA, Alzate A, Saravia N. Experimental behavior of Sporothrix schenckii and Leishmania mexicana in hamsters. São Paulo: Rev Inst Med Trop 32:319-324, 1990.
120. Goodwin LG. Pentostan (sodium stibogluconate); a 50-year personal reminiscence. Trans R Soc Trop Med Hyg 8 maniases of the New World: Current concepts and implications for future research. Clinical Microbiology Review 6:230-250, 1993.
121. Grevelink SA, Lerner EA. Leishmaniasis. J Am Acad Dermatol 34:257-272, 1996.
122. Grimaldi Jr G, David J, McMahon-Pratt D. Identification and distribution of New World "Leishmania" species characterized by serodeme analysis using monoclonal antibodies. Am J Trop Med Hyg 36:270-287, 1987.
123. Grimaldi Jr G, Tesch RB, McMahon-Pratt D. A review of geographic distribution and epidemiology of leishmaniosis in the New World. Am J Trop Med Hyg 41:687-725, 1989.
124. Grimaldi Jr G, Tesch RB. Leishmaniases of the New World: current concepts and implications for future research. Clinical Microbiology Review, 6:230-250, 1993.
125. Grogl M, Thomason TN, Franke ED. Drug resistance in leishmaniasis: its implications in systemic chemotherapy of cutaneous and mucocutaneous disease. Am J Trop Med Hyg 47:117-126, 1992.
126. Guderian RH, Chico ME, Rogers MD et al. Placebo controlled treatment of Ecuadorian cutaneous leishmaniasis. Am J Trop Med Hyg 45:92-97, 1991.

127. Guerra MOP, Furtado T, Barros GC et al. Infecção subclínica na leishmaniose tegumentar americana. An Bras Dermatol 60:365-369, 1985.
128. Guevara P, Alonso G, Silveira JF et al. Identification of new world Leishmania using ribosomal gene spacer probes. Mol Biochem Parasitol 56:15-26, 1992.
129. Guevara P, Ramires JL, Rojas E et al. Leishmania braziliensis in blood 30 years after cure. Lancet 341:1341, 1993.
130. Guimarães NF, Lage HA, Venancio IA, Grynberg NF. Estudo comparativo da reação indireta de anticorpos fluorescentes em doença de Chagas, leishmanioses tegumentares e calazar com vários antígenos de Leishmania e Trypanosoma. Hospital 75:299-313, 1969.
131. Gupta P. Electrocardiographic changes occurring after brief antimony administration in the presence of dilated cardiomyopathy [letter]. Postgrad Med J 66:1089, 1990.
132. Gutierrez Y, Salinas GH, Palma G et al. Correlation between histopathology, immune response, clinical presentation, and evolution in Leishmania braziliensis infection. Am J Trop Med Hyg 45:281-289, 1991.
133. Haddad F, Schubach A, Oliveira-Neto MP et al. Detection of minicircle DNA of Leishmania in paraffin-embedded tissue from scars of treated patients. In: XXIII Reunião Anual Sobre Pesquisa Básica em Doença de Chagas, Caxambu, 91. Memórias do Instituto Oswaldo Cruz, 5-8 novembro 1996.
134. Halim MA, Alfurayh O, Kalin ME et al. Successful treatment of visceral leishmaniasis with allopurinol plus ketoconazole in a renal transplant recipent after the occurrence of pancreatitis due to stibogluconate. Clin Infect Dis 16:397-399, 1993.
135. Hanson WL, Chapman Jr WL, Waits VB, Lovelace JK. Development of Leishmania (Viannia) panamensis lesions and relationship of numbers of amastigotes to lesion area on antimony-treated and untreated hamsters. J Parasitol 77:780-783, 1991.
136. Harms G, Chehade AK, Douba M et al. A randomized trial comparing a pentavalent antimonial drug and recombinant interferon-gamma in the local treatment of cutaneous leishmaniasis. Trans R Soc Trop Med Hyg 85:214-216, 1991.
137. Hendricks LD, Wright N. Diagnosis of cutaneous leishmaniasis by in vitro cultivation of saline aspirate in Schneider's Drosophila medium. Am J Trop Med Hyg 28:962-964, 1979.
138. Hepburn NC, Tidman MJ, Hunter JAA. Amidosidine (paromomycin) versus sodium stibogluconate for the treatment of American cutaneous leishmaniasis. Trans R Soc Trop Med Hyg 88:700-703, 1994.
139. Hernández D et al. Leishmania braziliensis causing visceral leishmaniasis in a patient with human immunodificiency virus infection, identified with the aid of polymerase chain reaction. Trans R Soc Trop Med Hyg 87:627-628, 1993.
140. Herwaldt BL, Berman JD. Recommendations for treating leishmaniasis with sodium stibogluconate (Pentostan) and review of pertinent clinical studies. Am J Trop Med Hyg 46:296-306, 1992.
141. Hoch A, Ryan L et al. Isolation of Leishmania braziliensis braziliensis and other trypanosomatids from phlebotomine in a mucocutaneous leishmaniasis in an endemic area, Bahia, Brazil. Mem Inst Oswaldo Cruz, 81:62, 1986.
141a. Jones TC, Johnson JWD, Barretto AC et al. Epidemiology of American cutaneous leishmaniasis due to Leishmania braziliensis braziliensis. J Infect Dis 156:73-83, 1987.
142. Kahl LP, Byram JE, David JR. Leishmania (Viannia) braziliensis isolated from cutaneous and mucosal lesions of patients residing in Três Braços, Bahia, Brazil differ in virulence for the golden hamster. Trans R Soc Trop Med Hyg 84:783-784, 1990.
143. Kahl LP, Byram JE, David JR et al. Leishmania (Viannia) braziliensis: comparative pathology of golden hamsters infected with isolates from cutaneous and mucosal lesions of patients residing in Três Braços, Bahia, Brazil. Am J Trop Med Hyg 44:218-232, 1991.
144. Kalter DC. Laboratory tests for the diagnosis and evaluation of leishmaniasis. Dermatol Clin 12:37-50, 1994.
145. Kanj LF, Kibbi AG, Zaynoun S. Cutaneous leishmaniasis: an unusual case with atypical recurrence. J Am Acad Dermatol 28:495-496, 1993.
146. Khalil EA, Nur NM, Zijlstra EE et al. Failure of a combination of two antifungal drugs, terbinafine plus itraconazole, in Sudanese post kala-azar dermal leishmaniasis. Trans R Soc Trop Med Hyg 90:187-188, 1996.
147. Krause G, Kroeger A. Topical treatment of American cutaneous leishmaniasis with paromomycin and methylbenzethonium chloride: a clinical study under field conditions in Ecuador. Trans R Soc Trop Med Hyg 88:92-94, 1994.
148. Kubba R, Al-Gindan Y, El-Hassan AM et al. Dissemination in cutaneous leishmaniasis: 1. Satellite papules and subcutaneous induration. Int J Dermatol 27:702-706, 1988.
149. Kubba R, El-Hassan AM, Al-Gindan Y et al. Dissemination in cutaneous leishmaniasis: 1. Subcutaneous nodules. Int J Dermatol 26:300-304, 1987.
150. Labrada M, Weigle K, Velderrama L, Saravia NG. Evaluacion de la respuesta de isotipos de inmunoglobulina especifica a Leishmania en leishmaniasis tegumentaria americana. Mem Inst Oswaldo Cruz, 84:409-416, 1989.
151. Lainson R. The American leishmaniases: some observations on their ecology and epidemiology. Trans R Soc Trop Med Hyg 77:569-596, 1983.
152. Lainson R. Ecological interactions in the transmission of the leishmaniases. Philosophical Transactions of the Royal Society of London Series B 321:389-404, 1988.
153. Lainson R, Shaw JJ. Leishmaniasis of the New World. Taxonomic problems. Brit Med Bull 28:44, 1972.
154. Lainson R, Shaw JJ. Epidemiology and ecology of leishmaniasis in Latin-America. Nature, 273:595-600, 1978.
155. Lainson R, Shaw JJ. Evolution, classification and geographical distribution. In: Peters W, Killick-Kendrick R. The leishmaniasis in biology and medicine. London: Academic Press, 1987.
156. Lainson R, Shaw JJ, Ward RD, Fraiha H. Leishmaniasis in Brazil: IX. Considerations on the Leishmania braziliensis complex: importance of sandflies of the genus Psychodopygus (Mangabeira) in the transmission of L. braziliensis in North Brazil. Trans R Soc Trop Med Hyg 67:184-196, 1973.
157. Lefford MJ. Lepromin as an indicator and inducer of protective immunity. Lepr Rev 52:221, 1981.
158. Lerner EA, Ribeiro JMC, Nelson JR et al. Isolation of maxadilan, a potent vasodilatory peptide from the salivary glands of the sand fly Lutzomyia longipalpis. J Biol Chem 266:11234-11236, 1991.
159. Lewis DJ. The biology of Phlebotomidae in relation to leishmaniases. Am Rev Ent 19:363-384, 1974.
160. Lima LC. Ruralização da Lutzomyia intermedia, um provável caso de pré-adaptação. Rev Saúde Pública, 20:102-104, 1986.
161. Lima LCR, Marzochi MCA, Sabroza PC. Flebotomíneos da área de ocorrência de leishmaniose tegumentar no bairro de Campo Grande, Rio de Janeiro, Brasil. Rev Bras Malariol D Trop 33:64-74, 1981.
162. Lima LCR, Marzochi MCA, Sabroza PC, Souza MA. Observações sobre leishmaniose tegumentar cinco anos após profilaxia. Rev Saúde Pública, 22:73-77, 1988.
163. Lindemberg A. L'ulcère de Bauru ou le bouton d'Orient au Brésil. Bull Soc Pathol Exot 2:252-254, 1909.
164. Livni N, Abramowitz A, Londner M. Immunoperoxidase method of identification of Leishmania in routinely prepared histological sections. Virchows Archiv A Pathol Anat 401:147-151, 1983.
165. Llanos A, Cieza J, Bernardo J et al. Effect of salt supplementation on amphotericin B nephrotoxicity. Kidney Int 40:302-308, 1991.
166. Llanos-Cuentas EA, Arana M, Cuba CAC et al. Leishmaniasis cutanea diseminada asociada a metastasis en mucosas, causada por Leishmania braziliensis braziliensis: fracaso en el hallazgo de parasitos circulantes. Rev Soc Bras Med Trop 18:271-272, 1985.
167. Llanos-Cuentas EA, Marsden PD, Cuba-Cuba CA et al. Possible risk factors in development of mucosal lesions in leishmaniasis. Lancet, ii:195, 1984.
168. Lopes UG, Momen H, Grimaldi Jr G et al. Schizodeme and zymodeme characterization of Leishmania in the investigation of focci of visceral and cutaneous leishmaniasis. J Parasitol 70:89-98, 1984.
169. Lopes UG, Wirth DF. Identification of visceral Leishmania species with cloned sequences of kinetoplast DNA. Mol Biochem Parasitol 20:77-84, 1986.

170. Lopez M, Inga R, Cangalaya M et al. Diagnosis of Leishmania using the polymerase chain reaction: a simplified procedure for field work. Am J Trop Med Hyg 49:348-356, 1993.
171. Luna LG. Manual of histologic staining methods of the Armed Forces Institute of Pathology, 3. ed. New York: McGraw-Hill, 1968.
172. Machado ES, Braga MP, Da-Cruz AM et al. Disseminated American muco-cutaneous leishmaniasis caused by Leishmania braziliensis braziliensis in a patient with AIDS: a case report. Mem Inst Oswaldo Cruz, 87:487-492, 1992.
173. Magalhães AV, Chiarini LH, Raick AN. Histologia da leishmaniose tegumentar. São Paulo: Rev Inst Med Trop 24:268-276, 1982.
174. Magalhães AV, Moraes MAP et al. Histopatologia da leishmaniose tegumentar por Leishmania braziliensis braziliensis. 4. Classificação histopatológica. São Paulo: Rev Inst Med Trop 28:421-430, 1986.
175. Magill AJ, Grögl M, Gasser RA et al. Visceral infection caused by Leishmania tropica in veterans of Operation Desert Storm. N Eng J Med 328:1383-1387, 1993.
176. Mancianti F, Falcone ML, Giannelli C, Poli A. Comparison between an enzyme-linked immunosorbent assay using a detergent-soluble Leishmania infantum antigen and indirect immunofluorescence for the diagnosis of canine leishmaniosis. Vet Parasitol 59:13-21, 1995.
177. Marsden PD. Mucosal leishmaniasis ("espundia" Escomel, 1911). Trans R Soc Trop Med Hyg 80:859-876, 1986.
178. Marsden PD, Llanos-Cuentas EA, Lago EL et al. Human mucoutaneous leishmaniasis in Três Braços, Bahia — Brazil. An area of Leishmania braziliensis braziliensis transmission. III: Mucosal disease presentation and initial evolution. Rev Soc Bras Med Trop 17:179-186, 1984a.
179. Marsden PD, Tada MS, Barreto AC, Cuba CC. Spontaneous healing of Leishmania braziliensis braziliensis skin ulcers. Trans R Soc Trop Med Hyg 78:561-562, 1984b.
180. Martinez JE, Arias AL, Escobar MA, Saravia NG. Haemoculture of Leishmania (Viannia) braziliensis from two cases of mucosal leishmaniasis: re-examination of haematogenous dissemination. Trans R Soc Trop Med Hyg 86:392-394, 1992.
181. Martinez JE, Travi BL, Valencia AZ, Saravia NG. Metastatic capability of Leishmania (Viannia) panamensis and Leishmania (Viannia) guyanensis in golden hamsters. J Parasitol 77:762-768, 1991.
182. Martinez S, Marr JJ. Allopurinol in the treatment of American cutaneous leishmaniasis. N Eng J Med 326:741-744, 1992.
183. Martins AV, Barretto MP, Brener Z, Pellegrino J. Observações preliminares sobre um foco de leishmaniose tegumentar americana em Minas Gerais. Rev Bras Malariol 8:577-581, 1956.
184. Marzochi MCA. Leishmanioses no Brasil: as leishmanioses tegumentares. J Bras Med 63:82-104, 1992.
185. Marzochi MCA, Barbosa-Santos EGO. Evaluation of a skin test on the diagnosis of canine cutaneous leishmaniasis. Mem Inst Oswaldo Cruz, 83:391-392, 1988.
186. Marzochi MCA, Barbosa-Santos EGO et al. Forma mucocutânea e disseminada de infecção natural por Leishmania (V.) braziliensis em uma égua Equus caballus. II. Aspectos clínicos, imunopatológicos e terapêuticos. Rev Bras Med Trop 24:99, 1991.
187. Marzochi MCA, Coutinho SG, Sabroza PC, Souza WJS. Reação de imunofluorescência indireta e intradermorreação para leishmaniose tegumentar americana em moradores na área de Jacarepaguá (Rio de Janeiro). Estudo comparativo dos resultados observados em 1974 e 1978. São Paulo: Rev Inst Med Trop 22:149-155, 1980.
188. Marzochi MAC, Marzochi KBF. Tegumentary and visceral leishmaniases in Brazil. Emerging anthropozoonosis and possibilities for their control. Cad Saúde Pública, 10:359-375, 1994.
189. Marzochi MCA, Souza WJS, Coutinho SG et al. Evalution of diagnostic criteria in human and canine mucocutaneous leishmaniasis in Rio de Janeiro district where Leishmania braziliensis braziliensis occurs. In: IX Reunião Anual de Pesquisa Básica em Doença de Chagas, Caxambu, 1982.
190. Marzochi MCA, Teixeira PC, Marzochi KBF et al. Vacuum aspiratory puncture system for Leishmania culturing, isolation and transport. Preliminary report. São Paulo: Rev Inst Med Trop 35:301-303, 1993.
191. Marzochi KBF, Marzochi MCA, Silva AF et al. Phase 1 study of an inactivated vaccine against american tegumentary leishmaniasis in normal volunteers in Brazil. Mem Inst Oswaldo Cruz, 93:205-212, 1998.
192. Mattos MS. Tese. Aspectos clínicos, laboratoriais e epidemiológicos da leishmaniose tegumentar americana. Casuística do Hospital Evandro Chagas — Fiocruz — no período de janeiro de 1987 a dezembro de 1991. Rio de Janeiro: Universidade Federal do Rio de Janeiro, 1992.
193. Mattos MS. Clinical, laboratory and epidemiological aspects of American mucocutaneous leishmaniasis observed in Evandro Chagas Hospital — Fiocruz/RJ from january/1987 to december/1991. Rev Soc Bras Med Trop 26:261-2621993.
194. Mayrink W, Da Costa CA, Magalhães PA et al. A field trial of a vaccine against American dermal leishmaniasis. Trans R Soc Trop Med Hyg 73:385-387, 1979a.
195. Mayrink W, Melo MN, Costa CA et al. Intradermorreação de Montenegro na leishmaniose tegumentar americana após terapêutica antimonial. São Paulo: Rev Inst Med Trop 48:182-185, 1976.
196. Mayrink W, Michalick MSM et al. Tratamento da leishmaniose tegumentar americana utilizando vacina. An Bras Dermatol 66:55-59, 1991.
197. Mayrink W, Williams P, Coelho MV et al. Epidemiology of dermal leishmaniasis in the rio Doce valley, state of Minas Gerais, Brazil. Ann Trop Med Parasitol 73:123-137, 1979b.
198. McMahon-Prat D, Bennett E, David JR. Monoclonal antibodies that distinguish subspecies of Leishmania braziliensis. J Immunol 129:926-927, 1982.
199. McMahon-Prat D, David JR. Monoclonal antibodies that distinguish between New World species of Leishmania. Nature, 291:581-583, 1981.
200. McBride MO, Linney M, Davidson RN, Weber JN. Pancreatic necrosis following treatment of leishmaniasis with sodium stibogluconate [letter]. Clin Infect Dis 21:710, 1995.
201. Melo MN, Mayrink W, Costa CA et al. Padronização do antígeno de Montenegro. São Paulo: Rev Inst Med Trop 19:161-164, 1977.
202. Mendonça SC, De Luca PM, Mayrink W et al. Characterization of human T lymphocyte-mediated immune responses induced by a vaccine against American tegumentary leishmaniasis. Am J Trop Med Hyg 53:195-201, 1995.
203. Mendonça SCF, Coutinho SG, Amendoeira MRR et al. Human American cutaneous leishmaniasis (Leishmania b. braziliensis) in Brazil: lymphoproliferative responses and influence of therapy. Clin Exp Immunol 64:269-276, 1986.
204. Mendonça SCF, Souza WJS, Nunes MP et al. Indirect immunofluorescence test in New World leishmaniasis: serological and clinical relationship. Mem Inst Oswaldo Cruz, 83:347-355, 1988.
205. Menezes JA, Reis VLL, Vasconcelos JA. Pequeno surto de leishmaniose tegumentar americana em Macuco (Cordeiro — RJ). Rev Soc Bras Med Trop 8:113-151, 1974.
206. Miles MA. Biochemical identification of the leishmaniasis. Bull Pan Am Health Organization, 19:343-353, 1986.
207. Miles MA, Lainson R, Shaw JJ et al. Leishmaniasis in Brazil. XV. Biochemical distinction of Leishmania mexicana amazonensis, L. braziliensis braziliensis and L. braziliensis guyanensis, aetiological agents of cutaneous leishmaniasis in the Amazon Basin of Brazil. Trans R Soc Trop Med Hyg 75:524-529, 1981.
208. Ministério da Saúde, Fundação Nacional de Saúde, Centro Nacional de Epidemiologia, Coordenação Nacional de Dermatologia Sanitária. Relatório da Oficina de Trabalho de Leishmanioses. Brasília, 1997.
209. Ministério da Saúde, Fundação Nacional de Saúde. Dermatologia sanitária. Guia de controle de leishmaniose tegumentar americana. MS, Brasília, DF, 1991.
210. Momen H, Grimaldi Jr G, Marzochi MCA. Characterization of the New World leishmaniasis isolated by agarose gel electrophoresis enzyme patterns. In: IX Reunião sobre Pesquisa Básica em Doença de Chagas, Caxambu. Annals Abstracts. Rio de Janeiro: Instituto Oswaldo Cruz, 1982.
211. Momen H, Grimaldi Jr G, Marzochi MCA. Identification of New World Leishmania isolated by agarose gel electrophoresis and plyacrilamide gel isoelectrofocusing. J Cell Biochem 70:29, 1983.
212. Momeni AZ, Jalayer T, Emamjomeh M et al. Treatment of cutaneous leishmaniasis with itraconazole. Arch Dermatol 132:784-786, 1996.

213. Montenegro JB. A cutis reação na leishmaniose. An Fac Med de São Paulo, 1:323-330, 1926.
214. Moraes MA, Correia Filho D, Santos JB. Lymphadenopathies in American cutaneous leishmaniasis: comments on 2 cases. Rev Soc Bras Med Trop 26:181-185, 1993.
215. Moraes MA, Silveira FT. Histopathology of the localized form of cutaneous leishmaniasis caused by Leishmania (Leishmania) amazonensis. São Paulo: Rev Inst Med Trop 36:459-463, 1994.
216. Moreira JS. Tese. Estudo da laringite leishmaniótica. Departamento de Cirurgia. Rio de Janeiro: Pontifícia Universidade Católica do Rio de Janeiro, 118, 1994.
217. Nascimento MD, Alcantara Neves NM, Muniz ME et al. Induction and modulation of the immune response to Leishmania by Montenegro's skin test. Trans R Soc Trop Med Hyg 87:91-93, 1993.
218. Nascimento MDSB. Leishmaniose tegumentar no Estado de Goiás: análise dos dados epidemiológicos, clínicos e imunológicos de infecção humana, registros de 1965-84. Rev Pat Trop 15:99-214, 1986.
219. Navin TR, Arana BA, Arana FE et al. Placebo-controlled clinical trial of sodium stibogluconate (Pentostan) versus ketoconazole for treating cutaneous leishmaniasis in Guatemala. J Infect Dis 165:528-534, 1992.
220. Neal RA, Murphy AG, Olliaro P, Croft SL. Aminosidine ointments for the treatment of experimental cutaneous leishmanisis. Trans R Soc Trop Med Hyg 88:223-225, 1994.
221. Nery-Guimarães F. Estudo de um foco de leishmaniose mucocutânea na Baixada Fluminense (Estado do Rio de Janeiro). Mem Inst Oswaldo Cruz, 53:1-11, 1955.
222. Nery-Guimarães F, Bustamante FM. A aplicação domiciliária de DDT como base da profilaxia das leishmanioses. Estudo de um foco de leishmaniose mucocutânea cinco anos depois da aspersão periódica com aquele inseticida. Rev Bras Malariol D Trop 6:127-130, 1954.
223. Nery-Guimarães F, Costa OR. Observações sobre o comportamento de "Leishmania" produtora de infecção natural em "Oryzomis goeldi", na Amazônia (segunda nota). Hospital, 66:287-292, 1964.
224. Netto EM, Cuba CC, Costa JLM et al. Recurrence of South American tegumentary leishmaniasis. Lancet, i:501, 1986.
225. Neva FA. Immunotherapy for parasitic disease. N Eng J Med 322:55-57, 1990.
226. New RRC, Chance ML, Heath S. Atileishmanial activity of amphotericin and other antifungal agents entrapped in liposomes. J Antimicrob Chemother, 8, 1981.
227. Okelo GB, Sang D, Bhatt KM. The treatment of diffuse cutaneous leishmaniasis: a report of two cases. East Afr Med J 68:67-68, 1991.
228. Oliveira MP. Leishmaniasis recidiva cutis. An Bras Dermatol 52:353-359, 1977.
229. Oliveira-Neto MP, Grimaldi Jr G, Momen H et al. Active cutaneous leishmaniasis in Brazil, induced by leishmania donovani chagasi. Mem Inst Oswaldo Cruz, 81:303-309, 1986a.
230. Oliveira-Neto MP, Marzochi MCA, Grimaldi Jr G et al. Concurrent human infection with Leishmania donovani and leishmania braziliensis braziliensis. Ann Trop Med Parasitol 80:587-592, 1986b.
231. Oliveira-Neto MP, Pirmez C, Rangel E et al. An outbreak of American cutaneous leishmaniasis (Leishmania braziliensis braziliensis) in a periurban area of Rio de Janeiro city, Brazil: clinical and epidemiological studies. Mem Inst Oswaldo Cruz, 83:427-435, 1988.
232. Oliveira-Neto MP, Schubach A, Araújo ML, Pirmez C. High and low doses of antimony (Sbv) in American cutaneous leishmaniasis. A five years follow-up study of 15 patients. Mem Inst Oswaldo Cruz, 91:207-209, 1996.
233. Oliveira-Neto MP, Schubach A, Mattos M et al. Intralesional therapy of american cutaneous leishmaniasis with pentavalent antimony in Rio de Janeiro, Brazil — an area of Leishmania (V.) braziliensis transmission. Int J Dermatol 36:463-468, 1997a.
234. Oliveira-Neto MP, Schubach A, Mattos M et al. Treatment of american cutaneous leishmaniasis: a comparison between low dosage (5mg/kg/day) and high dosage (20mg/kg/day) antimony regimens. Pathol Biol 45:496-499, 1997b.
235. Oliveira-Neto MP, Schubach A, Mattos M et al. A low dose antimony treatment in 159 patients with American cutaneous leishmaniasis. Extensive follow-up studies (up to 10 years). Am J Trop Med Hyg, in press.
236. Ozbilgin A, Ozbel Y, Alkan MZ et al. Cultivation of Leishmania sp. in nutrient broth. J Egypt Soc Parasitol 25:437-441, 1995.
237. Palma G, Gutierrez Y. Laboratory diagnosis of leishmania. Clin Lab Med 11:909-922, 1991.
238. Pappas MG, Patrick BMG, Hajkowski R et al. Evaluation of the promastigote and amastigote antigens in the indirect fluorescent antibody test for American cutaneous leishmaniasis. Am J Trop Med Hyg 32:1260-1267, 1983.
239. Passos VMA, Contijo CMF et al. Descrição do primeiro caso autóctone de leishmaniose tegumentar por leishmania (Viannia) braziliensis da região metropolitana de Belo Horizonte. Rev Soc Bras Med Trop 24:100, 1991.
240. Passos VMA, Lasmar EB, Gontijo CMF et al. Natural infection of a domestic cat (Felis domesticus) with Leishmania (Viannia) in the metropolitan region of Belo Horizonte, State of Minas Gerais, Brazil. Mem Inst Oswaldo Cruz, 91:19-20, 1996.
241. Pearson RD, Sousa AQ. Leishmania species: visceral (kala-azar), cutaneous, and mucosal leishmaniasis. In: Mandell GL, Bennett JE, Dolin RD. Principles and practice of infectious diseases. New York: Churchill Livingstone, 1995.
242. Pearson RD, Wheller DA, Harrison LH, Kay HD. The immunobiology of leishmaniasis. Rev Infect Dis 5:907-927, 1983.
243. Pessôa SB. Dados sobre a epidemiologia da leishmaniose tegumentar m São Paulo. Hospital, 19:385-409, 1941.
244. Pessôa SB, Barretto MP. Leishmaniose tegumentar americana. Rio de Janeiro: Ministério da Educação e Saúde, Serviço de Documentação, 527, 1948.
245. Pessôa SB, Martins AV. Trypanosomatidae. Gênero Leishmania — Leishmania braziliensis braziliensis e Leishmania Tropica. In: Pessôa SB, Martins AV. Parasitologia Médica. Guanabara Koogan, Rio de Janeiro, 1978.
246. Pestana BR, Pessôa SB, Corrêa A. Notas sobre a leishmaniose no município de Marília, São Paulo (Alta Paulista). Folha Med 20:97-98, 1939.
247. Peters W, Evans DA, Lahram SM. Importance of parasites identification in cases of leishmaniasis. J R Soc Med 76:540, 1983.
248. Pirmez C, Coutinho SG, Marzochi MCA et al. Canine American cutaneous leishmaniasis: a clinical and immunological study in dogs naturally infected with Leishmania braziliensis braziliensis in an endemic area of Rio de Janeiro, Brazil. Am J Trop Med Hyg 38:52-58, 1988.
249. Pupo JA. Estudo clínico de leishmaniose tegumentar americana (Leishmania braziliensis — Vianna 1911). Rev Hospital das Clínicas, 1:113-164, 1946.
250. Rabello E. Formes cliniques de la leishmaniose tégumentaire. In: XII Congrès des Dermatologists et Syphiligraphes de Langue Française. Strasbourg, juillet 1923a.
251. Rabello E. Les origines de la leishmaniose tégumentaire au Brésil. In: XII Congrès des Dermatologists et Syphiligraphes de Langue Française. Strasbourg, 1923b.
252. Ramesh V. Allopurinol therapy in post-kala-azar dermal leishmaniasis. Acta Dermato-Venereologica, 76:328-329, 1996.
253. Ramos RT, Grimaldi Jr G, Oliveira-Neto MP. Isolation of Leishmania from peripheral blood cells in cutaneous and mucocutaneous leishmaniasis in Brazil. In: IX Reunião Anual Sobre Pesquisa Básica em Doença de Chagas, Caxambu. Annals Abstracts. Rio de Janeiro: Instituto Oswaldo Cruz, 1982.
254. Rangel E, Azevedo ACR, Andrade CA. Studies on sandfly fauna (Diptera: Psycodidae) in a foci of cutaneous leishmaniasis in Mesquita, Rio de Janeiro state, Brazil. Mem Inst Oswaldo Cruz, 85:39-45, 1990.
255. Rangel EF, Souza NA, Wermelinger ED et al. Flebótomos de Vargem Grande, foco de leishmaniose tegumentar no Estado do Rio de Janeiro. Mem Inst Oswaldo Cruz, 81:347-349, 1986.
256. Rangel EF, Souza NA, Wermelinger ED, Barbosa AF. Infecção natural de Lutzomyia intermedia Lutz & Neiva 1912, em área endêmica de leishmaniose tegumentar no Estado do Rio de Janeiro. Mem Inst Oswaldo Cruz, 79:395-396, 1984.

257. Ready PD, Ribeiro AL et al. Presence of Psychodopygus wellcomei (Diptera Psychodidae) a proven vector of Leishmania braziliensis in Ceará State. Mem Inst Oswaldo Cruz, 78:235-236, 1983.
258. Ridley DS, Marsden PD, Cuba CC, Barreto AC. A histological classification of mucocutaneous leishmaniasis in Brazil and its clinical evaluation. Trans R Soc Trop Med Hyg 74:508-514, 1980.
259. Rocha NMM, Melo NM, Baba EH et al. Leishmania braziliensis braziliensis isolated from Akodon arviculoides captured in Caratinga, Minas Gerais, Brazil. Trans R Soc Trop Med Hyg 82:69-72, 1988.
260. Rodriguez N, Guzman B, Rodas A et al. Diagnosis of cutaneous leishmaniasis and species discrimination of parasites by PCR and hybridization. J Clin Microbiol 32:2246-2252, 1994.
261. Rojas E, Scorza J. Xenodiagnóstico con Lu. youngi en casos venezoelanos de leishmaniasis cutanea por Leishmania braziliensis. Mem Inst Oswaldo Cruz, 84:29-34, 1989.
262. Rojas E, Scorza JV. Leishmania braziliensis: isolation from lesions by inoculation of hamsters with and without addition of salivary gland lysate from Lutzomyia youngi. Rev Saúde Pública, 29:1-5, 1995.
263. Romero GA. Evalluation of aminosidine sulphate in mucosal leishmaniasis due to Leishmania (Viannia) braziliensis. Rev Soc Bras Med Trop 29:509, 1996.
264. Rothschild H, Friedenward JS, Bernstein C. The relation of allergy to immunity in tuberculosis. Bull Johns Hopkins Hosp 54:232, 1934.
265. Rozenfeld S, Pepe VLE. Guia terapêutico ambulatorial. Porto Alegre: Artes Médicas, 404, 1992/93.
266. Sabroza PC. Tese. O domicílio como fator de risco na leishmaniose tegumentar americana. Estudo epidemiológico em Jacarepaguá, município do Rio de Janeiro. Escola Nacional de Saúde Pública, Fiocruz. Rio de Janeiro, 1981.
267. Saenz RE et al. Efficacy and toxicity of Pentostan against Panamanian mucosal leishmaniasis. Am J Trop Med Hyg 44:394-398, 1991.
268. Saenz RE, Paz H, Berman JD. Efficacy of ketoconazole against Leishmania braziliensis panamensis cutaneous leishmaniasis. Am J Med 89:147-155, 1990.
269. Saenz RE, Paz HM, Johnson CM et al. Treatment of American cutaneous leishmaniasis with orally administered allopurinol riboside. J Infect Dis 160:153-158, 1989.
270. Saenz RE, Paz HM, Johnson CM et al. Evaluacion de la efectividad y toxicidad del Pentostan y del glucantime en el tratamiento de la leishmaniasis cutanea. Rev Med Panamá, 12:148-157, 1987.
271. Salinas G, Valderrama L, Palma G et al. Detection of amastigotes in cutaneous and mucocutaneous leishmaniasis using the immunoperoxidase method, using polyclonal antibody: sensibility and specificity compared with conventional methods of diagnosis. Mem Inst Oswaldo Cruz, 84:53-60, 1990.
272. Sallenave SL, Valim C et al. Utilização de sondas específicas de DNA cinetoplástica na detecção de Leishmania em hospedeiros vertebrados e invertebrados. São Paulo: Rev Inst Med Trop 33:S2, 1991.
273. Sampaio RN, Marsden PD, Llanos-Cuentas EA et al. Leishmania mexicana amazonensis isolated from a patient with fatal mucosal leishmaniasis. Rev Soc Bras Med Trop 18:273-274, 1985.
274. Sampaio RNR, Rocha RAA, Marsden PD et al. Leishmaniose tegumentar americana. Casuística do Hospital Escola da UnB. An Bras Dermatol 55:69-76, 1980.
275. Sampaio RNR, Soares SKT et al. Tratamento com pentamidina de seis casos de forma mucosa de leishmaniose tegumentar. An Bras Dermatol 63:439-442, 1988.
276. Sampaio SAP, Castro RM, Dillon NL et al. Treatment of mucocutaneous (American) leishmaniasis with amphotericin B: report of 70 cases. Int J Dermatol 10:179-181, 1971.
277. Sampaio SAP, Godoy JT, Paiva L et al. The treatment of American (mucocutaneous) leishmaniasis with amphotericin B. Arch Dermatol 82:627-635, 1960.
278. Samuelson J, Lerner E, Tesh R, Titus R. A mouse model of Leishmania braziliensis braziliensis infection produced by co-injection with sand fly saliva. J Exp Med 173:49-54, 1991.
279. Sanford JP, Gilbert DN, Gerberding JL, Sandle MA. Guide to antimicrobial therapy. Dallas: Sanford, 125, 1994.
280. Santos GPL, Lima RMS, et al. Estudo parasitológico de fauna murina em área de ocorrência de leishmaniose tegumentar americana humana em município da região serrana do Estado do Rio de Janeiro. In: Anais do XXIV Congresso da Sociedade Brasileira de Medicina Tropical, Natal, RN, 1990.
281. Santos MF, Sineida B, Menezes JA. Tratamento da leishmaniose tegumentar americana pelo ketoconazol. An Bras Dermatol 63:443-446, 1988.
282. Saravia NG, Valderrama L, Labrada M et al. The relationship of Leishmania braziliensis subspecies and immune response to disease expression in New World Leishmaniasis. J Infect Dis 159:725-735, 1989.
283. Saravia NG, Weigle K, Segura I et al. Recurrent lesions in human Leishmania braziliensis infection — reactivation or reinfection? Lancet, 336:398-402, 1990.
284. Schubach A. Tese. Estudo da evolução da leishmaniose tegumentar americana em pacientes tratados. Medicina Tropical. Rio de Janeiro: Instituto Oswaldo Cruz, Fiocruz, 141, 1990.
285. Schubach A. Tese. Avaliação da persistência do parasito na pele de pacientes com leishmaniose tegumentar americana. Curso de Pós-Graduação em Biologia Parasitária. Instituto Oswaldo Cruz, Fiocruz. Rio de Janeiro, 184, 1997.
286. Schubach A, Conceição-Silva F, Marzochi MCA et al. American tegumentary leishmaniasis: Montenegro's skin test, indirect immunofluorescence and lymphoproliferative response in a 14 years follow-up after antimonial therapy, in patients residing in Rio de Janeiro. Am J Trop Med Hyg, submitteda.
287. Schubach A, Cuzzi-Maya T, Gonçalves-Costa SC et al. An ulcerative lesion of the penis. Arch Dermatol 133:1303-1308, 1997.
288. Schubach A, Haddad F, Oliveira-Neto MP et al. Detection of Leishmania DNA by the polymerase chain reaction in scars of treated human cases. Clin Infect Dis, submitteda.
289. Schubach A, Marzochi MCA, Cuzzi-Maya T et al. Cutaneous scars in American tegumentary leishmaniasis patients: a site of Leishmania (Viannia) braziliensis persistence and viability eleven years after antimonial therapy and clinical cure. Am J Trop Med Hyg, in press.
290. Schubach A, Oliveira AV, Cuzzi-Maya T et al. Cicatricial lesions of cutaneous leishmaniasis (CL): Detection of Leishmania braziliensis braziliensis (Lbb) antigens by the immunoperoxidase avidin-biotin technique (IP) and immunofluorescence (IF). In: XVI Reunião Anual Sobre Pesquisa Básica em Doença de Chagas, Caxambu, 84. Memórias do Instituto Oswaldo Cruz, novembro 1989.
291. Schubach A, Oliveira-Neto M, Paranhos MAS et al. Estudos iniciais de um foco de leishmaniose tegumentar em zona rural do Estado do Rio de Janeiro. In: XXIV Congresso da Sociedade Brasileira de Medicina Tropical, Manaus, 21. Revista da Sociedade Brasileira de Medicina Tropical, fevereiro/março 1988.
292. Schubach A, Rolla VC, Oliveira-Neto MP et al. Montenegro's skin test increasing five years after antimonial therapy and apparent clinical cure: a booster effect? Trans R Soc Trop Med Hyg, submitted.
293. Scott P. T cell development and regulation in experimental cutaneous leishmaniasis. In: Romagnani S. Th1 and Th2 cells in health and disease. Karger: Chem Immunol Basel, 1996.
294. Sells PG, Burton M. Identification of Leishmania amastigotes and their antigens in formalin fixed tissue by immunoperoxidase staining. Trans R Soc Trop Med Hyg 75:461-468, 1981.
295. Sergent E, Sergent E, Parrot L et al. Transmission du clou de Biskra par le phlébotome (Phlebotomus papatasi). C R Acad Sci 173:1030-1032, 1921.
296. Sessa PA, Falqueto A, Barros GC, Varejao JB. Results of Montenegro's reaction in patients with mucocutaneous leishmaniasis, from Espírito Santo state. Rev Assoc Med Bras 37:115-118, 1991.
297. Sharquie KE. A new intralesional therapy of cutaneous leishmaniasis with hypertonic sodium chloride solution. Journal of Dermatology, 22:732-737, 1995.
298. Shaw JJ, Lainson R. A simply prepared amastigote leishmanial antigen for use in indirect fluorescent antibody test for leishmaniasis. J Parasitol 63:384-385, 1977.
299. Shaw JJ, Lainson R. Ecology and epdemiology: New World. In: Peters W, Killick-Kendrick K, The leishmaniases in biology and medicine. London: Academic Press, 1987.

300. Shaw P, Quigg L, Allain D et al. Autochthonus dermal leishmaniasis in Texas. Am J Trop Med Hyg 25:788-796, 1976.
301. Silveira FT, Lainson R, Shaw JJ, Ribeiro RSM. Leishmaniose cutânea na Amazônia. Registro do primeiro caso humano de infecção mista, determinada por duas espécies distintas de leishmânias: Leishmania braziliensis e Leishmania mexicana amazonensis. São Paulo: Rev Inst Med Trop 26:272-275, 1984.
302. Singh S, Singh R, Sundar S. Failure of ketoconazole treatment in cutaneous leishmaniasis. Int J Dermatol 34:120-121, 1995.
303. Sokal JE. Measurement of delayed skin test responses. N Eng J Med 293:501-502, 1975
304. Soto J, Buffet P, Grogl M, Berman J. Successful treatment of Colombian cutaneous leishmaniasis with four injections of pentamidine. Am J Trop Med Hyg 50:107-111, 1994a.
305. Soto J, Grogl M, Berman J, Olliaro P. Limited efficacy of injectable aminosidine as single-agent therapy for Colombian cutaneous leishmaniasis. Trans R Soc Trop Med Hyg 88:695-698, 1994b.
306. Soto J, Medina F, Dember N, Berman J. Efficacy of permethrin-impregnated uniforms in the prevention of malaria and leishmaniasis in Colombian soldiers. Clin Infect Dis 21:599-602, 1995.
307. Soto-Mancipe J, Grogl M, Berman JD. Evaluation of pentamidine for the treatment of cutaneous leishmaniasis in Colombia. Clin Infect Dis 16:417-425, 1993.
308. Souza AQ, Façanha MC, Pompeu ML et al. Visceral leishmanias in Ceará by Leishmania braziliensis. Mem Inst Oswaldo Cruz, 84:35, 1989.
309. Souza MA, Sabroza PC, Marzochi MCa et al. Leishmaniose visceral no Rio de Janeiro. Flebotomíneos da área de procedência de caso humano autóctone. Mem Inst Oswaldo Cruz, 76:161, 1981.
310. Souza WJS, Coutinho SG, Marzochi MCA et al. Utilização da reação de imunofluorescência indireta no acompanhamento da terapêutica da leishmaniose tegumentar americana. Mem Inst Oswaldo Cruz 77:247-253, 1982.
311. Splendore A. Leishmaniosi con localizzacione nelle cavità mucosa (nuova forma clinica). Bull Soc Pathol Exot 5:411-438, 1912.
312. Takaoka S. Estudo topographico sobre a prevenção contra a "leishmaniose americana". São Paulo: Bol Soc Med Cir 11:32-47, 1928.
313. Tallab TM, Bahamdam KA, Mirdade S et al. Cutaneous leishmaniasis: schedules for intralesional treatment with sodium stibogluconate. Int J Dermatol 35:594-597, 1996.
314. Tallada N, Raventos A, Martinez S et al. Leishmania lymphadenitis diagnosed by fine-needle aspiration biopsy. Diagn Cytopathol 9:673-676, 1993.
315. Thakur CP. Comparison of glucose versus fat emulsion in the preparation of amphotericin B for use in kala-azar. Trans R Soc Trop Med Hyg 88:698-699, 1994.
316. Thierry J, Borel E, Courrier PL et al. Cutaneous South-American leishmaniasis. Parasitological and serological diagnosis by indirect immunofluorescence and enzyme linked immunoassay (ELISA), 94 cases. Med Trop Mars 51:43-48, 1991.
317. Thompson NJ, Glassroth JL, Snider DEJ et al. The booster phenomenon in serial tuberculin testing. Am Rev Respir Dis 119:587-597, 1979.
318. Titus RG, Ribeiro JM. Salivary gland lysates from the sand fly enhance Leishmania infectivity. Science, 239:1306-1308, 1988.
319. Toledo LM. Tese. Leishmaniose tegumentar e leishmaniose visceral em área peri-urbana no município do Rio de Janeiro. Caracterização de um foco de transmissão simultânea das duas endemias, na localidade de Rio da Prata, Campo Grande — RJ. Rio de Janeiro: Instituto Oswaldo Cruz, Fiocruz, 1987.
320. Tolezano JE, Araújo MFL et al. Leishmaniose tegumentar no município de São Roque, Estado de São Paulo. São Paulo: Rev Inst Med Trop 33:S5, 1991.
321. Tolezano JE, Macoris SAG, Diniz JMP. Modificação na epidemiologia da leishmaniose tegumentar no Vale da Ribeira, Estado de São Paulo, Brasil. Rev Inst Adolpho Lutz, 40:49-54, 1980.
322. Torre-Cisneros J, Prada JL et al. Sucessful treatment of antimony-resistant cutaneous leishmaniasis with liposomal amphotericin B. Clin Infect Dis 178:1024-1025, 1994.
323. Tratner A, Ingber A, Segal B et al. An unusual case: cutaneous leishmaniasis with subcutaneous nodule-successfully treated with oral ketoconazole. Z Hautkr 65:927-928, 1990.
324. Turk JL, Bryceson ADM. Immunologic phenomena in leprosy and related diseases. Adv Immunol 13:209-266, 1971.
325. Veiga JPR, Wolff ER, Sampaio RN, Marsden PD. Renal tubular dysfunction in patients with mucocutaneous leishmaniasis treated with pentavalent antimonials. Lancet, ii:569, 1983.
326. Vexenat JA, Barreto AC, Cuba CA, Marsden PD. Características epidemiológicas da leishmaniose tegumentar americana em uma região endêmica do Estado da Bahia. III. Fauna flebotomínica. Mem Inst Oswaldo Cruz, 81:293-301, 1986a.
327. Vexenat JA, Barreto AC, Rosa ACO et al. Infecção natural de Equus asinus por Leishmania braziliensis braziliensis na Bahia, Brasil. Mem Inst Oswaldo Cruz, 81:237-238, 1986b.
328. Vianna G. Sobre uma nova espécie de Leishmania (Nota preliminar). Brazil Med 25:411, 1911.
329. Vianna G. Comunicado à sessão de 24 de abril de 1912 da Sociedade Brasileira de Dermatologia. Bol Soc Brasil Dermat 1:36-38, 1912.
330. Vianna G. Sobre o tratamento da leishmaniose tegumentar. An Paul Med Cir II:167-169, 1914.
331. Villela F, Pestana BR, Pessôa SB. Presença de Leishmania braziliensis na mucosa nasal sem lesão aparente em casos recentes de leishmaniose cutânea. Hospital, 16:953-960, 1939.
332. W.H.O. The leishmaniases. World Health Organization, 1984.
333. W.H.O. Control of leishmaniases: report of a WHO Expert Committee. Geneva: World Health Organization, 1-158, 1990.
334. Walton BC. Evaluation of chemotherapy of American leishmaniasis by the indirect fluorescent antibody test. Am J Trop Med Hyg 29:747-752, 1980.
335. Walton BC, Brooks WH, Arjona I. Serodiagnosis of American leishmaniasis by indirect fluorescent antibody test. Am J Trop Med Hyg 21:296-299, 1972.
336. Walton CB, Chinal LV, Eguia OE. Onset of espundia after many years of occult infection with Leishmania braziliensis. Am J Trop Med Hyg 22:696-698, 1973.
337. Weigle KA, De Dávalos M, Heredia P et al. Diagnosis of cutaneous and mucocutaneous leishmaniasis in Colombia: a comparison of seven methods. Am J Trop Med Hyg 36:489-496, 1987.
338. Weigle KA, Valderrama L, Arias AL et al. Leishmanin skin test standardization and evaluation of safety, dose, storage, longevity of reaction and sensitization. Am J Trop Med Hyg 44:260-271, 1991.
339. Weigle KA, Valderrama L, Santrich C, Saravia NG. Recurrences of tegumentary leishmaniasis (letter). Lancet, ii:557-558, 1985.
340. Weinrauch L, El-On J. Current therapy of cutaneous leishmaniasis. Int J Dermatol 26:567-568, 1987.
341. Wijeyaratne P, Goodman T, Espinal C. Leishmaniasis control strategies. Parasitol Today 8:249-251, 1992.
342. Wirth DF, Pratt DM. Rapid identification of Leishmania species by specific hybridization of kinetoplast DNA in cutaneous lesions. Proc Natl Acad Sci USA 79:6999-7003, 1982.
343. Wispelwey B, Pearson RD. Pentamidine: Risk-benefit analysis. Drug Safety, 5:212-219, 1990.
344. Yoshida ELA, Correa FMA, Marques SA et al. Human, canine and equine (Equus caballus) leishmaniasis due to Leishmania braziliensis (L. braziliensis braziliensis) in the south-west region of São Paulo State, Brazil. Mem Inst Oswaldo Cruz, 85:133-134, 1990.
345. Yoshida ELA, Silva RL, Cortez LS, Correia FMA. Encontro de espécie do gênero Leishmania em Didelphis marsupialis aurita no Estado de São Paulo, Brasil. Nota prévia. São Paulo: Revista do Inst Med Trop 31:110-113, 1979.
346. Zaverucha-do-Valle T, Oliveira-Neto MP, Schubach A et al. New World tegumentary leishmaniasis: chemotherapeutic activity of rifampicin in humans and experimental murine model. Pathol Biol 43:618-621, 1995.

10 Leishmaniose Visceral Americana (Calazar Americano ou Neotropical)

Mauro Célio de Almeida Marzochi
Keyla B. Feldman Marzochi
Armando de Oliveira Schubach

A leishmaniose visceral (LV) ou calazar é uma infecção generalizada do sistema fagocitário mononuclear (SFM) — sistema celular de defesa — causada pela *L. chagasi*, um protozoário pertencente ao complexo *L. donovani*, subgênero e gênero *Leishmania* da família Trypanosomatidae[122]. Apresenta elevado viscerotropismo e a transmissão se dá pela picada de várias espécies de flebotomíneos. É observada nas regiões subdesenvolvidas intertropicais, subtropicais e temperadas tanto no Velho como no Novo Mundo.

Embora diferentes modalidades da doença tenham sido observadas, a infecção é expressa clinicamente por febre irregular, anemia, hepatoesplenomegalia, micropoliadenia, manifestações intestinais, fenômenos hemorrágicos e um caráter consumptivo que leva a acentuado emagrecimento, edema, alterações e queda de cabelo, e outras manifestações associadas, sendo a anemia, a febre e a hepatoesplenomegalia o pano de fundo desta afecção.

HISTÓRICO

A LV se confundia no passado com outras doenças endêmicas e de apresentação clínica semelhante, como a malária. Leishman[65] (1903) e Donovan[44] (1903) descobriram, de forma independente, o parasito do calazar indiano, mais tarde descrito por Laveran & Mesnil[64] (1903) sob o nome de *Piroplasma donovani*. Ross[105] (1903) criou o gênero *Leishmania*, passando então a denominá-lo *Leishmania donovani*. Rogers[104] (1904) isolou o parasito em cultivo e descreveu suas formas flageladas.

O primeiro caso autóctone na América (um imigrante português que viveu em Mato Grosso — Brasil) foi descrito em 1913, por Mignone[22] (1913) no Paraguai. O antimonial, introduzido no tratamento da leishmaniose tegumentar americana por Vianna (1914), teve aplicação quase imediata no tratamento do calazar[18].

No Brasil, embora Penna[95] houvesse relatado a existência da doença a partir de material de viscerotomia *post-mortem* praticada para confirmação de óbitos por febre amarela, em vários estados da região Nordeste, o primeiro caso diagnosticado *in vivo* foi relatado por Evandro Chagas, em 1936[21]. No ano seguinte Chagas *et al*[22] (1937) denominam o parasito de *L. donovani chagasi*, embora a origem da *L. chagasi* ainda seja motivo de controvérsia, podendo ser considerada indígena do Novo Mundo (espécie *L. chagasi* ou *L. donovani chagasi*) ou introduzida pelos colonizadores *(L. d. infantum* ou *Leishmania infantum*, agente da leishmaniose visceral tipo mediterrâneo) ou apresentar mais de um parasito envolvido.

Nas décadas de 50 e 60, enquanto Rodrigues da Silva (1957) e Prata[99,100] (1957, 1963) realizam importantes contribuições com estudos clínicos e terapêuticos, o casal Deane desenvolve pesquisas fundamentais sobre reservatórios naturais da doença, apontando-a como uma zoonose[36-40].

MORFOLOGIA

Assim como os demais parasitos do gênero *Leishmania*, a *L. chagasi* multiplica-se por divisão binária no interior do citoplasma dos macrófagos e monócitos do hospedeiro vertebrado sob a forma imóvel do protozoário, denominado amastigota (sem flagelo livre), de conformação ovóide e medindo de 2 a 5 micrômetros de diâmetro, até o rompimento da célula parasitada e invasão de outras células do SFM.

BIOLOGIA

O flebotomíneo, ao picar a pele do hospedeiro infectado, ingere histiócitos da derme contendo formas amastigotas de *Leishmania* em seu citoplasma. No intestino médio do flebótomo, as formas amastigotas se transformam em promastigotas (com flagelo livre) que aderem ao epitélio do tubo digestivo, onde se multiplicam por divisão binária. A população daí resultante migra para a parte anterior do tubo digestivo do inseto, diferenciando-se para formas promastigotas infectantes por volta de 3-4 dias, com invasão da faringe do inseto. Durante novo repasto, o flebótomo, por contaminação ou regurgitação, inocula juntamente com sua saliva as formas infectantes no interior da derme de outro hospedeiro com consequente invasão de macrófagos. As formas amastigotas daí resultantes se multiplicam nos vacúolos parasitóforos até o rompimento dos macrófagos parasitados e invasão de novos macrófagos, ocorrendo disseminação hematogênica para outros tecidos ricos em células do SFM como linfonodos, fígado, baço, medula óssea, placas de Payer etc.

A caracterização taxonômica do gênero *Leishmania* é realizada em bases clínico-epidemiológica e geográfica associadas à eletroforese de isoenzimas[48,83,85], por anticorpos monoclonais[51], análise do DNA do núcleo e do cinetoplasto[23,24,66,67] e reação em cadeia da polimerase[52].

PATOGENIA

O principal mecanismo de transmissão ao homem é a picada do flebótomo que inocula o agente, juntamente com substâncias vasoativas (maxidilas) presentes na saliva[116], na superfície da derme, onde se multiplica no citoplasma das células do SFM local. Daí se dissemina, por via hematogênica através dos monócitos circulantes e, por ser o parasito bem adaptado a temperaturas mais elevadas, atinge com maior intensidade as vísceras com maior riqueza de células do SFM: fígado (células de Kupffer), baço (células reticulares e macrófagos), medula óssea e linfonodos. O baço cresce consideravelmente de volume devido à hipertrofia e hiperplasia das células do SFM, com alto grau de parasitismo e com grande diferenciação plasmocitária. O fígado também aumenta de volume, porém em menor proporção que o baço, observando-se intensa proliferação das células de Kupffer, com intenso parasitismo, hiperplasia dos sinusóides, fenômenos degenerativos, fibrose intralobular sem alteração da arquitetura lobular[110].

Na medula óssea observam-se hiperplasia plasmorreticular, bloqueio de maturação da série granulocítica, inibição de plaquetogênese e intenso parasitismo das células do sistema macrofágico.

Outros sistemas são atingidos, como o tubo digestivo, pulmões, pele, vasos e rins, sendo a nefropatia no calazar condicionada, mais provavelmente, a mecanismos imunitários, uma vez que essa patologia está associada a fenômenos de auto-agressão ou auto-imunes[126]. O comprometimento glomerular pode ser discreto, com hiperplasia e hipertrofia das células mesangiais, caracterizando-se uma glomerulite, com depósitos de IgG, IgM, fibrinogênio e complementoC3[16,45].

A patogenia do calazar, portanto, está condicionada ao envolvimento do SFM. Classicamente, admite-se que o SFM reagiria através de hiperplasia do setor histiocitário com hipoplasia progressiva do setor hematopoiético, por desvio das células reticulares da hematopoiese à fagocitose, levando à instalação de anemia grave e leucopenia.

Napier & Sharma[86] (1933) incriminaram a hiperemólise como fator importante na patogenia da anemia do calazar. Mais tarde, demonstrou-se a existência de um componente hemolítico no calazar, admitindo-se ser, em alguns casos, de origem auto-imune e, em outros, de origem hiperesplênica[58,114], estando o mecanismo auto-imune associado a elevados títulos de crioaglutininas[124]. Assim, moléculas de IgM ou IgG se fixariam sobre sítios antigênicos do eritrócito, formando complexos antígeno-anticorpo. Estes levariam à ativação em cascata do complemento, de modo que a ação quimioterápica da fração C7 e lítica das frações C8 e C9, alterando a permeabilidade glomerular, produziriam a destruição do eritrócito e consequente anemia. Mecanismo similar seria responsável pela trombocitopenia.

A ativação do complemento por complexos antígeno-anticorpo, também ao nível do plasma, lesando não só a membrana globular, como também as membranas basais dos capilares glomerulares, poderia explicar a presença de proteinúria em alguns casos de calazar[111].

Assim, as alterações de resposta imune no curso de infecções parasitárias visando explicar as relações parasito-hospedeiro podem ser aplicadas ao calazar. Nesta protozoose verifica-se a existência de uma ativação policlonal resultando no aumento das imunoglobulinas séricas, principalmente das classes IgG e IgM. Por conseguinte, apenas uma parte destas é sintetizada por estímulo parasitário, enquanto a maioria possuiria uma especificidade diferente, reagindo particularmente com antígenos autólogos e resultando na produção de elevada quantidade de auto-anticorpos ao lado de crioaglutininas[2,29,47,124]. No soro, observa-se uma inversão da relação albumina/globulina.

Por outro lado, há evidências de uma alteração da função imunitária celular ligada ao parasitismo, exprimindo-se por fenômenos de imunossupressão, demonstrados seja por alterações da função macrofágica, seja por modificação das atividades de cooperação entre linfócitos B e T com inibição das células B por um fator de secreção parasitária.

Assim, a grande elevação de IgG no calazar contrasta com a fraca imunidade celular, o que pode ser evidenciado pela negativação do teste cutâneo de hipersensibilidade retardada (reação intradérmica de Montenegro) no período de atividade da doença, como também pela depleção de linfócitos. Isso poderia explicar, ao menos parcialmente, a passagem da fase cutânea (leishmanioma de inoculação) à fase sistêmica, ocorrendo, no entanto, reversibilidade do estado de anergia após a cura clínica com positivação da reação de Montenegro após meses ou mais de ano, que parece conferir uma imunidade duradoura, uma vez que não se conhece reinfecção de pacientes curados.

A leucopenia, um sinal característico do calazar, não está, porém, suficientemente explicada. Sabe-se que não está relacionada ao comprometimento dos centros hematopoiéticos que mostram função normal[124]. Além disso, o paciente com calazar responde com leucocitose a uma infecção bacteriana intercorrente.

A importância do estado nutricional do hospedeiro frente à infecção por *Leishmania*[30,86], tem sido experimentalmente demonstrada em animais de laboratório[1,69,103] e em estudos epidemiológicos[14,20]. Esses estudos mostram que a deficiência de vitaminas e proteínas pode alterar consideravelmente o mecanismo de defesa do organismo.

IMUNOLOGIA

As funções celulares do SFM incluem processamento e apresentação de antígenos, atividades citotóxicas dependentes e independentes de anticorpos e destruição intra- e extracelular de microrganismos. Além disso, os fagócitos mononucleares se-cretam várias citocinas com potentes efeitos pleiotrópicos.

Admite-se que clones de linfócitos com fenótipo Th1 estão envolvidos na produção de interleucinas 2 (IL2), interferon γ (IFN-γ), fator de necrose tumoral-β (TNF-β) e fator estimulador de colónias de granulócitos e macrófagos (CM-CSF); células Th2 estão associadas à produção de IL-3, 4, 5, 6 e 10. A citotoxicidade é função de células Th1, enquanto a produção de imunoglobulinas, tais como IgM e IgG, são funções de células Th2. Ambas as funções são induzidas em células não-diferenciadas, mas com duplo potencial a partir da estimulação pelo antígeno.

Segundo Carvalho[19] (1994), o controle da infecção causada pela *L. chagasi* também depende da resposta imune celular. Estudos realizados precocemente após a penetração do parasito no homem têm mostrado uma nítida correlação entre capacidade de produção de interferon γ e interleucina 2 e o controle do processo infeccioso (formas assintomáticas). Em contrapartida, indivíduos infectados por *L. chagasi* que não têm capacidade de produzir estas citocinas após estimulação com antígeno do parasita *in vitro* desenvolvem em 60% dos casos a forma clássica da leishmaniose visceral. Após o aparecimento da doença, várias outras anormalidades imunológicas são documentadas, tais como diminuição da produção de interleucina 1 (IL-1), e de células CD4+ com presença de fatores séricos capazes de suprimir a resposta imune. Associada a esta depressão da resposta imune celular existe uma grande produção de imunoglobulinas, pela ativação policlonal de células Th2 traduzida por uma grande elevação dos anticorpos circulantes. A restauração da resposta imune celular pode ser dada através da adição de citocinas e de antagonistas de citocinas em pacientes.

O papel da IL-4 e da IL-10 e de outras citocinas envolvidas na supressão da resposta imune no calazar foi determinado por Carvalho[19] (1994) através do uso de GM-CSF, IL-1, IL-2, IFN-γ e IL-12, assim como através da utilização de anticorpos monoclonais anti-IL-4 e anti-IL-10. Estes estudos documentaram que tanto o anticorpo monoclonal anti-IL-10, assim como a interleucina-12, tinham capacidade de restaurar *in vitro* a resposta proliferativa, assim como a produção de IFN-γ. Esta restauração foi mais marcante na presença de IL-12. De modo similar, linfócitos estimulados com *L. chagasi*, após a adição de IL-12, aumentaram acentuadamente os níveis de IFN-γ. Adicionalmente aos efeitos na resposta blastogênica e na produção de IFN-γ, foi também observada restauração *in vitro* da resposta citotóxica e, ainda, que IL-12 e IL-10 têm efeitos antagónicos na resposta imune. Esta conclusão foi obtida através de experimentos que mostraram a capacidade de IL-10 de suprimir a produção de IFN-γ e a resposta linfoproliferativa em indivíduos curados, bem como a resposta imune mediada por IL-12 em pacientes com a doença em atividade. Estudos realizados com população definida de células indicaram que a ação inicial de IL-12 se fazia em células NK, as quais, através de produção de IFN-γ, tinham capacidade de ativar células CD4+.

Esses estudos sugerem que, nos indivíduos que desenvolvem leishmaniose visceral, existe logo após a infecção uma grande produção de IL-10 e de IL-4. Enquanto a IL-4 tem participação na derivação de células Th2, a IL-10 deprime as células Th1 através da sua ação supressora na ativação macrofágica e na função de células T, tendo como consequência a negativação da resposta de hipersensibilidade retardada, traduzida pela negativação da reação intradérmica de Montenegro. A documentação de que IL-12 restaura *in vitro* a função de células T na leishmaniose visceral abre perspectiva para a utilização desta citocina como coadjuvante na terapêutica e na profilaxia da leishmaniose visceral[19].

EPIDEMIOLOGIA

Distinguem-se pelo menos cinco principais tipos clínico-epidemiológicos relacionados principalmente aos hábitos alimentares dos vetores envolvidos[36]:

Tipo indiano, causado pela *L. donovani* (costa oeste da índia e Bangladesh), sem reservatório animal, mais frequente em adultos, com fase septicêmica e lesões cutâneas ricas em parasitos que favorecem a infecção dos flebótomos, sendo a transmissão inter-humana, uma vez que os flebótomos incriminados na transmissão — *Phlebotomus argentipes* — são essencialmente antropofílicos, só picando o homem.

Tipo chinês, causado pelas *L. donovani* e *L. infantum* (Nordeste da China), zooantroponótico, envolvendo roedores silvestres, cães domésticos e crianças, transmitido por flebótomos de hábitos mais ecléticos, capazes de picar animais e o homem; em algumas áreas, porém, apresenta características antroponóticas, como o *tipo indiano.*

Tipo mediterrâneo, causado pela *L. infantum* (Mediterrâneo, Oriente Médio e Sul da Rússia), zooantroponose envolvendo como reservatórios primários os canídeos selvagens (raposa e chacal) e reservatórios secundários múltiplos (cão doméstico, principalmente, e, eventualmente, roedores), atingindo acidentalmente o homem, principalmente crianças, uma vez que os flebótomos — *Ph. perniciosus* — picam preferencialmente o cão.

Tipo africano, associado a *L. infantum* e *L. donovani* (Sudão, Chade, Oeste da Etiópia e Nigéria — tipo I; Quénia, Sudeste da Etiópia e Somália — tipo II), a zooantroponose, envolvendo roedores, felídeos e eventualmente cães, é transmitida predominantemente pelos flebótomos *Ph. martini* e *Ph. orientalis,* de hábitos ecléticos, apresentando frequentemente acometimentos linfonodulares, cutâneos e mucosas.

Tipo neotropical, causado pela *L. chagasi* (Sul do México ao norte da Argentina, excetuando-se o Chile), zooantroponose algo semelhante ao calazar do Mediterrâneo. O calazar neotropical ou americano, melhor denominado leishmaniose visceral americana (LVA) — que é considerada uma zooantroponose periurbana e rural —, tem o cão como importante reservatório no ambiente doméstico, onde tanto o cão como o homem são picados pela *Lu. longipcdpis,* de hábitos ecléticos. No ambiente silvestre, as raposas *Lycalopex vetulus*[37] e *Cerdocyon thous*[61] e marsupiais *Didelphis albi-ventris*[109] e *D. marsupialis* são incriminados como possíveis hospedeiros naturais. Na Colômbia também é incriminada como vetor a *Lu. evansi,* em áreas endêmicas com ausência de *Lu. longipalpis.*

VETORES

O único vetor incriminado comprovadamente na transmissão de LVA no Brasil é a *Lu. longipalpis,* cuja distribuição se superpõe às áreas endêmicas ou aos focos conhecidos[36].

Os flebótomos da espécie *Lu. longipalpis* são pequenos insetos alados (dípteros) da família Psychodidae, subfamília Phlebotominae, gênero *Lutzomyia*. Apenas as fêmeas são hematófagas, com hábitos crepusculares ou noturnos, e preferência alimentar eclética[101], podendo picar o homem tanto no interior do domicílio como fora dele. O período de atividade máxima inicia-se cerca de uma hora após o crepúsculo, terminando ao redor das 23 horas. No intradomicílio, as fêmeas permanecem em repouso, principalmente nas paredes dos dormitórios, até o horário matinal, quando se evadem. No peridomicílio, encontram-se nos abrigos dos animais domésticos, no mesmo horário. As fêmeas adultas vivem em torno de 15-20 dias, e a oviposição se dá cerca de oito dias após o repasto sanguíneo e consequente desenvolvimento dos ovários. Seus ovos são depositados sobre matéria orgânica do chão com pouca umidade, e em fendas e reentrâncias das superfícies das paredes, de troncos de árvores e de pedras. Do ovo ao adulto, passando por uma fase larvária terrestre, decorrem cerca de 30 dias.

A *Lu. longipalpis* coloniza facilmente os boqueirões, pés de serra e encostas, mas também vales dos rios no sertão, adaptando-se a variadas temperaturas, sendo o período de maior transmissibilidade durante e após a estação chuvosa, quando alcança maior densidade populacional. É encontrada tanto no ambiente silvestre[60], como no peri- e intradomicílio de áreas rurais, periurbanas ou urbanas. É frequente em abrigos de animais domésticos, principalmente galinheiros, estábulos e chiqueiros[112], e invade o interior das residências, sendo os machos os primeiros a serem notados, quando os criadouros estão próximos; o encontro predominante das fêmeas sugere que os criadouros devem estar mais distantes.

O aumento da distribuição da *Lu. longipalpis* para áreas onde a mesma não havia sido previamente observada parece explicar o aparecimento de novos focos de LVA, associados a novas fontes de infecção[72,78].

Admite-se a existência de variações morfológicas (manchas no tegumento) na *Lu. longipalpis* associadas a diferentes composições de feromônios implicados em maior ou menor antropofilia[121].

A produção natural de determinadas enzimas semelhantes à tripsina no intestino do vetor inibe a capacidade de infecção do mesmo por determinadas espécies de *Leishmania*[107]. Por outro lado, determinadas substâncias ingeridas pelo flebótomo, previamente ao repasto sanguíneo, podem inibir essas enzimas e facilitar a infecção, tais como alguns sucos vegetais ricos em açúcares[107].

A presença, na saliva da *Lu. longipalpis*, de substâncias com grande atividade vasodilatadora denominadas "maxidilas" facilita a infecção do hospedeiro vertebrado pela *Leishmania*[116].

A taxa de infecção natural no flebotomíneo é sempre baixa, mesmo nas áreas endêmicas, e a transmissão depende da elevada densidade de *Lu. longipalpis*, como se observa durante surtos da doença[36]. A aplicação de inseticidas nas paredes do domicílio e anexos reduz drasticamente a transmissão[36].

RESERVATÓRIOS

No âmbito doméstico rural, o cão é importante reservatório do agente e responsável pelo caráter endêmico-epidêmico da doença. No ambiente urbano, o homem parece ter importância como fonte de infecção. No ambiente silvestre, as raposas *Lycalopex vetulus*[37] e *Cerdocyon thous*[60,61,81] e, provavelmente, marsupiais *Didelphis albiventris*[109] e *Didelphis marsupialis* manteriam a forma enzoótica silvestre na ausência do homem.

As raposas, pelo seu intenso parasitismo, podem ser responsáveis pela disseminação da protozoose para locais distantes devido a seus hábitos migratórios[36]. Na Amazônia, o *Ce. thous*, apesar do elevado parasitismo, não apresenta sintomas, sendo considerada importante fonte silvestre da *L. chagasi* na região, ao contrário da *Ly. vetulus*, no Nordeste, que contrai infecção grave e mortal.

Roedores domésticos *(Rattus rattus* e *Rattus norvegicus)* foram encontrados infectados pela *Leishmania infantum* em áreas do Mediterrâneo, como Iraque[46] e Itália[97]. No Estado do Ceará, Alencar[3] (1959) encontrou formas amastigotas em *R. rattus*.

A infecção canina, à semelhança do que ocorre nas áreas endêmicas do Mediterrâneo, apresenta um conhecido espectro de características clínicas que podem variar de aparente estado sadio ao severo estágio final. O animal alberga o parasita na pele sã e representa melhor fonte de infecção para

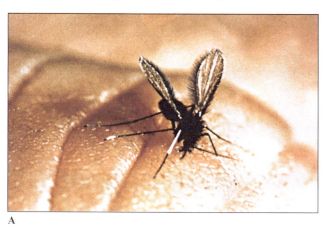
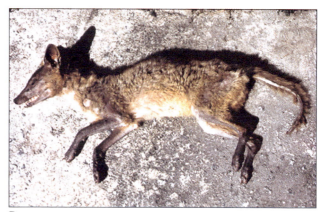

Fig. 10.1 — *(1) Lutzomyia longipalpis adulto fêmea durante o repasto (cortesia da OMS). (2) Exemplar de raposa procedente do Estado de Minas Gerais.*

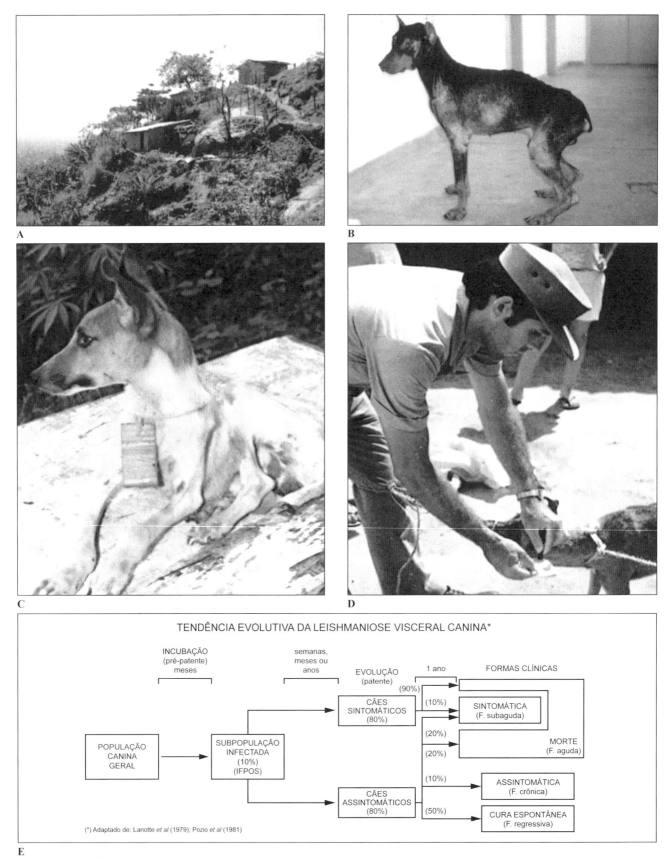

Fig. 10.2 — *(1) Área periurbana de ocorrência de leishmaniose visceral (Realengo — RJ). (2) Cão apresentando agravamento da infecção após terapêutica com antimonial. (3) Cão infectado apresentando emagrecimento e alongamento de unhas. (4) Coleta de sangue em papel de filtro durante inquérito sorológico canino (cortesia da FNS-MS). Evolução clínica da leishmaniose visceral canina (Marzochi et al., 1985b).*

a *Lu. longipalpis* que o homem[36]. No entanto, apenas 40% dos cães infectados apresentam sinais clínicos da doença[4,73]. O quadro clínico, quando presente, assemelha-se ao da doença humana, com febre irregular de longo curso, palidez de mucosas (anemia) e emagrecimento progressivo até o estado de caquexia intensa na fase terminal. Os sinais mais evidentes são as alterações cutâneas e de fâneros, como perda de pêlos, descamação furfurácea, ulcerações recobertas por crostas e localizadas nas extremidades, além de apatia, diarreia, hemorragia intestinal, paresia do trem posterior, edema e vômitos. O longo período de evolução, podendo chegar a mais de um ano, e a pouca mobilidade do cão devido à apatia podem levar a um alongamento exagerado das unhas. Não responde a tratamento com o antimonial e se apresenta como uma doença de depressão imunológica de origem parasitária[73]. Pelo intenso parasitismo cutâneo, desde a fase inicial, o cão é uma importante fonte de infecção para o flebótomo. Este mesmo fato possibilita a infecção intercanina através de mordedura durante brigas e coito, provavelmente também pela ingestão de carrapatos que sugaram cães doentes.

No entanto, entre cães sorologicamente positivos, dos 40% que apresentavam sinais clínicos da infecção e acompanhados no período de um ano, 88% evoluíram para o óbito e 8% permaneceram estáveis[98]. Entre os 60% "assintomáticos", depois de um ano de observação, 52% apresentaram cura espontânea, com negativação de IF, 12% continuaram estáveis, 18% tornaram-se doentes e 18% morreram no final do período[98].

O cão, portanto, constitui importante reservatório da doença, contribuindo para a manutenção da endemia e sua propagação para outras áreas, ao acompanhar famílias migrantes. A eliminação dos cães infectados é considerada de fundamental importância para o controle da endemia, uma vez que, mesmo existindo tratamento, os custos seriam impeditivos em termos de saúde pública. Entretanto, em determinadas áreas de LVA, o cão não parece desempenhar papel de relevo no risco da infecção humana, tal como foi observado em Teresina — Piauí[7,31] e em Pancas — Espírito Santo[42]. Em áreas vizinhas de leishmaniose tegumentar e leishmaniose visceral no Rio de Janeiro, demonstrou-se o caráter domiciliar e focal de ambos os processos, onde, na LVA, o homem e o cão desempenham juntos papel de relevo no risco da infecção humana[117].

Distribuição

No continente americano, o Brasil é responsável por mais de 90% dos casos registrados. A detecção de novos focos no Sul e no Norte do país (Paraná, São Paulo, Rio de Janeiro, Espírito Santo, Pará e Roraima) sugere uma expansão da endemia, atualmente afetando periferias urbanas (Rio de Janeiro, São Luís — MA, Santarém — PA, Natal — RN), assim como centros urbanos, como Teresina no Piauí e Belo Horizonte e Montes Claros em Minas Gerais. O número de casos tende a aumentar por ocasião de crises sociais[4].

Atualmente, a LV no Brasil vem apresentando um caráter esporádico ou endêmico-epidêmico com uma média anual de 3-4 mil casos novos e uma variação cíclica decenal. Tais casos distribuem-se de Roraima ao Paraná, em geral isolados ou em focos que, na região Norte, além de Roraima (foco recente) inclui o Pará (Ilha de Marajó e Santarém); no Nordeste atinge todos os estados, predominando na Bahia, no Ceará, Maranhão e Piauí, sendo altamente endêmica (94% dos casos); na região Sudeste, atinge Minas Gerais, Espírito Santo e Rio de Janeiro; no Centro-Oeste há registro de casos no Mato Grosso do Sul (Corumbá), Goiás e Mato Grosso; na região Sul, no estado do Paraná[71,120].

Nas áreas endêmicas conhecidas, as crianças menores de 10 anos constituem 80% dos casos, dos quais 60% têm até quatro anos, predominando no sexo masculino[4]. Em focos recentes, como o do Rio de Janeiro, apenas 56% dos casos ocorrem abaixo de 10 anos e a predominância no sexo masculino se verifica a partir da adolescência, sugerindo a existência de algum mecanismo de resistência relacionado ao sistema endócrino, uma vez que a transmissão é peridomiciliar, não sujeita a exposição ocupacional[76]. Nas áreas antigas, o estado de proteção natural cresce com a idade. A maior suscetibilidade das crianças pela menor imunidade é agravada pela desnutrição. As infecções inaparentes e a forma oligossintomática no adulto podem ter importância epidemiológica considerando-se o risco potencial de transmissão acidental por transfusões sanguíneas, doação de órgãos e tecidos, transplacentária e sexual. A reversão do equilíbrio imunológico do parasitismo por imunossupressão (infecção pelo vírus da imunodeficiência humana — HIV, drogas imunossupressoras, doenças neoplásicas etc.) confere à LVA um caráter de doença oportunística[9].

A frequência dos casos começa a aumentar após o final do período de chuvas. As áreas rurais e as periurbanas com características rurais, e mesmo urbanas[31], são mais vulneráveis, como se observa em Teresina (Piauí) e Jacobina (Bahia)[108]; Belo Horizonte (Minas Gerais)[49] e bairros da zona oeste do município do Rio de Janeiro[71]. As populações atingidas são frequentemente as de piores condições socioeconômicas, que vivem em habitações precárias com quintais mal-cuidados.

Nas Américas são atingidas as áreas de "terras firmes" da Amazônia, as planícies litorâneas e os vales dos grandes rios do Nordeste brasileiro, os vales e sopés de serra do sertão semiárido onde o relevo propicia certo grau de umidade e vales boscosos e encostas de montanhas no Sul da Bahia e região Sudeste.

Os fatores de risco individuais, tais como má nutrição e outras doenças infecciosas concomitantes, parecem ser decisivos para o prognóstico da LVA, assim como a doença tem grande efeito sobre o estado nutricional[9]. Estudo realizado em Teresina — Piauí mostrou uma associação significante entre grupos familiares e a infecção pela *L. chagasi*, sendo que os indivíduos do grupo sanguíneo A apresentaram um risco relativo de duas, três vezes maior em relação aos controles[5]. No entanto, não se observou existência de associação entre a suscetibilidade a infecção/doença e o complexo maior de histocompatibilidade (HLA) em relação aos antígenos de classe I, II e III[6].

A importância da infecção inaparente humana não tem sido suficientemente avaliada como fonte de infecção para o flebótomo, assim como para indivíduos receptores de sangue, tecidos e órgãos[70]. No entanto, a expansão da infecção pelo HIV para populações de ou oriundas de zonas endêmicas poderá reverter o equilíbrio da infecção inaparente, gerando

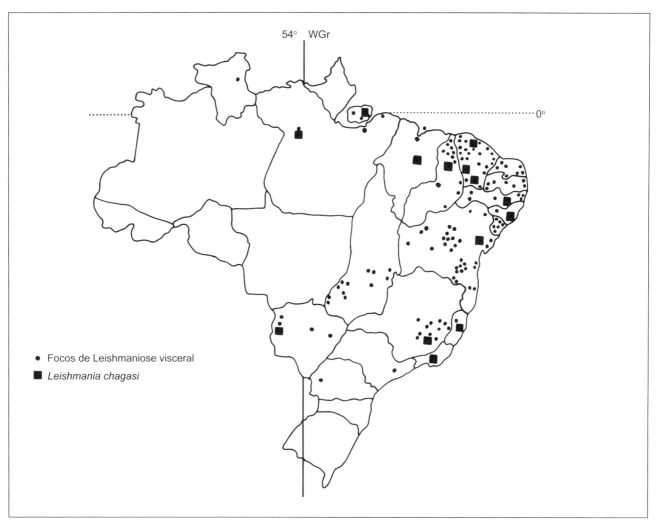

Fig. 10.3 — *Distribuição geográfica da leishmaniose visceral no Brasil e respectivo agente etiológico (leishmania chagasi,) (Marzochi & Marzochi 1994).*

numerosos casos de leishmaniose visceral, principalmente em adultos.

DIAGNÓSTICO CLÍNICO

A partir da picada infectante do vetor, ocorre lenta disseminação dos parasitos pelas células do SFM do baço, fígado, medula óssea e tecidos linfóides, hiperplasia e hipertrofia desses órgãos e gradual comprometimento sistêmico, levando, a nosso ver, ao desenvolvimento de uma "síndrome de imunodeficiência de causa parasitária".

A tríade composta por anemia, febre e hepatoesplenomegalia costuma ser o pano de fundo desta afecção, podendo haver micropoliadenopatia, manifestações intestinais, fenômenos hemorrágicos e um caráter consumptivo que leva a acentuado emagrecimento, edema, alterações e queda de cabelo, além de outras manifestações associadas.

Apesar de a sintomatologia geral ser comum aos vários tipos, clinicamente distinguem-se dois grupos principais: as leishmanioses viscerais do grupo mediterrâneo *(tipos mediterrâneo, neotropical* e *chinês)* e as do grupo indiano *(tipo indiano* e *este-africano),* com suas variantes.

No grupo mediterrâneo predomina, em geral, a forma infantil, de evolução fatal quando não-tratada, sendo a forma do adulto mais rara e associada à depressão imunológica idiopática, infecciosa ou iatrogênica, de evolução mais longa que a infantil, podendo ocorrer manifestações oculares. No grupo indiano *tipo indiano,* o adulto jovem é o mais atingido, a evolução é mais rápida que a do adulto do mediterrâneo e com manifestações da pele levando a hiperpigmentação e nódulos cutâneos ricos em parasitos, os quais também são encontrados no sangue com facilidade; no *tipo este-africano,* adolescentes e adultos jovens apresentam um comprometimento visceral grave, podendo ser precedido de lesão cutânea ulcerada e, após o tratamento, acometer mucosas da orofaringe ou laringe.

EVOLUÇÃO CLÍNICA

Na LVA, observa-se a ocorrência de infecção inaparente e forma oligossintomática com relativa frequência[9,13,71]. Entretanto, outros pacientes cursam com o desenvolvimento de uma síndrome com características clínicas semelhantes à doença conhecida no Mediterrâneo, de regra responsiva ao tratamento pelo antimonial. Nos casos não-tratados, a doença tende a ser progressiva, cursando com elevada taxa de mortalidade (até 75-95%), embora a cura espontânea possa ocorrer. Usualmente, evolui ao óbito após cerca de dois anos de duração; sob forma relativamente benigna, a doença pode persistir por vários anos.

Do ponto de vista clínico, classicamente a doença humana apresenta manifestações bastante uniformes, embora a evolução da infecção pareça estar condicionada, dentre outras variáveis, à idade, estado nutricional e padrão alimentar do paciente, coexistência de outras patologias associadas, estado imunitário etc.[88]

A LVA pode assumir também características particulares de natureza clínico-epidemiológica, de acordo com as fases epidêmica ou endêmica onde ocorra, além das variações dependentes dos hábitos dos flebotomíneos envolvidos, como manifestações exclusivamente cutâneas, e do estado imunitário da população associado a infecções inaparentes prévias pela *L. chagasi* ou por outra *Leishmania*[79].

No local da picada infectante do vetor pode ocorrer pequeno nódulo endurecido (poucos milímetros) formando pápula de coloração clara ou pigmentada que desaparece antes da sintomatologia típica ou abortiva. Lesões nodulares ou ulceradas, à semelhança da leishmaniose cutânea, têm sido descritas[90,96,125].

O período de incubação é difícil de ser determinado. Admite-se, porém, que varie de três semanas a seis meses, podendo chegar a quatro anos. A doença pode instalar-se de maneira abrupta, principalmente em crianças, e de modo insidioso, geralmente em adultos[99]. A manifestação inicial mais frequente é a febre, de início baixa e irregular. No período de estado, a febre, embora frequente, apresenta comportamento variável — de intermitente (com um ou dois picos diários) a contínua (com oscilações de 37 a 40°C). Nessa fase se observam ondas febris do tipo recorrente, com o paciente tolerando e se adaptando a febres elevadas, apresentando progressiva alteração do estado geral, com emacimento, palidez, emagrecimento e mesmo caquexia.

O tegumento apresenta-se também comprometido com ressecamento, descamação, palidez "terrosa" e, às vezes, pigmentação escura da pele, dermite pelagróide, estomatite, queilite angular e descoramento, adelgaçamento e queda de cabelos. Os membros inferiores podem apresentar edema e não é raro o registro de anasarca.

Perturbações intestinais, com aumento do trânsito, são frequentes, porém o apetite é normal ou muitas vezes aumentado[99,110]. Com a evolução da doença, o abdome torna-se globoso e as manifestações hemorrágicas se tornam mais frequentes, com epistaxes, gengivorragias, hemorragias digestivas e retinianas (coriorretinite), enquanto as sufusões petequiais ou púrpuras ocorrem geralmente no início do tratamento[88]. Do lado respiratório, pode aparecer tosse seca. Bronquite, roncos e estertoração ocorrem com alguma frequência. Pneumonia bacteriana, derrame pleural e outras complicações infecciosas secundárias agravam o prognóstico.

O baço, já no fim do primeiro mês, alcança e ultrapassa o rebordo costal; com o decorrer da doença pode atingir a fossa ilíaca, sendo de consistência firme, superfície lisa e levemente dolorosa. O fígado também aumenta muito de volume, ultrapassando o nível da cicatriz umbilical e se apresentando levemente endurecido. A icterícia não é comum, porém pode ser observada em alguns casos. Os linfonodos apresentam-se leve a moderadamente infartados, predominando as micropoliadenopatias inguinais e axilares. A anemia é responsável por uma palidez característica do tipo "vela de cera", acompanhada de fácies pseudo-addisoniana. Seu agravamento progressivo pode acarretar manifestações cardiocirculatórias com episódios de lipotimia, sopro cardíaco anêmico, transtornos de repolarização e traçado do tipo miocardite ao eletrocardiograma.

O chamado período final caracteriza-se pela caquexia extrema, hipotrofia muscular intensa, prostração, enorme hepatoesplenomegalia, anasarca, manifestações hemorrágicas, delírio, alucinações e complicações infecciosas que geralmente condicionam o óbito. No entanto, a terapêutica específica, quando instituída antes do "período final", altera substancialmente a evolução da parasitose e, por conseguinte, o seu prognóstico.

A afecção cutânea — "leishmaniose dérmica pós-calazar" — que ocorre em indivíduos tratados, ao contrário do que acontece na Índia, é rara entre nós.

Ao lado de formas rapidamente fatais de LVA não-tratadas, que atingem principalmente crianças de um a dois anos, acompanhando-se de pneumonia, enterocolite etc, aparecem as formas crônicas de longa evolução, podendo haver cura espontânea, principalmente em jovens e adultos. Mais interessantes são as formas ganglionares puras e sobretudo as formas de infecção inaparentes — subclínicas e abortivas, cuja frequência é subestimada nas áreas endêmicas, ou ignorada[13,14,63,71,94]. O recente processo de urbanização da leishmaniose visceral evidencia maior ocorrência de casos em adultos, predominando nestes o sexo masculino[79].

As evidências de ordem epidemiológica são fundamentais na orientação do diagnóstico, quais sejam: caracterização detalhada da procedência do caso suspeito, de área endêmica conhecida ou não, incluindo as características fisiográficas da região de origem do caso; investigação de contato ou existência de cães suspeitos, da existência de flebótomos e espécie predominante no local, assim como da ocorrência de casos conhecidos de doença crônica semelhante em humanos e cães. Casos de leishmaniose visceral têm sido descritos em pacientes imunossuprimidos afastados há muito tempo de áreas endêmicas[9].

Clinicamente, emagrecimento acentuado, febre, anemia, hepatoesplenomegalia, manifestações hemorrágicas e o caráter insidioso são bons indicadores, sendo essencial o acesso à confirmação laboratorial do diagnóstico.

CLASSIFICAÇÃO CLÍNICA

Embora a evolução da infecção a partir da inoculação do parasito esteja sujeita a determinantes ainda não bem compreendidos, a apresentação clínica depende, de regra, do tempo de evolução da doença.

Considerando diversas classificações conhecidas e observações em áreas endêmicas[9,71,88,99,110], e com base em experiência pessoal de busca ativa de casos e atendimento de demanda espontânea, Marzochi & Marzochi[76] (1994) propu-

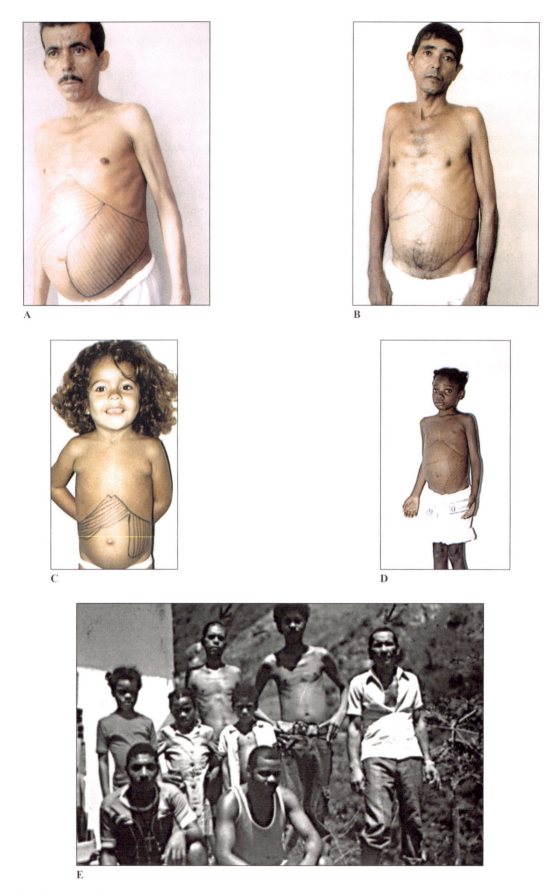

Fig. 10.4 — *(1 e 2) Leishmaniose visceral (LV) em adultos de zona periurbana da cidade do Rio de Janeiro. (3 e 4) LVem crianças de zona periurbana da cidade do Rio de Janeiro. (5) Casos de LV após o tratamento em zona periurbana (Realengo — RJ).*

seram uma classificação clínico-laboratorial evolutiva para a LVA infecção/doença:

Forma Subclínica ou Infecção Inaparente (LVI)

Caracteriza-se pela ausência de manifestações clínicas (sinais e sintomas), presença de anticorpos antileishmânia e/ou intradermorreação de Montenegro (IDRM) positiva. A ausência de manifestações clínicas é estabelecida a partir de anamnese negativa e exame físico normal. Pode equivaler ao processo infeccioso inicial que evoluirá à doença ou à fase de involução do processo inicial de caráter auto-resolutivo (relação ideal de equilíbrio parasito-hospedeiro) ou ao resíduo imune pós-doença em casos tratados. A forma inaparente só pode ser detectada pela busca ativa dos casos. O tratamento normalmente não está indicado.

Forma Leve (LVL)

Caracteriza-se, de regra, pela ausência de sintomas (indivíduos sem queixas) e, se eventualmente presentes, são esporádicos e difíceis de serem associados à LV, presença de sinais ao exame físico — discreta hepatomegalia e/ou esplenomegalia, presença de anticorpos antileishmânia, IDRM provavelmente positiva, com ou sem evidenciação de leishmania por punção de órgãos. Pode involuir à forma inaparente ou a formas sintomáticas e graves; a IDRM, se eventualmente negativa, poderá ser um sinal de alerta a esta possibilidade. A forma leve também é encontrada apenas através da busca ativa.

O tratamento desses casos poderá deixar de ser efetuado apenas quando for assegurado o acompanhamento clínico por longo período.

Forma Moderada (LVM)

Caracteriza-se por história clínica de semanas a poucos meses, de febre variável, episódios de diarreia, eventualmente outras manifestações, porém com estado geral mantido, atividade normal nos períodos sem febre, presença de hepatoesplenomegalia discreta a moderada, testes sorológicos positivos, IDRM eventualmente positiva e evidenciação de leishmania por hemocultura.

Os exames laboratoriais complementares hematológicos e bioquímicos apresentam-se moderadamente alterados. Os pacientes tratados com antimonial costumam evoluir bem, sem complicações. Não-tratados devem evoluir, progressivamente, para o agravamento do quadro clínico.

Forma Grave (LVG)

Caracteriza-se por evolução insidiosa, resultante de diagnóstico tardio, em que os pacientes referem história de meses, até anos de doença, levando progressivamente a um quadro consumptivo, acompanhado de febre de caráter variável e crescente adinamia, palidez, perda de peso, aumento do volume abdominal, ocorrência de episódios de sangramentos e diarréicos, e outras manifestações. Os exames clínico e laboratoriais inespecíficos evidenciam grave comprometimento geral, hepatoesplenomegalia volumosa, anemia evoluindo à pancitopenia e hipoalbuminemia (com inversão albumina/globulina) acentuadas, alterações moderadas de outras provas de função hepática e de testes de função renal; estas alterações progridem paralelamente ao agravamento clínico com insuficiência cardíaca e edemas até a anasarca, emagrecimento até a caquexia, hemorragias de mucosas ou de pele tipo petequial predominante em áreas de atrito e membros inferiores, icterícia leve a moderada, hipertensão arterial (em geral em picos), infecções bacterianas secundárias. Os títulos de anticorpos são muito elevados, a IDRM é negativa, e as leishmânias são evidenciadas por punção de medula óssea ou outros métodos. O óbito ocorre nesta fase devido ao tratamento tardio ou à ausência de resposta ao antimonial e a outras drogas, em geral associada à complicação. Esta, frequentemente por septicemia bacteriana e/ou hemorragia grave, pode levar ao êxito letal antes mesmo do início do tratamento da leishmaniose ou nos primeiros dias de iniciado; nestes casos, é possível que o agravamento decorra da reação tipo Herxheimer que, com alguma frequência, se observa nos primeiros dias de uso do antimonial, principalmente nas formas avançadas da doença.

DIAGNÓSTICO LABORATORIAL

MÉTODOS PARASITOLÓGICOS

Punção de Vísceras

Laboratorialmente, o diagnóstico de certeza faz-se pela demonstração ou isolamento do agente etiológico. Considerando-se que se trata de uma parasitose do SMF, a pesquisa da *Leishmania* deve ser realizada em medula óssea (50-90% de positividade), baço (acima de 90%), fígado e linfonodos aumentados (em torno de 60%). Pela maior simplicidade de técnica, pelo menor risco e grande possibilidade de êxito, embora menor que na punção esplênica, a punção de medula óssea (esternal) em adultos e em crianças (tibial ou ilíaca) deve ser de eleição. Casos atípicos ou *post-mortem* podem ser diagnosticados pela evidenciação de *Leishmania* em material de punção ou necropsia através de técnica de imunoperoxidase[45]. Com o material coletado devem ser feitos vários esfregaços em lâminas e corados pelo Giemsa ou Leishman para exame microscópico, assim como, se possível, semeadura em meios de cultura NNN e inoculação em animais de laboratório, de preferência o *hamster* dourado. Os repiques das culturas devem ser realizados em períodos de cinco a 10 dias até ao final de 30 a 40 dias, quando o material deve ser desprezado, se negativo, e os animais inoculados observados até um período de um ano; este último procedimento, no entanto, não é prático para fins de diagnóstico imediato, mas pode ser importante para o conhecimento epidemiológico.

Pesquisa no Sangue e na Pele

O encontro de *Leishmania* no sangue periférico ou isolado em cultura é raro no calazar americano. No entanto, o cultivo do coágulo, livre de soro ou amostra de pele são obtida por biópsia, em meio de cultura difásico (NNN + LIT) pode lograr êxito[79].

Métodos Imunológicos

A intradermorreação de Montenegro (IDRM) é geralmente negativa na fase de doença ativa, podendo ser útil na avaliação do prognóstico, como critério de cura e inquéritos epidemiológicos. A IDRM torna-se positiva após seis meses a três anos da cura clínica, na maioria dos casos.

O teste sorológico de imunofluorescência indireta (RIFI) ainda é atualmente o mais utilizado, assim como o ELISA. A reação é grupo-específica, podendo cruzar com leishmaniose tegumentar e doença de Chagas. No entanto, os títulos observados no calazar são muito mais elevados e, portanto, sugestivos de infecção por *L. chagasi*. Consideramos compatíveis com doença na RIFI títulos iguais ou superiores a 1:90.

Outra vantagem da RIFI é a facilidade de pesquisa, tanto das imunoglobulinas da classe IgG como IgM, sendo de extrema valia em inquéritos epidemiológicos devido à sua precoce positividade. Por outro lado, os títulos se mantêm elevados durante longo tempo após o tratamento específico, variando na faixa de 1:90 a 1:360[70,74,75]. Outras reações têm sido propostas, como ELISA PtA, Dot-ELISA, Fast ELISA, contra-imunoeletroforese e teste de aglutinação direta (DAT).

A destruição do parasito ocasiona liberação de antígenos e imunocomplexos circulantes, os quais podem ser demonstrados em fluidos orgânicos como sangue e urina.

Exames Inespecíficos

Outras provas laboratoriais, como a eletroforese de proteínas plasmáticas que evidencia o aumento das globulinas e a diminuição da albumina, além das reações empíricas com a mesma finalidade, como a de Spakman-Napier (gelificação das globulinas pela adição de formol ao soro), Brahmachari (precipitação das globulinas pela adição de água destilada ao soro) ou de Ray-Churubrata (o mesmo com sangue total), oferecem algum subsídio precoce ao diagnóstico laboratorial.

O quadro hematológico, no período de estado, apresenta anemia constante, do tipo normocítico e hipocrômico, importante leucopenia, linfocitose, eosinopenia e trombocitopenia, sugerindo uma síndrome hiperesplênica secundária e elevada velocidade de hemossedimentação. Os tempos de coagulação e sangramento são normais, apesar das frequentes manifestações hemorrágicas[118]. O mielograma pode se apresentar normal ou "hiper-reator". Provas de função hepática costumam estar ligeira a moderadamente alteradas. Leves alterações do exame sumário de urina com discreta e moderada proteinúria podem ocorrer, refletindo gravidade do comprometimento clínico. O grau das alterações laboratoriais é também proporcional ao tempo de evolução da doença.

TRATAMENTO

O tratamento pode ser feito ambulatorialmente, embora pacientes graves ou instáveis devam ser hospitalizados. Especial atenção deve ser dada ao estado nutricional e a infecções bacterianas associadas.

Tendo em vista a precoce reversibilidade do quadro clínico, de regra evidenciada ao final da primeira semana do tratamento antimonial, o controle de cura é eminentemente clínico. A reversão das curvas térmica e ponderal, da hepatoesplenomegalia, das alterações hematológicas e do estado geral é mais precoce que a do perfil eletroforético plasmático. A presença de eosinófilos ou de eosinofilia reflete bom prognóstico. Os métodos utilizados para a pesquisa do parasito, além de serem invasivos, podem não ser conclusivos, uma vez que um exame negativo após o tratamento não exclui a possibilidade de recaída.

As recaídas podem ser observadas geralmente dentro de seis meses após o tratamento, principalmente quando há co-infecção pelo HIV[80].

Os títulos da RIFI caem abruptamente, mas a positividade persiste por vários meses, tendendo ao desaparecimento após seis ou mais meses[79], mas podendo se manter por vários anos em cerca de 30% dos casos acompanhados após a terapêutica[70]. A tendência do teste de ELISA é acompanhar a RIFI em títulos comparáveis. De um modo geral, a intradermorreação de Montenegro torna-se positiva logo no primeiro ano após o tratamento.

A terapêutica na forma cutânea difusa pós-visceral, de ocorrência rara entre nós, requer um tempo mais prolongado que na visceral.

Antimoniais Pentavalentes

O tratamento de escolha da leishmaniose visceral é feito com os antimoniais pentavalentes — antimoniato de meglumina, que contém 8,5% de Sb^{5+} (85 mg/ml), e o estibogluconato de sódio, que contém 10% Sb^{5+} (100 mg/ml). O mecanismo de ação dos antimoniais não está ainda totalmente esclarecido, sabendo-se que ele atua nas formas amastigotas da *Leishmania*, inibindo a atividade glicolítica e a via oxidativa de ácidos graxos. No Brasil utiliza-se o antimoniato de meglumina, que é apresentado em ampolas de 5 ml contendo 1,5 g do sal que corresponde a 425 mg de Sb^{5+}.

O esquema recomendado é de 20 mg do Sb^{5+} por quilograma de peso/dia até o máximo de 850 mg, em doses diárias por 20 dias consecutivos, por via endovenosa ou intramuscular. A dose e a duração podem variar dependendo da região endêmica[122]. Tal esquema costuma ser muito bem tolerado devido à sua relativa baixa toxicidade na prática clínica. A reversibilidade dos sintomas e sinais ocorre de maneira surpreendente, fazendo-se sentir ainda na primeira semana da terapêutica. Herwaldt & Berman[54] (1992) sugerem que o limite máximo para a dose diária (850 mg) deva ser mantido visando reduzir o risco de resistência ao Sb^{5+} *in vivo* e as falhas terapêuticas. Os antimoniais são rapidamente (nas primeiras oito horas) excretados pelos rins, sendo apenas parcialmente organodepositários[15,25,91,102].

Pacientes co-infectados pelo HIV devem receber 20 mg Sb^{5+}/kg/dia durante 40 dias consecutivos. Após a cura clínica inicial, a profilaxia secundária nesses pacientes deve ser realizada com 20 mg Sb^{5+}/kg, quinzenalmente, por tempo indeterminado[10].

Alguns casos apresentam, em geral dentro dos cinco primeiros dias de tratamento, piora do quadro clínico, caracterizando reação tipo Jarisch-Herxheimer; por isso se justificaria começar com 1/3 da dose, aumentando gradativamente nos dias subsequentes. Se mesmo assim ocorrer reação ou presença de cardiotoxicidade ou outro tipo de alteração clínica ou laboratorial importante, o tratamento deve ser interrompido temporariamente até a reversão dos novos sinais e sintomas, recomeçando outra vez com doses gradativas.

Nos casos de recaída deve ser repetido o tratamento com antimonial, por mais um ciclo de 40 dias, na dose de 20 mg/kg/dia. Nos casos de resistência à terapêutica antimonial estão indicadas a anfotericina B ou a pentamidina.

Reações Adversas aos Antimoniais

As alterações eletrocardiográficas dependem da dose e da duração do tratamento, sendo mais frequente a inversão da onda T, prolongamento do intervalo Q-T e, eventualmente, arritmia[9,26,122].

As crianças requerem, proporcionalmente, doses mais elevadas que o adulto, apresentando, porém, maior tolerância aos efeitos adversos. Estes manifestam-se geralmente por anorexia, náuseas, vômitos, mal-estar, mialgias, dor de cabeça e letargia. Reações cutâneas petequiais e purpúricas no início do tratamento não são raras. Insuficiência renal preexistente contra-indica o uso da droga. São pouco frequentes os fracassos terapêuticos entre nós. É interessante referir que, nos casos em que observamos efeitos adversos ao utilizar dois ciclos de 10 dias de antimonial, intercalado por pausa de 10 dias, como era preconizado anteriormente, as reações não foram observadas no segundo ciclo. Isso nos faz acreditar que os efeitos adversos foram em grande parte, ou totalmente, associados à destruição de leishmânias com liberação de antígenos e formação de complexos imunes

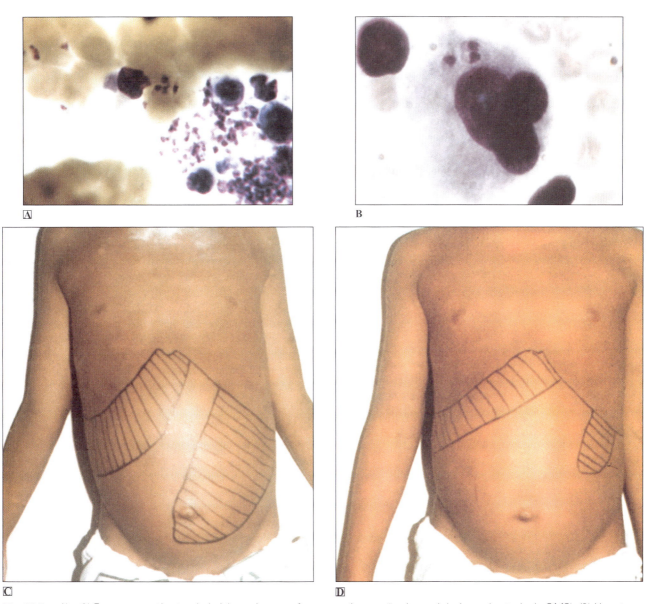

Fig. 10.5 — (1 e 2) Formas amastigotas de Leishmania em esfregaços pós-punção de medula óssea (cortesia da OMS). (3) Hepatoesplenomegalia em criança do sexo feminino com leishmaniose visceral antes do tratamento. (4) Regressão da hepatoesplenomegalia da mesma paciente, 10 dias após a primeira série de 10 dias (esquema antigo) de tratamento com antimonial pentavalente na dose de 15 mg Sb⁵/kg/dia.

que, uma vez aderindo às células de diferentes órgãos, poderiam levar à hemólise, redução de plaquetas ou respostas do tipo inflamatório.

ANFOTERICINA B

A anfotericina B é uma alternativa eficaz para tratar pacientes que apresentem má resposta aos antimoniais[58,101]. Seu mecanismo de ação se dá a partir da ligação do princípio ativo com ésteres (ergosterol, episterol) da membrana plasmática da *Leishmania*. Pode ser ministrada diariamente na dose de 0,5 mg/kg ou três vezes por semana, iniciando com uma dose de 0,5 mg/kg/dia, aumentando gradualmente até atingir a dose de 1,0 mg/kg/dia, não excedendo a 50 mg por aplicação, até alcançar a dose total de 1 a 3 g[122] ou 20-30mg/kg, alcançada com 6-8 semanas de tratamento[33]. A anfotericina B é de eliminação lenta na urina e persiste no sangue em concentrações de 0,5 a 2μg/litro quando é administrada na dose de 0,5 a 1 mg/kg de peso, em dias alternados.

A droga deve ser ministrada de preferência em ambiente hospitalar devido à sua toxicidade renal e cardíaca (quatro horas de infusão endovenosa, gota a gota, diluída em soro glicosado a 5% e podendo estar associado a 50 a 100 mg de hidrocortisona para a prevenção da flebite e outros efeitos adversos).

Reações Adversas à Anfotericina B

Os efeitos colaterais podem ser anorexia, náuseas e vômitos, cefaléia, febre, calafrios, dores musculares e articulares, anemia, elevação da ureia e creatinina no sangue, além da tromboflebite local, que é um paraefeito comum[33,35]. Estudos mais recentes têm sugerido que preparações lipossomais de anfotericina B são eficazes e apresentam menor toxicidade que as preparações convencionais[32,34,35,41,43].

PENTAMIDINA

A pentamidina é uma diamidina aromática. Seu mecanismo de ação ainda não é totalmente conhecido, parecendo estar relacionado à inibição da RNA polimerase, função ribossomal e síntese de proteínas e fosfolipídeos. Na *Leishmania* se liga seletivamente ao DNA do cinetoplasto, causando danos à sua função.

A pentamidina pode ser ministrada na dose de 2-4 mg/kg/dia, IM, três vezes por semana, durante cinco ou mais semanas, dependendo da resposta clínica[122]. Deve ser de uso limitado aos casos que não respondem aos antimoniais e à anfotericina B, devido à maior toxicidade e menor eficácia[17,56,84].

É droga de eliminação lenta e excretada pela urina durante várias semanas. Por via intramuscular deve ser utilizada na concentração de 1% e, por via endovenosa, na concentração de 5% em solução glicosada e infundida em período de duas horas.

Em pacientes co-infectados pelo HIV, a profilaxia secundária, após o tratamento inicial poderá ser feita com 4 mg/kg mensalmente[10].

Reações Adversas à Pentamidina

As reações adversas e contra-indicações são: hipotensão, taquicardia, astenia, dispneia, cefaléia, sudorese, hipoglicemia, formigamento, náuseas, epigastralgia e abcesso subcutâneo. Tratamentos prolongados podem induzir a lesões hepáticas, pancreáticas (induzindo diabetes melito), renais (insuficiência renal reversível) e do sistema nervoso[123].

Controle de Reações Adversas

É essencial a vigilância clínica e laboratorial quanto à ocorrência de efeitos adversos, realizando-se exames prévios ao tratamento e de seguimento, com periodicidade no mínimo semanal, incluindo ECG, exames de funções renal e hepática e hematológico.

OUTRAS DROGAS

O *Alopurinol* pode ser usado em combinação com os antimoniais como tratamento de segunda linha[27,55,122]. A vida média do alopurinol no sangue é de 40 minutos, sendo rapidamente metabolizado para oxipurinol, menos ativo. Os efeitos colaterais são raros (exantema, febre, leucopenia e hepatite). A dose recomendada é de 6,7 a 10 mg/kg de peso, três vezes ao dia, durante seis semanas (20 a 30 mg/kg por dia).

A *aminosidina (paromomicina)*, antibiótico aminoglicosídeo utilizado na dose de 14-16 mg/kg/dia, IM ou EV, por 20 dias consecutivos, isolado ou em associação com antimoniais, leva a frequentes efeitos colaterais como nefrotoxicidade e ototoxicidade[28,53,106,115].

A associação de *interferon gama* (γ-IFN) e *GM-CSF* com antimoniais pentavalentes tem sido utilizada com sucesso[11,12,87], inclusive em pacientes com má resposta à terapia antimonial convencional[113] e em alguns casos de co-infecção pelo HIV[50,68].

Existe uma forte associação da capacidade de produção de interferon γ e interleucina-2 com o controle do processo infeccioso. O GM-CSF, por sua vez, é um fator estimulador de colônias de granulócitos e macrófagos, que promove a liberação de granulócitos e células linfomononucleares pela medula óssea em pacientes granulocitopênicos.

PROFILAXIA

Para um programa de controle é fundamental o conhecimento das condições epidemiológicas de cada região através de levantamento da prevalência ou incidência da doença na população humana e canina, com base nas notificações realizadas pelos serviços de saúde, assim como através de inquéritos sorológicos específicos, estudos entomológicos, estudo dos possíveis reservatórios silvestres, reconhecimento geográfico, preparação de mapas das áreas de risco, elaboração de plano de ação e capacitação de pessoal[59,70,92].

A tendência à urbanização da leishmaniose visceral verificada nos últimos anos no Brasil está associada, dentre outros, aos seguintes fatores: processo migratório inter-regional e rural-urbano; ocupação desordenada do solo urbano; falta de saneamento ambiental associado à presença de animais domésticos (galinheiros, currais e chiqueiros) e detritos orgânicos e vegetação no peridomicílio; adaptação da *Lu. longipalpis* introduzida nesses novos ambientes; presença de fontes de infecção (cão ou o próprio homem) associada à existência de indivíduos suscetíveis por predisposição imunológica, agravada por fatores nutricionais (hipovitaminoses e baixa ingestão de proteínas); falta de informação para os profissionais de saúde e população, retardando o diagnóstico e o tratamento; e precariedade do sistema de saúde no atendimento e na vigilância epidemiológica.

Nas áreas endêmicas tradicionais, ou onde se registram casos isolados, as medidas profiláticas[4] devem se basear em:
— busca ativa e tratamento de todos os casos humanos;
— identificação dos cães doentes através de exames clínico, parasitológico e sorológico, e sua eliminação, uma vez que o tratamento dos mesmos é ineficiente;
— combate ao flebótomo pela aplicação, no domicílio e peridomicílio, incluindo abrigos de animais domésticos, de inseticida de ação residual;
— adoção de medidas complementares, tais como a promoção do desenvolvimento social das populações afetadas para que possam usufruir de melhores condições de habitação e alimentação, além de mais instrução para o aprendizado da educação para a saúde e participação social.

A interrupção imediata da transmissão é feita pelo combate aos flebotomíneos, muito sensíveis aos inseticidas comuns, sendo os de maior efetividade aqueles que apresentam maior efeito residual, principalmente os do grupo organoclorados. Utilizam-se rotineiramente em suspensão aquosa o DDT (1-2 g/m^2), o BHC (0,5 g/m^2) e a deltametrina (25 g/m^2), que apresentam ação residual por cerca de 12 meses; o malation (1-2 g/m^2) — um a quatro meses — e o Diazinon (4%) — uma a duas semanas — sobre as paredes das casas, internas e externas, e dos abrigos de animais domésticos (estrebarias, currais, chiqueiros e galinheiros), onde os flebótomos repousam em grande número.

O malation (organofosforado) pode ser associado ao polímero orgânico de acetato de polivinil (tinta elástica comercial para paredes), de modo a permitir lenta liberação, conferindo atividade residual efetiva de até 18 meses, na concentração de 2,7 g/m^2[89].

No ambiente urbano, a permanência residual de cães infectados antes e após os demorados inquéritos caninos (realização e retorno dos resultados) e a resistência dos proprietários à retirada dos cães positivos, torna essa medida inócua e as demais condutas de controle rejeitadas pela população. Como consequência, impõe-se a necessidade de novas abordagens técnicas e gerenciais em lugar das medidas tradicionais, integrando adequadamente a atuação gerencial verticalizada às ações locais horizontalizadas, com a participação das comunidades envolvidas, tendo como *foco principal o controle dos vetores*. Um mapeamento prévio das áreas de ocorrência dos casos humanos e caninos de LV e da *Lu. longipalpis* torna-se necessário, objetivando racionalizar o uso de inseticidas residuais. Impõe-se também o desenvolvimento de pesquisas que visem à compreensão dos fatores envolvidos na adaptação, expansão e dispersão dos mesmos, contribuindo para a fundamentação técnico-científica do controle vetorial em áreas urbanas, como a principal medida a ser adotada[77].

BIBLIOGRAFIA

1. Actor P. Protein and vitamin intake and visceral leishmaniasis in the mouse. Exp Parasitol 10:1-20, 1960.
2. Aksoy M, Akgun T, Erdem S, Dincol K. The presented of a haemolitic component and the type of hypochrome microcytic anaemia. Z Tropennied Parasit 21:154-159, 1970.
3. Alencar JE. Calazar canino. Contribuição para o estudo do calazar no Brasil. Fortaleza: Imprensa Oficial, 1959.
4. Alencar JE. Leishmaniose visceral no Brasil. Rev Med Univ Fed Ceará 17-18:129-148, 1978.
5. Amendoeira MRR, Cabello PH, Krieger H et al. Association of Leishmania donovani infection and ABO blood group. Mem Inst Oswaldo Cruz, 82:78, 1987.
6. Amendoeira MRR, Guilherme C, Marin M et al. HLA and visceral leishmaniasis of endemic area of northeast Brazil. Mem Inst Oswaldo Cruz, 83:119, 1988.
7. Amendoeira MRR, Marzochi MCA, Pereira HF. Relação entre a infecção humana e a canina pela Leishmania donovani chagasi em área endêmica de leishmaniose visceral — Teresina, Piauí. Rev Soc Bras Med Trop 22:32, 1989.
8. Antezana G, Zeballos R, Mendoza C et al. Electrocardiographic alterations during treatment of mucocutaneous leishmaniasis with meglumine antimoniate and allopurinol. Trans R Soc Trop Med Hyg 86:31-33, 1992.
9. Badaró R, Carvalho EM, Rocha H et al. Leishmania donovani: an opportunistic microbe associated with progressive disease in three immunocompromised patients. Lancet 1:647-648, 1986a.
10. 10. Badaró R, Duarte MIS. Leishmaniose visceral (calazar). In: Veronesi R, Focaccia R, Veronesi — Tratado de infectologia. São Paulo, Atheneu, 1997.
11. 11. Badaró R, Falcoff E, Badaró FS et al. Treatment of visceral leishmaniasis with pentavalent antimony and interferon gamma. N Eng J Med 322:16-21, 1990.
12. Badaró R, Johnson Jr WD. The role of interferon-gamma in the treatment of visceral and diffuse cutaneous leishmaniasis. J Infect Dis 167:S13-S17, 1993.
13. Badaró R, Jones TC, Carvalho EM et al. New perspectives on a subclinical formof visceral leishmaniasis. J Infect Dis 148:1003-1011, 1986b.
14. Badaró R, Jones TC, Lourenço R et al. A prospective study of visceral leishmaniasis in an endemic area of Brazil. J Infect Dis 154:639-649, 1986c.
15. Berman JD. Chemotherapy for leishmaniasis: biochemical mechanisms, clinical efficacy and future strategies. Rev Infect Dis 10:560-586, 1988.
16. Brito T, Hoshimo-Shimizu D, Amato Neto V et al. Glomerular involvement in human kala-azar. A light immunofluorescent and eletron microscopic study-based on kidney biopsies. Am J Trop Med Hyg 24:9-14, 1967.
17. Bruceson ADM, Chulay JD, Ho M et al Visceral leishmaniasis un responsive to antimonial drugs. II. Response to high dosage sodium stibogluconate or prolonged treatment with pentamidine. Trans R Soc Trop Med Hyg 79:705-714, 1985.
18. Caronia G. L'implego di nuovi preparati di antimonio per via intra-musculare nella cura della leishmaniosi infantile. La Pediatria 24:65, 1916.
19. Carvalho EM. Citocinas na regulação de resposta imune na leishmaniose visceral Revista de Patologia Tropical 23(2):87-88, 1994.
20. Cerf BJ, Jones TC, Badaró et al. Malnutrition as a risk factor for severe visceral leishmaniasis. J Infect Dis 156:1030-1032, 1987.
21. Chagas E. Primeira verificação em indivíduo vivo de leishmaniose visceral no Brasil. Brazil Med 50:221, 1936.
22. Chagas E, Cunha AM, Castro GD et al. Leishmaniose visceral americana. Mem Inst Oswaldo Cruz 32:321, 1937.
23. Chance ML, Peters W, Griffiths HW. A comparative study of DNA in the genus Leishmania. Trans R Soc Trop Med Hyg 67:24-25, 1973.
24. Chance ML, Peters W, Griffiths HW. Biochemical taxonomy of Leishmania. I: Observations on DNA. Ann Trop Med Parasitol 68:307-334, 1974.

25. Chulay JD, Fleckenstein L, Smith DH. Pharmacokinetics of antimony during treatment of visceral leishmaniasis with sodium stibogluconate or meglumine antimoniate. Trans R Soc Trop Med Hyg 82:69-72, 1988.
26. Chulay JD, Spencer HC, Mugambi M. Electrocardiographic changes during treatment of leishmaniasis with pentavalent antimony (sodium stibogluconate). Am J Trop Med Hyg 34:702-709, 1985.
27. Chunge CN, Gachihi G, Muigai R et al. Visceral leishmaniasis unresponsive to antimonal drugs III. Successful treatment using a combination of sodium stibogluconate plus allopurinol. Trans R Soe Trop Med Hyg 79:715-718, 1985.
28. Chunge CN, Owate J, Pamba HO, Donno L. Treatment of visceral leishmaniasis in Kenya by aminosidine alone or combined with sodium stibogluconate. Trans R Soe Trop Med Hyg 84:221-225, 1990.
29. Cisalpino EO, Mayrink W, Cardoso JP, Neves J. Pesquisa de anticorpos nas leishmanioses. I — Primeiros resultados obtidos com a prova de Coombs, Mourant e Pace. Hospital 62:209-214, 1962.
30. Corkhill ML. Diet protein in relation to disturbed host parasite balance. Ann Trop Med Parasitol 44:212-221, 1950.
31. Costa CH, Pereira HF, Araugo MV. Visceral leishmaniasis epidemic in the State of Piauí, Brazil 1980-1986. Rev Saúde Pública, 24:361-372, 1990.
32. Croft SL, Davidson RN, Thornton EA et al. Liposomal amphotericin B in the treatment of visceral leishmaniasis. J Antimicrob Chemother 28 (suppl B):11-118, 1991.
33. Davidson RN, Croft SL. Recent advances in the treatment of visceral leishmaniasis. Trans R Soc Trop Med Hyg 87:130-131, 141, 1993.
34. Davidson RN, Croft SL, Scott A et al. Liposomal amphotericin B in drug resistant visceral leishmaniasis. Lancet 337:1061-1062, 1991.
35. Davidson RN, di Martino L, Gradoni L et al. Liposomal amphotericin B (AmBisome) in Mediterranean visceral leishmaniasis: a multicentre trial. Quarterly Journal of Medicine 87:75-81, 1994.
36. Deane LM. Tese. Leishmaniose visceral no Brasil. Estudo sobre reservatórios e transmissores realizados no Estado do Ceará. Rio de Janeiro: Serviço Nacional de Educação Sanitária, 1956.
37. Deane LM, Deane MP. Observações preliminares sobre a importância comparativa do homem, do cão e da raposa (Lycalopex vetulus) com reservatório de Leishmania donovani, em área endêmica de calazar, no Ceará. Hospital, 48:61-70, 1955.
38. Deane LM, Deane MP. Visceral leishmaniasis in Brazil: geographical distribution and transmission. São Paulo: Rev Inst Med Trop 4:198-212, 1962.
39. Deane LM, Deane MP. Encontro de Leishmania nas vísceras e na pele de uma raposa em zona endêmica de calazar nos arredores de Sobral, Ceará. Hospital, 45:419, 1964.
40. Deane LM, Deane MP, Alencar JE. Observações sobre o combate ao Phlebotomus longipalpis pela dedetização domiciliária, em focos endémicos de calazar no Ceará. Rev Bras Malariol D Trop 7:131, 1955.
41. Dietze R, Fagundes SMS, Brito EF et al. Treatment of kala-azar in Brazil with Amphocil (amphotericin B cholesterol dispersion) for 5 days. Trans R Soc Trop Med Hyg 89:309-311, 1995.
42. Dietze R, Falqueto A, Barros GB et al. Leishmaniose visceral no Espírito Santo: tentativa de controle da infecção humana através da eliminação de cães. Rev Soc Bras Med Trop 24:105, 1991.
43. Dietze R, Milan EP, Berman JD et al. Treatment of Brazilian kala-azar with a short course of Amphocil (amphotericin B cholesterol dispersion). Clin Infect Dis 17:981-986, 1993.
44. Donovan C. On the possibility of the oceurrence of trypanosomiasis in índia. Br Med J 2:79, 1903.
45. Duarte M, Silva M, Goto H et al. Interstitial nephritis in human kala-azar. Trans R Soc Trop Med Hyg 77:531-537, 1983.
46. El-Adhami B. Isolation of Leishmania from a black rat in Baghdad area Iraq. Am J Trop Med Hyg 25:759-761, 1976.
47. Galvão-Castro B, Sá Ferreira J, Marzochi K et al. Polyclonal B cell activation, circulating immune complexes and autoimmunity in human american visceral leishmaniasis. Clin Exp Immunol 56:58-66, 1984.
48. Gardener PJ, Howells RE. Isoenzyme variation in leishmanial parasites. J Protozool 19:47, 1972.
49. Genaro O, Costa C, Williams P et al Oceurrence of kala-azar in the urban area of Grande Belo Horizonte, Minas Gerais. Rev Soc Bras Med Trop 23:121, 1990.
50. Gorgolas M, Castrillo JM, Guerrero MLF. Visceral leishmaniasis in patients with AIDS: report of three cases treated with pentavalent antimony and interferon-gamma. Clin Infect Dis 17:56-58, 1993.
51. Grimaldi Jr G, McMahon-Pratt D. Monoclonal antibodies for the identification of New World Leishmania species. Mem Inst Oswaldo Cruz, 91:37-42, 1996.
52. Guevara P, Alonso G, Silveira JF et al. Identification of new world Leishmania using ribosomal gene spacer probes. Mol Biochem Parasitol 56:15-26, 1992.
53. Hassan M, Baat DB, Hassan K. A new breakthrough in treatment of visceral leishmaniasis in children. JPMA J Pak Med Assoe 45:155-157, 1995.
54. Herwaldt BL, Berman JD. Recommendations for treating leishmaniasis with sodium stibogluconate (Pentostan) and review of pertinent clinical studies. Am J Trop Med Hyg 46:296-306, 1992.
55. Hoeprich PD. Clinicai use of amphotericin B and derivates: lore, mystique and fact. Clin Infect Dis 14 (suppl. 1):S114-S119, 1992.
56. Jha SN, Singh NK, Jha TK. Changing response to diamidine compounds in cases of kala-azar unresponsive to antimoniais. J Assoc Physicians índia, 39:314-316, 1991.
57. Jha TK. Evaluation of diamidine compounds (pentamidine isethionate) in the treatment of resistant cases of kala-azar oceurring in North Bihar, índia. Trans R Soe Trop Med Hyg 77:167-170, 1983.
58. Jha TK, Giri YN, Singh TK, Jha S. Use of amphotericin B in drug-resistant cases of visceral leishmaniasis in north Bihar, índia. Am J Trop Med Hyg 52:536-538, 1995.
59. Knight R, Woodruff AU, Pettit LE. The mechanism of anaemia in kala-azar: a study of 2 patients. Trans R Soc Trop Med Hyg 61:701-705, 1967.
60. Lacerda MM. The Brazilian leishmaniasis control programs. In: Brandão-Filho SP, research and control of leishmaniasis in Brazil. Proceedings of a national workshop. CICT/Fiocruz, Recife, 1993.
61. Lainson R, Dye C, Shaw JJ et al. Amazonian visceral leishmaniasis — distributions of the vector Lutzomyia longipalpis (Lutz & Neiva) in relation to the Cerdocyon thous (Linn) and the efficiency of this reservoir host as a source of infection. Mem Inst Oswaldo Cruz. 85:135-137, 1990.
62. Lainson R, Shaw JJ, Luiz ZC. Leishmaniasis in Brazil. The fox Cerdocyon thous (L) as a reservoir of Leishmania donovani in Para State, Brazil. Trans Roy Soc Trop Med Hyg 63:741-745, 1969.
63. Lanotte G, Rioux JA, Periers J, Volhardt Y. Ecologie des leishmanioses dans le Sud de la France. 10 — Les formes évolutives de la leishmaniose viscérale canine. Elaboration d'une typologie bio-clinique à finalité epidemiologique. Ann Parasit Hum Comp 54:277-295, 1979.
64. Laroche R, Strol J, Poli L. Les leishmaniose viscerales ou kala-azar. Med Trop 38:395-398, 1978.
65. Laveran A, Mesnil F. Sur un protozoaire nouveau (Piroplasma Donovan, Laveran et Mesnil), parasite d'une fièvre de ITnde. C R Acad Sci 137:957-962, 1903.
66. Leishman WB. On the possibility of the oceurrence of trypanosomiais in índia. Br Med J 1:1252-1254, 1903.
67. Lopes UG, Momen H, Grimaldi Jr. G et al. Schizodeme and zymodeme characterization of Leishmania in the investigation of focei of visceral and cutaneous leishmaniasis. J Parasitol 70:89-98, 1984.
68. Lopes UG, Wirth DF. Identification of visceral Leishmania species with cloned sequences of kinetoplast DNA. Mol Biochem Parasitol 20:77-84, 1986.
69. Lortholary O, Mechali D, Christiaens D et al. Interferon-gamma associated with conventional therapy for recurrent visceral leishmaniasis in a patient with AIDS. Rev Infect Dis 12:370, 1990.
70. Machado JOL. Observations sur les troubles trophiques de carence dans le parasitisme par la Leishmania enriettii. Buli Soe Pathol Exot 62:689-696, 1969.
71. Marzochi KBF, Marzochi MCA, Silva VL et al Prospective evaluation of human visceral leishmaniasis after treatment in Rio de Janeiro 1979-1993, p. 275-283. In: Brandão-Filho SP, Research and control of leishmaniasis in Brazil. Proceedings of a national workshop. CPqAM/Fiocruz, Recife, 1993.
72. Marzochi MCA, Coutinho SG, Sabroza PC et al. A leishmaniose visceral canina no Rio de Janeiro, Brasil. Cad Saúde Pública 1:432-446, 1985a.
73. Marzochi MCA, Coutinho SG, Souza WJS, Amendoeira MRR. Leishmaniose visceral — calazar. J Bras Med 41:69-82, 1981 a.

74. Marzochi MCA, Coutinho SG, Souza WJS et al. Canine visceral leshmaniusis in Rio de Janeiro, Brazil. Clinical, therapeutic and epidemiological findings (1977-1983). Mem Inst Oswaldo Cruz 80:349-357, 1985b.
75. Marzochi MCA, Coutinho SG, Souza WJS et al. Leishmaniose visceral no Rio de Janeiro. II — Aspectos sorológicos durante o tratamento de casos humanos autóctones. Cepas isoladas. In: XVII Congresso da Sociedade Brasileira de Medicina Tropical, Caldas Novas, GO, 1981 b.
76. Marzochi MCA, Coutinho SG, Souza WJS et al. Leishmaniose visceral Congresso da Sociedade Brasileira de Medicina Tropical, Caldas Novas, GO, 1981c.
77. Marzochi MAC. Marzochi KBF. Tegumentary and visceral leishmaniases in Brazil. Emerging anthropozoonosis and possibilities for their control. Cad Saúde Pública, 10:359-375, 1994.
78. Marzochi MCA, Marzochi KBF. Leishmanioses em áreas urbanas. Ver Soc Bras Med Trop 30 (Supl.), 1997. in press.
79. Marzochi MCA, Marzochi KBF, Carvalho RW. Visceral leishmaniasis in Rio de Janeiro. Parasitol Today 10:37-40, 1994.
80. Marzochi MCA, Sabroza PC, Toledo LM et al. A leishmaniose visceral na cidade do Rio de Janeiro, Brasil. Cad Saúde Pública, 1:5-17, 1985c.
81. Medrano FJ, Hernandez Quero J, Jimenez E et al. Visceral leishmaniasis in HIV-1-infected individuais: a common opportunistic infection in Spain?Aids, 6:1499-1503, 1992.
82. Mello DA, Rêgo Jr F, Oshozo E, Nunes VLB. Cerdocyon thous (L.) (Carnívora, Canidae) naturally infected with Leishmania donovani chagasi (Cunha e Chagas 1937) in Corumbá (Mato Grosso do Sul State, Brazil). Mem Inst Oswaldo Cruz, 83:259, 1988.
83. Mignone LE. Un cas de kala-azar à Assuncion (Paraguay). Buli Soc Pathol Exot 6:118, 1913.
84. Miles MA. Biochemical identification of the leishmaniasis. Buli Pan Am Health Organization 19:343-353, 1986.
85. Mishra M, Biswas UK, Jha DN et al. Amphotericin versus pentamidine in antimony-unresponsive kala-azar. Lancet 340:1256-1257, 1992.
86. Momen H, Grimaldi Jr G, Marzochi MCA. Identification of New World Leishmania isolated by agarose gel electrophoresis and plyacri-lamide gel isoelectrofocusing. J Cell Biochem 70:29. 1983.
87. NapicrLE, Sharma R. Anaemiaof kala-azar. Indian MedGaz, 62:362-365, 1933.
88. Neva FA. Immunotherapy for parasitic disease. N Eng J Med 322:55-57, 1990.
89. Neves J. Leishmaniose visceral (calazar). In: Neves J. Diagnóstico e tratamento das doenças infectuosas e parasitárias. Rio de Janeiro: Guanabara Koogan, 1978.
90. Oliveira Filho AM. Cost-effectiveness analysis in Chaga's disease vector's control interventions. Mem Inst Oswaldo Cruz, 84:409-417, 1989.
91. Oliveira-Neto MP, Grimaldi Jr G, Momen H et al. Active cutaneous leishmaniasis in Brazil, induced by Leishmania donovani chagasi. Mem Inst Oswaldo Cruz 81:303-309, 1986.
92. Olliaro PL, Bryceson ADM. Practical progress and new drugs for changing patterns of leishmaniasis. Parasitol Today 9:323-328, 1993.
93. OPAS, OMS. Manual de controle da leishmaniose visceral. Organização Pan-Americana da Saúde, 1997.
94. Organização Mundial da Saúde. Brasília, p. 89.
95. Pampiglione S, La Paca M, Schlick G. Studies on Mediterranean leishmaniasis. I — An outbreak of visceral leishmaniasis in northern Italy. Trans R Soc Trop Med Hyg 68:349-359, 1974.
96. Penna H. Leishmaniose visceral no Brasil. Brazil Med 48:949, 1934.
97. Ponce C, Ponce E, Morrison et al. Leishmania donovani chagasi: new clinicai variant of cutaneous leishmaniasis in Honduras. The Lancet 337:67-70, 1991.
98. Pozio E, Gradoni L, Bettini S, Gramiccia M. Leishmaniasis in Tuscany (Italy). V. Further isolation of Leishmania from Rattus rattus in the Province of Grosseto. Ann Trop Med Paras 75:393-395, 1981.
99. Pozio E, Gradoni L, Bettini S, Gramiccia M. Leishmaniasis in Tuscany (Italy): VI Canine leishmaniasis in the focus of Monte Argentario (Grosseto). Acta Trópica 38:383-393, 1981.
100. Prata A. Estudo clínico e laboratorial do calazar. Salvador: Fundação Gonçalo Moniz. Universidade Federal da Bahia, 1957.
101. Prata A. Treatment of kala-azar with amphotericin B. Trans R Soc Trop Med Hyg 57:266-268, 1963.
102. 102. Quinnell R, Dye C, Shaw J. Host preferences of the phlebotomine sandfly Lutzomyia longipalpis in Amazonian Brazil. Med Vet Entomol 6:195-200, 1992.
103. Rees PH. Keating MJ, Kager PA, Hockmeyer WT. Renal clearence of pentavalent antimony (sodium stibogluconate). Lancet ii:226-229, 1980.
104. Ritterson AL, Stauber LA. Protein intake and leishmaniasis in the hamster. Proc Soc Exp Biol (NY) 70:47-50, 1949.
105. Rogers L. Cachexial fever in índia associated with Cunnigham Leishman-donovan bodies. Br Med J 2:644, 1904.
106. Ross R. Note on the bodies recently described by Leishman and Donovan and (2) further notes on Leishman's bodies. Br Med J 2:1261, 1401, 1903.
107. Seaman J, Pryce D, Sondorp HE et al. Epidemic visceral leishmaniasis in Sudan: a randomized trial of aminosidine plus sodium stibogluconate versus sodium stibogluconate alone. J Infect Dis 168:715-720, 1993.
108. Schelein Y. Factors related to the vector competence of sandflies in leishmaniases. Report 184, DRC on International Workshop on Research on Control Strategies for the leishmaniases. Otawa, Canadá, 1987.
109. Sherlock IA, Maia H, Dias-Lima AG. Preliminary results of a project about the ecology of phlebotomus vectors of cutaneous leishmaniasis in the state of Bahia. Rev Soc Bras Med Trop 29:207-214, 1996.
110. Sherlock IA, Miranda JC, Sadigursky M, Grimaldi Jr G. Natural infection of the opossum Didelphis albiventris (marsupialia Didelphidae) with Leishmania donovani in Brazil. Mem Inst Oswaldo Cruz 79:515, 1984.
111. Silva JR. Tese. Leishmaniose visceral (calazar). Rio de Janeiro: Serviço Nacional de Educação Sanitária, 1957.
112. Sirol J, Laroche R, Guintran JP. Physiopathologie de l'anemie dans le kala-azar. Med Trop 38:399-400, 1978.
113. Souza MA. Sabroza PC, Marzochi MCA et al. Leishmaniose visceral no Rio de Janeiro. I- Flebotomíneos da área de procedência de caso humano autóctone. Mem Inst Oswaldo Cruz, 76:161-168, 1981.
114. Sundar S, Rosenkaimer F, Murray HW. Successful treatment of refractory visceral leishmaniasis in índia using antimony plus interferon-gamma. J Infect Dis 170:659-662, 1994.
115. Swarup S, Chatterjea JB, Sen Gupta BC. Haemolysis in kala-azar. In: Proc. VII Congr Int Soe Haematol 2, 1958.
116. Thakur CP, Bhowmick S, Dolff L, Olliaro P. Aminosidine plus sodium stibogluconate for the treatment of Indian kala-azar; a randomized dose-iinding clinical trial Trans R Soc Trop Med Hyg 89:219-223, 1995.
117. Titus RG, Ribeiro JMC. Salivary glands lysates from the sandfly Lutzomyia longipalpis enhance Leishmania infectivity. Science 239:1306-1308, 1988.
118. Toledo LM, Marzochi MCA, Sabroza PC et al. Caracterização epidemiológica de um foco de transmissão simultânea de leishmaniose tegumentar e visceral em área periurbana do município do Rio de Janeiro. Rev Bras Med Trop 21:87-88, 1988.
119. Veronesi R, Janra M, Silva ORR et al. Leishmaniose visceral (kala-azar) no Brasil. Estudo do quadro clínico, hematológico e eletroforético. São Paulo: Rev Hosp Clin 9:13-50, 1954.
120. Vianna G. Sobre o tratamento da leishmaniose tegumentar. An Paul Med Cir II: 167-169, 1914.
121. Vieira JB, Lacerda MM, Marsden PD. National reporting of leishmaniasis: the Brazilian experience. Parasitol Today, 6:339-344, 1990.
122. Ward RD, Ribeiro AL, Ready PD, Murtagh A. Reproductive isolation between different forms of Lutzomyia longipalpis (Lutz & Neiva) (Diptera Psychodidae), the vector of Leishmania donovani chagasi do kalazar distribution in South America. Mem Inst Oswaldo Cruz, 78:269-280, 1983.
123. W.H.O. Control of Leishmaniases: report of a WHO Expert Committee. Geneva: World Health Organization, 1-158, 1990.
124. Wispelwey B, Pearson RD. Pentamidine: risk-benefit analysis. Drug Safety 5:212-219, 1990.
125. Woodruff AW, Topley E, Knight R, Downie CGB. The anaemia of kala--azar. Br J Haematol 22:319-329, 1972.
126. Zeledon R, Hidalgo H, Viques A, Urbnia A. Atypical cutaneous leishmaniasis in a semiarid region of northwest Costa Rica. Trans R Soc Trop Med Hyg 83:786, 1989.
127. Zuckerman A. Autoimuzination and other types of indirect damage to host cells as factors in certain protozoan diseases. Exp Parasitol 15:138-183, 1964.

11 Doença de Chagas

João Carlos Pinto Dias

HISTÓRICO E CONCEITO

A doença de Chagas (tripanossomíase americana, esquizotripanose) é uma antropozoonose característica do continente americano, em especial da América Latina, descoberta em 1909 pelo médico e cientista brasileiro Dr. Carlos Ribeiro Justiniano das Chagas. Integrante da valorosa equipe de Oswaldo Cruz, Carlos Chagas dedicou-se desde 1903 ao estudo da Protozoologia, especialmente da malária, doença muito disseminada ao longo dos rios brasileiros, sobre o controle da qual havia elaborado uma clássica tese, logo posta em prática por ele mesmo numa vitoriosa campanha contra a malária na Baixada Santista. Convocado por Oswaldo a combater a malária nos sertões de Minas Gerais, óbice fundamental à construção dos ramais da Estrada de Ferro Central do Brasil, Chagas deslocou-se para a região de Corinto em 1907, ali trabalhando e vivendo num vagão-laboratório até fins de 1909, quando foi dada por cumprida, com êxito, sua missão. Neste ínterim, sua genialidade e sua enorme curiosidade científica o põe em contato com a patologia e a fauna da região, tendo logo encontrado um flagelado de macacos, que denominou *Trypanosoma minasense,* mais adiante detectando um outro tripanossoma, de cinetoplasto extremamente denso, no tubo digestivo de um inseto hematófago muito frequente em casas da região, o *Conorrhinus sanguessuga (= Panstrongylus megistus).* Certo de tratar-se de espécie nova, Chagas formulou à época duas hipóteses sobre este último flagelado: tratar-se-ia de parasito monogenético ou, mais provavelmente, frente aos hábitos do inseto, estaria diante de formas evolutivas de um parasito de vertebrados superiores, talvez do próprio homem. Enviados exemplares do inseto a Oswaldo Cruz, no Rio de Janeiro, este conseguiu contaminar saguis de laboratório, nestes encontrando, dias mais tarde, formas do mesmo parasito na circulação sanguínea periférica. Revendo o material, Chagas verificou tratar-se de um tripanossomatídeo realmente até então desconhecido, diferente do *T. minasense,* que carinhosamente denominou *Trypanosoma (Schizotrypanum) cruzi,* em homenagem ao seu mestre Oswaldo Cruz. Com facilidade logrou infectar vários mamíferos com este flagelado (cão, gato, roedores). Terminava o ano de 1908 e Chagas volta à região, mais propriamente à sua base no povoado de Lassance, convencido da possibilidade de uma nova entidade mórbida de ciclo domiciliar, envolvendo o inseto e os animais que lhe proviam o repasto alimentar, entre estes, e muito provavelmente, o próprio homem. Em trabalho intenso, e sozinho, Chagas logo detecta o flagelado no sangue de um gatinho e, a seguir, em março/abril de 1909, no esfregaço de uma criancinha febril de dois anos de idade, Berenice, que morava em uma casa infestada por *Conorrhinus*[8]. A partir daí, em trabalho genial, Chagas estudou o parasito, seu ciclo evolutivo, a clínica, a patologia e a epidemiologia da doença, determinou estudos sobre os vetores e reservatórios (ele mesmo encontrando o parasito num mamífero silvestre, o tatu), sobre o diagnóstico parasitológico e sorológico, formulou importantes hipóteses sobre a patogenia, verificou a transmissão congênita, chamou a atenção de autoridades e sanitaristas sobre a importância médica e social da parasitose, induziu estudos sobre melhoria habitacional e impulsionou pesquisas sobre a tripanossomíase entre vários países latino-americanos, sempre a partir do encontro do inseto transmissor. A obra de Chagas é ímpar e exponencial na ciência mundial. Mesmo questionado por invejosos detratores, na Academia Nacional de Medicina, nos anos 20, defendeu brilhantemente seu trabalho e deste episódio, por iniciativa do presidente da Academia, o grande Miguel Couto, originou-se o nome "doença de Chagas". Carlos Chagas morreu em 1934, aos 56 anos de idade, época em que a esquissotripanose estava sendo objeto de importantes estudos na Argentina, conduzidos por Salvador Mazza. Na história desta doença, alguns marcos fundamentais se assinalam até que, finalmente, a partir dos anos 60, seu definitivo controle é assumido em alguns países, especialmente no Brasil, Uruguai, Argentina e Venezuela, um sonho de Chagas que hoje vemos em via de consolidar-se. Ressalte-se que o interesse e a prioridade atribuíveis à doença de Chagas só vieram à tona depois que foram bem caracterizados o quadro mórbido e o impacto médico-social da fase crônica, especialmente da cardiopatia crônica chagásica, por Dias, Laranja e Nóbrega, na década de 40. Isto havia sido claramente estabelecido por Chagas, desde 1916, mas ele estava muito à frente de seu tempo, o que explica tanta demora em combater-se a doença; note-se ainda, com orgulho, que o maior acervo de conhecimentos sobre esta tripanossomíase foi produzido por cientistas latino-americanos, especialmente do Brasil[11,19].

A tripanossomíase americana tem como agente etiológico o protozoário flagelado *Trypanosoma (Schizotrypanum) cruzi,* largamente disseminado no continente americano, do Sul dos Estados Unidos à Patagônia, onde circula entre mamíferos de pequeno e médio portes e vetores invertebrados de hematofagismo obrigatório *(Insecta, Hemiptera, Reduviidae).* De uma enzootia primitiva ("ciclo silvestre") originou-se a doença de Chagas propriamente dita, envolvendo o homem e mamíferos num "ciclo doméstico", muito mais recente e com profundas determinações antrópicas e sociais, estando ambos os ciclos interligados através de uma interação dinâmica e contínua[3,21]. A doença de Chagas humana (DCH) constitui problema maior da saúde pública latino-americana, ao acometer entre 16 e 18 milhões de indivíduos, com cerca de 80 milhões sob o risco de transmissão, sendo considerada a quarta doença transmissível de maior impacto na América Latina[41,49].

O *TRYPANOSOMA CRUZI (T. CRUZI)* — MORFOLOGIA E BIOLOGIA

Os tripanossomas dos mamíferos foram divididos em duas seções, de acordo com atributos de sua transmissão, a *Salivaria* e a *Estercoraria;* o *T. cruzi* pertence à segunda seção, sendo dela o único agente patogênico conhecido. Nesta seção é característica principal a transmissão do parasito pelas dejeções de um inseto vetor, portadoras das formas infectantes do flagelado. A posição taxonômica do *T. cruzi* pode resumir-se[6,25] assim:

— reino: Protista;
— sub-reino: Protozoa;
— filo: Sarcomastigophora;
— subfilo: Mastigophora;
— classe: Zoomastigophorea;
— ordem: Kinetoplastida;
— subordem: Trypanosomatina;
— família: Trypanosomatidae;
— gênero: Trypanosoma;
— subgênero: Schizotrypanum;
— espécie: cruzi.

Organismo monoflagelado, o *T. cruzi* possui um condrioma formado por uma mitocôndria tubular única que percorre todo o corpo da célula e uma região especializada onde se concentra uma alta densidade de DNA citoplasmático (K-DNA) envolto por dupla membrana mitocondrial, o *cinetoplasto.* Este constitui uma estrutura característica da ordem Kinetoplastida, em forma de disco, concentrando-se aí a maior proporção extranuclear de material genético conhecida numa célula (20% a 25%, frente ao habitual 1% de DNA extranuclear das demais células). O papel do K-DNA não está bem estabelecido, embora tudo indique que sua presença esteja relacionada à viabilidade dos estágios evolutivos do parasito[6,25,49]. O subgênero *Schizotrypanum* é concernente aos tripanossomas que se multiplicam através de estágios intracelulares, no hospedeiro vertebrado. O núcleo do parasito é fibrilar e tem posição central, ficando o cinetoplasto a ele anterior ou posterior, segundo o estágio evolutivo. O único flagelo emerge do corpo basal (cinetossoma), adjacente à capa mitocondrial do cinetoplasto, sendo constituído por nove pares de microtúbulos periféricos longitudinais e um central, sendo envolvido por uma bainha que é uma extensão tubular da própria membrana celular. O conjunto flagelo + cinetossoma constitui o aparelho de locomoção do parasito. O aparelho de Golghi fica próximo à bolsa flagelar, sem conectar-se com o flagelo ou o cinetossoma; outras estruturas próprias das células eucarióticas, como retículo endoplasmático e ribossomas, também ocorrem no agente etiológico da tripanossomíase americana. O corpo do *T. cruzi* é envolvido pela membrana citoplasmática, com espessura de 8 a 10 nm, sob a qual situa-se o sistema de microtúbulos[25].

O *T. cruzi* possui um ciclo complexo e adota diferentes formas evolutivas, que refletem uma adaptação aos distintos habitats e situações biológicas por que passa este parasito ao longo de sua vida, no interior do hospedeiro vertebrado e do inseto vetor. Além da forma do corpo celular, são particularmente importantes as relações de posição entre núcleo e cinetoplasto, assim como a situação de emergência do flagelo. Três são as principais formas evolutivas, a saber:

— *tripomastigotas:* são os estágios infectantes do parasito, fusiformes e alongados (20-25 x 2 nm), com o cinetoplasto situado posteriormente ao núcleo e numa posição terminal ou subterminal no corpo celular, emergindo o flagelo da chamada bolsa flagelar, proximamente ao cinetoplasto. São dotados de grande mobilidade e ocorrem na corrente sanguínea do vertebrado e nas porções mais distais do tubo digestivo do vetor, não dispondo de capacidade replicativa (Fig. 11.1);

— epimastigotas: são formas de reprodução do parasito no vetor ou em meio de cultura, também alongadas (20-40 x 2 nm), em que o flagelo se origina à frente e proximamente ao núcleo e emerge na extremidade anterior do parasito, também muito móveis;

— *amastigotas:* formas esféricas ou ovaladas (2-4 nm), destituídas de mobilidade e que carecem de flagelo livre; constituem os estágios de multiplicação intracelular no hospedeiro vertebrado (Fig. 11.2).

Ao nível do estômago do vetor ocorrem outras formas esféricas do parasito, capazes de replicação e com pequeno flagelo livre que bordeja o corpo celular, os *esferomastigotas*[13,25].

O *T. cruzi* não constitui uma população homogênea. Diferentes "cepas" (subpopulações) circulam na natureza, com grande variação intra-específica em termos de polimorfismo, capacidade infectante, comportamentos ao nível de distintos hospedeiros (virulência, histiotropismo, curvas de parasitemia), de adaptação a distintas espécies do vetor, de capacidade de indução de resposta imune, de sensibilidade a agentes químicos, de capacidade de replicação e diferenciação etc. Diferenças morfológicas polares, como entre cepas "delgadas" e "largas", refletem na prática importantes variações biológicas: enquanto as "delgadas" penetram e se multiplicam melhor nas células do hospedeiro vertebrado, as "largas" são mais viáveis ao nível do inseto vetor[7,25]. A caracterização do

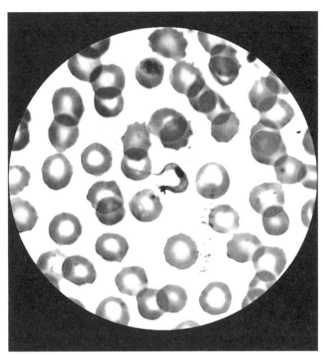

Fig. 11.1 — *T. cruzi* no sangue periférico (original Dr. E. Dias Fiocruz).

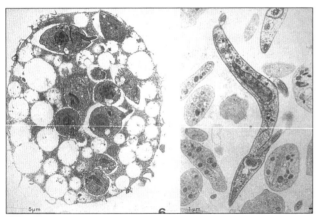

Fig. 11.2 — *T. cruzi* — microscopia eletrônica das formas amastigotas e tripomastigotas (original Dr. Zigmam Brener — Fiocruz).

T. cruzi e de suas subpopulações, que primitivamente era feita basicamente por critérios morfológicos e subsídios biológicos, hoje dispõe de importantes e avançados recursos de natureza bioquímica e imunológica e de biologia molecular. Entre os primeiros citem-se os métodos baseados em lectinas com distintas especificidades de carboidratos, os *zimodemas* (caracterização de diferentes perfis de isoenzimas através de gel-eletroforese), os *esquizodemas* (clivagem de microcírculos de K-DNA por meio de enzimas de restrição) e as provas de DNA. Imunologicamente, a taxonomia do parasito tem avançado através de métodos que empregam anticorpos monoclonais e também na detecção de antígenos cepa-específicos[7,49]. A verificação de populações de *T. cruzi* diferenciadas genética e bioquimicamente em distintas situações e circunstâncias é muito importante, particularmente no que tange aos estudos bioecológicos e epidemiológicos sobre o parasito. Por exemplo, é observação corrente a predominância de cepas do tipo "zimodema 2" entre pacientes cronicamente infectados, enquanto que entre reservatórios e vetores do ciclo silvestre predomina o "zimodema 1"[20,25,49].

Ciclo Evolutivo no Vetor

De hematofagismo restrito, os vetores invertebrados do *T. cruzi* (Insecta, Hemiptera, Reduviidae) ingerem formas tripomastigotas do parasito em seu repasto sobre mamíferos infectados. Na luz do estômago desses insetos (triatomíneos) desencadeiam-se as primeiras transformações do tripanossoma, com vistas a um ciclo de multiplicação e permanência, formando-se esferomastigotas e já epimastigotas. Estes ficam mais abundantes nas porções iniciais do intestino, onde sua replicação é extremamente ativa. Via de regra, a tendência é que sempre permaneça uma população de epimastigotas ao nível do intestino médio, ao longo da vida do inseto infectado, sempre em multiplicação, mas também com indivíduos aderidos à mucosa do tubo, numa relação ainda não muito bem conhecida, enquanto outros movem-se para o intestino terminal e para os tubos de Malpighi, onde a diferenciação em tripomastigotas vai ocorrer[7,8,13]. As dejeções do inseto são complexas, mesclando-se fezes e urina, ambas contendo os tripomastigotas "metacíclicos", que são eliminados para o meio externo e constituem as formas infectantes do parasito, por excelência. Fatores diversos, como a espécie do inseto, a cepa do parasito, situações ambientais etc, influenciam este ciclo do *T. cruzi* no invertebrado. Diferentemente de outros tripanossomatídios, como o *Trypanosoma rangeli* e a *Blastocrithidia triatomae*, também naturalmente encontráveis nos mesmos vetores do *T. cruzi* e que desenvolvem ação patogênica sobre os mesmos, o *T. cruzi* parece ser totalmente inócuo ao seu hospedeiro invertebrado. Também deve-se notar que o *T. cruzi* fica restrito ao tubo digestivo e aos tubos de Malpighi do inseto, diferentemente do *T. rangeli*, que invade as glândulas salivares[13,49] (Fig. 11.3). A sequência natural do ciclo do *T. cruzi* no inseto vetor prende-se à contaminação por ingestão de tripomastigotas sanguíneos de hospedeiro vertebrado e à eliminação, via ampola retal, de dejeções contaminantes, portadoras de tripomastigotas metacíclicos capazes de instalar-se em novo vertebrado suscetível. O ciclo completo no inseto tarda, em geral, entre duas e quatro semanas, podendo abreviar-se em caso de ingestão maciça de tripomastigotas sanguíneos (casos humanos agudos, por exemplo) e condições gerais muito favoráveis, retardando-se quando a ingestão é muito pobre (casos crônicos) e quando determinada cepa encontra-se pouco adaptada a determinada espécie do vetor[7,13]. Na natureza, e com certa frequência, também a ingestão de insetos infectados por alguns mamíferos insetívoros (primatas, marsupiais) enseja um tipo de transmissão oral para o vertebrado. Além disso, e em caráter excepcional, situações de canibalismo e coprofagia entre triatomíneos esfomeados podem ensejar uma forma inusitada de transmissão do parasito vetor-vetor[17].

Ciclo nos Hospedeiros Vertebrados

Unicamente os mamíferos de pequeno e médio portes, incluindo o homem, são hospedeiros vertebrados do *T. cruzi*.

83

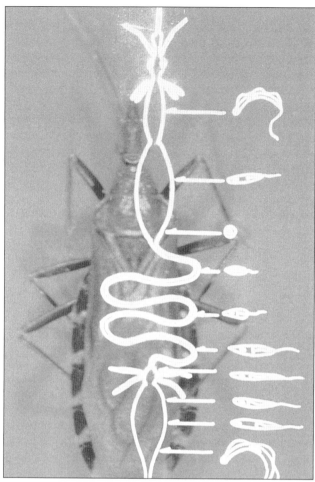

Fig. 11.3 — *Ciclo evolutivo no vetor.*

Não obstante, este flagelado, na natureza, devido à ecologia e ao enorme ecletismo alimentar dos triatomíneos, é também submetido a uma gama de outros vertebrados, como aves, anfíbios, répteis e grandes mamíferos, nos quais não consegue viabilizar-se por diferentes razões. A partir de diversos mecanismos ou vias de transmissão, no vertebrado o parasito necessita obrigatoriamente invadir uma célula com fins de cumprir seu ciclo vital. Uma grande série de células e tecidos é pertinente a esta fase inicial do ciclo no vertebrado, especialmente fibras musculares lisas e estriadas, macrófagos, fibroblastos e células epiteliais[7]. A interiorização na célula pelo parasito é feita por fagocitose mediada por receptores da membrana plasmática da célula hospedeira, fenômeno complexo que pressupõe etapas de adesão e reconhecimento. Uma vez ocorrida a penetração, o tripomastigota se diferencia rapidamente em amastigota[21]. Após um tempo de latência entre 20 e 30 horas, estes amastigotas darão início a um processo de divisão binária, que ocorre a cada 12 horas; dependendo do tamanho da célula hospedeira e de outros fatores, o número de formas amastigotas pode variar de 50 a 500 por célula parasitada[7,13,25]. Saturada a célula de parasitos, inicia-se a diferenciação dos amastigotas em tripomastigotas, sendo estas últimas as únicas formas viáveis quando se der a ruptura da célula parasitada. Quando ocorre esta ruptura, formas em tripomastigota caem na corrente sanguínea ou invadem células vizinhas, para novo ciclo; formas amastigotas que não se diferenciaram já não o podem mais, sucumbem e degeneram, fato este da maior importância na gênese e dinâmica do processo inflamatório local. Na fase aguda da doença, o número de tripomastigotas circulantes e de células parasitadas aumenta exponencialmente com a sucessão dos ciclos intracelulares do parasito, até o momento em que a maioria dos hospedeiros consegue estabelecer uma resposta imune suficiente para reprimir o processo e diminuir paulatinamente a parasitemia, caracterizando-se a entrada na fase crônica; numa proporção muito menor de hospedeiros, o processo não é contido, levando o animal à morte[7*]. De especial interesse, o histiotropismo do parasita no vertebrado é muito variável. Vários fatores intrínsecos e extrínsecos ao hospedeiro e ao parasito estão envolvidos neste ciclo. Entre outros, a cepa do parasito e o tamanho do inóculo, a idade, o sexo e a condição imunológica e nutricional do hospedeiro (processo mais intenso nos animais mais jovens, machos, imunodeprimidos e subnutridos), assim como a raça do mesmo (há linhagens mais ou menos suscetíveis) são fatores importantes no curso da infecção. No caso da doença de Chagas humana, à parte a grande invasão inicial do parasita ao nível do sistema macrofágico mononuclear, a preferência pela localização em células cardíacas, da musculatura lisa e do sistema nervoso apresenta grandes implicações no curso clínico da enfermidade. Naturalmente, diferentes espécies de mamíferos respondem diferentemente ao mesmo inoculo das mesmas cepas de *T. cruzi*, havendo aqueles (basicamente os de maior porte) que simplesmente apresentam uma parasitemia fugaz inicial e depois a infecção é espontaneamente eliminada, quando inoculados. Recentemente, Deane *et al.* descreveram um ciclo especial e totalmente diferente do *T. cruzi* no interior das glândulas anais (odoríferas) de alguns marsupiais *(Didelphis sp.)*, muito similar àquele verificado no triatomíneo, com a presença de tripomastigotas, epimastigotas e esferomastigotas[12]. Como o produto destas glândulas é lançado pelo animal no meio externo, com fins de repelência de inimigos, desenha-se também uma nova e particular forma de transmissão do parasito, já que esses didelfídeos são extremamente dispersos em todo o continente e se encontram entre os reservatórios vertebrados mais parasitados pelo *T. cruzi*[7,20].

O *T. CRUZI* EM LABORATÓRIO

Para efeitos de estudos, diagnóstico e produção de antígenos, pode-se manter o parasita em laboratório através dos próprios triatomíneos (criação artificial), de mamíferos (especialmente camundongos albinos, cobaias e *hamsters)*, de criopreservação e de cultivos *in vitro*. Para estas últimas empregam-se distintos meios, com preferência para aqueles monofásicos líquidos, como o "LIT" *(liver infusion-tryptose)*, largamente disseminado e com excelente rendimento. Nestas culturas, o parasito se apresenta predominantemente como epimastigota, forma pela qual aí se multiplica,

---

* Nota prática: *deste balanço entre parasitemia e defesa imune (especialmente humoral), definem-se os conceitos e a estratégia de diagnóstico das fases da infecção: na aguda ocorre alta parasitemia, detectada com facilidade ao exame microscópico direto do sangue, com baixo teor de anticorpos (classe IgG); na fase crônica ao contrário, prevalece o alto teor de anticorpos, privilegiando o diagnóstico sorológico, e a parasitemia é escassa, nunca detectável por exames parasitológicos diretos*[17,31].

ocorrendo ainda uma menor proporção de tripomastigotas, a partir de diferenciação, também surgindo, esporadicamente, raras formas amastigotas. Por último, refira-se o grande interesse e facilidade para o cultivo do *T. cruzi* em meios celulares (células HeLa, musculares, cardíacas e renais, outras células de embrião, macrófagos etc), onde subsistem e se multiplicam sob forma amastigota, ocorrendo uma enorme variedade de preferências, segundo a cepa do parasito[7,10,13].

PATOGENIA E ANATOMIA PATOLÓGICA

De modo geral, a relação parasito-hospedeiro apresenta variações conforme inúmeras circunstâncias, tendendo ao equilíbrio e estabilidade quanto mais antiga for a interação entre as espécies[6,9,13]. Assim, praticamente não há lesões ou dano na interação do *T. cruzi* com o vetor invertebrado e na imensa maioria das infecções do ciclo silvestre, que são adaptações que vêm acontecendo há milhares de anos. Em contraste, a doença de Chagas humana, muito mais recente, é um problema preocupante pela quantidade do dano envolvido (morbimortalidade), assim como se observa em vários animais de laboratório, anteriormente não expostos ao parasito[3,20]. O interesse básico se reserva à DCH e à infecção experimental de vertebrados, hoje sabendo-se que o papel do parasito é fundamental na gênese e curso da lesão, naturalmente secundado por outros mecanismos de natureza imunológica e físico-química, coadjuvantes e inter-relacionados.

São três os principais processos patológicos que o parasito induz nos vertebrados: a *resposta inflamatória*, as *lesões celulares* e *a fibrose*. Em sequência e relacionados entre si, podem ocorrer em muitos órgãos ou tecidos do vertebrado, com maior frequência e importância, no entanto, para o coração, o tubo digestivo e o sistema nervoso[8,21,29]. Em sua história natural, a DCH apresenta particularidades quanto à patogenia e anatomia patológica segundo o estágio evolutivo da doença. Nas fases iniciais da primoinfecção, logo após a inoculação por qualquer das vias conhecidas, o parasito penetra de preferência fibroblastos e macrófagos, aí permanecendo por três a cinco dias, em processo de multiplicação, findos os quais a célula se rompe (ou ocorre sua degeneração e/ou dos parasitos antes de completar-se o ciclo replicativo). Antes deste rompimento não ocorre inflamação. Tripomastigotas resultantes irão para a corrente circulatória ou penetrarão células vizinhas, enquanto que das células recém-rompidas serão lançados no interstício restos celulares e parasitos mortos (os que não se diferenciaram), que constituem os imunógenos desencadeadores da resposta inflamatória focal inicial. Com a repetição sucessiva dos ciclos, geralmente em grande intensidade durante a fase aguda da infecção, pelo intenso parasitismo, aumentam progressivamente os focos do processo inflamatório, com maiores repercussões anatômicas e clínicas ao nível do miocárdio e do sistema nervoso[21,25,33]. Em quadros de maior gravidade, estes focos se ampliam e confluem, tomando aspecto difuso. O parasitismo tecidual e hemático vai se intensificando à medida que a infecção não é reprimida pelas defesas do organismo ou por tratamento específico, característica dos casos agudos mais graves. Predominam no processo inflamatório da fase aguda os fenômenos vasculares, exsudativos e degenerativos necróticos, sendo o exsudato celular constituído predominantemente por macrófagos e linfócitos[30]. Não há dúvidas quanto ao papel do parasito e da resposta inflamatória na gênese das lesões da fase aguda, observando-se regressão das lesões à medida que diminui o parasitismo. Isto também é visto na clínica (regressão do quadro), especialmente quando se instala o tratamento antiparasitário. Com o advento da fase crônica, o parasitismo decresce sobremaneira e surge franca desproporção entre o número de parasitos nos tecidos e a resposta inflamatória. Na realidade, o ciclo parasitário prossegue na fase crônica, com repetidas reinvasões celulares, mas com uma intensidade muitíssimo menor em face da repressão que as defesas do hospedeiro então exercem sobre o *T. cruzi;* tal desproporção induziu a suspeita de que mecanismos imunológicos estejam envolvidos na génese da inflamação crônica, com papéis importantes para a autiimunidade e a hipersensibilidade tardia, frente ao parasitismo mínimo, ao tipo de exsudato crônico e à presença de granulomas nestas lesões. Por longo tempo o papel do parasito foi minimizado nesta fase, devido à sua aparente ausência nas lesões crônicas. No entanto, este assunto tem sido revisto, ultimamente, utilizando-se técnicas modernas de PCR e anticorpos monoclonais que vêm demonstrando a presença do parasito ou de frações do seu genoma, ou mesmo de outros antígenos parasitários nos focos parasitários da fase crônica, guardando a intensidade da resposta inflamatória uma relação direta com a maior ou menor presença do parasito[21,33]. As *lesões celulares* ocorrem em diferentes intensidades, desde alterações mínimas e reversíveis até a necrose, devidas à ação direta do parasita ou a outros mecanismos, como a ação citotóxica de células CD8+ e a ação direta de células CD4+, podendo estar parasitadas ou não. No homem, as lesões celulares de maior repercussão são aquelas ocorridas nas miocélulas cardíacas e em neurônios[9,21,27]. Ao nível neuronal, a destruição celular ocorre durante toda a doença, mas é muito mais intensa na fase aguda. A *fibrose* corresponde a uma das mais características e à mais tardia das alterações na DCH crônica, principalmente ao nível do coração, onde se desenvolve com maior intensidade que em qualquer cardiopatia de outra etiologia. Instala-se lenta e gradualmente, já desde a fase aguda, mas que se manifesta muito mais tardiamente. Trata-se de uma neoformação colágena, pobremente vascularizada e que apresenta extrema dificuldade de regressão. Em sua gênese participam a reação inflamatória e fenômenos vasculares (especialmente de microcirculação) e imunológicos, agindo interativamente[33]. A fibrose da DCH e experimental ocorre basicamente por substituição de miocélulas destruídas, surgindo focalmente no início e progredindo para uma confluência e generalização; mais adiante, chega a formar um verdadeiro arcabouço interno que restringe a função hemodinâmica e precipita a insuficiência cardíaca[30].

Resumidamente, a seguir apresentam-se as características anatomopatológicas no curso da tripanossomíase, com base na história natural da DCH[17,21,29,30,33].

FASE AGUDA

Após a contaminação, os tripomastigotas invadem células preferencialmente do sistema macrofágico-mononuclear. Aí realizam os primeiros ciclos intracelulares, num período de incubação de cinco a sete dias, a partir do qual grande quantidade de novos tripomastigotas cai na corrente sanguínea e linfática, então se disseminando por todo o organismo, com preferência ao miocárdio. Surge miocardite difusa, com intenso parasitismo e lesões mais importantes nas miocélulas e no sistema de condução. A flogose é intensa, com exsudato linfomonocitário predominante. Macroscopicamente há cardiomegalia, estando o coração flácido e congesto. No tubo digestivo destaca-se miosite focal e comprometimento dos plexos nervosos intramurais das vísceras ocas, com acentuada lesão neuronal autônoma, principalmente ao nível parassimpático. No sistema nervoso, além do sistema autônomo já referido, nos casos mais graves há invasão do espaço meníngeo, sobrevindo uma meningoencefalite multifocal de células mononucleadas. Muitos outros órgãos e sistemas podem ser acometidos na fase aguda, porém com baixa ou nenhuma repercussão clínica.

Forma Crônica Indeterminada

Por definição, trata-se de fase crônica (baixa parasitemia e alto teor de anticorpos), assintomática e sem manifestação clínica demonstrável pela semiologia habitual, acrescida de RX e eletrocardiograma. Após a fase aguda, a maioria dos pacientes evolui durante uma ou duas décadas nesta forma indeterminada, na qual, embora exista a infecção ativa, praticamente não há lesões clinicamente demonstráveis e os órgãos e sistemas se encontram preservados em sua anatomia e sua reserva funcional. Microscopicamente, apenas raros e esparsos focos de diminutos infiltrados inflamatórios podem ser eventualmente encontrados, com parasitismo muito escasso e praticamente sem miocitólise ou fibrose. A desnervação autonômica já está presente na maioria dos casos estudados, no entanto em grau muito discreto, portanto abaixo do limiar clínico de sua percepção[4,32]. Via de regra, após longo período, uma parte destes pacientes evolui para uma forma cardíaca ou digestiva, à razão de 2% a 3% ao ano; ao contrário, entre 30% e 50% permanecerão nesta forma indeterminada pelo resto de suas vidas[17,18,29,32].

Forma Crônica Cardíaca

É a mais importante, por sua elevada morbimortalidade nas áreas endêmicas. Inflamação crônica, miocitólise e fibrose ocorrem progressivamente, interessando os três folhetos do órgão, cujo volume pode ser normal, pequeno ou grandemente aumentado. As principais lesões são ao nível do miocárdio, com importante destruição de miocélulas e do sistema excitocondutor (His-Purkinje), o que origina as síndromes básicas, respectivamente, de insuficiência cardíaca e arritmias. Também ocorrem lesões significativas ao nível do sistema nervoso autônomo (destruição neuronal predominantemente parassimpática), mas, diferentemente do tubo digestivo, no coração estas alterações não constituem nem o principal nem o único mecanismo fisiopatogenético[30]. Via de regra, após instalada, a cardiopatia chagásica crônica tem caráter progressivo e tende a agravar-se pela reiterada superposição da inflamação, da destruição celular e da fibrose; fenômenos de estase e microembolias na microcirculação potenciam a deterioração funcional, coadjuvados por uma verdadeira subversão na arquitetura miocelular. Hipertrofia e dilatação exagerada das miocélulas remanescentes, em caráter compensatório, acabam por acentuar a perda funcional, caminhando o paciente para um quadro de cardiomiopatia dilatada, agravada pela fibrose. Em paralelo, esta cardiopatia favorece o surgimento de adelgaçamentos e aneurismas parietais, particularmente ao nível ventricular. Em necrópsias de cardiopatas crônicos chagásicos, entre 55% e 60% apresentam adelgaçamento do vórtice cardíaco, lesão muito típica da DCH e conhecida por "aneurisma de ponta" ou "lesão vorticilar"[27,30]. Instalada a cardiomegalia, o quadro de insuficiência cardíaca evolui e favorece a formação de trombos e êmbolos intramurais, que ao se desprenderem provocam quadros importantes de tromboembolismos periféricos, especialmente no âmbito dos rins, pulmões, baço e cérebro[21,40]. Quanto às arritmias, a miocardite parece desempenhar importante papel desencadeador, podendo ser mapeados eletricamente focos arritmogênicos em áreas inflamadas ou aneurismáticas do miocárdio (focos de reentrada ou de aumento da automação ventricular). No âmbito excitocondutor, os processos patogênicos já descritos literalmente seccionam ou destroem os nódulos cardíacos e o feixe de His, provocando todo tipo de bloqueios na formação e condução do estímulo[27,29]. Como já precocemente verificava Chagas[9], a evolução natural da cardiopatia crônica da DCH direciona-se para uma franca e progressiva insuficiência cardíaca. Em paralelo, geralmente antes, desenvolvem-se os distúrbios de formação e condução do estímulo elétrico, que frequentemente conduzem à morte súbita, interrompendo a evolução; de qualquer maneira, nos estágios mais francos da insuficiência sempre ocorrem arritmias; também nos casos de arritmias severas, quase sempre já ocorre algum grau de insuficiência[19,26,29]. Em sua fase final, o coração chagásico se apresenta com cardiomegalia global máxima, geralmente com aneurisma de ponta e/ou outros aneurismas, com fibrose universal e muito intensa, especialmente ao nível do miocárdio, dilatação dos anéis valvulares e musculatura papilar incompetente, componente de dilatação em grau extremo, com acentuada perda de unidades funcionais (miocélulas remanescentes alongadas e hipertrofiadas), presença de focos de inflamação crônica difusamente em todo o miocárdio, com escassos parasitos, lesões inflamatórias e degenerativas em todo o sistema His-Purkinje (nódulos sinusal e AV, ramos direito e esquerdo), alterações importantes da microcirculação (coronárias e sub-ramos maiores preservados), subversão anatômica intensa no arcabouço de fixação das miocélulas e desnervação autonômica geralmente importante (principalmente parassimpática).

Formas Crônicas Digestivas

Acometendo todo o tubo digestivo, as lesões predominam no esôfago e cólon terminal, exatamente aqueles segmentos que trabalham com conteúdos mais sólidos, levando a alterações motoras, anatômicas, de absorção e secretórias[30,37]. O substrato anatomofisiológico de base é a desnervação parassimpática intramural, onde lesões inflamatórias crônicas se distribuem de forma irregular e imprevisível, encontrando-se gânglios aparentemente normais ao lado de outros alterados ou totalmente destruídos. A partir de Köberle, ficou claramente estabelecido que as alterações funcionais guardam relação direta com a despopulação neuronal, sendo que o limiar clínico do órgão (reserva funcional) está estabelecido em função do número e condição dos neurônios remanescentes[28,30]. Ao nível muscular observa-se miosite geralmente focal (confluente e difusa nos casos mais avançados), com perda de unidades funcionais e fibrose em graus variados. Macroscopicamente, o segmento pode apresentar-se absolutamente normal (estágios iniciais, ocorrendo somente disfunção motora) ou progressivamente dilatado (megaesôfago, megacólon, megaestômago) e alongado (dólico-megaesôfago)[21,28]. Hipertonia e disfunção motora do esfíncter inferior do esôfago estão presentes já no início da disfunção motora. No cólon, complicação frequente e grave nos casos mais avançados é uma torção obstrutiva da alça, mais comum na sigmóide (vôlvulo). As alterações do esôfago são sempre precedentes às do cólon, achando-se ambas frequentemente associadas nos pacientes mais idosos[30,33,38].

Forma Nervosa Crônica

Muito citada por Chagas, hoje está bem estabelecida ao nível do SNA[4,9,21,28]. Disfunções motoras e secretórias periféricas, geralmente discretas e pouco perceptíveis, podem ser demonstradas em casos com desnervação comprovada (especialmente naqueles com "patias" digestivas)[17,37,43]. Ao nível psicológico e comportamental, são de interesse as observações de Vieira quanto ao perfil do chagásico crônico, que tende a amar e interagir com o ambiente como se fosse um indivíduo permanentemente estressado[46]. No âmbito do SNC encontram-se alterações difusas e focais, em intensidade variável, cuja repercussão clínica parece muito discreta e ainda carece de melhores estudos[30,33].

EPIDEMIOLOGIA E FORMAS DE TRANSMISSÃO

Distinguem-se basicamente dois modos de circulação do *T. cruzi* na natureza: os ciclos *silvestre* e *doméstico* do parasito. Ambos correspondem a uma ampla distribuição no continente americano, desde o sul dos EUA até a Patagônia, aproximadamente ao nível do paralelo 49° S. O ciclo silvestre é ancestral, resultante da movimentação do agente entre reservatórios e vetores em um sem-número de ecótopos naturais que variam desde os desertos da Califórnia e os palmeirais da América Central e Caribe, até outros sistemas como as matas amazônica e atlântica, a caatinga nordestina, os cerrados do Brasil Central, os pedregais do Chile e do Uruguai, o pampa úmido, o chaco, o pantanal e a pré-cordilheira andina. Aí o parasito se abriga (sem aparentemente molestar) numa enorme variedade de mamíferos de pequeno e médio portes e em muitas espécies de triatomíneos silvestres, interação esta geralmente estável quando o ambiente é preservado[3,20,42]. É também comum a transmissão do *T. cruzi* por via oral neste ciclo, desde que muitos daqueles reservatórios são carnívoros e insetívoros, contaminando-se através da ingestão de outros mamíferos e de triatomíneos infectados. Os principais reservatórios silvestres são os marsupiais (especialmente os gambás), os roedores (uma enorme série de ratos silvestres), animais desdentados (especialmente tatus e tamanduás) pequenos carnívoros (gatos e cachorros-do-mato), lagomorfos (coelhos em geral), vários tipos de macacos e morcegos etc. São particularmente importantes os mamíferos *sinantrópicos*, ou seja, aqueles capazes de aproximar-se do homem (gambás e vários ratos), por sua possibilidade de introduzir a infecção humana[3]. Esses reservatórios são geralmente portadores de elevada parasitemia pelo *T. cruzi*, podendo encontrar-se entre 30% e 40% de marsupiais infectados até cifras próximas a 1% ou 2% de infecção (ratos, carnívoros etc). Em geral vivem e se abrigam em locais também habitados por triatomíneos silvestres, como locas, pedregais, palmeiras, anfractuosidades arbóreas, ninhos de pássaros etc.[3,17]. No ciclo silvestre parece ser rara a transmissão congênita do parasito. Por seu turno, a fauna triatomínica silvestre comporta pelo menos 96% das espécies descritas, sendo que, destas, a enorme maioria está associada com as aves, animais refra-tários ao parasito. A grande importância das aves é justamente a de servir de fonte alimentar aos triatomíneos, sem nunca serem contaminadas pelo *T. cruzi*, como aliás também o fazem animais poicilotérmicos como os anfíbios (rãs, sapos e pererecas) e répteis, como os vários tipos de lagartos[18,21]. Através de provas de precipitina podemos rastrear a fonte alimentar dos "barbeiros", sabendo-se que estes apresentam algumas preferências alimentares — as aves, por exemplo, ou algumas espécies vinculadas aos tatus (*Panstrongylus geniculatus*), aos morcegos (*Triatoma sórdida* e *Cavernicola pillosa* etc.)[42]. No âmbito do parasito, tudo indica que cepas isoladas de animais silvestres apresentam um perfil de rastreamento bioquímico muito particular, denominado "padrão Zl". Já os tripanossomas isolados de homem ou mamífero doméstico pertencem ao perfil "Z2", existindo padrões intermediários e mesmo mistos entre as duas populações de *T.* cruzi[7,21,25,41,49].

O ciclo *doméstico* do parasito é muito mais recente, produto da inserção do homem no ambiente silvestre, especialmente depois da descoberta da América por Colombo. Antes disto, todavia, focos esparsos da doença de Chagas humana (DCH) podem ser detectados entre algumas populações primitivas da América do Sul, que criavam pequenos roedores silvestres (preás, cobaias) com fins alimentares, e que também conheciam o inseto vetor, fatos depreendidos da cultura incaica e pré-incaica, assim como do encontro de múmias no deserto de Atacama (norte do Chile), albergando formas tissulares de *T. cruzi*. Com a invasão europeia seguem-se séculos de efervescência social, com mobilização de populações e sua concentração ao longo de rios e vales, e uma nova relação de trabalho e agregação. Propicia-se uma progressiva devastação fauno-florística que movimenta vetores e reservatórios do parasito, em paralelo com relações sociais e de produção que geram populações pobres que se abrigam em habitações extremamente rústicas, muito propícias à colonização pelos triatomíneos[15]. De fato, toda a dispersão da DCH segue o binômio *triatomíneo domiciliado e habitação de má qualidade*, com seu pico de endemicidade na primeira metade do corrente século. É peculiar, portanto, a figura da DCH superposta às áreas de domiciliação triatomínica em toda a América, coincidentemente privilegiando bolsões de pobreza e de precárias habitações, fundamentalmente no âmbito rural. A DCH, assim, origina-se de uma interação espúria do homem com o espaço silvestre, detectando-se nesta relação fatores bioecológicos e sociais igualmente importantes[11,15,22] (Fig. 11.4).

Em particular, o fenômeno da domiciliação dos triatomíneos é de capital importância na DCH, acontecendo apenas em algumas poucas espécies (sete ou oito) entre as mais de 120 conhecidas. No Brasil encontra-se a maior variedade de espécies domiciliadas de triatomíneos, aqui podendo detectar-se dois tipos principais de relação homem-vetor: num deles, o mais clássico, o ser humano promove um desbalanceamento ambiental (desmatamentos, aberturas de pastos e culturas extensivas), deslocando triatomíneos silvestres (nativos da área) de seus ecótopos naturais, muitas vezes deixando-os sem abrigo e/ou alimentação. Aqui a domiciliação se dá quase que como uma estratégia de sobrevivência de algumas espécies, promovendo ainda uma aproximação de reservatórios infectados da morada humana (onde as colheitas irão concentrar grãos e outras possíveis fontes alimentares, como animais domésticos). É o caso da maioria dos triatomíneos envolvidos na transmissão da DCH, como *Panstrongylus megistus, Triatoma brasiliensis, Triatoma pseudomaculata, Triatoma sórdida, Triatoma dimidiata* e algumas espécies do gênero *Rhodnius*[3,20,22,42]. No outro tipo de domiciliação envolve-se, na prática, uma única espécie, o *Triatoma infestans*. Ele não é nativo no Brasil, originando-se da Bolívia e carreado basicamente pela movimentação de populações humanas. Muito antropofílico e prolífico, ambienta-se rapidamente nas casas rústicas latino-americanas e se dispersa em longas distâncias através de objetos e pertences de seres humanos. Já ao nível de casarios e localidades rurais, estes insetos passam ativamente de casa a casa, sempre elegendo aquelas de má qualidade que lhes oferecem abrigo fácil e alimentação abundante. Pode-se dizer que o *T. infestans* foi o maior responsável pela DCH no Brasil (e também em todo o Cone Sul), chegando a dispersar-se em mais de 720 municípios de nosso país[21,42]. Também é em sua área de dispersão que se encontram os maiores índices de morbimortalidade de DCH[18,49].

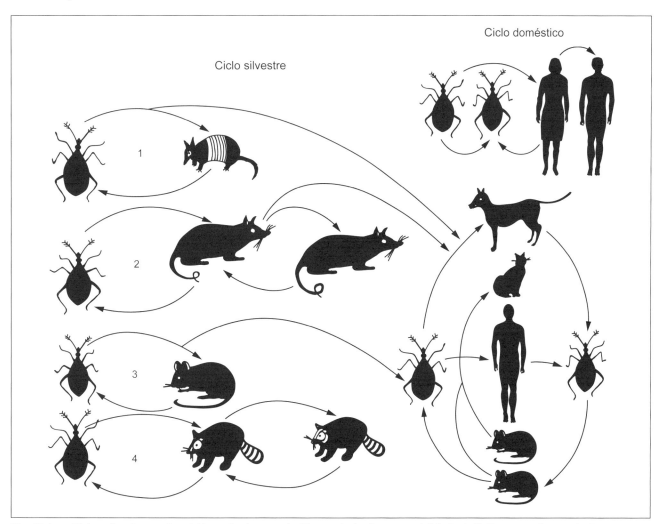

Fig. 11.4 — *Ciclos silvestres e domésticos da doença de Chagas (relações e modalidades). 1) Panstrongylus geniculatus encontram-se frequentemente associados com tatus, exemplares adultos entram nas casas, atraídos pela luz. 2) Marsupiais (Didelphis spp.) encontram-se associados a diferentes triatomíneos, e tanto uns como outros visitam as habitações humanas. 3) Ratos e outros roedores se associam com triatomíneos, que também voam até as casas. 4) Quatis podem estar associados aos triatomíneos, mas, como os marsupiais, podem também transmitir o T. cruzi entre si, independentemente da presença do inseto. 5) Na ausência de animais domésticos, há um ciclo entre o triatomíneo e o homem; a transmissão entre um comprovada tanto pela via transplacentária como pela transfusional. 6) Outros animais domésticos podem participar do ciclo, e alguns deles podem tornar-se infectados após comerem pequenos roedores (original do prof. R. Zeledon).*

A Fig. 11.5 apresenta a distribuição dos principais triatomíneos domiciliados na América Latina, coincidindo com as áreas de maior incidência da DCH até o princípio dos anos 90[49].

Os vetores da doença de Chagas são insetos hemipteros, da família *Reduviidae* e da subfamília *Triatominae*. Insetos de porte relativamente grande, são hematófagos estritos, eventualmente realizando canibalismo e coprofagia, desta forma podendo (excepcionalmente) o *T. cruzi* transmitir-se vetor a vetor. Possuem vida relativamente longa (um a dois anos) e apresentam metamorfose parcial em sua vida, com um ciclo de cinco estádios ninfais e uma fase adulta, nesta surgindo as asas e a completa diferenciação sexual. Em sua maioria, os triatomíneos são silvestres, possuem hábitos noturnos e tendem a voar pouco, sendo a fêmea mais ativa que o macho e com maior capacidade de dispersão e longevidade. Cada fêmea apresenta um período de três a quatro meses de oviposição, numa produção final de 100 a 200 ovos/ano, ocorrendo a eclosão destes ovos, em média, entre 18 e 25 dias após a postura. Vulgarmente apelidados de *barbeiros, chupões, fincões, bicudos, chupanças, procotós* etc, em nosso país, são conhecidos ainda como *vinchucas* (Argentina, Uruguai, Paraguai, Chile e Bolívia), *chipos* (Peru, Venezuela, Colômbia), *chinches* (Panamá, América Central e México), *kissing-bugs* (EUA) etc[18,42] (Fig. 11.6). De modo sumário, as principais espécies podem ser agrupadas em cinco grupos, de acordo com as suas características bioecológicas e capacidade de domiciliação, a saber[3,21,49]:

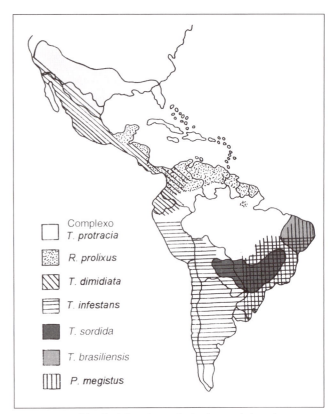

Fig. 11.5 — *Distribuição das principais espécies de vetores domiciliares da tripanossomíase americana (mapa de OMS, adaptado de Scherlock, 1991).*

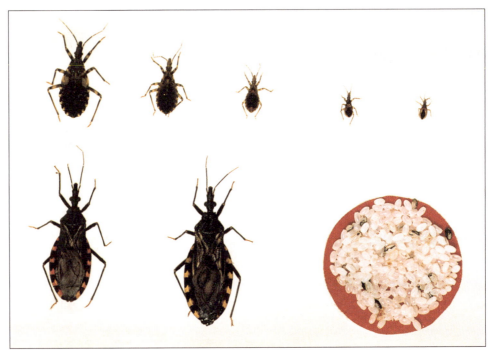

Fig. 11.6 — *Ciclo evolutivo do T. infestans (original L. Diotaiuti — Fiocruz).*

— grupo 1: espécies com forte adaptação aos ecótopos artificiais, sendo raros ou inexistentes os focos silvestres: *Triatoma infestans, Triatoma rubrofasciata* e *Rhodnius prolixus*[(1)];

---

[1] Rhodnius prolixus *apresenta uma situação muito particular, podendo ser encontrado em grandes quantidades tanto no ambiente silvestre (especialmente em palmeiras) como no doméstico, do México à Colômbia. No Brasil tem sido detectado esporadicamente, em focos silvestres isolados, especialmente na Amazônia*

— grupo 2: espécies em processo de adaptação às vivendas humanas, podendo ser ainda muito encontrados em focos silvestres: *Triatoma dimidiata, T. sórdida, T. maculata, T. brasiliensis, T. pseudomaculata, T. barberi, T. longipenis* e *Panstrongylus megistus*[(2)];

— grupo 3: espécies predominantemente silvestres, com eventuais incursões em ecótopos artificiais onde raramente se encontram pequenas colónias: *Triatoma rubrovaria, T. protracta, T. tibiamaculata, T. vitticeps, T. matogrossensis, Rhodnius neglectus, R. nasutus, R. pictipes, R. ecuadoriensis, R. robustus* e *R. pallescens;*

— grupo 4: espécies fundamentalmente silvestres. Excepcionalmente, insetos adultos podem ser detectados em vivendas humanas, sem nunca colonizá-las: *Triatoma arthurneivai, T. nitida, T. platensis, Panstrongylus geniculatus*[(3)], *P. lutzi, P. diasi;*

— grupo 5: espécies exclusivamente silvestres: *Psammolestes sp., Cavernicola sp., Dipetalogaster maximus, Microtriatoma sp, Belminus sp.*

De modo geral, todos os triatomíneos podem infectar-se pelo *T. cruzi,* em qualquer etapa de vida, ao sugarem um reservatório infectado, via de regra permanecendo infectados até o final da vida. Capturas em ecótopos naturais e artificiais sempre demonstram maiores índices de infecção natural pelo *T. cruzi* nos estádios evolutivos mais velhos, em face das maiores chances de fazer repastos infectantes (e em maiores volumes), embora a sensibilidade intrínseca à infecção seja a mesma para todos os estágios (menos ovo, naturalmente)[14,42].

Reservatórios do *T. Cruzi*

São pequenos mamíferos selvagens, no ciclo silvestre, e o homem e pequenos mamíferos domésticos, no ciclo domiciliar. Relembre-se de que as aves (principalmente) e os anfíbios e répteis são animais refratários à infecção pelo *T. cruzi,* mas desempenham relevante papel na história natural da doença de Chagas por serem importantes fontes alimentares dos triatomíneos. Via de regra, os reservatórios silvestres e muitos dos domésticos se infectam através da contaminação com as dejeções de triatomíneos portadores do parasito ou através da via oral, pela ingestão de triatomíneos ou de outros mamíferos infectados. Geralmente, a infecção chagásica é mais benigna para os reservatórios silvestres que para o homem e os principais reservatórios domésticos[21]. A infecção é também muito mais benigna em animais maiores e mais idosos, podendo eliminar-se em mamíferos de grande porte, como bovídeos e equinos. Há uma grande variedade nas taxas de infecção natural dos reservatórios pelo *T. cruzi.* A parasitemia é habitualmente alta em animais jovens e recém-infectados, muitas vezes sendo detectada por exames diretos, a fresco. No mais das vezes, entretanto, sua pesquisa é feita por meio de xenodiagnóstico e/ou hemoculturas, conforme Barretto[3]. Em al-

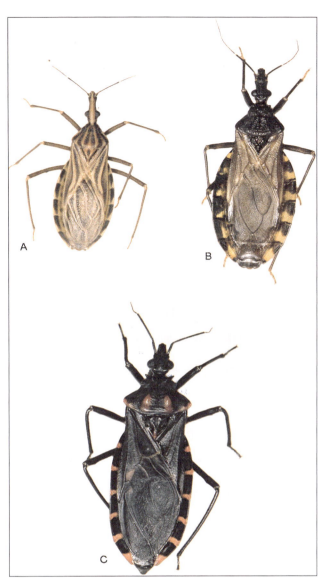

Fig. 11.7 — A — *Rhodmius neglectus*. B — *Triatoma infestans*. C — *Paustrongylus meystys*.

guns animais, como os gambás, a parasitemia costuma ser alta e constante, alcançando-se taxas de infecção frequentemente superiores a 30%[(4)].

No caso dos gambás, relembre-se do ciclo particular do *T. cruzi* nas glândulas anais, já explicitado[7,12].

De modo sumário, as principais ordens de mamíferos portadores do parasito no ciclo silvestre são as da Tabela 11.1, com as respectivas espécies mais importantes[3,21].

Desta lista, os principais reservatórios da DCH são os marsupiais (gambás) e os roedores, encontrados infectados em todos os países latino-americanos. Ambos, embora silvestres de origem, se acercam muito do homem e chegam a viver no intradomicílio, especialmente nas épocas de colheita e armazenamento de grãos, sendo assim considerados *animais sinantrópicos.* Do ponto de vista prático, a eliminação de reservatórios não é considerada medida eletiva no

---

[2] Panstrongylus megistus *mostra-se muito mais domiciliar ao norte de Minas Gerais e na Bahia, sendo predominantemente peridomiciliar e silvestre ao sul de Minas Gerais e São Paulo, sendo praticamente silvestre em Santa Catarina.*

[3] Panstrongylus geniculatus *vive preferencialmente em locas de tatus e troncos ocos. Recentemente foram encontradas algumas pequenas colónias em áreas do Pará.*

[4] Taxa de infecção natural: *no de animais infectados/no de animais examinados x 100.*

Tabela 11.1		
Principais Ordens de Mamíferos Portadores do *T. cruzi*	
Ordem	Gênero e Espécie
Marsupialia	*Didelphis albiventris, D. azareae, D. marsupialis* (gambás), *Monodelphis sp* (rato-cachorro), *Marmosa cynerea, M. elegans* (marmosas), *Philander opossum*
Edentata	*Dasypus novencintus, D. mexicanus, Bradypus infuscatus* (tatus), *Tamanduá tetradactyla* (tamanduá)
Chiroptera	*Phyllostomus hastatus, P. elongatus, Carolla perspicilata, Desmodus rotundus, Eptesicus brasiliensis, Glossophaga soricina* (todos morcegos[5])
Carnívora	*Cerdocyon thous, Dusycon griseus, D. vetulus, Urocyon cinereoargenteous, Nasua sp, Eira barbara, Felis yaguaroundi* (geralmente gatos e cachorros-do-mato)
Lagomorpha	*Sylvilagus orenoci* (coelhos venezuelanos)
Rodentia	*Sciurus sp., Akodon sp, Neotoma sp, Oryzomis sp, Dasyprocta sp, Coendou sp. Cavia sp, Proechimis sp., Gallea spikii* (e outros tipos de ratos e roedores)
Primates	*Alouatta sp., Ateies sp, Callicebos sp, Cebus sp., Saimiri sp.* (e uma vasta relação de macacos, especialmente de pequeno porte).

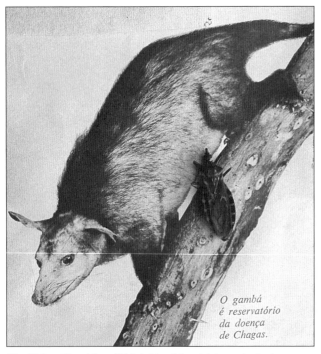

Fig. 11.8 — Gambá — *(Didelphis albiventris)*, o principal reservatório silvestre de *T. cruzi* (original Dr. J.C. Pinto Dias).

controle da DCH, embora o controle ambiental na perspectiva de afastamento desses animais da vivenda humana seja de interesse.

No *ciclo doméstico*, além do próprio homem, os mamíferos de pequeno e médio portes que participam de seu entorno são geralmente reservatórios importantes, a começar dos carnívoros *(Canis familiaris* — cão — e *Felis domesticus* — gato, com taxas de infecção natural variando nas áreas endêmicas, respectivamente, de 2% a 50% e de zero a 60%). Seguem-se vários roedores domésticos, especialmente *Rattus rattus* (rato comum), *Rattus norvergicus* (ratazana

---

[5] *Os morcegos latino-americanos podem ainda albergar outros tripanossomatídeos relativamente semelhantes ao T. cruzi, como aqueles dos grupos marinkellii e vespertilionis, que não se transmitem pelos triatomíneos e não são encontrados no ser humano.*

do esgoto), *Mus musculus* (camundongo) e *Cavia porcellus* (cobaia), que podem infectar mamíferos maiores quando por eles ingeridos. Uma particularidade dos roedores é também albergar um outro tripanossomatídeo semelhante ao *T. cruzi*, o *Trypanosoma conorhini*, não-patogênico, que se transmite através de um triatomíneo encontradiço em regiões portuárias, o *Triatoma rubrofasciata*. Outra ordem de importância é a *Lagomorpha* (coelhos: *Dryctolagus cuniculus)*, em cujos viveiros às vezes se capturam centenas de triatomíneos. São animais mantidos em cativeiro para alimentação, como roedores do gênero *Cavia* (cobaias e preás), criados especialmente por povos andinos. Já mamíferos de maior porte da ordem *Artiodactyla* como suínos *(Susscropha)* e caprinos *(Capra hyrcus)*, muito frequentes nas áreas endêmicas, embora possam eventualmente achar-se infectados (em especial animais jovens), apresentam parasitemia extremamente baixa e transitória, de modo geral não sendo considerados importantes reservatórios do *T. cruzi*. Um fato epidemiológico muito relevante com relação aos reservatórios domésticos é a diminuição progressiva de suas taxas de infecção natural pelo *T. cruzi*, com o progredir do controle dos triatomíneos domiciliares. Um exemplo são as taxas de infecção de cães e gatos em áreas endêmicas de Minas Gerais e São Paulo, que atingiam entre 5% e 30% nos anos 50 e hoje raramente ultrapassam 0,5%[3]. São dados que mostram a fundamental importância dos triatomíneos na manutenção e expansão do ciclo doméstico do parasito, de um lado, e que de outro relativizam outros mecanismos de transmissão, como o congênito e o oral. Com relação à patogenia, os animais domésticos apresentam graus variáveis de dano quando experimentalmente infectados, desenvolvendo-se formas agudas, arritmias e mesmo insuficiência cardíaca em cães, coelhos e roedores, no laboratório, assim como desnervação autonômica e graus variáveis de esôfago e colopatias.

MODOS DE TRANSMISSÃO DA DCH

A doença de Chagas humana tem sido basicamente transmitida pela via vetorial, na maior parte do continente, sendo hoje a via transfusional a alternativa mais importante. Uma terceira via é a congênita. Os demais modos são considerados excepcionais, como o oral, por transplantes de órgãos e acidental. Recorde-se que, no ciclo silvestre, a via oral é bastante frequente.

Transmissão Vetorial

Uma vez contaminados pelo *T. cruzi*, os triatomíneos permanecem infectados pelo resto de suas vidas, embora aparentemente, em algumas situações, alguns possam eliminar esta infecção. Considerando-se a DCH, a potencialidade vetorial de um triatomíneo pode variar com sua idade (maiores taxas de infecção em triatomíneos mais velhos), com seu grau de antropofilia (*T. infestans* mais antropofílico que *T. sórdida* e *T. pseudomaculata*) com a maior rapidez com que o inseto defeca após o repasto sanguíneo, com a cepa do parasita e, especialmente, com a sua capacidade de domiciliação. Neste último aspecto, *T. infestans* e *R. prolixus* são as espécies de maior capacidade, justamente as responsáveis pelo maior número de chagásicos, encontrando-se frequentemente colônias com mais de 5.000 exemplares em uma única casa, em áreas não-trabalhadas da Argentina, Bolívia, Brasil (hoje não mais), Honduras e Venezuela. Crianças pequenas são mais favoráveis à transmissão vetorial da DCH, seja por estarem mais tempo expostas em seus berços, seja por menor defesa à agressão pelos insetos, seja por maior facilidade de dar-se a sucção do sangue e a penetração do parasito, em face da menor espessura da pele e da menor defesa imunológica que apresentam. A picada dos triatomíneos não é dolorosa, sendo facilitada por propriedades anestésicas e anticoagulantes de sua saliva. No entanto, pode ser pruriginosa e provocar fortes reações alérgicas, particularmente no gênero *Rhodnius*. Os triatomíneos geralmente sugam à noite, atraídos pela temperatura da pele e pelo teor superficial de CO_2. Triatomíneos adultos e ninfas de quinto estádio podem ingerir entre 0,2 e 0,5 ml de sangue por repasto, que ocorre semanal ou quinzenalmente (maior frequência nas épocas mais quentes do ano). Pode-se imaginar a significativa expoliação de sangue provocada por algumas centenas ou milhares de "barbeiros" em uma casa rural infestada. O tempo de sucção varia entre 10 e 30 minutos, sendo que várias espécies como *T. infestans, R. prolixus* e *T. brasiliensis* costumam defecar durante a alimentação ou imediatamente após a mesma. As formas infectantes do parasito estão presentes nas dejeções (geralmente fezes e urina misturadas) do triatomíneo infectado, ficando vivas e viáveis por algum tempo (minutos) após a dejeção, na dependência de fatores químicos e físicos do meio, particularmente da temperatura (ótima entre 20-30°C), do pH (ao redor de 7,2) e da umidade (melhor acima de 80%). Na dinâmica corrente de transmissão, o parasito vai penetrar a pele proximamente à picada do triatomíneo (através do próprio orifício da picada ou por solução de continuidade devida ao coçar do local) ou, também frequentemente, através de mucosas indenes da boca e da conjuntiva ocular (neste caso geralmente transportado pelas mãos da pessoa, após coçar o local onde picou e evacuou o inseto). No mais das vezes, os triatomíneos picam as partes mais descobertas das pessoas, especialmente o rosto, as mãos, os antebraços e as extremidades dos membros inferiores[14,21]. A penetração do parasito no organismo é ativa e nas células por fagocitose. O *T. cruzi* permanece no interior de células epiteliais ou macrófagos de sítios próximos à porta de entrada, por alguns dias, antes de propagar-se pelo organismo por via hematogênica. Há consenso de que a transmissão vetorial da DCH é um evento complexo e de difícil ocorrência, a não ser em condições de elevada densidade de triatomíneos infectados, no intradomicílio, por tempo prolongado[6,14,19]. É importante saber que tanto o número de casos novos de DCH como a taxa de infecção natural de triatomíneos domiciliados pelo parasito decrescem rápida e consistentemente com a redução da densidade do vetor no intradomicílio, sendo muito excepcional a ocorrência de transmissão da doença quando menos que 5% das vivendas de uma localidade se encontram infestadas[18,41].

Transmissão Transfusional

Trata-se do segundo mecanismo mais importante de transmissão da DCH, crescendo de significação com o fenômeno de urbanização dos "chagásicos" em virtude da constante migração rural-urbana que se verifica no continente nas últimas décadas. Hoje pode-se estimar que mais de 60% das pessoas infectadas estejam vivendo em espaços urbanos e nas grandes metrópoles. O parasito é detectável em pelo menos 50% dos indivíduos cronicamente infectados, e em 100% dos casos agudos, podendo permanecer viável e infectante no sangue total, no plasma ou em concentrados de hemácias, na geladeira, por duas semanas ou mais. Estudos bem conduzidos demonstram que o risco de transmissão varia entre 12,5% e 25%, para uma única transfusão padrão de 500 ml de sangue total, sendo o doador infectado e o receptor suscetível, podendo este risco alcançar 40% ou mais em regiões hiperendêmicas da Bolívia[14,41,47,48]. Naturalmente, o peso da transmissão transfusional será tanto maior quanto maior for a prevalência de doadores infectados e o número de transfusões a que se submeter o receptor (maior risco em hemofílicos, por exemplo). Numa perspectiva mais geral, a qualidade do sistema transfusional é também um fator importante na gênese da DCH transfusional, através de três aspectos principais: a) quando o número de transfusões indicadas é excessivamente alto (transfusões desnecessárias); b) quando o componente da transfusão é inadequadamente indicado (principalmente a realização de transfusões com sangue total, se a necessidade é um concentrado de plaquetas ou um fator específico); e c) quando a triagem dos doadores não é bem-feita (na ausência de provas sorológicas, por exemplo). Mais especificamente, os principais fatores de risco dependem da prevalência de doadores infectados num serviço ou região, e da frequência e volume de transfusões recebidas pelo indivíduo[14,41,47]. Este panorama tem aos poucos melhorado em toda a América, não só pelo progressivo incremento de melhor triagem nos serviços de transfusão, como também pelo avanço de atividades de controle do triatomíneo em extensas regiões, o que corta ou diminui a transmissão vetorial e, a médio prazo, reflete-se em menor número de doadores infectados. Influi ainda o próprio "efeito controle" da seleção de doadores, que acaba afastando doadores infectados de novas doações. Já a prática de quimioprofilaxia sobre sangues infectados ou suspeitos é mínima nas áreas endêmicas, e tende a diminuir ainda mais[18,20,48]. O número de doadores infectados em serviços de hemoterapia tem caído também por razões indiretas, como pela extinção de doações "remuneradas" e pelo incremento de práticas modernas como a auto-hemotransfusão e a transfusão de componentes específicos. Clinicamente, a doença de Chagas transfusional transcorre semelhantemente à transmitida pelo vetor, com duas diferenças básicas: não se verifica "porta de entrada" e o período de incubação costuma ser mais longo, registrando-se até mais de 100 dias[1,14]. Tudo indica que a imensa maioria dos casos se apresenta oligo- ou assintomaticamente, o que dificulta sobremaneira o seu diagnóstico[21,47].

A prevalência de doença de Chagas entre doadores de sangue na América Latina tem oscilado recentemente entre 2% e 4%, com valores extremos próximos a zero no Uruguai e São Paulo, e valores máximos acima de 60% em certas regiões bolivianas[41,47]. No Brasil, recentes inquéritos têm mostrado cifras médias para o país em torno de 0,7%, com tendência a queda, sendo mais altos os índices de regiões de Goiás (cerca de 5%). Na Argentina, as taxas variam entre 1% e 17% nas áreas endêmicas, também com tendência a queda. Na Venezuela, em 1991, um levantamento entre 972 mil doadores revelou 1,7% de prevalência. Outras cifras recentes situam-se entre 0,8% e 3% para o Chile, 1,5% para a Colômbia, médias próximas a 0,2% para o Equador, 5% para a Guatemala, 1,9% para Honduras, 1% para a Costa Rica, 2% a 12% para o Paraguai, 0,7% a 1,2% para o México 0,04, e 1% nos Estados Unidos[(6)]. Para o Brasil, dados recentes da rede oficial podem ser vistos na Tabela 11.2[21,41,47].

Tabela 11.2
Prevalência da Infecção por *T. cruzi* em Doadores de Sangue da Hemo-Rede Oficial nas Grandes Regiões do Brasil, em 1990 e 1991, Segundo o Ministério da Saúde

Região	1990 No de Exames	Prevalência (%)	1994 Ne de Exames	Prevalência (%)
Norte	53.818	0,0 — 1,0	56.653	0,0 — 0,6
Centro-Oeste	18.643	1,3 — 4,9	24.262	0,5 — 2,6
Sul	44.697	0,2 — 2,1	72.800	0,2 — 1,5
Nordeste	116.954	0,06 — 1,7	119.527	0,0 — 0,9
Sudeste	222.407	0,05 — 1,6	105.811	0,2 — 1,7

O perfil clínico e epidemiológico dos doadores de sangue chagásicos resume-se assim: mais de 90% do sexo masculino, idade média entre 25 e 35 anos, origem rural, pouco letrados, trabalhadores braçais ou pouco qualificados. A maioria deles se encontra na forma crônica indeterminada da DCH, mas cerca de 20% já apresentam uma forma cardíaca incipiente, com 2% a 5% apresentando uma forma digestiva.

Já o registro de casos de DCH transfusional é muito discreto, não ultrapassando a 300 na literatura especializada[48]. Desinteresse, falta de diagnóstico, temor a sanções, dificuldade de publicação, falta de vigilância epidemiológica, etc. são fatores que explicam esta enorme discrepância entre casos esperados e casos registrados[2,14]. O perfil desses casos é variável, tratando-se em geral de adultos de ambos os sexos que apresentam uma doença febril pós-transfusional, cujo diagnóstico final é DCH aguda. O quadro clínico-laboratorial é semelhante ao da DCH aguda transmitida pelo vetor, com duas diferenças básicas: a) o período de incubação costuma ser maior na doença transfusional, variando entre 10 e 117 dias; b) não se detectam sinais de porta de entrada na doença transfusional, o que ocorre entre 20% e 80% dos casos de transmissão vetorial registrados.

Transmissão Congênita

É a terceira via mais importante de transmissão da DCH, estimando-se um risco que varia entre 0,5% e 3,0% de que gestantes infectadas transmitam o parasito aos seus conceptos[34]. Esta via foi precocemente aventada por Carlos Chagas, em 1911, sendo posteriormente confirmada por Dao, na Venezuela, em 1949[14]. Parece que a transmissão congênita ocorre mais frequentemente em algumas áreas (Bolívia, Chile) que em outras (Brasil). O perfil das gestantes infectadas é similar ao dos doadores de sangue chagásicos. Também aqui ocorre um decréscimo na prevalência da DCH entre mulheres em idade fértil nas zonas endêmicas onde o vetor foi controlado. A transmissão congênita ocorre principalmente após o terceiro mês de gestação, sempre havendo envolvimento placentário. A placenta afetada apresenta-se volumosa, edemaciada e com placas esbranquiçadas. Descreve-se prematuridade em muitos conceptos, havendo discordâncias sobre a produção de abortamentos. Não obstante, a maioria dos conceptos portadores da DCH congênita se apresenta eutrófica, assintomática e de termo, na observação corrente[14,34]. Mais típicos e indicativos, todavia, são os casos congênitos "clássicos": fetos prematuros, com febre, hepatoesplenomegalia, taquicardia e parasitemia alta. Também aqui não se detectam sinais de porta de entrada. Casos mais graves podem evoluir para insuficiência cardíaca, meningoencefalite e calcificações cerebrais. Importa notar que todos os recém-nascidos filhos de mães chagásicas apresentam sorologia convencional positiva para *T. cruzi* até o quinto mês de vida, fruto da transferência passiva do IgG específico materno[14,34,44].

OUTRAS FORMAS DE TRANSMISSÃO DA DCH

São descritos casos de transmissão *acidental* (em laboratório, com contaminação através de sangue infectado, de fezes de triatomíneos, de caldo de cultura etc. ou em centros médico-cirúrgicos, pelo manejo de pacientes agudos). Também foram descritos casos de transmissão por *transplantes de órgãos* (especialmente de rins) e por *via oral* (pela ingestão de alimentos contaminados ou mesmo pelo leite de nutriz chagásica). Todas estas constituem vias de exceção e não apresentam maior relevância em *saúde pública*, cabendo ao profissional de saúde ter-lhes ciência, para a interpretação e manejo de casos de febre de etiologia a esclarecer, especialmente nos países onde a DCH é endêmica[21]. Menor importância teriam outros mecanismos ainda mais excepcionais, como a transmissão através do coito (contaminação do homem com tripanossomas eventualmente existentes em líquido mens-

---

[6] *As cifras norte-americanas foram obtidas em regiões sob forte imigração latino-americana, sendo positivos apenas os indivíduos procedentes da América Latina.*

trual[44]) ou através de outros vetores que sugassem indivíduos infectados (piolhos, percevejos, pulgas e mosquitos hematófagos)[14,44]. Surtos eventuais de transmissão por via obscura têm sido relatados no Rio Grande do Sul (Teutônia), no Rio Grande do Norte (Catolé do Rocha), no México e no Pará, com grande probabilidade de terem ocorrido por via oral, visto as características de causa comum e simultânea para várias pessoas de diferentes idades, e excluídas as possibilidades de transmissão vetorial e transfusional, assim como de fenômenos de reativação de prévia infecção[14,20,44].

Distribuição Geográfica, Incidência e Prevalência

Como assinalado, a distribuição da DCH se superpõe às áreas de distribuição dos triatomíneos domiciliados, desde o Sul dos Estados Unidos à Patagônia[19,41] (ver Fig. 11.9). As maiores áreas de distribuição correspondem aos territórios de *T. infestans* e *R. prolixus*, justamente pela maior capacidade de formarem estas espécies grandes colônias intradomiciliares[42]. De modo geral, a DCH ocorre naqueles espaços ecologicamente denominados "abertos", onde a ação do homem alterou profundamente o meio ambiente natural e ofereceu sua própria vivenda como alternativa de sobrevivência a algumas espécies animais, inclusive os triatomíneos[22]. Nos Estados Unidos, a DCH não se implantou em virtude do menor potencial de domiciliação das espécies locais ("complexo *protracta*), mas principalmente porque naquele país o tipo e as circunstâncias da colonização humana não propiciaram o surgimento de cafuas. Os limites da DCH correm ainda por conta de elementos climáticos e fisiográficos, como a temperatura (os triatomíneos não proliferam em climas muito frios), a altitude (dispersão até 2.500-3.000 m), salinidade (dificuldades à beira do mar) e a presença de florestas fechadas. Casos autóctones de DCH têm sido registrados no Sul dos EUA (muito raros), no México (especialmente em Jalisco, Monterrey, Chiapas, Nayarit e Oaxaca), em toda a América Central (especialmente em El Salvador, Guatemala e Honduras) e em todos os países sul-americanos, com exceção do Suriname e Guiana Inglesa (talvez por falta de maior pesquisa). São mais de 80 milhões de indivíduos expostos à infecção, para um total estimado entre 16 e 18 milhões de já infectados. De uma enzootia silvestre, a tripanossomíase desdobrou-se em uma endemia tipicamente rural, que hoje (pelas intensas migrações rurais-urbanas) também aparece no espaço urbano e se transmite "artificialmente", através da via transfusional e de transplantes. Esta "urbanização" da DCH é uma tendência presente em todo o continente, sendo mais forte em países como o Brasil, Argentina e Venezuela, mas também alcançando toda a América Central, que anualmente "exporta" milhares de chagásicos para os EUA. No Brasil, estimativas recentes calculam a existência de cerca de 300 mil "chagásicos" vivendo na Grande São Paulo, 100 mil em Belo Horizonte e cerca de 200 mil no Rio de Janeiro, sendo sempre estes infectados de origem rural, provenientes de áreas endêmicas onde conheciam e tinham contato com triatomíneos[19,49]. Dentre os países, as piores situações, sem dúvida, estão na Bolívia, onde as taxas de prevalência chegam a alcançar 60% a 80% de toda a população de extensas áreas das regiões de Cochabamba, de Santa Cruz e de Tarija. Na Argentina, as situações de maior prevalência estão em Santiago dei Estero, em Salta e no Chaco, enquanto que no Chile os maiores índices estão na IV e na VI Regiões (Centro e Norte do país)[41]. No Brasil, as maiores taxas de prevalência foram encontradas no Rio Grande do Sul (regiões sudeste e noroeste), em parte de São Paulo (nordeste e região de Sorocaba), em Minas Gerais (Triângulo, oeste, norte e Jequitinhonha), Bahia (centro, norte, oeste e Recôncavo), Goiás, sul de Tocantins e alguns Estados do Nordeste (especialmente Paraíba, Pernambuco, Piauí e Ceará). Numa visão esquemática, a prevalência da DCH nas Américas pode ser apresentada como na Tabela 11.3[41,42].

Uma medida indireta da prevalência da DCH pode ser estimada pela prevalência da infecção entre os doadores ou candidatos a doação de sangue nos diferentes países. O Mapa 2, elaborado recentemente por Wendel[47], mostra este panorama para o Continente.

Quanto à *incidência*, também os perfis variam conforme a região e circunstâncias epidemiológicas. Por exemplo, em 1979 calculava-se que ocorriam no Brasil cerca de 100 mil casos novos de DCH/ano, com mais de 85% resultantes do mecanismo vetorial; nesta época, as curvas de prevalência por grupos de idades, em populações rurais não-selecionadas, mostravam a infecção presente em até 48% das crianças entre um e 10 anos em vários inquéritos feitos em áreas com elevada infestação triatomínica[14]. Pouco a pouco, com o progredir dos trabalhos sistemáticos de desinsetização, a pressão de transmissão foi descendo em toda a área trabalhada, a ponto de que em 1994 mais de 86% dos municípios da área endêmica se encontravam com uma taxa de infestação intradomiciliar menor que 2%. Tal redução, naturalmente, refletiu-se em diminuição da incidência nestas áreas, de tal sorte que um inquérito sorológico recente, nas áreas trabalhadas, resultou em apenas seis crianças soropositivas entre 15 mil examinadas (0,04% de prevalência, indicativo de baixíssima incidência)[21]. Uma consequência destes números é que, nas áreas com controle vetorial, ocorre prontamente uma redução da prevalência em populações jovens, o que em poucos anos se refletirá também em redução do número de doadores de sangue e gestantes infectados. Um bom exemplo é o do Uruguai, onde se estima hoje uma incidência não maior que 20 casos novos/100.000 habitantes por ano[41].

Já em países com transmissão ativa, segundo Schofield[42], a incidência da infecção chagásica é alta, alcançando 246 casos por 100.000 habitantes na Bolívia, 309 casos/100.000 habitantes na Guatemala, 224/100.000 em Honduras, 221/100.000 no Panamá, 329/100.000 no Paraguai, 89/100.000 no Peru, 175/100.000 na Venezuela etc.

Morbidade e Mortalidade

São parâmetros epidemiológicos que variam grandemente de acordo com a região em apreço ("matizes regionais da DCH"). A forma aguda da infecção apresenta-se geralmente inaparente ou oligossintomática, com uma mortalidade média entre 6% e 9%, sempre maior naqueles casos agudos de mais baixa idade e mais exuberantes clinicamente. Um dos determinantes desta situação é justamente a maior pressão triatomínica, que resulta sempre em casos agudos mais jovens (abaixo dos dois anos de idade), mais severos e de letalidade

Tabela 11.3
População sob Risco e Infecção por *T. cruzi* nas Américas (Estimativas em Anos Recentes)

País	Área Endémica (em 1.000 km²)	População sob Risco Nº Estimado x 10³	População sob Risco (% Estimada)	População Infectada (Nºx 10³)	População Infectada (%)
Argentina	1.946	6.900	23,0	2.333	7,2
Bolívia	1.300	2.834	55,0	1.134	22,2
Brasil	3.615	41.054	32,0	5.000	4,3
Chile	350	1.800	15,0	1.239	10,6
Colômbia	200	3.000	10,0	900	3,3
Costa Rica	—	1.112	45,0	130	5,3
Equador	100	3.823	41,0	30	0,3
El Salvador	—	2.100	43,0	322	6,9
Guatemala	—	4.022	52,0	730	9,8
Honduras	—	1.824	42,0	300	7,4
México	—	—	—	—	—
Nicarágua	—	—	—	—	—
Panamá	—	898	42,0	220	10,6
Paraguai	—	1.475	45,0	397	11,6
Peru	120	6.766	34,0	643	3,5
Uruguai	125	975	33,0	37	1,3
Venezuela	697	11.392	68,0	1.200	7,4

—: sem dados.

maior. Algumas observações também sugerem que a morbi-mortalidade da DCH aguda é maior em indivíduos de raça negra, frente à raça branca, o que demanda maiores estudos. Já na forma crônica, ocorrem importantes diferenças regionais, sendo muito mais raras as manifestações digestivas em regiões ao norte da linha equatorial, por exemplo, frente à sua ocorrência em Minas Gerais e no Brasil Central. Também nestas últimas áreas, a cardiopatia crônica apresenta-se mais severa que em outras, por exemplo, da América Central, do Rio Grande do Sul e do Chile. Para o Brasil, como um todo, estima-se que a cardiopatia crônica incida em cerca de 25% a 30% dos infectados crônicos, variando as formas digestivas entre 5% e 10% dos casos[20,38].

A *mortalidade* é geralmente alta entre os chagásicos que desenvolvem a cardiopatia crônica, principalmente aqueles com insuficiência cardíaca e/ou arritmias severas; isto significaria, grosso modo, que uns 5% dos chagásicos crônicos brasileiros, no mínimo, estão fadados a morrer devido à DCH, o que corresponde a 250 mil pessoas. Considerando-se os registros oficiais de óbito no Brasil, a incidência anual[7] tem variado entre 5,4 e 4,1 por 100.000 habitantes, ou seja, oscilando em torno de 6.000 mortes/ano, com leve tendência ao decréscimo entre 1980 e 1990. Para microrregiões de maior endemicidade, no entanto, o coeficiente de morte por DCH entre pessoas adultas pode chegar a 200 por 100.000 habitantes ou mais. Sob um outro ângulo, estudos longitudinais em áreas endêmicas de Minas Gerais e da Bahia têm mostrado que, entre infectados com cardiopatia, mais de 60% das mortes se devem à etiologia chagásica. A morte do chagásico crônico é caracteristicamente mais frequente no sexo masculino, em proporção que varia entre 1,5 a 2,0:1, particularmente entre os 30 e os 50 anos de idade, contribuindo assim, significati-

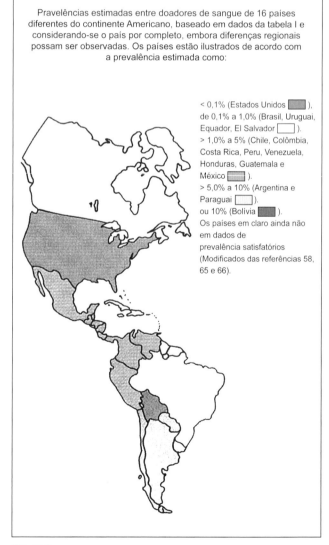

Pravelências estimadas entre doadores de sangue de 16 países diferentes do continente Americano, baseado em dados da tabela I e considerando-se o país por completo, embora diferenças regionais possam ser observadas. Os países estão ilustrados de acordo com a prevalência estimada como:

< 0,1% (Estados Unidos ▨), de 0,1% a 1,0% (Brasil, Uruguai, Equador, El Salvador ☐).
> 1,0% a 5% (Chile, Colômbia, Costa Rica, Peru, Venezuela, Honduras, Guatemala e México ▨).
> 5,0% a 10% (Argentina e Paraguai ☐).
ou 10% (Bolívia ■).
Os países em claro ainda não em dados de prevalência satisfatórios (Modificados das referências 58, 65 e 66).

Fig. 11.9

---
[7] *Taxa certamente subdimensionada, por causa de significativo número de chagásicos cuja morte é enquadrada em causas não-definidas, sem assistência médica ou cuja etiologia se confunde com outras cardiopatias.*

vamente, para a redução da expectativa de vida nas áreas de maior endemicidade. Em geral, a maioria dos pacientes falece de morte súbita ou repentina, devida principalmente a taquiarritmias cardíacas, mas um grande número também falece em insuficiência cardíaca, com ou sem quadro tromboembólicos associado. No caso das mortes súbitas ou repentinas, o mecanismo final é geralmente a fibrilação ventricular, produto de TVP provocada por arritmias extrassistólicas frequentes e complexas. Já do lado digestivo, praticamente o único quadro causador de morte na DCH é o volvo da sigmóide, complicação relativamente frequente no megacolo avançado. As mortes precoces na DCH têm alta significação social, seja diretamente pelo volumoso número de anos de vidas produtivas perdidas, seja de modo indireto, pelo custo inimaginável que representam a orfandade e a viuvez em famílias já pobres, quando o pai (e provedor) falece ainda relativamente jovem[15,35].

Custo Médico-Social

Alguns dados adicionais atestam a importância médico-social desta doença, endêmica em vastas áreas latino-americanas. Considerada a doença infectoparasitária de maior impacto final no continente, no Brasil admite-se que mais de 75.000 trabalhadores infectados sejam portadores de cardiopatia crônica, gerando um absenteísmo de 2.250.000 dias de trabalho perdidos por ano. Por outro lado, apenas o custo direto do tratamento das arritmias da cardiopatia crônica poderia alcançar US$ 46 milhões por ano, se todos os pacientes que necessitassem fossem adequadamente tratados. Já para a implantação de marcapassos e a realização de cirurgias complexas para as formas digestivas avançadas, subiria a US$ 250 milhões, para atender a todos os chagásicos brasileiros que teoricamente necessitam desses procedimentos[18,20,41].

DIAGNÓSTICO CLÍNICO

De maneira simplificada, os principais elementos diagnósticos são a seguir explicitados, em paralelo com a sumária descrição do quadro respectivo, a partir do modelo básico da história natural da DCH[20,44]. Via de regra, após um *período de incubação* entre sete e 10 dias após a contaminação, instala-se a fase aguda (aparente ou inaparente), com duração média entre três e oito semanas, em que o tratamento pode propiciar cura e, na sua ausência, ocorre entre 5% e 10% de morte nas crianças menores. Segue-se a fase crônica, de longa duração, caracterizada por baixa parasitemia e teor elevado de anticorpos da classe IgG, praticamente não se detectando anticorpos tipo IgM. Geralmente, a fase crônica se instala através da forma indeterminada, sempre assintomática, cuja duração é indefinida, podendo ser muito longa (ou mesmo permanente), evoluindo para uma forma clínica definida após 10 ou 20 anos de curso da infecção. Cura espontânea foi registrada em raríssimos casos de forma indeterminada[21]. Pode também ocorrer cura parasitológica após terapêutica específica em uma proporção variável de casos (que parece ser maior, chegando aos 20% ou 30%, em crianças ou outras pessoas com infecção recente). Não há substrato anatômico ou fisiológico para se admitir a morte do chagásico devida à etiologia chagásica na forma indeterminada. As formas crônicas determinadas (cardiopatia, digestiva ou mista) geralmente evoluem insidiosamente a partir da forma indeterminada, assumindo uma conotação benigna e de evolução lenta na maioria dos casos. Uma proporção entre 5% e 10% dos pacientes, entretanto, evolui para as formas severas e progressivas da cardiopatia crônica chagásica, aí normalmente sobrevindo a morte prematura do paciente. Não há registro de cura parasitológica espontânea ou medicamentosa (com os fármacos hoje disponíveis) nestas etapas clínicas determinadas, embora se especule se o tratamento específico é capaz de frenar a evolução da doença. Um tipo excepcional de evolução da DCH é a chamada forma subaguda, muito rara, que se instala subitamente em indivíduos jovens e assintomáticos, através de uma miocardite intensa que leva a insuficiência cardíaca refratária em poucos dias e à morte, podendo eventualmente ser sustada através de prontas medidas suportivas e tratamento específico, associado ou não a corticoesteroidoterapia. Um esboço sintético e linear da história natural da DCH é apresentado na Fig. 11.10[17,20].

Deve-se lembrar que uma série de fatores de risco e intercorrências pode mudar o curso da infecção, sejam enfermidades concomitantes (imunodepressoras, como AIDS, por exemplo), sejam fatores mais gerais, como sobrecarga de esforço físico e desnutrição. No tocante às formas digestivas, a idade aumenta o processo de desnervação. Já com relação à cardiopatia, após os 50 anos associam-se outros fatores etiológicos, como a hipertensão arterial e a cardioangioesclerose, gerando quadros complexos de morbimortalidade.

O diagnóstico clínico parte de elementos epidemiológicos e leva em conta os sintomas e sinais de cada fase ou forma, devendo complementar-se com provas laboratoriais e propedêutica armada específica. No fundo, trata-se de "pensar" DCH frente a um caso concreto, confirmar a etiologia e determinar a fase, a forma e o grau da infecção, com vistas ao correio manejo do paciente[17,35]. A seguir, resumidamente são considerados os principais elementos diagnósticos da DCH, frente às fases/formas mais ocorrentes.

FASE AGUDA

Cada vez mais infrequente no Brasil, deve ser cogitada diante de paciente com febre prolongada, especialmente se vem de zona rural, é recém-nascido de mãe chagásica, submeteu-se a transfusão de sangue ou transplante de órgão nos últimos três ou quatro meses ou lidou com material presumivelmente infectado com *Trypanosoma cruzi*. Não obstante, lembrar que a grande maioria dos casos agudos corresponde a indivíduos oligossintomáticos ou mesmo assintomáticos, da chamada forma aguda *inaparente*[2,17,35]. A febre é geralmente moderada, contínua, com picos vespertinos, mais intensa em crianças, desaparecendo por lises e acompanhada de mal-estar, cefaléia, astenia e anorexia[2]. Verificar possíveis sinais de porta de entrada na pele ("chagomas" de inoculação, de aspecto furunculóide não-supurado e descamativo), particularmente no "sinal de Romana", ocular, com edema bipalpebral unilateral e adenopatia satélite. Muito frequentes, as poliadenopatias são generalizadas, não-supuradas ou fistulizadas, não-coalescentes e indolores à palpação. Edema elástico, quente e não-depressível, generalizado ou restrito,

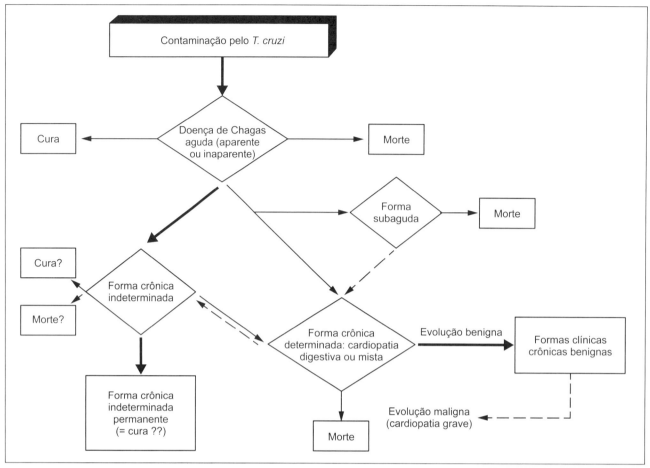

Fig. 11.10 — *História natural da doença de Chagas.*

ocorre em cerca de 30% a 50% dos casos "aparentes", sendo sua patogenia ainda mal conhecida. Exantemas e chagomas metastáticos podem ocorrer. Hepato- e esplenomegalia são mais frequentes em crianças menores, aparecendo em cerca de 30% dos casos (Fig. 11.11)[2,44]. São habituais manifestações cardíacas, com taquicardia persistente, cansaço relativo aos esforços e mesmo cardiomegalia, surgindo insuficiência cardíaca em casos mais graves[29]. RX e eletrocardiograma subsidiam o diagnóstico da cardiopatia chagásica aguda, demonstrando, respectivamente, cardiomegalia global e aumento do espaço PR, e alterações primárias da repolarização (Fig. 11.12). Em crianças menores, especialmente abaixo dos dois anos, os quadros são muito mais severos, com comprometimento cardíaco franco, surgimento de meningoencefalite pelo *T. cruzi* e letalidade maior que nos grupos etários superiores; também em alguns casos pode ser detectada disfagia na fase aguda, indicativa de esofagopatia precoce[17].

FORMA CRÔNICA INDETERMINADA

Trata-se da forma clínica mais comum da DCH ao nível da população geral das áreas endêmicas, apresentando enorme interesse médico-social por pelo menos três motivos: a) são pacientes sempre assintomáticos que podem evoluir para uma forma "determinada", assim fazendo jus a um acompanhamento; b) em sua total maioria, estes indivíduos podem levar vida normal, não devendo sofrer restrições à maioria dos tipos de trabalho; c) mesmo sendo assintomáticos, estes indivíduos não devem doar sangue, como forma de prevenção da DCH transfusional[16,21]. Define-se como uma forma da DCH crônica em que o indivíduo é assintomático e apresenta sorologia e/ou exames parasitológicos para *T. cruzi* positivos, sendo normais o seu exame clínico, o eletrocardiograma basal e os exames radiológicos de coração, esôfago e intestino grosso. Esta é uma definição bastante prática, simples e operacional, de modo geral fornecendo excelentes subsídios para a avaliação laboratorial e prognóstica do indivíduo. Se submetidos a baterias mais completas de exames subsidiários[8], uma proporção que pode variar de 20% a 50% desses chagásicos "indeterminados" pode apresentar algum indício de comprometimento orgânico devido à DCH[32]. No mesmo plano, estudos clínicos, fisiológicos e anatômicos têm demonstrado, no Brasil, que indivíduos na forma crônica indeterminada apresentam um grau de desnervação autonômica maior que indivíduos não-infectados do mesmo grupo etário, embora esta desnervação seja também quase sempre menor que nos chagásicos crônicos com forma digestiva ou cardíaca[4,32,33]. Nas áreas endêmicas, a proporção de chagásicos com a forma crônica indeterminada em geral ultrapassa os 50%

---

[8] *Especialmente endoscopia e testes farmacológicos para o tubo digestivo, ecocardiografia, eletrocardiografia dinâmica e testes ergométricos para a esfera cardiovascular.*

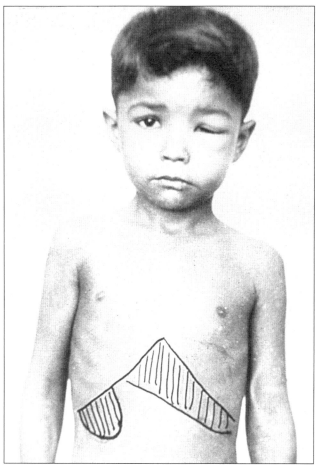

Fig. 11.11 — *Criança com doença de Chagas aguda, apresentando edema, sinal de Romãna e hepatomegalia.*

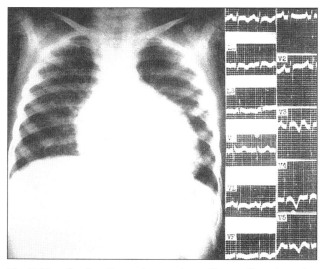

Fig. 11.12 — *Cardiopatia aguda: grande cardiomegalia e alterações da repolarização ao ECG. (original Dr. Oscar Ledesma — Argentina).*

dos infectados, tendendo a reduzir-se paulatinamente com a idade[16,32,35].

Por definição, o exame clínico não detecta a forma indeterminada. Na prática corrente, um número cada vez maior de indivíduos nesta forma está chegando aos médicos, produto de triagem sorológica em bancos de sangue e de inquéritos soro-epidemiológicos populacionais. Também aparecem aqueles que se submetem a seleção médico-trabalhista de algumas empresas, que requerem sorologia para *T. cruzi*. O manejo destes indivíduos é simples, e objetiva basicamente detectar segura e precocemente qualquer indício de evolução da moléstia. Este último aspecto, embora contestado por alguns especialistas, a nosso ver deve seguir vigente, exatamente pela relativa dificuldade que apresentam muitos serviços e peritos em diagnosticar corretamente a forma indeterminada, especialmente quando a cardiopatia é incipiente. A revisão médica do chagásico na forma crônica indeterminada deve fazer-se anualmente, em princípio na rede básica de saúde ou em unidades mistas que tenham ECG e RX. Não existe até aqui um marcador bioquímico ou biológico que indique se um indivíduo na forma crônica indeterminada irá ou não evoluir para uma forma clínica determinada. Entre estas, as mais importantes dos pontos de vista clínico e epidemiológico são a cardiopatia, a esofagopatia e a colopatia da doença de Chagas crônica[16,33].

FORMA CRÔNICA CARDÍACA (OU CARDIOPATIA CRÔNICA CHAGÁSICA = CCC)

É a mais importante forma clínica da DCH, justamente pelo seu impacto de morbimortalidade: é a forma que mata, que limita a produção laboral e que diminui a qualidade de vida. Incide mais precoce e severamente no sexo masculino[29,33]. Nesta forma, uma série de fatores fisiopatogenéticos vai afetando o coração do chagásico e produzindo, em geral, um comprometimento progressivo da função de bomba e/ou do ritmo cardíaco. Na sequência da insuficiência cardíaca, fenômenos tromboembólicos poderão sobrevir como fruto de estase e de dilatação das câmaras cardíacas, caracterizando-se uma síndrome de tromboembolismo que pode comprometer adiante os pulmões, cérebro, rins e outros setores, assim possibilitando outras causas imediatas de morte para o chagásico[21,40].

A CCC é geralmente progressiva, e suas consequências clínicas principais (arritmias, ICC e tromboembolismo) podem estar associadas e potenciar-se reciprocamente. Numa perspectiva operacional, procurando associar os principais elementos propedêuticos, prognósticos e médico-periciais, foi elaborada na Tabela 11.4. Na verdade, à medida que progride o quadro anatômico da CCC, a deterioração funcional reflete as alterações de formação e condução do estímulo e a deficiência de bomba; os graus progressivos de ICC acompanham a dilatação cardíaca, e a sintomatologia, quase ausente nos estágios iniciais, vai ficando mais e mais evidente. O ECG funciona como forte elemento diagnóstico da CCC, sendo típicos o BCRD (principalmente se associado ao HBAE), as extrassistolias multifocais, as alterações de T e as bradiarritmias. Como elementos prognósticos do ECG na CCC, são mais reservados os casos de extra-sístoles frequentes e polimórficas, a TPV, a fibrilação atrial, as áreas inativas extensas, os bloqueios de ramo avançados e associados com extra-sístoles e os bloqueios A-V avançados. Já o RX tem uma conotação principalmente prognóstica, estando sempre as grandes silhuetas cardíacas associadas com quadros muito graves da CCC, sempre implicando insufi-

Tabela 11.4
Critérios de Classificação e Avaliação da Cardiopatia Crônica Chagásica[21,24,39]

Estádios	Critérios Clínicos	RX (Área Cardíaca)	Eletrocardiograma	Prognóstico	Decisão Médico-Pericial
I	Ausência de sinais Normal e sintomas (NYHA I)	Normal	Basal normal, com alterações mínimas em técnicas mais sofisticadas	Muito bom	Apto à maioria das profissões, como na forma indeterminada
II	Ausência de sintomas e sinais ou sintomas mínimos (NYHA II)	Normal	Alterações mínimas como extra-sistolias isoladas e esparsas, discretas alterações de QRS ou T, baixa voltagem, HBAE, marcapasso migratório, BAV de 1o, alter. Cond. atrial ou ventricular do estímulo	Muito bom	Não sendo possível avaliação funcional, considerar incapacidade para atividades muito pesadas, indicando reabilitação funcional
III	Ausência de sintomas ou sinais aos grandes esforços	Normal, limítrofe ou leve aumento	BCRD, alterações de T, bloqueio sinoatrial, ritmo juncional, bloqueio. AV II (Mobitz I), sobrecarga de câmara, área inativa septal	Regular	Incapacidade para atividades que demandem esforço físico de média intensidade. Avaliar reabilitação profissional
IV	Ausência de sintomas e sinais aos grandes ou médios esforços (NYHA II ou III)	Ligeiro ou moderado aumento. Pulmões livres	BCRD + HBAE, BCRE, extra-sistolia isolada frequente e monomórfica, bigeminismo, bloqueio. AV de III, área inativa	Reservado	Incapacidade omniprofissional permanente. Clinicamente aceita-se atividade física informal leve
V	Insuficiência cardíaca (NYHA III ou IV)	Grande aumento. Possível congestão pulmonar ou derrame pleural	Extrassistolia frequente, polimórfica, R/T, TPV, bloqueio. AV reservado total, área inativa extensa, bloqueios bi ou trifasciculares fibrilação ou flutter atrial	Muito reservado	Incapacidade omniprofissional permanente, com restrição a qualquer tipo de atividade física

ciência cardíaca. Neste sentido, caracteristicamente as imagens pleuropulmo-nares são normais, na grande maioria dos chagásicos, somente vindo a apresentar sinais de congestão e derrame nas últimas etapas de ICC[16,26].

As *manifestações clínicas* da CCC correspondem naturalmente ao substrato anatômico e fisiopatogenético já esboçados. De modo geral, pode-se dizer que em sua grande maioria os portadores de DCH podem e devem ser assistidos pelo clínico geral na rede básica de saúde, para tal não se exigindo mais que um instrumental propedêutico relativamente elementar[9]. As principais queixas dos pacientes com CCC decorrem das alterações do ritmo e da insuficiência cardíaca, isolada ou associadamente. A palpação é sintoma precoce e bastante comum, ligado geralmente às ectopias ventriculares e a taquiarritmias, eventualmente se manifestando em crises que correspondem a salvas prolongadas de extrassístoles e à taquicardia paroxística ventricular, podendo suceder-se por síncope por baixo débito. É um sintoma que pode ser precipitado e intensificado por esforço físico, vários fármacos, emoções e estresse, manobra de Valsalva, hiper-ventilação etc.[4,21,36].

Sensações de vertigem e tonteira são também frequentes nas taquiarritmias e na fibrilação atrial, aparecendo também nas bradiarritmias dos bloqueios A-V avançados e na doença do nó sinusal. No bloqueio A-V total é característico o fenômeno de Adams-Stokes, com síncope severa devida a baixo débito, muitas vezes confundida com síndromes eptileptiformes, com crises histéricas e acidentes vasculares cerebrais. Mandatoriamente, todo chagásico deve ser auscultado cuidadosamente por alguns minutos, com o objetivo de detecção de ectopias cardíacas e sua frequência. Um achado comum à ausculta é o desdobramento constante de B2 no foco pulmonar, quando ocorre bloqueio completo do ramo direito. Nas arritmias complexas, na fibrilação atrial e nos bloqueios A-V avançados, o estudo acurado dos pulsos venosos e arteriais já indica com boa previsibilidade o distúrbio em curso. Já para a ICC, que predominantemente é do tipo "direito", as manifestações de baixo débito e de congestão passiva periférica são dominantes. Hepatomegalia dolorosa, edemas frios, vespertinos e depressíveis ao nível periférico, estase da jugular a 45°, refluxo hepatojugular e pressão venosa periférica aumentada são os principais achados ao exame físico. Ascite é sinal mais tardio e de extrema gravidade, assim como sinais objetivos de congestão pulmonar e de derrame pleural. Em paralelo, a ICC caminha com uma progressiva dilatação das câmaras cardíacas, geralmente universal (coração em garrafa), apropriável tanto pelo exame físico (palpação do ictus à esquerda da linha hemiclavicular E e percussão do precórdio e/ou do esterno), como pelo RX e pelo ecocardiograma. Neste último exame, é de grande valia a determinação da fração de ejeção, sendo sempre de maior gravidade aqueles casos com FE menor que 50%. Também aqui se mostra importante a ausculta, não somente revelando a presença de B3, como a de sopros sistólicos de ejeção, suaves e na ponta (geralmente mitrais), indicadores de insuficiência valvular como resultado tanto de dilatação do óstio como de insuficiência da musculatura papilar. No paciente

---

[9] Para a triagem inicial do chagásico e o manejo clínico de todos os casos de forma indeterminada e os casos iniciais de CCC e formas digestivas, um mínimo arsenal propedêutico requer um bom clínico, uma possibilidade concreta de diagnóstico sorológico, um ECG e um aparelho de RX capaz de fazer uma chapa simples de tórax (área cardíaca e esôfago contrastado) e, se possível, um enema opaco*[7,35].

adulto com CCC "pura", a tensão arterial é caracteristicamente normal ou mesmo baixa, em função do baixo débito.

Eletrocardiograma

É o principal elemento de avaliação básica da CCC, trazendo ao médico elementos diagnósticos e prognósticos de real valor. De modo geral, o ECG detecta todas as principais arritmias da CCC, os distúrbios de condução do estímulo, as alterações da repolarização e algumas evidências da fibrose. Para um comitê da OMS, as alterações eletrocardiográficas patognomônicas da CCC são as seguintes: bloqueios atrioventriculares, bloqueios intraventriculares (especialmente o BCRD associado ao hemibloqueio anterior esquerdo), bradicardia sinusal inferior a 50 batimentos/minuto, extra-sistolia ventricular e alterações primárias e difusas da repolarização. Já para uma câmara técnica sobre doença de Chagas, reunida pela Fundação Nacional de Saúde em Brasília, em 1994, alterações muito sugestivas na cardiopatia chagásica crônica são as seguintes:

bloqueio completo de ramo direito;
— hemibloqueio anterior esquerdo;
— hemibloqueio posterior esquerdo;
— arritmia ventricular (extra-sístoles polimorfas, aos pares e taquicardia ventricular);
— manifestações de doença do nó sinusal (bradicardia sinusal 40 bpm, bloqueio sino-atrial e parada sinusal);
— fibrilação atrial;
— bloqueio AV de 2º grau (tipo Mobitz II);
— bloqueio AV de alto grau;
— bloqueio AV de 3º grau;
— zona eletricamente inativa;
— alteração primária da repolarização ventricular.

Em termos de *prognóstico*, verifica-se que um ECG normal em chagásico jovem apresenta nove vezes mais chance de sobrevida que em indivíduo com ECG alterado. Aliás, conforme a própria classificação da CCC (Tabela 11.4), verifica-se que alguns achados eletrocardiográficos têm pior prognóstico na CCC, principalmente alterações que pressupõem grande acometimento tissular, como fibrilação atrial, áreas inativas extensas, poliectopias multifocais e multifrequentes, associação complexa de bloqueios intraventriculares, bloqueios A-V avançados etc. Estas alterações eletrocardiográficas marcham em paralelo com os graus progressivos de ICC e de cardiomegalia. Um bom exemplo disso são vários trabalhos que correlacionam os graus progressivos de ICC com extra-sístoles ventriculares cada vez mais numerosas e frequentes (índice de Lown modificado). Em trabalho recente, verificou-se que a fiação de ejeção estava deprimida em 60% dos casos de área inativa, em 50% dos casos de extra-sistolia ventricular, em 23,1% dos casos de BCRD e em apenas 8,3% dos chagásicos com ECG normal[24]. Por outro lado, alterações isoladas do ECG são benignas e apenas indicam um pequeno e focal compromisso miocárdico, que pode ou não evoluir. O próprio BCRD é um bom exemplo, muitas vezes se instalando num chagásico jovem e permanecendo inalterado mais de 30 anos (ou toda a vida), sem manifestação clínica de qualquer ordem, muito menos sem evoluir para cardiomegalia ou ICC. Já com a expansão da micardiopatia crônica, especialmente da fibrose, as alterações do ECG se tornam permanentes e se superpõem às vezes em quadros extremamente graves e complexos, como dificilmente se observa em outra cardiopatia[21,26,29,44].

Quanto ao RX, a cardiomegalia da CCC é indicativa de processo evolutivo, não-regressível e de mau prognóstico. Lembre-se que na DCH aguda ocorre frequentemente cardiomegalia global, a expensas de uma miocardite aguda, que regride totalmente quando termina a fase aguda. Na CCC, em geral observa-se uma silhueta cardíaca globalmente aumentada, fruto principalmente de dilatação das fibrocélulas cardíacas e, em menor monta, de um processo de hipertrofia que aparece no início da cardiopatia crônica. A cardiomegalia na CCC guarda relação direta com a insuficiência cardíaca, correndo com fiações de ejeção tanto mais reduzidas quanto maior a dilatação. Fato muito característico é a limpeza dos campos pleuropulmonares, surgindo apenas derrame e congestão nas etapas terminais da ICC (Fig. 11.13)[26,29,35].

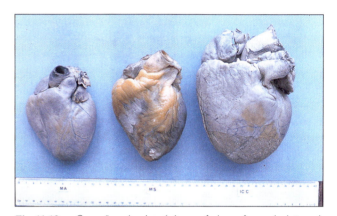

Fig. 11.13 — *Corações de chagásicos crônicos: forma indeterminada (o menor), morte súbita por arritmia (o médio) e morte por insuficiência cardíaca (o maior).*

Em outros exames menos convencionais, a CCC também apresenta importantes alterações, hoje sendo muito oportuna a ampliação da propedêutica armada em sua avaliação. Entre os mais úteis se encontram a eletrocardiografia dinâmica (Holter), a ecocardiografia e os testes de esforço, indicados tanto na avaliação de sintomatologias vagas com ECG e RX normais, como para um melhor ajuistamento da terapêutica a instituir[26,35,36].

Nos estágios mais avançados da CCC, especialmente quando ocorre ICC, uma *síndrome de tromboembolismo* pode sobrevir, por conta de trombos desgarrados, especialmente da ponta do VE e do átrio direito. O quadro resultante é o de enfartes secundários nos órgãos alcançados, predominando, pela ordem, os enfartes pulmonares, os cerebrais, os renais, os esplénicos e os mesentéricos, com as características clínicas habituais (dor, dispneia, alterações neurológicas centrais — afasia, dislalia, perda de consciência, alterações motoras diversas —, hematúria etc). Como já assinalado, são alterações geralmente graves que podem precipitar ou desencadear o óbito, num paciente já depauperado e acometido de sérios problemas hemodinâmicos. Como elementos de risco aos eventos tromboembólicos na CCC, têm sido apontados: a) disfunção miocárdica grave (classe funcional III e IV, congestão venosa visceral crônica, dilatação da área cardíaca, fração de ejeção ventricular deprimida e ECG apresentando bloqueios bifasciculares, áreas eletricamente inativas e fibrilação atrial); b) lesão apical em VE; c) presença de trombo intracavitário; d) fenômeno tromboembólico prévio[5,40].

FORMAS CRÔNICAS DIGESTIVAS

Foi também Carlos Chagas quem primeiro notou o comprometimento digestivo na DCH crônica, chamando atenção para o megaesôfago em pacientes chagásicos. Outros segmentos afetados são o estômago, o duodeno e, menos frequentemente, o delgado e o grosso proximal. Alterações salivares (sialorréia e hipertrofia das parótidas) e de algumas secreções digestivas podem ser detectadas. A alteração mais precoce é a esofagopatia, às vezes detectável em crianças chagásicas e mesmo na fase aguda. A colopatia é a mais tardia das manifestações da DCH, frequentemente incidindo após a quarta década de vida. Dados brasileiros mostram que, nas regiões da Bahia, Minas Gerais e Goiás, a esofagopatia ocorre em cerca de 7% a 10% dos chagásicos crônicos, contra 2% a 5% de colopatia. Em cerca de 50% dos chagásicos com esofagopatia ocorre simultaneamente uma CCC[37,38].

Esofagopatia

A esofagopatia chagásica é importante em nosso meio e afeta mais o sexo masculino, por razões ainda desconhecidas, a partir da segunda década de vida. Em sua história natural apresenta quatro estágios ou graus[37]:

I — Forma anectásica: esôfago de calibre normal, apenas com pequena retenção de contraste, um minuto após a deglutição.

II — Esôfago discinético, com pequeno aumento de calibre e retenção franca de contraste.

III — Esôfago francamente dilatado, atividade motora reduzida e grande retenção de contraste.

IV — Dólico-megaesôfago (Fig. 11.14).

O sintoma fundamental da esofagopatia é a disfagia, especialmente para alimentos mais secos, mais duros e mais frios. É conhecido pela população como "mal de engasgo", caracteristicamente induzindo as pessoas a ingerir grandes volumes de água às refeições, para facilitar a deglutição. Outros sintomas são a dor à deglutição (odinofagia) e o soluço. As vezes, a disfagia é mais notada pelo paciente nos graus iniciais da esofagopatia, quando a complacência do órgão é menor. Complicações do quadro, como pneumonia por regurgitação do alimento, esofagite por irritação e mesmo ruptura do esôfago, têm sido descritas, também notando-se uma chance maior de incidência de câncer de esôfago nos chagásicos com esofagopatia que na população geral não-chagásica[37,38].

O diagnóstico da esofagopatia chagásica é basicamente clínico e radiológico[(10)], podendo ser complementado por endoscopia per-oral, por provas farmacológicas e por registros da atividade motora.

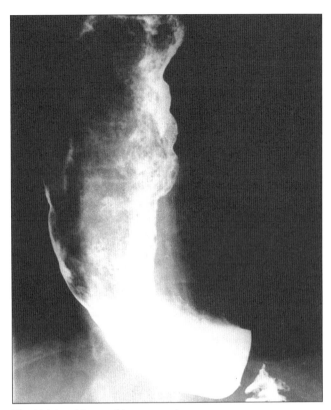

Fig. 11.14 — *Megaesôfago em criança.*

Colopatia

A colopatia crônica chagásica é uma alteração relativamente frequente em nosso meio, especialmente entre chagásicos mais idosos, surgindo também em outros países como Bolívia, Chile e Argentina. Depois da cardiopatia crônica, é a forma clínica de maior gravidade na esquissotripanose, produzindo quadros graves de extremo desconforto e morte em um número importante de pacientes que desenvolvem um volvo da sigmóide. Trata-se de alteração tardia, incidindo mais frequentemente após a terceira ou quarta década de vida, sendo seu principal sintoma a obstipação. Outros sintomas são o meteorismo e a disquezia (dificuldade de expulsão da massa fecal, mesmo quando a sua consistência é normal). Suas principais complicações são o fecaloma, a impactação fecal e o volvo da sigmóide[35,37]. Também baseada na desnervação, a colopatia chagásica apresenta desordens motoras importantes, geralmente ao nível das últimas porções do intestino grosso, que anatomicamente se traduzem numa dilatação do cólon ("megacólon") e também, frequentemente, num alongamento do mesmo (Fig. 11.15). A obstipação é progressiva e, nos estágios iniciais da doença, pode alternar-se com diarreias devidas à hipermotilidade (lei de Cannon).

---

[10] *Particularmente simples e prático, o método de Haddad et al. pressupõe uma chapa radiográfica em OAD imediatamente após a ingestão de 50 a 100 ml de contraste baritado pelo paciente, seguida de nova chapa, um minuto após a deglutição. Se persistir o contraste nesta segunda chapa estaremos diante de uma alteração motora, acompanhada ou não de dilatação do órgão (mostrada na primeira radiografia). Uma simplificação deste método é a tomada apenas da segunda chapa*[17,37].

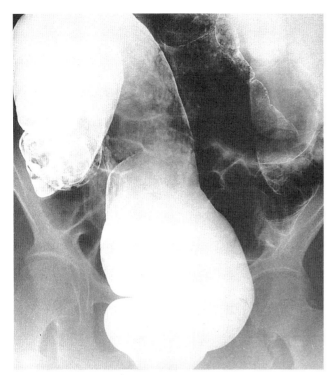

Fig. 11.15 — *Forma crônica digestiva – megacolo.*

Mais adiante, a obstipação se instala definitivamente, permanecendo o paciente de 3-7 dias a 2-3 meses sem evacuar. Para efeitos diagnósticos, a obstipação apresenta valor preditivo quando maior que sete dias, num chagásico crônico[17,21]. Distensão, dores abdominais, meteorismo e fecaloma completam o quadro clínico. O exame cuidadoso do abdome ajuda a detectar o meteorismo e o fecaloma. O diagnóstico final é dado por radiologia contrastada do cólon (enema opaco simples), visualizando-se dilatação com ou sem alongamento do cólon. Diante da suspeita de outras patologias, o enema deve fazer-se com duplo contraste e melhor preparação. Na presença de volvo, visualizam-se a área de torção, gases a montante e, eventualmente, sinais de sofrimento e necrose[38]. O diagnóstico diferencial se faz com o megacólon congênito, com a gravidez e com diferentes causas de obstipação crônica, desde as neoplasias até as parasitoses intestinais e as dietas inapropriadas.

Outras Manifestações da Doença de Chagas no Aparelho Digestivo[37,38]

As mesmas bases fisiopatogenéticas podem afetar outros setores do aparelho digestivo, de forma primária ou secundária. Como principal substrato, a desnervação autonômica produz desordens motoras e eventualmente a dilatação de outros segmentos, a saber:

Duodeno

É o segmento mais afetado, depois de esôfago e cólon. Apresentado discinesia e, eventualmente, dilatação (bulbar ou total) com sintomatologia vaga, tipo dispepsia alta.

Estômago

Em 20% dos pacientes com a forma digestiva da DCH, alterações da motilidade e da secreção gástrica. O diagnóstico é radiológico e endoscópico. Há disfunção motora, e a musculatura gástrica torna-se hiper-reativa ao estímulo colinérgico: o esvaziamento gástrico torna-se acelerado para conteúdos líquidos e retardado para os sólidos. Ocorrem ainda hipossecreção cloridropéptica, paralelamente a um estado de gastrite crônica ainda não bem definido. Em graus mais avançados, surgem hipertrofia do piloro e dilatação do estômago. Diagnóstico radiológico e endoscópico.

Intestino Delgado

São muito raros os casos de "mega", embora descritos no jejuno, íleo e apêndice, quase sempre acompanhando um esôfago ou colopatia. Há distonia nas alças, e o trânsito se apresenta ora lento, ora rápido. Em paralelo há aumento da flora bacteriana e aumento da absorção de monossacarídios. Diagnóstico radiológico.

Parótidas

Embora possa ocorrer uma parotidite primária das parótidas em chagásicos, com desnervação e hipersalivação, o mais importante e frequente é hipersalivação e hipertrofia de todas as glândulas salivares em consequência da esofagopatia chagásica. Diagnóstico clínico.

Outras Formas Crônicas

Teoricamente, o *T. cruzi* pode assentar-se e provocar dano em praticamente todos os órgãos do seu hospedeiro vertebrado, conforme várias observações experimentais. Dominam na DCH, no entanto, as "parias" do coração e tubo digestivo, sendo o comprometimento do sistema nervoso particularmente importante em alguns quadros agudos. Em geral, trata-se de alterações menores, com sintomatologia vaga, apenas indicadoras de tratamento sintomático. A seguir, sumariamente, referem-se as principais, por órgão ou setor[17,21,38,44,45].

Fígado

Ocorrem hepatomegalia e parasitismo na fase aguda, com algumas alterações funcionais que regridem na fase crônica. Nesta última, os principais achados correspondem a uma hepatomegalia e tendências à esteatose, decorrentes da insuficiência cardíaca congestiva da CCC.

Vias Biliares Extra-Hepáticas

Megavesícula e megacolédoco têm sido relatados esporadicamente em necrópsias, sempre associados à desnervação. Podem ocorrer hipertonia do esfíncter de Oddi e discinesias da vesícula biliar (enchimento mais lento), sem significado clínico muito claro. Aspecto ainda controverso é sobre a litogênese na colecistopatia chagásica, referenciada por alguns autores.

Pâncreas

Também pode ser invadido na fase aguda, de modo passageiro, sem maiores consequências na fase crônica (funções exócrinas preservadas). Alterações do metabolismo glicêmico ("pseudodiabete" no GTT oral) dependem de hipe-rabsorção ao nível do delgado.

Alterações no Trato Urinário

São também basicamente dependentes da desnervação autonômica, traduzindo-se pela eventual presença de "megas" e discinesias nos ureteres e na bexiga urinária. Descoordenação, estase e refluxos podem facilitar infecção bacteriana secundária. Ao nível do néfron há evidências sugestivas de alguns problemas na capacidade de concentração urinária. Diagnóstico por urografia.

Alterações Broncopulmonares

Uma bronquiectasia crônica por alterações funcionais da musculatura brônquica tem sido aventada, mas clinicamente o problema não parece apresentar maior importância. Hemossiderose secundária à ICC da CCC tem sido descrita. No parênquima, geralmente "limpo" ao RX, não se detectam alterações relevantes. Em revisão recente sobre o pulmão na DCH, Terra Filho e Manço[45] concluem que "se presentes, as alterações morfológicas em vias aéreas de chagásicos crônicos são discretas e sem repercussões significativas do ponto de vista funcional e clínico".

Alterações Secretórias

São basicamente observadas ao nível das glândulas salivares e sudoríparas, com hipersecreção aos estímulos específicos (alimentares e odoríferos para as salivares, exercício e calor para as sudoríparas). Lembrem-se de algumas alterações das secreções gástricas, também com substrato da desnervação. A tireóide, em que pese às suspeitas iniciais de Chagas, não mostra comprometimento significativo, mesmo podendo ser parasitada e apresentar pequeno aumento de volume na fase aguda, em alguns poucos casos.

Alterações no Sistema Nervoso

Na fase crônica, os achados são mais complexos e discretos que na aguda, apresentando-se nos níveis do SN autônomo, do SN periférico e do SN central. Em termos de SNA, além de todas as observações anteriores sobre as formas digestivas e as alterações urinárias e secretórias, uma série de problemas ao nível cardiovascular e comportamental tem sido verificada. São achados ligados a um progressivo bloqueio de receptores neurovasculares e neuromusculares e de uma desnervação parcial de chagásicos crônicos, o que também corresponde à hiper-reatividade ambiental já comentada[27,46].

Ao nível do SN periférico, uma redução de unidades nervosas motoras em músculos das eminências tenares e hipotenares, assim como se observam respostas reduzidas ao nível sensorial. As alterações do SN periférico apresentam pouca significação clínica, em geral[43]. Ao nível do SN central, na fase crônica, os quadros graves descritos por Chagas não têm sido observados[(11)], embora recentemente tenham sido observadas moderadas alterações nas transmissões nervosas ao nível do tronco cerebral e do nervo ótico em chagásicos crônicos[46].

DIAGNÓSTICO LABORATORIAL

Resumir-se-á, neste tópico, o diagnóstico etiológico da DCH, já que a parte laboratorial clínica e anatomopatológica foi indicada ao longo do texto. Basicamente, trata-se de evidenciar a infecção pelo *T. cruzi* a partir de métodos para-sitológicos e imunológicos, em estreita sintonia com a clínica e a epidemiologia[17,21,31,35]. Na prática, a imensa maioria do trabalho será dirigido à fase crônica, já que os casos agudos ficam cada vez mais raros nas regiões sob controle, como no Brasil. As baterias e estratégias de diagnóstico irão depender da fase da infecção e também do propósito e do âmbito do trabalho, conforme o sumário a seguir[31]:

DIAGNÓSTICO LABORATORIAL DA FASE AGUDA

Caracteriza-se pela alta parasitemia e pela ainda baixa produção de anticorpos da classe IgG. Portanto, havendo suspeita, priorizar os *métodos parasitológicos,* que podem ser diretos ou indiretos.

Métodos Parasitológicos

Diretos

Consistem na pesquisa do parasito no sangue periférico, através de microscopia de luz, sendo principais as seguintes técnicas:

Exame a Fresco. Entre lâmina e lamínula (ocular 10 x objetiva 40), sendo mais apropriada a colheita com o paciente febril. Visualiza-se o parasito entre as hemácias, com seu movimento serpenteante característico.

Gota Espessa. Uma gota de sangue é desfibrinada sobre lâmina e secada, com coloração pelo Giemsa, sem prévia fixação. Visualizam-se os tripomastigotos com seu núcleo e grande cinetoplasto terminal fortemente corados. Sensibilidade menor que o método direto, se a parasitemia for baixa[21].

Métodos Enriquecidos por Concentração. Há o de Strout (centrifugação de soro após coagulação de 5 ml de sangue, por três minutos a 160 G, e uma segunda centrifugação a 300 G), uma variante de Yaeger que centrifuga o material após adicionar fito-hemoaglutinina ao sangue hepa-rinizado, outra de Rohwedder, que centrífuga após adição de silicone líquido a sangue com anticoagulante etc. Ultimamente, a pesquisa de DCH congênita e aguda na Bolívia tem sidofeita com sangue

---
[11] *Hoje, em chagásicos superinfectados com o vírus HIV, quadros centrais muito graves têm sido observados.*

total centrifugado por 45" a 5.000 rpm, em seis capilares de micro-hematócrito, pesquisando-se os parasitos no creme leucocitário e sua interface com os glóbulos vermelhos[10,17,23,31].

De modo geral, os métodos de concentração apresentam-se como os mais sensíveis, com tendência atual à preferência pelo micro-hematócrito. Não obstante, por sua enorme simplicidade, o exame direto a fresco tem sido ainda muito utilizado. Diante da suspeita clínica, se negativa a primeira pesquisa, os exames diretos devem repetir-se por uma a duas vezes ao dia, durante uma semana[17].

Pesquisa de Formas Tissulares do Parasito. Em chagomas, lesões nodulares/exantemáticas de transplantados, musculatura de panturrilha, linfonodos infantados etc. São procedimentos de exceção.

Parasitológicos Indiretos

São aqueles em que se pretende a multiplicação do parasito, assim aumentando as suas chances de detecção. Os principais são o xenodiagnóstico, a hemocultura, a xenocultura e a subinoculação em animais sensíveis. Na fase aguda, o tempo para o exame final destes métodos pode ser menor que na fase crônica[10,17].

Xenodiagnóstico. Triatomíneos não-infectados são postos a sugar (direta ou indiretamente) o sangue suspeito, sendo então examinado seu conteúdo intestinal após 10, 15, 30 e 60 dias (fase aguda). Hoje está padronizado o uso de 40 ninfas de terceiro estádio de *T. infestans, D. maximus* ou do triatomíneo mais prevalente na região, distribuídas em quatro caixinhas vedadas com gaze, com 10 espécimens por caixa[10].

O exame faz-se inicialmente por compressão abdominal, sacrificando-se e dissecando o inseto aos 60 dias, se necessário[17]. Sobre a face ventral dos antebraços e nas duas pernas do paciente, as caixas são aplicadas por 30 minutos, assim garantindo-se boa sucção dos triatomíneos; como variante, o xenodiagnóstico artificial evita o constrangimento da picada, colocando-se os triatomíneos a sugar o sangue heparinizado e aquecido, em ambientes de vidro com membrana de látex ou, mais simplesmente, contido em preservativos anticoncepcionais masculinos[10,17].

Hemoculturas. Hoje prefere-se o meio de LIT, em seis tubos, em partes iguais com 5ml de sangue heparinizado e imediatamente centrifugado, desprezando-se o plasma; nova lavagem em PBS ou LIT e incubação a 26-28°C, com leituras nos mesmos períodos dos xenodiagnósticos. Sua sensibilidade é maior que a do xenodiagnóstico, na maioria das experiências. O cultivo celular ou em tecidos embrionários pode funcionar, mas não apresenta maiores vantagens e geralmente nem há oferta de serviços rotina com esta técnica disponível[7,10,25].

Xenocultura. Combina as duas técnicas anteriores, da seguinte maneira: procede-se normalmente ao xenodiagnóstico e, transcorridos 10 a 20 dias, o conteúdo intestinal dos triatomíneos é semeado em meio LIT protegido com ampicilina, examinando-se ao final de 30 e 60 dias[10].

Inoculação em Animais. De pouco uso, prefere-se a subinoculação em camundongos albinos jovens (15 g), entre 1 e 2 ml/animal. Se possível, os resultados são melhores quando os camundongos são previamente inadiados, o que aumenta sua suscetibilidade. As primeiras formas sanguíneas aparecem entre sete e 20 dias após a inoculação[23].

Imunodiagnóstico

Na prática, trata-se da detecção de anticorpos anti-*T. cruzi* gerados pelo hospedeiro ao longo da infecção. Rotineiramente, procuram-se anticorpos da classe IgG, também sendo viável os da classe IgM. Na fase aguda e nos casos de transmissão congênita, anticorpos IgM já estão presentes precocemente (primeira semana), podendo ser investigados; lamentavelmente, a técnica não está disponível na grande maioria dos laboratórios. A pesquisa de anticorpos da classe IgG, todavia, encontra-se extremamente generalizada, principalmente através das técnicas de hemaglutinação indireta, imunofluorescência indireta, ELISA *(Enzyme Linked lmmu-no Sorbent Assay)*, aglutinação direta e fixação de complemento (esta última é a clássica reação de Gueneiro e Machado, hoje caindo em desuso)[21,31]. Diante da suspeita de fase aguda, esta sorologia convencional serve basicamente como subsídio de referência futura, isto é, o exame deverá resultar negativo nas primeiras três semanas da infecção e uma repetição após a quarta semana sendo positiva (viragem) indicará que houve transmissão recente[17]. No caso de doença congênita, ao contrário, anticorpos IgG sempre estão presentes nos recém-nascidos de mães chagásicas, devido à transferência passiva habitual destes anticorpos maternos; portanto, a sorologia convencional/IgG é sempre positiva até o quarto ou quinto mês de vida, não significando infecção da criança[31,34].

SÚMULA PRÁTICA PARA O DIAGNÓSTICO LABORATORIAL DA DCH AGUDA E CONGÊNITA

É muito importante *ressaltar que quanto mais* precoce *tiver-se o resultado positivo da infecção, tanto mais* eficiente e viável *será o* tratamento específico[17,31,34].

DCH Aguda

Iniciar com métodos parasitológicos diretos, colhendo exame a fresco e sangue para micro-hematócrito. Aproveitar o soro para coner, em paralelo, sorologia convencional (e pesquisa de IgM, se possível). Se positivo o parasitológico, o diagnóstico está feito. Se negativo, realizar xenodiagnóstico (direto ou artificial) ou hemocultura ou, ainda, subinoculação em animais, conforme a disponibilidade do laboratório, para leituras aos 7, 10, 15 e 30 dias. Repetir o exame direto diariamente até sete dias, em picos febris, idealmente duas ou três vezes ao dia. Após 30 dias, tudo estando negativo (o que é pouco provável na doença aguda), repetir a sorologia convencional para verificar se houve positivação (viragem) da mesma.

DCH Congênita

O ideal é ter uma sorologia convencional prévia da mãe, já indicativa de suspeita para a criança. Iniciar o mais precocemente possível com os exames parasitológicos como indicado para a DCH aguda, se possível já aproveitando sangue de cordão umbilical. A sorologia convencional deverá resultar positiva até aos quatro ou cinco meses de vida, na imensa maioria dos casos, pela transferência passiva de anticorpos maternos. A pesquisa de IgM, quando possível, tem valor e significado semelhantes à pesquisa parasitológica do parasito. Se, após 30 dias, todos os exames parasitológicos estiverem negativos (o que é pouco provável em caso de haver doença congênita), repetir a sorologia convencional aos seis meses de vida: se manter-se positiva, tratar a criança, pois os anticorpos então detectados são dela mesma e indicam infecção.

DIAGNÓSTICO LABORATORIAL DA DCH CRÔNICA

Na imensa maioria das vezes, estão indicados os métodos de diagnóstico sorológico, para pesquisa de anticorpos circulantes anti-*T. cruzi,* da classe IgG. Utilizam-se as técnicas convencionais supracitadas, sendo recomendado pela OMS que se empreguem duas técnicas concomitantemente, com o objetivo de otimizar a sensibilidade (capacidade de detectar os indivíduos infectados, evitando falso-negativos) e a especificidade (capacidade de discriminar os indivíduos realmente negativos, evitando falso-positivos)[17,49]. A coleta do sangue deve fazer-se como para outras sorologias de rotina, através de punção venosa, com o indivíduo preferentemente em jejum, num volume de 5 a 10 ml de sangue total. O soro deve ser separado imediatamente por coagulação e posterior centrifugação, para utilização imediata. Se necessário conservá-lo, é preferível fazê-lo em geladeira comum, sem congelamento, preservado em partes iguais de glicerina P.A. ou com azida sódica. Para inquéritos epidemiológicos em larga escala, é muito prática a coleta de sangue com punção digital em papel de filtro (Wathman nº 1): colhe-se um volume correspondente ao preenchimento de uma área circular de diâmetro de 2 cm, seca-se no meio ambiente e envia-se ao laboratório, para eluição do soro e exame (geralmente por imunofluorescência).

A partir de recentes revisões do assunto, transcrevemos aspectos muito práticos e operacionais da sorologia convencional na DCH crônica[21,23,25,31]:

— os resultados das reações são expressos em títulos, que não guardam relação com a intensidade da infecção nem com a gravidade da doença;
— recomendado o uso de duas técnicas, os resultados podem ser conclusivos (ambos positivos ou negativos) e incongruentes (um resultado é positivo e o outro negativo);
— há possibilidade de reações cruzadas com outras patologias, como as leishmanioses e a hanseníase forma L, ou em regiões onde prevalece a tripanossomíase *rangeli* (Venezuela, Colômbia), neste caso sendo importantes a clínica, a epidemiologia e outros exames para dirimir-se a dúvida;
— as principais técnicas apresentam faixas de resultados francamente positivos (títulos elevados), francamente negativos (títulos muito baixos) e resultados duvidosos (títulos em faixa intermediária ou *borderline)*. Para laboratórios de bom padrão, e considerando as principais técnicas sorológicas, são os seguintes os valores usuais:

• Imunofluorescência indireta:
  • população infectada: 1: 80 e acima;
  • títulos duvidosos: 1:20-1:40;
  • população não-afetada: 1:10-1:10;
• ELISA (teste imunoenzimático, por densidade ótica):
  • população chagásica: 1,2 ou superiores;
  • duvidosos: 0,9-1,1;
  • população não-afetada: 0,1 -0,8;
• hemaglutinação indireta e aglutinação direta (com absorção com 2-ME):
  • população chagásica: 1/32 e acima;
  • duvidosos: 1/8-1/16;
  • população não-afetada: 1/2-1/4;

— menos de 5% da população normal pode apresentar títulos duvidosos por uma das técnicas, geralmente tendo títulos negativos com as outras técnicas. Da mesma forma, alguns indivíduos chagásicos podem apresentar títulos duvidosos com uma determinada técnica e positivos com as demais. Portanto, resultados incongruentes ou duvidoso em uma das técnicas são indicativos de repetição do exame, incluindo uma terceira técnica, ou ainda uma outra técnica de maior sensibilidade e apenas disponível em laboratórios de pesquisa ou referência. Entre estas últimas, citem-se o Western Blot, emprego de antígenos recombinantes ou purificados e peptídeos sintéticos, pesquisa de anticorpos líticos e PCR.
— em bancos de sangue, como o principal objetivo é a prevenção da transfusão de sangue contaminado, as técnicas devem priorizar alta sensibilidade, inclusive descartando-se o sangue de indivíduos com resultado duvidoso. Por questão ética e humanitária, todo doador chagásico e suspeito deve ser encaminhado à assistência médica, na qual a primeira providência deve ser a confirmação laboratorial do resultado;
— lembre-se que indivíduos imunodeprimidos podem apresentar sorologia positiva, mesmo estando infectados, assim como portadores de outras doenças podem eventualmente apresentar-se falso-positivos. Lembrar, ainda, que bebês filhos de mães chagásicas têm sorologia convencional positiva até os 4-5 meses de vida, por transferência de anticorpos maternos, sem necessariamente estar infectados. Sempre articular a sorologia com a clínica e a epidemiologia;
— indivíduos tratados e curados na fase aguda terão negativadas suas reações sorológicas de maneira permanente e definitiva. Na fase crônica, ocorrendo cura, a sorologia convencional deve negativar-se, mas isto ocorre muito lentamente (ver, a seguir, critério de cura);
— eventualmente, diante de forte suspeita clínica e epidemiológica, e frente a resultados reiteradamente duvidosos ou inconclusivos, pode-se lançar mão de métodos parasitológicos indiretos na busca do *T. cruzi* circulante. Neste caso, sugere-se a realização de hemoculturas seriadas (ou xenodiagnósticos

seriados), em número de cinco a 10, com boa chance de detectar o parasito;
— fora a situação anterior (confirmação diagnostica em caráter excepcional) e ensaios terapêuticos para verificação de efeito supressivo com novas drogas, não há indicações para o emprego dos métodos parasitológicos convencionais no diagnóstico da DCH crônica. A médio prazo, espera-se que o uso de PCR venha constituir técnica complementar para dirimir dúvidas, face à sua excepcional especificidade, desde que contornados problemas de padronização, de custo e de contaminação.

TRATAMENTO DA DCH

Devem ser considerados o tratamento *específico* (erradicação do parasito) e o tratamento *sintomático* (manejo das lesões e distúrbios produzidos pela parasitose), sendo ambos igualmente importantes nas fases aguda e crônica da DCH. Como regra geral, a cura parasitológica é sempre almejada, sendo mais viável em pacientes agudos, congênitos, muito jovens ou com infecção recente. Ao lado disto, o tratamento sintomático (clínico ou cirúrgico) objetiva reduzir as lesões e prevenir a morbimortalidade, especialmente ao nível da cardiopatia e das formas digestivas (principalmente na fase crônica). Via de regra, a imensa maioria dos chagásicos pode e deve ser tratada ambulatorialmente, ao nível da rede básica de saúde e em estabelecimentos de nível secundário, reservando-se ao especialista os casos muito graves e os de solução cirúrgica. A revisão médica do chagásico deve ser inicialmente diária e depois semanal na fase aguda, anual na forma crônica indeterminada, semestral nos casos de formas crônicas cardíacas ou digestivas leves, e progressivamente mais amiúde nas formas graves, especialmente da cardiopatia. Em particular, também compete ao profissional de saúde o encaminhamento correio da questão médico-trabalhista do chagásico, tanto no que toca às aposentadorias quanto à judiciosa decisão se o indivíduo pode trabalhar ou não, e em qual setor ou profissão[17,35].

Tratamento Específico

No momento, dois fármacos eventualmente disponíveis vêm sendo usados contra o *T. cruzi* na DCH: o *nifurtimox (Lampit ®)*[12] e o *benznidazol (Rochagan ©)*. Ambos são ativos contra formas sanguíneas do parasito e também sobre as tissulares (provavelmente menos), devendo ser administrados continuamente por um período não menor que 30 dias e, idealmente, de 60 dias. Este longo período é justamente uma tentativa de esgotar o parasitismo, através da melhor ação da droga sobre as formas sanguíneas do *T. cruzi*. A administração destes fármacos é oral, com metabolismo hepático e excreção urinária. As *contra-indicações* fundamentais para ambos são gravidez, insuficiência hepática e insuficiência renal. Como as demais drogas de suas classes, sua administração por longos períodos deve ser evitada, face aos riscos de carcinogênese[13].

O *nifurtimox,* um pouco mais antigo, é um nitrofurânico que se apresenta em comprimidos de 120 mg, devendo ser administrado na dose básica de 8 a 10 mg/kg peso/dia para adultos e 10 a 15 mg/kg/dia para crianças, em duas tomadas diárias (12/12 h). É mais bem tolerado pelas crianças, sendo seus principais efeitos colaterais a anorexia, perda de peso, enjoos, vômitos, dores abdominais, insônia e alguns distúrbios do comportamento. Havendo ingestão de álcool, durante o tratamento, o efeito *antabuse* é marcante.

O *benznidazol* vem em comprimidos de 100 mg, para uso na dose de 5 mg/kg/dia para adultos e de 7 a 10 mg/kg/dia para crianças, sempre em tomadas de 12/12 h. Suas reações colaterais são uma dermatopatia urticariforme (em 30% dos casos, geralmente na segunda semana de tratamento), depressão medular com leucopenia (rara e grave) e polineuropatia periférica (rara, surgindo a partir da sexta semana). Também se relatam sintomas gerais, como diminuição do apetite, náuseas, dores abdominais e sensação de fraqueza. No caso da leucopenia, é importante a monitorização clínica e laboratorial, podendo ser necessária a suspensão da droga e a cobertura com antibióticos. A polineuropatia com o término do tratamento, não sendo prevenível com a administração de complexo B ou outro antineurítico. No caso da dermatopatia, alguns pacientes a toleram até o término do tratamento. Em outros, a droga tem que ser suspensa por alguns dias até que abrandem os sintomas, podendo-se voltar ao tratamento: nestes casos, alguns pacientes terminam a série, em outros retornam as reações, e a droga deve ser interrompida definitivamente. Neste último caso, uma sugestão é começar a outra droga (nifurtimox), se esta estiver disponível[14].

Outro fármaco testado recentemente foi o halopurinol, que apresenta alguma ação contra o *T. cruzi in vitro,* não se mostrando eficaz em vários experimentos na DCH aguda ou crônica. Também a anfotericina B foi testada, com resultados muito pobres. Por outro lado, antimicóticos de terceira geração que atuam ao nível de síntese de colesterol estão sendo atualmente ensaiados, com alguns resultados promissores.

Na fase aguda, em situações de maior gravidade, em que a miocardite é extrema, um recurso heróico e excepcional é associar corticoesteroidoterapia com o tratamento específico, com isto diminuindo o componente inflamatório do quadro.

As *indicações do tratamento específico na DCH* foram estabelecidas pelos pesquisadores brasileiros em 1985 (II Reunião de Pesquisa Aplicada, Araxá, MG), podendo ser resumidas[17,35] assim:
— em todos os casos agudos e congênitos;

---

[12] *O nifurtimox, infelizmente, não está disponível no Brasil e na maioria dos países onde a DCH é endêmica, podendo ser encontrado em algumas farmácias da Argentina (informações de 1996).*

[13] *Há poucos anos, alguns ensaios mostraram o desenvolvimento de linfomas em coelhos injetados com estas drogas, o que preocupou a comunidade científica. Ampla revisão de muitas centenas de pacientes tratados no Brasil e na Argentina e a repetição do ensaio em coelhos pela via oral não confirmaram a ocorrência anterior, com isto mantendo-se o consenso sobre o tema. Não obstante, a incidência de linfomas tem sido alta em chagásicos tratados especificamente após transplante cardíaco, o que tem merecido novas investigações.*

[14] *Está havendo um esforço para que o nifurtimox seja novamente fabricado.*

— como quimioprofilaxia em casos de acidentes com *T. cruzi* e em transplantes com doador infectado e receptor suscetível[15];
— em pacientes com infecção recente e crônicos de baixa idade (menores de 10 anos)[16];
— em pacientes na forma crônica indeterminada, em caráter experimental.

Já como *critério de cura* da DC, o que se admite é que tenha que ocorrer a erradicação completa do parasitismo, traduzida na negativação total e permanente das provas para-sitológicas (xenodiagnóstico e hemocultura) e imunológicas (sorologia convencional e testes especiais, como a dosagem de anticorpos líticos). O critério clínico é secundário, funcionando como suporte basicamente na fase aguda. Na fase crônica não se espera que o tratamento específico venha a fazer regredir lesões já estabelecidas, principalmente as mais avançadas, mas tem-se a expectativa de que a cura parasitológica possa retardar ou mesmo interromper a progressão do quadro clínico, isto com base nas atuais interpretações sobre o papel do parasito vivo na génese e na evolução crônica da *DCH*[21,27,33,35].

TRATAMENTO SINTOMÁTICO

Considerando as fases aguda e crônica, trata do manejo geral do paciente frente aos sintomas pertinentes, procurando minimizar o desconforto e reduzir ou aplacar a evolução do quadro. Esquematicamente, pode-se assim resumir[2,21,26,32,35,36,38,39,40].

Fase Aguda

Antitérmicos e analgésicos (valor relativo), repouso, dieta leve. Se necessário, cardiotônicos e diuréticos com cuidado. Para casos de meningoencefalite com convulsões, anti-convulsivantes com moderação. Considerar os casos agudos da DCH temporariamente incapacitados para todas as profissões, até que cesse toda a sintomatologia.

Forma Crônica Indeterminada

Apenas revisão médica anual; indivíduo apto para a imensa maioria das profissões (salvaguarda a pilotos de aviões e operadores de coletivos e máquinas pesadas).

Forma Crônica Cardíaca (CCC)

O *manejo clínico da CCC* constitui na principal tarefa médico-assistencial frente à doença de Chagas, em geral não fugindo das medidas e estratégias habituais do manejo das cardiomiopatias dilatadas, da ICC e das arritmias de outras etiologias. Pelo seu caráter progressivo e fibrosante, é absolutamente ideal que a CCC seja diagnosticada em seus estágios iniciais, facultando a prevenção secundária de seus quadros mais graves e mesmo a remoção ou atenuação de alguns fatores de risco. A CCC pode ser tratada pelo clínico geral, se condições mínimas de conhecimento e de arsenal propedêutico estiverem presentes. Entre as últimas, há consenso de que o ECG constitui o principal elemento diagnóstico, sendo imprescindível na avaliação de qualquer "chagásico", numa periodicidade mínima de uma vez ao ano. Sinais de evolução da CCC e sintomatologia duvidosa ou mais rica que os achados clínico-eletrocardiográficos indicam melhor prospecção, em centros de maior recurso diagnóstico. Numa perspectiva prática, os clínicos gerais e a rede básica de saúde podem encarregar-se de todos os pacientes do estádio I da CCC e da total maioria dos pacientes do estádio II, podendo ainda atender a muitos pacientes do grupo III. Ao cardiologista cabem alguns diagnósticos no estádio II, pacientes em evolução no estádio III e todos aqueles dos estádios IV e V, sendo que estes últimos, com muita frequência, dependem de internação hospitalar. A conduta médico-trabalhista também deverá levar em conta o estágio clínico e a profissão em pauta, sendo que os casos de CCC incipiente autorizam profissões não exigentes de médios e maiores esforços físicos, enquanto que os graus III e IV são geralmente incapacitantes omnipro-fissionalmente. O tratamento sintomático da CCC prevê o manejo das arritmias, da insuficiência cardíaca e da síndrome tromboembólica.

Tratamento das Arritmias

Efetivar a adequação de vida e a ablação ou minimização de fatores agravantes e precipitantes; uso adequado de antiarrítmicos (amiodarona, propafenona, mexiletinae disopiramida para os casos de extra-sistolia ventricular), uso de marcapassos eletrônicos em bloqueios AV avançados, bradiarritmias importantes e doença do nó sinusal), desfibrilação elétrica imediata em fibrilação ventricular, tratamentos cirúrgicos (aneurismectomia ou ablação de focos arritmogênicos do coração) etc, tudo isto após rigoroso diagnóstico sindrômico e topográfico, sob rigorosa supervisão médica.

Manejo da Insuficiência Cardíaca (ICC)

Refere-se em geral a um paciente já debilitado, com CCC em evolução e sujeito a complicações. De modo geral, a ICC é progressiva e seu manejo é tanto mais difícil quanto mais avançado o grau de insuficiência. Entre outros, fatores como a perda de elementos contráteis, a desarticulação anatômica das fibras remanescentes, a distensão exagerada destas fibras como tentativa de compensação, a má perfusão ao nível da microcirculação miocárdica e a fibrose estão presentes e associados na ICC mais grave da CCC, estimulando a evolução do quadro e tornando problemática a sua terapêutica. Acresce que também o miocárdio se apresenta especialmente irritável na ICC da CCC, fazendo com que os problemas de manejo clínico com muitas das drogas indicáveis nas ICC de outras etiologias sejam frequentes e graves. Como regra geral, admite-se que todo chagásico crônico que apresente CCC detectável tem tendência a evoluir para ICC a médio/longo prazo. Nas etapas iniciais da CCC, então, se impõem

---

[15] *Para o acidente, tratar preventivamente o paciente por 10 dias imediatamente após o acontecimento; no transplante (geralmente de rim), tratar o doador nos 10 dias que antecedem a cirurgia, e o receptor, nos 10 dias subsequentes (doses normais).*

[16] *Nestes casos alcança-se cura parasitológica em uma porcentagem significativa (20% a 40%)*

medidas terapêuticas com finalidade de prevenção secundária, com os objetivos de: evitar a morte súbita e a evolução da ICC. Conforme Guimarães, quanto mais cedo a sobrecarga ventricular for aliviada, melhor a qualidade de vida e a sobrevida do paciente, com retardo significativo do aparecimento de insuficiência cardíaca[26]. Isto significa atenção aos sinais de disfunção ventricular precoces, especialmente naqueles pacientes que apresentam algum sinal de CCC (geralmente alterações eletrocardiográficas). Afastamento de fatores intervenientes ou precipitadores de ICC é fundamental, incluindo arritmias, esforço físico e dieta inadequados, consumo de certos fármacos, distúrbios hidroeletrolíticos, cardiopatias superponentes etc. O manejo farmacológico inicial faz-se com diuréticos, (tiazídicos, de alça ou poupadores de potássio), associado a dieta hipossódica e relativa limitação de atividades físicas. Naqueles pacientes cuja ICC evolui (ou não responde satisfatoriamente), o emprego de digitálicos é indicado parcimoniosamente, com preferência à digoxina VO. Casos mais severos de ICC podem beneficiar-se com a inclusão de drogas como os inibidores da ECA (captopril e similares), nitratos e hidralazina, cujo efeito vasodilatador favorece a hemodinâmica. É mandatória, na ICC da DCH, a restrição e readequação de atividades físicas, sendo pacífica a indicação de aposentadoria para os trabalhadores braçais (que constituem a maioria dos "chagásicos" em nosso meio). Nas fases mais avançadas, o paciente deve hospitalizar-se, ser monitorizado para a prevenção de fenômenos tromboembólicos e ter seu equilíbrio hidroeletrolítico adequadamente assistido, podendo eventualmente beneficiar-se de drogas como a dobutamina (infusões contínuas) e de alguns ganglioplégicos. Nesta fase, o uso de cardiotônicos geralmente apresenta riscos, sendo mais indicados aqueles de vida média curta (lanatosídeo C), para infusões EV ou IM. Aqui também se preferem diuréticos de alça, como furosemida, EV. Naturalmente, o transplante cardíaco é uma importante opção nos casos de ICC grave, quando praticamente não mais há miocárdio contrátil e a fibrose é muito avançada, aqui se colocando três problemas fundamentais: 1) a questão da falta de doadores e de centros médicos capacitados; 2) a melhor capacidade de o paciente beneficiar-se da cirurgia justamente quando a ICC não está terminal; 3) os problemas de rejeição e de frequente reativação da parasitose no pós-operatório. Neste último caso há que ficar-se atento para subidas bruscas da parasitemia, o que significa uma reagudização da doença que requer tratamento específico. Outras abordagens cirúrgicas da ICC têm sido a cardiomioplastia (de resultados imediatos razoáveis, mas com sobrevidas curtas a médio prazo) e, mais recentemente, a ventriculotomia (ainda em avaliação).

Fenômenos Tromboembólicos

Há aspectos preventivos e curativos. No primeiro caso, em pacientes sem episódios relatados mas que apresentam risco (cardiomegalias, aneurismas de ponta, fibrilação atrial, trombos intracardíacos detectados ao ecocardiograma ou à ventriculografia etc), a prevenção tem sido tentada com aspirina ou cumarínicos, com efeitos benéficos frente a pacientes não-tratados, a médio/longo prazos. O mesmo vale para chagásicos com cardiomegalia ou ICC que tenham que ficar acamados ou submeter-se a cirurgias de maior porte. As drogas mais usadas na profilaxia são a aspirina, o dipiridamol, a ticlopidina e a heparina. No tratamento propriamente dito, a heparina, o warfarin, a estreptoquinase e a uroquinase, podendo-se considerar, também, as possibilidades cirúrgicas (embolectomia, aneurismectomia etc).

Formas Crônicas Digestivas

A abordagem terapêutica da esofagopatia envolve desde a passagem de sondas hiperbáricas no esfíncter inferior (estágio I) até as cirurgias de alívio da pressão esfincteriana (cardiotomia extramucosa de Heller e inúmeras variantes) e as cirurgias maiores de ressecção do segmento dilatado e interposição de alça jejunal (técnicas de Merendino e variantes). Uma possibilidade farmacológica nos estágios iniciais consiste na administração de dinitrato de isossorbitol ou nifedipina, 15 minutos antes das refeições, drogas estas que reduzem a pressão esfincteriana e facilitam a deglutição por um período de 30 a 40 minutos. O *tratamento* da colopatia chagásica restringe-se ao manejo clínico nas fases iniciais do processo e àqueles pacientes ainda sem indicação cirúrgica ou com esta formalmente contra-indicada. Trata-se do uso de dietas anticonstipantes e ao uso judicioso de laxantes e lavagens intestinais. A dieta deve evitar excesso de fibras, que podem facilitar a formação e/ou agravamento de fecalomas. Não raramente se fazem, em ambulatório, esvaziamentos manuais de megacólon, com auxílio concomitante de lavagem. Nos casos de *volvo* da sigmóide, o tratamento conservador pode resolver alguns casos de torção incompleta na ausência de necrose, através de intubação descompressiva monitorizada por retossigmodoscópio. O *tratamento cirúrgico* compreende uma série de técnicas que objetivam ressecar o segmento dilatado e conservar a função do esfíncter retal. São cirurgias longas e ainda com um risco relativamente alto de mortalidade, que devem ser bem indicadas e realizadas por pessoal e serviços competentes. Lembre-se que a maioria dos casos cirúrgicos da afecção compreende pessoas mais idosas, muitas delas portadoras de cardiopatia chagásica, o que leva muitos especialistas a recomendar prudência na indicação da operação.

PROFILAXIA DA DCH

Trata-se do setor mais resolutivo na luta contra a DCH, podendo-se afirmar que, na prática, as principais questões estão tecnicamente resolvidas e que as medidas hoje disponíveis são capazes de controlar a DCH, na dependência basicamente de decisão política e da disponibilidade de recursos. Colocam-se três níveis de prevenção, sendo mais efetivo o primeiro: a prevenção primária corresponde às ações que impeçam a transmissão do parasito ao indivíduo suscetível; no nível secundário busca-se prevenir o dano e a incapacidade no infectado, cabendo ao terciário a readequação do paciente e a minimização da incapacidade instalada[19]. Em termos de Brasil, a prevenção primária tem evoluído e controlado as principais formas de transmissão em extensas regiões, restando no horizonte a atenção médica e previdenciária para aqueles cinco milhões de já infectados. Em outros países, como Bolívia e Paraguai, a taxa de transmissão é ainda muito alta, por falta de programas de controle[41]. De uma forma geral, como a DCH está enraizada em profundas distorções sociais, as reformulações político-econômicas que logrem uma melhoria social significativa de *per se* já serão capazes de extinguir a doença. No entanto, a DCH pode ser controlada através de medidas setoriais contínuas e bem conduzidas, conforme várias experiências no Brasil, na Venezuela, na Argentina e no Uruguai. O ideal seria a integração do desenvolvimento social com as medidas de controle, num enfoque geral da DCH, o que não tem sido feito, infelizmente[19,48].

Controle da Transmissão

Até hoje não se dispõe de uma vacina suficientemente eficaz e segura contra o *T. cruzi*, a despeito de grande esforço da comunidade científica. Também não se recomenda uma ação sistemática contra os reservatórios naturais do *T. cruzi*. As medidas mais utilizadas e eficientes de controle têm sido aquelas dirigidas contra o inseto vetor e contra a transmissão transfusional, principalmente levadas a cabo através de programas governamentais, podendo ainda citar-se o controle da doença congênita e a prevenção das transmissões por acidentes e transplantes (como já explanado).

Controle do Vetor

A prioridade básica tem sido o controle do vetor domiciliado[17], baseado em três pilares: combate químico (com inseticidas), melhoria da habitação e educação sanitária[21].

Inseticidas

Constituem a medida isolada mais usada, aquela que apresenta os resultados mais rápidos. Os inseticidas mais empregados possuem longa ação residual e são capazes de agir por contato, especialmente sobre o sistema nervoso do inseto. Na prática, não agem sobre os ovos, mas matam as jovens ninfas logo de sua eclosão. Hoje dá-se preferência aos piretróides de síntese, tendo sido usados largamente no passado os organoclorados (BHC, Dieldrin), os fosforados (Malathion) e os carbamatos (Baygon®). Os piretróides em uso são do grupo α-ciano-substituição, cuja concentração final por produto e por m² é a seguinte:

— deltametrina = 25mg/m² (K-Othrine ®, Químio do Brasil);
— lâmbda-cialotrina = 30mg/m² (Icon ®, ICI do Brasil);
— ciflutrina = 50mg/m² (Solfac ®, Bayer do Brasil);
— cipermetrina = 125mg/m² (vários produtos de vários laboratórios).

São aplicados especialmente no interior das casas, onde apresentam ação residual por mais de seis meses, e nos anexos peridomiciliares, onde sua ação residual é significativamente menor. Seus efeitos tóxicos sobre pessoas é bastante pequeno, geralmente correspondendo a irritações na pele e mucosas, quando cai diretamente sobre elas. No programa da Fundação Nacional de Saúde do Brasil (FNS), as atividades são por município, que é mapeado e passa por uma borrifação de todas as casas (e anexos) das localidades infestadas por triatomíneos (fase de ataque). Em anos sucessivos há pesquisa e borrifação seletiva das casas positivas, para finalmente instalar-se uma vigilância descentralizada com participação comunitária (a própria população vigia e notifica eventuais focos de triatomíneos, para expurgo por um agente de saúde fixo no município)[18].

Os resultados têm sido bastante bons quando há um mínimo de continuidade no programa, a julgar-se pela redução significativa das taxas de infestação intradomiciliar em todo o país, pelo desaparecimento de casos agudos nas áreas trabalhadas e pelos resultados de soro-epidemiologia em escolares (FNS, SUCEN/SP), que vêm demonstrando a virtual interrupção na transmissão. O grande desafio atual é o peridomicílio, que concentra a maioria dos focos residuais do país, onde os inseticidas não possuem a mesma boa atividade do intradomicílio. Uma interessante perspectiva é o emprego de pinturas inseticidas, com longo poder residual, hoje desenvolvida na França e no Brasil (UFRJ). Na Argentina se empregam fumaças inseticidas ("potes fumígenos"), com bom efeito letal imediato mas sem ação residual e peridomiciliar, portanto pouco indicável no Brasil. O emprego de inseticidas naturais, de luta biológica com predadores de "barbeiros" e através de hormônios juvenilizantes e precocenos carece de efetividade e praticidade ao longo de grandes programas.

Melhoria da Habitação

Pode-se entendê-la desde o melhoramento de setores da casa (reboco de paredes, substituição de tetos) até a construção de casa nova. De forma geral, a melhoria da habitação é medida mais duradoura e transcendental que o inseticida, envolvendo outros aspectos da saúde e interessando muito mais à população. De custo variável (100 a 2.000 dólares), e pressupondo alguns problemas como posse da terra, relações de trabalho e manutenção, foi adotada como estratégia nacional apenas na Venezuela (anos 60 e 70). Trata-se de medida eficaz na prevenção do triatomíneo domiciliado, mas é conveniente que seja complemente, com a educação, com um bom manejo do peridomicílio e com o próprio inseticida.

Educação e Organização da População

Conhecimento do triatomíneo, higiene pessoal, caseira e ambiental, capacidade de detecção e notificação de focos, manejo adequado do peridomicílio, manutenção da casa, capacidade de reivindicação etc. são elementos fundamentais na luta contra os "barbeiros", em todas as fases do programa e, especialmente, na de vigilância. Também se aplica à educação, no reconhecimento de casos agudos e nas estratégias de controle da transmissão transfusional e congênita. Sugere-se difundir conhecimentos e práticas sobre a DCH, especialmente através da rede do ensino básico e da grande mídia nas zonas endêmicas.

---

[17] *Em geral, não faz sentido um programa contra os triatomíneos silvestres, em seus ecótopos naturais. O que se pode fazer é manter as casas afastadas de tocas e ninhos de animais, de pedregais, de pequenos bosques etc.*

[18] *A vigilância se instala de modo permanente quando a infestação triatomínica reduz-se a menos de 5%, hoje se estimando em mais de 80% dos municípios da área endêmica do Brasil em condições de recebê-la.*

Controle da Transmissão Transfusional

As estratégias básicas são a seleção de doadores por sorologia prévia e a quimioprofilaxia. A primeira é a mais usada, prevista por lei no Brasil e vários países latino-americanos, e consiste no exame prévio do sangue do doador com pelo menos duas técnicas sorológicas de alta sensibilidade. Os doadores soro-positivos devem abster-se da doação e serem encaminhados a um serviço médico, para avaliação e o tratamento pertinente. A quimioprofilaxia se faz com a adição de violeta-de-genciana a 1:4.000 em sangues suspeitos por 24 horas, tempo necessário à erradicação de todas as formas vivas de *T. Cruzi*[19]. É particularmente útil para regiões altamente endêmicas em DCH, como foram no passado o Estado de Goiás e o Triângulo Mineiro, sendo hoje indicada para a Bolívia, o Paraguai e algumas outras áreas. Uma outra possibilidade é o uso de filtros celulares para leucócitos, que são capazes de reter o parasito; lamentavelmente, são muito caros. Como complemento, deve-se mencionar que o melhor uso e indicação da hemoterapia (por exemplo, evitando-se as transfusões braço a braço e com sangue total) e a ablação da figura do doador remunerado são elementos essenciais para o controle definitivo da DCH transfusional[41,48]. Resta lembrar que a expansão da rede de hemocentros está reduzindo em muito a ocorrência e os riscos da DCH transfusional.

Controle da Transmissão Congênita

Como não há medida preventiva antes do parto, o melhor a fazer é o diagnóstico precoce da criança e seu pronto tratamento específico. Sendo chagásica a parturiente, fazer exames diretos no sangue do cordão para a pesquisa do parasito (eventualmente xenodiagnóstico ou hemocultura na criança), tratando logo o recém-nascido, se positivo. Na dúvida e sob suspeita, reexaminar a criança aos seis meses por sorologia convencional: se positiva, tratá-la imediatamente, pois os anticorpos da classe IgG então presentes não mais serão originários da mãe infectada e sim da própria criança[21,34].

Controle das Transmissões Acidentais e por Transplantes de Órgãos

Como já mencionado, a atitude básica é a quimioterapia preventiva a curto prazo após um acidente ou no doador infectado (logo antes do transplante) e no receptor suscetível (imediatamente após). Nos laboratórios, normas claras de cuidados e uso de equipamentos de prevenção devem ser rigorosamente cumpridas, com supervisão constante, devendo cada funcionário ou técnico submeter-se a um exame sorológico ao início do emprego. Nos transplantes, é mandatória a sorologia do doador e do receptor, previamente à cirurgia[17,21].

PREVENÇÃO SECUNDÁRIA

Trata-se de instituir corretamente o tratamento específico nos casos indicados e manter em boas condições, através do manejo clínico, os demais chagásicos. O mais importante é evitar a evolução da cardiopatia crônica, principalmente para os quadros arrítmicos severos e a insuficiência cardíaca. Neste ponto, uma boa seguridade social é fundamental, para que viabilize a aposentadoria do chagásico nos casos indicados, poupando-lhe uma deterioração cardíaca irreversível. No âmbito digestivo, a prevenção secundária objetiva o adequado manejo clínico ou cirúrgico para que se evitem os graus avançados da colo- e da esofagopatia[19].

BIBLIOGRAFIA

1. Amato Neto V. Transmissão da doença de Chagas por transfusão de sangue. Clínica e Terapêutica, 6:208-213, 1977.
2. Amato Neto V, Yassuda MAS & Amato VS. Doença de Chagas aguda. In: Dias JCP, Coura JR (eds). Clínica e terapêutica da doença de Chagas. Um manual prático para o clínico geral. Rio de Janeiro: Fiocruz, 127-133, 1997.
3. Barretto MP. Epidemiologia. In: Brener Z, Andrade ZA (eds). Trypanosoma cruzi e doença de Chagas. Rio de Janeiro: Guanabara Koogan. 89-151, 1979.
4. Bestetti RB. Disfunção autonômica na cardiopatia chagásica crônica: fator importante na patogênese e na história natural da moléstia. In: Dias JCP, Coura JR (eds). Clínica e terapêutica da doença de Chagas. Um manual prático para o clínico geral. Rio de Janeiro: Fiocruz, 267-280, 1997.
5. Braga JC, Labrunie A, Villaça F et al. Tromboembolismo em portadores de cardiopatia chagásica crônica. Revista da Sociedade de Cardiologia do Estado de São Paulo, 4:187-191, 1994.
6. Brener Z. O parasito: relações parasito-hospedeiro. In: Brener Z, Andrade Z (eds). Trypanosoma cruzi e doença de Chagas. Rio de Janeiro: Guanabara Koogan, 1-41, 1979.
7. Brener Z. Trypanosoma cruzi: morfologia e ciclo evolutivo. In: Dias JCP, Coura JR (eds). Clínica e terapêutica da doença de chagas. Um manual prático para o clínico geral. Rio de Janeiro: Fiocruz, 25-32, 1997.
8. Chagas CRJ. Nova tripanossomíase humana. Estudos sobre a morfologia e o ciclo evolutivo do Schizotrypanum cruzi n.g.n.e., agente etiológico de nova entidade mórbida do homem. Memórias do Instituto Oswaldo Cruz, 3:159-218, 1911.
9. Chagas CRJ. Processos patogênicos da tripanossomíase americana. Memórias do Instituto Oswaldo Cruz 8:5-35, 1916.
10. Chiari E, Galvão LMC. O diagnóstico parasitológico na doença de Chagas. In: Dias JCP. Coura JR (eds). Clínica e terapêutica da doença de Chagas. Um manual prático para o clínico geral. Rio de Janeiro: Fiocruz, 85-98, 1997.
11. Coura JR. Síntese histórica e evolução dos conhecimentos sobre a doença de Chagas. In: Dias JCP, Coura JR (eds). Clínica e Terapêutica da Doença de Chagas. Um manual prático para o clínico geral. Rio de Janeiro: Fiocruz, 469-486, 1997.
12. Deane MP, Lenzi Hl, Jansen AM. Trypanosoma cruzi: vertebrate and invertebrate eycles in the same mammal hosts, the opossum Didelphis marsupialis. Memórias do Instituto Oswaldo Cruz, 79:513-515, 1984.
13. Dias E. Estudos sobre o Schizotrypanum cruzi. Memórias do Instituto Oswaldo Cruz, 28:1-110, 1934.
14. Dias JCP. Mecanismos de transmissão. In: Brener Z, Andrade ZA (eds). Trypanosoma cruzi e doença de Chagas. Rio de Janeiro: Guanabara Koogan, 152-174, 1979.
15. Dias JCP. Resena histórica de los conocimientos sobre la enfermedad de Chagas y reflexiones sobre algunos aspectos políticos y socio-economicos de la enfermedad en el contexto latinoamericano. Revista de la Federación Argentina de Cardiologia, 17:121-140, 1988.
16. Dias JCP. The indeterminate form of human chronic Chagas disease. Revista da Sociedade Brasileira de Medicina Tropical, 22:147-156. 1989.
17. Dias JCP. Doença de Chagas: clínica e terapêutica. Brasília: Sucam (Ministério da Saúde), p. 94, 1990.

---

[19] *Como este tempo é uma das limitantes ao método, experiências recentes têm demonstrado que a adição de ácido ascórbico em presença de luz UV é capaz de reduzi-lo para menos de duas horas.*

18. Dias JCP. Epidemiology of Chagas disease. In: Wendel S, Brener Z, Camargo ME, Rassi A (eds). Chagas disease (American trypanosomiasis): its impact on transfusion and clinical medicine. São Paulo: ISBT Brazil', 92:49-80, 1992.
19. Dias JCP. Doença de Chagas, epidemiologia e prevenção. Arquivos Brasileiros de Cardiologia, 63:451-455, 1994.
20. Dias JCP, Coura JR. Epidemiologia. In: Dias JCP, Coura JR (eds). Clínica e terapêutica da doença de Chagas. Um manual prático para o clínico geral. Rio de Janeiro: Fiocruz, 33-66, 1997.
21. Ferreira MS, Lopes ER. Chapadeiro E et al. Doença de Chagas. In: Veronesi R, Focaccia R (eds). Tratado de infectologia. São Paulo: Editora Atheneu, 1175-1213, 1996.
22. Forattini OP. Biogeografia, origem e distribuição da domiciliação de triatomíneos no Brasil. Revista de Saúde Pública, 14:265-299, 1980.
23. Freilij H, Storino R. Diagnóstico de laboratório. In: Storino R, Milei (eds). Enfermedad de Chagas. Buenos Aires: Doyma Argentina, 343-367. 1994.
24. Garzon S AC. Lorga AM. Nicolau JC. Eletrocardiografia na cardiopatia chagásica. Revista da Sociedade de Cardiologia do Estado de São Paulo. 4:133-142, 1994.
25. Gonzales-Cappa S, Isola ED. Agente etiológico: T. cruzi. In: Storino R. Milei (eds). Enfermedad de Chagas. Buenos Aires: Doyma Argentina. 31-40, 1994.
26. Guimarães AC. Cardiopatia chagásica: insuficiência cardíaca. In: Dias JCP, Coura JR (eds). Doença de Chagas. Um manual para o clínico geral. Rio de Janeiro: Fiocruz, 223-236, 1997.
27. Iosa D. Chronic chagasic cardioneuropathy: pathogenesis and treatment. In: Chagas' disease and the nervous system. Washington. PAHO Sc., Publ 547,99-148, 1994.
28. Köberle F. Chagas 'disease and Chagas' syndromes. The pathology of american trypanosomiasis. Advances in Parasitology, 6:63-95, 1968.
29. Laranja FS, Dias E, Nóbrega GC, Miranda A. Chagas' disease (American trypanosomiasis) A clinicai, epidemiologic and pathological study. Circulation, 58:1034-1058, 1956.
30. Lopes ER, Chapadeiro E. Anatomia patológica da doença de Chagas humana. In: Dias JCP, Coura JR (eds). Clínica e terapêutica da doença de Chagas. Um manual prático para o clínico geral. Rio de Janeiro: Fiocruz, 67-84, 1997.
31. Luquetti Ostermayer A, Castro AM. Diagnóstico sorológico da doença de Chagas. In: Dias JCP, Coura JR (eds). Clínica e Terapêutica da doença de Chagas. Um manual prático para o clínico geral. Rio de Janeiro: Fiocruz, 99-114, 1997.
32. Macedo VO. Forma indeterminada da doença de Chagas. In: Dias JCP. Coura JR (eds). Clínica e terapêutica da doença de Chagas. Um manual prático para o clínico geral. Rio de Janeiro: Fiocruz, 135-152, 1997.
33. Milei J. Patogenia. In: Storino R, Milei (eds). Enfermedad de Chagas. Buenos Aires: Doyma Argentina. 103-128, 1994.
34. Moya PR. Moretti ERA. Doença de Chagas congénita. In: Dias JCP. Coura JR. eds. Clínica e terapêutica da doença de Chagas. Um manual prático para o clínico geral. Rio de Janeiro: Fiocruz. 383-410, 1997.
35. Prata AR. Abordagem geral do paciente chagásico. In: Dias JCP, Coura JR (eds). Clínica e terapêutica da doença de Chagas. Um manual prático para o clínico geral. Rio de Janeiro: Fiocruz, 115-126, 1997.
36. Rassi A, Rassi Jr A. Rassi SG, Rassi AG. Cardiopatia crônica: arritmias. In: Dias JCP, Coura JR (eds). Doença de Chagas. Um manual para o clínico geral. Rio de Janeiro: Fiocruz, 201-222, 1997.
37. Rezende JM. Manifestações digestivas. In: Brener Z, Andrade ZA (eds). Trypanosoma cruzi e doença de Chagas. Rio de Janeiro: Guanabara Koogan, 312-361. 1979.
38. Rezende JM. O aparelho digestivo na doença de Chagas. Aspectos clínicos. In: Dias JCP, Coura JR (eds). Doença de Chagas. Um manual para o clínico geral. Rio de Janeiro: Fiocruz, 153-176, 1997.
39. Ribeiro ALP. Manejo clínico das taquiarritmias. In: Gontijo EMD. Rocha MOC (organs). Manejo clínico da doença de Chagas, Belo Horizonte, Faculdade de Medicina da UFMG, 46-62, 1995.
40. Santos EC. Tromboembolismo na doença de Chagas. In: Gontijo EMD, Rocha MOC (organs). Manejo clínico da doença de Chagas, Belo Horizonte, Faculdade de Medicina da UFMG, 72-75, 1995.
41. Schmunis GA. American Trypanosomiasis as a public health problem. In: Chagas' disease and the nervous system. Washington, PAHO Sc., Publ 547:3-29, 1994.
42. Schofield CJ. Triatominae: biologiay control. Londres: Eurocomunica Publications, p. 76, 1994.
43. Sica RP. Alterations in the peripheral and central nervous systems in Chagas' disease. In: Chagas' disease and the nervous system. Washington, Paho Sc, Publ 547:172-188, 1994.
44. Storino R. Jôrg ME. Vias de infeccion y aspectos clínicos. In: Storino R, Milei (eds). Enfermedad de Chagas. Buenos Aires: Doyma Argentina, 185-208, 1994.
45. Terra Filho J, Manco JC. O pulmão na doença de Chagas. In: Tavares P (ed). Atualizações em fisiologia: respiração. Rio de Janeiro: Editora Cultura Médica: 116-131, 1991.
46. Vieira CB. Manifestações psíquicas na forma crônica da moléstia de Chagas. Exemplo de hiper-reatividade orgânica. Revista Goiana de Medicina, 10:127-134, 1964.
47. Wendel S. Doença de Chagas transfusional. In: Dias JCP. Coura JR (eds). Doença de Chagas. Um manual para o clínico geral. Rio de Janeiro: Fiocruz, 411-428, 1997.
48. Wendel S. Dias JCP. Transfusion transmitted Chagas disease. In: Wendel S, Brener Z. Camargo ME, Rassi A (eds). Chagas disease (American Trypanosomiasis): its impact on transfusion and clinical medicine. São Paulo: ISBT Brazil', 92:103-134, 1992.
49. WHO. Control of Chagas Disease. Geneva: WHO Technical Report, Series nº 811, p. 95, 199.

12 Tripanossomíase Humana Africana

Sérgio Cimerman
Benjamin Cimerman

Amplamente conhecida também por doença do sono. Causada pelo *Trypanossoma brucei,* confinada a regiões da África compreendidas entre 15º norte e 15º sul. Apresenta três subespécies: *T. b. gambiensi, T. b. rhodesianse, T. b. brucei.*

Estes tripanossomas são polimorfos, com dimensões entre 10 e 40 ø. São transmitidos pelas moscas tsé-tsé (glossinas).

A invasão pelos tripanossomas é sobretudo importante no sistema retículo-endotelial e sistema nervoso central. Comprometimentos cardíaco, renal e hepático podem ocorrer ao longo da doença.

Os sinais e sintomas diferem quanto à subespécie:

— *gambiensi:* desenvolvimento de nódulo ou cancro acompanhado de cefaléia, febre e fraqueza. Gânglios supraclaviculares e cervicais posteriores aparecem em até 80% dos casos. Esplenomegalia, urticária e *rash* eritematoso podem ser observados, e também sinais de envolvimento do sistema nervoso central.

— *rhodesianse:* taquicardia, arritmias e extra-sístoles.

O diagnóstico etiológico é através da demonstração do *Trypanossoma* no sangue, medula óssea, líquido cefalorraquidiano, aspirado de linfonodos, reações sorológicas, como imunofluorescência indireta e aglutinação direta do parasito. Laboratorialmente verifica-se anemia, aumento da velocidade de hemossedimentação, leucocitose moderada, hipoalbuminemia e hipergamaglobulinemia.

Todas as drogas disponíveis para o tratamento são tóxicas e requerem administração prolongada. Destacam-se o suramin, o isotionato de pentamidina e o melarsoprol.

As medidas profiláticas são educação sanitária e combate às glossinas. Vacinas ainda estão em estudo.

BIBLIOGRAFIA

1. Garcia LS & Bruckner DA. Human trypanosomiasis. American Society for Microbiology, 2th edition. Washington, p. 317-21, 1993.
2. Quinn TC. African trypanosomiasis (sleeping sickness). In: Bennet JC & Plum F. Cecil Textbook of Medicine. WB Saunders, 20th edition. Philadelphia, p. 1896-99, 1996.
3. Rocha LAC & Ferreira FSC. Tripanossomíase humana africana. In: Veronesi R. Doenças infecciosas e parasitárias, 8ª ed. Rio de Janeiro: Guanabara-Koogan, p. 664-73, 1991.

13 Amebíase

Edward Félix Silva
José Maria Cardoso Salles
Mauro José Costa Salles

Introdução

A amebíase é definida como a infecção do homem pela *E. histolytica*, com ou sem manisfestação clínica[78]. Durante aproximadamente um século, a *E. histolytica* foi aceita como uma única espécie, ao contrário de estudos recentes baseados em evidências bioquímicas (diferenças encontradas no perfil isoenzimático), imunológicas (anticorpos monoclonais obtidos com a utilização de proteínas, adesinas ou não, purificadas da superfície da ameba), genéticas (diferenças no DNA genômico e ribossomal das diferentes espécies) e pelas diferentes formas clínicas apresentadas pela doença. Na amebíase, 90% dos indivíduos infectados são assintomáticos ou apresentam o quadro clínico conhecido como colite não-disentérica. Estudos que tiveram início na década de 80 demonstraram — a exemplo do que foi observado por Brumpt, em, 1925 — ser a *E. histolytica* não uma espécie, mas um complexo formado por duas espécies morfologicamente idênticas. Uma delas, patogênica e invasiva, possuindo diversos graus de virulência e produzindo diferentes formas clínicas da doença, foi denominada *E. histolytica* propriamente dita. A outra espécie seria a *E. dispar*, não-invasiva e, como definiu Diamond e Clark[3], um patógeno não-virulento, podendo em alguns casos produzir erosões na mucosa intestinal, sem no entanto invadi-la. Esta ameba seria a responsável pela maioria dos casos assintomáticos e por aqueles com colite não-disentérica. A proposição das duas espécies, aceita pela maioria dos pesquisadores, foi acatada pela WHO em 1997, por ocasião do encontro de pesquisadores em amebíase realizado no México, ficando portanto a *E. histolytica* como sendo um complexo formado pela *E. histolytica* (Schaudinn, 1903) e pela *E. Dispar* (Brumpt, 1925).

ENTAMOEBA HISTOLYTICA (SCHAUDINN, 1903)

A *E. histolytica* é uma ameba encontrada praticamente em todos os países do mundo. Embora sua prevalência seja menor do que a da *E. dispar*, ela é mais comum nas regiões tropicais e subtropicais, não só devido às condições climáticas, mas principalmente devido às precárias condições sanitárias e ao baixo nível socioeconómico das populações que vivem nessas regiões.

De um modo geral, 10% dos 500 milhões de pessoas infectadas pelo complexo *E. histolytica* são parasitados por essa ameba, o que representa 48 a 50 milhões de pessoas, das quais 100 mil morrem anualmente. Isso faz com que a amebíase seja, em escala global, a segunda doença causadora de mortes por protozoários, somente superada pela malária[8].

CLASSIFICAÇÃO DAS AMEBAS DO COMPLEXO *E. HISTOLYTICA*

Como visto no capítulo anterior, essas amebas pertencem ao gênero *Entamoeba* grupo *E. histolytica*, no qual se incluem as amebas contendo cistos tetranucleados e parasitos do homem, ficando então a *E. histolytica* (Schaudinn, 1903) e a *E. dispar* (Brumpt, 1925) como espécies distintas[3,8].

BIOLOGIA, FISIOLOGIA E CICLO BIOLÓGICO DA *E. HISTOLYTICA*

Os trofozoítos da *E. histolytica* vivem no intestino grosso, podendo ser também encontrados nas ulcerações intestinais, nos abscessos hepáticos, pulmonares, cutâneos e, mais raramente, no cérebro.

São tradicionalmente considerados como anaeróbios, por não possuírem mitocôndrias e citocromos, executando a via metabólica clássica de Embden-Meyerhof, tendo o sistema de malato deidrogenase, álcool deidrogenase. No entanto, têm uma limitada capacidade de consumir oxigênio e são capazes de crescer em uma atmosfera contendo até 5% de oxigênio. Para crescerem, os trofozoítos de *E. histolytica* necessitam de carboidratos, como a glicose ou seus polímeros, que são convertidos em glicose. Outras substâncias, como cisteína, riboflavina, vitamina B12 e ferro, além de soro e baixa tensão de O_2 e pH 6,6-7,2, são requisitos necessários para o crescimento da ameba.

A movimentação dos trofozoítos, de *E. histolytica,* quando observados a fresco, logo após a eliminação das fezes ou em cultura, faz-se de maneira rápida e unidirecional, através de emissão contínua de pseudópodos grossos e explosivos. Os trofozoítos, nestas condições, podem mover-se, a velocidade de 50 µm por segundo. Na parte posterior à emissão dos pseudópodos forma-se uma região mais eletrodensa chamada região do uróide. Em temperatura ambiente, a movimentação decresce, aparecendo comumente pseudópodos grossos, hialinos, resultantes do ectoplasma, que se forma de maneira contínua em várias partes da ameba, refletindo um estágio final de degeneração.

Alimentação

A alimentação da *E. histolytica* se dá, principalmente, por fagocitose de partículas volumosas como hemácias, grânulos de amido e outros detritos. A fagocitose se processa após o contato seguido pela aderência da membrana da ameba à partícula, ocorrendo em seguida endocitose por meio de vacúolo digestivo ou fagossomo. Em seguida, através de um processo enzimático ocorrido no interior do vacúolo digestivo, as substâncias são transformadas e absorvidas pelo trofozoíto. Outro processo de alimentação se faz através da pinocitose, em ingestão de líquidos ou de substâncias nele dissolvidas, através dos vacúolos e dos canalículos de pinocitose que atingem o interior do citoplasma, onde as substâncias são absorvidas. Parece que este processo depende de substâncias indutoras para que a pinocitose possa ocorrer.

Reprodução

Dá-se através da divisão binária simples, no trofozoíto, e múltipla, nos cistos.

Culturas

O cultivo da *E. histolytica* é feito em diversas condições, utilizando diferentes meios de cultura.

Cultivo Misto ou Polixênico

Nessas condições, as amebas são cultivadas na presença de bactérias normalmente de origem intestinal. Há grande interação entre as amebas e as bactérias, sendo estas fagocitadas ativamente pelas amebas. Vários são os meios utilizados, alguns difásicos, e outros monofásicos que são os preferidos. São utilizadas nesses meios as soluções de Lóch, Ringer e solução fisiológica tamponada adicionadas de soro, peptonas, extrato de levedo e amido de arroz. Como exemplo desses meios podemos citar o meio de Bock e Drbohlav, com várias modificações, como o meio de Robson e Pavlova modificado por Silva em 1972.

Cultivo Monoxênico

Nessas condições, as amebas são cultivadas com uma só espécie de protozoário *(Crithidia* ou *Trypanosoma)* ou uma só espécie de bactéria *(E. coli* ou *Bacteroides symbiosos),* em meios de TTY-SB e TP-S-1[1,2].

Cultivo Axênico

Esta modalidade de cultivo é bastante recente, sendo um marco extremamente importante para os estudos da *E. histolytica* sob seus diferentes aspectos, sem interferência de outros fatores associados à cultura. Esse cultivo geralmente foi obtido a partir do cultivo monoxênico, principalmente com protozoário. Os meios normalmente utilizados são o TP-S-1 e o TYI-S-33[1], tendo como base de sua composição triptcase, extrato de levedo, soro bovino, glicose, cisteína e uma rica mistura de vitaminas[5].

Ciclo Biológico

O ciclo biológico da *E. histolytica* é monoxênico e relativamente simples. Podem ser observados durante o ciclo quatro estágios consecutivos: trofozoítos, pré-cistos, cistos e metacistos. O ciclo se inicia pela ingestão dos cistos maduros, através dos alimentos ou da água contaminada. O cisto passa pelo estômago, resistindo à ação do suco gástrico. Ao atingir a posição terminal do intestino delgado se dá o desencistamento, que pode ser influenciado pelas enzimas intestinais, bactérias e baixa tensão de oxigênio. O desencistamento se dá através de uma fenda ou poro existente na parede cística, pondo em liberdade uma ameba com quatro núcleos chamada *metacisto*. Em seguida, o metacisto sofre sucessivas divisões citoplasmáticas, dando origem, inicialmente, a quatro e depois a oito pequenas amebas denominadas *trofozoítos metacísticos*. Esse trofozoítos migram para o intestino grosso, onde se colonizam, crescendo e multiplicando-se aderidos à mucosa, alimentando-se de detritos e bactérias. Em condições de trânsito intestinal normal, e sob certas condições ainda não bem conhecidas, os trofozoítos sob ação da desidratação podem suspender suas funções vegetativas, expulsar os alimentos contidos no interior do citoplasma, deixar de emitir pseudópodos, diminuir em tamanho, arredondar-se e transformar-se em *pré-cistos;* em seguida secretam a parede cística, dando origem aos cistos, inicialmente mononucleados, e depois tetranucleados sendo eliminados juntamente com as fezes normais ou formadas. Os cistos podem ser ingeridos, propagando dessa forma a espécie.

Ciclo Patogênico

Em situações que não estão bem conhecidas, o equilíbrio parasito-hospedeiro pode ser rompido, e os trofozoítos invadem a mucosa intestinal, multiplicando-se ativamente no interior das úlceras; através da circulação porta, podem atingir outros órgãos, como o fígado, posteriormente o pulmão, a pele e mais raramente o cérebro, causando a amebíase extra-intestinal. Os trofozoítos, neste caso, são chamados de invasivos e virulentos. Na integridade dos tecidos, os trofozoítos são muito ativos e hematófagos, não formando cistos. O ciclo está esquematizado na Fig. 13.1.

Morfologia

Trofozoítos

Os trofozoítos são formas vegetativas dinâmicas e pleomórficas que apresentam tamanhos variados, medindo geralmente de 10 a 60 µm, com média de 25 µm. Os trofozoítos são geralmente encontrados no intestino grosso, em fezes diarréicas, em material colhido das lesões intestinais e hepáticas, e em culturas. As amebas obtidas diretamente do fígado, das lesões intestinais ou das fezes disentéricas são geralmente maiores, medindo cerca de 20 a 60 µm de diâmetro, ao passo que as encontradas nas fezes não-diarréicas ou formas de cultura são menores e medem de 10 a 30 µm.

Quando observado a fresco, o citoplasma apresenta-se diferenciado em ectoplasma claro, hialino e periférico, sendo formado de material fibrogranular de menor densidade do que o endoplasma, que é finamente granuloso, contendo abundantes vesículas e vacúolos (Fig. 13.2). O citoplasma

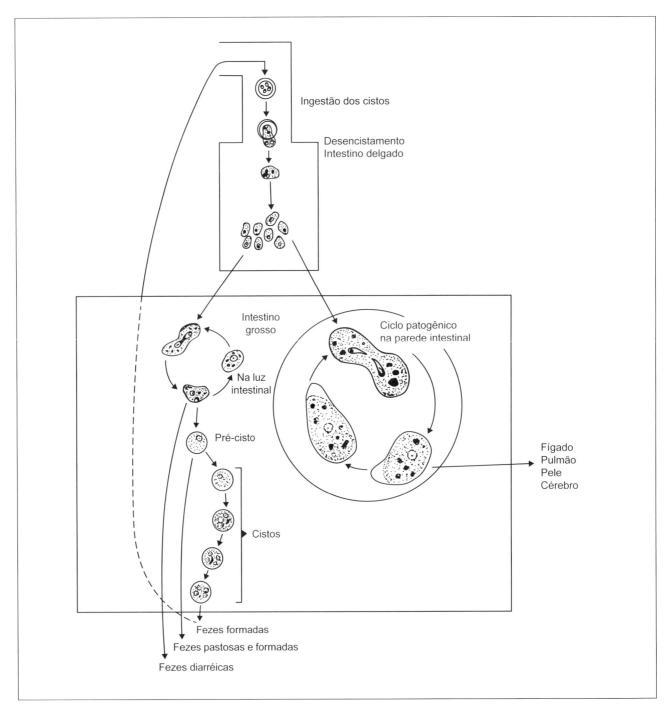

Fig. 13.1 — *Ciclo evolutivo da E. histolytica.*

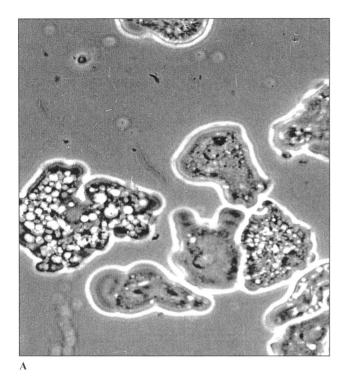
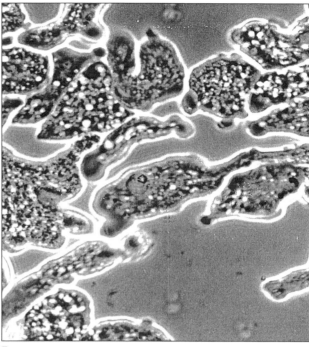

A B

Fig. 13.2 — *Trofozoítos de Entamoeba histolytica em cultivo axênico, podendo ser observados o grande pleomorfismo, diferenças entre ecto e endoplasma, e o tipo de movimentação.*

do trofozoíto de *E. histolytica* caracteriza-se, quando observado pela microscopia eletrônica, pela ausência de organelas diferenciadas, como mitocôndrias, aparelho de Golgi, retículo endoplasmático rugoso, centríolos e microtúbulos, os quais estão presentes nas células eucariontes típicas.

O extremo pleomorfismo dos trofozoítos de *E. histolytica* fica mais evidente quando examinado pela microscopia eletrônica de varredura, onde a sua forma e a morfologia de superfície são melhor observadas. A superfície dos trofozoítos é geralmente irregular, sendo observadas proeminências alternadas com pregas e sulcos ligeiramente profundos, não obstante ser a superfície rugosa ou finamente granular. Na superfície dos trofozoítos, são também observados pseudópodos grossos ou lobópodos, que são projeções citoplasmáticas, mais precisamente ectoplasmáticas, responsáveis pela movimentação ativa das amebas, participando também na alimentação (Fig. 13.2). Os filópodos são bem evidenciados através da microscopia eletrônica de varredura, caracterizando-se como extensões filamentosas, mais proeminentes quando os trofozoítos entram em contato com células epiteliais. Na região posterior do trofozoíto, considerada como a região oposta ao pseudópodo, pode ser observado o uróide, ou região do uróide, que parece ser a região de maior atividade, onde se aderem firmemente partículas, células e bactérias, que são facilmente arrastadas pela ameba por ocasião de sua movimentação. Através da microscopia eletrônica, observou-se que o sistema vacuolar ocupa considerável porção do citoplasma da *E. histolytica*. Este sistema vacuolar é composto de uma população heterogénea de vesículas e vacúolos que variam muito de tamanho, tendo de 0,5 a 9 μm de diâmetro. O conteúdo dos vacúolos varia muito, de acordo com a origem das amebas. Nos trofozoítos axênicos, os vacúolos aparecem mais vazios, ao contrário daqueles em cultura mista ou de lesões, quando restos de bactérias, de fragmentos celulares, hemácias (Fig. 13.3) e células inflamatórias estão presentes nos vacúolos.

Os trofozoítos, quando fixados e corados pela hematoxilina férrica, apresentam-se alongados ou ovalados, mostrando também a diferença entre o ecto- e o endoplasma. Geralmente, contêm um só núcleo ou, mais raramente, dois. Os núcleos são geralmente esféricos, medindo de 3 a 5 μm. A membrana nuclear é bastante delgada, contornada na sua parte interna e justaposta a ela por uma fina camada de cromatina, formada por pequenos grânulos, muitas vezes uniformes no tamanho e na distribuição, dando ao núcleo um aspecto típico de anel. Na parte central do núcleo, encontra-se o cariossoma ou endossoma, que é pequeno e esférico, de aproximadamente 0,5 μm de diâmetro e de coloração e textura semelhantes à da cromatina (Fig. 13.4). No núcleo de *E. histolytica*, geralmente não são observados grânulos entre a cromatina e o cariossoma, fato comumente observado na *Entamoeba coli*.

Pré-cistos

Os pré-cistos são formas intermediárias entre os trofozoítos e os cistos. São geralmente arredondados ou ovais, menores que os trofozoítos. Possuem geralmente um só núcleo, cuja morfologia é semelhante à descrita para os trofozoítos. No citoplasma, muitas vezes, são vistas estruturas em forma de bastonetes com extremidades ligeiramente arredondadas, que são os corpos cromatóides.

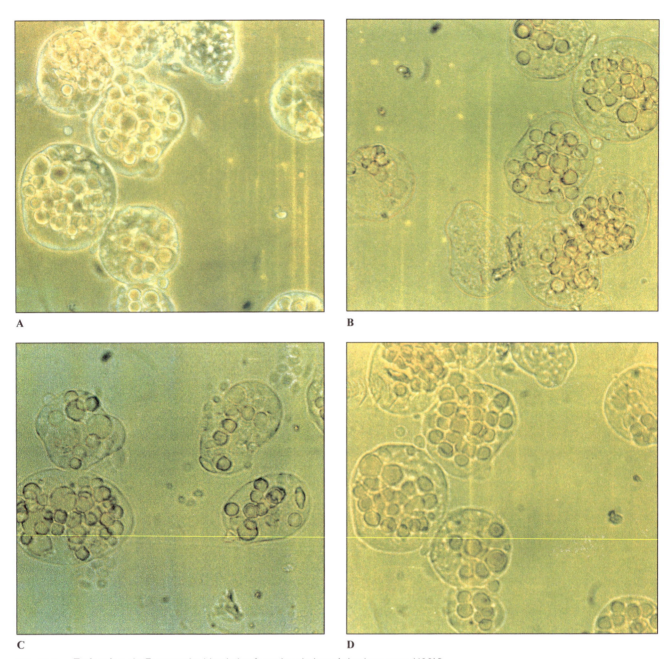

Fig. 13.3 — *Trofozoítos de Entamoeba histolytica fagocitando hemácias humanas (400X).*

Cistos

Os cistos de *E. histolytica* têm, em média, 12 μm de diâmetro, com variações entre 10 e 20 μm. São estruturas esféricas ou ovais, com a parede cística rígida, provavelmente de quitina e glicoproteína, o que lhes confere certa resistência. Contêm de um a quatro núcleos, com morfologia semelhante à descrita para os trofozoítos. Sem coloração, eles aparecem como estruturas refráteis, onde os núcleos são mais dificilmente visualizados. Corados com lugol, os núcleos ficam bem visíveis, juntamente com os corpos cromatóides, em forma de bastonetes e de ponta arredondada. Os corpos cromatóides são mais frequentes nos cistos imaturos, com um ou dois núcleos[4]. Segundo Ravdin & Guerrant, os corpos cromatóides são massas de ribossoma e estão envolvidos com a síntese de proteínas. Nos cistos jovens, são também observados vacúolos contendo glicogênio, que se coram de castanho pelo lugol (Fig. 13.5).

Na coloração pela hematoxilina férrica, as estruturas tornam-se bem mais visíveis, com os corpos cromatóides corados em azul, e os núcleos bem distintos, com a cromatina formada de grânulos pequenos, mais espaçados, e cariossoma puntiforme, com localização central ou ligeiramente excêntrica (Fig. 13.6). Os núcleos dos cistos são geralmente menores do que os dos trofozoítos de onde são originários. Detalhes da divisão nuclear dos cistos, inclusive a determinação do número de cromossomas, continuam ainda desconhecidos. Pela microscopia eletrônica, o citoplasma e o núcleo dos cistos mostram uma organização estrutural semelhante à descrita para os trofozoítos. Os cistos não são encontrados em tecidos, e sim nas

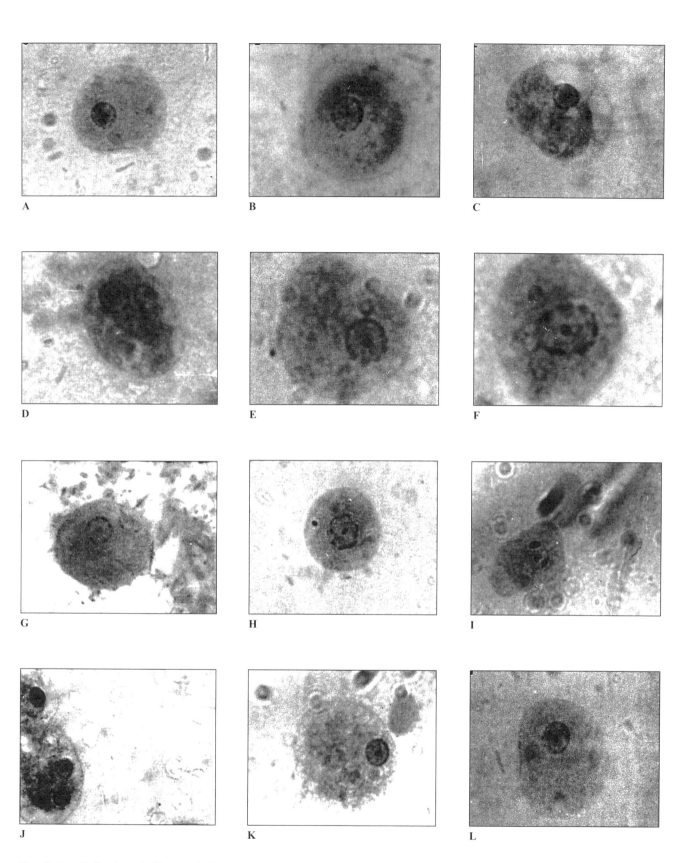

Fig. 13.4 — *Trofozoítos de Entamoeba histolytica corados pela hematoxilina férrica. Núcleo com cromatina regular e cariossoma central. Diferenciação entre ecto- e endoplasma (2.300X).*

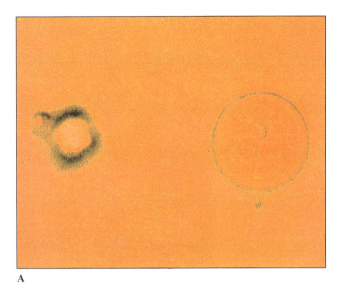

Fig. 13.5 — *Cistos de Entamoeba histolytica corados pelo lugol.*

fezes formadas dos indivíduos parasitados pela *E. histolytica*, e quando as condições ao encistamento são favoráveis. O cisto é a forma de resistência, responsável pela transmissão da amebíase, que se faz através da contaminação de alimentos, água ou diretamente por contato de pessoa a pessoa.

Somente os cistos têm importância na transmissão de amebas, pois são as únicas formas infectantes. Os trofozoítos não suportam as intempéries do meio externo, morrendo rapidamente. Além disso, se porventura fossem ingeridos, seriam facilmente destruídos pela secreção gástrica, atacados pelo ácido clorídrico e por enzimas digestivas.

As Figs. 13.4 e 13.6 ilustram as características morfológicas de trofozoítos e cistos de *Entamoeba histolytica*, quando corados pela hematoxilina férrica.

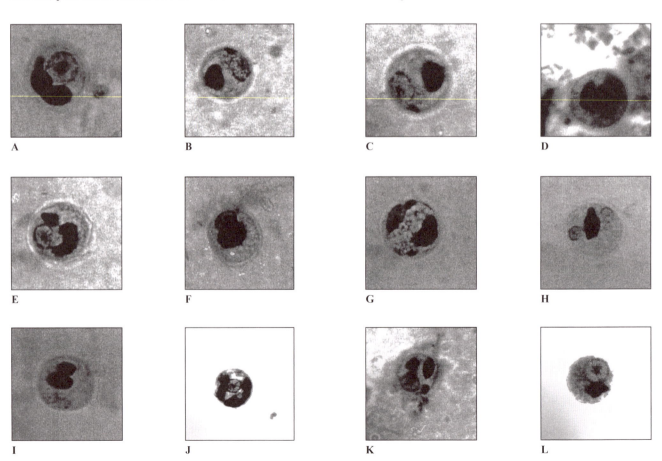

Fig. 13.6 — *Cistos de Entamoeba histolytica corados pela hematoxilina férrica (1.300X).*

119

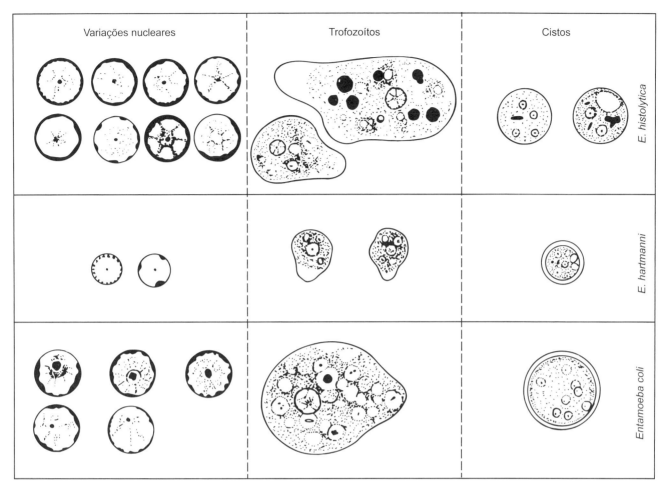

Fig. 13.7 — *Trofozoítos e cistos de E. coli, E. hartmani e E. histolytica com suas diferentes formas nucleares.*

DIFERENCIAÇÃO ENTRE *E. HISTOLYTICA* E *E. DISPAR*

Não é possível para os laboratórios clínicos diferenciar a *E. histolytica* da *E. dispar* através da morfologia. A diferenciação pode ser feita através do perfil eletroforético de isoenzimas da via glicolítica destas amebas. Contudo, este diagnóstico exige a prévia cultura destes organismos, o que torna o método pouco eficaz para prática em laboratórios clínicos. O diagnóstico através da PCR tem-se mostrado específico e sensível, havendo diferentes regiões no genoma destas amebas que se prestam a este fim. No entanto, a utilização da PCR em escala laboratorial ainda requer sua otimização no sentido de simplificar este método, que requer na maioria dos casos cortes com enzimas de restrição e posterior visualização dos resultados por eletroforese. Promissores são os métodos de diagnóstico baseados na pesquisa de anticorpos ou coproantígenos específicos para as duas amebas através da reação de ELISA. Contudo, os resultados descritos até o momento estão em fase de padronização. Desta forma, para um laboratório clínico, o diagnóstico se baseia no exame de fezes, na morfologia das amebas. Não sendo possível a distinção entre as duas, o diagnóstico positivo para cistos semelhantes à *E. histolytica* deve assinalar a presença de cistos de *E. histolytica/E. dispar*. Para o clínico, a infecção pela *E. histolytica* será sugestiva na presença de:

— trofozoítos com eritrócitos ingeridos, indicando invasão dos tecidos, que parece ocorrer somente na infecção pela *E. histolytica*;
— títulos altos de anticorpos convencionais em indivíduos sintomáticos com exame de fezes positivo para cistos tetranucleados de amebas.

De acordo com a WHO[8], indivíduos assintomáticos, com exame de fezes positivo para cistos tetranucleados de ameba, provavelmente devem estar infectados pela *E. dispar*, sendo neste caso dispensado o tratamento clínico. A *E. dispar* não é considerada invasiva, apesar de provocar erosão da mucosa intestinal, produzindo além das infecções assintomáticas as infecções sintomáticas designadas CND, muito comuns em nosso país e de difícil diagnóstico.

BIBLIOGRAFIA

1. Diamond LS. Axenic cultivation of Entamoeba histolytica. Progress and problems. Arch Invest Med 11:47-54, 1980.
2. Diamond LS, Clark CG. A redescription of Entamoeba histolytica Schaudinn, 1903 (emmended Walber, 1911) separating it from Entamoeba dispar. Brumpt, 1925. J Euk Microbiol 40:340-343, 1993.
3. Diamond LS. Techiniques of axenic cultivation of Entamoeba histolytica Schaudinn, 1903 and Entamoeba like amebae. J Parasital 54:1056-1068, 1968.

4. Silva EF. Entamoeba histolytica: isolamento, axenização e caracterização de diferentes cepas através de parâmetros morfológicos, bioquímicos, biológicos e de patogenicidade 'in vivo' e 'in vitro'. Tese de Doutorado, 383 pp. Belo Horizonte, 1997.
5. Silva EF, Gomes MA, Barral de Martinez AMB. Entamoeba histolytica: axenization and characterization of isolated samples from symptomatic and asymptomatic patients from differents regions of Brazil. Arch Med Res 28:288-289, 1997.
6. Silva EF. Entamoeba moshkovskii Tshalaia, 1941 Novos focos na América do Sul, aspectos da morfologia e biologia em comparação com a Entamoeba histolytica Schaudinn, 1903 e Entamoeba ranarum, Grassi, 1879. Tese de Mestrado, 141 pp. Belo Horizonte, 1972.
7. World Health Organization. WHO/PaHo, Unesco report of consultation of expert on amoebiasis. México, 1-3, 1997.
8. World Health Organization. Amebiasis. Report of a WHO expert commitee, 421:1 -56, 1969.

Diagnóstico Clínico

QUADRO CLÍNICO

As manifestações clínicas da amebíase são variáveis e decorrentes da ação direta do parasito.

Muitas vezes (em cerca de 90% dos casos), a presença da *Entamoeba histolytica* na luz do intestino acontece como um simples comensal, sem provocar qualquer agressão; nessas condições, os indivíduos infectados podem evoluir por longo tempo sem apresentar qualquer sintomatologia, passando a eliminar cistos pelas fezes[17]. Outras vezes, por razões ainda não bem esclarecidas, a *Entamoeba histolytica* adquire patogenicidade e inicia a invasão da mucosa íntegra, passando a determinar doença amebiana[3].

Desta forma, segundo classificação proposta pela OMS, no quadro clínico da amebíase encontram-se[7]:

1. Formas Assintomáticas:
2. Formas Sintomáticas:
— amebíase intestinal:
• colite disentérica;
• colite necrotizante;
• ameboma;
• colite não-disentérica;
— amebíase extra-intestinal:
• hepática
• pulmonar;
• cutânea
• outras localizações.

FORMAS SINTOMÁTICAS

Amebíase Intestinal

Colite Disentérica

Também chamada disenteria amebiana, é considerada a forma expressiva da amebíase aguda não-complicada[20].

Após um período de incubação, que varia de dias a meses, o quadro clínico geralmente se instala de forma aguda, tendo como sintomas dominantes:

— disenteria: de início rápido, com 10 ou mais evacuações diárias de fezes líquidas mucossanguinolentas, que ocasionam grandes perdas hídricas e eletrolíticas, acompanhando-se de flatulência;
— cólicas intestinais: atingem todo o abdome, notadamente o quadrante inferior direito, acompanhadas de dor epigástrica, pirose e sensação de plenitude;
— tenesmo: traduz-se pela sensação imperiosa de defecação em espasmos periódicos;
— febre: de moderada intensidade, nem sempre presente, permitindo que, do ponto de vista clínico, se possa fazer um diagnóstico diferencial com a disenteria bacteriana.

O exame físico do paciente pouco acrescenta, a não ser a evidência de sinais de desidratação. A palpação abdominal revela dor difusa ou localizada na fossa ilíaca direita e aumento dos ruídos intestinais.

Colite Necrotizante

Seguindo a invasão da mucosa, a *Entamoeba histolytica* no seu trajeto lesivo atinge outras camadas, ocasionando ulcerações profundas, isquemia e hemorragias que comprometem extensas áreas do intestino grosso, mais precisamente o ceco e o cólon ascendente, culminando com perfurações e consequente peritonite[4,6,8,10].

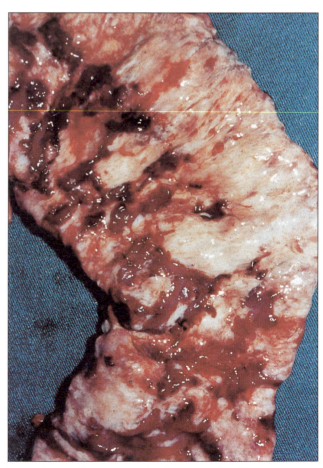

Fig. 13.8 — *Colite necrotizante. Segmento do cólon com ulcerações, hemorragia e perfurações.*

Esta é uma complicação não-usual da amebíase intestinal aguda, de elevada mortalidade, acometendo principalmente indivíduos com alguma forma de imunodepressão e mulheres no puerpério[21].

Nesses casos, o começo é imediato, e os doentes já apresentam estado de toxemia. A febre é elevada e contínua, as evacuações são líquidas, com muco, sangue e pus, com odor de ovo podre, caracterizando a contaminação bacteriana das ulcerações.

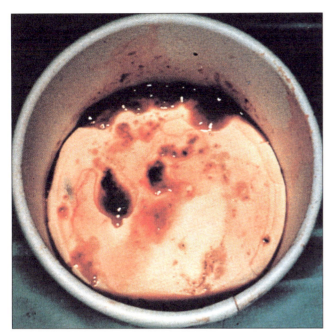

Fig. 13.9 — *Disenteria amebiana. Fezes mucopiossanguinolentas*

A dor abdominal é intensa, difusa, acompanhada de vômitos, obstipação intestinal e rápida deterioração do estado geral, sintomas indicativos de peritonite por perfuração do cólon[21].

Ao exame físico, encontra-se:
— fácies toxêmica;
— sinais de choque hipovolêmico, tais como taquicardia e hipotensão arterial;
— abdome rígido distendido por íleo paralítico e ausência de ruídos intestinais.

O hemograma revela leucocitose acima de 20.000 leucócitos; há hiponatremia e hipopotassemia.

Ameboma

Ao invadir a mucosa intestinal, a *Entamoeba histolytica* pode provocar uma reação no tecido conjuntivo com a formação granulomatosa responsável por edema e estreitamento da luz do intestino. Pode ser único ou múltiplo, localizando-se de preferência no ceco, cólon ascendente e sigmóide[19].

Os indivíduos com essa manifestação queixam-se de surtos esporádicos de diarreia, inapetência e perda de peso. Às vezes, há constipação intestinal.

Obstrução intestinal e massa abdominal palpável sugerem carcinoma do cólon e outras colopatias.

Colite Não-Disentérica

Esta é a forma mais comumente observada na amebíase doença[5].

Manifesta-se de forma insidiosa, com crises diarréicas em menor número, dejeções de fezes líquidas ou pastosas com muco e às vezes sangue, dores abdominais em cólica. Essas crises se intercalam com períodos de acalmia e obstipação intestinal.

Amebíase Extra-Intestinal

Ao invadir a submucosa do intestino, a *Entamoeba histolytica* pode penetrar nos vasos sanguíneos e dirigir-se para outros setores do organismo, atingindo principalmente o fígado e, a partir daí, por disseminação, o pulmão, as vísceras abdominais, o cérebro e a pele[2].

Através da mesentérica superior, o parasito ganha o sistema porta e chega ao fígado, provocando processo inflamatório difuso, degeneração celular e necrose, determinando o chama-

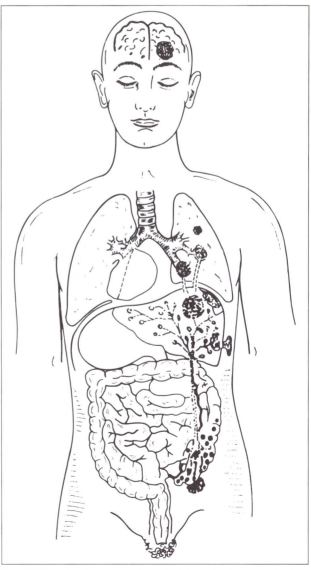

Fig. 13.10 — *Amebíase extra-intestinal. Invasão de outros órgãos.*

do abscesso hepático amebiano, que se localiza preferencialmente no lobo direito, podendo atingir grandes dimensões[9,22].

Seguindo um período de disenteria ou, como sucede na maioria dos casos, sem nenhum antecedente de amebíase intestinal, surge a sintomatologia representada por dor, febre e hepatomegalia.

A *dor é o sintoma predominante, referida no hipocôndrio direito, que se exacerba com qualquer movimento; é de grande intensidade e se irradia para o dorso e para a região escapular direita, podendo ser confundida com cólica biliar.*

Invariavelmente presente, a febre atinge até 40°C, contínua, com exacerbações noturnas, acompanhada de calafrios e intensa sudorese noturna.

Os pacientes se queixam, ainda, de fraqueza geral, inapetência e tosse.

Ao exame físico, a hepatomegalia é o achado mais importante, extremamente dolorosa, dificultando a palpação.

A icterícia é rara e costuma aparecer nos abscessos que atingem quase 90% da glândula.

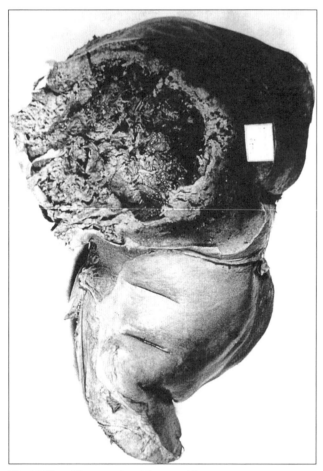

Fig. 13.11 — *Abscesso hepático amebiano.*

Complicações

No decurso da evolução do abscesso hepático amebiano, podem surgir complicações que alterarão sem dúvida o prognóstico[9,11,15]:

— infecção secundária por bactéria de intestino;
— ruptura para a cavidade abdominal, ocasionando peritonite grave;
— ruptura para o pulmão e pleura, cujo resultado da contaminação através do diafragma é a formação de empiema, fístula hepatobrônquica e abscesso pulmonar. Nesses casos, além da tosse e dificuldades respiratórias, o doente apresenta vômica, com eliminação de pus, de cor e odor característicos;
— ruptura para o pericárdio determinando quadros de pericardite, com dor torácica e sinais de insuficiência cardíaca;
— disseminação hematogênica, inclusive cerebral, levando à formação de abscessos de grande cavidade.

DIAGNÓSTICO LABORATORIAL

Considerando a semelhança que pode ser estabelecida com outras patologias, o diagnóstico de certeza da amebíase intestinal é feito pelo encontro da Entamoeba histolytica em exames parasitológicos das fezes através dos seguintes procedimentos:

— exame direto a fresco realizado com fezes diarréicas diluídas em solução salina tamponada, objetivando identificar trofozoítos;
— métodos de concentração — MIF;
— fixação e coloração pela hematoxilina férrica;
— método de Faust para encontro de cistos em fezes formadas.

No sentido de aumentar o índice de positividade para *Entamoeba histolytica*, é conveniente que sejam examinadas pelo menos três amostras.

A pesquisa do parasito pode ser ainda tentada em material retirado de ulcerações e em exsudatos.

TESTES SOROLÓGICOS

Nestes últimos anos têm sido desenvolvidos métodos imunológicos para detectar a presença de anticorpos circulantes contra antígenos da *Entamoeba histolytica*[12]. Tendo em conta a extrema sensibilidade, esses testes são de grande utilidade em inquéritos epidemiológicos, servindo para distinguir as infecções por *Entamoeba dispar* e *Entamoeba histolytica*[20]. Nas zonas consideradas não-endêmicas, teste sorológico positivo é indicativo de doença amebiana. Na colite amebiana e no abscesso hepático, o índice de positividade atinge 95%[5].

Os exames sorológicos mais usados são:

— contra-imunoeletroforese (CEIF);
— ELISA;
— hemaglutinação indireta (IHA);
— imunofluorescência indireta (IFA);
— imunodifusão em ágar gel;
— radioimunoensaio.

EXAMES INESPECÍFICOS

Ainda que não determinem a etiologia da amebíase, fornecem dados de valor que reforçam a suspeita clínica de amebíase invasiva intestinal ou extra-intestinal.

Hemograma

Na colite necrotizante com peritonite e no abscesso hepático ocorrem grandes leucocitoses com neutrofilia e acentuado desvio para a esquerda.

Bioquímica do Sangue

Alterações de provas funcionais hepáticas com elevação de bilirrubinas e gama-GT, nos grandes abscessos, amino-transferases ligeiramente elevadas. Fosfatase alcalina alta é o achado bioquímico mais importante do abscesso hepático[9].

Exames Endoscópicos

A retossigmoidoscopia passou a ser uma valiosa arma à disposição da clínica para a identificação de ulcerações da mucosa, permitindo ainda a obtenção de material por curetagem das lesões, para a visualização microscópica dos trofozoítos.

Exames por Imagem

Radiológicos

Na colite disentérica, os achados radiológicos são inespecíficos e de menor significado entre os métodos de avaliação. Na radiografia simples do abdome as imagens são indistinguíveis de outras enterocolites[21].

O enema baritado pode revelar edema da mucosa e perda das haustrações[21].

Imagem em forma de cone é sugestiva de ameboma[21].

Na amebíase hepática, a radiografia do tórax mostra elevação da hemicúpula diafragmática direita e obliteração dos ângulos costofrênicos[9].

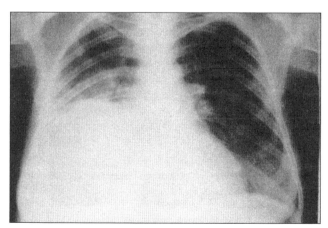

Fig. 13.12 — *Abscesso hepático amebiano. Elevação da hemicúpula diafragmática.*

Tomografia Computadorizada e Ressonância Magnética

São recursos atuais de imagem que tornaram possível o diagnóstico precoce do abscesso hepático amebiano, mesmo aqueles de mínimo tamanho[16]. O preço elevado desses exames impede a sua utilização rotineira.

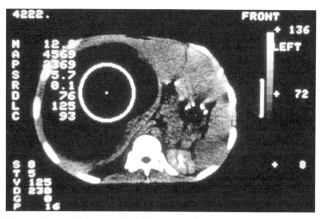

Fig. 13.13 — *Abscesso hepático amebiano. Imagem por tomografia computadorizada.*

Ultra-Sonografia

Pela sua facilidade de execução representa, sem nenhuma dúvida, o primeiro exame a ser solicitado para pacientes com suspeita clínica de abscesso hepático, permitindo distingui-lo de tumores ou cistos.

O ultra-som é também de grande utilidade nas drenagens percutâneas de grandes abscessos, com finalidades curativas, servindo de guia para a introdução segura do cateter.

TRATAMENTO

O tratamento da amebíase deve ser realizado com drogas efetivas capazes de promover concentrações elevadas na luz do intestino e em qualquer local que possa ser invadido pela *Entamoeba histolytica*[13].

Na atualidade, dois grupos de medicamentos se encontram disponíveis no Brasil:
— amebicidas luminais ou de contato;
— amebicidas tissulares ou sistêmicos.

AMEBICIDAS DE CONTATO

Como o próprio nome indica, são aqueles que, por apresentarem escassa absorção, não se difundem para outros tecidos, permanecendo em grandes concentrações na luz do intestino[14].

São especificamente indicados em duas situações:
— tratamento da amebíase assintomática, diagnosticada pelo encontro da *Entamoeba histolytica* em exames parasitológicos, para a quebra do ciclo de transmissão;
— como medida complementar nos casos de colite disentérica ou de amebíase extra-intestinal, primariamente tratados com amebicidas tissulares, para impedir nova invasão por formas ainda existentes no intestino.

No Brasil são representados pelo teclosan e etofamida, empregados conforme visto na Tabela 13.1.

AMEBICIDAS TISSULARES

São aqueles que após a administração se absorvem plenamente no intestino, difundindo-se para todos os tecidos invadidos pela *Entamoeba histolytica*.

Tabela 13.1
Derivados Dicloracetamídicos

Drogas	Posologia Adultos	Posologia Crianças	Duração (Dias)
Teclosan	500 mg (12/12 h)	500 mg (12/12 h)	3
Etofamida	500 mg (12/12 h)	100 mg (12/12 h)	3

Pertencem a este grupo os derivados nitroimidazólicos, representados pelo metronidazol, tinidazol e secnidazol, todos encontrados no Brasil e que são as drogas de escolha para o tratamento da amebíase intestinal e extra-intestinal[18].

Nos casos de colite necrotizante grave, a droga de eleição é o metronidazol, empregado por via venosa (500 mg a cada oito horas), associado a antibióticos e medicações de suporte.

Abscesso Hepático Amebiano

Na grande maioria dos casos, o tratamento é clínico, efetuado com o metronidazol, usado no início por via venosa (frascos de 500 mg a cada oito horas) e em seguida empregado pela via oral (750 mg a cada oito horas).

Nos grandes abscessos, para evitar o risco de rupturas, realiza-se punção evacuadora transcutânea guiada pelo ultra-som.

Tabela 13.2
Derivados Nitroimidazólicos

Drogas	Posologia Adultos	Posologia Crianças	Duração (Dias)
Metronidazol	750 mg (8/8 h)	50 mg/kg (8/8 h)	10
Tinidazol	2 g/dia	50 mg/kg/dia	2
Secnidazol	2 g/dia	30 mg/kg/dia	1

PROFILAXIA

Mesmo que os medicamentos à disposição dos profissionais na prática clínica e nas campanhas de saúde sejam realmente eficazes na cura da amebíase intestinal e extra-intestinal, promovendo a eliminação de cistos nos portadores assintomáticos, ainda assim não são suficientes para reduzir o índice de morbimortalidade nos locais onde esta parasitose atinge grande incidência.

Ao retornar à sua origem, obrigado a viver em situação de insalubridade, sem moradia, sem saneamento, sem água e sem alimentação, ignorando princípios rudimentares de higiene pessoal, volta o indivíduo a integrar-se às oportunidades de transmissão, perpetuando o ciclo epidemiológico do protozoário.

Sendo a amebíase um problema de cunho social, a erradicação definitiva desse mal endêmico, já logrado há muito tempo nos países desenvolvidos, depende acima de tudo de uma melhoria das condições de vida das populações que deveriam viver em habitações com fossas sanitárias distantes das fontes de abastecimento de água, com esgotos, água potável e boa alimentação.

Além dessas providências, ao próprio homem é essencial a educação, para que, tomando conhecimento dos meios e maneiras de contaminação da amebíase, procure evitá-los, praticando preceitos indispensáveis de higiene pessoal:

não ingerir água e alimentos suspeitos;

não usar excrementos como fertilizantes de hortas;

manter sanitários limpos;

lavar as mãos antes das refeições e após a defecação;

procurar tratar os portadores de cistos.

BIBLIOGRAFIA

1. Abul-Khir MH. Ultrasonografy and amebic liver abscess. Ann Surg 193(2):221-226, 1981.
2. Adams EB, MacLeod IN. Invasive amebiasis. I: Amebic dysentery and its complications. Medicine, 56:315-323, 1977.
3. Adams EB, MacLeod IN. Invasive amebiasis. II: Amebic liver abscess and its complications. Medicine, 56:325-334, 1977.
4. Ahmed M. Sistemic manifestations of invasive amebiasis. Clin Infect Dis 15:974-982, 1992.
5. Andrade DR, Andrade Júnior DR. Amebíase. In: Veronesi R, Foccacia R. Tratado de infectologia. Rio de Janeiro: Atheneu, 1997.
6. Aristizabal H, Acevedo J, Botero M. Fulminant amebic colitis. World J Surg 15:216-221, 1991.
7. Aucott J et al. Amebiasis and nonpathogenic intestinal protozoa. Infect Dis Clin North America, 3(3):29-35, 1993.
8. Borregales L. Colites amebiana necrotisante: una complicacion fatal. GEN, 4(l):34-39, 1992.
9. Chaves LC. Abscesso amebiano do fígado. Tese de Mestrado, UEPA, Belém, 1987.
10. Elhence JP. Amebic necrosisof bowel. Intern Surg 64(1):56-61, 1979.
11. Gredney GC. Ruptured amebic liver abscess. Arch Surg 120:555-561, 1985.
12. Healy GR. Immunologic tools in the diagnosis of amebiasis. Rev Infec Dis 8:239-245, 1986.
13. Heingarten E. Tratamento da amebíase. Investigação Médica Internacional, 4:585-589, 1982.
14. Houlston N. Amebiasis. Drogas antiamebianas. Rev Bras Cl Terap ll(9):683-70O, 1982.
15. Ibarra-Perez C. Thoracic complications of amebic abscess of the liver: report of 501 cases. Chest, 79:675-677, 1981.
16. Kalzenstein D, Rickerson V, Braunde A. New concepts of amebic abscess from hepatic imaging, serodiagnosis and hepatic enzymes. Medicine, 61:327, 1982.
17. Nanda R, Baveja U, Anand BS. Entamoeba histolytica cyst passers: clinical features and outcome in untreated subjects. Lancet, 2:301-303, 1984.
18. Powell JS. Some new nitroimidazole derivatides: clinical trials in amebic liver abscess. Am J Trop Med Hyg 21:518-520, 1972.
19. Radke RA. Ameboma of the intestine: an analysis of the disease as presented in 78 collected unreported cases. Ann Int Med 43:1048-1060, 1985.
20. Ravdin J. Amebiasis. Clinic Infec Dis 20:1453-1466, 1995.
21. Reed S, Ravdin J. Amebiasis. In: Infection of gastrointestinal tract. New York: Raven Prés, 1995.
22. Ribeiro Neto HJ, Beckman CR. Abscesso amebiano do fígado. In: Silva A et al. Hepatologia clínica e cirúrgica. São Paulo: Sarvier, 1986.

14 Amebas Parasitas do Homem

Edward Félix Silva

INTRODUÇÃO

As amebas que parasitam o homem são protozoários da ordem Amoebida que, em sua forma trofozoítica, se caracterizam por possuir o corpo desprovido de qualquer proteção e, principalmente, por sua locomoção através de pseudópodes grossos, com extremidades arredondadas chamadas lobópodes. Várias espécies são parasitas naturais do homem: *Entamoeba histolytica* Schaudinn, 1903; *Entamoeba dispar* Brumpt, 1925; *Entamoeba hartmanni* Prowazek, 1912; *Entamoeba coli* Grassi, 1979; *Entamoeba gingivalis* Gros, 1849; *Endolimax nana* Wenyon & O'Connor, 1917; *Iodamoeba butschlii* Prowazek, 1912 e *Entamoeba polecki* Prowazek, 1912.

Dessas amebas, sete vivem no intestino grosso, e uma, a *E. gingivalis,* na cavidade bucal. Apenas a *E. histolytica* é capaz de, em determinadas condições, invadir os tecidos e ser patogênica para o homem. As demais espécies vivem como comensais na luz do intestino. Estas amebas, embora tenham uma ampla distribuição geográfica, são mais frequentes nos países tropicais e subtropicais.

CLASSIFICAÇÃO

Segundo o Comitê de Sistemática e Evolução da Sociedade Internacional de Protozoologia, as amebas são classificadas como Protozoa e incluídas no filo Sarcomastigophora, subfilo Sarcodina, superclasse Rhizopoda, classe Lobosia, subclasse Gymnamoebida, ordem Amoebida, família Entamoebidae e gêneros *Entamoeba, Iodamoeba* e *Endolimax*. A *Entamoeba fragilis* constitui uma exceção, uma vez que recentemente foi incluída na família Dientamoebidae, gênero *Dientamoeba,* por apresentar certas afinidades com as amebas flageladas.

As amebas pertencentes à família Endamoebidae são todas parasitas do homem ou de animais, à exceção da *Entamoeba moshkovskii* Tshalaia, 1941, que é uma ameba de vida livre.

GÊNERO *ENTAMOEBA*

As espécies deste gênero se caracterizam por apresentar um núcleo vesiculoso, esférico ou arredondado, com a membrana nuclear delgada e revestida na sua parte interna por cromatina periférica formada por pequenos grânulos justapostos de maneira regular ou ligeiramente irregular na parte interna da membrana nuclear. O cariossoma ou endossoma é relativamente pequeno e formado por um ou mais grânulos de cromatina, central ou excêntrico. As espécies deste gênero, à exceção da *E. gingivalis,* apresentam-se sob a forma de trofozoítos, geralmente mononucleados e de cistos geralmente multinucleados, sendo esta a forma de transmissão da ameba. Para uma melhor compreensão, estas amebas foram agrupadas, segundo Hoare (1959) e Neal (1964), em quatro grupos, de acordo com o número de núcleos dos cistos ou pela não-constatação dos cistos, como ocorre na *E. gingivalis*. Os grupos, de acordo com Neal, são:

— Entamoeba com cistos contendo oito núcleos, também chamada de grupo *coli: E. coli* (homem); *E. muris* (roedores); *E. gallinarum* (aves);
— Entamoeba com cistos contendo quatro núcleos (também chamada grupo *histolytica*): *E. histolytica; E. dispar; E. hartmanni* (todas parasitas do homem); *E. invadens* (répteis, principalmente cobras), *E. knowlesi* e *E. terrapinae (tartarugas), E. ranarum* (sapos e rãs) e *E. moshkovskii* (vida livre);
— Entamoeba com cistos contendo um núcleo: *E. polecki* (porco, macaco e eventualmente o homem); *E. bovis* (gado) e *E. chattoni* (macaco);
— Entamoeba cujos cistos são desconhecidos: *E. gingivalis* (homem e macacos).

Neste gênero, seis são as espécies que parasitam o homem: *Entamoeba coli, E. gingivalis, E. hartmanni, E. polecki, E. histolytica* e *E. dispar,* que juntas formam o "complexo *histolytica"* e serão estudadas mais detalhadamente no próximo capítulo.

As espécies dos demais gêneros, embora parasitem o intestino grosso do homem, não necessitam de tratamento, uma vez que não são patogênicas.

ENTAMOEBA COLI

Frequentemente encontrada no homem nas mais diferentes partes do mundo, sendo mais comum nas regiões com condições sanitárias precárias. Vive no intestino grosso, nutrindo-se de bactérias e detritos alimentares, raramente de hemácias. Não invade tecidos, nem mesmo é patogênica e, consequentemente, não necessita de tratamento.

Morfologia

Trofozoítos

Medem de 20 a 50 µm de diâmetro, com a maioria se situando entre 20 e 30 µm. Quando observadas em preparações a fresco, apresentam movimentos lentos, com pseudópodes grossos e emitidos em várias direções ao mesmo tempo; assim, a ameba se desloca vagarosamente.

O núcleo pode ser observado mesmo a fresco. No citoplasma, geralmente não se observa diferenciação entre o ecto- e o endoplasma, sendo este bastante granuloso e vacuolizado onde se encontram bactérias, leveduras, restos celulares e, raramente, hemácias.

Nos trofozoítos, quando corados pela hematoxilina férrica, observa-se um endoplasma granuloso e intensamente vacuolizado. O núcleo é volumoso; a membrana nuclear é nítida e bem visível, com os grânulos de cromatina distribuídos grosseira e irregularmente na parte interna da membrana. O cariossoma é excêntrico, grande, redondo ou formado por pequenos grânulos unidos ou muito próximos uns dos outros. Pequenos grânulos escuros são frequentemente encontrados entre o cariossoma e a cromatina periférica, fato este que facilita a distinção desta ameba com a E. histolytica (Fig. 14.1).

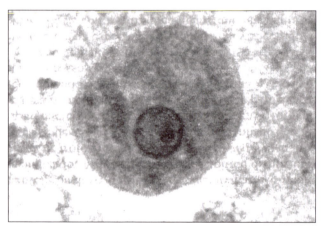

Fig. 14.1 — Trofozoíto de E. coli corado pela hematoxilina férrica (6.500 X).

Cistos

São geralmente esféricos ou ovais, medindo de 15 a 25 µm de diâmetro, possuindo de um a oito núcleos.

Quando corado pelo lugol ou pela hematoxilina férrica, observa-se uma parede cística bastante espessa ou uma dupla membrana. Os núcleos apresentam-se morfologicamente semelhantes aos dos trofozoítos, sendo menores nos cistos multinucleados que possuem cromatina irregular e cariossoma grande e excêntrico. Os corpos cromatóides, quando presentes, apresentam-se sob as formas de agulhas isoladas ou em feixes com pontas afiladas. Observam-se também, nos cistos corados pelo lugol, áreas mais ou menos difusas que se coram de castanho mais escuro e correspondem às reservas de glicogênio (Fig. 14.2). Tanto os corpos cromatóides como os vacúolos de glicogênio são mais raros nos cistos maduros (Fig. 14.2).

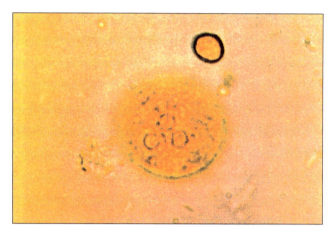

Fig. 14.2 — Cistos de E. coli corados pelo lugol (A) e pela HF (B) (2.000 X).

ENTAMOEBA HARTMANNI

É uma das menores amebas encontradas no intestino do homem, tendo grande distribuição mundial. As características morfológicas são semelhantes àquelas da E. histolytica e da E. dispar, tanto nos trofozoítos como nos cistos, sendo contudo uma ameba de tamanho menor. Tal como a E. coli, não é patogênica, vivendo na luz intestinal, fagocitando bactérias, leveduras e detritos, mas nunca hemácias.

Morfologia

Trofozoítos

Os trofozoítos da E. hartmanni são geralmente pequenos, com diâmetro variando de 3,5 a 10,5 µm[6]. A sua movimentação é bastante ativa. No citoplasma, a distinção entre o ecto- e endoplasma não é tão evidente como na E. histolytica, observando-se melhor esta distinção por ocasião da emissão de pseudópodes, quando o ectoplasma se apresenta bem visível. Nos trofozoítos corados pela hematoxilina férrica, o núcleo apresenta-se bem visível, geralmente pequeno, entre 1,5 e 2,5 µm. A cromatina, na maioria dos casos, apresenta-se com distribuição regular, com grânulos pequenos e justapostos à membrana nuclear; o cariossoma é puntiforme e central, como na E. histolytica. Em outros trofozoítos, a cromatina se condensa em poucos grânulos, em forma de barra, de crescente ou irregulares (Fig. 14.3).

Cistos

Os cistos da E. hartmanni, como os da E. histolytica, são esféricos ou ligeiramente ovalados, mas bem menores do

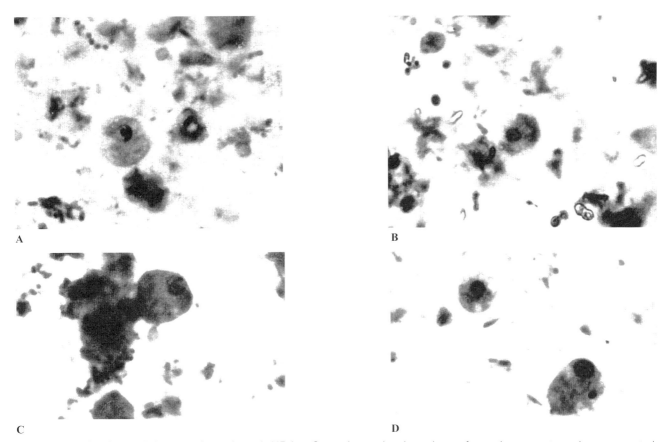

Fig. 14.3 — *Trofozoítos de E. hartmanni corados pela HF. A* — Cromatina nuclear irregular em forma de crescente, cariossoma central. *B e C* — Cromatina nuclear irregular, cariossoma central. *D* — Cromatina regular, cariossoma central e vacúolos de glicogênio no citoplasma (1.300 X).

que estes, medindo de 5 a 8 um, e raramente ultrapassando 9 um de diâmetro.

Quando corados pelo lugol ou pela HF, os núcleos são semelhantes aos dos trofozoítos, embora menores, principalmente naqueles bi- ou tetranucleados. Quanto aos corpos cromatóides, são mais numerosos do que na *E. histolytica* (de um a seis), apresentando-se digitiformes, riziformes, cocóides ou irregulares (Faust, 1958 e Barreto, 1963) ou em forma de bastonetes, como na *E. histolytica*. Os cistos exibem vacúolos de glicogênio menores e mais numerosos que os da *E. histolytica*.

A distinção entre a *E. hartmanni* e a *E. histolytica* é muito difícil, sendo raros os laboratórios clínicos que fazem esta separação corretamente. Ela é feita pela medida dos cistos ou trofozoítos corados e, quando possível, pela análise da morfologia dos núcleos corados pela HF.

ENTAMOEBA POLECKI

É uma ameba parasita do porco e do macaco, sendo raramente encontrada no homem, confundindo-se muitas vezes com a *E. histolytica*, com a qual é muito semelhante em morfologia, exceto por possuir cistos com um só núcleo.

Há muito tempo, esta ameba era bastante comum nos porcos; hoje, com a criação em sistema de granjas e uso de ração adicionada de medicamentos coccidiostáticos, a sua presença tornou-se escassa, limitando-se na maioria das vezes aos porcos criados soltos. A morfologia, tanto dos cistos como dos trofozoítos, é muito semelhante à da *E. histolytica*. No interior dos cistos, os corpos cromatóides apresentam-se em formas variadas e mais numerosos; os vacúolos de glicogênio, também em maior número, se coram bem pelo lugol. É também uma ameba não-patogênica.

GÊNERO *IODAMOEBA* — *IODAMOEBA BUTSCHLII*

Espécie de ameba cosmopolita e bastante comum entre nós. Embora não seja patogênica, ela é parasita do intestino grosso do homem e de outros animais, como macaco e porco, no qual é mais frequente.

Ainda que a literatura cite um caso de amebíase grave e fatal causada por essa ameba, recentemente tal caso foi revisado e atribuído a uma ameba de vida livre, provavelmente a *Naegleiria*.

TROFOZOÍTOS

Os trofozoítos medem geralmente de 10 a 20 μm de diâmetro. Quando corados pelo lugol ou HF, o núcleo apresenta-se bastante nítido, com a cromatina condensada em uma grande massa, geralmente central ou excêntrica, às vezes separada por grânulos finos (Fig. 14.4).

Cistos

Nas preparações coradas pelo lugol, os cistos ficam bem visíveis e facilmente caracterizados pela sua forma ovalar ou arredondada, com um nítido vacúolo de glicogênio que se cora de castanho-escuro — daí o nome *Iodamoeba* conferido a esta espécie (Fig. 14.4).

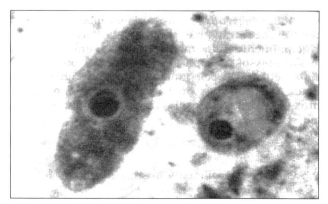

Fig. 14.4 — *Trofozoíto e cisto de Iodamoeba butschlii corados pela HF (6.500 X).*

GÊNERO *ENDOLIMAX* — *ENDOLIMAX NANA*

Espécie parasita do homem e de outros animais domésticos. A *Endolimax nana* é uma ameba muito pequena e muito frequente em nosso meio.

Os trofozoítos medem, geralmente, menos de 12 μm. O núcleo é pequeno e vesicular, a membrana nuclear é bastante nítida, sem revestimento de cromatina periférica. O cariossoma é volumoso, compacto e irregular, podendo ocupar posições as mais variadas, na maioria das vezes colocadas excentricamente ou junto da membrana nuclear.

Os cistos são ovais ou elípticos, pequenos, com 6 a 10 μm de diâmetro, e contendo de um a quatro núcleos, sendo estes os mais comuns. Os núcleos são de difícil visualização quando corados pelo lugol. Corados pela hematoxilina férrica, eles são mais visíveis, e o cariossoma se mostra condensado, na maioria das vezes aderido à membrana nuclear (Fig. 14.6).

É uma ameba não-patogênica para o homem.

FAMÍLIA *DIENTAMOEBIDAE* — *DIENTAMOEBA FRAGILIS*

Gênero *Dientamoeba;* espécie parasita do homem: *Dientamoeba fragilis.*

Nesta ameba, apenas os trofozoítos são conhecidos. A principal característica é apresentar, em 80% dos casos, trofozoítos de dois núcleos. Os trofozoítos têm, em média, 8 a 12 μm de diâmetro e são geralmente lentos em motilidade. Nas preparações coradas pela HF, a membrana nuclear apresenta-se delgada e tênue, sem cromatina periférica. O cariossoma é constituído por quatro a seis grânulos com disposição variada, em forma de cocos grosseiros circulares ou em cruz (Fig. 14.6).

Por não possuir cisto, o seu mecanismo de transmissão não é bem conhecido, suspeitando-se que os trofozoítos possam ser veiculados dentro de ovos de nematóides, como o de *Enterobius vermicularis* e ancilostomídeos.

Sua ação patogênica é discutida, para alguns ligada a perturbações gastrointestinais benignas; outros consideram-na apatogênica.

ENTAMOEBA GINGIVALIS

É uma ameba parasita da boca do homem e de alguns animais, como cão, gato e macaco.

É muito comum em nosso meio, tendo sido encontrada no tártaro dentário e principalmente nos processos inflamatórios da gengiva. Não é patogênica para o homem, embora sua frequência aumente nos casos de piorreia, o que levou alguns autores a atribuir-lhe papel patogênico nesta doença. O fato não foi confirmado, mostrando não haver relação entre este parasito e a doença, e sim um aproveitamento da situação pela ameba.

Seus trofozoítos são geralmente grandes, medindo de 10 a 35 μm de diâmetro; tal como na *E. histolytica,* apresenta diferenças entre o ectoplasma claro e hialino com o endoplasma granuloso; além disso, os vacúolos contêm bactérias, restos celulares, piócitos e hemácias.

Coradas pela HF, o núcleo mostra a membrana nuclear bem visível e revestida de grânulos de cromatina de modo regular, como na *E. histolytica.* O cariossoma é pequeno e central; algumas vezes, ligeiramente excêntrico e formado por mais grânulos.

Os cistos não foram demonstrados até hoje, e a transmissão ocorre pelo contato direto através do beijo e perdigotos.

ENTAMOEBA HISTOLYTICA-LIKE, TIPO LAREDO E *ENTAMOEBA MOSHKOVSKII*

Estas amebas têm interesse na parasitologia humana, por serem morfologicamente semelhantes à *Entamoeba histolytica,* tanto na forma trofozoítica como na cística. A principal diferença entre elas é que, enquanto se cultivam bem

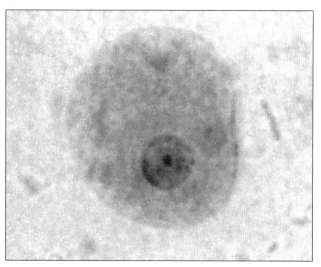

Fig. 14.5 — *Trofozoíto de E. moshkovskii corado pela HF (2.500X).*

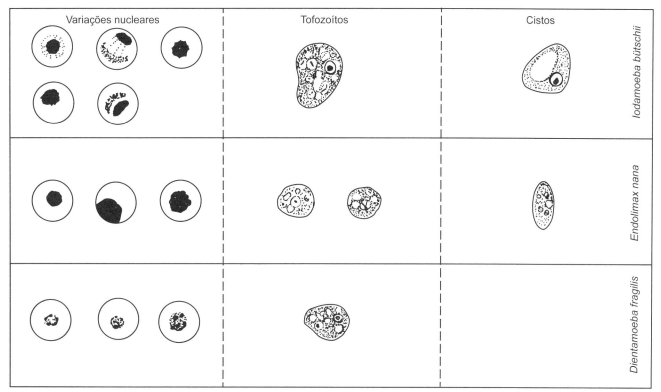

Fig. 14.6 — *Trofozoíto de Dientamoeba fragilis, cisto e trofozoíto de E. nana e I. butschlii com diferentes formas nucleares.*

a temperaturas variando entre 10 e 37°C, a *E. histolytica* exige temperaturas mais altas, entre 35,5 e 37°C. Também foram assinaladas diferenças antigênicas, de virulência, bioquímicas e através da biologia molecular. Talvez a principal diferença entre estas amebas diga respeito à diversidade dos locais de isolamento. Enquanto a *E. moshkovskii* é uma ameba de vasta distribuição mundial, inclusive entre nós[7], e encontrada em diferentes coleções hídricas e principalmente esgotos, a *Entamoeba histolytica-like* tipo Laredo só foi isolada de fezes de um número restrito de indivíduos.

Recentemente, Clark e Diamond[2], baseando-se em estudos bioquímicos e de biologia molecular, admitiram ser a *E. histolytica-like* a mesma que *E. moshkovskii*. Entretanto, conforme proposto por Silva[7], outros critérios seriam também auxiliares para a caracterização da *E. moshkovskii* como espécie: a) a ocorrência mundial em variadas coleções hídricas; b) o fato de não ter sido, até o presente, isolada de animais aquáticos, quer vertebrados ou invertebrados; c) o fato de não infectar experimentalmente animais de laboratório, inclusive aqueles mais usados para estudos com *E. histolytica*.

BIBLIOGRAFIA

1. Brumpt E. Etude sommaire de l'Entamoeba dispar n. sp. Amibe a kyistes quadrinuclées, parasite de l'homene. Buli. Acad Med (Paris), 94:943-952, 1925.
2. Clark CG & Diamond LS. The Laredo strains and other Entamoeba histolytica-like amoebae are Entamoeba moshkovskii. Mol Bioq Parasitol 49:297-302, 1991.
3. Dreyer DA. Growth of a strain of Entamoeba histolytica at room temperature. Texas Rep Biol & Med 19:393-396, 1961.
4. Goldman M. Entamoeba histolytica-like amoebae occurring in man. Buli WLD Hlth Org 40:362-365, 1969.
5. Hoare CA. Considerations sur l'etiologie de l'amibiase d'après e raport rot parasite. Bull Soc Patol Exot 54:429-441, 1961.
6. Neal RA. Experimental studies on Entamoeba with reference to speciation. Adv Parasitol 4:1-51, 1966.
7. Silva EF. Novos focos na América do Sul, aspectos da morfologia e biologia em comparação com a E. histolytica Schaudinn, 1903 e a E. ranarum (Grassi, 1879). Tese, 141p. Belo Horizonte, 1972.
8. Silva EF & Mayrink W. Estudos sobre a Entamoeba moshkovskii (Tshalaia, 1941). II: Novos focos em diversos tipos de coleções hídricas no Brasil e no Uruguai. Rev Inst Med Trop São Paulo, 16:203-221, 1974.

15 Amebas de Vida Livre

Annette Silva Foronda

HISTÓRICO

Amebas de vida livre (AVL), também chamadas limax ou anfizóicas, constituem um grande grupo de protozoários de ampla dispersão ambiental; durante muito tempo, o interesse por seu estudo foi apenas no campo da zoologia.

Em 1965, com o relato de casos fatais de meningoencefalite aguda de etiologia atribuída a AVL, na Austrália[35] e quase concomitantemente nos EUA[9], estes protozoários passaram a integrar a parasitologia médica, embora seu papel ainda não esteja corretamente dimensionado.

A caracterização destas amebas como agentes etiológicos de doenças só foi possível graças aos trabalhos pioneiros de Culbertson *et al.*[22], em 1958, que, após a descoberta casual de uma ameba com efeito citolítico em culturas de tecido, estabeleceram um modelo de meningoencefalite em animais de laboratório, aventando a possibilidade de aparecimento da doença na espécie humana[20].

Desde o início do século, acreditava-se que a única espécie de ameba patogênica para o homem fosse a *Entamoeba histolytica*, e casos conhecidos de meningites causadas por este protozoário eram sempre secundários à infecção intestinal[21].

Introduziu-se, desta maneira, um novo conceito em medicina: amebas de vida livre como agentes etiológicos de infecções humanas do sistema nervoso central (SNC) e de natureza primária.

Sucederam-se, a partir daí, vários relatos de casos de infecções do SNC por AVL[10,12,26,46,75] até mesmo através de diagnósticos retrospectivos, na tentativa de esclarecimento de surtos epidêmicos da doença em várias regiões do mundo[15,25]. Chegou-se, assim, ao primeiro caso conhecido de meningoencefalite amebiana primária (MAP), em 1909, na Inglaterra[66].

No Brasil, os casos de infecções por AVL foram relatados por Campos *et al.* (1977)[11], Foronda (1976)[29,30], Salles-Gomes *et al.* (1978)[62], em São Paulo, Biasoli *et al.* (1983)[7] no Ceará, e Carvalho *et al.* (1983)[14], em diagnóstico retrospectivo na cidade do Rio de Janeiro. Recentemente, Chimelli *et al.* (1992)[18] comunicaram o primeiro caso brasileiro de encefalite por ameba da ordem Leptomyxida.

A detecção de novos quadros clínicos e de novas espécies de amebas envolvidas ampliou o conhecimento inicial.

Foram descritas úlceras de córnea por *Acanthamoeba*, em 1972[41], mas o diagnóstico tornou-se mais frequente entre 1980 e 1985, principalmente nos EUA[5,23,70]. Entre nós, Nosé *et al.*[56] comunicaram os quatro primeiros casos e, até agora, cerca de 20 cepas de *Acanthamoeba* já foram isoladas de casos humanos no Brasil (informação do autor, dados ainda não publicados).

Atualmente, para a maioria dos pesquisadores da área[43,45,46], as principais infecções causadas por AVL são:

— meningoencefalite amebiana primária (MAP);
— encefalite amebiana granulomatosa (EAG);
— ceratite por *Acanthamoeba* (CA).

MORFOLOGIA E BIOLOGIA

As amebas de vida livre, de interesse médico, situam-se, segundo Levine *et al.* (1980)[42], da seguinte maneira:

Filo   Sarcomastigophora
  Classe 1   Lobosea
    Ordem 1   Amoebida
      Subordem 5   Acanthopodina
                   (*Acanthamoeba* spp)
    Ordem 2   Schizopyrenida
              (*Naegleria, Vahlkampfia*)
  Classe 2   Acarpomyxea
    Ordem 1   Leptomyxida
              (*Leptomyxa, Balamuthia mandrillaris*)

AMEBAS DO GÊNERO *NAEGLERIA*

Atualmente, apenas uma espécie é considerada patogênica para o homem, a *Naegleria fowleri*[13]. Embora outras espécies tenham sido caracterizadas, como *N. jadini, N. lovaniensis, N. andersoni* e *N. australiensis*, apenas esta última tem patogenicidade comprovada para animais de laboratório[43,45-47]. Outra espécie, *N. gruberi*, comumente encontrada no ambiente, não é patogênica. Os protozoários do gênero

Naegleria caracterizam-se por apresentarem três formas evolutivas durante o ciclo vital[57,74]:

— trofozoítica, cuja observação mostra movimentação rápida, através de pseudópodes, tipo lobópode, medindo de 8 a 15 µm e tendo apenas um núcleo;
— cística, de resistência a ambientes adversos, medindo de 7 a 12 µm, com paredes lisas e poros;
— flagelar, com dois flagelos, de aparecimento fugaz.

A transformação de trofozoíto em flagelado, peculiar a amebas do gênero *Naegleria*, é uma característica utilizável para fins diagnósticos, já que, sob determinadas condições, pode ser induzida em laboratório.

N. fowleri é o agente causal de meningoencefalite amebiana primária.

ESPÉCIES DE *ACANTHAMOEBA*

A. culbertsoni, A. castellanii, A. polyphaga, A. royreba, A. astronyxis, A. hatchetti, A. rhysodes, A. palestinensis. A *Acanthamoeba* spp, segundo os critérios de morfologia de parede cística de Pussard & Pons58, está dividida em três grupos, I, II e III. A maioria das espécies encontra-se no grupo II.

A *Acanthamoeba* spp têm duas formas no ciclo vital:

— trofozoítica, medindo de 15 a 40 µm, com movimentação lenta através de pseudópodes típicos, denominados acantopódios, expansões semelhantes a espinhos;
— cística, medindo de 15 a 20 µm, forma de resistência, com paredes duplas, uma delas rugosa, dando-lhe aspecto de estrela (Fig. 15.1).

A *Acanthamoeba* spp é responsável por encefalite amebiana granulomatosa e ceratites.

BALAMUTHIA *MANDRILLARIS*

Espécie descrita em 1993, pertencente à ordem Leptomyxida[69,71].

Há vários relatos de EAG por esta espécie de ameba, principalmente em pacientes com AIDS[3,70,71].

AMEBAS PERTENCENTES A OUTROS GÊNEROS

Como *Vahlkampfta*, eventualmente citada como agente etiológico de doenças, embora sem dados conclusivos.

Embora espécies de *Hartmannella* tenham sido encontradas apenas em faringe, aparentemente destituídas de poder patogênico, sua etiologia na MAP não deve ser totalmente posta de lado pela possibilidade de atuarem como agentes oportunistas e também por serem as prováveis causadoras de caso de MAP não-fulminante descrito no Brasil[29,30].

PATOGENIA E PATOLOGIA

A associação homem-AVL não constitui ainda uma verdadeira relação entre parasita e hospedeiro. As amebas têm o ambiente como seu habitat natural, e só algumas espécies eventualmente atingem o homem, apresentando reversibilidade de vida jamais vista em seres estritamente parasitas. Pode-se estar diante de um complexo de protozoários em transição para a vida parasitária e seu estudo deve levar a interessantes caminhos para a compreensão de mecanismos patogênicos.

Há cinco componentes de considerável importância na determinação da infecção por AVL: temperatura, capacidade de persistir nas mucosas, imunidade de mucosas, imunodeficiência e dose infectante[28].

As amebas do gênero *Naegleria* penetram na mucosa nasal, por aspiração de poeira ou água contaminada com trofozoítos ou cistos, onde são fagocitadas pelas células de sustentação do epitélio neuro-olfativo e atravessam a placa cribrosa do etmóide pela bainha amielínica do nervo olfativo. Chegam depois ao bulbo e lobo olfativos e daí a todo o encéfalo.

Os achados de necropsia, nas infecções causadas por *Naegleria fowleri*, são leptomeningite purulenta, meningoencefalite hemorrágica necrotizante, edema cerebral, nervos e bulbos olfativos extremamente danificados até a necrose. O exsudato é composto principalmente de polimorfonucleares, poucos eosinófilos e linfócitos. As amebas se encontram na forma trofozoítica, geralmente nos espaços perivasculares, em aglomerados, com pouca ou nenhuma reação inflamatória.

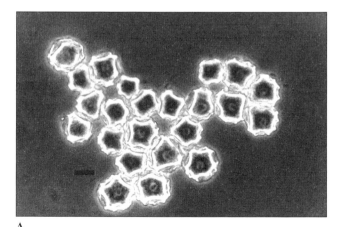
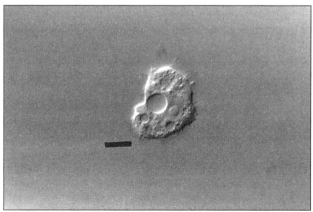

A   B

Fig. 15.1 — *Acanthamoeba sp em preparação a fresco: A — trofozoíto, observação em contraste de interferência (Nomarski); notar acantopódios, núcleo e nucléolo. B — cistos agrupados, observação em contraste de fase. Parede cística dupla, uma delas ruaosa Barra:10 µm.*

Tem sido relatado que alguns casos de MAP podem mostrar associação com miocardite focal ou difusa, embora sem encontro de amebas nas lesões do miocárdio.

A porta de entrada nos indivíduos acometidos de EAG não está completamente estabelecida. Pode ser o epitélio neuro-olfativo, como em MAP, mas a pele e os pulmões poderiam apresentar lesões iniciais que, por via hematogênica, disseminariam os protozoários para o SNC[12,46-48].

Nestas infecções por *Acanthamoeba* spp, usualmente há encefalite granulomatosa com necrose focal e leptomeningite localizada. O exsudato é composto, em geral, por linfócitos e monócitos, raros polimorfonucleares. As amebas se encontram nas formas trofozoítica e cística, também nos espaços perivasculares, e geralmente invadem a parede dos vasos[46,47].

No quadro histopatológico de ceratites por *Acanthamoeba,* estudos revelam destruição da córnea, com infiltração de células inflamatórias nas camadas superficiais e medianas do estroma corneano. A principal resposta inflamatória do hospedeiro consiste na presença de polimorfonucleares ao redor da parede cística das amebas. Uma resposta efetiva, no entanto, só foi vista em raras ocasiões. Trabalhos recentes mostram que amebas vivas induzem pouca ou nenhuma resposta celular da córnea, sendo que intensas reações são vistas ao redor de organismos encistados ou necrosados[43].

Após a ceratoplastia, o encontro de amebas nos bordos do botão corneano removido é sinal de provável recidiva após o primeiro transplante.

EPIDEMIOLOGIA

Amebas de vida livre encontram-se em praticamente todos os ambientes, nas mais diversas altitudes e em todos os continentes. Podem resistir a extremas condições de temperatura e de pH, bem como ao cloro e outros sistemas de desinfecção. Citam-se isolamentos destes protozoários a partir de água doce, águas minerais engarrafadas, água do mar, sedimentos de oceano, água de rede pública de distribuição, águas industriais submetidas a poluição térmica, piscinas aquecidas e geladas, lagos, rios, solo, ar, aparelhos de ar-condicionado, material de diálise, instrumental cirúrgico e lentes de contato[23,24,30,31,39,40,43,46,60.61,70,72].

Entre os organismos vivos, AVL têm sido isoladas de vegetais, células de cultura, peixes, répteis, caranguejos, aves e mamíferos[70]. Em humanos, são encontradas na cavidade nasal, faringe[30] e intestino[54], bem como em tecidos infectados, cérebro, pulmão, pele e córnea[33,56]. *Acanthamoeba* spp são as espécies mais frequentes no ambiente, só suplantadas por *Hartmannella* spp, embora na Austrália as mais encontradas sejam as do género *Naegleria*[10]. Observa-se que as espécies patogênicas são isoladas mais frequentemente de piscinas do que de águas naturais, sendo possível que o contato com a pele humana contribua, assim como outros fatores, para a expressão de patogenicidade.

Embora AVL possam viver sob as mais variadas faixas de temperatura, a *Naegleria fowleri* é uma espécie considerada termofílica, decorrendo deste fato seu encontro muito frequente em coleções de águas aquecidas, natural ou artificialmente, como piscinas e canais de fábricas, submetidas a poluição térmica[24].

A resistência ao cloro e a outros produtos de desinfecção de piscinas é característica digna de registro, considerando-se que somente altas doses de cloro ativo sejam capazes de matar amebas na forma trofozoítica, sendo que as císticas são extremamente resistentes[23,70]. É necessário, no entanto, assinalar que recentemente tem sido usada, com sucesso, uma droga no tratamento de ceratite por *Acanthamoeba,* o poli-hexametileno de biguanida, antes conhecido apenas como desinfetante de piscinas[67].

A resistência de cistos de *Acanthamoeba* a tratamento por ultravioleta é 15 vezes maior do que de *Escherichia coli*[17], mas as técnicas usuais de esterilização de instrumental cirúrgico matam trofozoítos e cistos das amebas[52].

Outro aspecto interessante na epidemiologia é a interação de AVL e *Legionnella pneumophila*[59], bactéria causadora da doença dos legionários. Foi demonstrado, experimentalmente, que a bactéria consegue sobreviver no citoplasma dos protozoários, em determinadas condições de temperatura. Pode ser que este fato explique a transmissão de *L. pneumophila,* uma vez que se sabe que a bactéria não tem condições de sobrevivência em forma livre no ambiente.

Como a maioria dos médicos desconhece o problema, e a notificação não é obrigatória, difícil se torna saber a verdadeira incidência das infecções do SNC por AVL. Até outubro de 1996, as comunicações de infecções por *Naegleria fowleri* eram 179 (81 só nos EUA), e de EAG (166 casos) 103 atribuídos a espécies de *Acanthamoeba* e 63 a *Balamuthia mandrillaris*[47,51,70].

O primeiro relato de ceratite por *Acanthamoeba* foi em 1972[41], na Inglaterra, e durante alguns anos os casos ocorreram esporadicamente; em geral, seguiram-se a traumas extensos da córnea. A partir de 1981, a importância do achado destas amebas no olho tem sido progressivamente crescente. Observou-se, neste período, a associação da CA com o uso de lentes de contato, e de 1981 a 1988 foram notificados ao CDC, em Atlanta, nos EUA, 208 novos casos[5,70]. O número atual de casos chega a centenas no mundo todo[51].

O incremento do uso de lentes de contato, principalmente gelatinosas, a prática de preparo de soluções salinas em casa, utilizando água de torneira, e a falta de cuidados no manuseio e desinfecção das lentes são fatores que podem explicar o repentino aumento na incidência desta ceratite[4].

DIAGNÓSTICO CLÍNICO
MENINGOENCEFALITE AMEBIANA PRIMÁRIA

As infecções humanas por *Naegleria fowleri* têm quase sempre início abrupto, desenvolvimento agudo e término fatal. As lesões mais importantes estão no sistema nervoso central, traduzindo-se clinicamente por sinais e sintomas de meningoencefalite.

A contaminação inicial ocorre quando jovens portadores de boa saúde entram em contato com o protozoário durante suas atividades de lazer, por ocasião de exercícios de natação em lagos, piscinas e outras coleções de água. Em alguns casos, poucas horas depois do banho, surgem fenômenos de comprometimento nasal. Depois de um período de incubação curto, de três a sete dias, a doença se manifesta bruscamente por cefaléia bitemporal ou bifrontal, febre, náuseas e vômitos (usualmente em jato). A seguir, aparecem os sinais mais característicos de irritação meníngea e de encefalite. Há, muitas vezes, rápida progressão a partir da febre e primeiros sinais de leptomeningite, encefalite ou meningoencefalite até convulsões, coma e morte[32,34,47].

ENCEFALITE AMEBIANA GRANULOMATOSA

As infecções do sistema nervoso central por *Acanthamoeba* spp e *Balamuthia mandrillaris* incidem geralmente em pacientes imunodeprimidos e têm período de incubação desconhecido; várias semanas ou meses são necessários para o aparecimento da doença, e a evolução clínica pode ser prolongada.

Em se tratando de doença não-disseminada, com granulomas em diversas regiões do encéfalo, as manifestações clínicas dependem da localização das lesões. Vários sinais neurológicos de localização, como hemiparesias, mudanças de personalidade e convulsões, aparecem durante o curso clínico. Estado mental alterado é sintoma importante em EAG. A cefaléia é insidiosa e ocorre precocemente em alguns casos. A febre é esporádica e geralmente baixa.

Em pacientes com AIDS, existem relatos de EAG[73,70] e infecções disseminadas por *Acanthamoeba* spp[27,65].

CERATITES POR *ACANTHAMOEBA*

O trauma é considerado precondição para que as amebas invadam a córnea. Se for severo o bastante para causar abrasão, a ceratite tem desenvolvimento rápido, com ulceração da córnea, irite, muitas vezes esclerite, dor severa, hipópio e acentuada perda de visão[4,6,43,44].

Se a infecção ocorrer em usuários de lente de contato, a simples irritação da aderência das lentes, agravada pela presença de pequenos detritos, pode ser a lesão suficiente para a penetração das amebas. Nestes casos, a sintomatologia, em geral, começa sutilmente, embora a evolução seja inexorável. O quadro clínico caracteriza-se por infiltrados epiteliais que podem coalescer, formando anéis, centrais ou paracentrais, com dor de intensidade desproporcional à lesão. Fazem parte do quadro clínico os infiltrados perineurais e as lesões satélites.

DIAGNÓSTICO LABORATORIAL

EXAME DO LÍQUIDO CEFALORRAQUIDIANO (LCR)

É o primeiro exame a ser feito, mas os achados não são patognomônicos, só o encontro de trofozoítos de AVL permite firmar o diagnóstico. As características do LCR são:
— aspecto e cor: ligeiramente turvo ou hemorrágico;
— proteínas: 75-970mg/100 ml;
— leucócitos: 300-26.000/mm³ (80-95% de neutrófilos);

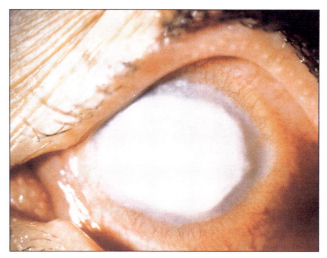

Fig. 15.2 — *Extensa úlcera de córnea por Acanthamoeba sp, apresentando infiltrado anelar e neovascularização periférica. Caso brasileiro no 2 (Nosé et al. 1988)*[56].

— hemácias: no início da doença, poucas mais tarde, em torno de 25.000/mm³;
— glicose: em torno de 10mg/100 ml;
— cloretos: 680-720mg/100ml;
— bactérias: ausentes;
— amebas: presentes.

PESQUISA DE AMEBAS DE VIDA LIVRE

Coleta e Exame Direto

Pesquisam-se as amebas:
— a partir de hospedeiros, no liquor, secreções faringeanas e pulmonares, lesões de pele, raspados de córnea e fragmentos de tecidos, como cérebro e pulmão, obtidos de biópsia ou autópsia;
— a partir do ambiente, em amostras de coleções de água, de solo ou de ar-condicionado. O material coletado deve ser mantido à temperatura ambiente até a chegada ao laboratório, não deve ser guardado em geladeira ou congelador, sob risco de morte dos protozoários[21,47,50].

No laboratório, proceder-se-á ao exame direto do material, a fresco ou corado. As colorações comumente usadas para o diagnóstico de amebas intestinais, como hematoxilina férrica, não diferenciam os trofozoítos de AVL nem os cistos de *Naegleria* sp; se for conseguida a visualização dos cistos de *Acanthamoeba*, o diagnóstico é possível, por causa de sua morfologia peculiar. Dentre as colorações utilizadas estão a hematoxilina férrica de Heidenhain, Giemsa e Gram.

O exame a fresco, com a observação do material vivo e as amebas em locomoção, é o que oferece melhores condições de caracterização de AVL, embora seja difícil. Deve ser usada microscopia de fase ou de interferência, e os padrões morfológicos adotados[57,58] permitem a identificação até gênero; a caracterização específica não é possível com esta metodologia. O exame direto é precário em função do pequeno número de amebas. Pode-se, a partir do material coletado, fazer o cultivo.

Isolamento e Cultivo

A metodologia de isolamento e cultivo de AVL, em nosso serviço, está descrita a seguir.

A semeadura do material é feita em placas de Petri contendo meios de cultura especiais para isolamento. Pode ser usado ágar não-nutriente semeado com bactérias vivas ou mortas (*Escherichia coli* ou *Enterobacter aerogenes*), como recomendado por vários autores[46,57], ou meio de infusão de soja e ágar, segundo Foronda (1979)[29,30]. Se a quantidade de líquido for excessiva, pode-se filtrar o material em membranas de 1,2 µm de porosidade. Todo o material usado é previamente esterilizado. Os fragmentos de tecido podem ser macerados antes da semeadura.

As placas devem ser examinadas diariamente. Após alguns dias, pode-se observar as amebas, sem abertura das placas, diferenciando-as de outras células pela presença de vacúolo contrátil, característico de seres de vida livre. Dependendo do inoculo, é possível conseguir-se crescimento em até 24 horas após a semeadura. Este é um dado interessante, uma vez que a precocidade do diagnóstico é arma importante nas infecções por AVL, diante das deficiências terapêuticas. Um resultado só deve ser considerado negativo após duas semanas[43].

Tão logo seja constatado o crescimento, faz-se o exame microscópico, lavando-se as placas com água destilada e colocando-se o lavado entre lâmina ou lamínula ou em gota pendente, que é a preparação de escolha. A metodologia de identificação é a mesma do exame direto.

Para a caracterização de *Naegleria* sp, o teste de flagelação, já citado, deve ser feito, bastando para isso incubar os protozoários a 37°C, durante algumas horas.

É necessário proceder-se à clonagem da cepa e ao cultivo axênico, se o interesse for estudar os protozoários para caracterização mais fina; os meios usados são PYG e Neff[46,50].

As amebas patogênicas são, muitas vezes, mantidas em cultura de tecidos ou por transferências em animais suscetíveis, sendo o camundongo o melhor modelo da doença humana.

Embora infecções acidentais em laboratório não tenham sido relatadas, precauções são necessárias ao trabalhar-se com agentes reconhecidamente patogênicos.

Exame Histológico

Nos casos de MAP, o exame de tecido cerebral, corado por hematoxilina-eosina (HE), mostra trofozoítos de *N. fowleri* como grandes células, tendo em volta um halo claro, ocasionado talvez por substâncias histolíticas.

A superfície do parasita tem contorno irregular, o citoplasma é vacuolizado e no núcleo nota-se a presença de grande nucléolo, ocupando-lhe quase todo o volume. É bom enfatizar que apenas as amebas do gênero *Acanthamoeba* têm a propriedade de formar cistos nos tecidos[46,47].

Processos de imunofluorescência indireta e imunoperoxidase têm permitido o reconhecimento dos protozoários nos tecidos. Desta maneira foi possível o diagnóstico retrospectivo de vários casos[77].

O exame do botão corneano permite a visualização, no estroma, de trofozoítos e cistos de *Acanthamoeba* spp, pela coloração de rotina, HE, embora a coloração pelo ácido periódico de Schiff (PAS) seja considerada melhor. A técnica de *calcofluor white* foi introduzida recentemente, mas praticamente só cora os cistos, não acrescentando muito à metodologia usual[43].

IMUNODIAGNÓSTICO

As características antigênicas de amebas pertencentes aos gêneros *Naegleria*, *Acanthamoeba* e *Hartmannella* têm sido intensamente estudadas[16], chegando-se a bons resultados, aplicáveis à imunotaxionomia. Observou-se que, com a utilização de técnicas de imunoeletroforese, foi possível caracterizar espécies de *Naegleria*, mostrando pouca ou nenhuma reação cruzada com *Entamoeba* e *Acanthamoeba*[14]. Embora espécies dentro do mesmo gênero tenham antígenos comuns, *N. fowleri* é acentuadamente diferente das outras. Estas diferenças podem ser demonstradas por reações de difusão em gel, imunoeletroforese, imunofluorescência e *immunoblot*[50,68,76,77].

Parece estar bem estabelecido que o soro humano contém anticorpos, das classes IgM e IgG, para espécies de *Naegleria* e *Acanthamoeba*, patogênicas ou não[28]. Apesar disso, testes sorológicos para o diagnóstico de infecções por AVL não estão padronizados nem se mostram úteis, pelo menos até o momento, porque nos casos de infecções por *N. fowleri* os pacientes morrem antes de produzir anticorpos e, nos de infecções por *Acanthamoeba* spp, dificilmente se suspeita da etiologia antes da morte[43].

ANÁLISES ISOENZIMÁTICAS E PERSPECTIVAS

Análises de isoenzimas mostram que todas as cepas de *N. fowleri*, a despeito da origem geográfica, são basicamente homogêneas[50].

As espécies de *Acanthamoeba* não distinguíveis por critérios morfológicos podem ser caracterizadas por análise de isoenzimas, até com descrição de novas espécies[53,55].

Apesar de os resultados serem ainda preliminares, a utilização de técnicas de biologia molecular pode trazer novas perspectivas para a identificação de AVL[1,2].

TRATAMENTO

MENINGOENCEFALITE PRIMÁRIA

Todos os medicamentos utilizados no tratamento da amebíase intestinal causada por *Entamoeba histolytica* foram tentados na meningoencefalite por *Naegleria fowleri*. Nenhuma droga com estas características mostrou-se eficaz, mesmo utilizando-se altas doses ou vias de administração excepcionais como, por exemplo, a introdução intra-raquidiana de emetina[46,47].

Os trabalhos experimentais de Culbertson *et al.* e Carter[20,21] indicaram a anfotericina B como a substância de maior eficácia, comprovada pela sobrevivência de camundongos com meningoencefalite por *Naegleria fowleri*.

No homem, os resultados são contraditórios, pois mesmo com o uso da droga em muitos pacientes com MAP, apenas três sobreviveram[26,43]. O emprego de anfotericina B diante de um caso suspeito deve ser feito imediatamente, e a dosagem deve ser a máxima possível; a via, de início, deve ser a endovenosa, passando-se, de acordo com a gravidade, para vias excepcionais, como injeção intra-raquidiana ou intraventricular.

Além de anfotericina B, rifampicina, tetraciclina e miconazol têm ação *in vitro* sobre *Naegleria fowleri*. Foi relatado um caso de sobrevivência com a associação de anfotericina B, miconazol e rifampicina por via endovenosa e intratecal[64].

A introdução precoce de medicação parece ser a única arma disponível no tratamento de MAP. O que se recomenda é o esquema de tratamento combinado de anfotericina B, rifampicina e miconazol, usadas o mais precocemente possível.

ENCEFALITE AMEBIANA GRANULOMATOSA

A maioria dos casos de EAG tem sido diagnosticada *post-mortem*, não havendo assim experiência suficiente em relação a esquemas terapêuticos. Se a lesão cerebral for única, pode ser feito tratamento cirúrgico. Infelizmente, as lesões cerebrais são múltiplas e de localização profunda[43,46,47,49].

A sulfadiazina tem mostrado proteção de camundongos à infecção por *Acanthamoeba* spp. Existem drogas efetivas *in vitro* contra os agentes etiológicos de EAG, como clotrimazol, tetraciclina e gentamicina. Cetoconazol, neomicina e paramomicina mostraram atividade cisticida *in vitro;* o que se sabe, porém, é que *Acanthamoeba* spp é a cepa de AVL mais resistente a tratamento[47]. Para alguns autores, se for feito o diagnóstico precocemente, há possibilidade de cura de EAG com o uso de pentamidina, itraconazol, cetoconazol ou 5-fluorocitosina[65].

Um importante fator em relação à terapêutica é a habilidade de *Acanthamoeba* spp formar cistos nos tecidos quando as condições são adversas, podendo dar a falsa impressão de cura.

CERATITE POR *ACANTHAMOEBA*

Atualmente, parece não existir tratamento efetivo para CA. Os resultados dos esquemas terapêuticos adotados dependem da precocidade do diagnóstico, da virulência da cepa da ameba e da eventual resistência adquirida pelos protozoários[36,43]. Muitas drogas foram usadas, como cetoconazol, clotrimazol, miconazol, itraconazol, neomicina, isotionato de propamidina, poli-hexametileno de biguanida, todos com ação sobre os trofozoítos das amebas, exceto a biguanida, que atua sobre os cistos[67].

O esquema de escolha é o seguinte[36]:

Uso Tópico

— Isotionato de propamidina, apresentação sob forma de colírio ou pomada, a 0,1% (Brolene®, só disponível na Inglaterra).
— Poli-hexametileno de biguanida, apresentação sob forma de colírio a 0,02%, obtido em farmácias de manipulação a partir de Baquacil®.

— Neomicina, apresentação em colírio, 10 mg/ml.

Uso Sistêmico

— Cetoconazol (Nizoral®), 400mg/dia, ou itraconazol (Itranax®), 200mg/dia, via oral.

Pode-se associar antiinflamatórios como diclofenato ou tenoxican. O uso de corticóides é controvertido; acredita-se que seja responsável pelo encistamento das amebas, mas deve ser utilizado para controlar a infecção ativa.

O transplante de córnea é indicado nos casos resistentes ao tratamento clínico ou naqueles com necrose e perfuração extensas; e deve ser feito somente após o controle da infecção ativa. Cita-se um caso submetido à ceratoplastia por quatro vezes, sem sucesso[63].

PROFILAXIA

Não se dispõe, no momento, de medidas eficazes para a profilaxia das infecções por AVL, uma vez que vários aspectos da biologia e do comportamento destes protozoários ainda são desconhecidos. A orientação[32,34], no entanto, baseia-se na adoção de medidas de ordem geral, consideradas auxiliares para a solução do problema:

— educação sanitária junto aos banhistas, no sentido de se evitar a poluição da água com matéria orgânica (descamação da pele, secreções nasais, uretrais, vaginais etc.) e a utilização de piscinas frequentadas por grande número de banhistas nas horas mais quentes do dia;

— limpeza sistemática de piscinas, principalmente de filtros, fundo e bordos, para remoção de acúmulos de matéria orgânica;

— pré-cloração e manutenção de níveis de cloro ativo, segundo a legislação vigente, fazendo-se pesquisas periódicas de formas livres dos protozoários na água e nos filtros, considerados verdadeiros ninhos de amebas;

— não-contato de animais com águas destinadas ao uso da população humana;

— recomendação de cuidados no manuseio, limpeza e esterilização de lentes de contato, o melhor sistema sendo o de desinfecção térmica[37,38], embora os outros sistemas sejam úteis para diminuir a população de bactérias, alimento das amebas, controlando indiretamente a sobrevivência de *Acanthamoeba* spp;

— proibição do uso de lentes durante banhos de piscinas ou na vigência de qualquer sinal de irritação da córnea.

É importante relembrar que essas infecções podem ser adquiridas em atividades profissionais como também de lazer e de práticas esportivas.

BIBLIOGRAFIA

1. Alves JMP, Gusmão CX, Teixeira MMG et al. PCR Amplification analysis for identification of the genus Acanthamoeba. XII Reunião da Sociedade Brasileira de Protozoologia, Caxambu (MG), 1996. Mem Inst Oswaldo Cruz, 91(suppl):76, 1996.

2. Alves JMP, Teixeira MMG, Foronda AS, Alfonso MHT. Acanthamoeba phylogenetic relationships inferred from SSU RDNA fingerprinting. XIII Reunião da Sociedade Brasileira de Protozoologia, Caxambu (MG), 1997. Mem Inst Oswaldo Cruz, 92(suppl 1): 184, 1997.
3. Anzil AP, Rao C, Wrzolek MA et al. Amebic meningoencephalitis in a patient with AIDS caused by a newly recognized opportunistic pathogen: Leptomyxid ameba. Arch Pathol Lab Med 115:21-5, 1991.
4. Asbell PA. Acanthamoeba keratitis: There and back again. Mt. Sinai J Med 60(4):279-283, 1993.
5. Auran JD, Starr MB, Jakobiec FA. Acanthamoeba keratitis: a review of the literature. Córnea, 6:2-26, 1987.
6. Bacon AS, Frazer DG, Dart JKG et al. A review of 72 consecutives cases of Acanthamoeba keratitis, 1984-1992. Eye, 7:719-25, 1993.
7. Biasoli WM, Araripe CA, Lima JMO, Lopes E. Meningoencefalite amebiana de origem hídrica, diagnosticada pelo exame do liquor. Apresentação de dois casos. Resumos do 15º Congresso Brasileiro de Patologia Clínica, São Paulo, SP, 56, 1981.
8. Bottone EJ. Free-living amebas of the genera Acanthamoeba and Naegleria: an overview and basic microbiologic correlates. Mt. Sinai J Med 60(4):260-70, 1993.
9. Butt CG. Primary amebic meningoencephalitis. N Engl J Med 274:1473-6, 1966.
10. Callicott Jr JH. Amebic meningoencephalitis due to free-living amebas of the Hartmannella (Acanthamoeba)-Naegleria group. Am J Clin Pathol 49:84-91, 1968.
11. Campos R, Gomes MCD, Pringenzi LS, Stecca J. Meningoencefalite por amebas de vida livre. Apresentação do primeiro caso latino-americano. Rev Inst Med Trop São Paulo, 19:349-51, 1977.
12. Cárter RF. Primary amoebic meningoencephalitis. Clinical, pathological and epidemiological features of six fatal cases. J Pathol Bacteriol 96:1-35, 1968.
13. Cárter RF. Description of a Naegleria sp isolated from cases of primary amoebic meningoencephalitis, and of the experimental pathological changes induced by it. J Pathol 100:217-44, 1970.
14. Carvalho FG, Moura H, Guimarães FD et al. Meningoencefalite amebiana primária: relato de caso. Rev Bras Neurol 19:83-6, 1983.
15. Cerva L, Zemak V, Novak K. Amoebic meningoencephalitis: sixteen fatalities. Science 160:92, 1968.
16. Cerva L, Kramar J. Antigenic relations among several limax amoebae isolates acessed with the indirect fluorescent antibody test (1FAT). Folia Parasitol 20:113-8, 1973.
17. Chang JCH, Ossoff SF, Lobe DC et al. UV inactivation of pathogenic and indicator microorganisms. Appl Environ Microbiol 49:1361-5, 1985.
18. Chimelli L, Hahm MD, Scaravilli F et al. Granulomatous amebic meningoencephalitis due to Leptomyxid: report of the first Brazilian case. Trans R Soe Trop Med Hyg 86:635, 1992.
19. Clavel A, Franco L, Letona S et al. Primary amebic meningoencephalitis in a patient with AIDS: unusual protozoological findings. Clin Infect Dis 23(6): 1314-5, 1996.
20. Culbertson CG. The pathogenicity of soil amebas. Annu Rev Microbiol 50:231-54, 1971.
21. Culbertson CG. Amebic meningoencephalitis. Antibiot Chemother 30:28, 1981.
22. Culbertson CG, Smith JW, Minner JR. Acanthamoeba: observations on animal pathogenicity. Science 127:1506, 1958.
23. De Jonkheere JF. Ecology of Acanthamoeba. Rev Infect Dis 13(Suppl.5):S385-7, 1991.
24. De Jonkheere JF, Van de Voorde H. The distribution of Naegleria fowleri in man-made thermal waters. Am J Trop Med Hyg 26:10, 1977.
25. Dos Santos JG. Fatal primary amebic meningoencephalitis: a retrospective study in Richmond, Virgínia. Am J Clin Pathol 54:742, 1970.
26. Duma RJ, Roseblum WI, McGehee RF. Primary amebic meningoencephalitis caused by Naegleria. Two new cases response to amphotericin B, and a review. Ann Int Med 74:923, 1971.
27. Dunand VA, Hammer SM, Rossi R et al. Parasitic sinusitis and otitis in patient infected with human immunodefficiency virus: report of five cases and review. Clin Infect Dis 25(2):267-72, 1997.
28. Ferrante A. Free-living amoebae: pathogenicity and immunity. Parasite Immunol 13:31-47, 1991.
29. Foronda AS. Crescimento de amebas de vida livre em meios semeados com líquido cefalorraquidiano humano. Nota prévia. Rev Paul Med 87:140, 1976.
30. Foronda AS. Observações sobre amebas de vida livre potencialmente patogênicas. [Tese de doutoramento] Instituto de Ciências Biomédicas, Universidade de São Paulo, São Paulo, 1979.
31. Foronda AS, Bazito Filho O, Rocha AA, Branco SM. Aspectos ecológicos de amebas de vida livre em piscinas de São Paulo. In: Reunião da Sociedade Brasileira de Protozoologia, Caxambu, 1985. Resumos: 18, 1985.
32. Foronda AS. Meningoencefalite causada por amebas de vida livre. In: Amato Neto V, Baldy JLS (eds). Doenças transmissíveis, 3ª ed. São Paulo: Sarvier, 617-21, 1989.
33. Foronda AS. Pathogenic free-living amoebae. In: Proceedings of Second Biennial Symposium International of Water Quality (Viria del Mar, Chile):99-104, 1990.
34. Foronda AS. Infecções por amebas de vida livre In: Veronesi R (ed). Tratado de infectologia. São Paulo: Atheneu, 1997.
35. Fowler M, Cárter FC. Acute pyogenic meningitis probably due to Acanthamoeba sp. A preliminary report. Br Med J 2:740, 1965.
36. Freitas D. Ceratites parasitárias. In: Belfort Jr R, Kara-José N (eds). Córnea: clínica cirúrgica. São Paulo: Roca, p. 229-34, 1997.
37. Freitas D, Foronda AS, Sato EH et al. Acanthamoeba culbertsoni: sensibilidade aos diferentes métodos de desinfecção de lentes de contacto hidrofílicas. Arq Bras Oftal 51:143-7, 1988.
38. Freitas D, Belfort Jr R, Foronda AS. Contribuição ao estudo da susceptibilidade de Acanthamoeba spp. a diferentes métodos de desinfecção de lentes de contacto gelatinosas. Arq Bras Oftal 52:13-23, 1989.
39. Griffin JL. Pathogenic free-living amoebae. In: Kreier JP (ed). Parasitic Protozoa. London: Academic Press, 145-87, 1977.
40. Jadin JB. De la dispersion et du cycle des amibes libres. Ann Soc Belge Med Trop 54:147-61, 1974.
41. Jones BR, McGill JI, Steele ADM. Recurrent suppurative kerato-uveitis with loss of eye due to infection by Acanthamoeba castellani. Trans Ophthalmol Soe UK 95:210-3, 1975.
42. Levine ND, Corliss JO, Cox Feg et al. A newly revised classification of the Protozoa. J Protozool 27:37-58, 1980.
43. Ma P, Visvesvara GS, Martinez A J et al. Naegleria and Acanthamoeba infections: review. Rev Infect Dis 12:490-513, 1990.
44. Mannis MJ, Tamaru R, Roth AM et al. Acanthamoeba sclerokeratitis. Determining diagnostic criteria. Arch Ophthalmol 104:1313-7, 1986.
45. Martinez AJ. Free-living amoebae: pathogenic aspeets. A review. Protozool Abstr 7:3-26, 1983.
46. Martinez AJ. Free-living amebas: natural history, prevention, diagnosis, pathology and treatment of the disease. Boca Raton, FL: CRC Press, Inc, 156, 1985.
47. Martinez AJ. Free-living amebas: infection of the central nervous system. Mt Sinai J Med 60(4):271-8, 1993.
48. Martinez AJ, Duma RJ. Nelson EC, Moretta FL. Experimental Naegleria meningoencephalitis in mice. Penetration of the olfactory mucosal epithelium by Naegleria and pathologic changes produced: a light and electron microscope study. Lab Invest 29(2): 121-33, 1973.
49. Martinez AJ, Janitschke K. Acanthamoeba, an opportunistic microorganism: a review. Infection, 13:251-6, 1985.
50. Martinez AJ, Visvesvara GS. Laboratory diagnosis of pathogenic free-living amoebas: Naegleria. Acanthamoeba, and Leptomyxid. Clinics in Laboratory Medicine, 11(4): 861-72, 1991.
51. Martinez AJ, Visvesvara GS. Free-living, amphizoic and opportunistic amebas. Brain-Pathol 7(l):583-98, 1997.
52. Meisler DM, Rutherford I, Bican FE et al. Susceptibility of Acanthamoeba to surgical instrument sterilization techniques. Am J Ophthalmol 99(6):724-5, 1985.

53. Moura H. Taxonomia de Acanthamoeba: classificação e identificação de espécies por critérios morfológicos, bioquímicos e imunológicos. [Tese de doutoramento.] Faculdade de Medicina da UFRJ, 120, 1992.
54. Moura H, Salazar HC, Fernandes O et al. Amebas de vida livre no intestino humano: evidências de parasitismo. Rev Inst Med Trop São Paulo, 27:150-6, 1985.
55. Moura H, Wallace S, Visvesvara GS. Acanthamoeba healyi n. sp. and the isoenzyme and immunoblot profiles of Acanthamoeba spp., groups 3 and 3. J Protozool 39(5):573-83, 1992.
56. Nosé W, Sato EH, Freitas D et al. Ulcera de córnea por Acanthamoeba: quatro primeiros casos no Brasil. Arq Bras Oftal 51:223-6, 1988.
57. Page FC. A new key to freshwater and soil amoebae. Cumbria, England, Freshwater Biological Association Scient. Publ 122, 1988.
58. Pussard M, Pons R. Morphologie de la paroi kistique et taxonomie du genre Acanthamoeba (Protozoa, Amoebida). Protistologica, XIII(4):557-98, 1977.
59. Rowbotham TJ. Preliminary report on the pathonicity of Legionella pneumophila for freshwater and soil amoebae. J Clin Pathol 33:1179-83, 1980.
60. Salazar HC, Moura H, Ramos RT. Isolamento de amebas de vida livre a partir de água mineral engarrafada. Rev Saúde Publ S. Paulo, 16:261-7, 1982.
61. Salazar HC, Moura H, Fernandes O, Peralta JM. Isolation of Naegleria fowleri from a lake in the city of Rio de Janeiro, Brazil (correspondence). Trans R Soc Trop Med Hyg 80:348-9, 1986.
62. Salles-Gomes Jr CE, Barbosa ER, Nóbrega JPS et al. Meningoencefalite amebiana primária: registro de caso. Arq Neuro-Psiq (São Paulo), 36:139-42, 1978.
63. Samples JR, Binder PS, Luibel FJ et al. Acanthamoeba keratitis possibly acquired from a hot tub. Arch Ophthalmol 102:707-10, 1984.
64. Seidel JS, Harmatz P, Visvesvara GS. Sucessfull treatment of primary meningoencephalitis. N England J Med 306:346, 1982.
65. Sison JP, Kemper CA, Loveless M et al. Disseminated Acanthamoeba infection in patients with AIDS: case reports and review. Clin Infect Dis 20(5): 1207-16, 1995.
66. Symmers WSTC. Primary amoebic meningoencephalitis in Britain. Br Med J 4:449, 1969.
67. Varga JH, Wolf TC, Jensen HG et al. Combined treatment of Acanthamoeba keratitis with propamidine, neomycin, and polyhexamethylene biguanide. Am J Ophthalmol 115:466-70, 1993.
68. Visvesvara GS, Peralta MJ, Brandt FH et al. Production of monoclonal antibodies to Naegleria fowleri, agent of primary amebic meningoencephalitis. J Clin Microbiol 25:1629, 1987.
69. Visvesvara GS, Martinez AJ, Schuster FL et al. Leptomyxid ameba, a new agent of amebic meningoencephalitis in humans and animals. J Clin Microbiol 28:2750-6, 1990.
70. Visvesvara GS, Sther-Green J. Epidemiology of free-living ameba infection. J Protozool 37:25S-33S, 1990.
71. Visvesvara GS, Schuster FL, Martinez AJ. Balamuthia mandrillaris, N. G., N. Sp., agent of amebic meningoencephalitis in humans and other animais. J Euk Microbiol 40(4):504-14, 1993.
72. Warhurst DC. Pathogenic free-living Amoebae. Parasitology Today, 1:24-8, 1985.
73. Wiley CA, Safrin RE, Davis CE et al. Acanthamoeba meningoencephalitis in a patient with AIDS. J Infect Dis 155:130-3, 1987.
74. Willaert E. Isolement et culture in vitro des amibes du genre Naegleria. Ann Soe Belge Med Trop 51:701-8, 1971.
75. Willaert E. Primary amoebic meningoencephalitis. A select bibliography and tabular survey of cases. Ann Soe Belge Med Trop 54:429-44, 1974.
76. Willaert E, Stevens AR. Indirect immunofluorescent identification of Acanthamoeba causing meningoencephalitis. Pathol Biol 24:545, 1976.
77. Willaert E, Stevens AR, Healy GR. Retrospective identification of Acanthamoeba culbertsoni in a case of amoebic meningoencephalitis. J Clin Pathol 31:717, 1978.

16 Protozoários — Malária

Silvia Maria DI Santi
Marcos Boulos

HISTÓRICO
Aspectos Gerais da Malária

A malária é uma infecção causada por parasitas do gênero *Plasmodium,* Marchiafava e Celli, 1885, classe Sporozoa, transmitida na natureza pela picada de mosquitos do gênero *Anopheles* infectados. Entretanto, a doença pode ser adquirida por transfusão sanguínea, por uso compartilhado de agulhas contaminadas ou por via congênita no momento do parto.

A origem dos plasmódios humanos está relacionada com as espécies de plasmódios que infectam certos primatas, hipótese que é suportada pela semelhança existente entre os primeiros *(Plasmodium falciparum, P. vivax* e *P. malariae)* e os últimos *(P. reichenowi, P. cynomolgi* e *P. brasilianum,* respectivamente). Relatos datados de 1700 a.C, na China, e de 1570 a.C, no Egito, descrevem esplenomegalia e febre, mostrando ser a malária doença bastante antiga. Desde os primeiros relatos feitos por Hipócrates, já se descrevia a "febre dos pântanos", posteriormente conhecida como "febre do Nilo". A malária decidiu inúmeros conflitos bélicos, como a Guerra de Secessão, nos Estados Unidos, na qual 2/3 das mortes se deveram à malária. Na Guerra do Vietnã, certamente o número de norte-americanos vitimados pela malária teve participação decisiva no resultado do confronto. Aliás, foi durante este último conflito que houve reaquecimento das pesquisas sobre malária, que estavam abandonadas desde o fim da Segunda Grande Guerra.

A descoberta do parasita da malária no sangue humano foi feita por Charles Louis Alphonse Laveran, na Argélia, em 1880, tendo sido chamado inicialmente de *Oscularia malariae.*

A moléstia caracteriza-se, principalmente, por febre intermitente, cefaléia, anemia e esplenomegalia. E causada pelo *P. vivax,* Grassi e Feletti, 1890, *P. falciparum,* Welch, 1897, *P. malariae,* Laveran, 1881, e *P. ovale,* Stephens, 1922, sendo que este último ocorre somente nos países africanos. Dentre estas espécies, *P. falciparum* pode ocasionar malária grave e óbito se o diagnóstico clínico e laboratorial, assim como o tratamento específico, não forem realizados rapidamente após a ocorrência dos sintomas. Em pacientes com febre a esclarecer, a investigação epidemiológica acerca dos deslocamentos realizados nos últimos meses pode auxiliar na elaboração da hipótese diagnostica de malária.

Na década de 40, 2/3 da população mundial viviam sob o risco de contrair malária. Em 1955, a Organização Mundial de Saúde (OMS) iniciou um programa global de erradicação da endemia, com rociado em larga escala utilizando inseticida de ação residual, o que contribuiu para diminuição marcante do número de casos, conduzindo à interrupção da transmissão da malária na maioria das regiões temperadas.

A partir do final da década de 60 houve um recrudescimento da malária, com índice de prevalência próximo àquele observado anteriormente às medidas de controle citadas.

O ressurgimento da transmissão da malária em nível mundial fez com que o conceito de que esta endemia pudesse ser erradicada através de um programa de rociado com DDT (diclorodifenil tricloroetano), em conjunto com o uso de quimioprofilaxia, fosse abandonado. Hoje, surgem novos métodos de controle vetorial e novas drogas antimaláricas. A pesquisa básica tem auxiliado a compreensão da biologia e imunologia da malária, e a perspectiva de uma vacina faz parte do dia-a-dia dos que se dedicam ao estudo e ao controle desta moléstia.

MORFOLOGIA

Considerando ser a gota espessa o método clássico de diagnóstico laboratorial da malária, a morfologia dos parasitas será aqui descrita com base nesta técnica. O sangue utilizado na preparação de uma gota espessa é colhido por punção digital e, após a secagem, é submetido a uma pré-coloração e desemoglobinização com solução de azul-de-metileno fosfatado. Após, o material é corado com o corante de Giemsa, lavado com água destilada, seco e observado em objetiva de imersão. Utilizando-se esta técnica, o citoplasma dos plasmódios cora-se com uma tonalidade azul-arroxeada, e a cromatina, de vermelho brilhante. Quando presente, nos estágios mais evoluídos do ciclo eritrocítico, o pigmento malárico ou hemozoína apresenta-se marrom-amarelado (Fig. 16.1).

ESTÁGIOS DO PARASITA DO SANGUE PERIFÉRICO			ESPÉCIES
TROFOZOÍTA	ESQUIZONTE	GAMETÓCITOS	
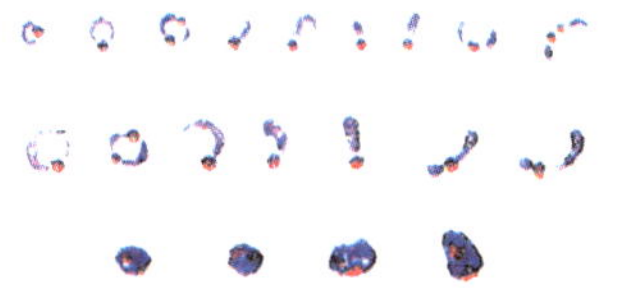 Tamanho: pequeno a médio; número: muitas vezes numerosos; forma: as formas anelares e em crescente são comuns; cromatina: muitas vezes dois pontos; citoplasma: regular, variando de fino e espesso; adultos: algumas vezes presentes na malária grave, com pigmentos compactos, semelhantes a poucos grânulos grossos ou massa.	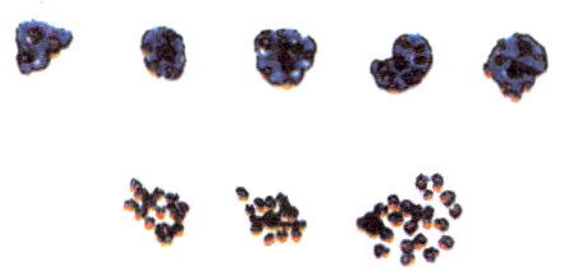 Em geral associado a muitas formas anelares jovens, alguns, pouco freqüentes, em geral na malária grave; formas maduras: 12-30 ou mais merozoítas agrupados; pigmento: uma só massa escura compacta.	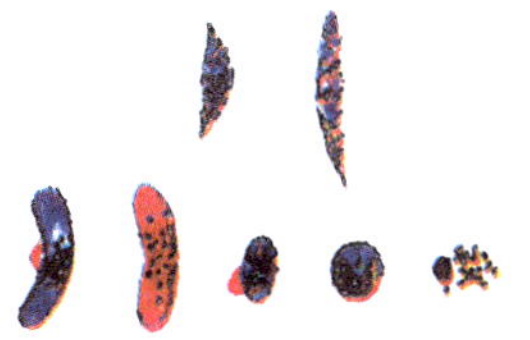 As formas jovens, fusiformes são incomuns. Adultos forma de banana ou arredondada; cromatina: única, bem definida; pigmento: escasso, grosso, como grão de arroz; algumas vezes existe massa rosada extracelular. Muitas vezes observam-se formas desgastadas somentes com cromatina e pigmento.	Em geral são observados somente trofozoítas jovens, em desenvolvimento, e/ou gametócitos maduros. PLASMODIUM FALCIPARUM
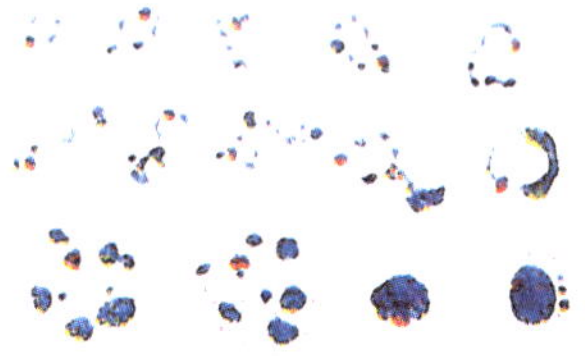 Tamanho: varia de pequeno a grande; número poucos a um número moderado; forma: anel e formas irregulares são comuns; cromatina: única, às vezes duas; citoplasma: irregular ou fragmentado; adultos compatcos, densos; pigmento: difuso, fino.	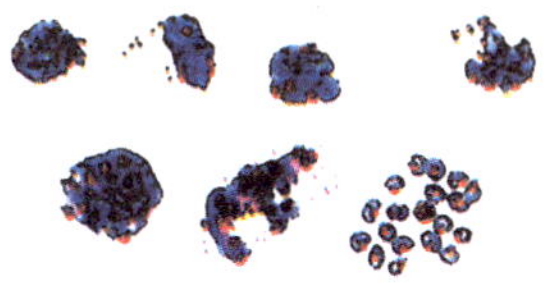 Tamanho: grande; número: varia de poucos a um número moderado; adultos: 12-24 merozoítas, em geral 16, em agrupamento irregular; pigmento: massa menos escura e menos compacta.	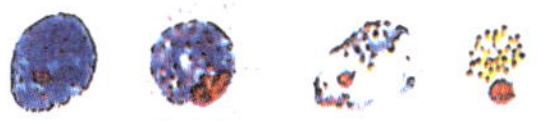 Formas jovens difíceis de serem distinguidas dos trofozoítas maduros. Adultos redondods, grandes; cromatina: única, bem definida; pigmento: difuso, fino. Formas desgastadas com pouco ou nenhum citoplasma e somente com cromatina e pigmento.	São observados em todos os estágios: granulações de Schuffner em hemácias jovens do hospedeiro, especialmente na extremidade do esfregaço ou periferia da gota espessa. P. VIVAX
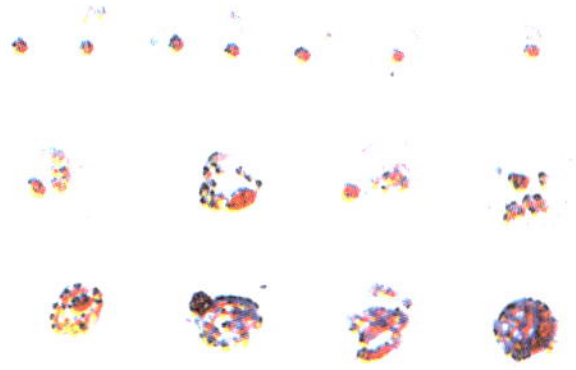 Tamanho: pode ser menor do que o P. vivax; número: em geral poucos; forma: varia de anelar a arredondada, compacta; cromatina: única, proeminente; citoplasma: bastante regular, espesso; pigmento: difuso, granuloso.	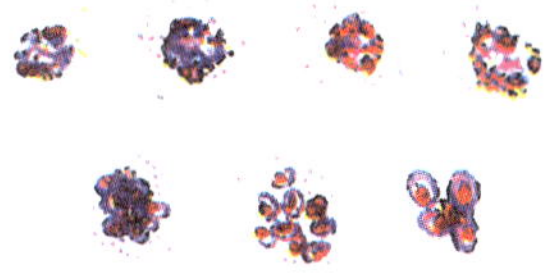 Tamanho: muito parecido ao P. malarie número: poucas formas maduras: 4-12 merozoítas, em geral 8, em agrupamentos isolados; pigmento: massa concentrada.	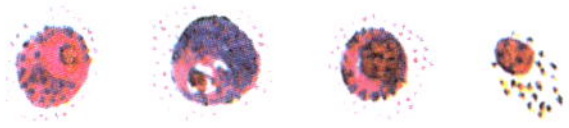 Formas jovens são difíceis de serem distinguidas dos trofozoítas madros. Adultos: redondos, podem ser menores do que o P. vivax; cromatina: única, bem definida; pigmento difuso, granuloso. As formas desgastadas possuem somente cromatina e pigmento.	São pbaservados em todos os estágios: proeminentes granulações de Schuffner em hemácias jovens do hospedeiro, especialmente na extremidade do esfregaço ou periferia da gota espessa. P. OVALE
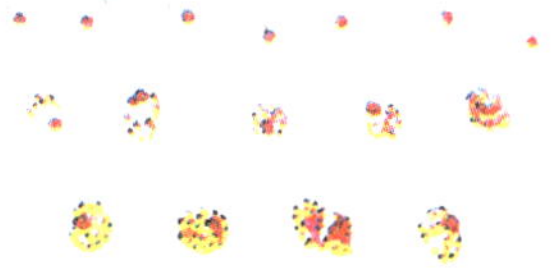 Tamanho: pequeno; número: em geral poucos; forma: varia de anelar a arrendondada, compacta; cromatina: única, grande; citoplasma: regular, denso; pigmento: difuso, abundante, com tom amarelado nas formas mais velhas.	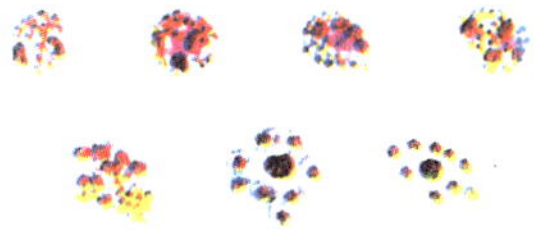 Tamanho: pequeno, compacto; número: em geral, poucos; formas maduras: 6-12 merozoítas em geral, 8, em agrupamentos isolados; alguns aparentemente sem citoplasma; pigmentos: concentrado.	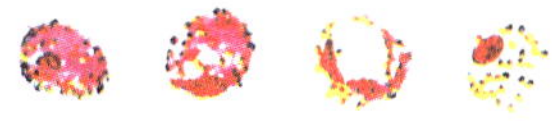 As formas jovens e certas formas adultas são difíceis de serem distinguidas dos trofozoítas maduros; Adultos: redondos, compactos; cromatina: única, bem definida; pigmento: difuso, granuloso, pode estar distribuído pericamente. As formas desgastadas possuem somente cromatina e pigmento.	Encontrado em todos os estágios. Preferência por hemácias velhas. São observados comumente formas sincrônicas. P. MALARIAE

Fig. 16.1 — *Identificação das espécies de parasitas da malária em gota espessa de sangue corada pelo Giemsa. (Adaptado da Organização Mundial de Saúde, 1995.)*

Plasmodium vivax

Esta espécie parasita preferencialmente os reticulócitos, que são as hemácias jovens recém-lançadas na circulação periférica. Ao exame microscópico de gota espessa corada com Giemsa pode-se encontrar todas as formas do ciclo sanguíneo do parasita: merozoítas, trofozoítas, pré-esquizontes, esquizontes e gametócitos, porém nem sempre todas estão presentes simultaneamente. Em algumas infecções, quando a parasitemia é recente, os gametócitos podem estar ausentes, visto que estes se formam após alguns ciclos eritrocíticos do plasmódio. Ao penetrar na hemácia, o merozoíta — agora denominado trofozoíta — produz pseudópodes citoplasmáticos que fazem com que o parasita adquira uma forma amebóide, extremamente variável de um parasita para outro. *P. vivax* induz à formação de grânulos na membrana dos eritrócitos, denominados grânulos de Schuffner, com forma, tamanho e distribuição uniformes. Corados com Giemsa, estes grânulos são vistos ao microscópio com coloração rósea, e podem formar um halo em volta dos parasitas, auxiliando no diagnóstico de *P. vivax*, visto que aparecem mesmo nas formas jovens do ciclo sanguíneo, embora nesta fase apresentem-se mais delicados. Ao desenvolver-se, o trofozoíta assume a forma de pré-esquizonte, para mais tarde dar origem ao esquizonte, quando já se pode visualizar a cromatina dividida e o citoplasma aumentado, tendendo a agrupar-se em torno de cada núcleo originado na mitose. O pigmento malárico aumenta à medida que o parasita se desenvolve, produzindo grânulos grosseiros, de coloração castanho-amarelada. O número de merozoítas por esquizonte formado varia de 14 a 24. Os gametócitos femininos (macrogametócitos) possuem citoplasma denso, núcleo único e grande quantidade de pigmento malárico. Os masculinos (microgametócitos) têm o citoplasma corado menos intensamente e núcleo maior. Gametócitos de *P. vivax* têm a forma arredondada, e são formados na circulação periférica, motivo pelo qual podem ser encontradas formas imaturas no exame hemoscópico (Fig. 16.2).

Plasmodium falciparum

Esta espécie parasita indiferentemente hemácias jovens e maduras. Normalmente são encontrados apenas trofozoítas na circulação periférica, visto que ao desenvolver-se em sua fase sanguínea o *P. falciparum* permanece sequestrado em órgãos internos, onde encontra concentração de CO_2 ideal para seu crescimento. Os trofozoítas ou anéis apresentam núcleo proeminente e citoplasma delicado. Podem variar de tamanho em função da fase de crescimento e da origem geográfica do parasita. Os grânulos, que nesta espécie são denominados granulações de Maurer, são delicados e de difícil visualização ao microscópio óptico. Os esquizontes somente são visualizados na corrente circulatória periférica em infecções graves, quando o acúmulo de formas maduras dos parasitas nos capilares profundos faz com que alguns sejam liberados para o sangue periférico. A cada ciclo esquizogônico podem ser originados até 36 merozoítas. Os gametócitos são formados na fase em que o parasita está aderido ao endotélio dos vasos. Possuem forma em crescente, característica que auxilia muito na diferenciação da espécie. Os macrogametócitos apresentam citoplasma escuro e núcleo pequeno; os microgametócitos possuem citoplasma pálido, núcleo grande e pigmento malárico disseminado (Fig. 16.3).

Plasmodium malariae

Os merozoítas desta espécie invadem preferencialmente hemácias maduras. O desenvolvimento ocorre sem a formação de pseudópodes, o que confere ao parasita uma forma densa, uniforme e regular. Todas as formas evolutivas podem ser visualizadas no sangue periférico. Os parasitas desta espécie são menores que *P. vivax,* e a cada esquizogonia podem ser formados de seis a 12 merozoítas. São característicos de *P. malariae* trofozoítas em forma de banda, que atravessam a hemácia, porém nem sempre esta forma está presente no sangue. Os gametócitos são pequenos e arredondados, com grande quantidade de pigmento malárico. Esta espécie apresenta granulações de Ziemann, que são menos exuberantes que as de Schuffner (Fig. 16.4).

Plasmodium ovale

Esta espécie tem preferência por invadir hemácias jovens, e pode apresentar todas as formas evolutivas no sangue periférico. O glóbulo vermelho parasitado torna-se ovalado, e o parasita apresenta-se com uma tonalidade mais escura, em virtude das granulações de James, que são mais pronunciadas que as de Schuffner de *P. vivax*. Os esquizontes originam de seis a 12 merozoítas a cada ciclo sanguíneo. Os gametócitos são ovais e pequenos (Fig. 16.5).

BIOLOGIA

O Ciclo de Vida

Os parasitas que causam a malária são obrigatoriamente intracelulares, com capacidade de invadir e reproduzir-se assexuadamente em células humanas, como os hepatócitos e eritrócitos, e sexuadamente no vetor. O ciclo de vida dos plasmódios (Fig. 16.6) inicia-se com a picada do mosquito *Anopheles* no hospedeiro vertebrado. A fêmea, ao realizar o repasto sanguíneo para maturação dos ovos, inocula esporozoítas que vão, pela via circulatória, invadir hepatócitos, produzindo esquizontes hepáticos, num processo assexuado de reprodução, a esquizogonia hepática. Os esquizontes produzem merozoítas, que são liberados para a corrente circulatória e invadem os eritrócitos, iniciando o ciclo sanguíneo. Cada esporozoíta origina entre 10.000 e 30.000 merozoítas. Em *P. vivax,* populações geneticamente distintas de esporozoítas podem permanecer latentes na fase hepática da doença sob a forma de hipnozoítas e desencadear as recaídas características desta espécie, dentro de um período que varia de seis a 12 meses após a infecção primária. O mesmo ocorre em *P. ovale.*

No ciclo sanguíneo, o parasita reproduz-se por esquizogonia, produzindo esquizontes sanguíneos que, ao se romperem, liberam merozoítas. Neste momento, as hemácias são rompidas, liberando os parasitas, que irão invadir outros glóbulos vermelhos. Após alguns ciclos eritrocíticos, uma parcela dos merozoítas origina os estágios sexuados de parasitas

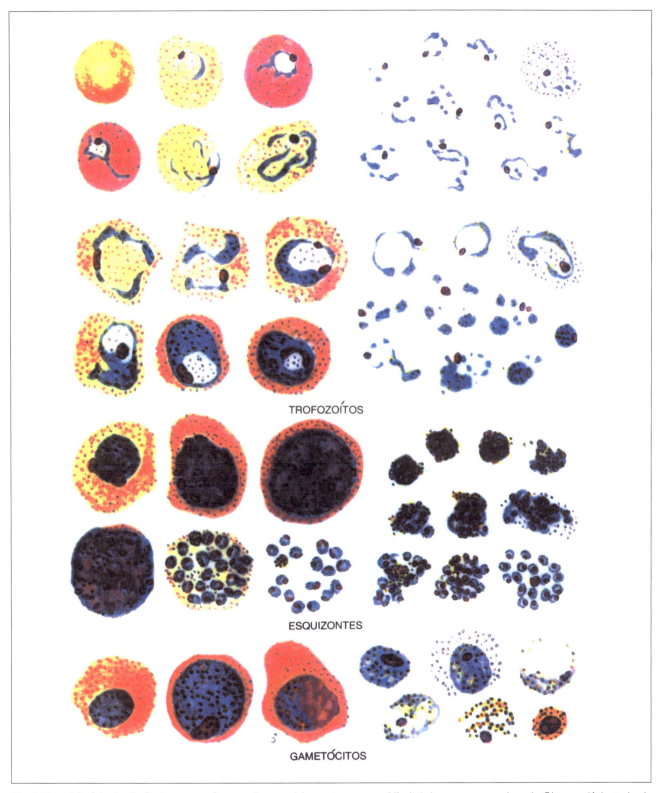

Fig. 16.2 — *Morfologia de P. vivax em esfregaço (esquerda) e gota espessa (direita) de sangue corado pelo Giemsa. (Adaptado da Organização Mundial de Saúde, 1985. Ilustração original de Yap Loy Fong.)*

dentro das hemácias, os gametócitos masculinos e femininos. Ao serem ingeridas pelos mosquitos, estas formas continuam o ciclo da malária no hospedeiro invertebrado. No interior do mosquito, as hemácias contendo gametócitos se rompem e estes dão origem aos gâmetas que, após fertilização, formarão o zigoto ou oocineto, que fnigra através do estômago do mosquito e sofre maturação na cavidade corpórea do vetor, originando oocistos e depois os esporozoítas.

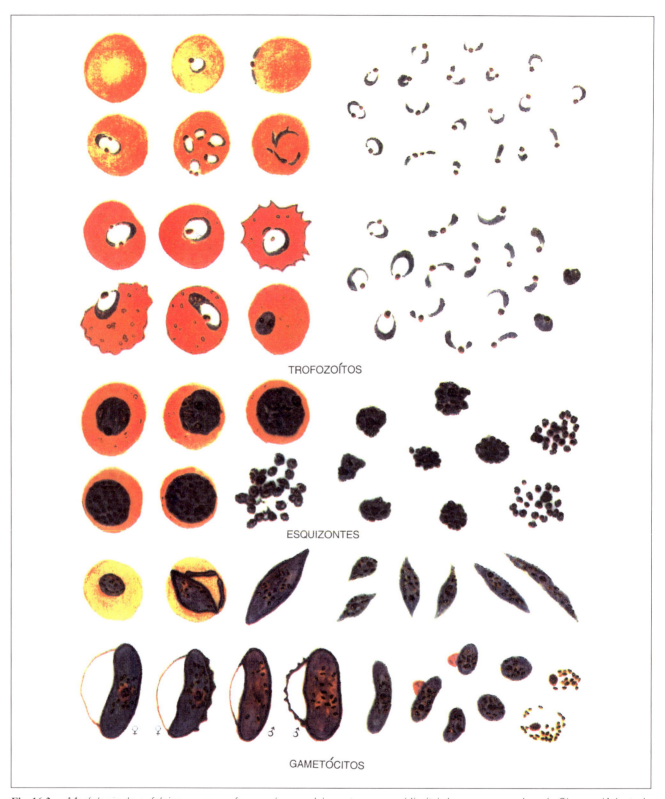

Fig. 16.3 — *Morfologia de p. falciparum em esfregaço (esquerda) e gota espessa (direita) de sangue corado pelo Giemsa. (Adaptado da Organização Mundial de Saúde, 1985. Ilustração original de Yap Loy Fong.)*

Estes migram para a glândula salivar do *Anopheles*, sendo a forma infectante ao homem. O processo de fecundação entre gâmetas masculinos e femininos seguido de meiose é denominado esporogonia. A sintomatologia da infecção malárica está relacionada com o ciclo sanguíneo do parasita. O pico febril, que ocorre a cada 48 horas em *P. vivax*, *P. falciparum* e *P. ovale*, ou a cada 72 horas em *P. malariae*, está associado ao momento em que as hemácias parasitadas com esquizontes

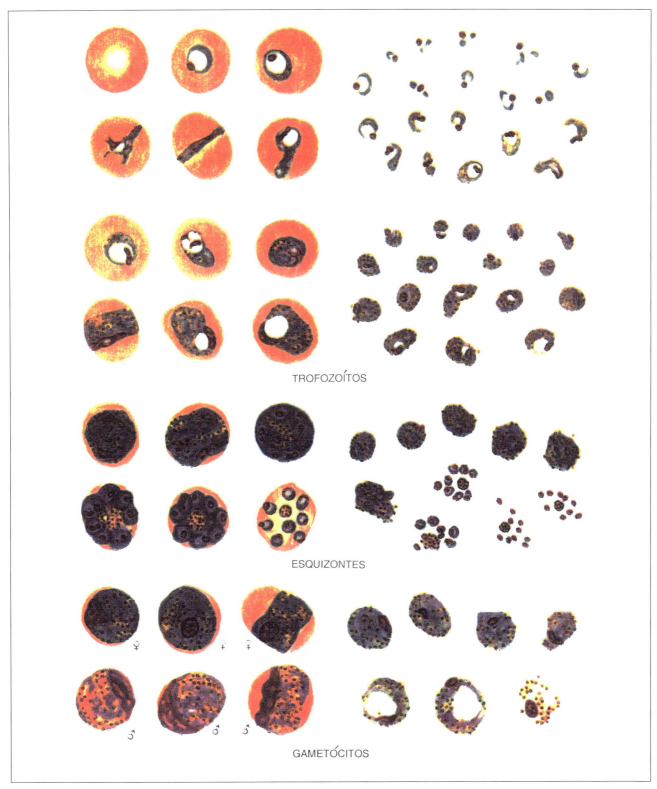

Fig. 16.4 — *Morfologia de p. malariae em esfregaço (esquerda) e gota espessa (direita) de sangue corado pelo Giemsa. (Adaptado da Organização Mundial de Saúde, 1985. Ilustração original de Yap Loy Fong.)*

rompem-se, liberando os merozoítas que irão invadir outros eritrócitos. Entretanto, quando o ciclo sanguíneo apresenta-se assincrônico, a febre pode ser diária. *P. falciparum*, agente etiológico da malária terçã maligna, tem a capacidade de invadir hemácias jovens e maduras indistintamente, motivo pelo qual esta espécie de plasmódio pode atingir altas parasitemias em curto período de tempo, principalmente em indivíduos não-imunes, causando um quadro de malária

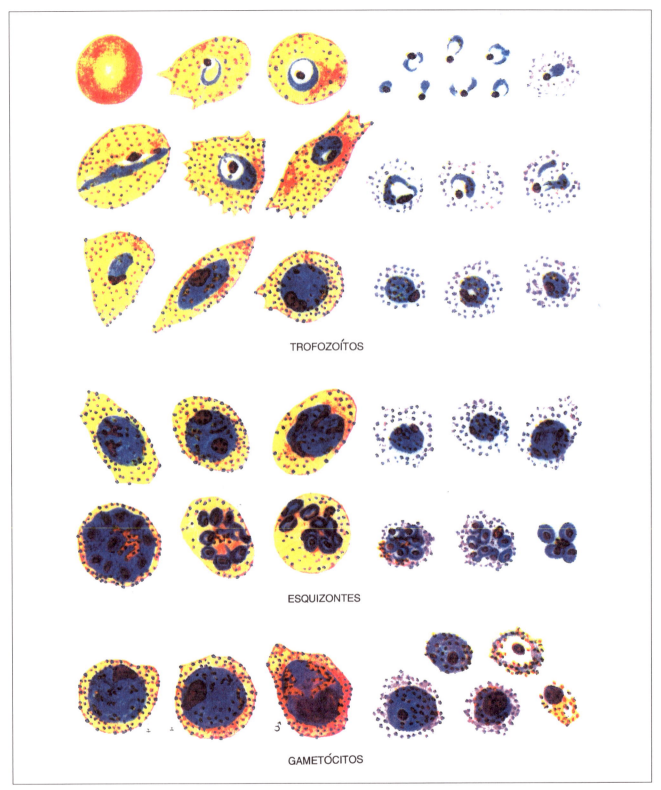

Fig. 16.5 — *Morfologia de P. ovale, em esfregaço (esquerda) e gota espessa (direita) de sangue corado pelo Giemsa. (Adaptado da Organização Mundial de Saúde, 1985. Ilustração original de Yap Loy Fong.)*

grave. *P. vivax*, contrariamente, invade preferencialmente os reticulócitos. Este fato limita a parasitemia sanguínea, em função de a taxa de hemácias jovens de um indivíduo ser em torno de 1%. O período de incubação da doença, tempo compreendido entre a picada do mosquito e o aparecimento dos primeiros sintomas, varia de acordo com a espécie de plasmódio, sendo de sete a 10 dias para *P. falciparum*, de 10 a 15 para *P. vivax* e *P. ovale,* e de 30 dias para *P. malariae*.

Na membrana de superfície dos parasitas são expressas proteínas altamente polimórficas e antigenicamente variáveis, que parecem estar relacionadas com a resposta imune adquirida. Antígenos internos que são liberados no momento da ruptura dos esquizontes são parcialmente conservados entre as espécies de plasmódios e parecem estar relacionados com a sintomatologia e a patologia da malária. Em áreas com endemicidade estável, a imunidade adquirida desenvolve-se lentamente, após muitos anos de exposição à doença e vários episódios maláricos. A imunidade adquirida é parcial, e não impede a infecção, mesmo em indivíduos expostos por longo tempo à doença. Nestes casos, o que ocorre é uma infecção assintomática com baixa parasitemia sanguínea.

As dificuldades para o desenvolvimento de uma vacina eficaz contra a malária residem no fato de que não se pode assegurar que a imunidade celular e humoral seja capaz de impedir a infecção. Os antígenos parasitários variam nas diferentes fases do ciclo evolutivo dos plasmódios, de modo que anticorpos específicos para antígenos de uma fase podem não proteger contra antígenos de outra fase do desenvolvimento dos parasitas. Muitos são os antígenos que constituem alvo para o desenvolvimento de uma vacina, incluindo proteínas do esporozoíta (CSP) e do merozoíta (MSP-1).

A malária causada por *P. falciparum* pode apresentar episódios de recrudescência motivados por resistência do parasita ao antimalárico utilizado, capacidade que alguns parasitas possuem de sobreviver em doses de determinada droga, em concentrações iguais ou superiores àquelas suportadas pelo hospedeiro humano. Outra característica biológica importante desta espécie é a aderência dos eritrócitos parasitados ao endotélio de capilares e vênulas, mecanismo denominado citoaderência, que se processa através de estruturas chamadas *knobs*. Estes antígenos estão presentes na superfície do glóbulo vermelho infectado e são responsáveis pelo comprometimento do cérebro, rins e outros órgãos afetados na malária grave. Nestes casos, os capilares e vênulas sofrem obstrução em virtude da aderência de grande número de parasitas, comprometendo o fluxo sanguíneo.

A interação entre o esporozoíta e o hepatócito ocorre através de uma proteína denominada circunsporozoíta, que recobre a superfície do parasita. Em *P. vivax*, a invasão do eritrócito pelo parasita é realizada por meio de um antígeno da superfície da hemácia denominado fator Duffy e por meio de proteínas do parasita que promovem a ligação com os reticulócitos. Em *P. falciparum*, a ligação se processa por meio da glicoforina A, presente na célula hospedeira, e de antígenos do parasita, como o EBA 175. A invasão do eritrócito pelo merozoíta ocorre em 20 segundos. Este liga-se ao glóbulo vermelho através de sua região apical, promovendo deformações na hemácia e penetrando na mesma por um processo semelhante à endocitose. A hemácia invaginada cria um vacúolo parasitóforo, onde o merozoíta se aloja. Então, o merozoíta perde roptrias, micronemas e membrana, e dá origem ao trofozoíta.

Quanto à bioquímica, os plasmódios sintetizam folatos, característica importante para a quimioterapia, visto que alguns antimaláricos, como as sulfonamidas, por apresentarem estrutura semelhante ao ácido paraminobenzóico, bloqueiam a enzima diidropteroato sintetase, comprometendo a síntese de diidrofolato. A enzima diidrofolato redutase dos plasmódios, essencial para a formação de tetraidrofolato, mostra grande afinidade pela pirimetamina e outros antifolatos, possibilitando a ligação do antimalárico à enzima, o que impede o desenvolvimento do parasita. Estudos moleculares realizados mostram que trocas de aminoácidos no gene da diidrofolato redutase conferem resistência do parasita aos antifolatos, como a pirimetamina e o cicloguanil, metabólito ativo do proguanil.

EPIDEMIOLOGIA

Diversos são os fatores que contribuem para a incidência de malária em muitos países, como os socioeconômicos, culturais e ecológicos, os quais favorecem a transmissão. A doença tem prevalência em regiões compreendidas entre as zonas tropicais, e subtropicais e as zonas temperadas, que apresentam condições favoráveis ao desenvolvimento dos vetores. Afeta, principalmente, crianças, adultos jovens envolvidos

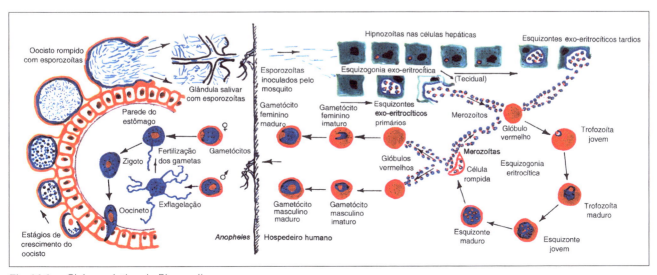

Fig. 16.6 — *Ciclo evolutivo de Plasmodium.*

em atividades económicas, gestantes e populações que se deslocam para áreas endémicas. A classificação epidemiológica dos casos de malária estabelece as seguintes categorias:

- *caso autóctone:* quando a transmissão ocorre no local, sem que o indivíduo tenha realizado deslocamentos para outras regiões. Supõe a existência de casos anteriores e continuidade da transmissão;
- *caso importado:* quando a transmissão ocorreu em local distinto daquele de origem do indivíduo, em deslocamento realizado para área malarígena, sendo detectado fora da área onde houve a infecção;
- *caso introduzido:* quando a transmissão foi local, porém não-continuada, e o caso detectado foi originado de um outro importado;
- *induzido:* quando a transmissão ocorreu sem a participação do vetor, ou seja, por transfusão sanguínea, por uso compartilhado de seringas contaminadas ou por via congênita no momento do parto, em consequência de lesões nos vasos sanguíneos de mãe e filho;
- *recaída:* quando ocorre o reaparecimento da parasitemia sanguínea, sem que o indivíduo tenha realizado novos deslocamentos para áreas com possibilidade de transmissão, sendo portanto este novo episódio de malária decorrente de um ataque primário anteriormente diagnosticado e tratado.

A MALÁRIA NO MUNDO

A despeito do ressurgimento de diversas moléstias infecciosas e do aparecimento de novas patologias ocasionadas por microrganismos, a malária continua sendo a doença parasitária mais importante e prevalente.

Segundo dados da Organização Mundial de Saúde, 90 países são considerados endêmicos para a malária, sendo que 50% deles estão localizados na Africa sub-Saara. A população mundial, em torno de 5,5 bilhões de pessoas, pode ser classificada de acordo com a situação da malária e o local de residência, da seguinte maneira:

- *áreas sem transmissão (3,5 bilhões de pessoas):* a malária nunca existiu ou foi erradicada, espontaneamente ou por meio de medidas de controle da doença.
- *áreas malarígenas (dois bilhões de pessoas):* a malária endêmica foi reduzida, mas a transmissão permanece, principalmente em virtude de alterações ecológicas, sociais e econômicas, e de migrações desordenadas e áreas onde a endemicidade não apresentou alterações, como nos países da África tropical, onde os programas de controle ainda estão em fase de planejamento ou em implantação, porém com recursos humanos e materiais muito escassos.

Estima-se que, anualmente, ocorram cerca de 500 milhões de casos no mundo, com 1,5 milhão de óbitos, sendo que a maioria destes ocorre na Africa, em crianças menores de cinco anos. Os países africanos contribuem com mais de 90% do total de casos de malária. A doença ocorre, principalmente, em países da África, Ásia, Américas Central e do Sul. Os países mais afetados, excetuando-se os pertencentes ao continente africano, são Índia, Brasil, Sri-Lanka, Vietnã, Colômbia e Ilhas Salomão. Malária grave e mortalidade estão associadas às áreas onde ocorre o *P. falciparum.* Esta espécie predomina na África tropical, Ásia, Oceania e Região Amazônica. A maioria dos óbitos ocorre em crianças africanas, em áreas com dificuldade de acesso aos serviços de saúde. Fora da África, os óbitos acontecem em indivíduos não-imunes, que se deslocam para áreas com transmissão, como agricultores, garimpeiros e refugiados.

A Malária na África

Na África sub-Saara ocorrem entre 270 e 480 milhões de casos clínicos por ano. Destes, entre 140 e 280 milhões são registrados em crianças com menos de cinco anos. Em áreas altamente endémicas, *P. falciparum* é a espécie predominante, e a mortalidade pode atingir de 10% a 30% das crianças portadoras de malária grave. Na África, ao norte do Saara, foram registrados 480 casos em 1993, sendo que somente 1/3 destes refere-se a casos autóctones.

A Malária nas Américas

Durante o ano de 1993 foram notificados 982.000 casos de malária nas Américas. Embora este número apresente-se menor que o total de casos reportados em 1991 e 1992, pode estar ocorrendo uma subnotificação da doença, visto que os dados de 20 países mostram que 4,6 milhões de tratamentos foram administrados em 1993. Do total de casos registrados, 47% ocorrem no Brasil, 32% na Bolívia, Colômbia, Equador, Peru e Venezuela, e 17% na América Central e México. As infecções por *P. falciparum* apresentaram uma redução na análise global da região, porém houve um aumento na Bolívia, Equador, Guiana Francesa, Guatemala, México, Peru e Venezuela. O Brasil é responsável por 61% das infecções por *P. falciparum.* Em 1993, foram registrados 166.000 casos de malária na América Central e México, 311.000 casos na Região Andina (Bolívia, Colômbia, Equador, Peru e Venezuela), com 72% das ocorrências na Colômbia e Peru. Na Amazônia, que compreende as regiões de mata tropical do Brasil, Guiana Francesa, Guiana e Suriname, vivem 22,3 milhões de pessoas, com 99% na Região Amazônica brasileira. Os mais altos índices de casos positivos por 1.000 habitantes são encontrados na Guiana e Guiana Francesa, 41 e 29, respectivamente. A malária nesta região continua relacionada às atividades de agricultura e garimpo de pedras e ouro. No Cone Sul, que compreende Argentina, Chile, Paraguai, Uruguai e alguns estados brasileiros, a malária é endêmica somente no Paraguai e Norte da Argentina, com a ocorrência de *P. vivax.*

A Malária no Brasil

No Brasil são notificados cerca de 500 mil casos por ano, mas estima-se que o número real seja em torno de um milhão, com 1% de letalidade. Na Amazônia legal brasileira ocorrem 99% dos casos registrados no país. Nesta região, a transmissão da malária é influenciada por projetos de colonização, mineração e desenvolvimento econômico desordenados. O índice parasitário anual atinge 27,3 casos por 1.000 no Brasil. Em números absolutos, é o país responsável pela notificação do maior número de casos da doença nas Américas. Os estados brasileiros mais afetados são Pará, Rondônia e Mato Grosso.

A Malária na Ásia

O Afeganistão é o país com o maior número de casos notificados (298.000 em 1991, mas estima-se entre dois e três milhões de casos anualmente), seguido pelo Paquistão e Irã, com 93.000 e 65.000 casos, respectivamente, sendo que nestes dois últimos países a incidência de malária *falciparum* é de cerca de 50% em relação ao total de casos. No Iraque, o número de casos positivos aumentou de 18.500 em 1992 para 50.000 em 1993. Na Arábia Saudita, a situação permanece estável, com 18.000 casos em 1993. Dentre os 2,7 milhões de casos reportados anualmente na Ásia Meridional, 80% são registrados na Índia, porém estima-se que nesta região ocorrem cerca de 18 milhões de casos. Em Bangladesh, a situação da endemia tem-se agravado, com a ocorrência de 125.000 casos em 1993, contra 64.000 em 1991, com 50% das infecções sendo causadas por *P. falciparum*. Na Índia, os números mostram uma ocorrência de 2,2 milhões de casos em 1993, o que representa 40% dos casos notificados fora dos países africanos. O *P. falciparum* contribui com cerca de 40% do total de casos da Índia. A malária urbana é um grande problema de saúde pública nesse país, sendo que 80% dos casos notificados referem-se aos dados de 15 cidades. No Sri-Lanka foram registrados 360.000 casos em 1993, porém a estimativa é de 1,4 milhão. A proporção de *P. falciparum* é de 20%. A malária é a principal causa de óbito no Camboja; embora os dados de 1993 apontem para 99.000 casos positivos e 1.100 óbitos, a estimativa é que ocorram 600.000 casos clínicos por ano, e de 5.000 a 10.000 óbitos. Na Indonésia, o número de casos nas ilhas de Bali e Java foi de 22.000 em 1993. Mais de um milhão de casos são estimados anualmente na República Democrática do Laos, a despeito da notificação de 42.000 casos em 1993 (95% de malária *falciparum*). Em Papua-Nova Guiné, foram registrados 510.000 casos em 1993, nas Filipinas 65.000, nas Ilhas Salomão 126.000, na Tailândia 99.000, no Vietnã 156.000, sendo 71% malária *falciparum*.

A investigação epidemiológica criteriosa de um caso de febre a esclarecer é de fundamental importância para a elaboração da hipótese diagnostica. A suspeita de malária fundamenta-se, principalmente, nos deslocamentos recentes realizados pelo paciente. Outros fatores devem ser considerados, como as escalas realizadas em viagens aéreas em países endêmicos, visto que relatos na literatura mostram ser possível a transmissão deste modo.

DIAGNÓSTICO LABORATORIAL

Embora os programas de controle da malária preconizem o seu tratamento com base no diagnóstico clínico, em locais onde os recursos para realização de diagnóstico laboratorial sejam escassos, os sintomas desta doença são comuns a outras moléstias como meningite, febre tifóide e febre reumática. Além disso, os esquemas terapêuticos diferem entre as espécies, o que torna fundamental a determinação do tipo de *Plasmodium* através da realização de exame laboratorial para detecção dos parasitas ou de seus antígenos no sangue periférico; somente a sintomatologia não é suficiente para definir o agente etiológico. Os métodos sorológicos não são adequados ao diagnóstico da doença, pois anticorpos podem ser detectados mesmo após a cura, permanecendo até mesmo por anos.

O método clássico de detecção de parasitas é a gota espessa. Esta técnica baseia-se na visualização dos parasitas através de microscopia óptica, após coloração com derivados de Romanowsky (azul-de-metileno e Giemsa). A diferenciação entre as espécies é realizada considerando-se as características morfológicas dos diferentes tipos de plasmódios. O conhecimento acerca da biologia dos parasitas auxilia no diagnóstico diferencial. Deste modo, a detecção de *P. vivax, P. malariae* e *P. ovale* baseia-se no fato de que estes parasitas realizam a reprodução assexuada (merogonia) no sangue periférico, onde todas as formas do ciclo eritrocítico podem ser observadas. Entretanto, as características morfológicas inerentes ao *P. vivax* e ao *P. malariae* só podem ser observadas mediante realização de esfregaço sanguíneo. Esta técnica possibilita a visualização dos parasitas dentro das hemácias, permitindo o estabelecimento de relações de forma e tamanho entre os parasitas e as células hospedeiras. Todavia, o esfregaço sanguíneo não deve ser utilizado isoladamente para a detecção da doença, visto que sua sensibilidade é cerca de 20 vezes inferior à da gota espessa.

Apesar da ampla utilização da gota espessa em função de sua eficiência, facilidade de realização e baixo custo, esta técnica ainda permanece pouco sensível, detectando 10 parasitas por ul. Além disso, exige coleta e coloração muito bem realizadas. Portanto, novos métodos de diagnóstico mais sensíveis e práticos vêm sendo desenvolvidos. O QBC® *(quantitative buffy coat)* foi o primeiro método realizado nestas condições e baseia-se na coleta do sangue periférico através de um capilar de vidro contendo anticoagulante e laranja-de-acridina, um corante de ácidos ribonucléicos. Este capilar é centrifugado de modo que os componentes do sangue e os parasitas são separados por diferenças de densidade, possibilitando a visualização, por microscopia de fluorescência, de regiões específicas deste capilar. Esta concentração dos parasitas em determinadas regiões do tubo permite a detecção de 10% a mais de infecções que a microscopia convencional.

Em muitos locais onde a malária é endêmica, a falta de infra-estrutura laboratorial e de recursos humanos adequados dificulta a realização de técnicas de diagnóstico que utilizem a microscopia. Nestas condições torna-se necessária a aplicação de métodos de diagnóstico que dispensem o uso de equipamentos e pessoal altamente capacitado. Dois métodos de captura de antígeno de *P. falciparum* foram desenvolvidos (ParaSight® e ICT Malária *Pf*®), que se baseiam na detecção da HRPII *(histidine rich protein II)*, proteína presente nos estágios sanguíneos do parasita. Estes métodos têm a vantagem de exigir treinamento mínimo e dispensar o uso de equipamentos, porém têm a desvantagem de diagnosticar apenas *P. falciparum*. Além disso, antígenos circulantes podem ser detectados mesmo após a cura.

Recentemente, foi desenvolvido o OptiMAL®, um teste rápido e de fácil realização capaz de diferenciar entre *P. falciparum* e *P. vivax*, com base nas isoformas da LDH *(lactate dehydrogenase)*, uma abundante enzima intracelular produzida por parasitas viáveis. Por este motivo, este método poderá auxiliar na avaliação da eficácia de dada alternativa terapêutica. Entretanto, estudos de campo devem ser efetivados para confirmar tal perspectiva.

O PCR *(polimerase chain reactiori)* é técnica simples que amplifica uma determinada sequência do DNA molde do parasita, através da atividade da enzima Taq polimerase. Em malária, esta técnica possibilita o diagnóstico de baixas parasitemias, não-detectáveis pelo exame através da gota espessa. A aplicação da técnica de PCR mostrou que a prevalência de parasitas em uma população da Guiné-Bissau era subestimada quando analisada por exame microscópio. Também o PCR revelou alta incidência de *P. malariae*, não-detectado pelos métodos usuais de diagnóstico. Apesar de suas inúmeras vantagens, o PCR ainda é um ensaio de alto custo, impraticável em regiões de poucos recursos, onde a malária é endêmica.

As normas que norteiam as estratégias de controle de malária propõem o diagnóstico rápido e o tratamento precoce dos casos positivos. Portanto, os profissionais de saúde devem dedicar especial atenção aos pacientes com suspeita de malária, e o diagnóstico laboratorial deve ser realizado pelos órgãos competentes.

PATOGENIA

As alterações fisiológicas da malária iniciam-se com a invasão da hemácia, ou seja, com o início do ciclo eritrocítico.

Com intuito didático, consideraremos dois tipos de alterações: aquelas devidas ao aspecto puramente mecânico de invasão e ruptura da hemácia e de obstrução do fluxo sanguíneo e aquelas indiretas devido à presença de citocinas.

ALTERAÇÕES DEVIDAS A PROCESSO MECÂNICO

Após a ruptura do hepatócito são liberados merozoítas que invadirão hemácias, causando as alterações clínicas. A primeira diferença entre os plasmódios, que interferirá na evolução clínica, diz respeito à quantidade de merozoítas liberados. Quando a infecção é causada por *P. malariae*, cerca de 2.000 merozoítas são liberados na circulação; quando causada por *P. vivax*, cerca de 10.000 hemácias são invadidas; quando o causador da infecção é o *P. falciparum*, cerca de 40.000 hemácias são infectadas. Um outro fator de importância é a idade das hemácias infectadas. Na infecção por *P. malariae*, apenas hemácias maduras são invadidas; na infecção por *P. vivax*, apenas hemácias jovens são infectadas, enquanto que na infecção por *P. falciparum* os merozoítas podem invadir hemácias de todas as idades. Daí podemos deduzir a pouca agressividade da infecção pelo *P. malariae*, a qual tem maior importância como causadora de doença auto-imune, cronicamente, e a grande agressividade da malária por *P. falciparum*, que pode produzir parasitemia universal, levando à anemia aguda e ao comprometimento de múltiplos órgãos, principalmente no indivíduo não-imune.

As alterações fisiopatológicas da malária, direta e indiretamente ligadas à esquizogonia eritrocítica, são consequentes à ação direta do parasita sobre as hemácias (hemólise), ao desencadeamento de reações de hipersensibilidade (hemólise imune e doença por imunocomplexos) e à hiperfagocitose de hemácias parasitadas e não-parasitadas.

O grau de hemólise está relacionado com o número de hemácias parasitadas, com as alterações da membrana cito-plasmática eritrocitária e com a resposta imune. Nas infecções por *P. falciparum*, o número de hemácias parasitadas é sempre maior e a esquizogonia eritrocítica desenvolve-se predominantemente em capilares viscerais.

Após a invasão da hemácia, existe diminuição da deformidade da mesma, levando a bloqueio de vasos, principalmente em nível esplénico, além de poder causar a "desparasitação" da hemácia, contribuindo para a anemia. A capacidade do parasita de se ligar às células endoteliais envolve a presença de estruturas na superfície das hemácias parasitadas. A citoaderência está associada à presença de protuberâncias que são deformações da superfície da membrana do eritrócito, induzidas pelo *P. falciparum* durante seu desenvolvimento intra-eritrocitário *(knobs)*. Entretanto, foi mostrado que hemácias parasitadas sem protuberâncias também podem aderir à superfície de outra célula. A adesão parece ser facilitada pela produção de substâncias chamadas adesinas, e as mais importantes são ELAM-1, ICAM-1, VCAM-1 e CD36. Como consequência temos diminuição da velocidade da circulação sanguínea, com marginalização e agregação dos glóbulos vermelhos, propiciando a instalação de trombose, isquemia, anóxia e necrose tecidual. Advindo do exposto, ocorrem lesões no endotélio vascular e, com o aumento da permeabilidade capilar, verifica-se a passagem do plasma para o espaço intersticial. Quando o comprometimento da parede capilar é muito intenso, podem manifestar-se hemorragias. Acompanhando as alterações da microcirculação podem ocorrer plaquetopenia, aumento no tempo de atividade da protrombina e diminuição da concentração sérica de outros fatores de coagulação. Hemólise intensa (hiper-hemólise), também geralmente determinada por *Plasmodium falciparum*, pode desencadear hemoglobinúria maciça, responsável por necrose tubular aguda e insuficiência renal. Icterícia intensa costuma associar-se com essa espécie de plasmódio.

Em decorrência da hemólise, com a liberação na circulação dos parasitas e dos produtos contidos no interior das hemácias, verifica-se estímulo da ação fagocitária dos macrófagos, de que resulta hiperplasia e hipertrofia do sistema linforreticular (esplenomegalia e hepatomegalia); essa hiperplasia é particularmente acentuada nos processos crônicos, dos quais pode resultar a instalação de hiperesplenismo, que, a par da leucopenia e da plaquetopenia, pode contribuir para acentuar a anemia já existente.

Contribui para a hipovolemia a perda de líquidos resultante de febre alta (vasodilatação e sudorese), vômitos e falta de ingestão de líquidos. Com a passagem de plasma para o espaço intersticial, em fases mais avançadas da evolução da doença, o volume de sangue circulante torna-se ainda menor. São esses fatores responsáveis pela queda da pressão arterial.

A anemia é consequente à hemólise, que se segue à esquizogonia eritrocítica, ao sequestro de hemácias no baço e à destruição adicional dos glóbulos vermelhos por mecanismo imune. Acrescente-se o fato de que a vida média das hemácias parasitadas se torna menor. A ocorrência de reticulocitose é comum, estando sua intensidade relacionada com o grau de hemólise.

Formação e deposição tecidual de complexos imunes podem participar da instalação de complicações renais e pulmonares.

A hipoxia tecidual, resultante da anemia e das alterações da microcirculação, constitui o fator básico para o desencadeamento da insuficiência renal, edema pulmonar e alterações do sistema nervoso central e de outros órgãos.

ALTERAÇÕES DEVIDAS ÀS CITOCINAS

Recentemente tem sido detectado aumento da concentração plasmática do fator de necrose tumoral alfa (FNT-α) em pacientes com malária por *P. falciparum*. Outras citocinas também estão envolvidas na evolução da malária grave, como IL-6, IL-8, IL-1, receptor solúvel de IL-2 e GM-CSF. O FNT-α atua de forma direta, através de ação citotóxica sobre as células endoteliais, e de forma indireta, por indução das moléculas de aderência. O aumento dessas moléculas facilita o fenômeno da citoaderência que, por sua vez, aumenta a disfunção endotelial pela obstrução vascular e anóxia tecidual. Por outro lado, alterações hemodinâmicas, hemostásicas e metabólicas podem ampliar os efeitos do FNT-α e a disfunção do endotélio. O aumento do óxido nítrico, principalmente na sua forma sintase, tem sido relacionado com várias alterações orgânicas, principalmente induzindo à malária cerebral. Esses fatores associados determinam o desenvolvimento da disfunção de múltiplos órgãos do paciente com malária grave.

DIAGNÓSTICO CLÍNICO

Ao abordarmos o diagnóstico clínico da malária, algumas definições necessitam ser dadas:

— *período de incubação:* compreende desde a inoculação de esporozoítas nos capilares até o surgimento das primeiras manifestações clínicas. Frequentemente, o período de incubação para infecção pelo *P. falciparum* varia de sete a 10 dias, para o *P. vivax* de 10 a 15 dias, e para o *P. malariae,* de 14 a 30 dias. No caso de infecção induzida por transfusão sanguínea e hemoderivados, o período de incubação pode variar de 10 horas a 60 dias;

— *período pré-patente:* está relacionado ao período pré-eritrocítico da infecção malárica no fígado humano. Compreende o tempo desde a inoculação dos esporozoítas nos capilares até a invasão das hemácias pelos merozoítas em número insuficiente para ser detectado pela hemoscopia. Este período varia também segundo a espécie e o tipo de plasmódio infectante, a quantidade de plasmódios inoculados e a resposta imune do hospedeiro;

— *período subpatente:* compreende o período do ciclo exoeritrocítico;

— *período patente:* este período estende-se até a detecção de plasmódios pela hemoscopia, frequentemente associado com manifestações clínicas.

MALÁRIA NO INDIVÍDUO SEMI-IMUNE

Indivíduo semi-imune é aquele que já apresentou surtos de malária anteriormente.

Alguns pacientes apresentam sintomas prodrômicos alguns dias antes do início da "crise palúdica". O paciente sente-se incomodado, com cefaléia, dores musculares, astenia, anorexia, febre de pequena intensidade e, ocasionalmente, náuseas e vômitos. Tais sintomas são inespecíficos e surgem em inúmeras outras doenças infecciosas.

O ataque agudo da malária caracteriza-se por um conjunto de paroxismos febris que apresentam três períodos: frio, calor e suor. Na maioria dos pacientes com malária, os sintomas começam repentinamente, com período de frio que costuma durar de 15 a 60 minutos. Os sintomas estão relacionados ao brusco aumento de temperatura do corpo e caracterizam-se pela sensação de frio intenso e calafrios marcados por tremores generalizados. Podem aparecer cefaléia, náuseas e vómitos. O pulso está fino e acelerado, a pele seca e os lábios cianóticos.

O período de calor dura de duas a seis horas e tem início quando cessam os calafrios. O paciente começa a sentir calor que pode se tornar "insuportável", e a face fica hiperemiada, o pulso cheio e a pele seca e quente. Existe uma intensificação da cefaléia e persistência das náuseas e vómitos. Neste período, o paciente pode delirar; surgem convulsões, principalmente em crianças.

O período de suor dura de duas a quatro horas. A febre cede em "crise" (rapidamente), cessando o desconforto. Após cessar o suor, que é intenso, o paciente pode permanecer com discreta cefaléia, exausto, porém relativamente bem. A duração total do paroxismo é de seis a 12 horas.

Uma das características do paroxismo palúdico é que ocorre em períodos regulares, na dependência do tipo de plasmódio infectante. Assim, o paroxismo por *P. falciparum* e *P. vivax* repete-se a cada 48 horas (febre terçã); por *P. malariae,* a cada 72 horas (febre quarta). A regularidade só é válida no caso de infecções cujos parasitas terminam sincronicamente sua esquizogonia.

MALÁRIA NO INDIVÍDUO NÃO-IMUNE

Os primeiros "ataques" no indivíduo não-imune não apresentam típico paroxismo palúdico, pois a esquizogonia não é síncrona até que o sistema imune do hospedeiro comece a "reconhecer" as diferentes formas parasitárias. O indivíduo geralmente apresenta como sintoma único a febre, que pode ser contínua, subcontínua, remitente ou intermitente com remissões. É importante ter em mente que, nestes pacientes, a malária tem possibilidades maiores de evolução com complicações e que quando os paroxismos ocorrerem em sua forma típica, ou seja, quando ocorrer sincronismo na esquizogonia, o paciente pode já estar em situação clínica com complicações.

Malária Grave

As formas graves e de urgência, com raras exceções, observam-se nas infecções produzidas por *P. falciparum*. As formas graves apresentam-se no indivíduo não-imune, gestantes e crianças. O paroxismo febril não é comum. O paciente apresenta febre persistente, podendo não ser muito elevada, sem calafrios nem sudorese. A cefaléia é intensa e o vômito frequente; ocorre delírio. Geralmente, mais de 2% das hemácias encontram-se parasitadas, ocorrendo intensa anemia.

Se o paciente não for tratado adequadamente pode evoluir para forma de urgência, na qual acentuam-se os sinais e sintomas, surgindo as complicações. As mais frequentes relacionam-se ao comprometimento dos rins, pulmões, cérebro, fígado e sangue.

Malária na Criança

Em crianças maiores de cinco anos de idade, a malária tem a mesma evolução que em adultos. Entretanto, em crianças em idade pré-escolar, não se observam os sinais característicos do paroxismo palúdico, levando frequentemente a erro diagnóstico. Em regiões endêmicas, a malária causada pelo *P. falciparum* é responsável por alta taxa de mortalidade e morbidade quando ocorre em crianças em idade pré-escolar.

A despeito de a malária grave ser quase sempre causada por *P. falciparum*, a infecção por *P. vivax* pode também ter evolução grave em crianças (alta taxa de reticulócitos).

A malária por *P. malariae* é observada produzindo síndrome nefrótica quando incide em crianças em regiões endêmicas, com prognóstico geralmente desfavorável.

Malária na Gestante

Na gestante, a malária pode ter evolução com complicações duas vezes mais frequentemente que na mulher não-gestante. Na primeira metade da gestação se observa taxa de aborto em 30% das oportunidades, enquanto que na segunda metade existem evidências de imunossupressão materna com evolução mais tormentosa da malária.

Malária Congênita

É desconhecido o mecanismo causal da malária congênita. Supõe-se que, na gestante infectada não-imune, poderia haver lesão placentária com passagem do protozoário. Existe a possibilidade da contaminação do sangue fetal no momento do parto, sendo que neste caso a malária é considerada como induzida.

As características clínicas da malária congênita são as mesmas das causadas por outras infecções adquiridas através da placenta. O recém-nascido pode apresentar febre discreta, irritabilidade e anorexia.

Malária Induzida

A malária pode ser transmitida por inoculação de sangue fresco por meio de agulhas contaminadas utilizadas por toxicómanos ou por acidentes profissionais com pessoal da área de saúde. Pode ser induzida, também, por transfusão de sangue e seus derivados.

Qualquer dos quatro tipos de malária humana pode ser induzida por meio de transfusão. O período de incubação pode variar de 10 horas a 60 dias, na dependência da espécie de plasmódio, número de parasitas injetados e resposta do hospedeiro.

Febre remitente, náuseas, vômitos, mialgia, icterícia discreta, diarreia e dor abdominal são os sintomas mais encontrados. Raramente observa-se o paroxismo. Em pacientes imunossuprimidos, a doença é de difícil diagnóstico.

Síndrome da Esplenomegalia Tropical (Baço Hiper-reativo da Malária)

Esta síndrome, encontrada em regiões endêmicas, caracteriza-se por marcada esplenomegalia, ausência de parasitas no sangue periférico, níveis de IgM sérico elevados, níveis de anticorpos antimaláricos (IgG) elevados e boa resposta à quimioprofilaxia antimalárica prolongada.

Como mecanismo patogenético tem-se sugerido a existência de defeito nas células supressoras, originando a ativação policlonal de linfócitos B, que por sua vez também poderiam ser induzidas por mitógeno associado ao parasita.

TRATAMENTO

O objetivo imediato do tratamento da malária é abolir o ciclo de reprodução sanguínea do parasita responsável pelas manifestações clínicas agudas da doença e pelas eventuais complicações. Além disso, o tratamento visa impedir as recidivas da infecção e eliminar os gametócitos, afetando desse modo a cadeia de transmissão da parasitose.

Idealmente, devemos utilizar medicamentos que atuem nas diferentes fases do ciclo ou associações de medicamentos.

Dentre os medicamentos com atuação na malária temos os esquizonticidas teciduais, que atuam nas formas pré-eritrocíticas (exoeritrocíticas), impedindo a invasão das hemácias, sendo fundamentais para a obtenção da cura radical. São empregados, basicamente, para infecções por *P. vivax* e *P. ovale*.

Os esquizonticidas sanguíneos agem nas formas eritrocíticas do parasita objetivando a cura clínica.

Os gametocitocidas se propõem eliminar os gametócitos, forma sexuada do parasita, com o objetivo de evitar a transmissão.

Os esporonticidas objetivam eliminar os esporozoítas, ou seja, evitar a infecção. Não dispomos de nenhum medicamento eficaz neste grupo.

Analisaremos agora o tratamento individualizado por tipo de infecção, intensidade de acometimento e situações especiais.

Malária por *Plasmodium vivax* e *Plasmodium ovale*

Para estes tipos de infecção necessitamos de medicamentos que atuem tanto na fase eritrocítica como na pré-eritrocítica.

É necessário destacar que recentemente vêm sendo demonstradas diferentes "cepas" de *P. vivax*, levando ao denominado "complexo vivax", o que poderá justificar as respostas diferenciadas encontradas ao tratamento.

A despeito do exposto, as 4-aminoquinoleínas (cloroquina e amodiaquina) continuam sendo as drogas de escolha para tratar a fase eritrocítica do *P. vivax* e *P. ovale*, sendo que só recentemente foram descritas infecções pelo *P. vivax* que não foram curadas por estes medicamentos. A cloroquina, quando usada por via oral, é de baixa toxicidade.

A dose de 4-aminoquinoleínicos empregada é de 25 mg/kg de peso dividida em quatro tomadas: 10 mg/kg no início e 5 mg/kg, seis, 24 e 48 horas após. Operacionalmente têm sido empregados 10 mg/kg de início e 7,5 mg/kg, 24 e 48 horas após, sem grande prejuízo. A drágea das apresentações comerciais de cloroquina ou amodiaquina contém 150mg de substância base.

Os 4-aminoquinoleínicos também atuam nos gametócitos do *P. vivax*.

Os medicamentos que atuam na fase exoeritrocítica pertencem ao grupo dos 8-aminoquinoleínicos, cujo representante único disponível é a primaquina. A primaquina é tóxica para a medula óssea, não devendo ser administrada em crianças pequenas (menores de seis meses) e gestantes.

A dose recomendada de primaquina é de 0,25 mg/kg/dia (15 mg para adultos), durante 14 dias seguidos. É necessário destacar a possibilidade de falha terapêutica, a despeito do esquema completo de primaquina (8% a 24% em nosso meio), ocasionando recaídas.

Se, após o uso completo de primaquina e cloroquina para malária por *P. vivax*, ocorrerem recaídas, repete-se o esquema, aumentando a dose de primaquina em 50%. Se ainda ocorrer nova recaída aumenta-se a dose de primaquina para 0,5 mg/kg/dia durante os mesmos 14 dias. Lembrar ao paciente que estiver recebendo doses maiores de primaquina da possibilidade da ocorrência de efeitos colaterais com maior frequência que com os esquemas anteriores.

No caso de malária por *P. vivax* induzida, não é necessário utilizar primaquina, pela inexistência do ciclo exoeritrocítico.

Malária por *Plasmodium falciparum*

Quando nos deparamos com um caso de malária por *P. falciparum* devemos ficar atentos para a possibilidade maior de complicações, principalmente entre primoinfectados.

Pelo fato de o *P. falciparum* não apresentar ciclo exoeritrocítico secundário torna-se desnecessário o emprego de medicamentos que atuem nessa fase.

Os 4-aminoquinoleínicos foram também empregados para tratar malária por *P. falciparum*, com excelentes resultados até o início dos anos 60, quando foram descritas "cepas" resistentes a esses medicamentos. A partir daí, utilizou-se a associação de sulfadoxina e pirimetamina, que rapidamente perdeu sua eficácia.

Com intuito didático e para melhor uniformizar este item, o subdividiremos em três subitens:

Malária Não-grave

Duas são as alternativas utilizadas para tratar malária por *P. falciparum* ambulatorialmente:

— sulfato de quinino, na dose de 30 mg/kg/dia, durante três dias, e *tetraciclina*, na dose de 1,5 g/dia, durante sete dias, ambos em três tomadas diárias;
— mefloquina, na dose de 15 a 20 mg/kg em uma ou duas tomadas — indiscutivelmente, o medicamento de melhor atuação, tanto pelo fato de poder ser empregado em dose única (em uma ou duas tomadas) como pela capacidade de levar ao rápido desaparecimento da parasitemia assexuada.

Como vimos, é desnecessária a utilização de esquizonticida tecidual neste tipo de malária, porém a primaquina é empregada em dose única de 45 mg para adultos, como gametocitocida.

Malária Grave

Ao lado da necessidade de rápida negativação da parasitemia, na malária por *P. falciparum* é fundamental controlar as complicações, pois não raramente o paciente pode evoluir desfavoravelmente, a despeito da ausência de parasitas circulantes.

Tratamento Etiológico

Os esquemas que produzem negativação mais rápida da parasitemia são aqueles com os derivados da artemisinina. O artesunato, por via venosa, na dose de 1 mg/kg nos momentos zero, quatro, 24 e 48 horas, ou o artemeter, por via intramuscular, na dose de 1,6 mg a cada 12 horas no primeiro dia e a cada 24 horas a partir daí até o quinto dia, podem levar à rápida diminuição da parasitemia. Um fato observado e que merece destaque é a alta taxa de recrudescência observada com os esquemas citados, sendo prática fazer tratamento sequencial com outra droga por via oral (por exemplo, mefloquina).

Esquema alternativo, na indisponibilidade dos derivados da artemisinina, é a associação de cloridrato de quinino, por via venosa, na dose de 30 mg/kg/dia, e clindamicina, por via venosa, na dose de 20 mg/kg/dia, até o paciente poder receber medicamento por via oral.

Conduta de Manutenção

Simultaneamente à condução do tratamento etiológico, necessitamos monitorizar as complicações existentes e cuidar das mesmas, se possível em unidades de tratamento intensivo, até que se extinga o processo de hipercatabolismo da malária, com o paciente retornando a seu estado de normalidade.

Novas Drogas

É fundamental a introdução contínua de novas drogas no arsenal terapêutico para malária por *P. falciparum*, pois a resistência é um fenômeno dinâmico, que surge espontaneamente e dissemina-se rapidamente, na dependência da situação socioeconômica onde ocorre.

Atualmente existem algumas drogas já comercializadas em outros países que ainda não são utilizadas no Brasil, como a halofantrina, similar à mefloquina, podendo apresentar resistência cruzada com ela, mas que tem se mostrado eficaz para tratar malária falcípara em algumas regiões do mundo.

Destacamos, ainda, o atovaquone, uma hidroxinaftoquinona, que não mostrou dados animadores em estudos preliminares, mas que é eficaz quando associado ao proguanil.

Dentre os novos antibióticos que parecem ser eficazes na malária por *P. falciparum* destacamos as quinolonas e a azitromicina.

MALÁRIA POR *PLASMODIUM MALARIAE*

O tratamento da malária por *P. malariae*, a exemplo da malária por *P. falciparum*, se reduz ao emprego de medicamentos que atuem nas formas eritrocíticas, já que não existe forma exoeritrocítica secundária na malária por esta espécie.

O medicamento por excelência para tratar malária por *P. malariae* é a cloroquina, nas mesmas doses preconizadas para malária por *P. vivax*. Não há referência de resistência do *P. malariae* à cloroquina.

TRATAMENTO DA CRIANÇA

As crianças com malária são tratadas com esquemas iguais àqueles utilizados em adultos, com a exceção de drogas que interferem na osteogênese, como a tetraciclina, que devem ser evitadas até os oito anos de vida.

O tratamento de malária por *P. falciparum* não-grave em crianças deve ser feito com a utilização de sulfato de quinino, isoladamente, na dose de 10 mg/kg/dose, a cada oito horas, por período de 10 dias.

TRATAMENTO DA GESTANTE

As gestantes podem ser de difícil abordagem terapêutica devido à riqueza de parasitas nas vilosidades placentárias, depressão imunológica, risco de aborto ou parto prematuro, hipoglicemia (agravada pelo uso de quinino) e devido à possibilidade de os medicamentos utilizados serem tóxicos para a mãe e/ou feto.

Se possível, a gestante com malária deve ser hospitalizada para permitir atenção diferenciada.

Deve-se evitar o emprego de primaquina, tetraciclina, mefloquina e derivados da artemisinina. Os derivados da artemisinina são empregados em casos graves de risco de vida.

Para infecções por *P. vivax* utilizamos apenas a cloroquina em doses habituais. A paciente pode ter várias recaídas pelo não-uso da primaquina, sendo que então devemos retratá-la apenas com a cloroquina. Nas infecções pelo *P. falciparum* utilizamos o quinino isoladamente ou em associação com a clindamicina nas mesmas doses preconizadas anteriormente.

PROFILAXIA

Como em todas as outras doenças infecciosas, a profilaxia é a maneira mais simples, segura, barata e que poupa perda de dias (semanas) do convívio social e evita a morte. Dividiremos esta abordagem em profilaxia individual e coletiva.

INDIVIDUAL

Várias são as abordagens propostas ao indivíduo que manterá contato com região de transmissão de malária.

Quimioprofilaxia

Consiste na administração de medicamentos para evitar a infecção (doença).

Em locais onde só existe malária por *P. vivax*, pode-se propor a profilaxia com cloroquina, 5 mg/kg/semana, iniciando uma semana antes da viagem e mantendo até oito semanas após o retorno da área. Como a malária por *P. vivax* é de baixa gravidade, nessas condições pode-se não usar medicamentos e lembrar ao viajante que ele pode ter malária, devendo procurar o médico se apresentar febre.

Devido à elevada taxa de resistência do *P. falciparum* aos diferentes medicamentos e à toxicidade da maioria deles, não é habitual preconizar quimioprofiláticos a indivíduos que viagem para regiões onde existe malária por *P. falciparum* resistente. A única droga que pode ter eficácia nessa situação é a mefloquina, que pode contudo falhar, além de facilitar a disseminação de resistência a esse medicamento.

Profilaxia de Contato

Consiste em evitar que o mosquito tenha contato com a pele do homem, evitando a infecção.

Devido à pouca segurança de quimioprofiláticos no Brasil, este método tem sido de eleição para proteger o indivíduo que se desloca para regiões endêmicas de malária.

Lembrar que o *Anopheles darlingi* tem hábitos noturnos, saindo para o repasto ao entardecer, não se alimentando durante o dia. Devido a isto, uma das maneiras de não ter contato com o anofelino é, após o entardecer, evitar proximidades de "criadouros" (águas limpas e com pequena correnteza), ou utilizar, nesse período, repelentes nas áreas expostas do corpo ou cobrir a maior parte do corpo com roupas. É bom princípio telar as portas e janelas, em regiões endêmicas, e dormir com mosquiteiros.

Algumas táticas adicionais consistem em ingestão de tiamina e de alimentos que, por ocasião da transpiração, exalam odor com propriedades repelentes para o mosquito, como o alho.

Imunização

Não existe, até o momento, nenhum produto vacinal eficaz contra a malária.

Dentre os estudos feitos em humanos destacamos o realizado com o intuito de imunizar contra os esporozoítas, através da utilização de peptídios sintéticos contra a proteína circunsporozoíta, que foi protetora em animais porém ineficaz em humanos, novos dados otimistas, com novo adjuvante, podem levar ao reaproveitamento desta vacina.

A vacina antimerozoíta é a que tem o maior número de estudos na sua realização, sendo que a única que está em fase de ensaios de campo é a spf-66, produzida com modelos químicos de componentes proteicos do *P. falciparum*, que mostrou ser eficaz e segura em voluntários, porém os estudos humanos ainda são conflitantes. A Organização Mundial da Saúde está avaliando a vacina spf-66.

COLETIVA

É a tentativa de proteger a sociedade da endemia que a assola. Podemos ter as seguintes abordagens:

Combate ao Vetor Adulto

É realizado através da borrifação da parede dos domicílios de região endêmica com inseticida de depósito. Tal ação procura agir sobre o mosquito adulto e baseia-se no fato de o mosquito pousar na parede após o repasto sanguíneo.

Este é o tipo de abordagem fundamental para a tentativa do controle da malária, em que se baseou a euforia da erradicação, que permeou entre nós até recentemente, quando a Organização Mundial da Saúde mudou sua abordagem e nomenclatura do programa, passando de "erradicação" para "controle".

Combate às Larvas

É realizado com larvicidas. Pouco utilizado em regiões endêmicas devido às dimensões continentais de nossos rios onde prolifera o mosquito.

Algumas abordagens diferenciadas têm sido propostas, como o controle biológico através de bacilos *(Bacillus turigiensis* e *Bacillus sphericus)* que agem matando as larvas, sendo porém de vida curta, necessitando ser reposto com frequência, tornando o custo proibitivo. Uso de peixes larvófagos, como a tilápia, tem se mostrado de baixa praticidade.

Saneamento Básico

Medidas de saneamento básico são fundamentais para evitar a formação de regiões alagadas, principalmente após as chuvas. A drenagem dessas coleções e dos pequenos rios talvez seja a mais eficaz abordagem para evitar a proliferação de mosquitos.

Melhoria das Condições de Habitação

As habitações improvisadas são muito frequentes em regiões endêmicas de malária no Brasil. Frequentemente, o migrante vive por períodos prolongados acampado em barracas, em íntimo contato com o anofelino, sem nenhuma medida de proteção contra o mosquito.

Educação

O conhecimento de como a malária se transmite, os meios de proteção, os hábitos do mosquito são, entre outras, informações fundamentais para quem venha a ter contato mais prolongado com regiões endêmicas de malária.

A educação é importante na prevenção de todas as doenças, sendo o acesso às informações necessárias uma obrigação social, além de ser o mais eficaz e barato meio de proteção.

BIBLIOGRAFIA

1. Adams JH, Sim BK, Dolan SA et al. A family of erythrocyte binding proteins of malária parasites. Proc Natl Acad Sci USA, 89:7085-9, 1992.
2. Aikawa M. Plasmodium: the fine structure of malarial parasites. Exp Parasitol 30:284-320, 1971.
3. Aikawa M, Iseki M, Barnwell JW et al. The pathology of human cerebral malária. Am J Trop Med Hyg 43:30-7, 1990.
4. Barata LCB, Boulos M, Dutra AP. Emprego da associação tetraciclina e quinino no tratamento da malária causada pelo Plasmodium falciparum. Rev Soe Bras Med Trop 19:135, 1986.
5. Barker Jr RH, Banchongaksorn T, Courval JN et al P. falciparum and P. vivax factors affecting sensitivity and specificity of PCR-based diagnosis of malária. Exp Parasitol 79:41-9, 1994.
6. Boulos M, Amato Neto V, Dutra AP et al. Análise da frequência de recaídas de malária por P. vivax em região não endêmica (São Paulo, Brasil). Rev Inst Med Trop S. Paulo, 33:143, 1991.
7. Boulos M. Clínica de la infección malarica. In: Diagnostico de malária. OPS, Publicación Científica Nº 512. Washington, 1988.
8. Boulos, M. Clinical picture of severe malária. Rev Inst Med Trop S. Paulo, 34(suppl: 9):S41, 1992.
9. Boulos, M. Malária. In: Amato Neto V, Baldy JLS (eds.). Doenças transmissíveis. 3ª ed. Sarvier. São Paulo, 1989.
10. Boulos M. Terapêutica antimalárica e análise da resistência medicamentosa do P. falciparum. Tese de Livre-Docência. Faculdade de Medicina da Universidade de São Paulo, 1991.
11. Brasil, Ministério da Saúde, Fundação Nacional de Saúde. Gerência técnica de malária. Dados Epidemiológicos de Malária, 1996.
12. Brown AE, Kein KC, Pipithkul J et al. Demonstration by the polimerase chain reaction of mixed Plasmodium falciparum and Plasmodium vivax infections undetected by conventional microscopy. Trans R Soc Trop Med Hyg 86:609-12, 1992.
13. Bruce-Chwatt LJ. Essential malariology, 2nd ed. London: Heinemann. 1985.
14. Bruce-Chwatt LJ. Man against malária: conquest or defeat. Trans R Soc Trop Med Hyg 73:605-17, 1979.
15. Bruce-Chwatt LJ. Paleogenesis and paleoepidemiology of primate malária. Bull WHO 32:363-87, 1965.
16. Bruce-Chwatt LJ, Back RH, Canfield CJ et al. Chemotherapy of malária, 2ª. ed. Geneva: WHO, 1981.
17. Cerami C, Frevert U, Sinnis P et al. The basolateral domain of the hepatoeyte plasma membrane bears receptors for the circumsporozoite protein of Plasmodium falciparum sporozoites. Cell, 70:1021-33, 1992.
18. Cimerman S, Barata LCB, Pignatari AC et al. Malária transmission associated with airplane travel. Braz J Infec Dis 1:135-7, 1997.
19. Deans JA, Cohen S. Immunology of malária. Ann Rev Microbiol 37:25, 1983.
20. Dvorak JA, Miller LH, Whitehouse WC, Shiroishi T. Invasion of erythrocytes by malária merozoites. Science, 187:748-50, 1975.
21. Ferreira El. Malária. Aspectos gerais e quimioterapia. São Paulo: Atheneu — Universidade de São Paulo, 1982.
22. Galinski MR, Medina CC, Ingravallo P et al. A reticulocyte-binding protein complex of Plasmodium vivax merozoites. Celi 69:1213-26, 1992.

23. Garcia M, Kirimaoma S, Marlborough D et al. Immunochromatographic test for malária diagnosis. Lancet 347:1549, 1996.
24. Grau GE, Piguet PF, Lambert PH. Immunopathology of malária: role of cytokine production and adhesion molecules. Rio de Janeiro: Mem Inst Oswaldo Cruz, 87(suppl. V):95, 1992.
25. Gwadz RW. Development of the malária parasite in the mosquito: the sporogonic cycle. In: López-Antunano FJ. Schmunis GA (eds.). Diagnosis of malária. Washington DC: PAHO, 1990.
26. Hall AP. The treatment of severe falciparum malária. Trans R Soc Trop Med Hyg 71:367, 1977.
27. Krotosky WA, Collins WE, Bray RS et al. Demonstration of hypnozoites in sporozoite-transmitted P. vivax infection. Am J Trop Med Hyg 31:1291-3, 1982.
28. Levine RA, Wardlaw SC. A new technique for examining blood. Am Sci 76:592-8, 1988.
29. López-Antunano FJ. Diagnostico microscópico de los parasites de la malária en la sangre. In: Diagnostico de malária. Washington: OPS, Publicacion Científica nº 512, 1988.
30. McCutchan TF, De La Cruz VF, Good MF, Wellems TE. Antigenic diversity in P. falciparum. Prog Allergy 41:173-92, 1988.
31. Miller LH, Mason SJ, Clyde DF et al. The resistance factor to Plasmodium vivax in blacks. N Engl J Med 295:302-4, 1976.
32. Noguer A, Wernsdorfer WH, Kouznetsov R, Hempel J. The malária situation in 1976. WHO Chron 32:9-17, 1978.
33. Nussenzweig V, Nussenzweig RS. Development of a sporozoite malária vaccine. Am J Trop Med Hyg 35:678, 1986.
34. Organización Panamericana de la Salud. Epidemiologia y control de la malária causada por P. falciparum en las Américas. Washington: Publicacion Científica nº 471. 1984.
35. Panisko DM, Keystone JS. Treatment of malária — 1990. Drugs, 39:160, 1990.
36. Pasvol G, Newton CRJC, Winstanley PA et al. Quinine treatment of severe falciparum malária in african children: a randomized comparison of three regimens. Am J Trop Med Hyg 45:702, 1991.
37. Pessoa SB, Martins AV. Parasitologia médica. 11ª ed. Rio de Janeiro: Guanabara Koogan, 1982.
38. Peterson DS, Di Santi SM, Povoa M et al. Prevalence of the dihydro-folate reductase Asn-108 mutation as the basis for pyrimethamine-resistant falciparum malária in the Brazilian Amazon. Am J Trop Med Hyg 45:492-7, 1991.
39. Playfair JHL, Taverne J, Bate CAW. Don't kill the parasite: control the disease. Acta Leidensia, 60:157, 1991.
40. Rey L. Parasitologia. Rio de Janeiro: Guanabara Koogan, 1973.
41. Ross R. An improved method for microscopical diagnosis of intermittent fevers. Lancet, i:86-7, 1903.
42. Saiki RK, Gelfand DH, Stoffel S et al. Primer-directed enzimatic amplification of DNA with a thermostable DNA polimerase. Science, 239:487-91, 1988.
43. Santos Neto LL. Disfunção endotelial e fator de necrose tumoral na malária grave. Tese de doutorado. Faculdade de Medicina da Universidade de Brasília, 1993.
44. Shanks GD, Watt G, Edstein MD et al. Halofantrine for the treatment of mefloquine chemoprophylaxis failures in Plasmodium falciparum infections. Am J Trop Med Hyg 45:488, 1991.
45. Shiff CJ, Premji Z, Minjas JN. The rapid manual Parasight®-F test. A new diagnostic tool for P. falciparum infection. Trans R Soe Trop Med Hyg 87:646-8, 1993.
46. Siddiqui WA, Tam LQ, Kramer KJ et al. Merozoite surface coat precursor protein completely proteets monkeys against Plasmodium falciparum malária. Proc Natl Acad Sci USA 84:3014-8, 1987.
47. Snounou G, Pinheiro L, Gonçalves A et al. The importance of sensitive detection of malária parasites in the human and insect hosts in epide-miological studies as shown by the analysis of field samples from Guinea Bissau. Trans R Soe Trop Med Hyg 87:649-53, 1993.
48. Spielman A, Perrone JB, Teklehimanot A et al. Malária diagnosis by direct observation of centrifuged samples of blood. Am J Trop Med Hyg 39:337-42, 1988.
49. Taverne J, Bate CAW, Kwiatkowski D et al. Two soluble antigens of P. falciparum induce TNF release from macrophages. Infect Immun 58:2923-8, 1990.
50. Tosta CE. Malária vaccines: scientific and ethical issues. Rev Inst Med Trop S. Paulo, 34(suppl. 9):S33, 1992.
51. Valero MV, Amador LR, Galindo C et al. Vaccination with SPf66, a chemically synthesised vaccine, against Plasmodium falciparum malária in Colômbia. Lancet, 341:705, 1993.
52. Warrell DA. Treatment of severe malária. J R Soc Med 82(suppl. 17):44, 1989.
53. Wernsdorfer WH. The development and spread of drug-resistant malária. Parasitol Today, 7:297, 1991.
54. White NJ. Clinical and pathological aspeets of severe malária. Acta Leidensia, 56:27, 1987.
55. White NJ. The clinical evaluation of antimalarial treatment response. Acta Leidensia, 60:141, 1991.
56. World Health Organization (WHO). Advances in malária chemotherapy. Report of a WHO scientific group. Tech Rep Ser, 711. Geneve: WHO, 1984.
57. World Health Organization (WHO). World malária situation in 1993. Weekly Epidemiol Rec 71(3): 17-24, 1996a.
58. World Health Organization (WHO). World malária situation in 1993. Wcckly Epidemiol Rec 71(4):25-32, 1996b.
59. World Health Organization (WHO). World malária situation in 1993. Weekly Epidemiol Rec 71(5):33-40, 1996c.
60. World Health Organization (WHO). World malária situation in 1993. Weekly Epidemiol Rec 71(6):41-48, 1996d.
61. World Health Organization. The role of artemisinin and its derivatives in the current treatment of malária. Report of an informal consultation. Geneva: WHO, 1994-1995.
62. Wyler DJ. Malária — resurgence, resistance, and research (two parts). N Engl J Med 308:875, 934, 1983.
63. Wyler DJ. Malária chemoprophylaxis for the traveler. N Engl J Med 329:31, 1993.

17 Babesiose

Ivan de Oliveira Castro
Ricardo Minkoves

CONCEITO

Antropozoonose causada por um protozoário, *Babesia* sp, de vital importância para a pecuária bovina. O carrapato é o seu vetor, tendo como reservatório os roedores, em especial o rato de pata branca. O quadro clínico assemelha-se ao da malária. O homem imunocomprometido, como o esplenectomizado, o idoso e atualmente o HIV-positivo, é o principal hospedeiro humano atingido.

Historicamente, a peste "morrinha" do gado bovino, ocorrida no reinado de Ramsés II, conforme relato bíblico *(Êxodo 9:3)*, teria sido causada por este agente.

AGENTE ETIOLÓGICO

TAXONOMIA

Filo: *Apicomplexa*
Classe: *Propasmea (sporozoea)*
Ordem: *Piroplasmida*
Família: *Babesiae*
Gênero: *Babesia*
Espécies: 71 (dentre estas, *B. microti*, *B. bovis* e *B. divergens* são as de maior importância para o homem)

MORFOLOGIA

Dentro das hemácias, a *Babesia* mede de 1 a 5µm, tendo forma ovalada, fazendo configuração em anel e com localização periférica. Por vezes, pode ser confundida com o *P. falciparum*.

CICLO BIOLÓGICO

O carrapato, vetor da babesiose, alimentando-se do sangue de mamíferos reservatórios, por exemplo um roedor, ingere gametócitos femininos e masculinos presentes em seu sangue periférico. No intestino do vetor ocorre a fecundação destes gametócitos, dando origem ao oocisto, que se

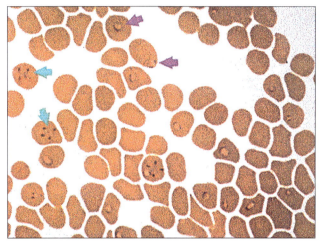

Fig. 17.1

transforma em esporocisto. O esporocisto migra, então, para os tecidos, inclusive ovários do vetor, transformando-se em esporozoíta, favorecendo a transmissão transovariana à sua próxima geração, que não necessitará da ingesta de gametócitos. Já nas glândulas salivares, com o esporocisto transformado em esporozoíta, o vetor está preparado para a disseminação da doença.

A transmissão ao homem, seu hospedeiro, dá-se com a picada do carrapato, que inocula estas formas de microrganismos no homem, contaminando suas hemácias, com diferenciação em trofozoítas. Quando de seu amadurecimento conterão de dois a quatro merozoítas, liberados com o rompimento da hemácia e prontos a invadir outras hemácias.

Diferentemente da malária, não há lise sincrônica das hemácias, não ocorrendo, portanto, crises de hemólises.

EPIDEMIOLOGIA

Uma das principais espécies de carrapato, vetor da babesiose, é o *Ixodes scapularis*. O carrapato possui três fases de desenvolvimento: larva, ninfa e adulto. Nestas três fases há necessidade de alimentação de sangue para sua maturação.

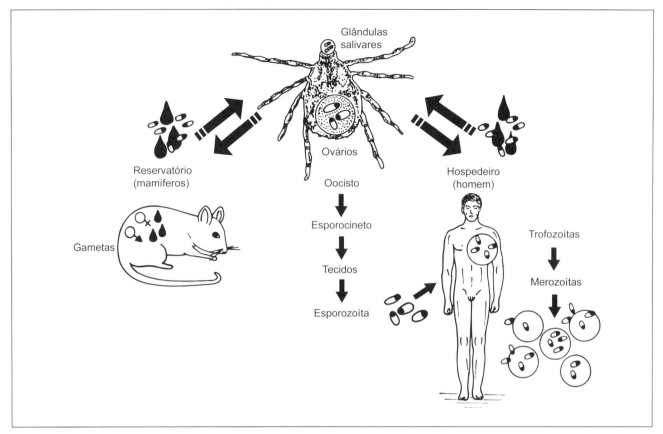

Fig. 17.2 — *Ciclo biológico da babesiose. Esquema de autoria de Myuli Hirai, com orientação dos autores.*

A época de maior multiplicação ocorre nos meses quentes de verão, sendo este, portanto, o período de maior incidência da doença.

No Brasil, a presença do carrapato *Boophilus microphus* em regiões de agropecuária do Rio Grande do Sul, como plantações de arroz e gado bovino, favorece o aparecimento da doença, apesar de a maioria dos focos estudados ainda não apresentar contaminação pela *Babesia*. Outros carrapatos importantes em nosso meio, como o *Amblyomnea macelatum* e o *A. auriculare*, parecem estar relacionados com a doença, que, até agora, não conta com o isolamento do *B. microti*, mas com confirmação para *B. bigemi*, *B. bovis*, *B. equi* e *B. canis*.

Os roedores são os reservatórios naturais da babesiose, sendo o rato de pata branca o principal, nos Estados Unidos. Têm sido comprovados casos em Massachusetts, Nova York, Maryland, Virgínia, Califórnia, Wisconsin, Minnesota e Washington. Na América Central existem casos constatados no México, enquanto que na Europa há notificação da doença na Rússia, França, Escócia e Irlanda. No Brasil foram também descritos casos de babesiose humana, porém, sem diagnóstico específico (José Divino Lima).

QUADRO CLÍNICO

A doença apresenta-se de forma mais grave em idosos e esplenectomizados. Mal-estar, fadiga, anorexia, febre, cefaléia, mialgia, artralgia, dor abdominal, depressão emocional e urina escura podem fazer parte do quadro.

A temperatura é alta, por volta dos 40°C, podendo ocorrer exantema migratório e desconforto respiratório. Há casos em que se relata hepatoesplenomegalia e petéquias disseminadas. A associação com a doença de Lyme é frequente, uma vez que o carrapato também é o vetor da *Borrelia burgdorferi*.

Quanto aos achados laboratoriais, anemia, hemoglobinúria, proteinúria, ureia e creatinina discretamente elevadas podem ocorrer, sendo também encontrado aumento leve de bilirrubinas totais e fiações, desidrogenase e lactina (LDH).

Provavelmente, o número de assintomáticos é grande. Mas, nos sintomáticos, a enfermidade clínica pode ser severa, com convalescência de até 18 meses.

DIAGNÓSTICO

Pode ser realizado por exame direto com coloração por Giemsa ou de Wright, porém com risco de confusão com o *Plasmodium falciparum*. A sorologia por imunofluorescência indireta demonstra que títulos acima de 1:256 devem ser considerados, sendo que acima de 1:1.024 são confirmatórios.

Existem, ainda, a sorologia por ELISA, a inoculação direta em peritônio de *hamsters* e, atualmente, a técnica de PCR parece facilitar significativamente o diagnóstico.

TRATAMENTO

Em paciente com enfermidade severa, a associação de clindamicina (300 a 600 mg IV ou VO, 6/6h, 20mg/kg/dia, com quinino 500mg IV ou VO de 8/8h, 25mg/kg/dia, por sete a 10 dias) parece ser a melhor conduta. Outros medicamentos, como cloroquina, sulfa, tetraciclina e pentamidina, também podem ser utilizados, mas já existe relato de casos em que a doença se mostrou resistente ao tratamento.

PROFILAXIA

O estudo de vacinas que utilizam a combinação de três antígenos diferentes é considerado promissor para a próxima década.

No momento, a melhor conduta, principalmente com pessoas idosas, esplenectomizadas e portadoras do HIV, consiste em evitar o contato com o vetor. Quando em áreas endêmicas, a utilização de calças compridas, camisas de mangas longas, meias e botas, além da observação da existência de vetores da doença e a sua eliminação, são fatores importantes.

Em outros países, relativamente aos doadores, o sangue de indivíduos oriundos de regiões endêmicas é automaticamente rejeitado, quando apresenta história de febre ou de picada de carrapato. No Brasil não existe ainda esta preocupação.

BIBLIOGRAFIA

1. Anderson JF, Mintz ED, Gadbaw JJ, Magnarelli LA. Babesia microti human babesiosis and Borrelia burgdoroferi in Connecticut. J Clin Microbiology 29:2779-2783, 1991.
2. Fernandez Villar B, White DJ, Bernard JH. Human babesiosis. Proj Com Parasitol 2:129-143, 1991.
3. Garcia LS, Bruckner DA. Diagnostic medical parasitology, 2ª ed., 131-135, 1993.
4. Hoeprich PD, Jordan MC, Ronald AR. Infectious diseases. A treatise of infectious processes, 5ª ed., 1345-1347, 1994.
5. Mandell GI, Bennett JE, Dolin R. Principles and practice of infectious diseases, 4ª ed., 2797-2500, 1995.
6. Ozaki LS. Babesia in domestic animais: molecular biological tools for studing their taxonomy and life cycle. Memórias do Instituto Oswaldo Cruz, 91, Suppl., nov. 1996.
7. Rosner F, Zanabi MH, Benach JL, Halicht GS. Babesia in splenectomized adults. Am J Med 76:696-701, 1984.
8. Smith RP, Evans AT, Popowisky M et al. Transfusion acquired babesiosis and failure of antibiotic treatment. JAMA, Nov. 21, 256:19, 1986.

18 Toxoplasmose

Vicente Amato Neto
Cláudia Regina de Marchi

HISTÓRICO

Há pouco mais de 40 anos a infecção humana pelo *Toxoplasma gondii* (agente etiológico da toxoplasmose) era questão considerada por alguns pesquisadores. Durante este período, a toxoplasmose era, entre nós, quase uma citação bibliográfica, cheia de interrogações e emaranhada em hipóteses. Os conhecimentos sobre essa doença não eram tão abundantes como os que dispomos hoje nos centros mais adiantados, onde a importância da protozoose está claramente caracterizada.

Fazendo-se uma revisão da volumosa literatura médica existente a respeito da toxoplasmose, pode-se distinguir quatro etapas na evolução dos conhecimentos sobre o assunto: descoberta do agente etiológico; descrição no homem; introdução de reações sorológicas para o diagnóstico; identificação do hospedeiro definitivo.

O *T. gondii* é um protozoário parasita intestinal de felinos com uma grande gama de hospedeiros intermediários, animais de sangue quente, incluindo o homem. O nome toxoplasma *(toxon* = arco, *plasma* = forma) é derivado de sua forma em crescente da fase mais comumente observada. O parasita foi descrito independentemente por Splendore (1908) em coelho de laboratório no Brasil (os microrganismos provocavam a morte destes coelhos no laboratório do pesquisador) e por Nicole & Manceaux (1908) em um roedor, *Ctenodatylus gundi,* no Instituto Pasteur da Tunísia (norte da África).

A descoberta quase que concomitante do parasita, denominado *Toxoplasma gondii* por Nicole e Manceaux, em dois continentes e em duas espécies animais diferentes, fazia antever, de certa forma, a ampla distribuição geográfica e no reino animal do novo protozoário descrito.

Em ambos os casos, provavelmente, a infecção por *T. gondii* nesses animais foi adquirida em laboratório, o que foi demonstrado no *C. gundi* por Chatton & Blanc (1917). Como o roedor de onde foi isolado o *T. gondii* era habitualmente utilizado como modelo experimental de leishmaniose, houve desde então a proposição de que o mesmo deveria ser transmitido por vetores artrópodes, mas outros autores, em pesquisas mais recentes, não conseguiram demonstrar este tipo de transmissão (Frenkel, 1965).

A partir de sua descoberta, o *T. gondii* foi implicado em várias infecções animais, por Mello & Carini no cão (1911), por Carini no pombo (1913), por Sangiori no camundongo (1916), por Carini & Migliano na cobaia (1916).

Atualmente, é bastante extensa a relação de espécies, entre mamíferos e aves, encontradas naturalmente infectadas pelo *T. gondii,* incluindo animais domésticos, de criação, peridomiciliares e mesmo selvagens de vida livre ou mantidos em cativeiro em jardins zoológicos. Muito embora a constatação, na maioria das vezes, tenha se verificado em eventos isolados, já foram descritas epizootias em coelhos, pombos, galinhas, cães jovens e carneiros.

A primeira afecção humana por este parasita foi descrita por Janku (1923) com o relato do caso de uma criança falecida em Praga, com 11 meses de idade. Ela apresentava hidrocefalia e cegueira e, na necropsia, em cortes do globo ocular direito, ficaram evidenciados parasitas semelhantes ao toxoplasma. Segundo o autor referido, tratava-se de infecção de origem congênita.

Torres (1927), no Rio de Janeiro, descreveu a presença de microrganismos, que identificou como *Toxoplasma* ou *Encephalitozoon,* em cortes histológicos de cérebro, miocárdio e músculos esqueléticos de recém-nascido falecido no 29º dia de vida. Houve, também, menção à possibilidade de corresponder essa comprovação a uma afecção congênita.

Wolf & Cohen (1937) foram os primeiros autores a descrever a infecção congênita no homem relatando a ocorrência de toxoplasmose fatal em recém-nascido com encefalite, meningite e mielite, embora com alguns erros de classificação posteriormente corrigidos. Depois, Wolf e cols., em 1939, comunicaram a existência de toxoplasmas em lesão do sistema nervoso central de criança falecida com um mês de vida.

Pinkerton & Weinman (1940) e Pinkerton & Hendersonmas (1942), nos Estados Unidos, registraram a ocorrência da toxoplasmose em adultos, com isolamento do parasita, mas somente após o desenvolvimento de um teste sorológico, o clássico teste do corante *(dye test)* de Sabin & Feldman (1948), é que foi possível identificar a frequência real desta infecção humana, muito maior do que até então imaginada, representando importante contribuição para o diagnóstico laboratorial da toxoplasmose e possibilitando, paralelamente, a realização de inquéritos epidemiológicos. A seguir, houve preconização de várias outras reações, das quais merecem especial destaque, por serem mais frequentemente empregadas, as de hemaglutinação (Jacobs & Lunde, 1957) e de imunofluorescência indireta (Kelen e cols., 1962), valendo a pena citar, ainda, a de fixação de complemento (Nicolau & Ravelo, 1937; Waren & Sabin, 1942). Frenkel (1948) inseriu, no contexto de provas para reconhecimento da parasitose, o teste da sensibilidade cutânea à toxoplasmina.

Atualmente, estudos recentes no Brasil mostram uma frequência média em torno de 60% de contato com o parasita para mulheres adultas, com discretas variações regionais. Apesar desta prevalência elevada da infecção, a transmissão permaneceu incógnita, pois a frequência da transmissão congênita não explicava a alta prevalência da infecção, até Weinman & Chandler (1954) sugerirem que a transmissão ocorria pela ingestão de carnes mal cozidas, o que foi confirmado por Jacobs e cols., que mostraram a resistência dos cistos teciduais às enzimas proteolíticas dos sucos digestivos. Esta forma de transmissão foi confirmada por Desmonts e cols. (1965) em um estudo em Paris, utilizando modificações introduzidas nas dietas de crianças hospitalizadas e a incidência de soropositividade ao teste do corante nos diferentes períodos.

Embora isto pudesse explicar a transmissão nos locais onde o hábito de ingestão de carne crua é frequente, como em Paris e no Sul do Brasil, Rawal (1959) comparou a predominância de anticorpos entre grupos de pessoas estritamente vegetarianas e de pessoas com dieta habitual, sem evidenciar diferenças significativas na frequência de positividade sorológica. Tentativas de transmissão em camundongos, utilizando secreções de animais com infecção aguda, resultaram negativas. Ao estudar um modelo de transmissão de *Toxocara* em gatos, Hutchison (1965) suspeitou que o *T. gondii* poderia ser transportado pelos ovos do verme, como o que ocorre com outros sistemas de protozoários-helmintos neste animal, o que foi amplamente estudado no período, com resultados controversos.

Finalmente, Frenkel e cols. e Sheffield & Melton (1969) dissociaram a transmissão da toxoplasmose do sistema de helminto, sendo que o oocisto, forma encontrada nas fezes do gato, foi caracterizado por Dubey e cols. (1970), inclusive com elucidação da fase sexuada do agente. Miller e cols. (1972) provaram que os únicos mamíferos que suportam o ciclo sexuado intestinal do *T. gondii* e excretam oocistos são os felinos, tanto domésticos como selvagens.

Aspectos parasitológicos, epidemiológicos, diagnósticos clínicos e laboratoriais, além dos mecanismos de transmissão, profilaxia, tratamento etc, tornam-se cada vez mais conhecidos e revelam o importante caráter cosmopolita e eurixeno da enfermidade que, cotidianamente, tem lugar na linha de frente das tarefas referentes à saúde pública.

Os métodos diagnósticos, aprimorados em especial representados pela específica interpretação dos resultados de provas sorológicas e a determinação das formas da doença, demarcam critérios avaliadores de cura, propõem tratamento e estabelecem as repercussões pertinentes a acometimentos relacionados com a gravidez (uma vez que a forma congênita da doença é particularmente grave), com a infecção em crianças (podendo ocorrer uma forma subaguda de encefalomielite e coriorretinite) e nos adultos (nos quais a infecção crônica é frequentemente assintomática, podendo ocasionar, por vezes, um quadro agudo febril, com linfadenopatia).

No momento, a vigência de imunodeficiência cada vez mais comum e a participação pelo vírus da imunodeficiência humana (HIV) com a síndrome da imunodeficiência adquirida (AIDS) dela decorrente concederam novas feições à toxoplasmose, que promove intensos distúrbios, entre os quais são relevantes os situados no sistema nervoso central, assumindo assim, com frequência, o papel de agente oportunista.

MORFOLOGIA

O TAQUIZOÍTO

O taquizoíto foi a primeira forma descrita do *T. gondii* por ser de proliferação rápida e encontrada mais facilmente em líquidos biológicos. O organismo em forma de arco ou crescente apresenta um comprimento médio de 6 mm com diâmetro em torno de 2 mm. O pólo anterior é mais afilado e apresenta em sua extremidade o complexo apical (característico do filo *Apicomplexa* ao qual o protozoário pertence), composto de róptrias, micronemas, conóide e anel polar. O outro pólo, mais arredondado, geralmente apresenta o núcleo, que pode ser mais central, e organelas celulares. O taquizoíto apresenta ainda uma película, composta por três membranas, com um arranjo subpelicular de microtúbulos composto por uma rede de 22 feixes que se juntam ao conóide e envolvem toda a célula, dando-lhe a forma habitualmente vista. Esta película apresenta orifícios ao nível do conóide relacionado com as róptrias e também um orifício lateral, a micrópila. Outras organelas celulares encontradas são o aparelho de Golgi (de posição intermediária entre o núcleo e o complexo apical), retículo endoplasmático rugoso abundante (geralmente perinuclear), mitocôndrias e grânulos densos (Dubey, 1977).

A estrutura nuclear do taquizoíto é semelhante à de outros eucariontes, apresentando cromatina densa e frouxa, e por vezes nucléolo evidente.

Uma estrutura muito importante do protozoário é o complexo apical, composto por várias estruturas expostas do parasita, descritas por De Souza (1974), como o conóide, que é uma concavidade no pólo anterior revestida por proteínas capazes de aderir à célula hospedeira, tendo ainda o anel polar à sua volta, que lhe dá uma estrutura relativamente estável, semelhante a uma mola espiralada contida, que pode ser liberada, aumentando rapidamente seu diâmetro. No interior da concavidade do conóide, podemos encontrar orifícios de saída de material das organelas intracelulares do complexo apical, as róptrias e micronemas.

Os estudos moleculares têm se concentrado no conteúdo das róptrias e das diversas proteínas nelas existentes, uma vez que, durante o processo de invasão à célula hospedeira, esta organela de estrutura sacular perde seu conteúdo, sendo capaz de promover a penetração do parasita e provavelmente contribuir para a formação das membranas do vacúolo parasitóforo (pseudocisto que abriga, permite a realização de trocas metabólicas e protege os taquizoítos da ação lisossômica liberada pela célula hospedeira).

Outra organela do taquizoíto é o grânulo ou corpo denso, estruturas esféricas dispersas no citoplasma e que apresentam funções de importância na sobrevivência dentro do vacúolo parasitóforo da célula hospedeira, segundo Culvenor e cols. (1991). A película do taquizoíto apresenta uma estrutura complexa. A membrana externa é contínua, enquanto as duas membranas internas, justapostas, apresentam descontinuidade (sendo fenestrada e incompleta) ao nível do anel polar anterior (onde se localiza o complexo apical) e de certa forma também de um anel polar posterior, menos definido, segundo Sheffield & Melton (1968).

Como toda célula eucariótica, o taquizoíto apresenta aparelho de Golgi bem formado (localizado diante ao núcleo e em estreito contato com este), onde são armazenadas as proteínas de secreção, produzidas a partir do retículo endoplasmático rugoso. As mitocôndrias situam-se para trás do núcleo. O retículo endoplasmático, os ribossomos e outras granulações diversas são visíveis, à microscopia eletrônica, no citoplasma (ver Fig. 18.1).

Os taquizoítos retirados do exsudato peritoneal de animais infectados, quando examinados a fresco, apresentam-se bastante refringentes, são organismos lábeis a fatores externos, permanecendo vivos por pouco tempo a temperaturas entre 23 e 25°C, mas resistindo cerca de oito horas a 5°C e duas semanas no leite ou em solução a 1% de peptona. Conservam-se infectantes ainda por cerca de quatro a oito dias na carcaça desses animais, quando mantidas a 5°C (Rey). Os taquizoítos caracterizam fase aguda da doença mediada, principalmente, por anticorpos da classe IgM.

A coloração destas formas apresenta alguma dificuldade, sendo possível visualizar o núcleo vermelho e o citoplasma azulado através do método de Giemsa.

A divisão celular dos taquizoítos dentro do vacúolo parasitóforo se dá por um processo denominado endodiogenia, de onde duas células-filhas são geradas dentro das membranas da célula-mãe. A divisão celular, após a duplicação do DNA no núcleo, inicia-se pela região do conóide que duplica, segue

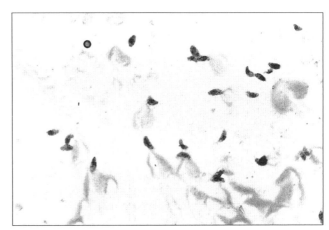

Fig. 18.2 — Taquizoítos retirados de exsudato peritoneal de camundongo infectado por cepa RH. Corados pelo método de Giemsa (x 1.000.). (Documentação do Laboratório de Investigação Médica - Parasitologia da USP, São Paulo.)

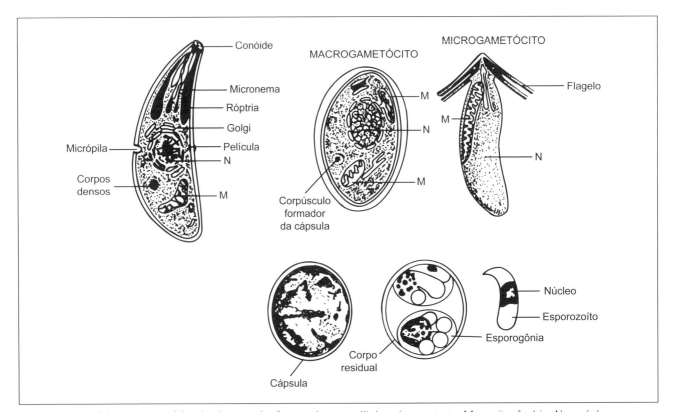

Fig. 18.1 — Morfologia esquemática de algumas das formas do t. gondii descritas no texto. M = mitocôndria; N = núcleo.

para as róptrias, aparelho de Golgi, núcleo e finalmente são geradas duas células-filhas, segundo Dubey (1977).

O BRADIZOÍTO E SEU CISTO

A forma de resistência nos tecidos do *T. gondii* é o cisto contendo bradizoítos. Alguns taquizoítos, ao penetrarem na célula hospedeira, em vez de proliferarem rapidamente (processo multiplicativo que caracteriza os taquizoítos) e promoverem a ruptura desta célula, desenvolvem um metabolismo mais lento, embora de proliferação inicial, em velocidade extremamente lenta (característica peculiar à forma bradizoíto). Esta reprodução, também por endodiogenia, lenta dos bradizoítos, representa uma forma evolutiva do ciclo iniciada independentemente do controle da infecção pelo sistema imune do hospedeiro, mas que, juntamente com esta resposta imunológica, resultará na formação de grandes aglomerados parasitários que segregam envoltórios císticos. Estes cistos geralmente apresentam um tamanho de 10 a 100 µm de diâmetro, podendo conter de dez a centenas ou até mesmo milhares de bradizoítos, sendo geralmente encontrados em células dos sistemas nervoso, cardíaco e muscular.

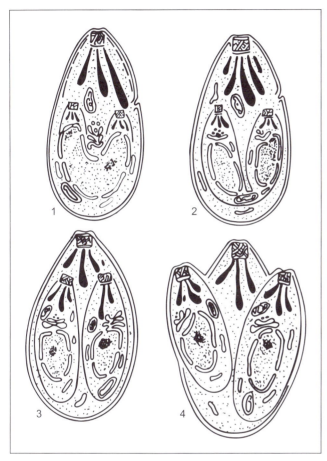

Fig. 18.3 — *Representação esquemática da divisão por endodiogenia*[3].

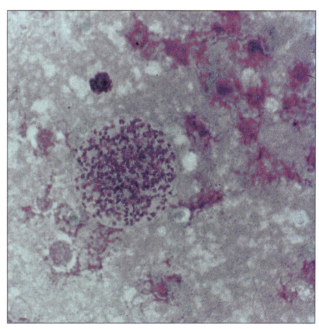

Fig. 18.5 — *Cisto de bradizoíto no cérebro de camundongo. Corado pelo método de Giemsa (x 630). (Documentação do Laboratório de Investigação Médica-Parasitologia da USP, São Paulo.)*

Não há consenso geral sobre a duração de vida do cisto até sua ruptura e liberação dos bradizoítos, mas acredita-se que pode chegar a décadas. É interessante notar que apenas os bradizoítos liberados de cistos promovem certamente o ciclo sexuado no felino.

Os bradizoítos existentes nos cistos são bastante semelhantes aos taquizoítos descritos, apresentando apenas maior depósito de açúcares sob a forma de grânulos de glicogênio, alguns vacúolos e um núcleo localizado mais proximamente ao pólo posterior, segundo Dubey (1977). As proteínas produzidas pelo bradizoíto diferem das produzidas pelo taquizoíto, o que, através de pesquisas, poderia resultar numa vacina que eliminasse cistos teciduais.

Um dos aspectos importantes dos cistos é uma possível reativação de infecção causada pela liberação de bradizoítos, que se transformam em taquizoítos e promovem uma nova infecção aguda, local, com lesões focais usualmente vistas em imunodeprimidos. Isto foi proposto por Frenkel e cols. (1975), sendo geralmente aceito pela constante pre-

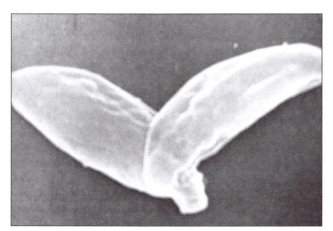

Fig. 18.4 — *Etapa final da divisão por endodiogenia. Por microscopia eletrônica (x 22.500)*[7].

sença de resposta humoral. Mais recentemente, Hofflin & Remington (1985) postularam que não somente a reativação é local, mas também pode ocorrer a distância em outros focos, como observado na presença de múltiplas lesões de encefalite em pacientes com AIDS.

Como resistência aos agentes usuais de esterilização, os bradizoítos e seus cistos são mortos se congelados a -20°C, aquecidos a 65°C ou submetidos à radiação ionizante, segundo Dubey e cols. (1990).

O Oocisto e seus Esporozoítos

O oocisto é a forma infectante produzida no intestino do gato. Após a esquizogonia do ciclo enteroepitelial assexuado, que ocorre geralmente na parte proximal do delgado do felino, liberam-se merozoítos que darão origem aos gâmetas (femininos e masculinos), que geralmente ocorrem no íleo, sendo produzidos macro- e microgametócitos. O macrogametócito feminino foi descrito por Sheffield & Melton (1968), mostrando uma célula redonda, próxima à superfície dos microvilos, com núcleo central (ver Fig. 18.1). O microgametócito masculino é geralmente ovóide ou elíptico, e sofre divisões celulares até resultar na produção de 10 a 21 núcleos, segundo Dubey & Frenkel (1972). O citoplasma da célula-mãe é dividido entre os microgametas, restando um corpo residual. Cada microgameta é biflagelado e parece ser achado em um dos sentidos, com uma estrutura apical destinada a perfurar o macrogametócito (ver Fig. 18.1). Com esta estrutura de movimento, o microgameta é liberado, nadando ativamente e penetrando no macrogameta, dando início ao processo de formação da parede do oocisto e de união dos núcleos, conforme descrito por Ferguson e cols. (1974).

Inicialmente diplóide pela união dos gametócitos feminino e masculino, o oocisto logo sofre meiose, gerando dois esporoblastos contendo quatro esporozoítos cada. Este oocisto imaturo é praticamente esférico, com diâmetro ao redor de 11 μm, sendo liberado da célula e eliminado nas fezes do gato. Em condições adequadas de temperatura e umidade, ocorre esporulação do oocisto, que tem um discreto aumento de tamanho, passando para um diâmetro médio de 1,3 μm. São formados dois esporocistos, com 6x8 μm, cada um contendo quatro esporozoítos, bastante similares ao taquizoíto, exceto pelo maior número de micronemas e róptrias nos esporozoítos, segundo Sheffield & Menton (1970). Cada esporocisto apresenta também uma massa residual, decorrente da divisão dos esporozoítos (ver Fig. 18.1).

Após uma infecção aguda no gato, os oocistos são liberados em grandes quantidades pelas fezes, chegando a bilhões por dia, segundo Dubey & Frenkel (1972). Esta eliminação maciça, que tem um pico geralmente entre cinco e 10 dias após a infecção inicial, dura apenas algumas semanas. O oocisto, após sua maturação, é viável por muitos meses e até anos, desde que em condições razoáveis de umidade relativa, sendo extremamente resistentes a esterilizantes químicos (por exemplo, resistem por uma hora à tintura de iodo a 2%, solução sulfocrômica, ácido hipocloroso a 10% etc). Nas variadas condições ambientais testadas por Frenkel e cols. (1975), os oocistos permaneceram viáveis por pelo menos um ano, mantidos no próprio material fecal, resistindo a extremos de temperatura ambiental de -20°C até 37,5°C.

Esta forma extremamente resistente do agente ao ser ingerida por hospedeiro intermediário é rapidamente liberada pelos sucos digestivos, promovendo a invasão de células e a toxoplasmose.

BIOLOGIA

Ciclo do Parasita e Fontes de Infecção

Conforme definido por Frenkel e cols. (1970), felinos em geral e não apenas o gato doméstico são hospedeiros definitivos do *T. gondii,* sendo que os hospedeiros intermediários são mamíferos e aves, geralmente presas dos hospedeiros definitivos. Iniciaremos a descrição do ciclo pelo hospedeiro definitivo, visando à produção de oocistos, forma produzida nas fezes do gato. Esta forma, de grande resistência ambiental, é a chave para a manutenção da infecção, pois as outras duas formas de infecção, o carnivorismo e a transmissão congênita, não permitem a manutenção completa do ciclo. O felino, assim como o hospedeiro intermediário, pode se contaminar

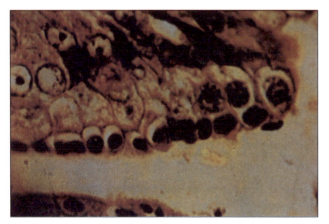 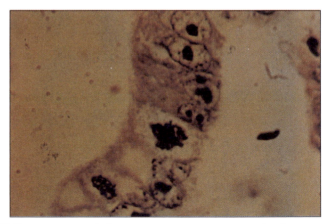

Fig. 18.6 — A — Corte de intestino de gato infectado por T. gondii. Os macrogametócitos aparecem como corpos redondos com citoplasma granular revestindo a parte anterior das células epiteliais. B — No centro, um microgametócito de forma irregular por agrupamento dos flagelos e dos microgametas.

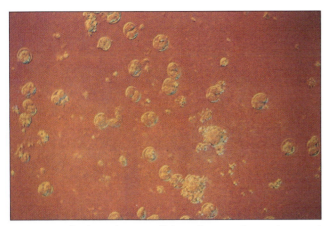

Fig. 18.7 — *Oocistos de t. gondii (grande parte dos oocistos está esporulada). Corados pelo método de contraste por interferência (x 400 — ampliado 23,4)*[7].

pelos três tipos de formas infectantes do *T. gondii*, a saber: 1) por taquizoítos (pseudocistos) presentes em células infectadas durante a infecção aguda; 2) por bradizoítos, residentes em cistos teciduais latentes; e 3) por esporozoítos, liberados de oocistos. Estas formas são liberadas pelos sucos digestivos no trato intestinal, invadem as células epiteliais da mucosa intestinal dos felinos e podem então seguir três destinos. O primeiro destino é a reprodução assexuada que ocorre nestas células, denominada ciclo enteroepitelial, resultando em produção de novas formas infectantes que vão reinfectar as células epiteliais adjacentes. Esta divisão ocorre por endodiogenia e por esquizogonia, segundo Dubey & Frenkel (1972).

O segundo destino, que ocorre geralmente após uma fase de reprodução assexuada, é a diferenciação das formas infectantes em gâmetas. O gameta feminino ou macrogametócito, após sua diferenciação, permanece na célula epitelial, enquanto o gameta masculino ou microgametócito sofre divisões celulares, produzindo de 10 a 21 microgametas, biflage-lados, que saem para o meio externo e fertilizam o macrogameta feminino intra-epitelial (Pelster & Pickarski, 1972). Isto resulta em uma formação de oócitos, que desenvolvem uma cápsula cística, com subsequente liberação de oocistos imaturos presentes nas fezes do gato para o meio exterior. Todo o processo de formação de oocistos demora sete a 15 dias quando os felinos são infectados oralmente por cistos ou pseudocistos e de três a sete semanas se a infecção se der por ingestão de outros oocistos. Ao sair para o meio externo, o oocisto ainda sofre esporulação, resultando em dois esporocistos, contendo quatro esporozoítos cada. Esta é a forma final de resistência.

O terceiro destino é a rápida penetração dos esporozoítos, taquizoítos ou bradizoítos liberados pelo pH ácido dos sucos digestivos, invadindo e proliferando dentro de macrófagos e outros tipos celulares, o que ocorre duas a oito horas após a ingestão (Dubey & Frenkel, 1972). Este tipo de invasão ocorre tanto no hospedeiro definitivo como em outros animais de sangue quente, hospedeiros intermediários, representando o mais importante mecanismo de infecção humana, já que os dois primeiros destinos antes citados ocorrem somente no hospedeiro definitivo. Para que este tipo de invasão ocorra, não há necessidade de nenhuma proliferação enteroepitelial, segundo

Dubey & Frenkel (1976), sendo uma invasão direta do hospedeiro pela forma infectante. A partir da primeira invasão, as formas infectantes de rápida proliferação são denominadas taquizoítos, independentemente de sua origem. O taquizoíto pode penetrar em inúmeros tipos celulares, tanto fagocíticos como não-fagocíticos; essa penetração é ativa, podendo-se observar à microscopia eletrônica os discretos movimentos de flexão, escorregamento, rotação ou deslocamento em espiral realizados pelo parasito para fixar-se à célula hospedeira pelo conóide, formando uma verdadeira junção intracelular. No espaço entre o conóide e a membrana da célula hospedeira, o conteúdo das róptrias é extruso e capaz de modificar a membrana desta célula, formando um vacúolo parasitóforo hídrico, constituído pelas proteínas e lipídios, tanto do taquizoíto como da célula hospedeira. Os micronemas também liberam seu conteúdo gerando sistemas enzimáticos que facilitam o processo. Todo esse processo de penetração demora de 15 a 75 segundos e depende de energia e microtúbulos funcionais. Em culturas de tecidos, o processo de penetração descrito chega a demorar 15 minutos (Rey).

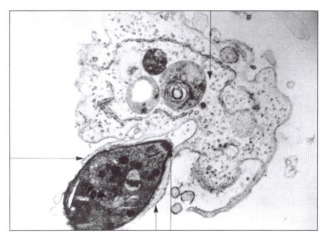

Fig. 18.8 — *Taquizoíto penetrando ativamente em um macrófago. Observar que a célula forma um vacúolo parasitóforo. Microscopia eletrônica (x 36.000)*[7].

Uma vez dentro do vacúolo parasitóforo (pseudocisto) por ele formado, o taquizoíto está protegido dos sistemas de lise do hospedeiro e pode proliferar. A energia para esta multiplicação do parasita vem, além das mitocôndrias do protozoário (que fornece energia insuficiente para o rápido metabolismo do agente), de uma aproximação das mitocôndrias da célula hospedeira à parede do vacúolo parasitóforo, ampliando a produção de energia.

O parasita prolifera intracelularmente, provoca ruptura da célula hospedeira e reinvade as células vizinhas, provocando rápida disseminação no organismo. O processo progride amplamente e os pseudocistos são encontrados em praticamente todos os tipos celulares nucleados do hospedeiro. No local da ruptura das células parasitadas aparecem focos de necrose com infiltrado inflamatório composto por células mononucleares (principalmente macrófagos e linfócitos T) e alguns neutrófilos reativos à necrose, sendo esta imunidade celular duradoura e aparentemente a principal responsável pelo controle da infecção toxoplasmótica. A resposta humoral também é intensa e relativamente rápida, traduzindo-se principalmente por altos níveis de anticorpos IgM e IgG. A patogênese da toxoplasmose aguda é atribuída aos efeitos diretos dessa ruptura, com a subsequente reação inflamatória local.

Alguns taquizoítos, no entanto, invadem as células, mas desenvolvem, após proliferação inicial, uma cápsula cística na parede do vacúolo parasitóforo, diminuindo seu metabolismo e transformando-se em uma forma de metabolismo mais baixo, os bradizoítos, que pela constante resposta imunológica permanecem no interior do cisto sem despertar sintomatologia significante do hospedeiro por meses, anos e provavelmente décadas, segundo Dubey & Frenkel (1976). Essa imunidade limita a progressão da infecção e o desenvolvimento de novas lesões, porém não erradica os cistos já existentes encontrados em múltiplos órgãos, sendo formas de resistência que podem ser ingeridas pelo felino indene. Os cistos teciduais ocasionalmente se rompem liberando os bradizoítos, que podem evoluir para taquizoítos e reinfectar células vizinhas, despertando reação inflamatória local, com rápido controle pelo sistema imune. Caso o hospedeiro esteja com a resposta imune comprometida, esta proliferação pode ser eficiente, desenvolvendo-se um processo localizado de toxoplasmose. Uma outra possibilidade é a transmissão congênita, que ocorre no homem somente durante a infecção aguda, pois para infecção do feto há necessidade de que taquizoítos circulantes invadam a placenta e subsequentemente o feto. Como a resposta imune da mãe não consegue atravessar de forma eficiente a barreira placentária e o feto não apresenta ainda sistema imune maduro para combater a infecção, esta progride sem controle e de forma devastadora.

PATOGENIA

O toxoplasma, em relação ao hospedeiro humano, comporta-se como agente dotado de alta infectividade e de baixa patogenicidade. Numerosas cepas, com diferentes graus de virulência, já foram isoladas em seres humanos ou de animais naturalmente contaminados. A cepa RH, por exemplo, obtida por Sabin, assim como a cepa M, obtida por M.

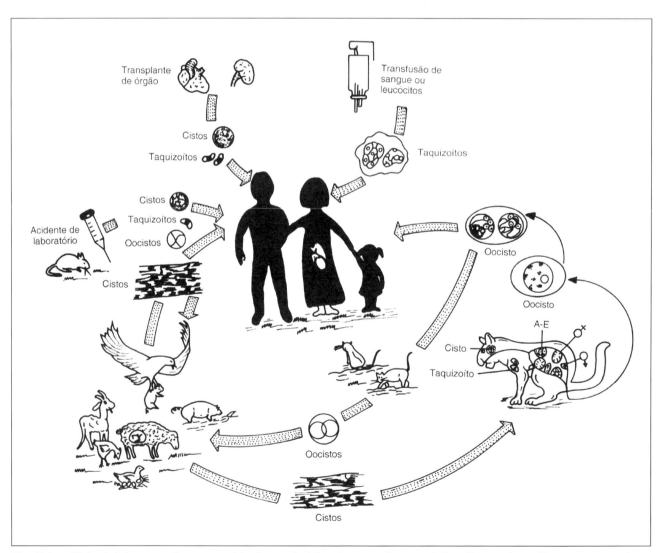

Fig. 18.9 — *Ciclo vital do t. gondii, com as várias fontes de infecção para o homem A-E — Formas de proliferação assexuada no intestino do felino. Símbolos sexuais representam os micro- e macrogametócitos, formas de reprodução sexuada no hospedeiro definitivo.*

Deane, conservam ainda elevada virulência em laboratório. Animais contaminados por estas cepas virulentas apresentam manifestações agudas severas que levam ao óbito mesmo antes da formação dos cistos teciduais, em razão da rápida proliferação dos taquizoítos nas células e diferentes órgãos. Cepas como Beverly e AS28 caracterizam-se por baixa agressividade, induzindo a produção de cistos em diversos órgãos e instalação de quadro crónico. Estudos experimentais indicam que a primoinfecção por cepa avirulenta torna estes animais tolerantes a reinfecção por cepa virulenta.

A fonte de infecção (cistos, oocitos ou pseudocistos), assim como o tamanho do inóculo, a linhagem da cepa, estado imune do hospedeiro, a distribuição das lesões, a idade etc, são fatores que ajudam na determinação de quadro mais ou menos severo da doença. Para melhor analisar estas manifestações, é útil fazermos uma separação em quatro grandes grupos de formas clínicas: a adquirida em pacientes imunocompetentes, a do imunodeprimido, a congênita e a ocular.

TOXOPLASMOSE ADQUIRIDA EM PACIENTES IMUNOCOMPETENTES

Formas assintomáticas da infecção constituem a maioria dos casos e figuram como acometimentos benignos, geralmente de cura espontânea. No entanto, 10% a 20% dos adultos infectados apresentam, na fase aguda da doença, sintomatologia manifestada sob as seguintes formas clínicas: forma linfoglandular, meningoencefalite, pneumonite, hepatite, miosite, erupção cutânea e coriorretinite. Estas manifestações clínicas, muitas vezes, se sobrepõem e se entrelaçam, não sendo raro encontrar manifestações ligadas a uma determinada forma clínica em associação com aquelas de outras formas em um mesmo paciente.

A *forma linfoglandular* é a mais comum das formas adquiridas da toxoplasmose aguda. Sua manifestação macroscópica mais frequente é a linfadenopatia com gânglios enfartados de consistência normal, mole, elásticos, e não-coalescentes, um pouco dolorosos à palpação ou formando verdadeiras massas que levam até à suspeita de processo maligno. Os cortes histológicos destes linfonodos revelam superfície homogênea, róseo-avermelhada e, ocasionalmente, esboços de nodulações. Febre, por vezes, pode ocorrer. Este quadro clínico assemelha-se muito ao da mononucleose infecciosa, da citomegalovirose, de linfomas e leucemia, sarcoidose, tuberculose, doença da arranhadura do gato, neoplasias metastáticas (McCabe & Remington, 1985) e febre tifóide (Amato Neto e cols, 1985), sendo o diagnóstico diferencial bastante trabalhoso, uma vez que, apesar da intensa reatividade dos linfonodos, não são visualizados parasitos no exame histológico, sendo o isolamento por inoculação desse material em camundongos, juntamente com achados clínicos e exames sorológicos, o conjunto de métodos que permite diagnóstico da infecção. A doença é geralmente benigna e autolimitada, observando-se em poucas semanas o desaparecimento dos sintomas, sendo a linfadenopatia a última manifestação a regredir, às vezes, permanecendo por até um ano (McCabe & Remington, 1985).

Outras manifestações clínicas são mais raras e caracterizam, por vezes, um quadro mais grave da toxoplasmose aguda adquirida. Os órgãos mais frequentemente envolvidos nessa forma aguda generalizada da doença, além dos linfonodos, são o encéfalo, o coração, o fígado, a musculatura esquelética e, mais raramente, os pulmões.

A *meningoencefalite,* na toxoplasmose aguda, é rara mas pode ocorrer como doença grave, isolada ou associada a infecção generalizada. Já foram relatados vários casos desta forma clínica da doença em pacientes imunocompetentes. As manifestações são bastante variáveis, indo desde uma meningoencefalite difusa, encefalite e mielite até danos de nervos cranianos (bem mais raros). A ocorrência de *pneumonite* como quadro dominante devida à infecção por toxoplasmose é colocada em dúvida por muitos especialistas, mas casos de infecção aguda em que este quadro pulmonar foi a manifestação central da infecção já foram encontrados. Comprometimento do tipo intersticial é o achado mais frequente, em pacientes com pneumonite, que numa minoria pode simular broncopneumonia. O *acometimento miocárdico* também é mais comum nas formas disseminadas da doença, como parte de um acometimento multivisceral de extrema gravidade. No entanto, excepcionalmente, pode-se encontrar miocardite como manifestação isolada da forma adquirida da doença. Descrições de *hepatite* aguda atribuída à infecção toxoplasmótica são ocasionais, ocorrendo hepatomegalia sem icterícia, do ponto de vista clínico-laboratorial, sendo que histologicamente não há evidências aptas para justificar evolução para cirrose. A hepatite, habitualmente, é benigna e de evolução favorável, apesar de alguns autores acreditarem que possa evoluir para cronicidade. O comprometimento de músculos esqueléticos *(miosite)* é, em algumas ocasiões, elemento predominante na toxoplasmose aguda, trazendo muitas vezes confusão diagnostica com outras doenças, em especial mesenquimopatias e uma possível semelhança com a apresentação inicial da leptospirose. *Erupção cutânea* exterioriza-se por exantema variável, em geral macular e papular, não-confluente e não-pruriginoso, eventualmente purpúrico ou escarlatiniforme ou vesicopustuloso, casualmente lembrando o eritema nodoso. Apresenta-se difuso ou localizado, e mais frequentemente surge no tórax. Costuma desaparecer em poucos dias, geralmente sem descamação. Estas lesões dermatológicas da toxoplasmose em geral estão associadas a outras alterações orgânicas, não devendo ser a toxoplasmose considerada como doença exantemática, e sim como afecção que desencadeia o aparecimento de lesões ao nível da pele.

O diagnóstico diferencial destas manifestações clínicas é de grande importância para introdução terapêutica específica das formas adquiridas de toxoplasmose aguda, sendo o combate terapêutico tanto mais eficiente quanto mais rápido se der o diagnóstico da infecção.

As infecções latentes (crônicas), representadas pelos cistos teciduais do *T. gondii,* são mais significativas na retina e possivelmente no coração, apesar de já terem sido encontrados cistos em diversos órgãos, como cérebro, músculos esqueléticos e útero. A ruptura desses cistos causa lesão tissular das células vizinhas, mas demarca quadro geralmente discreto e de rápida recuperação em imunocompetentes.

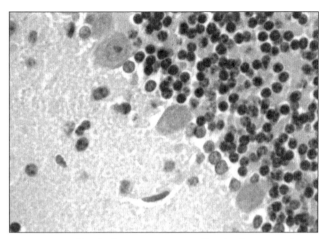

Fig. 18.10 — *Taquizoítos presentes no fígado de camundongo infectado pela cepa RH. Corados pelo método de hematoxilina-eosina (x 400). (Gentileza do Dr. Masayuki Okumura, membro colaborador do Laboratório de Investigação Médica-Parasitologia da USP, São Paulo.)*

TOXOPLASMOSE EM PACIENTES IMUNOCOMPROMETIDOS

A infecção, normalmente sem maior gravidade para pessoas sem defeitos imunitários, apresenta caráter grave aos imunocomprometidos. São descritos raros casos de forma aguda da toxoplasmose, em pacientes com diversas formas de comprometimento do sistema imune, como transplantados em regime de imunossupressão severa, portadores de AIDS, de doença linfoproliferativa ou de outras neoplasias em tratamento (Girdwood, 1989; Buxton, 1990). O quadro clínico de doença generalizada grave, com comprometimento pulmonar, hepático, cardíaco, muscular, cerebral e até mesmo intestinal, geralmente com pouca ou nenhuma evidência sorológica de toxoplasmose é de mau prognóstico. Nos casos relatados, o diagnóstico foi mais frequentemente feito em necropsias do que durante a vida do paciente.

Mas, infecções crônicas e anteriormente assintomáticas assumem subitamente perfil agudo, atingindo vários órgãos. Nestes pacientes a doença é febril, com frequentes sinais e sintomas de envolvimento do sistema nervoso central (SNC), má resposta à terapêutica e não desprezível mortalidade causada pela toxoplasmose. Mesmo precedendo a epidemia de AIDS, e com a extensão desta, ficou claro que o SNC é o órgão de agressão primária em pacientes com toxoplasmose e infectados pelo HIV. Nestes pacientes qualquer sinal neurológico focal indaga diagnóstico clínico de neurotoxoplasmose. Letargia, confusão, alucinações, psicose franca, perda de memória ou do conhecimento etc. são algumas das manifestações clínicas observadas. A biópsia cirúrgica cerebral seria o meio mais eficiente de se constatar a etiologia da infecção, mas há alto risco cirúrgico neste local, sendo utilizada a tomografia computadorizada e a ressonância magnética como métodos auxiliares de diagnóstico. As imagens fornecidas por estas técnicas são semelhantes às de neoplasias e encefalite por *Trypanosoma cruzi*; mesmo assim, o aspecto multiocular das cavidades observadas oferece subsídios suficientes para indicar o tratamento empírico aos pacientes. O diagnóstico sorológico é considerado difícil, pois anticorpos da classe IgG são extremamente comuns na população e definem contato passado com o toxoplasma. A presença de anticorpos da classe IgM sugere infecção aguda, mas não tem sido útil para o diagnóstico de toxoplasmose em atividade, mesmo porque parece haver não uma infecção "de novo" (reinfecção), mas a reativação dos cistos, anteriormente latentes pela resposta imune até então não comprometida.

Pneumonite por toxoplasma em pacientes com AIDS já foi descrita e tem sido cada vez mais relatada. A toxoplasmose ocular nestes pacientes costuma recidivar logo, podendo aparecer isoladamente ou, como ocorre com cerca de 25% destes pacientes, acompanhada por neurotoxoplasmose. A linfadenopatia crônica generalizada pode aparecer e também caracterizar-se pelo comprometimento dos linfonodos. A intensa hiperplasia folicular reacional desses linfonodos assemelha-se ao quadro clínico da sífilis secundária, sendo novamente importante o diagnóstico diferencial. Miocardite, orquite, síndrome nefrótica, peritonite, lesões cutâneas, acometimento do pâncreas e do trato gastrointestinal também são descritos na toxoplasmose disseminada de pacientes com AIDS, na maioria das vezes com acometimento prévio ou concomitante do SNC, enfatizando não ser este o único, mas o primário e principal órgão afetado. Acredita-se que essa vulnerabilidade do SNC seja decorrente mais da resposta imune menos efetiva nesse local, em relação a outros órgãos, já que a barreira hematoencefálica dificulta o acesso de células imunes, que de tropismo do parasito por esse sítio (Luft & Remington, 1992).

Complicações referentes a transplantes de órgãos e pacientes quimicamente imunodeprimidos compõem outro grupo de indivíduos suscetíveis à reativação da toxoplasmose. No transplante cardíaco, em caso de receptor soronegativo e doador soropositivo, a doença ocorre nos primeiros seis meses após o transplante e provavelmente corresponde à infecção primária do receptor, com doença variando desde soro-conversão assintomática até miocardite ou doença disseminada (não existindo risco se ambos, receptor e doador, forem soronegativos e não ocorrer transfusão de sangue no procedimento). Em casos de transplante de medula óssea (Löwenberg e cols., 1983) com doador soronegativo para toxoplasmose, o novo sistema imune implantado no receptor (antes soropositivo) torna-se ineficiente para controlar os cistos previamente existentes em outros órgãos, permitindo reativação da infecção. Isto posto, verifica-se a importância de indicação profilática em casos de transplantes de órgãos.

Outros transplantes, como de fígado e rim, raramente têm contexto importante na reativação toxoplasmótica, talvez pela pequena quantidade de cistos habitualmente existentes nesses órgãos.

TOXOPLASMOSE CONGÊNITA

Entre as infecções transmissíveis congenitamente, a toxoplasmose ocupa hoje, sem dúvida, posição relevante. O curso da doença fetal depende, principalmente, do período em que se deu a infecção aguda materna. Assim, da sexta à 16ª semana de gestação houve verificação de que o risco de infecção fetal é menor, mas quando este ocorre há um comprometimento grave do feto, caracterizado por processo

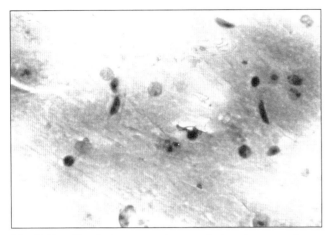

Fig. 18.11 — *Taquizoítos presentes no cérebro de camundongo imunodeprimido e infectado com cepa virulenta de T. gondii. Corados pelo método de Giemsa (x 400). (Gentileza do Dr. Masayuki Okumura, membro colaborador do Laboratório de Investigação Médica-Parasitologia da USP, São Paulo.)*

agudo ou subagudo cujas manifestações clínicas podem envolver hepatoesplenomegalia, icterícia, linfadenopatia generalizada, derrame nas cavidades do corpo, erupções cutâneas, edema dos músculos esqueléticos, miocardite, pneumonite, anemia, trombocitopenia, meningoencefalomielite, espasticidade, microcefalia, hidrocefalia, coriorretinite, retardamento mental, prematuridade, malformações fetais, chegando à morte fetal ou abortamento. Contraditoriamente, no último trimestre da gravidez, a contaminação do feto parece ser mais frequente, desencadeando, no entanto, um processo de manifestações clínicas menos graves, com doença branda ou assintomática, revelando aumento de casos subclínicos e queda dos graves. A transmissão da infecção ao feto não é obrigatória, mesmo quando a protozoose ocorre agudamente no decurso da gestação; prova disto é que metade dos filhos de mães com infecção toxoplasmótica nasce sem toxoplasmose, ficando totalmente incólumes e compondo panorama promissor, em contraposição à parcela não-dominante dos intensa ou claramente lesados. Observou-se ainda que, dentre os infectados, 73% não exibem sinais ou sintomas e correspondem a processos latentes, sendo nos demais evidentes as alterações já ao nascimento.

Genericamente, quando ocorre transmissão congênita da toxoplasmose, esta traduz-se por quadro clínico severo desde o nascimento ou por processo subclínico e sequelas. A denominada tétrade de Sabin cita as manifestações mais comumente presentes e de grande importância na doença severa, composta por: hidrocefalia ou microcefalia; coriorretinite bilateral, macular ou perimacular, simétrica; calcificações intracranianas; retardamento mental. Estas manifestações congênitas múltiplas podem ocorrer durante o período gestacional e auxiliar o diagnóstico da toxoplasmose congênita neonatal. A propósito, é conveniente ainda referir que, em alguns recém-nascidos gravemente acometidos, desenvolvem-se manifestações hemorrágicas de vários tipos, além de outras anomalias menos citadas, como nistagmo, estrabismo, microftalmia, pneumonia intersticial, miocardite, envolvimento de supra-renais, linfonodos, glândulas endócrinas e estruturas gastrointestinais, com repercussões traduzidas por mixedema, diabetes insípido e puberdade precoce.

A concreta possibilidade de crianças congenitamente infectadas não exibirem distúrbios detectáveis clinicamente ou através de exames subsidiários constitui condição que merece conveniente atenção, já que encerra potencial evolutivo. A toxoplasmose congênita pode permanecer latente por vários anos e, não excepcionalmente, durante a puberdade (talvez por influência hormonal) ou mais adiante, reativar. Os distúrbios oculares e neurológicos são exemplos clássicos observados neste tipo de reativação clínica. Assim, sequelas como coriorretinite, macrocefalia, convulsão, alterações psicomotoras e da audição, retardamento mental e calcificação cerebral são anormalidades de desenvolvimento comum nessas crianças com toxoplasmose congênita subclínica no período neonatal, enfatizando a necessidade de tratamento precoce para minimizar a intensidade destes distúrbios.

A transmissão da infecção durante o parto é assunto que merece maior avaliação, visto que recentemente foi verificada presença de coriorretinite bilateral em recém-nascido infectado, provavelmente pela mãe que apresentou sintomatologia para toxoplasmose aguda sete dias após dar à luz. Como não é conhecido o período em que a parasitemia precede o quadro clínico, há necessidade de averiguar outros casos semelhantes.

Há polêmica, também, quanto à transmissão mediante ingestão de leite. Experimentalmente, este tipo de transmissão é comprovada, mas em mulheres agudamente acometidas pudemos observar somente alguns casos de provável infecção por aleitamento, devendo a manutenção da amamentação ser encarada com prudência e individualizadamente, levando em conta até mesmo fatores socioeconômicos, uma vez que não dispomos de informações suficientes quanto à frequência com que tal acometimento pode ocorrer.

A toxoplasmose congênita acha-se, no momento, razoavelmente bem conhecida, sendo justo frisar que vários aspectos ligados a abortamento, habitual ou não, prematuridade, natimortalidade, modalidades clínicas e profilaxia ainda aguardam por esclarecimentos mais definitivos.

O diagnóstico de toxoplasmose congênita precisa ser confirmado laboratorialmente, em face da presença de manifestações clínicas compatíveis, da existência de indícios circunstanciais e da possibilidade de que a infecção seja subclínica ou latente. Neste contexto, a presença de anticorpos IgM antitoxoplasma, certamente elaborados pelo feto, confirma a natureza congênita da parasitose e possibilita atitudes prontas e objetivas, diferentemente do que ocorre com anticorpos IgG potencialmente maternos mas circulantes no feto (com objetivo de proteger este), não sendo, portanto, denunciador de transmissão. Os avanços na ultra-sonografia vieram permitir uma maior facilidade e segurança na coleta de sangue fetal e líquido amniótico, bem como detecção de alterações fetais em virtude da doença. Progressos tecnológicos vêm permitindo detectar precocemente a infecção, auxiliando muito no controle da toxoplasmose. Ainda assim, mulheres soronegativas devem ser informadas do perigo da infecção aguda durante a gestação e dos mecanismos de transmissão da doença, medida preventiva que dificulta a aquisição da protozoose, uma vez que ainda não é preconizável vacinação.

TOXOPLASMOSE OCULAR

A infecção ocular pelo *T. gondii* acomete primariamente a retina e leva a um quadro de uveíte posterior (retinocoroidite), acompanhada frequentemente de uveíte anterior (iridociclite), causada pela retinocoroidite. A retina é o componente do globo ocular mais frequentemente acometido. Os parasitas podem ser vistos neste local como grupos de taquizoítos intracelulares, taquizoítos livres na reação inflamatória ou cistos teciduais.

Existem duas formas de toxoplasmose ocular, a congênita e a adquirida, e em ambas o acometimento ocular pode ser precoce ou tardio. Recidivas oculares podem ocorrer durante várias décadas, sem mostrar relação com aspectos extra-oculares. O grave impacto social da toxoplasmose ocular deve-se ao fato de levar à perda acentuada da visão. A lesão básica de toxoplasmose no olho é a retinocoroidite focal, granulomatosa, necrosante. É elevada, de coloração branco-amarelada, de bordas mal definidas pelo edema retiniano circunjacente e exsudação vítrea que pode dificultar sua observação. O tamanho é variável, desde um décimo do diâmetro papilar até dois quadrantes da retina. É frequente o encontro de lesão satélite a outras cicatrizes antigas hiperpigmentadas e atróficas no olho ipsi- ou contralateral. Este achado é patognomônico da toxoplasmose ocular. A lesão evolui para a cicatrização, passando por período de regressão, que varia de algumas semanas a muitos meses. As lesões cicatrizadas apresentam margens bem limitadas, vários graus de hiperplasia do epitélio pigmentário e atrofia da retina e coróide, permitindo a observação dos vasos maiores ou menores através da esclera. O mais comum são lesões satélites, com diferentes graus de hiperpigmentação, sendo as mais hiperpigmentadas as mais antigas. As complicações mais comuns da toxoplasmose ocular aumentam com o número e severidade das crises e incluem organização vítrea com opacificação permanente, glaucoma, descolamento de retina e catarata. Os sintomas primordiais incluem diminuição da visão pelo edema, inflamação ou necrose retiniana e opacidades (nuvens) no campo visual decorrentes das alterações inflamatórias no vítreo. Pode haver, também, hiperemia conjuntival e ciliar, dor e fotofobia, pela iridociclite secundária.

As recidivas frequentes decorrem, provavelmente, da ruptura do cisto e liberação de organismos. O sistema imuno-celular T parece fundamental no controle destas recidivas e explica a grande frequência das mesmas nos pacientes com AIDS.

O diagnóstico da toxoplasmose ocular é realizado a partir do quadro clínico oftalmológico, baseado no exame de oftalmoscopia indireta e confirmado pela sorologia, que geralmente mostra apenas anticorpos de classe IgG e em concentração baixa, uma vez que, de regra, trata-se de infecção já antiga.

EPIDEMIOLOGIA

O estudo da epidemiologia da toxoplasmose tem por objetivo determinar as formas de ocorrência dessa infecção em condições naturais, procurando identificar os fatores condicionantes do acometimento de seres humanos e demais se-

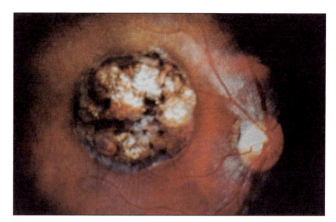

Fig. 18.12 — *Foto de fundo de olho mostrando cisto de toxoplasmose adquirida*[7].

res vivos que costumam albergar o parasita, no sentido de viabilizar a prevenção da infecção de novos seres humanos. Da inter-relação entre condições ligadas ao agente, ao hospedeiro e ao meio ambiente, estabelecem-se circunstâncias para que ocorra a infecção pelo *T. gondii*.

Dos fatores ligados ao agente, citamos os taquizoítos presentes em grande número na fase aguda da infecção, apresentando, grande importância na transmissão congênita e aos indivíduos com resposta imune comprometida. Os cistos de bradizoítos, que podem permanecer latentes por longo tempo, são fonte de infecção quando ingeridos por carnívoros, uma vez que apresentam resistência ao suco gástrico. O toxoplasma dispõe, ainda, dos oocistos, eliminados pelas fezes do gato no meio ambiente e viáveis neste por até cerca de um ano em condições favoráveis. Assim, a contaminação pelo *T. gondii* pode se dar através da predação de outros animais que contenham taquizoítos ou cistos de bradizoítos em seus tecidos ou pela ingestão de oocistos maduros presentes no solo e que tenham sido eliminados por outros felídeos infectados.

Quanto aos fatores relacionados ao hospedeiro, pode-se afirmar que o *T. gondii* é bastante exigente quanto ao hospedeiro definitivo e extremamente liberal no que concerne aos hospedeiros intermediários.

A reação de Sabin-Feldman serviu bastante para efetivação de inquéritos epidemiológicos, permitindo avaliar a extrema disseminação da infecção no homem e em animais, podendo-se confirmar que atinge diferentes grupos populacionais, tendo um caráter extremamente cosmopolita (ver Tabela 18.1), que a distribuição de reações positivas é praticamente igual nos dois sexos (ver Tabela 18.2), mas que tende a aumentar progressivamente com a idade até atingir um nível mais ou menos estável a partir dos 30 ou 40 anos, não apresentando relação entre grupos racial ou étnico. No entanto, a porcentagem de indivíduos parasitados, nas mais diversas populações, pode representar ainda número abaixo da realidade, considerando que a toxoplasmose-infecção com decurso assintomático por vezes não é diagnosticada, indicando que na afecção aqui abordada é válida a comparação com um *iceberg*, ou seja, a parte visível constitui a doença e a submersa, muito mais volumosa, a infecção.

Há de se salientar que hábitos alimentares levando ao consumo de carnes e produtos de origem animal, crus ou mal cozidos, têm grande importância epidemiológica na infecção pelo *T. gondii*. Segundo Frenkel (1973), cistos permanecem viáveis em tecidos mantidos em refrigerador, à temperatura aproximada de 4°C, por período de 30 dias. Em São Paulo, na apreciação feita por Jamra e cols. (1969), em açougues e supermercados foi possível revelar cistos em 7% das carnes de porcos e derivados postos à venda; a análise de bovinos propiciou sempre resultados negativos, mas suspensões inoculadas em camundongos provocaram 8% de soroconversão da reação de Sabin-Feldman. Mais recentemente, Kean e cols. (1969) descreveram surto epidêmico na Cornell University, com manifestações evidentes em cinco estudantes de medicina que provavelmente ingeriram carne de hambúrguer mal cozida. Outras ocorrências congêneres sucederam em várias oportunidades, como no instituto religioso da cidade de Bragança Paulista (Magaldi e cols., 1969) e em indústria de São Bernardo do Campo (Amato Neto, 1972), onde foi levantada hipóteses da participação de alimentos contendo cistos como mecanismo de transmissão da infecção.

Em regiões onde não é comum o consumo deste tipo de alimentação, acredita-se que a infecção humana é mantida basicamente por meio da ingestão de oocistos. Neste contexto, deve-se ressaltar, também, o papel de insetos coprófagos que podem auxiliar na disseminação dos oocistos existentes na superfície do solo (Wallace, 1971 e 1972).

Dos fatores relativos ao meio ambiente, inquéritos sorológicos evidenciaram que a infecção pelo *T. gondii* dá-se em áreas de climas muito diversos, havendo, porém, predominância de reações positivas nas regiões quentes e úmidas, quando praticadas comparações com o que se verifica nas frias ou áridas. Várias inquirições indicam, por vezes, discreta preponderância de reações soropositivas no que tange a moradores de zona rural; todavia, em outras ocasiões, há superioridade em nexo com os de área urbana. Gomes e cols. (1975), em levantamento praticado na região de Ribeirão Preto, no Estado de São Paulo, concluíram que não existe associação entre frequência de toxoplasmose e local de residência. Assim, no Amapá, Deane e cols. (1963), examinando 354 indivíduos em aparente bom estado de saúde, encontraram 67% de reações positivas, enquanto que Jamra (1964), em análise da cidade de São Paulo, incluiu 300 moradores dos bairros de Pinheiros e Vila Madalena, observando 68% de positividade. Estudos realizados em índios do Alto Xingu, no Brasil central (Baruzzi, 1966), população que preserva muito suas características (vivendo em aldeias, não tendo animais de criação e alimentando-se principalmente de mandioca e peixe, muito esporadicamente de aves e macacos) revelaram um índice de 52% de positividade (em 254 indivíduos analisados), demonstrando que realmente não há grande diversidade entre as populações focalizadas (tanto de áreas urbanas quanto rurais) e que hábitos, costumes, condições de vida e características do meio ambiente, em grupos populacionais bem diversos, estariam relacionados à transmissão da toxoplasmose.

DIAGNÓSTICO CLÍNICO

O diagnóstico da toxoplasmose jamais poderá ser estabelecido com base em dados puramente clínicos. Há sempre necessidade de confirmação laboratorial e devida interpreta-

Tabela 18.1
Prevalência de Anticorpos Antitoxoplasma em Diversas Regiões do Mundo*

Região (autor)	%
Algéria (Schneider e cols., 1979)	52
Brasil — Manaus (Ferraroni & Lacaz, 1982)	74
Brasil — São Paulo (Guimarães e cols., 1993)	
Congo (Orio, 1958)	18
Costa Rica (Frenkel & Ruiz, 1980)	61
Egito (Rifaat, 1975)	18-31
EUA — Califórnia (Remington & Desmonts, 1983)	25-27
EUA— Nova Iorque (Desmonts & Couvreur, 1974)	32
Etiópia (Roever-Bonnet, 1972)	48
França — Paris (Desmonts & Couvreur, 1974)	87
Gabão (Beauvais, 1978)	52
Guadalupe (Babier e cols., 1983)	60
Hong Kong (Ko e cols., 1980	10
Ilhas Carolina (Wallace, 1976)	56-87
Ilhas Salomão (Wallace, 1976)	80-89
Indonésia (Wallace e cols., 1974)	2,3-5,1
Inglaterra — Londres (Desmonts & Couvreur, 1974)	22
Jordânia (Abel Hafez e cols., 1986)	26
Libéria (Omland, 1977)	64
Madagáscar (Bordahandy, 1972)	40
Malásia (Saleha, 1984)	4,5-27
Mali (Quilici, 1976)	48-58
Marrocos (Nejmi, 1973)	27-38
Mauritânia (Monjour e cols., 1983)	4-32
Noruega (Stray-Pederson, 1980)	12
Quénia (Griffin & William, 1983)	42-59
Somália (Zardi e cols., 1980)	10-53
Sudão (Cárter, 1966)	61
Uganda (Specht, 1976)	11-33
Zimbabué (Goldsmid, 1975)	36

* Couvreur & Desmonts, 1988 (modificada).

ção dos dados apurados, uma vez que a infecção humana pelo *T. gondii* é muito frequente e, na maioria dos casos, benigna, assintomática ou apenas aparente através de manifestações subclínicas. No entanto, por vezes, ela assume aspectos mais expressivos e até mesmo graves. A forma mais comum da protozoose, quando adquirida na vida extra-uterina, pela criança ou adulto imunocompetente, é a ganglionar, que corresponde a processo febril com adenopatias e comum hepatoesplenomegalia. Contudo, trata-se de infecção pleo-morfa, em certas oportunidades responsável por encefalite, mielite, miocardite, pneumonia intersticial e outros comprometimentos.

Em imunodeprimidos, as manifestações clínicas citadas são encontradas com frequência, talvez pela reativação das formas latentes dos cistos de bradizoítos presentes nestes diferentes órgãos, revelando ser o *T. gondii* um agente oportunista. Há de salientar-se que com a extensão da AIDS ficou claro que a toxoplasmose em pacientes infectados pelo HIV tem como órgão de agressão primária o sistema nervoso central.

A toxoplasmose em mulheres grávidas, muitas vezes, determina quadro assintomático ou sintomas muito fugazes; no

Tabela 18.2
Reações de Sabin-Feldman Positivas, Referentes a 1.191 Homens e Mulheres de Diversas Populações e Considerados Normais

Populações	Homens			Mulheres		
	Números de Soros Examinados	Reações Positivas Números	%	Números de Soros Examinados	Reações Positivas Números	%
St. Louis	62	16	26	110	28	26
Portland	110	18	16	125	22	18
Pittsburg	75	24	32	69	27	39
Haiti	65	22	34	39	15	39
Nova Orleans	103	34	33	167	50	30
Honduras	133	83	62	133	87	65
Totais	548	197	36	643	229	36

Feldman & Miller, 1956 — positividade da reação igual ou maior que 1/16.

entanto, a infecção intra-uterina é a que geralmente maiores apreensões causa, pelo risco de lesões congênitas, resultantes principalmente da destruição do tecido nervoso no feto, que em algumas ocasiões podem estar representadas por microcefalia e cegueira, déficit mental com futuros problemas de comportamento, frisando a importância dos testes laboratoriais pré-natais para definir o estado imunitário da mãe frente a infecções que possam apresentar perigo ao feto.

As suspeitas de toxoplasmose ocular são grandes nos casos de retinocoroidite, mas a confirmação de ser o *T. gondii* responsável por esta manifestação clínica também dependerá da realização de técnicas laboratoriais e exame oftalmológico, pois o diagnóstico diferencial inclui mais de 15 doenças infecciosas oculares (como sífilis e herpes).

O diagnóstico clínico da toxoplasmose é, por vezes, *impreciso*, podendo assemelhar-se à mononucleose infecciosa e correlacionar-se com outros agentes infectantes; o exame clínico apenas sugere a eventualidade dessa etiologia, ficando a cargo do diagnóstico laboratorial e da precisa interpretação destes dados a confirmação de infecção toxoplasmótica.

DIAGNÓSTICO LABORATORIAL

A necessidade de confirmação laboratorial do *T. gondii* como agente etiológico causador de manifestações clínicas em pacientes com suspeita da infecção, a importância preventiva de soroconversão em gestantes, assim como os processos de possível reativação da doença em imunodeprimidos, além da realização de inquéritos epidemiológicos, são alguns quesitos que demonstram ser o diagnóstico laboratorial essencial para controle, critérios de tratamento, confirmação etiológica e diagnóstico preciso da toxoplasmose.

O diagnóstico laboratorial pode ser realizado tanto pela demonstração direta, busca e isolamento do coccídio (diagnóstico parasitológico), quanto por métodos indiretos de diagnóstico imunológico.

Diagnóstico Parasitológico

A pesquisa direta do *T. gondii* pode ser tentada a partir de diversos componentes orgânicos, tais como sangue, líquido cefalorraquidiano, saliva, escarro, medula óssea, cortes de placenta, assim como dos conteúdos coletados de infiltrados cutâneos, de manifestações exantemáticas, do baço, fígado, músculo e, especialmente, de gânglios linfáticos.

Uma porção do material obtido por punção ou biópsia deve ser injetada intraperitonealmente (após trituração do órgão quando necessário) em um grupo de quatro a seis camundongos albinos (animal de escolha por não sofrer de toxoplasmose como infecção natural de laboratório e pela sensibilidade que apresenta após inoculação). Gânglios linfáticos constituem estruturas bastante utilizadas em tentativas de diagnóstico através de inoculações, podendo ser triturados e, com solução fisiológica, estreptomicina e penicilina, injetados nos animais. Triturados de corte da placenta, também inoculados em camundongos, podem revelar infecção congênita. O exsudato peritoneal desses animais deve ser examinado depois de aproximadamente seis a 10 dias. Nem sempre o *T. gondii* é encontrado ao primeiro exame dos camundongos, sendo aconselháveis reinoculações, exigindo por vezes várias "passagens cegas" de animal a animal do líquido peritoneal e de órgãos dos roedores após trituração. O resultado pode ser considerado negativo quando os animais resistirem vivos por mais de seis semanas e os parasites não forem encontrados após oito a 10 passagens (Rey).

Outra parte do material colhido é fixada e sujeita a exame histopatológico (principalmente músculo, fígado, gânglios etc). Por terem certa semelhança morfológica com o *T. gondii*, cuidadoso diagnóstico diferencial das formas amatigotas do *Trypanosoma cruzi*, *Leishmania*, parasitismo (raro) pelo *Sarcocystis*, *Encephalitozoon*, *Histoplasma* e *Cryptococcus* deve ser atentamente considerado.

A semeadura do material infeccioso em cultura de tecidos é outra forma de diagnóstico da protozoose. Por ser um parasito intracelular obrigatório, o *T. gondii* desenvolve-se bem em meios que contenham embrião de galinha, células HeLa, fibroblastos humanos etc, não podendo ser cultivado em meios acelulares. O material semeado, após quatro dias, deve ser corado e observado ao microscópio. A presença de células infectadas ou toxoplasmas livres no meio indica positividade (Rey).

Métodos de coloração habitualmente utilizados são os de Leishman e Giemsa, além da *periodic acid-Schiff reaction* (PAS), hematoxilina-eosina, coloração argêntica, contraste por interferência, *wright* etc.

Pela semelhança morfológica já citada, o diagnóstico diferencial nos tecidos dos grupos de taquizoítos ou dos cistos de *T. gondii* é de grande importância, havendo necessidade de profundo conhecimento das características morfológicas do parasita e das peculiaridades da lesão tissular nas diferentes formas de infecção. Algumas características histológicas tintoriais, realizadas através de métodos de coloração habituais, ajudam nessa diferenciação. No entanto, quando amostras teciduais persistirem duvidosas, métodos imuno-histoquímicos, de pesquisa genômica do parasita (PCR) e análise ultra-estrutural realizada por microscopia eletrônica podem ser aplicados.

O ideal, quanto ao diagnóstico de laboratório da toxoplasmose, é a demonstração ou o isolamento do *T. gondii* como citado. Entretanto, a positividade dessas tentativas não é muito comum, sendo preciso reconhecer, realisticamente, que atualmente se dá destacada preferência aos exames que buscam revelar anticorpos. A manutenção de um ciclo de *T. gondii* feita através de inoculações intraperitoneais provindas do exsudato ou trituração de órgãos de outros animais infectados é de importância em laboratórios de investigação médica parasitológica, uma vez que proporciona material básico para realização de pesquisas experimentais de novos medicamentos, mecanismos de transmissão, estudos moleculares da estrutura genômica de taquizoítos e bradizoítos, assim como elucida processos de formação do vacúolo parasitóforo e a ineficácia da ação de lisossomas junto a este, averiguando processos de possíveis reativações da doença em casos de comprometimento do sistema imune etc.

DIAGNÓSTICO IMUNOLÓGICO

A produção de anticorpos pelo organismo infectado por taquizoítos, cistos ou oocistos é intensa e precoce. A resposta humoral com produção quase que simultânea de anticorpos das classes IgM (de curta duração) e IgG permite que os testes sorológicos assumam grande importância para o diagnóstico da doença e da infecção latente. Neste contexto, os dois tipos de anticorpos antitoxoplasma são amplamente utilizados: a) contra determinantes antigênicos de componentes menos solúveis da parede do parasita, interessando-nos especialmente imunoglobulinas da classe IgM (presente nas infecções agudas); b) contra substâncias mais solúveis, relacionadas principalmente com constituintes citoplasmáticos, especialmente imunoglobulinas da classe IgG (caracterizando infecção crônica).

A distinção sorológica entre toxoplasmose aguda ou pregressa assume grande importância clínica, ainda mais sabendo-se que só há risco de infecção congênita no período inicial da infecção, extremamente limitado, em que a gestante sorologicamente negativa passa a soropositiva, ficando sumamente importante demarcar esse período, ainda que de modo retroativo. Essa probabilidade felizmente existe e com grande chance de acerto, por meio da investigação dos diversos tipos de anticorpos antitoxoplasma presentes no soro, os quais podem ser detectados por diferentes provas. Informações irão depender não deste ou daquele procedimento isolado, mas de um conjunto de reações, cujos resultados precisam ser interpretados à luz do comportamento dos diversos anticorpos no curso da toxoplasmose.

Diversas provas sorológicas foram preconizadas para o diagnóstico da toxoplasmose, entre elas as seguintes: reação de neutralização; reação de Sabin-Feldman; reação de fixação de complemento; reação de hemaglutinação; reação de imunofluorescência; reação imunoenzimática *(enzyme linked immunossorbent assay* — ELISA).

Reação de Neutralização de Sabin

É executada na pele dorsal de coelhos. Soros com anticorpos específicos impedem o desenvolvimento de lesão provocada por inoculação intradérmica do parasita. A inoculação realizada somente com toxoplasmas determina uma zona eritematopapular ou papulonecrótica, enquanto que a existência no soro injetado de anticorpos toxoplasmóticos neutralizantes impede o aparecimento desta lesão cutânea (teste positivo). Esta prova não é praticamente mais utilizada hoje em dia, por não distinguir toxoplasmose-doença de infecção sem evidência de atividade. No entanto, observações de Sabin, calcadas nesse tipo de exame, forneceram certa base para o desenvolvimento do teste do corante.

Reação de Sabin-Feldman

Também conhecida como teste do corante ou *dye test*, é o processo sorológico clássico de diagnóstico da toxoplasmose. Sendo a primeira prova de alta sensibilidade a ser desenvolvida, mostrou-se capaz de evidenciar e quantificar, por diluição do soro, anticorpos "antiparede". Tem como fundamento o fato de que toxoplasmas do exsudato peritoneal de camundongos corados pelo azul-de-metileno, em meio alcalino (pH 11), vistos à microscopia óptica apresentam parasitas com intensa coloração que assumem forma arredondada ovóide, mas, quando incubados em presença do denominado fator acessório, o fenômeno é impedido pela presença de anticorpos específicos no sangue sob análise, os parasitas extracelulares perdem sua afinidade tintorial, ficando o núcleo corado, o citoplasma incolor e, morfologicamente, mais delgados, falciformes. O resultado imanente a cada determinação corresponde à diluição do soro que impede a coloração. O fator acessório é soro humano sem anticorpos, possuidor de propriedades capazes de tornarem possível a ocorrência do fenômeno básico da reação.

O teste do corante, de execução realmente trabalhosa e com baixo rendimento, encerra algumas dificuldades, como: necessidade de emprego de toxoplasmas vivos e infectantes, presentes no exsudato peritoneal de camundongos inoculados cerca de 48 horas antes; interferência do número de protozoários utilizados; influência do tamanho dos animais, uma vez que o uso dos maiores não é geralmente satisfatório; leitura microscópica dos materiais dos diferentes tubos, correspondentes às diferentes diluições; participação de fatores diferentes dos apontados, às vezes imponderáveis e nem sempre devidamente previsíveis; dependência da utilização de camundongos seguramente não-infectados; risco de contaminação laboratorial acidental; emprego do denominado fator acessório, de obtenção nem sempre fácil e, na verdade, não suficientemente bem conhecido; pouco prático no que concerne à realização de inquéritos; ao ser executado, necessita da elaboração bem recente de preparações indispensáveis, como a de azul-de-metileno, assim como tem na contagem de toxoplasmas, corados ou não, etapa realmente difícil e cansativa; sofre a influência de critérios de observação variáveis entre diferentes técnicos.

Mesmo entre tantas dificuldades, a reação de Sabin-Feldman é o esteio comparativo de todos os outros testes laboratoriais, sorológicos, preconizados para o reconhecimento da infecção devida ao *T. gondii,* como decorrência da confiança que inspira, tendo aplicabilidade para o diagnóstico perfeitamente válida, uma vez que possui boa reprodutibilidade, sem flutuações eventualmente significantes em interpretações de caráter prático, sendo aceito como padrão de sensibilidade e de especificidade para o diagnóstico da toxoplasmose.

Por ser um teste quantitativo, a diluição de 1/256 a 1/1.024 distingue os casos de toxoplasmose-infecção daqueles de toxoplasmose-doença. A intensidade das reações positivas rotineiramente demonstra elevados teores de anticorpos, alcançando, comumente, títulos de 1/8.000, a 1/256.000 porém resultados positivos com títulos mais elevados não são raros. Contudo, não notamos relação entre o grau de positividade do teste e a gravidade do comprometimento orgânico presente em casos de toxoplasmose, não existindo paralelismo entre gravidade da infecção e intensidade de positividade do *dye test*. A reação torna-se positiva precocemente na fase aguda, há aumento do título e futura estabilização em grau menor de positividade, talvez por toda a vida latente do protozoário.

Reação de Fixação do Complemento

Representa método diagnóstico trabalhoso e que sofre influxo de muitas variáveis, presentemente enveredando para o desuso. Para sua execução são empregados antígenos diversos, preparados segundo diferentes modalidades (suspensão de cérebro de coelho, ovos embrionados, membrana corioalantóide, exsudato peritoneal de camundongos, culturas de tecidos etc). A grande dificuldade na preparação e padronização destes antígenos representa entrave à utilização da técnica, que tem como fundamento a não-hemólise (reação positiva) ou hemólise (reação negativa) das hemácias de carneiro conjugadas a anticorpos preparados em coelhos, complexo denominado hemolisina (sistema indicador) frente ao soro humano (contendor ou não de anticorpos) para ligação ao complemento. A titulação precisa, tanto da hemolisina quanto do complemento (oriundo de cobaias), é outro fator delimitante para resultados confiáveis, assim como problemas de anticomplementaridade. Torna-se positiva pouco tempo depois da prova do corante (tendo relação, principalmente, com anticorpos "antiparede"), atinge títulos muito menos elevados (cifras superiores a 1/320, sugere resposta aguda da protozoose) que se negativam mais precocemente, sendo a reação negativa em infecções latentes. Isto posto, afigura-se método interessante quando aplicado em paralelo com a reação de Sabin-Feldman, distinguindo infecção recente (positiva nas duas reações) de infecção antiga (onde a prova do corante é mais positiva e a de fixação do complemento fracamente positiva ou mesmo negativa).

Reação de Hemaglutinação Indireta

É facilmente realizável, mas a reprodutibilidade dos valores fornecidos é irregular. O exame pode sofrer intervenção de substâncias antigênicas dos camundongos, e após o preparo dos elementos utilizados há obrigatoriedade de concretização da prova, uma vez que, por exemplo, o armazenamento de hemácias hidratadas ou a demora em seu manuseio durante o teste traduz-se em resultados não-confiáveis, se bem que hemácias sensibilizadas mediante utilização do ácido fórmico seriam convenientemente conserváveis. As hemácias, em estado de congelamento ou liofilizadas, podem ser guardadas, por muito tempo, em condições de serem aproveitadas a qualquer momento. A prova realizada em microtitulador de Takatsy, contendo placas escavadas, com orifícios em forma de "V" têm como princípio que: hemácias de aves sensibilizadas com extrato solúvel de trofozoítos de *T. gondii* formam suporte para ligação, possibilitando a formação de pontes moleculares na presença do anticorpo específico (aspecto de "tapete" de hemácias aglutinadas → resultado positivo). A ausência destes anticorpos no soro impossibilita formação das pontes antigênicas, facilitando sedimentação das hemácias (formação de "botão de hemácias" no fundo da placa → resultado negativo — Calich). Jacobs e Lund preconizaram a hemaglutinação para o diagnóstico da toxoplasmose, exame realmente mais simples do que o teste de Sabin-Feldman, tendo a virtude inegável de dispensar o uso de parasitas vivos contaminantes, apresentando ainda intenso paralelismo (quando realizada dentro de padrões de ordem técnica bem estabelecidos, tais como emprego de água tridestilada em aparelho de vidro e de tubos siliconizados) com o que revela o teste do corante. Além da ressaltada singeleza, tal teste possui outras vantagens, pois é de execução de baixo custo e permite satisfatória triagem. Ainda mais, com a cooperação do 2-mercaptoetanol que indica a IgM antitoxoplasma, uma vez que a hemaglutinação é uma prova "anticitoplasma", revelando maiores índices de IgG que descrevem fase crónica da doença.

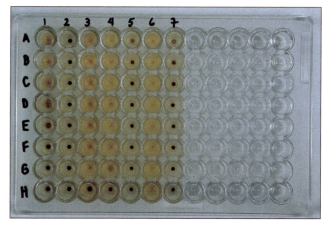

Fig. 18.13 — *Placa de hemaglutinação indireta. Números verticais representam diferentes pacientes e as letras suas respectivas diluições sorológicas. As diluições quantitativas iniciaram-se em 1/16, obedecendo razão 4 até o título de 1/4.096; em diante, razão 2 (como preconizado). Resultados: paciente 1 — título 1/4.096; paciente 2 — negativo; paciente 3 — título 1/32.000; paciente 4 — título 1/16.000; paciente 5 — título 1/16; paciente 6 — título ≥ 1/32.000; paciente 7 — título 1/16. (Documentação do Laboratório de Investigação Médica-Parasitologia da USP, São Paulo.)*

Provas de Imunofluorescência

Estão atualmente sendo bastante utilizadas no diagnóstico da toxoplasmose. De início, Goldman, dos Centers for Disease Control, nos Estados Unidos, preconizou técnica direta (que fornece resultados inconstantes) e, depois, canadenses julgaram mais apropriado processo indireto (claramente valioso, especialmente no sentido de revelar acometimentos associados a discretos números de parasitas). Após pesquisas realizadas no Instituto de Medicina Tropical de São Paulo, Camargo considerou que a prova de imunofluorescência pode ser indicada, com vantagens, como substituta da de Sabin-Feldman. Foram evidenciados sempre resultados iguais ou mais elevados, a favor dessa prova de aplicação mais recente, sendo de uma ou duas diluições séricas a diferença verificada em comparação ao *dye test*. A substituição do teste do corante pelo de imunofluorescência apresenta vantagens, consubstanciadas na facilidade de execução, na ausência de risco de infecção para os técnicos, na padronização mais fácil da reação fluorescente por intermédio de reagentes padronizados, por dispensar o uso do fator acessório e ter um rendimento superior.

Para realização da prova de imunofluorescência indireta, fixa-se à lâmina antígeno constituído de taquizoítos, sobre este o soro a ser testado e, após incubação (para reação antígeno/anticorpo), um antianticorpo (anti-IgG, anti-IgM etc.) fluorescente (que dá ao taquizoíto aspecto esverdeado fluorescente na reação positiva) de especificidade dirigida para os epítopos (IgG, IgM etc.) do anticorpo ligado ao antígeno. Este antianticorpo fluorescente, conhecido por conjugado, tem então especificidade para a imunoglobulina que se quer pesquisar (Calich), permitindo detectar qual classe de anticorpo está circulante no organismo, determinando a fase em que se encontra a infecção. Anticorpos IgM surgem primeiramente na circulação, seguidos rapidamente pelos da modalidade IgG, que pouco depois os alcançam e ultrapassam em quantidade. A negativação do teste de imunofluorescência (IgM) frequentemente se processa dentro de intervalo que vai de dois a oito meses, contados a partir do início da infecção (fase aguda), enquanto que os anticorpos IgG permanecem circulantes talvez por toda a vida do indivíduo. As diluições, em provas quantitativas, iniciam-se a 1/16 e, em seguida, obedecem à nezão 4, desta forma: 1/64, 1/256, 1/1.024 e 1/4.096. Para valores mais altos, elas são dobradas, a 1/8.000, 1/16.000, e assim por diante. A inexistência de anticorpos no soro, ponte de ligação antígeno/anti-anticorpo fluorescente, demonstra resultado negativo (taquizoíto aparece na lâmina com aspecto avermelhado).

A evidenciação, no soro, de anticorpos IgM antitoxoplasma proporciona subsídios valiosos quanto à identificação precoce de formas congênitas da doença, presta serviços de indiscutível valor em atividades assistenciais, epidemiológicas e outras. Há de salientar que se trata de técnica aplicável em situações apropriadas, uma vez que há necessidade de uso de aparelhagem conveniente e de alto custo, exige bom anticorpo, o isotiocionato de fluoresceína (conjugado) é adquirível por alto preço e sua titulação é de fundamental importância na reação, uma vez que podem se apresentar muito "carregados" em substâncias fluorescentes demonstrando

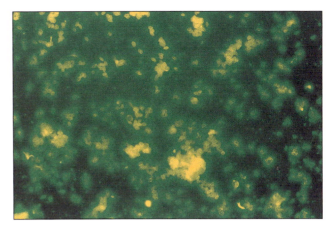

Fig. 18.14 — *Imunofluorescência indireta positiva. Microscopia óptica de fluorescência (x 400). (Documentação do Laboratório de Investigação Médica-Parasitologia da USP, São Paulo.)*

inespecificidade (caso sua diluição em azul-de-evans não esteja bem padronizada).

Reação de ELISA

Passou a constituir nova modalidade para o diagnóstico sorológico da toxoplasmose e diversas outras doenças. Os testes de ELISA (IgG e IgM) apresentam a mesma sensibilidade do de imunofluorescência indireta, enquanto que o ELISA apresenta maior sensibilidade para anticorpos da classe IgG frente aos métodos de hemaglutinação e fixação do complemento. Para anticorpos IgM, essas reações mostram sensibilidade semelhante, embora não apresentem grau de concordância significante. A reação indireta é desenvolvida em placas de plástico contendo séries de pocinhos onde os antígenos estão adsorvidos, sendo adicionados o soro-problema, anticorpos antiimunoglobulinas marcados com a enzima, substrato (substância reveladora, geralmente uma peroxidase, que forma um políimero intensamente colorido) e por fim um bloqueador que cesse o processo colorimétrico. Determinações podem ser feitas por leitura visual, mas o emprego da leitura espectrofotométrica fornece resultados mais precisos.

Diante do exposto, fica claro que os métodos de ELISA e imunofluorescência indireta específicos para anticorpos da classe IgM são mais indicados para detecção de infecção aguda, apresentando positividade oito a 12 dias após a contaminação, tendo pico de titulação em um mês e negativando-se após, aproximadamente, dois a oito meses.

Imunoglobulinas IgG são detectadas tanto por reações de ELISA e imunofluorescência indireta como por outros métodos (Sabin-Feldman, hemaglutinação indireta, fixação do complemento). A permanência de cistos latentes no organismo induz a um constante estímulo antigênico, revelado pela manutenção dos títulos sorológicos de anticorpos da classe IgG durante toda a vida do hospedeiro. No entanto, a coleta de duas amostras sanguíneas é indicada, principalmente a mulheres grávidas, que podem apresentar IgM já negativada na ocasião da coleta, o que não exclui a possibilidade, remota, de a infecção ter sido adquirida durante a concepção ou

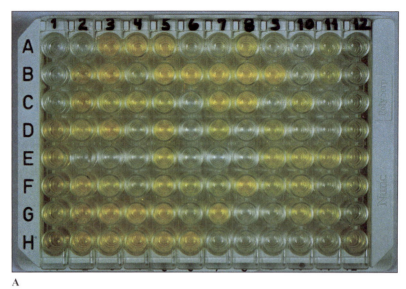

A

//////	1	2	3	4	5	6	7	8	9	10	11	12
A	neg.	neg.	+	+	+	neg.	neg.	+	neg.	neg.	+	neg.
B	neg.	+	+	neg.	+	+	+	+	+	neg.	+	neg.
C	neg.	+	+	+	+	neg.	+	+	neg.	+	neg.	neg.
D	+	+	+	neg.	+	neg.	+	neg.	+	neg.	neg.	+
E	+	neg.	neg.	neg.	+	neg.	neg.	neg.	+	+	+	+
F	+	+	+	neg.	+	+	+	+	+	+	neg.	+
G	+	+	+	+	+	neg.	+	neg.	neg.	+	+	neg.
H	+	+	+	+	+	+	neg.	neg.	neg.	neg.	neg.	+

B

Fig. 18.15 — *Placa de ELISA. Exame qualitativo.*

muito próxima desta. Assim, títulos permanentes ou decrescentes de IgG indicam toxoplasmose crônica, enquanto que títulos em constante ascensão, infecção aguda.

Exames laboratoriais oriundos de material fetal ou recém-neonato ilustram outro aspecto relevante quanto às provas sorológicas e imunoglobulinas encontradas. Como já citado (toxoplasmose congênita), a pesquisa de anticorpos IgM confirma infecção congênita fetal, uma vez que esta classe de anticorpos é produzida pelo sistema imune da criança, enquanto que a presença de IgG levanta hipótese de simples transmissão passiva de anticorpos maternos, não sendo, efetivamente, denunciadora de transmissão.

É importante frisar que, no líquido cefalorraquidiano das reações citadas, o teor de anticorpos revelado é por vezes claro, mas intensamente inferior aos títulos existentes no soro. As diferenças apuradas pelo *dye test*, por exemplo, evidenciam resultados de 2.000 a 8.000 vezes menores.

Outras provas sorológicas, como as de floculação, inibição de fluorescência, aglutinação e precipitação, não têm merecido uso amplo, em virtude de vários motivos e, sobretudo, como decorrência de pouca praticidade ou falta de segurança quanto aos resultados fornecidos.

Atualmente, a procura do parasita vem contando com novos recursos. A imunofluorescência, antes mencionada, provê especificidade e sensibilidade mas depende de equipamentos especiais e, todavia, não identifica elementos celulares. Por seu turno, a técnica imuno-histoquímica é vantajosa e cara. Por fim, a *polymerase chain reaction* (PCR) encontra-se em fase de melhor avaliação demarcando positividade ou negatividade, sem estabelecer localização, além de ser muito dispendiosa, requerer condições ambientais perfeitas para realização dos exames (facilmente contamináveis) etc. É imprescindível mencionar que exames neurológicos como a tomografia computadorizada e a ressonância magnética têm trazido valiosos recursos para o diagnóstico da neurotoxoplasmose, sobretudo em pacientes com AIDS, nos quais as provas sorológicas por vezes são inconclusivas.

A prova intradérmica da toxoplasmina é outro recurso laboratorial indicado para diagnosticar a infecção determinada pelo *T. gondii.* O antígeno respectivo é obtido a partir de ovo embrionado ou de exsudato peritoneal. A reação, de leitura tardia, em geral deve ser recomendada apenas para a consecução de inquéritos epidemiológicos, uma vez que a positividade não separa os casos de infecção dos de doença. Já foi percebida negatividade em casos comprovados de coriorretinite toxoplasmótica, além de infecções por protozoários do género *Leishmania, Trypanosoma cruzi* ou *Trypanosoma lewisi* poderem determinar positividade do teste. Atualmente recorre-se bem pouco à toxoplasmina, sendo preferidas determinações sorológicas para cumprir finalidades clínicas e epidemiológicas.

Os perfis sorológicos descritos constituem excelente auxílio diagnóstico, permitindo situar, com relativa segurança, o início de infecção pelo *T. gondii*. Diante de processo agudo, eles podem representar subsídio valioso, especialmente quando associados a cuidadosa anamnese. Por outro lado, contribuem de modo relevante para decidir sobre a oportunidade ou utilidade de prescrever terapêutica específica, porém ainda necessitando de dados mais claros e definitivos no âmbito da imunodepressão, principalmente entre resultados prévios e reativações, comuns na neurotoxoplasmose.

TRATAMENTO

Vários aspectos relacionados com o tratamento da toxoplasmose não se encontram ainda terminantemente solucionados, sendo ainda assunto controverso. Circunstância compreensível, uma vez que, por exemplo, a patogenia da infecção pelo *T. gondii* não está suficientemente definida e as bem conduzidas observações terapêuticas sobre esse processo mórbido são até agora pouco numerosas, não permitindo fixar normas quanto à posologia e à duração da terapêutica.

As drogas realmente efetivas são poucas e, por vezes, bastante tóxicas nas doses requeridas para o tratamento. Lembramos que estes medicamentos tidos como eficazes exercem ação sob os trofozoítos presentes em etapas agudas da doença, não tendo ação sobre os cistos, dificuldade digna de consideração, já que o estabelecimento de diagnóstico geralmente é tardio, quando lesões avançadas ou definitivas já estão instaladas, existindo ainda ocasiões de cura clínica espontânea em que a configuração etiológica da infecção pode vir a ser confirmada somente frente a um quadro de imunodeficiência, quando a reativação da doença pode já ter se instalado antes de dispormos de profilaxia medicamentosa benéfica nestes pacientes.

Os medicamentos eficazes no tratamento da toxoplasmose aguda advêm, principalmente, da combinação de sulfadiazina e pirimetamina. No entanto, drogas como a espiramicina, a clindamicina, as tetraciclinas, as sulfonas e o sinergismo de ação dos medicamentos antes citados demonstram boa eficácia no tratamento de pacientes imunodeprimidos, da coriorretinite, de formas severas (por exemplo, cardíaca e pulmonares) da doença, bem como na redução da patogenicidade da forma congênita (em especial das subclínicas) e na diminuição da frequência da transmissão da infecção ao feto, assim como da gravidade desta, quando são tratadas precocemente gestantes com primoinfecção.

FORMAS CLÍNICAS DA TOXOPLASMOSE E SUA TERAPÊUTICA

Doença Adquirida em Pacientes Imunocompetentes

Sendo a *forma linfoglandular* de evolução autolimitada e benigna, existe muita polémica quanto à possível utilidade da terapêutica específica. Muitas vezes, inclusive, o diagnóstico só é obtido quando a doença já está em defervescência. No entanto, atualmente, especialistas tendem a indicar terapêutica antitoxoplasmótica a todos os pacientes com esta modalidade da doença em fase aguda, principalmente pelo possível benefício em reduzir o risco, mesmo que infrequente, do aparecimento, às vezes tardio, do acometimento ocular (uma vez que não é impossível prever quais pacientes apresentarão coriorretinite na sua evolução). Indica-se associação de pirimetamina-sulfadiazina ou a espiramicina por quatro a seis semanas. Indivíduos em fase crónica da infecção geralmente dispensam tratamento, visto que as drogas não agem sobre cistos.

O tratamento *da forma ocular* adquirida, assim como o da congênita, tem por objetivo evitar a necrose da retina, destruindo o toxoplasma e bloqueando a inflamação e seus efeitos indesejáveis. É realizado sempre com drogas antitoxoplasmóticas e, nos casos mais graves, empregam-se também corticóides por via sistêmica. Pelo perigo de levar à piora do sistema imune e da necrose retiniana, os esteróides injetáveis de depósito e aplicação periocular são proibidos, bem como o uso de corticóide sistêmico sem a cobertura simultânea com antitoxoplasmóticos. As drogas são as mesmas utilizadas no tratamento de toxoplasmose extra-ocular, mas são mantidas enquanto durar o tratamento com corticóides e por mais tempo, no caso de recidivas frequentes, para diminuir o risco. Os colírios de midriáticos e esteróides são usados no controle da iridociclite eventualmente presente. A fotocoagulação e a crioterapia podem ser utilizadas excepcionalmente em casos crônicos, refratários e para tentar evitar recidivas, mas, apesar de não terem eficiência comprovada, podem levar a complicações.

Outros acometimentos (cardíaco, pulmonar, hepático, muscular, disseminado) ocorrem raramente em pacientes imunocompetentes. No entanto, podem assumir características de gravidade considerável, apresentando boa resposta ao tratamento específico, que aqui será preferencialmente pela associação pirimetamina-sulfadiazina.

Doença Adquirida em Pacientes Imunodeprimidos

A associação pirimetamina-sulfadiazina continua a constituir a opção terapêutica preferencial, sendo necessário empregar, no tratamento de ataque, sempre doses plenas da pirimetamina e em administrações diárias. Dependendo da evolução clínica, manutenção da medicação por tempo mais prolongado pode ser necessária. As manifestações alérgicas (à sulfadiazina) e a toxicidade hematológica (pela pirimetamina) são frequentes, podendo colaborar na prevenção e controle deste último inconveniente o uso de ácido folínico, mas as manifestações alérgicas severas pelo sulfamídico obrigam à interrupção do seu uso. A clindamicina tem sido uma importante alternativa terapêutica quando da impossibilidade de uso de sulfamídicos. Geralmente empregada por via endovenosa, possui maior utilidade quando associada à pirimetamina. A espiramicina não tem se revelado útil nesta modalidade da doença.

A toxoplasmose ocular em pacientes com AIDS costuma recidivar logo, com a suspensão das drogas antitoxoplasmóticas, estando pois indicado seu uso contínuo.

A neurotoxoplasmose constitui uma infecção oportunista muito comum nos pacientes com AIDS. Quando esta forma cerebral for acompanhada de intenso edema, com risco de herniação, indica-se o uso de corticosteróides, que deverão ser rapidamente suspensos após obtido o efeito desejado.

A frequência com que ocorrem recidivas torna obrigatório, após o tratamento de ataque, que se institua uma terapêutica de manutenção por tempo indefinido. Aqui, doses menores serão suficientes: 50 mg de pirimetamina a cada três dias, 2 a 3 g diários de sulfadiazina, 900 a 1.200 mg/dia de clindamicina (por via oral).

Infecção Primária Durante a Gestação

O tratamento precoce da grávida com primoinfecção toxoplasmótica é bastante útil no sentido de reduzir o risco de transmissão para o feto ou diminuir a gravidade do acometimento deste. Antes, a única droga preconizada era a espiramicina, pela sua virtual ausência de riscos para o feto. Atualmente, associa-se pirimetamina-sulfadiazina durante a gestação, pondo-se de lado seus efeitos teratogênicos e/ou tóxicos (na realidade menos comuns do que se supunha), diante da superioridade dos benefícios observados. Assim, costuma-se indicar esquemas alternados de pirimetamina-sulfadiazina, por três a quatro semanas, e espiramicina por igual período, desde o momento do diagnóstico até o final da gestação.

Doença Congênita

Também aqui é nítido o benefício do tratamento específico, reduzindo a gravidade das manifestações ativas, a frequência e a intensidade de acometimentos mais tardios. Esquemas alternados de pirimetamina-sulfadiazina e espiramicina são indicados até o final do primeiro ano de vida, quando a imunidade da criança já está mais desenvolvida. Preconiza-se, ainda, uma ou duas séries terapêuticas no segundo ano de vida.

PROFILAXIA

É possível, de maneira muito sumária, entender a toxoplasmose-doença em quatro diferentes contextos clínicos (Van Voorhis, 1990):
— adquirida em indivíduos imunocompetentes;
— doença adquirida ou reativada em indivíduos imunodeprimidos;
— doença ocular, que parece ser consequência da coriorretinite adquirida por via congênita, excepcionalmente sendo adquirida no período pós-natal;
— doença congênita.

Trabalhos educativos em toda a população, para limitar a convivência com felídeos e o consumo de carne e derivados mal cozidos, assim como instruções para remoção cuidadosa das fezes dos animais (usando luvas), desinfecção do local onde foram depositadas (evitando a maturação dos oocistos), cocção dos alimentos por pelo menos 60°C por 20 minutos com garantia de que o calor penetre igualmente no alimento (diferente do que ocorre em churrascos, nos quais o costume de fatiar e consumir a carne à medida que ela é preparada garante menor temperatura em sua face interna) seriam algumas formas primárias de eficaz profilaxia da

Tabela 18.3
Medicamentos Empregados no Tratamento da Toxoplasmose e Esquemas Posológicos Habituais

Medicamentos	Adultos	Crianças
1. Pirimetamina	50-75 mg/dia, nos primeiros dias 25mg/dia a seguir[1] Uma só tomada oral diária	1 mg/kg/dia, nos primeiros dias 0,5-1,0mg/kg/dia a seguir[1]
2. Sulfadiazina	4-6 g/dia Dose diária subdividida em 4 administrações orais	100 mg/kg/dia
3. Espiramicina	3 g/dia Dose diária subdividida em 4 administrações orais	40-50 mg/kg/dia
4. Clindamicina	2.400 mg/dia Dose diária subdividida em 3-4 administrações endovenosas[2] 600-900 mg/dia Dose diária subdividida em 3-4 administrações orais[3]	60mg/kg/dia 30mg/kg/dia
5. Dapsona	100 mg/dia Uma só tomada oral diária[4]	
6. Atovaquona (566C80)	2.250 mg/dia Dose diária subdividida em 3 administrações orais[5]	

1. Pirimetamina e sulfadiazina, pelo seu efeito sinérgico, devem ser utilizadas, preferencialmente, em associação. Pela meia-vida longa da pirimetamina (± 4 dias), há tendência hoje a espaçar tomadas para cada 2-3 dias nas formas menos graves da doença.
2. No tratamento das formas graves, em particular da toxoplasmose cerebral de pacientes acometidos pela síndrome da imunodeficiência adquirida. De preferência, associar à pirimetamina.
3. No tratamento das formas oculares de pacientes imunocompetentes.
4. De preferência, associar à pirimetamina.
5. Ainda não disponível comercialmente no Brasil.

doença em todos os grupos de indivíduos citados, uma vez que inquéritos sorológicos, realizados indiscriminadamente em toda a população, tornam-se dispendiosos.

Outras vantagens da prevenção são diferentes em cada uma destas quatro eventualidades. Assim, não há muitas razões para primeiramente efetuar a prevenção da doença adquirida em adultos imunocompetentes, uma vez que a grande maioria dos casos evolui espontaneamente para a cura.

No caso de doença em indivíduos imunodeprimidos, a toxoplasmose se reveste de características de maior gravidade; nestes pacientes, tipicamente, os testes diagnósticos não são fidedignos e raramente mostram IgM na fase aguda da doença (Brown e cols., 1991; Lowenberge cols., 1982; Hakes & Armstrong, 1983) e alguns adquirem doença grave com sorologia totalmente negativa. Assim, a imensa maioria dos casos é tratada empiricamente, e a doença, quando possível, documentada histologicamente (Luft & Remington, 1988). Nessa população, a profilaxia seria importante, havendo tempo útil para tanto. O mesmo se diga de transplantes, em que a toxoplasmose pode ser fatal.

A grande indicação da prevenção da toxoplasmose inegavelmente se refere à forma congênita, na qual o risco se correlaciona à forma aguda da doença na mãe (pela presença de taquizoítos capazes de atravessar a barreira placentária), sendo muito raro, embora possível, transmissão da doença em mais de uma gravidez (Desmonts e cols., 1990). Isto significa poder evitar doença grave, potencialmente fatal ou causadora de distúrbios sérios, incluindo deficiência mental, desde que se evite que a mãe soronegativa adquira a forma aguda da doença na gravidez, já que a indicação de abortamento por fetopatia no Brasil ainda não é legal. A tática mais recomendada é a sorologia inicial e, se a mulher for negativa, acompanhamento sorológico a cada trimestre, aliado a profilaxia primária (orientação quanto a contato com felinos e dietética). Se houver evidência de infecção pelo toxoplasma na gravidez, o tratamento da mãe é crucial.

Como tudo em saúde pública inclui análises claras da relação custo/benefício conforme as condições socioeconômicas do país, o diagnóstico da toxoplasmose pode ser feito com testes relativamente baratos, mas uma certeza diagnostica hoje pode compreender coisas tão caras como estudos com a PCR no soro fetal. O tratamento precoce da mãe e das crianças que nascem com toxoplasmose congênita e estão assintomáticas também deve ser feito, já que isto redunda em possível melhora do quociente de inteligência no futuro destas crianças. Assim, tanto os inquéritos sorológicos como as condutas de tratamento são justificáveis e economicamente viáveis, trazendo grandes benefícios à sociedade, evitando, através da prevenção, um grande contingente de crianças com deficiência mental e coriorretinite nas populações.

BIBLIOGRAFIA

1. Amato Neto V, Servolo de Medeiros EA, Levi GC, Seixas Duarte MI. Toxoplasmose, 4ª ed. São Paulo. Editora Sarvier, 1995.
2. Calich VLG, Vaz CAC. Imunologia Básica, 1ª ed. Livraria Editora Artes Médicas Ltda., 1989.
3. Pessoa SB, Martins AV. Parasitologia Médica, 11ª ed. Rio de Janeiro: Editora Guanabara Koogan S.A, 1982.
4. Rey L. Parasitologia, 2ª ed. Rio de Janeiro. Editora Guanabara Koogan S.A, 1991.
5. Tosta CE. Progressos na Imunologia das Parasitoses. Sociedade Brasileira de Medicina Tropical de Brasília, 1977.
6. Veronesi R. Doenças Infecciosas e Parasitárias. 1ª ed. Rio de Janeiro: Editora Guanabara Koogan S.A, 1982.
7. Zaman V. Atlas de Parasitologia Clínica. Madri, Editora Medicina Panamericana, 1979.

19 Isosporíose

Sérgio Cimerman
David Salomão Lewi
André Vilella Lomar
Benjamin Cimerman

HISTÓRICO

A isosporíase é uma doença parasitária determinada por um esporozoário — *Isospora belli* —, descrito pela primeira vez em 1915 por Woodcook e, posteriormente, por Wenyon em 1923[1].

Patologia rara até o aparecimento da síndrome de imunodeficiência adquirida, com os primeiros casos, no Brasil, em São Paulo (1925, 1928, 1934 e 1936) e Minas Gerais (1939 e 1940)[2].

MORFOLOGIA

É um coccídeo que apresenta um oocisto elíptico com dimensões de 22 x 15cm de diâmetro, contendo em seu interior dois esporocistos com quatro esporozoítos[3] (Fig. 19.1).

A classificação taxonômica do *Isospora belli* é a seguinte[4]:
— sub-reino: Protozoas;
— filo: Apicomplexa;
— classe: Esporozea;
— subclasse: Coccidia;
— ordem: Eucoccidica;
— subordem: Eimeriina;
— família: Eimeriidae;
— gênero: Isospora.

BIOLOGIA[3,4]

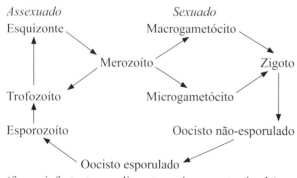

(forma infectante em alimento ou água contaminada)

Quando o homem é exposto aos oocistos de *Isospora belli*, pela água ou alimento contaminados, esporozoítos são liberados e ocorre esporulação dentro do lúmen do intestino delgado. Os esporozoítos invadem as células absortivas intestinais, ocorre a fase de maturação dentro dos trofozoítos e começa a fase assexuada do ciclo de vida do parasito ou esquizogonia. Números variáveis de merozoítos são liberados para esquizontes maduros e invadem outras células absortivas. Múltiplos ciclos assexuados levam a um aumento importante do número de trofozoítos, esquizontes e merozoítos. Quando estes invadem a célula epitelial intestinal, alguns merozoítos podem transformar-se em microgametócitos ou macrogametócitos, fazendo com que inicie o ciclo de vida sexuado ou gametogonia. Quando ocorre a fertilização entre o microgametócito e o macrogametócito, o zigoto é produzido. O zigoto desenvolve uma parede cística e é expulso, desenvolvendo-se em oocisto não-esporulado e não-infeccioso.

Depois de alguns dias, em um ambiente externo adequado, resultará em oocistos esporulados infectantes, contendo dois esporocistos, cada um com quatro esporozoítos.

PATOGENIA

Graças aos avanços diagnósticos, como a biópsia de mucosa em intestino delgado, podem ser estudados com mais detalhes os achados morfológicos da infecção pela *Isospora belli*.

Através da microscopia óptica, as biópsias podem revelar desde enterites leves com desarranjo mínimo da arquitetura da mucosa intestinal até quadros severos com encurtamento das vilosidades, diminuindo o tamanho das células absortivas e hiperplasia de criptas[4,5].

Normalmente, a lâmina própria apresenta um infiltrado inflamatório de eosinófilos, neutrófilos, linfócitos, levando à síndrome de má absorção intestinal[4,5].

EPIDEMIOLOGIA

Atinge áreas tropicais e subtropicais, sendo endêmica na América do Sul, Africa e Sudoeste Asiático[6]. Apresenta

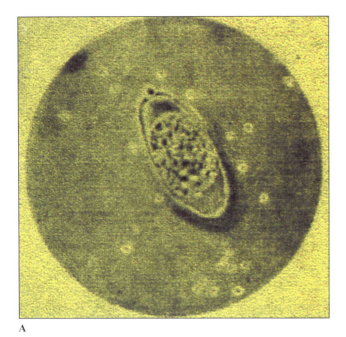
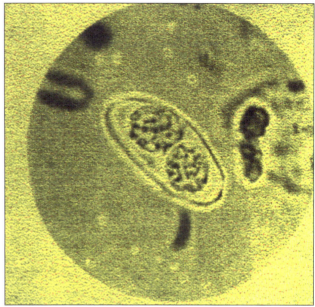

A B

Fig. 19.1 — *Oocisto de Isospora belli.*

ocorrência de 15% no Haiti[6], 0,2% nos Estados Unidos[7] e 0,7% no Brasil[8].

Cifras mais elevadas de isosporíase são reportadas no Brasil, em São Paulo. Cimerman, em 1998, observou a prevalência de 2% em pacientes com AIDS, porém, na vigência de diarreia, estes índices subiram para 7%[9].

A baixa prevalência de isosporíase em nosso meio pode ser justificada pela profilaxia para pneumocistose, com sulfametoxazol-trimetoprim, que os pacientes com AIDS realizam durante o curso da doença, sendo o patógeno sensível a este antibiótico[10].

DIAGNÓSTICO CLÍNICO

A infecção é adquirida através da ingestão de alimentos e água contaminados por oocistos de *Isospora belli,* e em raríssimas ocasiões por acidentes em laboratório[3].

O período de incubação da doença é ao redor de uma semana, sendo geralmente assintomática ou cursando com diarreia autolimitada em pacientes imunocompetentes, caracterizando desta forma um quadro benigno.

Em pacientes imunocomprometidos, o quadro diarréico é marcante, acompanhado de febre, cólicas intestinais, anorexia, dores abdominais e emagrecimento[11].

A isosporíase pode apresentar quadros de disseminação extra-intestinal, acometendo linfonodos mesentéricos, periaórticos, mediastinais e traqueobrônquicos[12,13]. Disseminação em fígado e baço também foi observada[14]. Pode também estar relacionada a doença biliar, originando quadros de colecistite acalculosa[15].

DIAGNÓSTICO LABORATORIAL

É baseado no achado de oocistos elípticos de *Isospora belli* nos espécimes fecais.

Vários métodos coproparasitológicos podem ser empregados, como o exame direto a fresco e métodos de enriquecimento, como o de Faust e cols. e o de Hoffman, Pons e Janer[3].

Técnicas especiais de coloração fazem-se necessárias para melhor visualização dos oocistos. Utiliza-se a de Kinyoun ou Ziehl-Nielsen modificado, na qual os oocistos tingem-se de coloração vermelha (Fig. 19.2), e a técnica de auramina-rodamina, com visualização de cor amarelo-esverdeada. O inconveniente desta técnica é a necessidade de microscopia de fluorescência, não-habitual nos laboratórios de parasitologia[3,16].

Para realizar o diagnóstico pode-se valer ainda de método invasivo, como a biópsia jejunat[2,3].

Cristais de Charcot-Leyden nas fezes e eosinofilia periférica são achados frequentes, no diagnóstico da isosporíase[11].

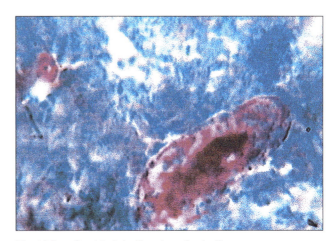

Fig. 19.2 — *Oocisto I. belli, coloração de Kinyoun.*

TRATAMENTO

A recomendação terapêutica é o emprego do sulfametoxazol-trimetoprim por um período de 10 dias, seguido de esquema profilático por mais três semanas, levando à diminuição do número de evacuações e recuperação do peso corporal[10].

Nos quadros recidivantes ou em pacientes não-respondedores faz-se necessária a instituição de outras drogas, como a primimetamina isolada ou associada à sulfadiazina[17], roxitromicina[18] e metronidazol[19]. Outros antibióticos, como tetraciclina, ampicilina, nitrofurantoína, quinacrina e furazolidona, já foram utilizados, porém sem sucesso terapêutico[7].

PROFILAXIA

É a mesma que para todas as protozooses intestinais, isto é[3]:
— fazer uso apenas de água tratada com cloro ou fervura;
— higiene dos alimentos, sobretudo frutas e verduras. Instruir os manipuladores;
— construir fossas sanitárias para eliminação adequada dos dejetos humanos.

BIBLIOGRAFIA

1. Wenyon CM. Coccidiosis of cats and dogs and the status of the Isospora of man. Ann Trop Med Parasitol 17:231-76, 1923.
2. Huggins DW, Peixoto VF, Abath Filho EF et al. Isosporíase. In: Castro LP. Cunha AS, Rezende JM. Protozooses Humanas. São Paulo: Fundo Editorial BYK, 1ª ed. 171-80, 1994.
3. Lindsay DS, Dubey JP, Blagburn BL. Biology of isospora sp. from humans, nonhuman primates, and domestic animals. Clin Microbiol Ver 10:19-34, 1997.
4. Marcial-Seoane MA, Serrano Olmo J. Intestinal infection with Isospora belli. PR Health Sci J 14:137-40, 1995.
5. Lew EA, Poles MA, Dieterich DT. Diarrheal diseases associated with HIV infection. Gastroenterol Clin North Am 26:259-90, 1997.
6. Soave R, Johnson WD. Cryptosporidium and Isospora belli infections. J Infect Dis 157:225-9, 1988.
7. De Hovitz JA, Pape JW, Boncy M, Johnson Jr WD. Clinical manifestations and therapy of Isospora belli infection in patients with the acquired immunodeficiency syndrome. N Engl J Med 315:87-90,1986.
8. Brasil MS. Programa Nacional de DST/AIDS. Associação Brasileira Interdisciplinar de AIDS/(ABIA). Bol Epidemiol (AIDS), 10:1-50, 1997.
9. Cimerman S. Prevalência de parasitoses intestinais em pacientes portadores de síndrome da imunodeficiência adquirida (AIDS). [Tese de Mestrado — Universidade Federal de São Paulo — Unifesp/EPM]. São Paulo: 125p, 1998.
10. Pape JW, Verdier RI, Johnson Jr WD. Treatment and prophylaxis of Isospora belli infection in patients with the acquired immunodeficiency syndrome. N Engl J Med 320:1044-7, 1989.
11. Mannheimer SB, Soave R. Protozoal infections in patients with Aids. Infect Dis Clin North Am 8:483-97, 1994.
12. Restrepo C. Macher AM, Radany EH. Disseminated extraintestinal isosporiasis in a patient with acquired immune deficiency syndrome. Am J Clin Pathol 87:536-42, 1987.
13. Michies JF, Hofman P, Bernard E et al. Intestinal and extraintestinal Isospora belli infection in an Aids patient — a second case report. Pathol ResPract 190:1089-93, 1994.
14. Benator DA, French AL, Beaudet LM et al. Isospora belli infection associated with acalculous cholecystic in a patient with Aids. Ann Inter Med 121:663-4, 1994.
15. Bernard E, Delgiucide P, Carles M et al. Disseminated isosporiasis in an Aids patients. Eur J Clin Microbiol Inf Dis 16:699-701, 1997.
16. Kaminsky RG. Técnicas para laboratório de atención primária de salud. Manual de parasitologia. Honduras: Organización Panamericana de la Salud, 100p, 1996.
17. Ebrahimzadeh A, Bottone EJ. Persistem diarrhea caused by Isospora belli: therapeutic response to pyrimethamine and sulfadiazine. Diag Microbiol Infect Dis 26:87-9, 1996.
18. Musey KL, Chidiac C, Beacauire G et al. Effectiveness of roxithromycin for heating Isospora belli infection. J Infect Dis 158:646, 1988.
19. Forthal D, Guest SS. Isospora belli enteritis in three homosexual men. Am J Trop Med 33:1060-4, 1984.

20 Sorcocistose

Fenando Lopes Gonçales Júnior
Raquel Silveira Bello Stucchi Boccato

ASPECTOS GERAIS

Em 1884, Miescher observou, pela primeira vez, a presença de cistos de *Sarcocystis* na musculatura esquelética de ratos. A partir de então, este protozoário tem sido encontrado em animais domésticos e silvestres em todo o mundo[8].

A importância desta "zoonose" foi estabelecida com o reconhecimento de duas espécies que podem causar doença em seres humanos: *Sarcocystis hominis* (originário do gado) e *Sarcocystis suihominis* (originário do porco).

O homem é o hospedeiro definitivo das duas espécies que podem causar alterações do trânsito intestinal. Para outras espécies de *Sarcocystis*, entretanto, o ser humano é o hospedeiro intermediário[21]. Nesta situação, este protozoário é encontrado formando cistos entre fibras musculares, principalmente as do diafragma, língua, coração e musculatura estriada das extremidades[1,9,10,13,15,20,21].

Desde 1893, quando foi relatado o primeiro caso de sarcocistose muscular em humanos[2], até recentemente, outros 54 casos de acometimento muscular foram descritos. Destes, em cinco casos havia acometimento da musculatura cardíaca, e em 49, da musculatura esquelética. A sarcocistose muscular humana, portanto, parece ser de ocorrência rara, tendo a maior parte dos casos sido descrita no Sudeste Asiático[1,2,6,10,21].

AGENTE ETIOLÓGICO

A família *Sarcocystidae*, do filo *Apicomplexa* agrupa numerosos organismos, entre eles os do gênero *Sarcocystis*[4]. Cento e vinte e seis espécies de *Sarcocystis* foram descritos e em apenas 56 delas tanto o hospedeiro definitivo quanto o intermediário são conhecidos[12,20]. As espécies de *Sarcocystis* têm sido caracterizadas pela morfologia de seus cistos, que se desenvolvem tipicamente na musculatura estriada dos hospedeiros intermediários[4].

Este protozoário apresenta, em geral, um ciclo vital com dois hospedeiros obrigatórios. Este ciclo envolve a reprodução sexuada (gametogonia, seguido por esporogonia) no intestino de carnívoros ou onívoros e um ciclo assexuado (esquizogonia) nos tecidos do hospedeiro intermediário (herbívoros)[20]. Os esporocistos são eliminados nas fezes dos animais infectados (hospedeiros definitivos) e ingeridos por herbívoros. Os esporozoítas iniciam, então, a reprodução assexuada em células do sistema retículo-endotelial (usualmente nas células endoteliais dos vasos sanguíneos), em quase todos os tecidos e órgãos[12]. Uma vez tendo atingido o tecido muscular, os merozoítos se transformam nos chamados sarcocistos, que contêm milhares de cistozoítos. Quando o tecido muscular acometido é ingerido por um predador, os cistozoítos são liberados, penetram no intestino e desenvolvem-se em micro-e macrogametócitos. Cerca de cinco dias depois, os oocistos iniciam o processo de esporulação. O oocisto contendo dois esporocistos (cada um com quatro esporozoítas) progressivamente migra para a luz intestinal e se mistura com as fezes (Fig. 20.1).

A infecção muscular é adquirida, portanto, pela ingestão dos esporocistos encontrados em fezes de um carnívoro infectado.

EPIDEMIOLOGIA

A infecção animal pelo *Sarcocystis* tem distribuição universal. No Japão, a prevalência da infecção no gado de corte tem variado de 15% a 100%. Nos EUA, 5% dos rebanhos bovinos que são sacrificados por mielite eosinofílica apresentam-se infectados pelo *Sarcocystis*[14,18]. Na Nova Zelândia, no período de 1983/1984, em 100% do gado abatido foram encontrados os cistos musculares[3]. Na Austrália, a prevalência deve ser menor que 3,6%[19]. No Tibete, os esporocistos de *Sarcocystis* foram encontrados em cerca de 22% das amostras de fezes de 926 pessoas pesquisadas, sendo também notada a presença destes cistos em 42% das carnes vendidas nos mercados[13].

A prevalência da miosite por *Sarcocystis* no ser humano é muito baixa. Em revisão de necropsias realizadas em Sacramento (EUA), nenhum caso de sarcocistose muscular foi encontrado. Na Dinamarca, 3,6% dos tecidos diafragmáticos examinados foram positivos pela triquinoscopia. Na

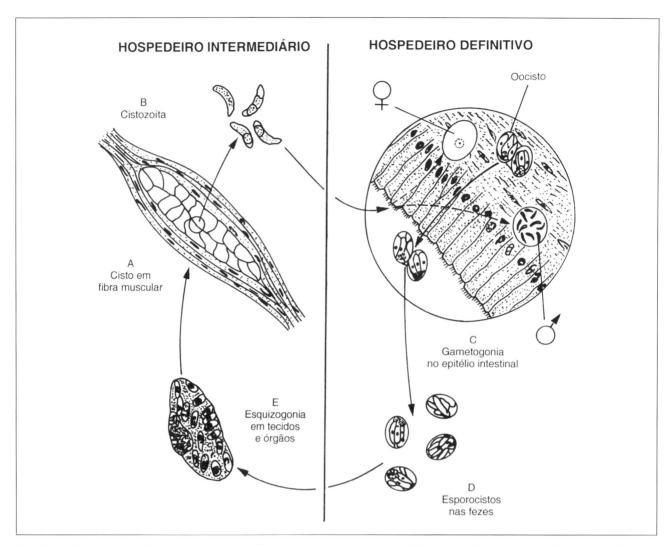

Fig. 20.1 — *Sarcocystis fusiformis: ciclo de vida. Os cistos teciduais musculares (A), que contêm cistozoítos (B), são ingeridos pelo hospedeiro definitivo. Os cistozoítos amadurecem (C) na parede intestinal (os parasitas foram representados em maior escala em relação às células epiteliais). Os oocistos migram até a luz intestinal (D). Quando ingeridos, os esporozoítos dos esporocistos iniciam a reprodução assexuada (E) nas células retículo-endoteliais do hospedeiro intermediário. Os merozoítos penetram nos tecidos musculares, formando cistos (segundo Markus MB et al., 1974[12].*

Irlanda, nenhum caso foi observado em 50 autópsias, com estudo detalhado do diafragma e da língua. A pesquisa sistemática dos cistos de *Sarcocystis* na língua, em necropsias realizadas rotineiramente na população urbana da Malásia, identificou 21% de casos positivos. Esta alta prevalência pode ser devida à localização preferencial destes parasitas na língua, mas pode também refletir uma alta prevalência local, uma vez que 40/70 casos publicados de sarcocistose muscular humana procedem do Sudeste Asiático[20,21].

Cabe salientar que os dados de prevalência de infecção pelo *Sarcocystis* podem estar subestimados, pelo fato de não serem os tecidos musculares habitualmente examinados durante os procedimentos rotineiros de necropsia.

QUADRO CLÍNICO

A patogenicidade do *Sarcocystis* nos animais difere dependendo do estágio de desenvolvimento do parasita. As formas taquizoítas ocasionam infecção aguda, enquanto os bradizoítas causam infecção crônica. A patogênese da infecção aguda tem sido demonstrada experimentalmente pela inoculação de esporocistos no gado e em porcos, nos quais quadros clínicos de infecção aguda também têm sido observados. A patogênese da infecção crônica tem sido considerada como secundária à degeneração dos cistos no tecido muscular, embora vários fatores relacionados com este acometimento permaneçam desconhecidos[18].

A correlação entre a infecção pelo *Sarcocystis* e mielite eosinofílica tem sido sugerida em muitos trabalhos. Nos EUA, 5% do gado de abate, condenado por esta doença, apresenta infecção pelo *Sarcocystis*[7,17].

A maioria dos casos de sarcosporidiose muscular humana não causa sintomatologia clínica ou o faz de maneira leve. Algumas vezes parece estar associado a sintomas gerais, a miosites localizadas ou, mais raramente, a polimiosites. Além disso, podem aparecer quadros de miocardiopatia e, muito raramente, broncoespasmo. Não se conhecem os fatores responsáveis pela sintomatologia clínica, porém se sabe que os cistos podem sobreviver vários anos na musculatura humana sem causar reação inflamatória pericística e podem, eventualmente, produzir uma substância tóxica. Os cistos musculares podem ser encontrados nos músculos esqueléticos das extremidades, no diafragma, no abdome, no tórax, na laringe, na língua e ainda na musculatura cardíaca[2,5,6,7,9,10,15,17,20,21].

O ser humano, que pode ser hospedeiro intermediário ou definitivo, dependendo da espécie de *Sarcocystis* infectante, apresenta sarcocistose muscular ou intestinal, respectivamente. Estas duas formas de sarcocistose humana (intestinal e muscular) são usualmente leves e assintomáticas[12].

Vários casos de sarcocistose muscular humana foram diagnosticados em associação com neoplasias[15]. Talvez isto tenha ocorrido porque os tecidos sob suspeita de neoplasia sejam analisados com mais rigor que outros tecidos biopsiados. Outros estudos, entretanto, são necessários para determinar se existe associação ou não entre a infecção pelo *Sarcocystis* e o desenvolvimento destas doenças.

Gupta *et al.* descreveram um caso de sarcocistose que se apresentou com sintomas de dermatomiosite e infecção do trato urinário. Entretanto, não havia qualquer evidência de que a infestação pelo protozoário fosse a causadora das anormalidades[1,10].

Ao relatar um caso de miosite eosinofílica com a presença de sarcocistos, Enden[20] discute qual seria o real papel do *Sarcocystis* no desenvolvimento da mesma, uma vez que o paciente já se encontrava assintomático na ocasião em que o diagnóstico de sarcocistose foi realizado.

DIAGNÓSTICO

As formas intestinais podem ser diagnosticadas através da pesquisa dos esporocistos ou oocistos nas fezes. As formas musculares são diagnosticadas através da biópsia dos músculos acometidos.

Os cistos são, em geral, cilíndricos e alongados, com diâmetro variando de 60-200 μ, e comprimento de 400-1.000 μ, podendo algumas vezes alcançar alguns milímetros. Estes cistos podem também apresentar membrana limitante hialina e radialmente estriada, através da qual surgem finos septos que dividem o cisto em compartimentos. No interior do cisto aparecem os esporozoítas, ou corpúsculos de Rainey, de forma arredondada, ovalada, alongada ou, mais tipicamente, em meia-lua, medindo de 4-10 μ por 12-16 μ[9,20].

Os cistos, entretanto, não provocam qualquer resposta inflamatória do hospedeiro. Não existem evidências histológicas de infiltrações celulares circundando os mesmos nas fibras musculares. Estas também não evidenciam qualquer alteração patológica[15].

Os exames laboratoriais que podem alterar-se são o hemograma (revelando eosinofilia) e o aumento da velocidade de hemossedimentação; eventualmente, pode ocorrer aumento da creatina fosfoquinase[1,9,15,20].

A maior sensibilidade na detecção dos cistos em fibras musculares ocorre quando se utiliza a digestão com tripsina[16].

DIAGNÓSTICO DIFERENCIAL

A única infestação parasitária com formação de estruturas císticas no músculo humano que pode ser confundida com sarcosporidiose em bases histomorfológicas é a toxoplasmose. As diferenças em geral são evidentes, porém uma clara distinção entre os cistos de ambas as patologias pode ser algumas vezes impossível. Os cistos da toxoplasmose em geral são ovais, raramente excedem 60 μ de diâmetro, têm cápsula indefinida e os esporozoítos não ultrapassam 5 μ[8,9].

Os testes sorológicos têm pouco ou nenhum valor diagnóstico na sarcocistose humana. Os testes imunológicos têm se mostrado vitais na detecção de sarcocistose aguda em herbívoros. Em seres humanos, a presença de anticorpos contra *Sarcocystis* pode indicar infecção intestinal, infecção extra-intestinal, ambas ou teste falso-positivo[11].

TRATAMENTO

Nenhum tratamento específico é conhecido[20]. Os corticoesteróides podem ser utilizados para diminuir o processo inflamatório.

Em animais, a sarcocistose aguda é tratada com oxitetraciclina, via endovenosa (30 mg/kg). A combinação cotrimoxazol com pirimetamina (como utilizada na toxoplamose) ainda não foi avaliada.

PREVENÇÃO

O controle da sarcosporidiose em seres humanos e em animais se faz através de medidas que evitem a exposição de cães e gatos a carne crua de animais mortos. Devem ser tomadas medidas que previnam a contaminação de alimentos e água pelos esporozoítos, cozinhando-se os alimentos a 70°C por 15 minutos[12].

BIBLIOGRAFIA

1. Agarwal PK, Srivastava AN. Sarcocystosis in man: a report of two cases. Histopathology, 7:783-787, 1983.
2. Beaver PC, Gadgil RK, Morera P. Sarcocystis in man: a review and report of five cases. Am J Trop Med Hyg 28:818-44, 1979.
3. Böttner A, Charleston WAG, Pomroy WE, Rommel M. The prevalence and identity of sarcocystis in Beef Cattle in New Zealand. Veterinary Parasitology, 24:157-168, 1987.
4. Ellis JT, Luton K, Baverstock PR et al. Phylogenetic relationship between Toxoplasma and Sarcocystis deduced from a comparison of 18S rDNA sequences. Parasitology, 110:521-528, 1995.
5. Grupta OK, Nath P, Bhatia KB, Mehrotra RML. Sarcocystis infection in man, a case report. Indian Journal of Pathology and Bacteriology, 16:73-75, 1973.
6. Jeffrey HC. Sarcosporidiosis in man. Trans Roy Soc Trop Med Hyg 68:17-29, 1974.
7. Jensen R, Alexander AF, Dahlgren RR et al. Eosinophilic myositis and muscular sarcocystis in the carcasses of slaughtered cattle and lambs. Am J Vet Res 47:587-593, 1986.

8. Juyal PD. Sarcocystis and sarcocystosis in índia. Southeast Asian J Trop Public Health 22 supll: 138-141, Dec, 1991.
9. Kouyoumdjian JA, Tognola WA. Sarcosporidiose muscular. Registro de um caso. São Paulo: Arq Neuro-Psiquiatria, 43(3):296-302, 1985.
10. 10. Kutty MK, Dissanaike AS. A case of human sarcocystis infection in west Malaysia. Transactions of the Royai Society of Tropical Medicine and Higiene, 69(5 e 6), 503-504, 1975.
11. Markus MB. Antibodies to Sarcocystis in human sera. Transactions of the Royai Society of Tropical Medicine and Hygiene, 73(3), 1979 [Correspondende].
12. Markus MB, Killick-Kendrick R, Garnhan PCC. The coccidial nature an life-cycle of Sarcocystis. J Trop Med Hyg 77:248-257, 1974.
13. Mehrotra R, Bisht D, Singh PA et al. Diagnosis of human Sarcocystis infection from biopsies of the skeletal muscle. Pathology 28:281-282, 1986.
14. Omata Y, Xu SZ, lgarashi I et al. Survey of Sarcocystis infection in Cattle in East Hokkaido, Japan. J Vet Med Sei 56(3):557-558, 1994.
15. Pathamanathan R, Kan SP. Three cases of human sarcocystis infection with a review of human muscular sarcocystosis in Malaysia. Trop Geogr Med 44:102-108, 1992.
16. Perovic M. Epidemiology and diagnosis of sarcocystosis. Southeast Asian J Trop Med Public Health, 22 supp: 135-137, 1991.
17. Reiten AC, Jensen R, Griner LA. Eosinophilic myositis (sarcos-poridiosis; Sarco) in beef cattle. Am J Vet Res 27:903-906, 1966.
18. Saito M, Mizusawa K, Itagaki H. Chronic Sarcocystis infections in Slaughtered Cattle. J Vet Med Sci 55(5):757-761, 1993.
19. Troedsen C, Pamphlett R, Collins H. Is Sarcocystis common in Sydney? The Medical Journal of Austrália, 156, 1992 [Letters].
20. Van Dem Eden E, Praet M, Joos R et al. Eosinophilic myositis resulting from sarcocystosis. J Trop Med and Hyg 98:273-276, 1995.
21. Wong KT, Pathmanathan R. High prevalence of human skeletal muscle sarcocystosis in south-east Asia. Transactions of the Royal Society of Tropical Medicine and Higiene, 86, 631-632, 1992.

21 Criptosporidiose

Marcelo Simão Ferreira
Sérgio de Andrade Nishioka

HISTÓRICO

Tyzzer, em 1907, descreveu pela primeira vez, no tubo digestivo do camundongo comum, um protozoário esporozoário cujo papel como patógeno só foi reconhecido décadas após. Este patógeno, denominado *Cryptosporidium*, foi reconhecido, a partir dos anos 70, como causador de enterite em perus, bovinos, várias espécies de peixes e répteis, e no homem. Os primeiros casos humanos foram descritos em 1976 em indivíduos expostos a animais domésticos, mas a doença humana causada por este agente, denominada criptosporidiose, só adquiriu verdadeira importância após o reconhecimento da síndrome da imunodeficiência adquirida (AIDS) em 1982. À parte seu comportamento oportunista nestes pacientes, verificou-se que o *Cryptosporidium* também representa uma importante causa de gastroenterite aguda em imunocompetentes[1-3].

MORFOLOGIA E BIOLOGIA

O *Cryptosporidium* é um protozoário pertencente à família Cryptosporidiidae, ordem Eucoccidiida, classe Sporozoasida, filo Apicomplexa. Este parasita está estreitamente relacionado com protozoários dos gêneros *Isospora* e *Eimeria*, que também se desenvolvem nos epitélios gastrointestinal e respiratório. Cerca de 20 espécies foram reconhecidas, pressupondo especificidade de cada uma delas por um diferente hospedeiro, mas atualmente são aceitas apenas as seguintes: *C. nasorum*, parasita de peixes, *C. baileyi* e *C. maleagridis*, que infectam aves, *C. parvum* e *C. muris*, que causam infecção em mamíferos. O *C. parvum* é responsável pela infecção humana e da maioria dos mamíferos[13]. Técnicas de biologia molecular poderão, no futuro, modificar o sistema de classificação destes protozoários[2].

O ciclo evolutivo do *Cryptosporidium* (Fig. 21.1) se processa em um único hospedeiro[23]. A infecção se inicia com a ingestão de alimentos ou água contaminados por oocistos eliminados pelas fezes de indivíduos ou animais infectados (Fig. 21.2). Os oocistos medem de 2 a 8μm e possuem no seu interior quatro esporozoítos infectantes em forma de banana. Estes são liberados no intestino delgado, onde penetram nas células intestinais, localizando-se dentro de um vacúolo parasitóforo superficial extracitoplasmático. Lá amadurecem assexuadamente em merontes (tipo I) que, por sua vez, liberam merozoítos que novamente invadem os enterócitos, gerando um ciclo de auto-infecção interna (merogonia tipo II). Alguns merozoítos de segunda geração, no entanto, diferenciam-se em macro- e microgametócitos, que após um período de amadurecimento se fertilizam formando o zigoto. Este se transforma em oocisto, que sofre esporogonia, produzindo os esporozoítos. Os oocistos maduros, eliminados pelas fezes, podem contaminar o ambiente e permanecem viáveis por muitos meses.

PATOGENIA

Inóculos tão pequenos quanto dez oocistos podem produzir infecção persistente graças ao ciclo de auto-infecção interna desenvolvido pelo parasita no tubo digestivo. Infecção tem sido documentada do esôfago ao reto, embora o intestino delgado seja a sede preferencial do protozoário. Neste órgão observam-se atrofia das vilosidades, hipertrofia das criptas e infiltração inflamatória da lâmina própria, alterações que são responsáveis pela diarreia e má absorção observadas particularmente nos imunodeficientes. O mecanismo íntimo da diarreia não é conhecido. O aspecto semelhante à cólera da diarreia sugere a produção de uma toxina que provocaria hipersecreção de fluidos e eletrólitos. Tal toxina, porém, nunca foi isolada[2,3].

A integridade do sistema imune é fundamental na defesa contra o *Cryptosporidium*. Indivíduos imunocompetentes em geral desenvolvem infecções autolimitadas, ao contrário do que ocorre em imunodeficientes, que apresentam diarreia grave, prolongada e recidivante. Tais quadros têm sido documentados em pacientes com AIDS, com neoplasias hematológicas, portadores de hipogamaglobulinemia e naqueles indivíduos que fazem uso crónico de corticosteróides ou outros imunossupressores[2,4,5].

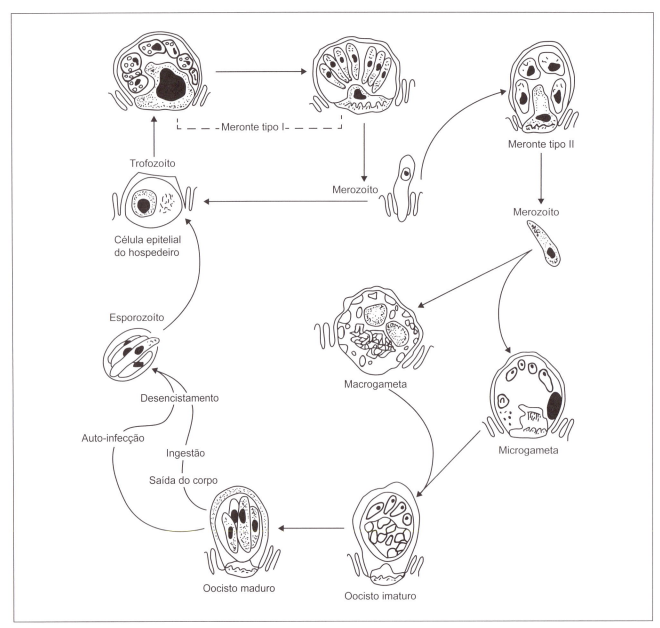

Fig. 21.1 — *Ciclo de vida do Cryptosporidium no epitélio intestinal (adaptado de Fayer[3])*

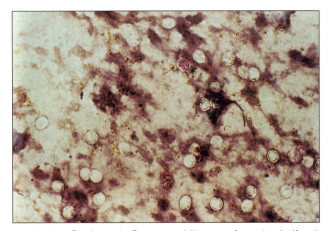

Fig. 21.2 — *Oocistos de Cryptosporidium nas fezes (carbolfucsina de Kinyoun modificada, x 1.000).*

EPIDEMIOLOGIA

A criptosporidiose já foi reconhecida em todos os continentes, sendo sua prevalência, baseada no encontro de oocistos nas fezes, mais alta em países menos desenvolvidos, onde gira em torno de 8%, cerca de quatro vezes maior do que a observada em países industrializados. Estudos de soroprevalência têm mostrado percentuais da ordem de 30% na Europa e América do Norte, e de até mais de 60% em países da América Latina. Não obstante a alta prevalência da criptosporidiose em pacientes com AIDS, a faixa etária mais acometida é a de crianças menores de dois anos de idade. A doença ocorre mais frequentemente nos meses mais quentes e úmidos do ano[1,2].

Os pacientes infectados pelo vírus da imunodeficiência humana (HIV) constituem o grupo de maior risco de desenvolvimento de doença sintomática pelo *Cryptosporidium*. Sua prevalência nesses indivíduos tem variado conforme a região geográfica considerada, com índices que variam de 2% a 4%, nos Estados Unidos até quase 50% em países da África. Em dois estudos brasileiros realizados no Rio de Janeiro e em Uberlândia (Minas Gerais), oocistos de *Cryptosporidium* foram encontrados em respectivamente 18,2% e 13% de pacientes que preenchiam os critérios diagnósticos de AIDS[4,5]. Outros pacientes imunossuprimidos parecem estar mais predispostos a apresentar criptosporidiose sintomática, incluindo portadores de hipogamaglobulinemia congênita, deficiência seletiva de IgA, diabetes melito, neoplasias hematológicas e outros cânceres, desnutridos e indivíduos transplantados[2].

A principal via de transmissão da criptosporidiose é através da ingestão de água contaminada com oocistos de *Cryptosporidium*. Epidemias de grandes proporções envolvendo milhares de vítimas têm sido descritas associadas à contaminação do sistema de abastecimento de água de cidades como Oxford, na Inglaterra, e Milwaukee, nos Estados Unidos[6,7], devendo-se ressaltar que os oocistos deste protozoário são resistentes à cloração, medida de purificação da água mais recomendada em termos de saúde pública[6-9]. Outras vias de transmissão ocorrem entre pessoas, o que tem sido observado em surtos familiares, em creches e em hospitais, ou de animais para pessoas[10-12]. Entre os animais já implicados nesta forma de transmissão se incluem bovinos, ovinos, aves domésticas, roedores e lagomorfos[2].

DIAGNÓSTICO CLÍNICO

A apresentação clínica da criptosporidiose pode demonstrar variações na dependência do estado imunológico do hospedeiro. Infecção assintomática é mais comum em imunocompetentes, embora já tenha sido documentada em pacientes com deficiências imunológicas.

A forma clínica mais comum desta parasitose é a gastroenterite aguda autolimitada, que tem um período de incubação de uma a duas semanas. Nela o doente se queixa de diarreia sem pus ou sangue, dor abdominal em cólica, náuseas, vómitos, anorexia, cefaléia e febre baixa. A diarreia geralmente é aquosa e volumosa, podendo o indivíduo perder vários litros de água por dia. Comumente, o quadro desaparece em três a 12 dias sem qualquer terapêutica específica, embora possa persistir em alguns casos por mais de um mês. Mesmo após a cura clínica, a eliminação dos oocistos continua por várias semanas[1,2,8].

Em pacientes portadores do HIV e de imunossupressão de outras causas, a criptosporidiose provoca diarreia grave e prolongada, por vezes intermitente[1,2]. Esta diarreia é do tipo secretório e, frequentemente, disabsortiva, em geral acompanhada dos sintomas gerais descritos. A perda de peso nesses casos pode ser acentuada. Manifestações extra-intestinais da criptosporidiose podem ocorrer em pacientes com AIDS, incluindo colecistite alitiásica, hepatite, pancreatite, artrite reativa e leve envolvimento do trato respiratório. No trato biliar tem sido observada a presença de colangite esclerosante, papilite e estenose do colédoco terminal[13]. As manifestações graves da criptosporidiose em pacientes com AIDS costumam ocorrer[1,2] quando o número de linfócitos **T** CD4+ está abaixo de 180 a 200 por mm^3.

O quadro entérico da criptosporidiose deve ser diferenciado de outras diarreias infecciosas secretórias de origem bacteriana (cólera, *Escherichia coli*), viróticas (rotavírus) e por protozoários *(Giardia lamblia)*, para citar alguns exemplos. Nos pacientes com AIDS, o diagnóstico diferencial deve incluir também a isosporíase, a citomegalovirose, a infecção pelo *Mycobacterium avium*, infecção por diversos Microsporidia *(Enterocytozoon bieneusi, Encephalitozoon intestinalis)* e também a própria infecção pelo HIV, que pode levar à diarreia *per se*.

DIAGNÓSTICO LABORATORIAL

O diagnóstico laboratorial da criptosporidiose baseia-se no encontro dos oocistos deste parasita ao exame microscópico das fezes e/ou, eventualmente, de outros líquidos orgânicos. As fezes diarréicas apresentam maior quantidade de oocistos. Várias técnicas têm sido utilizadas para a visualização dos mesmos, tais como os métodos de Ziehl-Neelsen, da carbolfucsina de Kinyoun modificada (Fig. 21.2), da safranina-azul-de-metileno e da prata metenamina. Técnicas de concentração, tais como a sedimentação pela formalina-etilacetato ou a flutuação da sacarose de Sheather, aumentam a sensibilidade de detecção dos oocistos. Estes também podem ser visualizados quando corados pelo Giemsa, mas devido ao seu reduzido tamanho e mesma coloração, podem ser confundidos com leveduras[1,2].

Outros métodos utilizam corantes fluorescentes como a acridina-orange e a auramina-carbolfucsina. Estes mostram resultados comparáveis às técnicas de coloração descritas para fezes diarréicas, mas são superiores para a detecção de oocistos em fezes formadas. Técnicas imunoenzimáticas utilizando anticorpos monoclonais têm revelado alto grau de sensibilidade e especificidade em demonstrar a presença não só de oocistos nas fezes como também na água contaminada. Uma reação de polimerase em cadeia (PCR) já foi desenvolvida mas ainda não testada para o diagnóstico da criptosporidiose[2].

O ocistos deste protozoário também podem ser visualizados em cortes histológicos de mucosa intestinal obtida por biópsia e corados pela hematoxilina-eosina. Neste material os organismos, que são basofílicos, podem ser vistos isoladamente ou agrupados na borda em escova do epitélio. A microscopia eletrônica pode confirmar a identidade do parasita.

TRATAMENTO

Em pacientes imunocompetentes, a doença habitualmente não necessita de tratamento, obtendo a maioria dos pacientes cura espontânea. Reidratação oral ou parenteral é por vezes necessária em pacientes mais gravemente acometidos. Já em indivíduos imunodeprimidos, particularmente os portadores de AIDS, além da reidratação pode ser necessário o uso de antidiarréicos, tais como difenoxilato ou loperamida, que muito embora não diminuam a perda hídrica pelas fezes diminuem o número de evacuações, melhorando desta forma a qualidade de vida desses pacientes. O acetato de octreotida, um análogo da somatostatina, inibe a secreção intestinal de líquidos e tem se mostrado útil em melhorar a diarreia desses pacientes, sem entretanto levar à cura parasitológica[14].

Nenhuma droga antiparasitária até o momento mostrou ter efeito curativo sobre a criptosporidiose, muito embora perto de uma centena de drogas tenha sido testada para o tratamento desta doença. O macrolídeo espiramicina, na dose de 2 a 3 g por dia por via oral, tem demonstrado uma melhora sintomática em alguns pacientes, mas a sua eficácia nunca foi demonstrada em estudos controlados[15]. A paromomicina oral, na dose de 2 g por dia, tem demonstrado ser um agente com melhor atividade sobre o *Cryptosporidium,* e em pequenas séries de pacientes tratados com ela demonstrou-se melhora sintomática e possível erradicação parasitária[16]. Novas drogas do grupo dos antibióticos macrolídeos como a azitromicina e a roxitromicina têm demonstrado atividade anti-*Cryptosporidium* em modelos experimentais, e sua eficácia está sendo avaliada em ensaios clínicos.

PROFILAXIA

O fato de os oocistos de *Cryptosporidium* serem resistentes à cloração faz com que o uso da água fornecida a partir dos reservatórios públicos não seja seguro se houver contaminação da mesma[69]. Em situações de epidemias recomenda-se o consumo de água fervida ou engarrafada, devendo a mesma recomendação ser feita a pacientes portadores de AIDS. Estes indivíduos devem também evitar contato com animais domésticos e pessoas infectadas. Precauções universais, tais como lavagem das mãos e destino adequado dos dejetos e matérias contaminados, são também importantes na profilaxia da criptosporidiose.

BIBLIOGRAFIA

1. Cook GC. Cryptosporidiosis. In: Strickland CT (ed). Hunter's tropical medicine, 7th ed. Philadelphia: WB Saunders, 571-5. 1991.
2. Ungar BLP. Cryptosporidium. In: Mandell GL, Bennett JE, Dolin R (eds). Principles and practice of infectious diseases. New York: Churchill Livingstone, 2500-10, 1995.
3. Fayer R, Ungar BLP. Cryptosporidium spp and cryptosporidiosis. Microbiol Rev 50:458-83, 1986.
4. Moura H, Fernandes O, Viola JPB et al. Enteric parasites and HIV infection: occurrence in AIDS patients in Rio de Janeiro, Brazil. Mem Inst Oswaldo Cruz, 84:527-33, 1989.
5. Costa-Cruz JM, Ferreira MS, Rossin IR. Intestinal parasites in AIDS and +HIV patients in Uberlândia, Minas Gerais, Brazil. Mem Inst Oswaldo Cruz, 91:685-6, 1996.
6. Moore AC, Herwauldt BL, Craun GF et al. Surveillance for waterborne disease outbreaks — United States, 1991-1992. MMWR, 42(Suppl. SS-5):l-22, 1993.
7. Richardson AJ, Frankenberg RA, Buck AC et al. An outbreak of waterborne cryptosporidiosis in Swinton and Oxfordshire. Epidemiol Infect 107:485-95, 1991.
8. Hayes EB, Matte TD, 0'Brien TR et al. Contamination of a conventionally treated filtered public water supply by Cryptosporidium associated with a large community outbreak of cryptosporidiosis. N Engl J Med 320:1372-6, 1989.
9. Goldstein ST, Juranek DD. Ravenholt O, et al. Cryptosporidiosis: an outbreak associated with drinking water despite state-of-the-art water treatment. Ann Intern Med 124:459-68, 1996.
10. Soave R, Ma P. Cryptosporidiosis: traveller's diarrhea in two families. Arch Intern Med 145:70-2, 1985.
11. Cordell RL, Addiss DG. Cryptosporidiosis in child care settings: a review of the literature and recommendations for prevention and control. Pediatr Infect Dis J 13:310-7, 1994.
12. Miron D, Kenes J, Dagan R. Calves as a source of an outbreak of cryptosporidiosis among young children in an agricultural closed community. Pediatr Infect Dis J 10:438-41, 1991.
13. Bonacini M. Hepatobiliary complications in patients with human immunodeficiency virus infection. Am J Med 92:404-11, 1992.
14. Cello JP. Grendell JH, Basuk P et al. Effect of octreotide on refractory AIDS-associated diarrhea — a prospective multicenter clinicai trial. Ann Intern Med 115:705-710, 1991.
15. Wittenberg DF, Miller NM, Van den Ende J. Spiramycin is not effective in treating diarrhea in infants: results of a double-blind randomized trial. J Infect Dis 159:131-2, 1989.
16. Fichtenbaum CJ, Ritchie DJ, Powderly WG. Use of paromocycin for treatment of cryptosporidiosis in patients with AIDS. Clin Infect Dis 16:298-300, 1993.

22 Microsporídeos

Marisa Porta M. Hirschfeld
Pedro Paulo Chieffi
Luiz Cândido Souza Dias

INTRODUÇÃO

Microsporídeos são protozoários pertencentes ao filo Microspora e ordem Microsporida. Conhecidos desde 1857, apenas recentemente foram reconhecidos como agentes potencialmente patogênicos para seres humanos. São microrganismos intracelulares obrigatórios em quase todos os estágios de sua evolução, com exceção dos esporos, que são comumente eliminados pelas fezes e outras dejeções dos indivíduos infectados.

A organização celular dos microsporídeos difere, em alguns aspectos, daquela típica dos protozoários. Além de produzirem esporos como forma de resistência às condições prevalentes fora do organismo do hospedeiro, são destituídos de mitocôndrias e peroxissomas e de membranas no aparelho de Golgi[4].

Os esporos são caracteristicamente envolvidos por dupla membrana, sendo a externa de natureza proteica e a interna constituída de alfaquitina, que confere resistência aos esporos, mantendo-os viáveis por semanas em ambiente seco[4]. Têm forma ovalada e diâmetro variável entre 1 e 12 µm, embora as espécies encontradas parasitando seres humanos possuam esporos com pequenas dimensões (de 1 a 3 µm de comprimento). Os esporos apresentam em seu interior uma estrutura tubular espiralada denominada filamento polar, que ao entrar em contato com célula suscetível sofre extrusão, projetando-se para o exterior do esporo e penetrando na célula hospedeira[5]. Constitui, assim, um meio através do qual o esporoplasma e o núcleo do microsporídeo se transferem para a célula hospedeira, infectando-a.

Recentemente, pesquisas acerca do DNA de microsporídeos produziram dados sugestivos de que esses microrganismos estariam filogeneticamente mais próximos de fungos do que de protozoários[13]. São necessários, entretanto, estudos mais aprofundados para esclarecer sua posição sistemática, permanecendo válida, até o momento, sua inclusão entre os protozoários.

São conhecidos cerca de 100 gêneros, com mais de 1.000 espécies de microsporídeos, vivendo como parasitas em hospedeiros muito variados, incluindo desde espécies de insetos e outros invertebrados, até espécies albergadas por vertebrados como peixes, aves e mamíferos[3]. Até o momento, seis gêneros já foram encontrados parasitando seres humanos: *Nosema, Encephalitozoon, Enterocytozoon, Vittaforma, Pleistophora* e *Trachipleistophora*[4,10,11,18,20]. Existem, ainda, alguns casos inicialmente considerados como determinados por espécies do gênero *Nosema* que, posteriormente, foram atribuídos ao gênero *Microsporidium,* cuja classificação ainda está em discussão[3].

EVOLUÇÃO

Como já foi ressaltado, excluídos os esporos, as demais formas evolutivas de microsporídeos são encontradas parasitando o citoplasma da célula hospedeira.

No ciclo biológico dos microsporídeos podem ser reconhecidos três estágios:

— *estágio infectante,* representado pelos esporos dotados de característico filamento polar e que são eliminados pelas fezes e outras dejeções dos indivíduos infectados;

— *fase de proliferação,* constituída pelas formas parasitárias intracelulares (esquizontes e merontes) que sofrem multiplicação esquizogônica e que se originam a partir do esporoplasma e núcleo do esporo, transmitidos à célula hospedeira através do filamento polar extrusado;

— *fase esporogônica,* que ocorre em seguida à multiplicação por esquizogonia, quando os merontes diferenciam-se em esporontes, sendo responsável pela formação, no interior da célula hospedeira, dos futuros esporos.

PATOGENIA

Microsporídeos podem representar importante causa de morbidade e, às vezes, de mortalidade em pacientes com AIDS[17]. Pacientes submetidos a transplantes, intervenção que determina outras formas de imunossupressão, também já foram encontrados apresentando formas sintomáticas de microsporidiose[14,15]. Existem, ainda, relatos de infecção sintomática por microsporídeos em pacientes aparentemente imunocompetentes[1,22].

A patologia da infecção está relacionada com a espécie de microsporídeo envolvida, visto que cada uma apresenta tropismo celular distinto. Outros fatores, como idade e resposta imune do indivíduo, parecem também ter influência[3,24]. Assim, diversas espécies de microsporídeos já foram encontradas causando morbidade em seres humanos, envolvendo diferentes órgãos e sistemas (Tabela 22.1).

QUADRO CLÍNICO

Dentre as diversas espécies de microsporídeos que infectam seres humanos, *Enterocytozoon bieneusi* é a que tem sido diagnosticada com mais frequência, especialmente em pacientes com AIDS. Sua principal manifestação clínica é a ocorrência de diarreia de consistência aquosa e caráter crônico, geralmente acompanhada de inapetência e perda de peso. Já foram assinalados acometimentos de outros órgãos do sistema digestivo como o trato biliar e ductos pancreáticos[17] e, mais raramente, envolvimento do sistema respiratório[24].

As espécies do gênero *Encephalitozoon* encontradas infectando seres humanos podem determinar desde quadros localizados oculares ou intestinais até infecções sistêmicas. *Encephalitozoon hellen,* causador de quadros de ceratoconjuntivite, foi responsabilizado também por infecções sistêmicas[25]. *Encephalitozoon cuniculi,* por sua vez, foi relacionado a alterações nos sistemas nervoso central, digestivo e urinário, principalmente em pacientes com AIDS; raras vezes tem sido associado a quadros convulsivos em crianças não infectadas pelo HIV[2]. Por fim, *Encephalitozoon intestinalis* (espécie anteriormente denominada *Septata intestinalis)* determina, principalmente, quadros intestinais, porém com possibilidade de envolvimento biliar e renal, a partir de disseminação por meio de macrófagos intestinais[24].

O acometimento por espécies do gênero *Nosema* já foi constatado em indivíduos não-infectados pelo HIV. Alguns pacientes, todavia, apresentavam alterações do sistema imunológico e infecção por *Nosema conori,* espécie responsável por quadros sistêmicos. *Nosema ocularum* e *Vittaforma corneae* (anteriormente classificado como *Nosema corneum),* ao contrário, têm sido incriminados apenas por quadros de ceratoconjuntivite[24], comprometendo basicamente pacientes imunocompetentes.

Os microsporídeos dos gêneros *Pleistophora* e *Trachipleistophora* têm sido raramente descritos acometendo seres humanos. Os pacientes conhecidos, portadores de alterações em sua resposta imunológica, desenvolveram miosites e, geralmente, apresentavam co-infecção pelo HIV[2,10].

EPIDEMIOLOGIA

A fonte de infecção nas microsporidioses é representada por indivíduos infectados que excretam esporos em suas fezes ou outros fluidos biológicos. Existem relatos de casos de infecções assintomáticas por *Enterocytozoon bieneusi* sugerindo a possibilidade da existência de portadores sãos. Aerossóis eliminados por indivíduos que albergam microsporídeos em sua árvore respiratória talvez possam também desempenhar algum papel em sua transmissão[25].

Até o momento, não existem dados concretos para a elucidação da história natural da infecção no homem. A transmissão de microsporídeos para o homem pelo contato com invertebrados ou animais infectados ainda não foi confirmada.

É possível que algumas espécies de microsporídeos possuam caráter zoonótico, sendo encontradas infectando naturalmente animais sinantrópicos, cujo exemplo mais evidente seria o *Encephalitozoon cuniculi[21]*. Não se tem certeza, entretanto, se as cepas que infectam animais e seres humanos são as mesmas.

Os problemas operacionais existentes para o estabelecimento de diagnóstico da infecção humana por microsporídeos em inquéritos populacionais justificam a escassez de dados acerca de sua prevalência. É possível que a infecção humana por microsporídeos seja evento relativamente frequente, permanecendo sem diagnóstico em razão de sua baixa patogenicidade e das dificuldades de diagnóstico. Em pacientes imunodeprimidos, contudo, esses microrganismos apresentariam comportamento tipicamente oportunista, desenvolvendo morbidade[6].

Estudos soroepidemiológicos sugerem que, embora a infecção por microsporídeos tenha caráter cosmopolita, seria mais frequente em regiões tropicais[24]. Em pacientes com AIDS e naqueles com alteração importante na resposta imu-

Tabela 22.1
Espécies de Microsporídeos Diagnosticadas e sua Localização em Seres Humanos

Espécies	Localização	Referência
Enterocytozoon bieneusi	Sistemas digestivo e respiratório	Cali, 1991
Encephalitozoon hellen	Olhos, sistemas urinário e respiratório; infecções disseminadas	Weber *et al.*, 1993
Encephalitozoon intestinalis	Sistemas digestivo e urinário; infecções disseminadas	Hatskell *et al.*, 1995
Encephalitozoon cuniculi	Sistemas digestivo, urinário e nervoso central, olhos; infecções disseminadas	Weber *et al.*, 1994
Nosema ocularum	Olhos	Weber *et al.*, 1994
Nosema conori	Infecções disseminadas	Weber *et al.*, 1994
Vittaforma corneae	Olhos	Silveira & Canning, 1995
Trachipleistophora hominis	Músculos	Hollister *et al.*, 1996
Pleistophora sp.	Músculos	Chupp *et al.*, 1993

ne celular, os resultados de exames de fezes ou de biópsias obtidas por via endoscópica mostram elevada variação na frequência da infecção por *Enterocytozoon bieneusi,* com índices que oscilam entre 5% e 50%[24].

DIAGNÓSTICO

O diagnóstico laboratorial de infecções por microsporídeos atualmente pode prescindir do uso de microscopia eletrônica, técnica de utilização obrigatória até alguns anos atrás, em virtude do desenvolvimento de métodos de exame que permitem a identificação de esporos por meio de microscopia de luz. Estas técnicas, entretanto, não permitem a identificação específica de microsporídeos que ainda depende do emprego de microscopia eletrônica, de métodos imunológicos ou de técnicas de biologia molecular.

Por intermédio de microscopia de luz, esporos de microsporídeos podem ser demonstrados nas fezes, em aspirados duodenais, na bile, na urina, em lavado broncoalveolar, em escarro e no líquido cefalorraquidiano. Para identificação dos esporos deve-se fazer um esfregaço com o material biológico e submetê-lo a coloração pelo método tricrômico, modificado por Weber *et al.*[23]

No caso de *Enterocytozoon bieneusi,* espécie que com frequência maior tem sido diagnosticada pela técnica de Weber *et al.*, os esporos eliminados nas fezes são refráteis, têm forma ovalada e pequenas dimensões, medindo entre 0,9 e 1,5 µm. A parede dos esporos apresenta-se de cor avermelhada, com o conteúdo celular de coloração mais clara ou mesmo não-corado, conferindo um aspecto transparente. Por outro lado, alguns esporos mostram uma distinta faixa diagonal ou equatorial de cor rosa avermelhada. Esporos de *Encephalitozoon,* principalmente *Encephalitozoon intestinalis,* se assemelham morfologicamente aos de *Enterocytozoon bieneusi,* medindo, porém, entre 2,5 e 3,0 µm.

Recentemente, Moura *et al.*[12] aperfeiçoaram a técnica de coloração de Weber *et al.* associando-a ao método de Gram, denominando-a *Gram-chromotrope.* Os esporos coram-se de violeta, proporcionando melhor contraste entre os microsporídeos, leveduras e bactérias presentes no material biológico, facilitando a identificação destes parasitas.

Em fragmentos de tecidos obtidos por biópsia, a coloração tricrômica, bem como a técnica de Brown-Breen ou Brown-Hopps, apresenta sensibilidade semelhante[24].

Diversas técnicas sorológicas (imunofluorescência indireta, testes imunoenzimáticos, Western-blot) têm sido usadas em inquéritos soroepidemiológicos para a pesquisa de anticorpos contra espécies de microsporídeos. Entretanto, para o diagnóstico de microsporidiose em nível individual, estes testes não são utilizados, pois apresentam sensibilidade e especificidade discutíveis.

Dentre as várias técnicas de biologia molecular, a reação em cadeia pela polimerase (PCR) é a que tem sido mais estudada. A técnica de PCR, com a utilização de *primers* específicos de cada uma das espécies de microsporídeos, vem apresentando resultados muito promissores para a detecção destes protozoários, diretamente de amostras biológicas[8,19,26].

Embora espécies de *Encephalitozoon* e *Vittaforma corneae* tenham sido isoladas a partir de cultivo de amostras de urina e outros materiais biológicos, essa técnica não é recomendada como rotina laboratorial para o diagnóstico da microsporidiose. Além de ser laboriosa, demorada e onerosa, é comum ocorrer insucessos, principalmente quando o material inoculado for proveniente de sítios não-estéreis.

TRATAMENTO

São ainda precários os recursos terapêuticos disponíveis nas infecções sintomáticas por espécies de microsporídeos.

Alguns casos de diarreia crónica causados por *Enterocytozoon bieneusi* ou *Encephalitozoon intestinalis* apresentaram melhora clínica com a administração de albendazol, na dose de 400 mg, duas vezes ao dia, durante várias semanas[24].

Pacientes com ceratoconjuntivite consequente a infecção por *Encephalitozoon hellen* têm apresentado remissão dos sintomas com o uso tópico de fumagilina[16].

BIBLIOGRAFIA

1. Bretagne PS, Foulat F, Alkassoum W et al. Prevalence des spores d1Enterocytozoon bieneusi dans les selles des patients sideens et d'enfants africains non infectes par le HIV. Buli Soc Pathol Exot 86:351 -7, 1993.
2. Bryan RT. Microsporidia. In: Mandell GL, Bennett JE. Dolin R. Principles and practice of infectious diseases, 4th ed. New York, Churchill Livingstone, p. 2513-2524, 1995.
3. Bryan RT, Cali A, Owen RL, Spencer HC. Microsporidia: opportunistic pathogens in patients with AIDS. In: Sun T (ed.). Progress in clinical parasitology, vol. 2. New York: Field & Wood, 1-26, 1991.
4. Cali A. General microsporidian features and recent findings on AIDS isolates. J Protozool 38:625-630, 1991.
5. Canning EU, Hollister WS. Microsporidia of mammals — widespread pathogens or opportunistic curiosities. Parasit today 3:267-273, 1987.
6. Canning EU, Hollister WS. In vitro and in vivo investigationsof human microsporidia. J Protozool 38:631-635, 1991.
7. Chupp GL, Alroy J, Adelman LS et al. Myositis due to Pleistophora (Microsporidia) in a patient with AIDS. Clin Infect Dis 16:15-21,1993.
8. Fedorko DP, Nelson NA, Cartwright CP. Identification of microsporidia in stool specimens by using PCR and restriction endonucleases. J Clin Microbiol 33:1739-41, 1995.
9. Hatskell RA. Van Gool T, Schuitema ARJ et al. Genetic and immunological characterization of the microsporidian Septata intestinalis Cali, Kotler and Orenstein, 1993: reclassification to Encephalitozoon intestinalis. Parasitology, 110:277-85, 1995.
10. Hollister WS, Canning EU, Weidner E et al. Development and ultras-tructure of Trachipleistophora hominis n.g., n. sp. after in vitro isolation from an AIDS patient and inoculation into athymic mice. Parasitology, 112:143-54, 1996.
11. Joste NE, Rich JD, Bussam KJ, Schwartz DH. Autopsy verification of Encephalitozoon intestinalis (microsporidiosis) erradication following albendazole therapy. Arch Pathol Lab Med 120:199-203, 1996.
12. Moura H, Schwartz DA, Bornay-Llinares F et al. A new and improved "quick-hot Gram-chromotrope" technique that differentially stains microsporidian spores in clinical samples, including paraffin-embed--ded tissue sections. Arch Pathol Lab Med 121:888-93, 1997.
13. Muller M.What are the Microsporidia? Parasit Today, 13:455-6,1997.

14. Orenstein JM. Intestinal microsporidiosis. Adv Anat Pathol 3:46-58, 1996.
15. Rabodonirina M, Bertocchi M, Desportes-Livage I et al. Enterocytozoon bieneusi as a cause of chronic diarrhea in a heart-lung transplant recipient who was seronegative for human immunodeficiency virus. Clin Infect Dis 23:114-7, 1996.
16. Rosberger DF, Serdarevic ON, Erlandson RA et al. Successful treatment of microsporidia keratoconjunctivitis with topical fumagillin in a patient with AIDS. Córnea, 12:261-265, 1993.
17. Schwartz DA, Sobottka 1, Leich GJ et al. Pathology of microsporidiosis. Emerging parasitic infections in patients with acquired immunodeficiency syndrome. Arch Pathol Lab Med 120:173-88,1996.
18. Shadduck JA. Human microsporidiosis and AIDS. Rev Infect Dis 11:203-207, 1989.
19. Silva AJ, Bornay-Llinares FJ, Puente CA et al. Diagnosis of Enterocytozoon bieneusi (Microsporidia) infections by polymerase chain reaction in stool samples using primers based on the region coding for small-subunit ribosomal RNA. Arch Pathol Lab Med 121:874-9, 1997.
20. Silveira H, Canning EU. Vittaforma corneae n.comb. for the human microsporidium Nosema corneum Shadduck e cols., 1990, based on its ultrastructure in the liver of experimentally infected athymic mice. J Euk Microbiol 42:158-65, 1995.
21. Vossbrinck CR, Barker MD, Didier ES, Shadduck JA. Ribossomal DNA sequences of Encephalitozoon cuniculi. Species identification and phylogenetic construction. J Euk Microbiol 40:354-362, 1993.
22. Wanke CA, De Girolami P, Federman M. Enterocytozoon bieneusi infection and diarrheal disease in patients who were not infected with human immunodeficiency virus: case report and review. Clin Infect Dis 23:816-8, 1996.
23. Weber R, Bryan RT, Owen RL et al. Improved light-microscopical detection of microsporidia spores in stool and duodenal aspirates. N Engl J Med 326:161-166, 1992.
24. Weber R, Bryan RT, Schwartz DA. Owen RL. Human microsporidial infections. Clin Microbiol Rev 7:426-461, 1994.
25. Weber R. Kuster H, Visvesvara GS et al. Disseminated microsporidiosis due to Encephalitozoon hellen: pulmonary colonization, microhematuria, and mild conjunctivitis in a patient with AIDS. Clin Infect Dis 17:415-419, 1993.
26. Zhu Z, Wittner M, Tanowitz HB et al. Small subunit rRNA sequence of Enterocytozoon bieneusi and its potential diagnostic role with use of polymerase chain reaction. J Infect Dis 168:1570-5, 1993.

23 Blastocistose

Cláudio Pires de Matos
Vicente Amato Neto
Lúcia Maria Almeida Braz
Fábio Luís Carignani

INTRODUÇÃO

A blastocistose é uma infecção causada pelo *Blastocystis hominis*.

O primeiro relato documental definindo claramente o gênero *Blastocystis* como organismo distinto foi apresentado por Alexeieff[2] que propôs o nome *B. enterocola*. Brumpt propôs o nome *B. hominis* para o organismo isolado de material fecal humano, e este é o nome reconhecido na literatura corrente.

Após um número de relatos de *B. hominis* isolados de material fecal humano, particularmente de países tropicais, sugestões de patogenicidade foram muito pouco publicadas até o trabalho de Zierdt *et al.*[51], renovando o interesse no organismo. Desde aquela época, um grande número de casos relatados de *B. hominis* foi apresentado, mas muito poucos estudos experimentais foram conduzidos.

MORFOLOGIA

Em relatos da morfologia do *B. hominis* de amostras de cultura, comumente têm sido notadas três formas majoritárias (vacuolar, granular e amebóide) no organismo[15,50,51].

A variação morfológica tem importante implicação no diagnóstico, porque *B. hominis* em amostras de fezes usualmente é identificado pela presença de formas de aproximadamente 10 a 15 μm de diâmetro, com um largo vacúolo central. De qualquer maneira, estudos recentes têm indicado que estas formas não são predominantes nas amostras de fezes recentes[38,39]. A presença de formas menores, incluindo multivacuolares e císticas (aproximadamente 5 μm de diâmetro) em amostras fecais sugere que muitas infecções por *B. hominis* talvez tenham sido perdidas durante os exames laboratoriais.

FORMA VACUOLAR

A forma vacuolar, também referida como vacuolada ou forma de "corpo central" do *B. hominis*[50] tem sido considerada a forma celular típica de *Blastocystis*. Esta é a forma geralmente reconhecida para diagnóstico de *B. hominis*[2,16,17] e a forma predominante do organismo em cultura[29,51] e é também encontrada em amostras fecais (Fig 23.1).

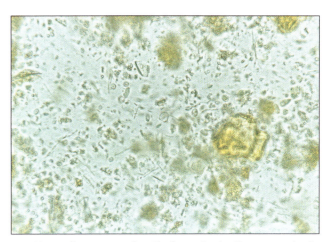

Fig. 23.1 — *Forma vacuolar clássica, método direto em solução fisiológica, aumento 400 x. (Laboratório Parasitologia Médica — USP, 1997.)*

FORMA GRANULAR DO *B. HOMINIS*

Apresenta grânulos no vacúolo central, tem uma ultra-estrutura similar à forma vacuolar, apesar de os conteúdos do vacúolo central serem morfológica e citoquimicamente diferentes.

FORMAS MULTIVACUOLARES E AVACUOLARES

A morfologia do *B. hominis* presente em amostras fecais humanas frescas pode diferir significativamente das formas em cultura[11,50]. Ao invés de um único vacúolo grande, como está presente em células cultivadas, múltiplos vacúolos pequenos de diferentes tamanhos e morfologias frequentemente são verificados nas células do *B. hominis* de material fecal[38,39]. Estas formas multivacuolares são menores (aproximadamente 5 a 8 um de diâmetro) do que as formas granulares ou vacuolares típicas.

As formas avacuolares do *B. hominis* são menores (aproximadamente 5 μm de diâmetro) do que as formas de cultura[11,50] e sem vacúolo central.

Forma Amebóide

A forma amebóide do *B. hominis* foi referida raramente e existem relatos conflitantes em relação à morfologia. Dunn *et al.*[11] produziram uma descrição ultra-estrutural detalhada da forma amebóide do *B. hominis*, em material de cultura. As células apresentavam 2,6 a 7,8 μm de diâmetro, tendo contorno irregular, frequentemente com extensão em pseudópodes.

Forma Cística

Vários estudos referem-se a uma pequena e resistente forma de *B. hominis,* mas a presença da forma cística permanece não confirmada até recentemente. A definição corrente das espécies[49,50] ainda indica que a forma cística de *B. hominis* não existe, e isto precisa ser corrigido.

Outras Formas

A existência de outras formas de *B. hominis* não pode ser descartada, mas permanece improvável. Embora a revisão de Zierdt[50] indique que outras formas celulares ocorrem em cultura, descrições adequadas não estão feitas e a existência destas formas não foi relatada por outros estudos.

BIOLOGIA

Ciclos de vida têm sido propostos para *B. hominis*[1,5,6,37,48], embora controvérsias sobre os modos de divisão do organismo tenham sempre existido. A divisão binária é o único método plausível de reprodução do *B. hominis* que tem sido demonstrado.

Garcia e Bruckner afirmam que a esporulação é uma forma de reprodução do *B. hominis*[17].

O ciclo de vida e os modos de reprodução do *B. hominis* não têm sido provados de forma conclusiva. Maiores estudos poderão elucidar as diferenças traçadas que não estão indicadas nos ciclos de vida e a existência de formas adicionais do organismo que ainda não podem ser confirmadas.

QUADRO CLÍNICO

Sintomas comumente atribuídos à infecção pelo *B. hominis* não são específicos, e incluem diarreia, dor abdominal, cólicas ou desconforto, e náuseas[4,9,10,18-20,32,35,36,50,53]. Diarreia aquosa profusa tem sido relatada em casos agudos[26,41,47], embora seja menos pronunciada nos casos crônicos. Fadiga, anorexia, flatulência e outros efeitos gastrointestinais não-específicos podem estar associados à infecção pelo *B. Homini*[12,15,32]. Febre tem sido relatada, particularmente em casos agudos, mas não tem sido notada em outros estudos[4]. Outros sinais e sintomas por vezes relatados incluem leucócitos em fezes, sangramento retal, eosinofilia, hepatomegalia e esplenomegalia, erupções cutâneas e prurido[15,47].

A presença do *B. hominis* em amostra de fezes de pacientes apresentando sintomas gastrointestinais não implica necessariamente que os sintomas sejam devidos a este organismo; outra causa infectiva ou não-infectiva deve ser investigada[4,15,28,30,40,42].

PATOGENIA

Não é sabido se o *B. hominis* é um organismo verdadeiramente patogênico, um comensal ou, talvez, um ser capaz de patogenicidade em circunstâncias específicas. Existem diversos trabalhos que sugerem que o *B. hominis* cause doença[4,9,10,12,13,15,18,20,23,24,31,35,36,43,47]. De qualquer modo, há também um número de relatos afirmando o contrário[3,7,21,22,28,30,42].

Resultados de endoscopia e biópsia usualmente têm indicado que o *B. hominis* não invade a mucosa do cólon em pacientes humanos[9,10], embora edema e inflamação da mucosa intestinal possam estar presentes[13,53].

Foi relatado e sugerido que *B. hominis* possa ser um patógeno oportunista em pacientes imunodeprimidos[25,31,35], embora evidências convincentes não tenham sido apresentadas. Em estudos mais detalhados[8], o *B. hominis* foi encontrado como sendo a mais comum infecção parasitária em homossexuais masculinos, ambos com e sem o vírus da imunodeficiência humana (HIV), mas não foi considerado patogênico.

Muito poucas informações estão disponíveis em relação à patogenicidade do *B. hominis* em pacientes com outras imunodeficiências, porque muitas publicações consistem em relatos de simples casos. Sintomas devidos à infecção pelo *B. hominis* têm sido relatados como mais severos em pacientes com imunodeficiências devidas à cirrose alcoólica, hepatite, diabetes, carcinoma e lúpus eritematoso sistêmico do que em indivíduos imunocompetentes[13]. Similarmente, o único caso de relato de disseminação sistêmica do *B. hominis* foi descrito em um paciente sob tratamento imunossupressivo para artrite[24].

Alguns autores concluíram pela patogenicidade do *B. hominis,* desde que a quimioterapia resultou na redução dos sintomas e eliminação dos organismos[23,24]. De qualquer forma, as drogas usadas primariamente agem em uma série de protozoários, bem como bactérias Gram+ e Gram- presentes no trato gastrointestinal, e podem remover outros patógenos. Ao contrário, a espontânea diminuição dos sintomas não deve ser tomada como evidência de que o *B. hominis* não seja um agente causal de doenças, porque muitas outras causas de diarreia infecciosa são autolimitadas[10,40]. A possibilidade da existência de um portador assintomático precisa também ser considerada[10,13].

EPIDEMIOLOGIA

A epidemiologia do *B. hominis* permanece quase que totalmente desconhecida, porque os estudos têm sido impedidos por desinformações e confusas opiniões sobre o *status* do organismo. O *B. hominis* é frequentemente o mais encontrado protozoário relatado em amostras fecais humanas, igualmente de pacientes sintomáticos e de indivíduos saudáveis[3,44]. De qualquer maneira, não têm sido feitas tentativas para determinar a verdadeira prevalência de *B. hominis* em humanos.

Os dados de ocorrência da infecção pelo *B. hominis* não parecem estar restritos a condições climáticas ou a grupos socioeconómicos nem também a áreas geográficas, com dados publicados indicando uma distribuição universal. A infecção, provavelmente, não difere sua prevalência em homens e mulheres, mas talvez seja influenciada pela idade do paciente, sua condição imunológica e fatores relacionados à higiene.

TRANSMISSÃO

Em geral, está estabelecido que *B. hominis* é transmitido pelo percurso fecal-oral, de modo similar a outros protozoários gastrointestinais[2,15-17,23,32,37,50], mas isto não está confirmado experimentalmente.

A transmissão do *B. hominis* através de água não tratada ou condições sanitárias inadequadas, assim como por alimentos, tem sido sugerida[32].

O *Blastocystis* spp. é comum em hospedeiros da classe de mamíferos, aves e répteis, incluindo-se animais domésticos, de estimação e outros animais em contato direto com humanos[15,33,34,38].

DIAGNÓSTICO LABORATORIAL

EXAME DE FEZES

Antigos autores de textos relativos a diagnóstico não reconheceram o *B. hominis* como um protozoário e consideravam-no como uma levedura ou fungo. De qualquer modo, os mais recentes relatos referem *B. hominis* como um protozoário potencialmente patogênico e dão a descrição do diagnóstico[2,16,17]. O *B. hominis*, usualmente, é identificado microscopicamente pela presença da forma vacuolar[16,17], o que é facilmente reconhecido por seu tamanho grande e características aparentes (Fig. 23.1). O organismo deve ser diferenciado dos leucócitos[50], *Cryptosporidium* spp. e cistos de outros protozoários, particularmente daqueles de *E. hystolitica*, *E. hartmani* e *Endolimax nana*.

Os métodos de concentração, como usados para outros protozoários e parasitas fecais, geralmente aparecem inapropriados para o *B. hominis*, porque eles causam ruptura nas formas vacuolar, multivacuolar e granular do organismo[30].

Recomenda-se o exame de múltiplas amostras de fezes para aumentar a detecção de baixos níveis do *B. hominis* e outros protozoários intestinais[17].

O *B. hominis* é mais frequentemente diagnosticado em exame de microscopia óptica de material fecal[50]. Uma preparação úmida, não-corada ou corada com iodo pode ser usada[20,22]. Nigrosina aquosa tem sido usada como contraste em preparações úmidas[45], e a coloração pela tinta da índia realça a superfície do *B. hominis*[40].

A coloração tricrômica de esfregaços permanentes tem sido recomendada para utilização em rotina no diagnóstico do *B. Hominis*[16], embora muitos outros corantes possam ser usados com sucesso. Estes incluem a hematoxilina férrica[27], o Giemsa[40], o Gram[30,50] e Wright[43]. A microscopia de contraste de fase também tem sido usada para diagnóstico[46].

As seguintes variações nas características das diferentes formas do *B. hominis* são observadas:
— *forma vacuolar*: o tamanho varia de 2 a mais de 200 µm, são encontradas em culturas e fezes, apresentam vacúolo central e de um a quatro núcleos; a superfície de cobertura é fina ou ausente e o vacúolo central ocupa a maior parte da célula;
— *forma granular*: o tamanho varia de 6,5 a 80 µm, é encontrada em cultura e fezes, apresenta um vacúolo central contendo grânulos e de um a quatro núcleos; a superfície de cobertura é fina ou ausente. A morfologia é similar à forma vacuolar;
— *forma multivacuolar*: o tamanho varia de 5 a 8 µm, é encontrada em fezes e cultura, o vacúolo central é ausente, apresenta um ou dois núcleos e múltiplos vacúolos pequenos, que podem não ser visíveis à microscopia de luz. A superfície de cobertura é grossa;
— *forma avacuolar*: o tamanho é de aproximadamente 5 µm, é encontrada no intestino e nas fezes, o vacúolo central, assim como a superfície de cobertura, está ausente, e apresenta um ou dois núcleos
— *forma amebóide*: o tamanho varia de 2,6 a 7,8 µm, é encontrada nas fezes e cultura, o vacúolo central e a superfície de cobertura estão ausentes e apresenta um ou dois núcleos. Existem informações conflitantes sobre sua morfologia;
— *forma cística*: o tamanho varia de 3 a 10 mm, é encontrada nas fezes e cultura, o vacúolo central é ausente, a superfície de cobertura pode ser ausente ou presente e apresenta um a quatro núcleos. Existe uma parede cística, embaixo da superfície de cobertura.

IMUNOLÓGICO

Testes sorológicos têm sido usados na tentativa de identificar pacientes com o *B. hominis*, com sucesso muito limitado. Chen et al.[7], utilizando a técnica do *imunoblotting*, não encontraram resposta humoral, porém Garavelli et al.[14] relataram o sucesso do ensaio de imunofluorescência e do imunoenzimático em detectar anticorpos no soro de quatro pacientes.

OUTROS PROCEDIMENTOS DIAGNÓSTICOS

Técnicas invasivas, como colonoscopia, e endoscopia ocasionalmente têm detectado o *B. hominis* no trato intestinal, mas não têm sido avaliadas e não estão recomendadas como método de rotina para diagnóstico do organismo.

TRATAMENTO E CONTROLE

A exigência para tratamento do *B. hominis* permanece controversa. Na ausência de evidência conclusiva de patogenicidade do organismo, a tratamento com drogas potencialmente perigosas e a falha na investigação das verdadeiras causas dos sintomas em pacientes são preocupações de vários clínicos[28].

De qualquer modo, outros clínicos acreditam que este tratamento para o B. hominis está garantido quando os sintomas debilitantes estão presentes e nenhuma outra causa de doença está evidente[23,43]. Também deve ser considerado que a infecção possa ser autolimitada e uma intervenção pode não ser necessária[4,10,40,45,47,50].

Existem poucos dados experimentais de verificação da eficácia da quimioterapia no B. hominis. Drogas antiprotozoários, particularmente o metronidazol ou o iodoquinol, comumente são recomendadas para o tratamento da infecção pelo B. hominis.

Outras drogas podem ser de alta ou moderada eficácia no tratamento da infecção pelo B. hominis, mas têm sido relatadas apenas em casos individuais ou em estudo com limitado número de pacientes. Estas drogas incluem furazolidona, quinacrina, ornidazol, tinidazol, sulfametoxazol + trimetoprim, co-trimoxazol e cetoconazol[31,35,47,50].

PREVENÇÃO

As medidas de controle que incluem higiene pessoal, melhorias no saneamento básico e na educação previnem a contaminação fecal do ambiente e a ingestão de material contaminado.

BIBLIOGRAFIA

1. Alexeieff A. Sur lanature des formations dites "kystes de Trichomonas intestinalis". C R Soc Biol 71:296-298, 1911.
2. Ash IR, Orihel TC. Blastocystis hominis and fecal elements. In: Ash IR, Orihel TC. Chicago: Atlas of human parasitology, 3rd ed. American Society of Clinical Pathologists Press, 88-89, 1990
3. Ashford RW, Atkinson EA. Epidemiology of Blastocistys hominis infection in Papua New Guinea: age-prevalence and associations with other parasites. Ann Trop Med Parasitol 86:129-136, 1992.
4. Babb RR, Wagener S. Blastocystis hominis — a potential intestinal pathogen. West J Med 151:518-519, 1989.
5. Boreham PFL, Stenzel DJ. Blastocystis in humans and animais, morphology, biology, and epizootiology. Adv Parasitol 31:1-70, 1993.
6. Burghelea B, Radulescu S. Ultrastructural evidence for a possible differentation way in the life-cycle of Blastocystis hominis. Rom Arch Microbiol Immunol 50:231-244, 1991.
7. Chen J, Vaudry WL, Kowalewska K, Wenman WM. Lack of serum immune response to Blastocystis hominis. Lancet i: 1021. 1987. (Let-ter.)
8. Church DL, Sutherland IR. Gill MJ et al. Absence of an association between enteric parasites in the manifestations and pathogenesis of HIV enteropathy in gay men. Scand J Infect Dis 24:567-575, 1992.
9. Diaczok BJ, Rival J. Diarrhea due to Blastocystis hominis: an old organism revisited. South Med J 80:931-932, 1987.
10. Doyle PW, Helgason MM, Mathias RG, Proctor EM. Epidemiology and pathogenicity of Blastocystis hominis. J Clin Microbiol 28:116-121, 1990.
11. Dunn LA, Boreham PFL, Stenzel DJ. Ultrastructural variation of Blastocystis hominis stocks in culture. Int J Parasitol 19:43-56, 1989.
12. El Masry NA, Bassily S, Farid Z, Aziz AG. Potential clinical significance of Blastocystis hominis in Egypt. Trans R Soc Trop Med Hyg 84:695, 1990.
13. Garavelli PI, Scaglione I, Bicocchi R, Libanore M. Pathogenicity of Blastocystis hominis. Infection 19:185, 1991 (Letter.)
14. Garavelli PI, Scaglione I, Fleisher T, Zierdt CH. Serology of Blastocystis hominis: preliminary data, abstr. Abstracts of the Sixth European Multicolloquium of Parasitology, 1992.
15. Garavelli PI, Scaglione I, Rossi MR et al. Blastocystosis in Daly. Ann Parasitol Hum Comp 64:391-395, 1989.
16. Garcia IS, Bruckner DA. Diagnostic medical parasitology. New York: Elsevier Science Publishing Inc, 1988.
17. Garcia IS, Bruckner DA. Diagnostic medical parasitology, 2nd ed. Washington DC, ASM Press, 1993.
18. Guirgues SY, Al-Waili NS. Blastocystis hominis: evidence for human pathogenicity and effectiveness of metronidazole therapy. Clin Exp Pharmacol Physiol 14:333-335, 1987.
19. Hahn P, Fleischer NFK. Blastocystis hominis — is it of clinical importance? Trop Med Parasitol 36:7-8, 1985.
20. Hussain Quadri SM, Al-Okaili GA, Al-Dayet F. Clinical significance of Blastocystis hominis. J Clin Microbiol 27:2407-2409, 1989.
21. Kukoschke KG, Muller HE. Varying incidence of Blastocystis hominis in cultures from faeces of patients with diarrhoea and from healths persons. Zentrabl Bakteriol 277:112-118, 1992.
22. Kukoschke KG, Necker A, Muller HE. Detection of Blastocystis hominis by direct microscopy and culture. Eur J Clin Microbiol Infect Dis 9:305-307, 1990.
23. Lambert M, Gigi J, Bughin C. Persistent diarrhoea and Blastocystis hominis. Acta Clin Belg 47:129-130, 1992 (Letter.)
24. Lee MG, Rawlins SC, Didier M, DeCeulaer K. Infective arthritis due to Blastocystis hominis. Ann Rheum Dis 49:192-193, 1990.
25. Llibre JM, Tor J, Manterola JM et al. Blastocystis hominis: chronic diarrhoea in AIDS patients. Lancet i: 221, 1989 (Letter.)
26. Logar J, Andlovic A, Poljsak-Prijatelj M. Incidence of Blastocystis hominis in patients with diarrhoea. J Infect 28:151-154, 1994.
27. MacPherson DW, MacQueen WM. Morphological diversity of Blastocystis hominis in sodium acetate-acetic acid-formalin-preserved stool samples stained with iron hematoxylin. J Clin Microbiol 32:267-268, 1994.
28. Markell EK. Udkow MP. Blastocystis hominis: pathogen or fellow traveler! Am J Trop Med Hyg 35:1023-1026, 1986.
29. Matsumoto Y, Yamada M, Yoshida Y. Light-microscopical appearance and ultrastructure of Blastocystis hominis, an intestinal parasite of man. Zentrabl Bakteriol Microbiol Hyg Hyg Ser A 264:379-385, 1987.
30. Miller RA, Minshew BH. Blastocystis hominis: an organism in search of a disease. Res Infect Dis 10:930-938, 1988.
31. Narkewicz MR, Janoff EN, Sokol RJ, Levin MJ. Blastocystis hominis: gastroenteritis in a hemophilias with acquired immune deficiency syndrome. J Pediatr Gastroenterol Nutr 8:125-128, 1989.
32. Nimri L, Batchoun R. Intestinal colonization of symptomatic, as--symptomatic schoolchildren with Blastocystis hominis. J Clin Microbiol 32:2865-2866, 1994.
33. Pakandl M. Occurrence of Blastocystis sp. in pigs. Folia Parasitol 38:297-301, 1991.
34. Pakandl M, Pecka Z. A domestic duck as a new host for Blastocystis sp. Folia Parasitol 39:59-60, 1991.
35. Rolston KVI, Winans R, Rodriguez S. Blastocystis hominis: pathogen or not? Rev Infect Dis 11:661-662, 1989 (Letter.)
36. Sheehan DJ, Raucher BG, McKitrick JC. Association of Blastocystis hominis with signs and symptoms of human disease. J Clin Microbiol 24:548-550, 1986.
37. Singh M, Suresh K, Ho LC et al. Elucidation of the life cycle of the intestinal protozoan Blastocystis hominis. Parasitol Res 81:446-450, 1995.
38. Stenzel DJ. Ultrastructural and cytochemical studies of Blastocystis sp. Ph. D. Thesis. Brisbane, Austrália: Queensland University of Technology.
39. Stenzel DJ, Boreham PFI, McDougall R. Ultrastructure of Blastocystis hominis in human stool samples. Int J Parasitol 21:807-812, 1991.
40. Nun T, Katz S, Tanenbaum B, Schenone C. Questionable clinical significance of Blastocystis hominis infection. Am J Gastroenterol 84:1543-1547, 1989.
41. Tan HK, Zierdt CH. Ultrastructure of Blastocystis hominis. Z Parasitenkd 42:315-324, 1973.

42. Udkow MP, Markell EK. Blastocystis hominis: prevalence in asymptomatic versus symptomatic hosts. J Infect Dis 168:242-244, 1993.
43. Vannatta JB, Adanmson D, Mullican K. Blastocystis hominis infection presenting as recurrent diarrhea. Ann Intern Med 102:495-496, 1985.
44. Vickerman K. Playing at being Pasteur. Int J Parasitol 24:779-786, 1994.
45. Wagborn DJ, Hancock P. Clinical significance of B lastocystis hominis. Lancet 337:609, 1991 (Letter.)
46. Yamada M, Matsumoto Y, Tegoshi T, Yoshida Y. The prevalence of Blastocystis hominis infection in humans in Kyoto City, Jpn. J Trop Med Hyg 15:158-159, 1987.
47. Zaki M, Daoud AS, Pugh RNH et al. Clinicai report of Blastocystis hominis infection in children. J Trop Med Hyg 94:118-122.
48. Zierdt CH. Studies of Blastocystis hominis. J Protozool 20:114-121, 1973.
49. Zierdt CH. Blastocystis hominis, a long-misunderstood intestinal parasite. Parasitol Today, 4:15-17, 1988.
50. Zierdt CH. Blastocystis hominis — past and future. Clin Microbiol Rev 4:61-79, 1991.
51. Zierdt CH, Rude WS, Bull BS. Protozoan characteristics of Blastocystis hominis. Am J Clin Pathol 48:495-501, 1967.
52. Zierdt CH, Tan HK. Ultrastructure and light microscope appearance of Blastocystis hominis in a patient with enteric disease. Z Parasitenkd 50:277-283, 1976.
53. Zuckerman MJ, Watts MT, Ho H, Meriano FV. Blastocystis hominis infection and intestinal injury. Am J Clin Pathol 48:495-501, 1967.

24 Balantidíase

Marco Antônio de Ávila Vitória

ETIOPATOGENIA

A balantidíase é uma infecção (ou infestação) intestinal causada pelo *Balantidium coli,* considerado o maior protozoário e o único ciliado conhecido como patogênico para o homem. É um parasito natural do porco[15-18,20,21], podendo porém ser encontrado em alguns roedores (pacas e ratos)[2,13,16], cavalos[21], certos primatas (chimpanzés, babuínos e gorilas)[2,7,10,12,14,19,25] e ocasionalmente parasitando o ser humano. Infecção experimental foi obtida com diversos animais (gatos, cobaias, tatus e macacos)[21]. Curiosamente, a infecção experimental do homem com o parasito isolado a partir do porco ainda não foi conseguida[21].

Do ponto de vista taxonômico, o *Balantidium coli* é um ciliófor euciliado, descrito pela primeira vez por Malmsten, em 1857, nas fezes de dois pacientes com quadro disentérico. Na ocasião, foi denominado *Paramecium coli,* sendo posteriormente ratificado por Stein, em 1863, que verificou que o agente na realidade pertencia ao gênero *Balantidium*[21]. Cerca de 30 espécies foram descritas em diversos hospedeiros vertebrados e invertebrados[21]. A maioria das espécies de *Balantidium* não-patogênica vive em ambientes aquáticos ricos em matéria orgânica, fungos, bactérias e mesmo outros protozoários, que constituem seu alimento habitual. Porém, a única espécie de interesse médico é o *Balantidium coli.*

Os membros deste gênero apresentam-se em seu ciclo evolutivo sob duas formas: trofozoítos e cistos. Os trofozoítos medem de 50 a 200 µm, no seu comprimento longitudinal, por 40 a 70 µm, no sentido transversal. O seu aspecto é ovalado, com fileiras de cílios longitudinais revestindo todo o corpo, cujo movimento permite a sua locomoção ativa. Apresenta um macronúcleo reniforme, um micronúcleo, vacúolos contráteis, citostoma e um poro excretor denominado citopígio. Os cílios próximos ao citostoma produzem correntes líquidas que levam os alimentos ao citostoma, sendo as partículas alimentares englobadas pelos vacúolos ricos em enzimas digestivas[21].

O parasito se multiplica por divisão binária transversal, intercalando, após um determinado número de divisões, com um processo de reprodução sexuada por conjugação. Sob certas condições, o parasito pode se encistar, rodeando-se de um invólucro resistente, constituído de uma dupla camada. Estes cistos de formato esférico ou ovalado medem de 40 a 65 µm de diâmetro, sendo raramente observados nas fezes do homem, mas frequentemente nas do porco e outros reservatórios naturais[16,21].

Em condições naturais, os trofozoítos do *B. coli* vivem nos tecidos e na luz do intestino grosso, alimentando-se de matéria orgânica, tanto dos tecidos quanto da cavidade intestinal. Estabelecida a infecção, o *B. coli* pode permanecer como simples comensal da flora intestinal sem produzir nenhum tipo de lesão. Aparentemente, o parasito não é capaz por si só de invadir a mucosa intestinal normal. Porém, na presença de fatores locais que desencadeiam lesão do epitélio intestinal (por exemplo, lesão causada por outro agente patogênico) ou mesmo sistêmicos (por exemplo, corticoterapia prolongada, imunodeficiências)[2,9,19,25] o *B. coli* pode invadir a mucosa, a submucosa ou mesmo outros órgãos por meio de fermentos citolíticos, induzindo necrose tissular, ulcerações e abcessos[4,16,17,18,21]. Nos vacúolos digestivos desta espécie têm-se encontrado hemácias, leucócitos, células teciduais, bem como cristais, grãos de amido, muco, bactérias e restos de digestão tecidual[4,21]. Já foram observados também *Balantidium* ingerindo outro *Balantidium,* e até mesmo ovos de helmintos parasites intestinais[21].

Os trofozoítos, embora possam sobreviver até 10 dias em condições controladas de temperatura e umidade, são muito sensíveis e morrem rapidamente em meio ácido (pH abaixo de 5,5) e temperaturas elevadas (acima de 34°C). Já os cistos resistem no meio ambiente por várias semanas[21].

Além de balantidíase, os termos balantidose, balantidiose, disenteria balantidiana e disenteria ciliar são alguns sinónimos utilizados para denominar a infecção (ou infestação) causada pelo *Balantidium coli.*

ASPECTOS EPIDEMIOLÓGICOS

Sua distribuição geográfica é universal, mais frequente nas regiões tropicais e subtropicais, sendo a incidência no homem, em geral, muito baixa[3,16]. Porém, a contaminação ambiental com fezes de suínos pode resultar em uma incidência mais elevada[1].

Em regiões rurais, indivíduos que lidam com porcos ou que manipulam suas vísceras (por exemplo, funcionários de matadouros, açougues e magarefes) estão mais sujeitos à infecção[17,18,21]. Segundo Levine[11], mais da metade dos casos de balantidíase humana registrados ocorreram em pessoas que tinham algum tipo de contato com porcos.

Em regiões temperadas e em áreas economicamente mais desenvolvidas, epidemias ocorrem ocasionalmente em situações de baixas condições sanitárias, geralmente através da água ou alimentos contaminados ou mesmo contato fecal-oral direto. Foram descritas diversas epidemias em instituições psiquiátricas, creches e presídios[16-18,24].

A infecção pelo B. coli normalmente ocorre pela ingestão de água ou alimentos contaminados com cistos ou trofozoítos de B. coli, já que estes últimos podem não ser destruídos pela secreção gástrica[22]. Após a ingestão, as paredes dos cistos se dissolvem, liberando os trofozoítos, que podem ou não invadir a mucosa intestinal. Os trofozoítos se instalam no intestino grosso, podendo se multiplicar por divisão binária ou se transformar em cistos que são liberados nas fezes[16,21]. O período de incubação da doença é desconhecido, podendo ser de alguns dias. Sendo o B. coli um parasito primário do porco, o ser humano parece ter uma alta resistência natural à infecção por ele[2,21].

ASPECTOS CLÍNICOS E ANATOMOPATOLÓGICOS

No porco, a infecção pelo *Balantidium coli* é invariavelmente assintomática. Neste animal, o B. coli vive como um ser comensal, sem causar nenhuma lesão, alimentando-se do conteúdo intestinal, principalmente de substâncias amiláceas, o que parece constituir um produto específico de sua dieta. Segundo alguns autores, o fato de a infecção balantidiana ser relativamente rara no homem seria provavelmente devido à menor quantidade ou mesmo à ausência de substâncias amiláceas no intestino humano[21].

No homem, a balantidíase, quando ocorre, é quase sempre uma infecção assintomática, porém, ocasionalmente, pode causar sintomas gastrointestinais de intensidade variável. Ainda que o B. coli possa viver no intestino humano sem determinar nenhuma morbidade, as manifestações clínicas em muitos casos apresentam um quadro de colite indistinguível da colite amebiana, podendo raramente levar a êxito letal[1,17,18,21]. Quando sintomática, o quadro clínico da balantidíase é muito semelhante ao da amebíase intestinal, sendo que a sintomatologia geralmente inclui diarreia, anorexia, febre, meteorismo, desidratação, emagrecimento, fraqueza, insônia, cefaléia e dores abdominais. O número de evacuações é variável (seis a 15 episódios ao dia), podendo ser mucopiossanguinolentas, acompanhadas ou não de tenesmo retal. Em alguns pacientes pode apresentar-se com hemorragia intestinal maciça, e foram relatados na literatura alguns casos graves de perfuração intestinal com peritonite fecal, apendicite, invasão urogenital e hepática[5,6,16,21]. Nos pacientes crônicos, a diarreia é intermitente, alternando-se com períodos de constipação intestinal. Por isto, deve-se sempre incluir a balantidíase no diagnóstico diferencial de amebíase e vice-versa, avaliando-se bem os dados epidemiológicos e laboratoriais existentes.

Do ponto de vista anatomopatológico, o B. coli habita normalmente o intestino grosso, localizando-se preferencialmente na mucosa e submucosa, em especial no ceco, podendo estender-se ao íleo ou em direção ao retossigmóide. As úlceras causadas pelo B. coli são muito semelhantes às causadas pela amebíase, geralmente de forma ovalada, pequeno tamanho e superficiais, sem bordas definidas e que podem se confluir. Alguns autores afirmam, porém, que a ulceração intestinal da balantidíase está mais sujeita a apresentar-se com maior extensão e profundidade do que na amebíase[18]. No seu interior, encontram-se os trofozoítos em suas áreas de necrose de coagulação e mesmo nos tecidos que a cercam. Os tecidos adjacentes geralmente contêm um infiltrado inflamatório crônico linfoplasmocitário, com quantidade variável de neutrófilos, conforme a intensidade da infecção bacteriana secundária que geralmente acompanha o quadro[16,21].

DIAGNÓSTICO LABORATORIAL

Do ponto de vista laboratorial, o diagnóstico é feito pela pesquisa de trofozoítos ou cistos de B. coli em amostras de fezes frescas, utilizando-se uma das seguintes técnicas de exame parasitológico: hematoxilina férrica, éter de Ritchie, Faust ou MIFC[21,23]. Em material de retossigmoidoscopia, o diagnóstico também pode ser feito facilmente pela visualização microscópica direta dos trofozoítos em material de biópsia ou raspado das lesões ulceradas[16-18,21,23]. Em caso de parasites muito escassos deve ser feita cultura do material em meio apropriado. O B. coli pode ser cultivado em meios complexos, contendo soro humano inativado e solução salina a 0,5%[21]. Também pode ser cultivado em meios contendo soro equino ou no meio de Boeck[21]. A eosinofilia no sangue não é um achado habitual[23].

TRATAMENTO

Na infecção pelo B. coli, a cura espontânea não é incomum, o que pode ser auxiliado por uma dieta láctea[21]. A tetraciclina (em especial a oxitetraciclina) e o metronidazol constituem as drogas de escolha para o tratamento da balantidíase sintomática. A oxitetraciclina deve ser administrada na dose de 500 mg, duas a três vezes ao dia, por 10 dias consecutivos. Já o metronidazol deve ser administrado na dose de 400 a 750 mg, três vezes ao dia, durante sete a 10 dias. As taxas de cura com estas drogas variam de 95-100%[17,18]. Outras drogas com eficácia descritas na literatura médica são a furazolidona, o cloridrato de emetina, o enteroviofórmio, a paromomicina, a carbasona e a diiodo-hidroxiquina[4,13,14,16]. O controle de cura deve ser realizado entre o sétimo e o 15º dia após o término do tratamento, utilizando-se a pesquisa do agente em exames parasitológicos de fezes seriados (três ou mais amostras) pelos métodos de hematoxilina férrica (o mais sensível), MIFC ou Faust, sendo este último com uso prévio de purgativo salino[23].

MEDIDAS DE PREVENÇÃO E CONTROLE

Os métodos de profilaxia para a infecção pelo *B. coli* são essencialmente os mesmos recomendados para a amebíase[1,21]. A educação do público geral quanto a uma higiene pessoal adequada, a implementação de medidas gerais de educação e engenharia sanitária para proteção dos reservatórios públicos de água e uso de sistemas de filtragem que removam todos os cistos constituem as ações mais importantes para a prevenção da balantidíase[1,8]. É importante enfatizar que o uso de derivados clorados não destrói os cistos de *B. coli*[1]. Para pequenas quantidades de água, o melhor método de prevenção é a simples fervura por alguns minutos[1]. Em adição, deve ser lembrado que os suínos são a principal fonte de infecção no homem, devendo-se portanto evitar a contaminação da água e alimentos, bem como o contato direto com as fezes destes animais.

BIBLIOGRAFIA

1. Aucott JN, Ravdin JI. Amebiasis and "nonpathogenic" intestinal protozoa. Infect Dis North Am 7(3):467-85, 1993.
2. Beneson AS. Balantidiasis. Control of communicable diseases in man. 15ª ed. Washington DC. American Public Health Association. 56-7, 1990.
3. Borda CE et al. Intestinal parasitism in San Cayetano, Corrientes, Argentina. Bull Pan Am Health Organ 30(3):227-33, 1996.
4. Cunha AS, Ferrari MLA. Terapêutica atual das parasitoses intestinais. In: Castro LP, Rocha PRS, Cunha AS (eds). Tópicos em gastroenterologia 2: Gastroenterologia tropical. Rio de Janeiro: Medsi, 333-65, 1991.
5. Currie AR. Human balantidiasis. A case report. S Afr Surg 28(1):23-5, 1990.
6. Dood LG. Balantidium coli infestation as a cause of acute appendicitis. J Infect Dis 163 (6): 1932, 1991.
7. Ghandour AM et al. Zoonotic intestinal parasites of hamadryas baboons (Papio hamadryas) in the western and northern regions of Saudi Arábia. J Trop Med Hyg 98 (6):431-9, 1995.
8. Jonnalagadda PR, Bhat RV. Parasitic contaminalion of stored water used for drinking/cooking in Hyderabad, índia. Southest Asian J Trop Med Public Health 26 (4):789-94, 1995.
9. Juckett G. Intestinal protozoa. Am Fam Physcian 53 (8):2507-18,1996.
10. Lee RV et al. Typhlitis due to Balantidium coli in captive lowland gorilas. Rev Infect Dis 12(6): 1052-9, 1990.
11. Levine ND. Protozoan parasites of domestic animals and man, 2nd ed. Mineapolis: Burgess Publishing Co., 1973.
12. Marsden P. Infections due Balantidium coli in primates. Rev Infect Dis 13(4):765-6, 1991.
13. Matamoros Y, Velasquez J, Pashov B. Intestinal parasites of Agouti paca (Rodentia: Dasyproctidae) in Costa Rica. Rev Biol Trop 39(1): 173-6, 1991.
14. Nakauchi K, Nakajima H, Sakakibara I. Detection of Balantidium coli from evacuated feces in cynomolgus monkeys (Macaca fascicularis). Nippon Juigaku Zasshi, 52(6):1223-4, 1990.'
15. Nakauchi K. Prevalence of Balantidium coli infection in different sex and age groups of pigs in Japan. J Vet Med Sci 53(5):967, 1991.
16. Neafle RC. Balantidiasis. In: Binford CH, Connor DH (eds). Pathology of tropical and extraordinary diseases. Washington DC. Armed Forces Institute of Pathology, 325-38, 1976.
17. Neves J. Antiparasitic drugs. In: Kuermerlle HP (eds). Clinical chemotherapy. New York: Thieme Stratton Inc., 437-49, 1983.
18. Neves J. Outras protozooses. In: Neves J (eds). Diagnóstico e tratamento das doenças infecciosas e parasitárias, 2ª ed. Rio de Janeiro: Guanabara Koogan, 809-12, 1983.
19. Novembre FJ et al. Aids in a chimpanzee infected with HIV-1. 3rd Conf. Retro and Opportun Infect Abstract 92, Jan 28 — Feb 1, 1996.
20. Pakandl M. The prevalence of intestinal protozoa in wild and domestic pigs. Vet Med (Praha) 39(7):377-80, 1994.
21. Pessoa SB. Ciliados Parasitos do Homem. In: Pessoa SB, Martins AV (eds). Parasitologia Médica. 11ª ed. Rio de Janeiro: Guanabara Koogan, 335-40, 1982.
22. Reimann HA, Junpier K. Infectious and parasitic diseases of intestine. Philadelphia: Medicai Examination Publishing Co., 1977.
23. Soli ASV. Parasitoses intestinais. In: Schechter M, Marangoni DV (eds). Doenças infecciosas: conduta diagnostica e terapêutica. Rio de Janeiro: Guanabara Koogan, 291-301. 1994.
24. Walzer PD et al. Balantidiasis outbreak in Turk. Am J Trop Med Hyg 22:33, 1973.
25. Yang Y, Zeng L, Zhou J. Diarrhoea in piglets and monkeys experimentally infected with Balantidium coli isolated from human faeces. J Trop Med Hyg 98(1):69-72, 1995.

25 Ciclosporíase

Sérgio Cimerman
Roberto Focaccia
Benjamin Cimerman

HISTÓRICO

Cyclospora cayetanensis é um coccídio intracelular relativamente recém-descoberto, na Papua, Nova Guiné, em 1979, por Ashford, associado a quadro diarréico prolongado, afetando frequentemente os viajantes[1]. Com o aparecimento da AIDS, tornou-se reemergente em nosso meio, sendo o primeiro caso descrito desta co-infecção em 1989, por Hart et al.[2]

MORFOLOGIA

Parasito de semelhanças com o *Criptosporidium* spp., apresenta 8 a 10 μm de diâmetro. Os oocistos excretados nas fezes resultam em dois esporocistos cada um, tendo dois esporozoítos pertencentes ao filo Apicomplexa[3].

O ciclo de vida em hospedeiros humanos ainda não foi bem caracterizado. Em laboratórios especializados, ocorre a esporulação depois de cinco a 11 dias de incubação em água destilada ou em solução de dicromato potássico a 2,5% em temperatura entre 25°C e 32°C[3].

EPIDEMIOLOGIA

Cyclospora é amplamente distribuído no mundo. Inclui várias regiões: América de Norte, América Central, América do Sul, Ilhas Caribenhas, Índia, Sudoeste Asiático, África do Sul e Europa Oriental.

Pessoas de todas as idades e sexos podem ser acometidas por esta patologia. Os principais casos ocorreram no Nepal, Haiti e Peru[3,4,5].

Em países desenvolvidos, estudos de prevalência não ultrapassam 1%, caracterizando índices muito baixos[3,5].

A transmissão da ciclosporíase está vinculada à ingestão de água ou comida contaminada com os oocistos[3,4,5]. Recentemente ocorreram surtos em razão do consumo de framboesas provenientes da Guatemala, em 20 estados americanos, com 1.465 casos[6]. Na Virgínia, EUA, outros surtos foram relatados em razão de contaminação com basílico fresco levando à doença gastrointestinal[7].

Transmissão pessoa-pessoa e reservatórios animais ainda não foi documentada na literatura[3].

PATOGENIA E PATOLOGIA

Infecção com *C. cayetanensis* resulta em má absorção de D-xilose, sugerindo que a infecção envolva o intestino delgado[5].

Em biópsias duodenais obtidas de vários pacientes, mostrou-se inflamação aguda de grau leve a moderado na lâmina própria, inflamação crónica difusa e aumento do número de células plasmáticas. Em adição a estes achados, observou-se atrofia dos vilos e hiperplasia das criptas intestinais[5].

DIAGNÓSTICO CLÍNICO

O período de incubação da infecção pelo *Cyclospora* é em torno de dois a 11 dias. Nos pacientes imunocompetentes provoca diarreia autolimitada, podendo chegar até duas a seis semanas[3,4].

Os outros sintomas são flatulência, emagrecimento, náuseas e vômitos, desconforto abdominal, tenesmo, febre, halitose, anorexia[3,4,5,8].

Em pacientes com AIDS, o quadro diarréico é crônico e intermitente[3,4].

Alguns pacientes podem apresentar infecção assintomática[5].

DIAGNÓSTICO LABORATORIAL

O diagnóstico é baseado na detecção de oocistos nos espécimes fecais, por microscopia óptica[4]. Os oocistos aparecem como esferas não-refratáveis contendo inclusões globulares no seu interior[5]. Pode ser identificado com o uso da autofluorescência quando exposto a iluminação ultravioleta. Técnicas especiais de coloração (Ziehl-Neelsen modificado ou Kinyoun) devem ser utilizadas para melhor evidenciação dos oocistos de *Cyclospora*[3].

Em razão da falta de conhecimento, pouco se diagnostica, por causa de similaridades com o *Cryptosporidium*[4].

Atualmente, tem-se recomendado a técnica da safranina modificada, em que os oocistos coram-se uniformemente de tonalidade brilhante laranja-avermelhado.

Não é recomendado o uso da técnica de tricrômio pelo fato de os oocistos aparecerem muito claros à microscopia[9].

Cyclospora também pode ser detectado em aspirado jejunal e biópsias utilizando microscopia eletrônica[10].

TRATAMENTO

Sulfametoxazol-trimetoprim é a droga de escolha para o tratamento da infecção pelo *Cyclospora*[3,4,5]. Outros antibióticos já foram utilizados, como norfloxacina, tinidazol, quinacrina, ácido nalidíxico e furoato de diloxanida[5].

PROFILAXIA

Evitar água e alimentos contaminados com os oocistos de *Cyclospora*. Reinfecções podem ocorrer[3].

BIBLIOGRAFIA

1. Ashford RW, Warhurst DC, Reid GDF. Human infection with cyanobacterium-like bodies. Lancet 341:1034, 1993.
2. Hart AS, Ridinger MT, Soundarajan R et al. Novel organism associated with chronic diarrhea in Aids. Lancet, 335:169-170, 1990.
3. Soave R. Cyclospora: an overview. Clin Infect Dis 23:429-37, 1996.
4. Mannheimer SB, Soave R. Protozoal infections in patients with Aids. Infect Dis Clin North Am 8:483-97, 1994.
5. Brennan MK, MacPherson DW, Palmer J, Keystone JS. Cyclosporiasis: a new cause of diarrhea. Can Med Assoe J 155:1293-96, 1996.
6. Herwaldt BL, Ackers ML, Cyclospora Working Group. An out break in 1996 of cyclosporiasis associated with imported raspberries. N Engl J Med 336:1548-56, 1997.
7. Centers for Disease Control and Prevention — Outbreak of cyclosporiasis — Northern Virgínia — Washington DC, Baltimore, Maryland, Metropolitan Area, 1997. Morb Mortol Wkly Rep 46:689-91, 1997.
8. Ortega YR, Nagle R. Gilman RH et al. Pathologic and clinicai findings in patients with cyclosporiasis and a description of intra cellular parasite life-cycle stages. J Infect Dis 176:1584-9, 1997.
9. Visvesvara GS, Moura H, Kovacs-Nace E et al. Uniform staining of Cyclospora oocysts in fecal smears by a modificai safranin technique with microwave heating. J Clin Microbiol 35:730-3, 1997.
10. 10. Goodgame RW. Diagnosis and treatment of gastrointestinal protozoal infections. Curr Op Infect Dis 9:346-52, 1996.

PARTE III

HELMINTOS

26 Helmintos

Benjamin Cimerman
Sérgio Cimerman

O termo helminto abrange quatro grupos, sendo que apenas dois têm interesse para a medicina humana: os Platelmintos, ou vermes achatados, e os Nematelmintos, ou vermes cilíndricos.

PLATELMINTOS

São vermes geralmente achatados dorso-ventralmente, acelomados, apresentando a cavidade geral obliterada por um tecido parenquimatoso, dentro do qual ficam presos os órgãos. Não possuem tubo digestivo ou, quando existe, é incompleto. Geralmente são hermafroditas, com exceção da família **Schistosomatidae,** que apresenta sexos separados. Os platelmintos dividem-se em duas classes de interesse médico:
— *digenea:* também denominados *trematodeos digené-ticos,* são formados por um só segmento, apresentando tubo digestivo incompleto;
— *cestodea:* apresentam o corpo composto de vários segmentos chamados anéis ou proglotes e são desprovidos de tubo digestivo.

Classe *Digenea*
Morfologia Externa

Em geral, o corpo apresenta a forma de aspecto foliáceo, com exceção das fêmeas de *Schistosoma,* que são cilíndricas e quase filiformes. Apresentam, na superfície ventral, ventosas, que são órgãos de fixação, daí o nome Trematoda, que significa "corpo com orifícios". As ventosas, em número de duas, acham-se situadas, em geral, uma circundando a boca (daí o nome de ventosa oral), e outra localizada em posição mais ventral, recebendo o nome de acetábulo ou ventosa ventral.

Constituição do Corpo

O corpo é recoberto por uma cutícula homogênea e de espessura variável. Podem-se encontrar na cutícula certas formações como escamas e acúleos ou espinhos, que têm valor na classificação das espécies de trematódeos.

Sistema Muscular

É constituído de fibras circulares, longitudinais e diagonais.

Sistema Nervoso e Órgãos Sensoriais

São constituídos por uma porção cerebral, que compreende dois gânglios dos quais partem os cordões nervosos. Não existem órgãos sensoriais especializados, a não ser durante a fase larvária de vida livre de algumas espécies que apresentam olhos. Os parasitos são cegos.

Aparelho Digestivo

É constituído de boca, geralmente terminal, que se abre na ventosa oral. À boca, segue-se a faringe, depois o ceco, que se bifurca e termina em fundo cego, perto da extremidade posterior. Os resíduos alimentares são eliminados pela abertura oral.

Sistema Excretor

É constituído por:
— células ciliadas denominadas "células flamas" ou solenócitos;
— capilares excretores que nascem das células ciliadas;
— tubos coletores formados pela reunião dos capilares;
— vesícula excretora que abre-se no meio exterior.

Aparelho Genital

Sendo geralmente hermafroditas, os órgãos genitais masculino e feminino encontram-se num mesmo parasito.

Aparelho Genital Masculino

É constituído de um ou mais testículos, geralmente dois, dando origem a um canal eferente, e se unem para formar um canal deferente, que termina no órgão copulador ou cirro.

Aparelho Genital Feminino

É constituído por ovário único, onde se formam os óvulos. Estes passam através do oviduto para o ootipo, onde se transforma em ovo fertilizado e encapsulado. O oviduto recebe dois canais, o canal de Laurer e o viteloduto. Ao deixar o ootipo, os ovos ingressam em um longo tubo, o útero que se abre diretamente para o exterior ou no átrio genital.

Evolução

Os trematodeos digenéticos necessitam de mais de um hospedeiro para completar sua evolução: um definitivo (vertebrado) e outro intermediário (molusco: em geral).

Os ovos dos vermes adultos são eliminados pelo hospedeiro definitivo com as fezes, urina ou escarro, dependendo de sua localização. As larvas dos trematodeos digenéticos recebem o nome de miracídeos. Estes apresentam o corpo revestido de cílios e transformam-se em um saco alongado chamado esporocisto de primeira ordem que, graças à multiplicação de suas células germinativas, produz os esporocistos de segunda ordem ou, então, organismos mais complexos denominados rédias, apresentando boca e esboço de aparelho digestivo. Apresentam um orifício por onde saem as cercarias que são formadas a partir de células germinativas em contínua reprodução no interior das rédias. As cercarias são providas de cauda, com corpo ovóide e achatado, duas ventosas e esboço de aparelho digestivo. A partir daí, na evolução, a cercaria pode seguir dois caminhos:

— a cercária sai do esporocisto e do caramujo, nada livremente na água até encontrar seu hospedeiro definitivo e, penetrando nele, evolui até a forma adulta;

— as cercárias dos trematodeos hermafroditas saem do molusco, fixam-se à vegetação aquática, encistam-se, transformando-se em metacercária, ou penetram em um segundo hospedeiro intermediário (peixe ou crustáceo de água doce), onde se encistam.

A infecção humana ocorre por ingestão crua de plantas aquáticas ou determinadas espécies do segundo hospedeiro intermediário.

Classe *Cestoda*

Morfologia Externa

Esses helmintos apresentam comprimentos que vão de milímetros a metros. O corpo é dividido em três partes:

— escólex ou cabeça: é uma pequena dilatação situada em uma das extremidades, provida de ventosas e acúleos, servindo para a fixação do helminto;

— colo ou pescoço: é uma porção delgada, que apresenta na sua porção distal células com grande poder de regeneração;

— estróbilo ou corpo: é toda a parte restante, ou seja, o corpo do verme, constituído por anéis.

Sistema Nervoso

É constituído por dois cordões nervosos longitudinais laterais, que percorrem o estróbilo em toda a sua extensão.

Sistema Excretor

É constituído por células com cílios vibráteis (solenócitos).

Aparelho Digestivo

Não existe nos cestódeos.

Aparelho Genital

São hermafroditas.

Aparelho Genital Masculino

Representado por inúmeros testículos de onde partem os canais eferentes que se reúnem para formar o canal deferente, que vai desembocar na bolsa do cirro, ao lado da vagina.

Aparelho Genital Feminino

Inicia-se na bolsa do cirro, onde há a abertura da vagina — tubo longo que termina em uma dilatação chamada receptáculo seminal, interligado ao(s) ovários(s); estes estão ligados através de canais ao útero, glândula vitelina, glândulas de casca e ootipo (Fig. 26.1).

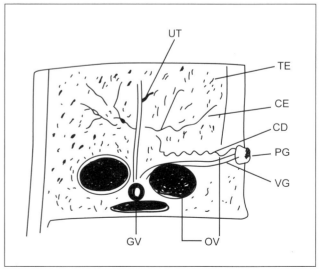

Fig. 26.1 — *Taenia saginata. CD: canal deferente; CE: canal eferente; GV: glândula vitelina; OV: ovário; PG: poro genital; TE: testículos; UT: útero; VG: vagina.*

Evolução

Os ovos formam pequenos embriões esféricos, com três pares de acúleos, daí o nome embrião hexacanto.

Os ciclofilídeos requerem um único hospedeiro intermediário. O ovo é ingerido, ocorrendo a libertação do embrião hexacanto no tubo digestivo, indo daí aos tecidos, onde se transforma em uma larva que pode ser de quatro tipos:

— cisticerco: apresenta um único escólex em uma grande vesícula cheia de líquido (Fig. 26.2);

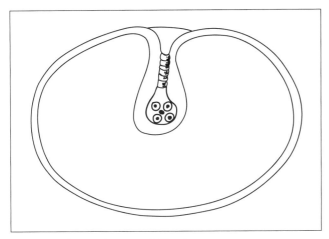

Fig. 26.2 — *Larva cisticerco de Taenia sp.*

— cisticercóide: em geral tem forma piriforme, escólex único e vesícula rudimentar (Fig. 26.3);

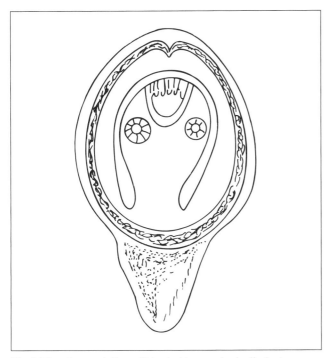

Fig. 26.3 — *Larva cisticercóide de Hymenolepis diminuta.*

— cenuro: numerosos escólices invaginados e brotando da parede cística (Fig. 26.4);

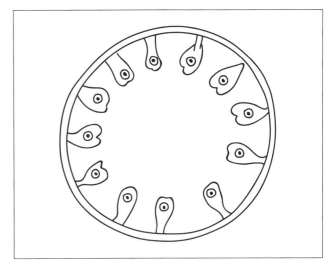

Fig. 26.4 — *Larva cenuro de Multiceps*

— equinococo ou hidátide: mostra uma vesícula-mãe, tendo no seu interior vesículas-filhas, cada uma contendo vários escólices (Fig. 26.5).

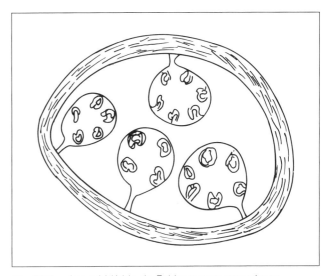

Fig. 26.5 — *Larva hidátide de Echinococcus granulosus.*

NEMATELMINTOS

São helmintos de corpo alongado, cilíndrico, aparelho digestivo completo e sexos separados. Apresentam um nítido dimorfismo sexual. Em geral, as fêmeas são maiores do que os machos. Seu tamanho varia de 1 mm de comprimento até um metro (exemplos: *Strongyloides stercoralis* e *Ascaris lumbricoides*).

A extremidade anterior permite a classificação específica, enquanto a posterior permite a diferença sexual. A extremidade posterior dos machos apresenta uma das estruturas: ou a cutícula sofre uma dilatação formando a bolsa copuladora ou a extremidade final exibe um enrodilhamento ventral, enquanto as fêmeas apresentam a extremidade posterior terminando em ponta livre.

REVESTIMENTO

São revestidos de uma cutícula finamente estriada no sentido transversal. De acordo com número, aspecto e agrupamento, as células musculares classificam-se em:

— meromiárias: envoltório constituído de poucas células, largas e achatadas (Fig. 26.6);

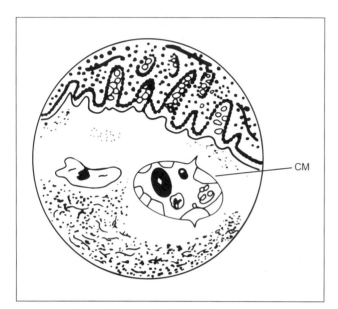

Fig. 26.6 — *Enterobius vermicularis*. CM: células meromiárias.

— polimiárias: envoltório constituído de grande número de células musculares, compridas e em forma de raquete (Fig. 26.7);

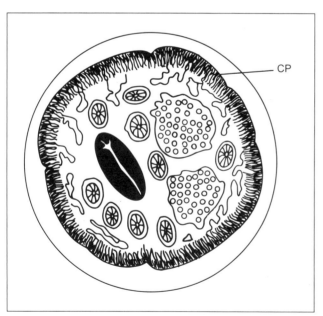

Fig. 26.7 — *Asacaris lumbricoides*. CP: células polimiárias.

— holomiárias: presença de numerosas células curtas um manguito celular (Fig. 26.8).

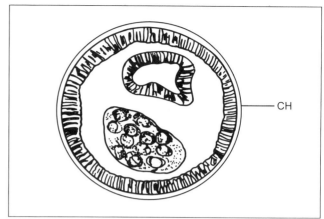

Fig. 26.8 — *Trichocephalus trichiurus*. CH: células holomiárias.

APARELHO EXCRETOR

O poro excretor abre-se na região cefálica ou cervical.

APARELHO NERVOSO

Rudimentar, constituído de gânglios nervosos onde penetram os filamentos nervosos.

APARELHO DIGESTIVO

Na extremidade anterior, temos a boca, à qual seguem-se cápsula bucal, esôfago, intestino, reto e ânus.

Existem cinco tipos de esôfagos que servem para diagnosticar as larvas e adultos:

— claviforme: em forma de clave (Fig. 26.9);

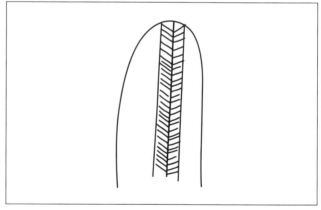

Fig. 26.9 — *Ancylostoma duodenale* — esôfago claviforme.

— rabditóide: apresenta dois bulbos, um anterior e outro posterior (Fig. 26.10);
— filarióide: alongado, fino e cilíndrico (Fig. 26.11);
— oxiuriforme: presença de um bulbo posterior (Fig. 26.12);
— tricuriforme: fino, constituído de células que se empilham, sendo perfuradas centralmente, formando o canal esofagiano (Fig. 26.13).

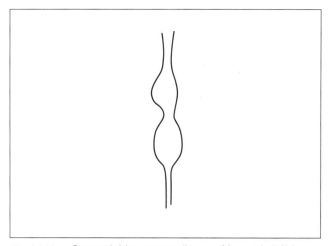

Fig. 26.10 — *Strongyloides stercoralis* — *esôfago rabditóide.*

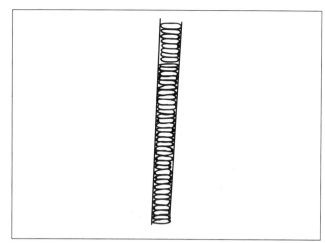

Fig. 26.13 — *Trichocephalus trichiurus* — *esôfago trícuriforme.*

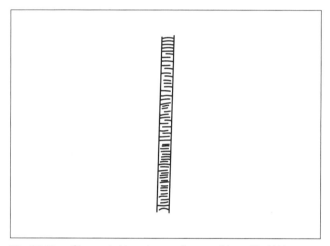

Fig. 26.11 — *Strongyloides stercoralis* — *esôfago filarióide.*

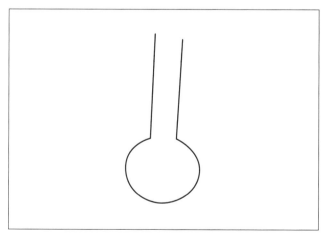

Fig. 26.12 — *Enterobius vermicularis* — *esôfago oxiuriforme.*

Aparelho Reprodutor

Masculino

Constituído de um testículo, um canal deferente, vesícula seminal, canal ejaculador e órgãos anexos representados por um ou dois espículos, que são os órgãos copuladores, e, por vezes, bolsa copuladora.

Feminino

Constituído de um ou dois ovários, um ou dois ovidutos, um ou dois úteros, receptáculo seminal e órgãos anexos, como ovojetor, vagina e vulva.

Reprodução e Evolução

Reproduzem-se por meio de ovos.

Monoxenos

Os ovos não eclodem no meio exterior, e o homem infecta-se ingerindo os ovos larvados (infectantes). Por exemplo: *Ascaris lumbricoides, Trichuris trichiura*.

Os ovos eclodem no meio exterior, e o homem infecta-se pela penetração das larvas infestantes na pele ou mucosa. Por exemplo: *Ancilostomídeos*.

Heteroxenos

A larva infectante é encontrada no sangue circulante do homem, sendo ingerida por um mosquito vetor; depois de madura, infecta outro hospedeiro. Por exemplo: *Wuchereria bancrofti*.

BIBLIOGRAFIA

1. Pessoa SB. Martins AV. Parasitologia médica, 11ª ed. Rio de Janeiro, Editora Guanabara Koogan, p. 871. 1982.
2. Rey L. Parasitologia, 3ª ed. Rio de Janeiro: Editora Guanabara Koogan. p. 731, 1991.
3. Cox FEG (ed). Modem parasitology, 2ª ed. Blackwell Scientific Publication, Oxford, 1993.

27 Esquistossomose Mansoni

Naftale Katz
Luís Cândido de Souza Dias

HISTÓRICO

As esquistossomoses ou bilharzioses são doenças produzidas por vermes de sexos separados, da classe Digenea ou Trematoda, bem adaptados ao parasitismo. Na família Schistosomatidae encontramos vermes que parasitam o sistema sanguíneo de mamíferos e de aves. Nesta família há duas subfamílias: Bilharziellinae e Schistosomatinae. Apenas a segunda família apresenta parasites do homem. As esquistossomoses humanas são produzidas por vermes do gênero *Schistosoma*. As espécies que têm interesse médico são: *S. mansoni, S. haematobium, S. japonicum, S. mekongi* e *S. intercalatum*.

As esquistossomoses são endêmicas em todo o mundo, atingindo, principalmente, países da Africa, Ásia e América Latina. Apesar do sucesso dos programas de controle, estima-se em 200 milhões os infectados de um total de 600 milhões de expostos ao risco de contrair uma das esquistossomoses. No Brasil há cerca de seis a oito milhões portadores de esquistossomose mansônica.

A esquistossomose é uma infecção antiga na humanidade. Em múmias chinesas e egípcias foram encontrados ovos do esquistossomo. Aspectos clínicos da parasitose foram descritos pela primeira vez por Fujii, em 1847, no Japão. Em 1852, Bilharz, no Egito, descreveu pela primeira vez o parasito. Em 1892, Manson aventou a hipótese da existência de duas espécies parasitas do homem no gênero *Schistosoma*. Sambon, em 1907, descreveu a espécie *Schistosoma mansoni*. Independente de Sambon, o brasileiro Pirajá da Silva, na Bahia, em 1907 e 1908, após cuidadosas observações, criou a espécie *Schistosoma americanum*. Em Londres, Sambon, trabalhando com poucas amostras de fezes, descreveu a nova espécie, que na época não foi aceita. Pirajá da Silva, após várias autópsias e numerosos exames de fezes, descreveu que o verme era de uma nova espécie que habitava as veias mesentéricas e que seus ovos tinham espinho lateral. Na época, as dúvidas taxonômicas foram dirimidas baseando-se nas criteriosas observações do grande cientista brasileiro Pirajá da Silva. Todavia, coube a Sambon a denominação da espécie. Miyari e Suzuki, em 1913, descreveram um molusco como hospedeiro intermediário de *Schistosoma japonicum* e demonstraram que a forma infectante, cercaria, penetra pela pele. Leiper, em 1915, no Egito, descreveu os ciclos evolutivos de *S. mansoni* e *S. haematobium* em moluscos. No Brasil, em 1916, Adolfo Lutz estudou a evolução de *S. mansoni* em *Biomphalaria olivacea* Spix (= *B. glabatra*) e descobriu um novo hospedeiro intermediário: a *Biomphalaria straminea*. Em seguida, vários autores, entre eles Faust, estudaram com detalhe o ciclo biológico dos esquistossomos humanos, principalmente no hospedeiro definitivo.

Schistosoma japonicum (Katsurada, 1904) é o agente etiológico da esquistossomose japônica. É encontrado parasitando o homem no Japão, China, Indonésia, Filipinas e Tailândia. Os hospedeiros intermediários são espécies de moluscos anfíbios do gênero *Oncomelania*.

Schistosoma haematobium (Bilharz, 1852) é responsável pela esquistossomose hematóbia, vesical ou urinária. O parasito se localiza no plexo vesical e encontra-se largamente distribuído em 54 países na Africa, principalmente, no Egito e no Oriente Próximo e Médio. Os moluscos hospedeiros intermediários são do gênero *Bulinus*.

Schistosoma intercalatum (Fischer, 1934) é agente causador de uma esquistossomose intestinal, ocorrendo em 10 países da África Central, superpondo sua distribuição com as esquistossomoses mansoni e hematóbia. Os vermes estão localizados nas veias mesentéricas e os ovos são eliminados nas fezes. Seu hospedeiro intermediário é um molusco do gênero *Bulinus*.

Schistosoma mekongi (Voge, Brickner & Bruce, 1978) é verme encontrado no sistema porta, causando esquistossomose intestinal. É uma zoonose de cães e roedores no vale do rio Mekong, no Laos e Camboja. O molusco do gênero *Tricula* é o hospedeiro intermediário.

Schistosoma bovis, *S. mattheei* e *S. rodhaini* são esquistossomos de animais que, eventualmente, parasitam o homem na África.

Schistosoma mansoni (Sambon, 1907) produz a esquistosomose mansoni. No Brasil, a doença é conhecida, popularmente, como "xistosa", "doençf do caramujo" ou "barriga d'água". É a única espécie de esquistossomo encontrada no Brasil. Foi aqui introduzida, na época colonial, com a vinda dos escravos da África. Atualmente, a esquistossomose mansoni é encontrada em 52 países na América do Sul, Caribe, África e na região leste do Mediterrâneo, como Egito, Omã, Arábia Saudita, Somália, Sudão e Iêmen.

MORFOLOGIA

No gênero *Schistosoma,* os vermes apresentam sexo separado e são longos e delgados. Nas Américas, *S. mansoni* é a única espécie de interesse médico e em saúde pública.

No ciclo biológico de *S. mansoni* existem as seguintes formas evolutivas: verme adulto (macho e fêmea), ovo, miracídio, esporocisto, cercaria e esquistossômulo. A morfologia será estudada de acordo com estas fases.

Verme Adulto

Os vermes adultos se encontram na luz dos vasos sanguíneos do sistema porta do hospedeiro vertebrado. O verme macho de *S. mansoni* apresenta de 6 a 13 mm de comprimento por 1,10 mm de largura (Fig. 27.1). Sua cor é esbranquiçada. A porção anterior do verme é cilíndrica e possui uma ventosa oral perfurada pela boca. Logo atrás desta ventosa existe outra pedunculada denominada ventosa ventral ou acetábulo. Após a ventosa ventral segue a porção posterior do macho, de forma foliácea, apresentando o canal ginecóforo. Este é uma dobra longitudinal do corpo do verme, onde fica alojada a fêmea. Externamente, o corpo do macho é coberto por tegumento com pequenos tubérculos e minúsculos espinhos. O tegumento é formado por várias camadas laminadas e não é inerte, estando em processo contínuo de renovação, permitindo a passagem de nutrientes, especialmente íons inorgânicos. Abaixo do tegumento há músculos circulares e longitudinais que, por meio de fibras nervosas, permitem contrações e outros movimentos do verme. Tanto na fêmea como no macho, o esôfago, cercado por células glandulares, se inicia pela boca na ventosa oral. O esôfago, na altura do acetábulo, se bifurca, voltando a se unir em ceco único, no nível do terço médio do parasito. O ceco termina na extremidade posterior, não havendo uma abertura anal. No macho, posteriormente à ventosa acetabular, observamos de seis a nove massas testiculares ou testículos. Pelos canais eferentes, os testículos se conectam formando o canal deferente único, que se dilata constituindo a vesícula seminal. Esta se abre no poro genital, situado no começo do canal ginecóforo. O verme não apresenta órgão copulador. A cópula ocorre pela justaposição dos orifícios genitais feminino e masculino, quando a fêmea está alojada no canal ginecóforo.

A fêmea é cilíndrica, e mais fina e longa do que o macho. Ela mede de 10 a 20 mm de comprimento por 0,16 mm de largura. Tem cor esbranquiçada. Na sua extremidade anterior existem duas pequenas ventosas; a ventosa ventral ou acetábulo é pedunculada e se situa mais próximo da ventosa oral do que no macho (Fig. 27.1). O tegumento da fêmea é liso, possuindo poucos tubérculos. O sistema digestivo é semelhante ao do macho. O ceco da fêmea, contendo hematina resultante do metabolismo do sangue, é mais bem visualizado do que o ceco do macho, pois a musculatura é menos desenvolvida na fêmea. O ovário é único, oblongo, situado na frente da vesícula seminal, na metade anterior do verme. Do ovário sai um oviduto curto que chega ao oótipo. Seguindo o oótipo, há um útero que termina no poro genital, localizado ventral e posteriormente ao acetábulo. O útero, em geral, contém um ovo. A porção mais volumosa do aparelho genital feminino são as glândulas vitelínicas, que ocupam os 2/3 posteriores do verme. Das glândulas vitelínicas sai um canal que atinge o oviduto, um pouco antes do oótipo.

Os vermes adultos de *S. mansoni,* como ocorre nos trematodeos, não apresentam aparelho circulatório. O líquido intersticial atinge as várias partes do parasito através dos diferentes estados de contração de seu corpo.

Ovo

O ovo de *S. mansoni* não é operculado, tem forma oval, com um espinho lateral que o caracteriza facilmente. O ovo é grande, medindo 150 µm de comprimento por 65 µm de largura. O ovo é colocado imaturo (primeiro estágio) e leva sete dias para amadurecer, passando pelos segundo, terceiro e quarto estágios. Nas fezes do homem, 90 a 95% dos ovos são maduros, apresentando no seu interior uma larva, denominada miracídio. Os ovos maduros em contato com a água incham e rompem a casca do ovo quando se dá a eclosão dos miracídios. A casca de ovo é dupla.

Miracídio

O primeiro estágio de vida livre do parasito é o miracídio. Ele apresenta cerca de 150 a 170 µm de comprimento e 60 a 70 µm de largura. Seu formato é oval e é revestido por um grande número de cílios. Na parte anterior há o *terebratorium,* que é uma estrutura rígida, com funções de penetração e sensoriais. Em seu interior, na parte anterior, lateralmente, há um par de glândulas adesivas e uma glândula de penetração, mediana. Essas glândulas são todas unicelulares. No corpo da larva existem dois pares de células em flâmula, uma massa neural e células germinativas. Essas células produzirão no molusco, hospedeiro intermediário, os esporocistos.

Esporocisto

Durante a penetração nas partes moles do molusco, o miracídio perde o epitélio ciliado, o *terebratorium,* as glândulas de penetração e outras estruturas. A larva permanece próxima do local de entrada. As células remanescentes se reorganizam e, dentro de 48 horas, se transformam em um saco alongado, chamado de esporocisto primário, repleto de células germinativas. No oitavo dia após a penetração, a estrutura sacular se enovela, aumenta de volume e passa a medir 1,5 mm de comprimento por 150 µm de largura, possuindo de 150 a 200 células germinativas. Essas células se agrupam formando maciços que se diferenciam em numerosos esporocistos secundários ou esporocistos filhos, contidos dentro do primário. Quando o esporocisto primário está maduro, após oito a 10 dias, os esporocistos secundários rompem a parede e migram para o hepatopâncreas e gônadas do molusco. Aí eles crescem formando sacos amebóides móveis. No interior dos esporocistos secundários as células germinativas se transformam em cerca-

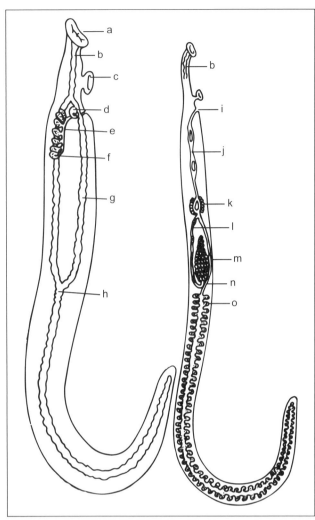

Fig. 27.1 — *Representação esquemática de vermes adultos: macho (à esquerda) e fêmea (a direita) de Schistosoma mansoni: a — ventosa oral e boca; b — esôfago (desenho incompleto na fêmea); c — ventosa ventral; d — vesícula seminal; e — canal deferente; f — testículos; g — cecos; h — união dos cecos; i — poro genital feminino; j — útero com dois ovos; k — ootipo com ovo em formação; l — oviduto; m — ovário; n — viteloduto; o — glândulas vitelínicas. (Adaptado de Pessoa & Martins[16] e de Rey[19]).*

rias. Essas larvas passam pela parede do esporocisto e migram para as partes moles externas do molusco.

CERCARIA

A cercaria é a segunda fase de vida livre de *S. mansoni*. Como acontece com a cercaria, o miracídio não se alimenta e está adaptado à vida aquática. Foi Pirajá da Silva quem, em 1916, na Bahia, descreveu a cercaria. É uma larva com corpo e cauda, medindo 0,5 cm de comprimento: seu corpo possui 0,2 mm por 0,07 mm e a cauda cerca de 300 µm. A cauda termina em bifurcação, sendo denominada furcocercária. O corpo tem uma ventosa oral rudimentar e uma ventosa ventral ou acetábulo, muscular e proeminente. Com auxílio das ventosas o animal consegue se fixar em substratos. Externamente, o corpo é coberto por tegumento com pequenos espinhos. No interior do corpo há esboço de tubo digestivo e de sistema nervoso e estruturas bem organizadas como glândulas de penetração e sistema excretor. A grande mobilidade da cercaria se deve às camadas musculares longitudinais e circulares.

BIOLOGIA

Os vermes adultos vivem na luz de vasos sanguíneos do homem e de outros mamíferos. No homem alojam-se no sistema porta, realizando a oviposição nos ramos terminais da veia mesentérica inferior e, principalmente, nas vênulas da parede do intestino, no plexo hemorroidário. Estima-se que a longevidade dos vermes adultos, no homem, seja de cinco a seis anos. Entretanto, alguns casais podem sobreviver até 30 anos, quando ocorre acentuada diminuição na eliminação de ovos. Fêmeas com idade média de dois anos ovipõem, diariamente, em torno de 300 ovos.

O ciclo biológico de *S. mansoni* é complexo, pois há duas fases parasitárias: uma no hospedeiro definitivo (vertebrado) (Fig. 27.2) e outra no hospedeiro intermediário (invertebrado). Alternando com essas duas fases nos hospedeiros há duas passagens de larvas de vida livre no meio aquático. O ciclo do parasito é heteroxênico.

Os vermes adultos, geralmente, estão acasalados nos vasos sanguíneos, onde o macho aloja uma fêmea no canal ginecóforo. As fêmeas eliminam ovos imaturos nas vênulas da submucosa intestinal. Uma parte desses ovos pela circulação atingem vários órgãos, principalmente o fígado, onde irão morrer. Outra parte dos ovos ovipostos sofrem migração para atingirem a luz intestinal. Esta migração se deve a vários fatores ainda pouco conhecidos. Sabe-se que o miracídio libera enzimas histolíticas que saem pelos minúsculos poros da casca do ovo. A migração pode durar até 12 dias; cerca de sete dias são necessários para maturação dos ovos na parede intestinal. Uma vez maduros (contêm o miracídio completamente formado), os ovos permanecem vivos até, aproximadamente, oito dias; os ovos que não conseguiram alcançar a luz intestinal morrerão. Cerca de 70% dos ovos morrem nos tecidos. Aqueles que logram a luz do intestino são eliminados com as fezes. No meio exterior, os ovos em fezes líquidas terão uma sobrevida de apenas 24 horas e de até cinco dias nas fezes formadas. A dessecação do material fecal leva o miracídio à morte, em pouco tempo. Quando os ovos maduros atingem a água ocorre a eclosão dos miracídios. A eclosão é fenômeno estimulado pelos seguintes fatores: luz intensa, pressão osmótica (meio hipotônico), oxigenação da água e temperatura (27° a 28°C). O miracídio nada rapidamente (2 mm por segundo) e não se alimenta. A maior atividade acontece nas primeiras oito horas. Progressivamente, ocorre exaustão de suas reservas alimentares. Em seguida, cresce a mortalidade. A penetração dos miracídios nos moluscos ocorre com maior sucesso nas primeiras horas após a eclosão. Depois de 10 a 12 horas na água, a larva não consegue penetrar no hospedeiro intermediário. O estímulo para a penetração é quase que certamente não-específico: o miracídio tenta penetrar em vários moluscos não-hospedeiros, assim como em materiais sintéticos e naturais. O fenômeno de penetração leva de três a 15 minu-

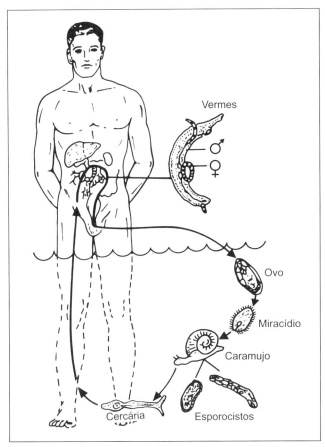

Fig. 27.2 — *Ciclo evolutivo de Schistosoma mansoni.*

tos, tornando-se mais rápido com o aumento da temperatura. A temperatura ideal é de 28°C. Apenas se desenvolverão os miracídios que penetrarem em caramujos suscetíveis do gênero *Biomphalaria*. A penetração se faz nas partes moles dos moluscos. No seu interior, as larvas se transformam em esporocistos primários que, pela multiplicação de suas células germinativas, produzirão esporocistos secundários. Estes esporocistos rompem as membranas dos primários e se dirigem para o hepatopâncreas e gônadas do caramujo. Nesses locais, cada esporocisto secundário produzirá grande número de cercarias. No molusco, a formação de cercarias se faz por reprodução assexuada. Estima-se que um miracídio pode fornecer até 100.000 cercarias, sempre do mesmo sexo. Geralmente, como o molusco é parasitado por mais de um miracídio, haverá com grande probabilidade cercarias de ambos os sexos. Pode ocorrer regeneração de esporocistos secundários exauridos pela produção inicial de cercarias. A regeneração garantirá a produção de novas gerações de cercarias, permitindo ao molusco continuar eliminando larvas durante todo o tempo que for mantida a infecção. A sucessão de gerações de cercarias permite explicar a periodicidade na sua liberação. Geralmente, após 40 dias da infecção, há um máximo de eliminação. Em seguida, ocorre queda, sucedida por novos picos com intervalos regulares. Dependendo da temperatura do meio ambiente, a eliminação de cercarias acontece após um mês de infecção. No Brasil, o molusco da espécie *Biomphalaria glabatra* é o hospedeiro intermediário importante, eliminando a maior quantidade de cercarias:

1.000 a 3.000 por dia. Normalmente, as cercárias são liberadas durante o dia, com maior intensidade das 10 às 14 horas, quando há maior luminosidade e a água está mais quente.

A cercária, migrando pelo manto e pseudobrânquias do caramujo, atinge o meio aquático. A larva, agora na água, pode sobreviver até dois dias. Todavia, sua maior atividade é registrada nas primeiras oito horas de vida. As larvas nadam ativamente, havendo estímulo específico para penetração no hospedeiro definitivo. É sugerido que o estímulo para a cercaria iniciar a entrada na pele inclui vários componentes lipídicos e seus derivados. A cercária adere à pele, fixando-se com a ventosa oral. A penetração é consumada pela ação lítica das glândulas de penetração e ação mecânica devido aos movimentos vibratórios da larva. O corpo da cercária penetra, e sua cauda é perdida. O processo de penetração acontece num período de até 15 minutos. Após a penetração, as larvas chamadas de esquistossômulos estão adaptados ao meio interno isotônico do hospedeiro definitivo. Os esquistossômulos permanecem na pele por um período de dois a três dias, quando terminam de eliminar enzimas líticas de suas glândulas. As larvas que não são destruídas pelos mecanismos de defesa conseguem penetrar num vaso e, passivamente, são levadas ao coração direito e depois aos pulmões. Esta migração do esquitossômulo se faz pelo sistema vascular sanguíneo e, mais raramente, pela via linfática. As cercárias ingeridas com a água, ao chegarem ao estômago, são destruídas. Contudo, aquelas que penetram na mucosa oral conseguem atingir o coração direito e os pulmões. Os esquistossômulos nos vasos pulmonares se tornam mais delgados e longos (400 μm de comprimento). Por via sanguínea, os esquistossômulos nas arteríolas pulmonares e nos capilares alveolares conseguem atingir o coração esquerdo. Agora pela grande circulação, os pequenos vermes são disseminados pelo organismo. Aqueles que atingem o sistema porta intra-hepático permanecem vivos, se alimentam e se transformam em vermes machos e fêmeas, 30 dias após penetração pela pele ou mucosas. No fígado, o acúmulo de esquistossômulos se faz lentamente, atingindo maior número depois de 20 a 40 dias da penetração cutânea das cercárias. A demora para atingir aquela densidade se deve à migração vascular exclusiva dos esquistossômulos que passivamente circulam várias vezes entre os pulmões e outros órgãos do homem. Pode ocorrer, também, a migração dos vermes por via transtissular. Neste caso, os esquistossômulos dos alvéolos pulmonares, ativamente, rompem o parênquima pulmonar, perfuram as pleuras e o diafragma, e atingem a cavidade peritoneal. Do peritônio, os vermes jovens perfuram a cápsula de Glisson, penetram no tecido hepático e atingem o sistema porta. Não há ainda unanimidade sobre as vias mais frequentes dos esquistossômulos. Possivelmente, no homem ocorrem as vias sanguínea e transtissular.

Após o *27°* dia da penetração, os vermes adultos se acasalam no sistema porta intra-hepático e migram para as tributárias da veia mesentérica inferior. Nas vênulas da parede intestinal, as fêmeas iniciam a ovoposição, no 30º dia. Somente depois de 40 dias da exposição às cercárias é que os ovos de *S. mansoni* podem ser vistos nas fezes do homem.

O ciclo evolutivo do parasito no homem, hospedeiro definitivo, é sexuado, e o período decorrido entre a penetração das cercárias e o encontro de ovos nas fezes é de cerca de 40 dias. No molusco, hospedeiro intermediário, o ciclo é assexuado e se completa em outros 40 dias. Assim, se as condições ambientais forem favoráveis, o ciclo de *S. mansoni* se completa em, aproximadamente, 80 dias.

Os esquistossomos nutrem-se de sangue venoso ingerido por meio de sua boca, na ventosa oral. Enzimas proteolíticas secretadas pelos vermes atuam sobre as globulinas séricas e hemoglobina dos glóbulos vermelhos. É importante, na nutrição do verme, a absorção de carboidratos e de aminoácidos pelo tegumento. As reservas de glicogênio são acumuladas de três a quatro vezes mais pelo macho do que pela fêmea. Apesar de viverem em meio com alta tensão de oxigênio, o metabolismo dos vermes é anaeróbico. Já as cercarias têm metabolismo aeróbico.

O completo desenvolvimento do aparelho genital feminino se faz com o alojamento da fêmea no canal ginecóforo do verme macho. Alguns lipídeos, denominados eicosanóides, como colesterol e triglicérides, podem atuar como mensageiros químicos que estimulam a maturação sexual das fêmeas. As fêmeas, nas infecções unissexuais, permanecem jovens e atrofiadas no sistema porta intra-hepático, não conseguindo se deslocar para os ramos da mesentérica inferior, seu habitat definitivo. A migração ocorrerá se for consumida uma segunda infecção que produza machos.

PATOGENIA

A patogenia da esquistossomose mansoni depende de vários fatores, merecendo destaque a carga parasitária, a linhagem do parasito, as características do hospedeiro, como idade, estado nutricional e imunidade. Não é fácil distinguir o que corresponde à ação direta do verme ou de seus elementos e o que se relaciona à resposta do hospedeiro.

Entre o parasito procurando sua sobrevivência e os meios de defesa do hospedeiro existe constante regulação em todos os estágios da infecção. O sistema imune é importante para regular a carga parasitária, determinar a sintomatologia e controlar as reinfecções.

O verme desenvolve mecanismos contínuos de escape para os seus diferentes estágios. Durante o desenvolvimento do esquistossômulo em verme adulto, o tegumento apresenta-se com várias lâminas e ocorrem mudanças que o tornam, paulatinamente, menos vulnerável à ação de anticorpos, dos polimorfonucleares e do complemento. O parasito adulto passa a resistir melhor às defesas do hospedeiro. Isto é explicado pela imunidade, concomitante. Nesta imunidade os vermes adultos desenvolveriam uma barreira contra as novas invasões por *S. mansoni,* porém não contra eles próprios. Os esquistossomos incorporariam antígenos do hospedeiro ou poderiam produzi-los. O sistema hemostático do hospedeiro é inibido pelo verme, podendo liberar mediadores imunofarmacológicos capazes de afetar a modulação das reações imunopatológicas.

O ovo é o principal fator patogênico na esquistossomose. Dos ovos depositados na parede intestinal, cerca de 30% são eliminados pelas fezes. O restante permanece retido nas paredes do intestino e no parênquima hepático. Alguns são levados pela corrente sanguínea aos pulmões e, com menor frequência, a outros órgãos, como medula óssea, cérebro, baço, coração (miocárdio), estômago, testículos, pâncreas, rins etc. Os ovos maduros e o antígeno solúvel eliminado pelos poros dos ovos serão responsáveis pela reação inflamatória granulomatosa nos tecidos. Esta reação constitui o granuloma esquistossomótico, elemento característico na patologia da infecção. O granuloma possui 1 mm ou mais de diâmetro. No decorrer de sua evolução, ele se transforma em diminuta cicatriz fibrosa.

As cercárias de *S. mansoni* e de alguns trematodeos de outros animais penetram na pele do homem produzindo a dermatite cercariana ou dermatite dos nadadores. No local da penetração pode ocorrer eritema, edema, pápula e dor. Esta reação urticariforme inicia-se logo após as primeiras horas da exposição às cercarias. Ela é mais intensa nos indivíduos expostos às reinfecções. É um fenômeno imunoinflamatório importante na imunidade concomitante. Após a penetração, as cercárias transformam-se em esquistossômulos que são destruídos em grande parte. Durante a migração dos esquistossômulos da pele até o parênquima hepático pode ocorrer aumento do baço, febre, sintomas pulmonares e linfadenopatia generalizada.

Os vermes adultos vivem nos vasos do sistema porta, sem serem destruídos. Não produzem lesões dignas de nota. Os produtos metabólitos dotados de poder antigênico são eliminados pelo hospedeiro infectado e também depositados nos diversos órgãos. Os vermes adultos produzem antígenos polissacarídicos oriundos do tegumento e intestino. Estes antígenos são utilizados para o diagnóstico imunológico e estão relacionados à glomerulopatia esquistossomótica. Parece que a hepatite esquistossomótica está relacionada aos vermes vivos, independente da quantidade de ovos. Os vermes mortos podem raramente desencadear lesões obstrutivas hepáticas circunscritas, com necrose e inflamação, seguidas de cicatrização. A morte de vermes gerada por drogas na terapêutica não leva a transtornos que impeçam o tratamento do paciente. Além dessas alterações, os esquistossomos, em decorrência de seu metabolismo, espoliam o hospedeiro. Sabe-se que *S. mansoni* consome 1/5 de seu peso seco de glicose e 2,5 mg de ferro por dia.

Salienta-se que a maior ou menor morbidade da esquistossomose depende em grande parte da carga parasitária. Também o tempo de parasitismo e o estado nutricional, além de outros fatores, influem na gravidade da infecção.

EPIDEMIOLOGIA

A esquistossomose é endêmica em 74 países, sendo estimado em 200 milhões o número de infectados e em 600 milhões o número de pessoas em risco. Estes dados referem-se às três principais espécies que parasitam o homem, *S. mansoni, S. japonicum* e *S. haematobium.* Como somente o *S. mansoni* existe no Brasil (e no continente americano), iremos considerar apenas esta espécie. No mundo existem aproximadamente 70 milhões de infectados pelo *S. mansoni,* sendo estimado em oito milhões o número de casos no Brasil. A distribuição da esquistossomose no nosso país pode ser vista na Fig. 27.3.

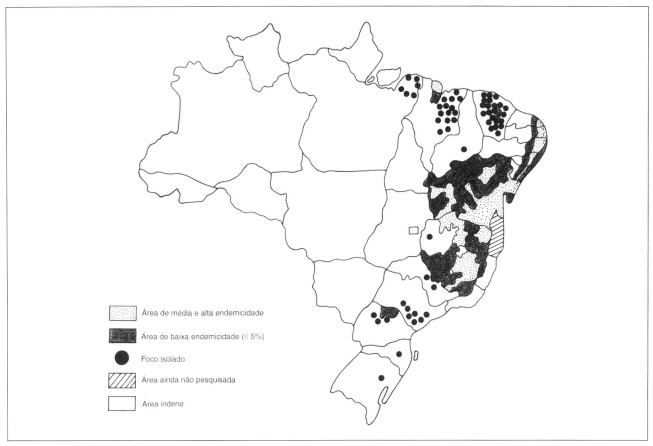

Fig. 27.3 — *Distribuição da esquistossomose no Brasil (1997) (atualizado por Katz N & Rocha RS, 1997).*

A partir de áreas isoladas no Pará e no Maranhão, a esquistossomose passa a ter uma presença contínua desde o Rio Grande do Norte até Minas Gerais. Também no Rio de Janeiro e no Espírito Santo existem áreas endêmicas isoladas. No Estado de São Paulo, os focos encontram-se principalmente nos vales do Ribeira e Paraíba. O norte do Paraná também é endêmico.

Foram descritos dois focos em Santa Catarina e, mais recentemente, um no Rio Grande do Sul.

Admite-se como hipótese mais provável que a esquistossomose tenha sido introduzida pelos escravos, que vieram em número superior a três milhões, a partir do século XVII, de diferentes regiões da África. Seguramente, os escravos africanos estavam infectados tanto pelo *S. mansoni* como pelo *S. haematobium*. No entanto, só *S. mansoni* se implantou no país, por ter encontrado caramujos do gênero *Biomphalaria*, que são hospedeiros intermediários. De fato, embora existam 10 espécies de *Biomphalaria* no Brasil, três são as espécies que são encontradas naturalmente infectadas, *B. glabrata, B. tenagophila* e *B. straminea* (Fig. 27.4).

Os moluscos transmissores pertencem à subclasse Pulmonata (sem opérculo, com saco pulmonar, hermafroditas), ordem Basommatophora (um par de tentáculos, não-retráteis, com olhos sésseis na base, família Planorbidae e género *Biomphalaria*). São moluscos com concha enrolada em espiral plana que podem medir de 10 a 40 mm. Eles são encontrados na água doce, preferindo remansos dos córregos e valas, onde a água é pouca e de pequena correnteza. Vivem de preferência em águas onde há plantas ou lama com substâncias orgânicas. Todavia, havendo quantidade suficiente de algas unicelulares, os caramujos se adaptam aos reservatórios de pedra ou cimento. A poluição abundante das coleções hídricas é prejudicial aos moluscos. Na estação seca eles resistem à dessecação por vários meses, repovoando o local com o retorno das chuvas. São moluscos hermafroditas capazes de autofecundação, preferindo entretanto a reprodução cruzada. A maturidade sexual é atingida em torno de 40 dias, quando iniciam a ovoposição. As desovas são massas gelatinosas depositadas, diariamente, em superfícies submersas. São necessários cerca de sete dias para acontecer a eclosão dos pequenos caramujos. Eles vivem, aproximadamente, um ano. Os moluscos parasitados por *S. mansoni* reagem à infecção, na dependência de sua suscetibilidade às diferentes linhagens do parasito. Muitos moluscos morrem, mas outros se curam espontaneamente. A sobrevida dos moluscos infectados varia de semana a meses. Temperatura, chuva, níveis de água, poluição e umidade atmosférica são alguns fatores que condicionam a densidade populacional dos caramujos. As populações podem sofrer drásticas diminuições de número, mas é marcante a rapidez com que os poucos moluscos sobreviventes conseguem repovoar a coleção hídrica. Esta é uma das grandes dificuldades observadas no controle.

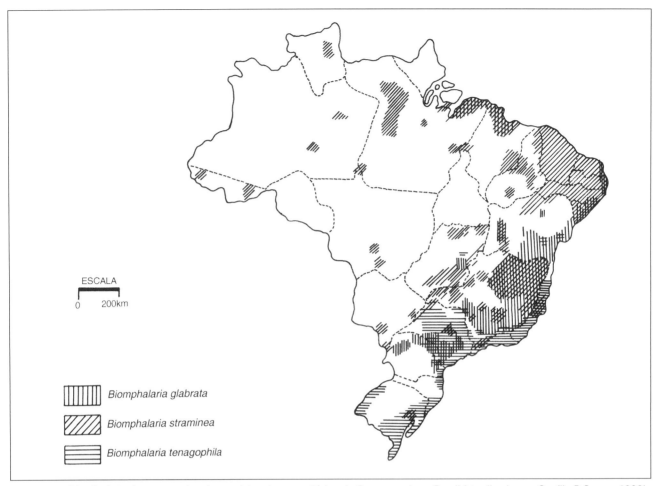

Fig. 27.4 — *Distribuição dos caramujos, hospedeiros intermediários do S. mansoni, no Brasil (atualizado por Cecília P. Souza, 1993).*

A *B. glabrata* é a espécie de caramujos mais suscetível ao *S. mansoni* e ocupa grandes extensões do Brasil: Norte (Belém do Pará), Nordeste, Sudeste e Sul (Estado do Paraná).

A *B. tenagophila* pode ser encontrada no Rio de Janeiro, São Paulo, Paraná, Santa Catarina, Rio Grande do Sul, sul da Bahia, Minas Gerais, Goiás, Mato Grosso e Mato Grosso do Sul.

A *B. straminea* aparece desde o Norte e o Nordeste, alcançando os estados do Espírito do Santo, Minas Gerais, Goiás, Mato Grosso, Mato Grosso do Sul e Paraná.

Os fatores que favorecem a instalação e/ou a disseminação da parasitose são migrações (internas e externas), construção de sistemas de irrigação e grandes reservatórios de água (represas, lagoas etc), falta de saneamento básico, ausência de água encanada nas casas e/ou sistema de esgotos, trabalhos agrícolas, uso de águas naturais para tarefas domésticas ou para folguedos.

Existe relação direta entre a prevalência e a intensidade da infecção medida pelo número de ovos de *S. mansoni* nas fezes nas populações residentes em zonas endémicas. Também encontra-se relação entre altas contagens do número de ovos e/ou da prevalência com a forma grave da esquistossomose, ou seja, a forma hepatoesplênica. De fato, em áreas onde a prevalência é menor que 25%, dificilmente se encontra a forma clínica hepatoesplênica. Já naquelas áreas onde a prevalência de esquistossomose vai de 40% a 100%, a frequência das formas graves pode ser de 1% a 12%.

A distribuição da prevalência nos diferentes grupos etários mostra que a infecção começa a partir dos cinco anos, alcançando o pico entre 10 e 14 anos ou entre 15 e 19 anos. O pico varia com a prevalência na comunidade, sendo mais precoce nas áreas de maior prevalência. Nos grupos mais velhos, a prevalência é menor. Não existe diferença entre os sexos, a não ser quando apresentam comportamentos diferentes motivados por condições profissionais ou culturais (lavadeiras, pescadores etc).

Os principais focos de transmissão são no peridomicílio, e deve ser lembrado que cada foco é um foco, isto é, variam as microcondições que possibilitam a criação e manutenção dos mesmos, bem como a infecção das pessoas. Daí ser importante sempre, antes das medidas de controle, o conhecimento epidemiológico da área a ser controlada.

A vida média de *S. mansoni* é difícil de ser calculada. Estimou-se entre cinco e 10 anos em imigrantes iemenitas na Califórnia, de 3,3 anos em indivíduos jovens na ilha de Santa Lúcia, no Caribe, e de três a oito anos em Porto Rico. Todavia, há casos relatados com persistência da infecção por mais de 30 anos em pessoas que saíram de zona endémica e passaram a residir em local sem possibilidade de reinfecção.

Estudo feito no Rio de Janeiro mostra que os adultos que param de se reinfectar não desenvolvem a forma hepatoesplênica. Parece que a evolução para as formas graves só acontece até os 20-25 anos. A partir desta idade, os indivíduos não mais terão a sua forma clínica agravada, sejam ou não moradores de zona endêmica.

Dados recentes indicam que as crianças não desenvolvem imunidade concomitante, uma vez que continuam adquirindo novas cargas parasitárias em cada contato com águas infectadas. Também após o tratamento (com cura), as crianças reinfectam-se com frequência até dez vezes mais do que os adultos. Estes fenômenos não estão apenas relacionados ao comportamento em relação à água, mas parecem estar diretamente relacionados com o estado imunitário.

O encontro de roedores silvestres (*Nectomys* e *Holochilus*) infectados por *S. mansoni* é comum em muitas áreas endêmicas, mas até o momento os estudos realizados não mostram que estes animais possam ter importância epidemiológica na manutenção do ciclo.

A urbanização da esquistossomose no Brasil é um fato que vem acontecendo com a população brasileira. De fato, em 1940, a população urbana era de 20%, e a rural, de 80%. Atualmente, as percentagens inverteram-se, 20% para a rural e 80% para a urbana. Não devemos esquecer as condições sanitárias e socioeconômicas na periferia das grandes cidades, semelhantes (ou às vezes piores) às encontradas no meio rural, favorecendo a urbanização desta parasitose.

DIAGNÓSTICO CLÍNICO

A partir do contágio, representado pela penetração das cercarias através da pele, o paciente adquire a infecção. Nesta fase inicial, o paciente pode apresentar dermatite cercariana, causada pela penetração das cercarias. A fase inicial da esquistossomose nos moradores de zona endêmica é inaparente ou os pacientes apresentam uma sintomatologia frusta ou benigna, tornando muito difícil o diagnóstico. Já aquelas pessoas não-residentes em zonas endêmicas e que são contaminadas podem apresentar a forma aguda leve, moderada ou toxêmica. Alguns pacientes relatam o aparecimento da dermatite cercariana de duração fugaz. Uma ou duas semanas após podem aparecer urticária e edema localizado, os quais desaparecem após poucos dias. A partir da quinta semana pode haver o aparecimento de diarreia mucosa ou mucos-sanguinolenta, febre elevada, anorexia, náuseas, vómitos, hepato- ou hepatoesplenogalia dolorosa, manifestações pulmonares e astenia.

O diagnóstico diferencial desta forma aguda deve ser feito com outras doenças infecciosas comuns em zonas endêmicas, tais como febre tifóide, calazar, salmoneloses, infecções agudas, malária, hepatites viróticas etc.

O quadro clínico persiste por uma a três semanas e tende a desaparecer espontaneamente. Nos casos de forma toxêmica, em que os sinais e sintomas são muito intensos, a sintomatologia pode persistir por muito mais tempo, podendo levar o paciente ao óbito se não for tratado logo.

O diagnóstico se baseia, principalmente, na história do paciente (antecedentes epidemiológicos) que relata ter estado em contato com águas naturais e que outros companheiros, que também entraram nestas águas, apresentam sintomatologia semelhante. Os exames laboratoriais ajudam decisivamente no diagnóstico, como poderá ser visto em seguida.

A fase crônica apresenta três formas principais: forma intestinal, hepatointestinal e hepatoesplênica.

A forma intestinal é a mais comum. Nesta forma, o paciente apresenta-se com diarreia mucosa ou mucossanguinolenta, alternada com constipação intestinal, tenesmo retal, cólicas abdominais, tonturas e adinamia. Durante o exame físico do paciente percebe-se endurecimento do colo, especialmente do sigmóide. O fígado aumentado caracteriza a forma hepatointestinal, que quanto ao restante da sintomatologia é semelhante à da forma intestinal.

A forma hepatoesplênica é a forma grave da doença, caracterizada pelo aumento do fígado e do baço. Estes órgãos apresentam-se, às vezes, bem crescidos e endurecidos. No fígado, o mais comum é o crescimento e o endurecimento do lobo esquerdo, que se apresenta noduloso à palpação.

O diagnóstico diferencial deve ser feito especialmente com a malária crônica e o calazar.

Nas crianças com forma hepatoesplênica, pode haver retardo no desenvolvimento somático acompanhado do hipo--desenvolvimento de caracteres sexuais secundários.

A forma hepatoesplênica pode apresentar descompensação quando o paciente apresenta hematêmese ou melena que, quando intensas e não medicadas a tempo, leva-o ao óbito.

Deve-se lembrar que, embora estas sejam as formas mais frequentes, a esquistossomose (ovos, especialmente, mas também vermes) pode acometer qualquer órgão dentro do corpo humano (pulmões, ovários, testículos, cérebro, coração, sistema urinário, pele, medula etc).

DIAGNÓSTICO LABORATORIAL

O diagnóstico de certeza se faz pelo encontro de ovos de *S. mansoni*.

Os métodos mais comumente utilizados com esta finalidade são o exame parasitológico das fezes, a eclosão de miracídios, a biópsia retal e a biópsia hepática.

O exame parasitológico das fezes mais adequado, por ser o mais sensível, rápido e de fácil execução é o método de Kato-Katz, que apresenta ainda a vantagem de ser quantitativo. Um único exame de fezes pelo método de Kato-Katz revela em torno de 85% dos casos positivos. Nas áreas de baixa prevalência ou após o tratamento, quando o número de ovos é pequeno, recomenda-se repetir este exame. Outro método muito utilizado, embora mais trabalhoso, é o de sedimentação espontânea em água (método de Lutz, também conhecido como de Hoffman, Pons e Janer).

O método de eclosão de miracídios, muito usado para o diagnóstico de *S. haematobium* na urina, também pode ser utilizado como método auxiliar para demonstrar a viabilidade dos ovos de *S. mansoni* nas fezes.

A biópsia retal, por causar traumas físicos e/ou psíquicos, tem sido cada vez menos utilizada. Deve ser indicada apenas nos casos em que as provas sorológicas foram positivas e pelo menos três exames de fezes forem negativos.

A punção-biópsia do fígado deve ser reservada para casos especiais quando se necessita conhecer o quadro histológico do fígado, seja na forma aguda ou na forma hepatoesplênica, ou para diagnóstico diferencial.

O diagnóstico imunológico utilizando soro do paciente em busca de anticorpos contra *S. mansoni* (antígenos de vermes, ovos ou cercarias) é presuntivo e não de certeza. Atualmente, a procura de antígenos tem sido realizada com sucesso, mas a metodologia ainda é bastante complicada e nem sempre com resultados repetitivos. Assim sendo, o encontro de antígeno circulante, embora seja um diagnóstico de certeza, ainda não tem sido utilizado na rotina laboratorial.

As reações sorológicas através da busca de anticorpos específicos têm sido empregadas há várias décadas utilizando-se técnicas e/ou antígenos diferentes. Entre as técnicas podem ser citadas fixação do complemento, hemaglutinação indireta, aglutinação com látex etc.

Nos últimos anos, as técnicas mais utilizadas são ELISA, reação periovular e imunofluorescência.

Em um estudo multicêntrico realizado há alguns anos sob o patrocínio da Organização Mundial da Saúde ficou demonstrado que os diferentes antígenos utilizados equivalem-se em sensibilidade e especificidade.

Na forma aguda, o hemograma revela leucócitos com eosinofilia acentuada. Ovos de *S. mansoni* podem ser vistos nas fezes a partir do 40º dia do contágio, enquanto a biópsia hepática mostra granulomas na fase necrótico-exsudativa. Existe elevação das imunoglobulinas IgG e IgM para antígeno solúvel de ovo (SEA, *soluble egg antigen*), bem como as reações utilizando KLH (antígeno de *Keylimpet haemocyanin*) são fortemente positivas.

Mais recentemente, a ultra-sonografia abdominal trouxe informações adicionais, mostrando a presença de linfonodos retroperitoneais na fase aguda, na forma hepatoesplênica; na presença da fibrose de Symmers, as imagens ecogênicas são também patognomônicas.

TRATAMENTO

Desde 1918, foram utilizadas várias drogas para o tratamento clínico da esquistossomose. Várias drogas — tártaro emético, compostos antimoniais, lucantone, niridazol e hicantone — não devem mais ser usadas e não serão aqui consideradas.

Atualmente, no Brasil, duas são as drogas utilizadas: a oxamniquine e o praziquantel.

A oxamniquine (um derivado hidroxiquinolínico) deve ser administrada na dose de 15 mg por quilo de peso corporal para adultos e 20 mg/kg para crianças, em dose única, por via oral, de preferência após o jantar. Esta dose produz um percentual de cura de 80% a 85% para adultos e 65% a 70% para crianças.

Os efeitos colaterais mais comuns são cefaléia, tremores, sonolência e náuseas, geralmente leves e passageiros, durando menos de 24 horas. Deve ser destacado que em torno de 0,5% dos pacientes tratados com oxamniquine apresentam alucinações e/ou convulsões.

Estudos realizados em camundongos experimentalmente infectados por *S. mansoni* e tratados com oxamniquine mostraram que os vermes machos são os que sofrem os maiores danos e em maior número. A droga produz edema e necrose do tegumento, com posterior aparecimento de lesão "em bolha". Os vermes então despregam-se das veias mesentéricas, onde se fixam pelas ventosas, e são carreados passivamente pela corrente sanguínea para o fígado. A postura dos ovos cessa a partir do terceiro dia.

O praziquantel (um derivado pirazino-isoquinolínico) é empregado na dose de 50 mg por quilo de peso corporal para adultos e de 65 mg/kg para crianças em dose única, por via oral, dado preferencialmente após uma refeição. Os percentuais de cura são semelhantes àqueles obtidos com a oxamniquine.

Os principais efeitos colaterais são cefaléia, dor abdominal, diarreia, febre e reações urticariformes.

O praziquantel, *in vitro*, provoca contrações tetânicas da *S. mansoni*, por interferência na troca iônica de Ca, Mg e K, após 10 segundos de contato. Em estudos experimentais foi demonstrado que a partir de algumas horas os vermes apresentam vacuolizações no tegumento, com parada na postura de ovos, sendo carreados para o fígado, onde serão fagocitados.

O praziquantel é ativo contra todas as espécies de *Schistosoma* que parasitam o homem, ao contrário da oxamniquine, que só é ativa contra *S. mansoni*.

O tratamento clínico deve ser indicado em todos os pacientes que apresentam ovos viáveis de *S. mansoni*, mesmo naqueles que sabidamente irão reinfectar-se. De fato, pesquisas realizadas originalmente no Brasil mostraram que após o tratamento o aparecimento das formas hepatoesplênicas é muito raro, mesmo nos pacientes que se reinfectaram. Portanto, este fato indica a necessidade de tratamento especialmente das crianças, que são as que têm maior tendência à evolução para a forma grave.

Foi também observado que muitos dos pacientes com aumento do volume do fígado e do baço, em fase inicial, apresentam regressão desta organomegalia após o tratamento clínico.

Nos pacientes em que a forma hepatoesplênica já está bastante evoluída, com hipertensão portal acentuada, o tratamento cirúrgico deverá ser indicado, visando à descompressão do sistema portal ou mesmo devido ao grande volume que o baço pode alcançar.

Para o controle de cura deverão ser utilizados seis exames parasitológicos das fezes pelo método de Kato-Katz, quatro a seis meses após o tratamento.

Tem sido relatado que algumas linhagens de *S. mansoni* apresentam menor suscetibilidade (ou mesmo resistência) à oxamniquine e com menos frequência ao praziquantel.

PROFILAXIA

O controle da esquistossomose deve ser considerado sob duas abordagens: controle da transmissão ou controle da morbidade.

O controle da transmissão visa interromper o ciclo evolutivo do parasito, impedindo que haja infecção de novos casos. Este deve ser o objetivo prioritário quando se quer resolver definitivamente o problema e quando exista decisão política e recursos financeiros disponíveis. Para conseguir este objetivo são necessárias medidas abrangentes, tais como saneamento básico, instalação de água e esgoto nas casas, mudanças no meio ambiente, educação sanitária, combate aos caramujos, diagnóstico e tratamento dos casos humanos infectados.

No controle da morbidade, o objetivo é impedir o aparecimento das formas hepatoesplênicas. Este consegue-se através da realização do diagnóstico e tratamento dos infectados.

No Brasil, em 1975, foi criado o Programa Especial de Controle da Esquistossomose (PECE), que tinha como objetivo o controle da morbidade. Desde então foram feitos mais de 12 milhões de tratamentos, especialmente no Nordeste. Pelas avaliações realizadas, embora críticas existam quanto à metodologia empregada — e embora não se possa imputar apenas ao Programa os bons resultados —, é facilmente verificada a diminuição do número de casos da forma hepatoesplênica no Brasil.

Aliás, o desaparecimento das formas hepatoesplênicas tem sido encontrado em todas os países onde a esquistossomose diminui em prevalência (Venezuela, Porto Rico e República Popular da China). Resultados impressionantes foram obtidos na Venezuela, que em 40 anos de programa continuado, conseguiu diminuir a prevalência inicial, que era de 10%, para a atual, menor que 0,5%.

No Estado de São Paulo, no vale do Ribeira, em 20 anos de controle integrado da esquistossomose mansoni, a taxa de prevalência de 25% foi reduzida para 2%. A carga parasitária, que era de 60 ovos por grama de fezes, atingiu menos de 20 por indivíduo.

Já em Porto Rico, os bons resultados encontrados, no que se refere à diminuição da prevalência e à incidência do número de casos de esquistossomose, bem como de casos graves, é uma forte evidência de que o desenvolvimento socioeconómico deve ser priorizado. Embora nenhum programa específico tenha sido realizado, o crescimento da renda *per capita* em quase 20 vezes, nos últimos 40 anos, permitiu o quase desaparecimento da endemia esquistossomótica em Porto Rico.

Na República Popular da China, onde o programa de controle da esquistossomose, iniciado na década de 50, tinha como objetivo o controle da transmissão, através do uso das medidas integradas já citadas, foi possível circunscrever a área endêmica, que hoje representa 20% do que era antes.

Como foi dito antes, a escolha do tipo de controle para cada país deve basear-se nas condições e recursos próprios de cada um, mas não devemos esquecer que o objetivo final deve ser sempre melhorar as condições de vida de nossa população, e para isto o controle da transmissão não apenas apresenta resultados mais duradouros, como também vai contribuir (e muito) para resolver as outras endemias que dependem das condições ambientais, apresentando no final uma relação custo-benefício menor e melhor.

BIBLIOGRAFIA

1. Beaver PC, Jung RC, Cupp EW. Clinical parasitology, 9th ed. Philadelphia, 825, 1984.
2. Bina JC, Prata AR. Regressão da hepatoesplenomegalia pelo tratamento específico de esquistossomose. Rev Soc Bras Med Trop 16:213-8, 1983.
3. Bina JC. Specific therapy in the control of schistosomiasis. Mem Inst Oswaldo Cruz, 87:195-202, 1992.
4. Bogliolo L. Patologia. Rev Bras Malariol Doenças Trop 11:359-424, 1959.
5. Dias LCS, Kanamura HY, Hoshino-Shimizu S et al. Field trials for immunodiagnosis with reference to Schistosoma mansoni. In: Bergquist NR (ed). Immunodiagnosis in schistosomiasis. Chichester: John Wiley & Sons, 39-47, 1992.
6. Informe d'un Comité de Experts de la Organización Mundial de la Salud. OMS Serie de Informes Técnicos no 728:1-126, 1985.
7. Jonge N. Immunodiagnosis of Schistosoma infections by detection of the circulating anodic antigen. Leiden, University of Leiden, p. 218, 1990.
8. Jordan P, Webbe G, Sturrock RF. Human schistosomiasis. Cambridge: University Press, 465, 1993.
9. 9. Katz N. Chaves A, Pellegrino J. Simple device for quantitative stool thick-smear technique in schistosomiasis mansoni. Rev Inst Med Trop São Paulo, 14:397-402, 1972.
10. Katz N. Chemotherapy of schistosomiasis mansoni. In: Advances in pharmacology and chemotherapy. Academic Press, 1-70, 1977.
11. Katz N. Experiências com quimioterapia em grande escala no controle da esquistossomose no Brasil. Rev Inst Med Trop São Paulo. 22:40-51. 1980.
12. Kloetzel K. A rationale for the treatment of schistosomiasis mansoni even when reinfection is expected. Trans R Soe Trop Med Hyg 61:609-10, 1967.
13. Lima e Costa MF, Rocha RS, Magalhães MH, Katz N. Um modelo hierárquico de análise das variáveis sócio-econômicas e dos padrões de contatos com águas associadas à forma hepatoesplênica da esquistossomose. Cad Saúde Publ. 10:241-253, 1994.
14. Mott KE, Dixon H. Collaborative study on antigens for immunodiagnosis of schistosomiasis. Buli WHO 60:729-53, 1982.
15. Neves DP, Melo AL, Genaro O, Linardi PM. Parasitologia humana, 9ª ed. Rio de Janeiro: Guanabara Koogan, 524, 1995.
16. Pessoa SB, Martins AV. Parasitologia médica, 11ª ed. Rio de Janeiro: Guanabara Koogan, 872, 1982.
17. Rabello ALT. Rocha RS, Oliveira JPM et al. Stool examination and rectal biopsy in the diagnosis and evaluation of therapy of schistosomiasis mansoni. Rev Inst Med Trop São Paulo. 34:187-90, 1992.
18. Rey L. Parasitologia, 2ª ed. Rio de Janeiro: Guanabara Koogan, 731, 1991.
19. Rey L. Bases de parasitologia humana. Rio de Janeiro: Guanabara Koogan, 349, 1992.
20. Rezende G. Survey on the clinical trial results achieved in Brazil comparing praziquantel and oxamniquine in the treatment of schistosomiasis mansoni. Rev Inst Med Trop São Paulo, 27:328-36, 1985.

28 Fascioliase

Werner Apt Baruch

HISTÓRIA

Fasciola hepática foi o primeiro parasito trematodo descoberto, e seu ciclo biológico completo foi também o primeiro descrito em um trematodo digenético. Foi observado no homem em 1883, simultaneamente por Leukart, na Alemanha, e Thomas, na Inglaterra.

CONCEITO

A fascioliase, ou distomatose hepática, é uma zoonose produzida por *Fasciola hepática* ou *Distoma hepaticum,* em cujo ciclo evolutivo intervêm como hóspedes definitivos animais herbívoros e o homem, e como hóspedes intermediários, caracóis de água doce. No homem, a migração do parasita e sua posterior localização nas vias biliares determina quadro clínico de hipersensibilidade, com sinais e sintomas hepatobiliares.

BIOLOGIA

Trematodo digenético, com aspecto de folha lanceolada e um extremo cefálico bem diferenciado. Mede de 2 a 3 cm de comprimento por 1 a 1,5 cm de largura, é de cor café claro e está coberto por um tegumento constituído por capa cito-plasmática contínua, cuja superfície apresenta numerosas espinhas. Tanto o tegumento como as espinhas são características das diversas espécies de *Fasciola.* O parasita adulto apresenta duas ventosas musculares, uma anterior peribucal e outra ventral. É hermafrodita, e os órgãos sexuais encontram-se na zona central. Tem um intestino ramificado que termina em dois fundos cegos (Fig. 28.1). Localiza-se nas vias biliares de ovinos, bovinos, porcinos e, acidentalmente, no homem. Coloca ovos que medem em torno de 150 µm, de forma elíptica e cor amarelada pela impregnação de pigmentos biliares, e que em um de seus pólos apresenta um opérculo. Os ovos chegam ao intestino com a bile e dali saem para o exterior com as fezes dos hospedeiros (Fig. 28.2). Para continuar seu desenvolvimento devem cair na água doce, em represas ou vertentes, com pouca contaminação orgânica e que possua temperatura adequada entre 20-30°C. Abaixo de 10°C, o ovo não se desenvolve. A uma temperatura adequada, o ovo completa seu desenvolvimento entre nove e 15 dias, e a primeira larva ou miracídio produz enzimas que permitem a abertura do opérculo. O miracídio tem forma ovalada, mede 130 a 180 µm, está recoberto de cílios e apresenta manchas oculares. Estimulado pela luz e atraído por substâncias excretadas pelos caramujos, o miracídio nada até encontrar, dentro de 24 horas, o hóspede intermediário apropriado. Este, em geral, é um caramujo pequeno de 5 a 10 mm de comprimento, do gênero *Limnaea.* Na Argentina, no Chile, no Brasil, no Peru e no Uruguai, *Limnea viatrix* ou *Galba viatrix;* em Cuba, *Fossaria cubensis* e *Pseudosuccinea columella;* na Europa e na Ásia, *Limnea truncatula.*

O miracídio penetra pelo pé do caramujo, perde seus cílios e transforma-se em esporocisto, em cujo interior, e por podogênese, originam-se duas gerações de rédias; destas se formam as cercarias. Por cada miracídio que penetra no caramujo originam-se entre 500 e 600 cercarias. Estas (Fig. 28.3) têm a forma arredondada com uma cauda longa, abandonam ativamente os caracóis e nadam até vegetação aquática, aderindo às suas folhas; posteriormente perdem a cauda e se encistam como metacercárias. As metacercárias ou cercarias encistadas medem 500 µm, têm grande vitalidade e constituem a forma infectante para os hóspedes definitivos.

As metacercárias que contaminam o pasto, verduras como os agriões ou a água, ao serem ingeridas por animais ou pelo homem perdem a parede cística por ação das enzimas digestivas, ficando livres sob formas jovens ou pré-adultas do parasita. Assim atravessam a parede intestinal e, depois de 2-3 horas, encontram-se na cavidade peritoneal. Depois de 3-15 dias avançam pelo peritônio, rompem a cápsula de Glisson, penetram no fígado e migram pelo parênquima hepático até localizarem-se finalmente nas vias biliares onde, depois de dois meses, alcançam a forma adulta (Figs. 28.4 e 28.5).

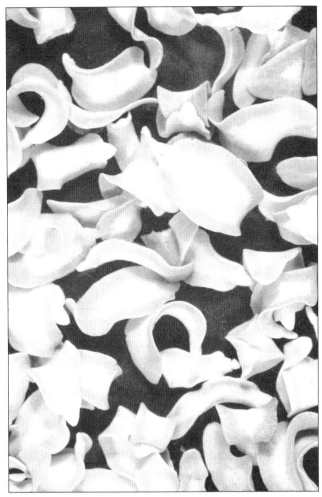

Fig. 28.1 — *Fasciola hepática. Observam-se vários exemplares adultos.*

PATOGENIA

Existem dois períodos bem delimitados: o de invasão ou agudo, que vai desde a ingestão de metacercárias até a chegada das formas jovens às vias biliares, e o de latência ou crônico, que começa com a chegada das formas adultas na via biliar. Ambos os períodos têm patogenia diferente, estudada experimentalmente em animais e através de biópsias no homem. No período agudo originam-se a peritonite e a glissonite (inflamação da cápsula de Glisson do fígado) microscópicas, hepatomegalia e formação de microabscessos constituídos por focos de necrose com infiltração leucocitária e cristais de Charcot-Leyden. Até a zona de parênquima sadio pode-se observar células epiteliais originando em seguida células gigantes; rodeando essa área há infiltração por eosinófilos.

No período crônico existem focos necróticos, com o infiltrado eosinofílico sendo substituído por células linfoplasmocitárias. Os canais biliares estão dilatados e esclerosados. O epitélio está alterado ou apresenta hiperplasia pseudoglandular.

A hiperplasia dos canais biliares é provocada não só pela irritação produzida pelas espinhas do parasita, como também por substâncias excretadas, tais como a prolina, aminoácido que participa na produção do tecido colágeno.

Experimentalmente, pode-se inibir a produção de prolina dos parasitas adultos mantidos em sacos especiais na cavidade peritoneal de ratos nos quais se administra azetidina, um inibidor da produção de prolina.

Existe certo grau de imunidade natural à fasciolíase, que é variável de acordo com a espécie animal. Nas ovelhas, ratas e coelhos produz-se uma fibrose tissular que não isola os parasitas, e esses podem completar seu desenvolvimento. Nos bovinos e no homem, a reação fibrótica consegue isolar e destruir grande quantidade de parasitas, especialmente formas jovens. Em suínos e carnívoros, a reação é mais eficaz, já que destrói quase todas as formas jovens.

A imunidade adquirida é humoral e celular, mas só esta última é protetora, dependendo de linfócitos T. Existe proteção passiva ao transferir linfócitos T de animais infectados a sadios. Tenta-se atualmente a preparação de vacinas utilizando metacercárias irradiadas.

F. hepática pode localizar-se fora das vias biliares, na vesícula biliar, duto cístico, colédoco etc, o que provoca em geral quadros agudos que requerem intervenções cirúrgicas. Às vezes, as formas jovens, em vez de penetrarem no fígado, localizam-se no peritônio ou migram até a pele do abdome ou ao pulmão etc, originando assim as localizações ectópicas.

EPIDEMIOLOGIA

A fasciolíase é uma zoonose de alta prevalência em ovinos e bovinos, mas também afeta, em menor grau, caprinos, suínos, equinos e, esporadicamente, coelhos e roedores.

Na América Latina existe em quase todos os países. A maioria dos casos humanos descritos provém do Chile, de Cuba, do Peru, da Argentina e do Uruguai. Na Europa ocorre nos países mediterrâneos, especialmente na França. É também prevalente na Ásia, no Irã e nos países do norte da África, principalmente na Argélia.

Nos países ou zonas onde a temperatura é inferior a 10°C durante a maior parte do ano, essa parasitose não se apresenta pela impossibilidade do desenvolvimento do miracídio. Por esse motivo, não existe fasciolíase nos países ou zonas frias, tais como Suécia, Noruega, Alasca, XII Região do Chile etc.

Em geral, a infecção é massiva nos animais de abate (ovinos e bovinos). O homem infecta-se ao ingerir o agrião com metacercárias. Cerca de 80% dos casos humanos têm esse antecedente. Também a infecção humana poderia ocorrer através da ingestão de águas contaminadas com metacercárias, pois ainda que isso não esteja demonstrado existem antecedentes a favor dessa possibilidade. Por esse motivo, a infecção humana não é tão frequente nem tão massiva como a dos animais, já que as possibilidades de ingerir metacercárias são menores que as desses últimos.

A fasciolíase do gado de abate constitui um problema endêmico no Uruguai, na Argentina e no Chile; por outro lado, a distomatose humana é esporádica e de distribuição focal. A distomatose ovina e bovina origina perdas econômicas importantes. Estima-se que 250 milhões de ovelhas e 350 milhões de bovinos estejam em risco por causa dessa parasitose. As perdas devem-se à menor produção de carne, leite, diminuição da qualidade da lã, redução da fertilidade e aumento de abortos.

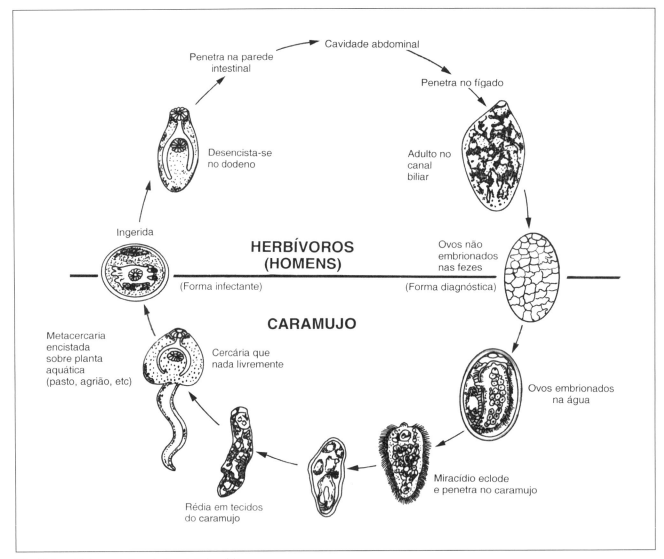

Fig. 28.2 — *Ciclo evolutivo de Fasciola hepática.*

A prevalência desta zoonose nos países da América Latina é muito maior do que a anunciada em índices oficiais até o momento. Assim, por exemplo, na população aparentemente sã do Altiplano boliviano, observou-se 20% de infecção mediante um só exame parasitológico de fezes. Estima-se que somente nessa região do país existam 350 mil pessoas infectadas. Estudos sorológicos realizados no Altiplano do Peru e da Bolívia mostram que a infecção supera o milhão de habitantes. No Chile tem-se demonstrado que 0,8% dos habitantes aparentemente sadios da VII Região, hiperendêmica para fascioliase animal, estejam infectados.

CLÍNICA

A sintomatologia vai depender da quantidade de metacercárias ingeridas e da frequência ou recorrência desse processo. Se a ingestão é escassa, não há sintomatologia; mas se é massiva ou sucessiva origina um quadro clínico grave. Os sintomas e sinais são diferentes de acordo com o período de invasão (agudo) ou de latência (crônico).

PERÍODO AGUDO OU DE INVASÃO

Esta fase, durante a qual as formas jovens migram através do parênquima hepático, dura em torno de dois meses. Pode passar inadvertida ou, então, a pessoa apresenta as seguintes manifestações clínicas:

— dor: é o sintoma mais frequente e constante. Está localizada no hipocôndrio direito. Pode adquirir características de franca cólica biliar ou apresentar-se como sensação de peso ou como ardor, em geral irradiado para a região escapular homolateral. Às vezes, existe dor em faixa no terço superior do abdome, que aumenta na inspiração e pode estender-se a todo o perímetro torácico. Outras vezes existe a sensação de opressão na base do tórax direito. A dor aumenta com a pressão da região torácica sobre o fígado e não tem relação com as refeições;

— hepatomegalia: há crescimento do fígado, com dor pela inflamação e glissonite;

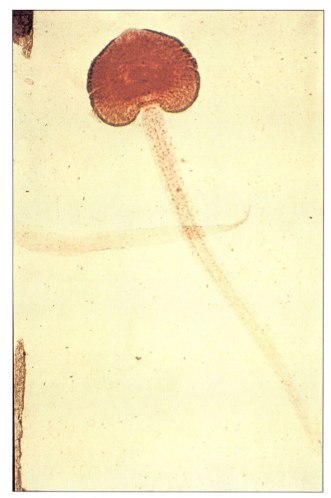

Fig. 28.3 — *Cercária com sua cauda característica.*

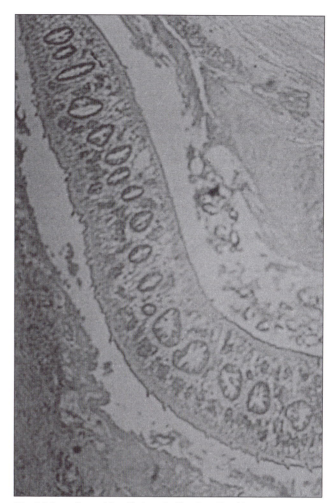

Fig. 28.5 — *Corte histológico de fígado, 40x. Notam-se o tegumento e os órgãos do parasita.*

Período Crônico ou de Latência

Os parasitas adultos encontram-se nas vias biliares:

— sintomas digestivos: síndrome dispéptica caracterizada pela intolerância a alimentos gordurosos, flatulência, sensação de plenitude abdominal, náuseas e vômitos, anorexia, constipação alternada a episódios diarréicos ocasionais;
— dor: tipo cólica biliar localizada em hipocôndrio direito e irradiada para a região escapular homolateral. Às vezes, dor permanente de menor intensidade que a cólica;
— icterícia ou subicterícia de tipo obstrutivo;
— hepatomegalia: mais intensa e frequente que na fase aguda;
— febre.

Ocasionalmente pode haver complicações que requerem cirurgia, tais como colecistite aguda, empiema vesicular e obstrução alitiásica do colédoco. Todas essas complicações são graves e, em geral, na cirurgia somente se encontram os parasitas. Contudo, é importante assinalar que 30-40% das fascioliáses crônicas associam-se com litíase vesicular. Nesses casos se tratará a parasitose e depois a litíase mediante cirurgia laparoscópica, clássica, ou terapia para dissolver os cálculos.

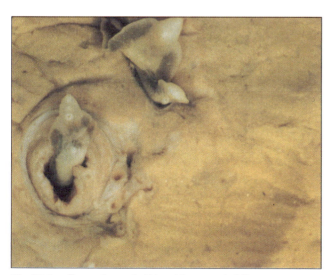

Fig. 28.4 — *Exemplares de F. hepática em via biliar.*

— febre: pela destruição do parênquima hepático. Tem curta duração e varia entre febres baixas a temperaturas altas;
— *rash:* existem placas pruriginosas em diversas partes do corpo. Em geral, são fugazes.

DIAGNÓSTICO

Deve-se considerar o diagnóstico em um paciente com manifestações digestivas de tipo "biliar", que pode ou não apresentar febre, *rash*, seja de evolução aguda ou crônica, que apresente antecedentes de ingestão de agrião e em cujo hemograma apareça eosinofilia elevada.

A presença clínica deve ser confirmada mediante exames de laboratório diretos, que detectam o parasita e seus ovos, ou indiretos, que pesquisem anticorpos ou elementos que indicam a sensibilidade do hospedeiro.

Métodos Indiretos

Hemograma

Em geral, há leucocitose com desvio para a esquerda e anemia discreta. O mais importante é a eosinofilia, que apresenta-se em 80-85% dos casos. Geralmente, a eosinofilia relativa é de 40-60%, e a absoluta, de 3.000 eosinófilos por mm³. Da mesma forma que em outras helmintíases tissulares, aumenta lentamente no período agudo, mantém-se alta durante esse período e o crônico, diminuindo paulatinamente até chegar a cifras normais, meses depois de ter curado a doença.

Há pacientes que, mesmo infectados, têm eosinofilias esporádicas; por esse motivo é importante repetir o exame naqueles casos cuja clínica faça suspeitar o diagnóstico e tenham um hemograma normal.

Reações Imunobiológicas

A reação intradérmica tem deixado de ser aplicada por não contar com antígenos específicos para este tipo de reação.

As reações sorológicas mais utilizadas são: ELISA, imunoeletroforese (IEF), contra-imunoeletroforese (CIEF), dupla difusão (DD), hemaglutinação indireta (HAI) e fixação do complemento (FC).

ELISA, IEF e CIEF têm alta especificidade e sensibilidade, sendo utilizadas no diagnóstico de rotina. Em casos de diagnóstico difícil pode-se recorrer à imunotransferência (IT). Geralmente são úteis no seguimento dos casos tratados, desaparecendo dois a três meses depois da cura parasitológica.

Provas Relacionadas com a Função Hepática

Habitualmente esses exames são normais. Pode haver aumento da bilirrubinemia, fosfatase alcalina e colesterol, especialmente na fase de localização biliar. No período agudo podem elevar-se a aspartato aminotransferase e a alanina aminotransferase.

Imagenologia

No período agudo e de infecções massivas podem-se observar, mediante ecografia, cintigrafia ou tomografia axial computadorizada, lesões do parênquima hepático. No período de latência, utilizando meio de contraste, pode-se visualizar elementos móveis de forma lanceolada, de 2-3 cm de extensão, na via biliar, especialmente em colédoco e canais hepáticos, que corresponderiam a imagens negativas dos parasitas (Figs. 28.6 e 28.7).

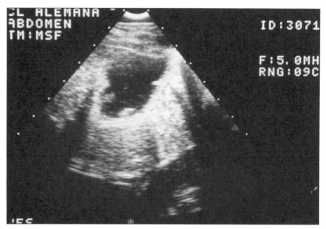

Fig. 28.6 — *Ecografia abdominal. Notam-se elementos fasciolados móveis em vesícula biliar. Paciente com distomatose crónica confirmada.*

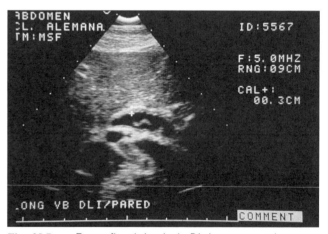

Fig. 28.7 — *Ecografia abdominal. Distinguem-se elementos fasciolados móveis em colédoco, em paciente com distomatose crónica confirmada.*

Métodos Diretos

Exame Coproparasitológico Seriado

A indicação básica é solicitar um exame diário durante 10 dias. O maior rendimento obtém-se processando a amostra com a técnica de sedimentação em taça. Assim, em mais de 50% dos casos de distomatose crônica podem-se observar ovos em fezes (Fig. 28.8). Nos pacientes com sintomatologia e sorologia positiva, nos quais o exame coproparasitológico seriado resulte negativo, é necessário realizar outras técnicas, como as seguintes.

Aspirado Biliar Mediante Sondagem Duodenal

Os ovos do parasita são observados preferencialmente na bile que provém do fígado. O rendimento desse procedimento é de 50%.

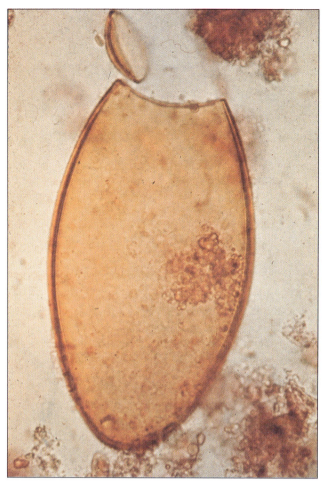

Fig. 28.8 — *Ovo operculado de Fasciola hepática em fezes, 100x.*

Colangiopancreatografia Retrógrada (CPRE)

Permite obter ovos. Com o meio de contraste pode-se visualizar indiretamente os parasitas adultos. Esse procedimento é utilizado em casos de difícil diagnóstico, especialmente em síndromes obstrutivas biliares.

Detecção de Coproantígenos

Esta técnica, além de completar o diagnóstico, tem sido útil no seguimento de casos curados. Os antígenos desaparecem 15-20 dias depois do término da terapia.

TRATAMENTO

O tratamento mais eficaz e com menos efeitos colaterais obtém-se com triclabendazol, na dose de 10 mg/kg peso, duas vezes ao dia, administrada na forma pós-prandial. O rendimento é de 100%. Esse fármaco tem demonstrado possuir grande eficácia nas distomatoses aguda e crônica em animais. A droga foi aprovada para uso humano e será comercializada no início de 1999; enquanto isso pode-se utilizar os tabletes de uso veterinário, aplicando a dose adequada para o homem.

Como drogas alternativas pode-se utilizar bitionol e emetina ou diidroemetina. Para o bitionol, a indicação é de 30-50 mg/kg/peso divididos em três doses, administrados em dias alternados até completar 10-15 doses; este fármaco tem um rendimento não-superior a 50%, podendo provocar efeitos colaterais importantes, e não se encontra disponível na América Latina. A emetina é utilizada em dose total de 0,01 g/kg peso. Habitualmente administra-se 1 mg/kg peso diário por via subcutânea profunda durante 7-10 dias. Como esse fármaco pode produzir alterações do ECG, hipotensão, vômitos e diarreia, o ideal é hospitalizar os pacientes. A diidroemetina é melhor tolerada que a emetina, e provoca menos efeitos colaterais. O paciente deve permanecer em repouso durante a administração do medicamento.

PROFILAXIA

Baseia-se na destruição dos caracóis, com sulfato de cobre ou luta biológica, com a qual se cortará o ciclo evolutivo.

Os agriões devem ser cultivados em águas não-contaminadas por fezes de animais. Na profilaxia individual é importante não comer agriões crus nem ingerir água que não seja potável.

BIBLIOGRAFIA

1. Apt W, Aguilera X, Vega F et al. Prevalência de fasciliasis en humanos, caballos, cerdos y conejos silvestres de Chile. Boi Oficina Sanit Panam, 115:40-5-414, 1993.
2. Apt W, Aguilera X, Vega F et al. Treatment of human chronic fascioliasis with triclabendazole: drug efficacy and serologic response. Am J Trop Med Hyg 52:532-535, 1995.
3. Boray J. Fascioliasis and other trematode infections. In: Sulsarski W (ed.). Recent advances in research of Fasciola and other trematodes of animals. Review of Advances in Parasitology, Geneva: PWN Polish Scientific Publication, 31-339, 1981.
4. Hillyer G, Apt W. Food borne trematode infections in the Américas. Parasitol Today, 3:87-88, 1997.
5. Knoblock J. Human fascioliasis in Cajamara Peru. II. Humoral antibody response and antigenaemia. Trop Med Parasitol 36:91-93, 1985.
6. Chen M, Mott K. Progress in assessment of morbidity due to Fasciola hepática infection. Review of recent literature. Bureau Hyg Trop Dis WHO, 1990.
7. Pessoa S, Martins A. Parasitologia médica. Guanabara Koogan 495-500, 1974.

29 Teníase

Maria Inês Machado

INTRODUÇÃO

Teníase é a infestação intestinal humana por cestódeos adultos do gênero *Taenia*. As espécies *Taenia solium* Linnaeu, 1758, e *T. saginata* Goeze 1782[1] têm o homem como único hospedeiro definitivo dos vermes adultos; na fase larvária, *T. solium* parasita habitualmente o porco, e a *T. saginata* os bovinos domésticos *(Bos taures* e *Bos indiaes)* e búfalos *(Bubalus bubalus)*. Mais raramente, as larvas de *T. saginata* podem ocorrer em outros ruminantes silvestres (Inania, rena, girafa, gnu, antílope e gazela). As larvas de *T. solium* também podem ocorrer em cães, gatos e carneiros domésticos[2,3].

O homem pode ainda ser infectado pelos ovos de *T. solium*, produzindo neste caso a doença denominada cisticercose — forma grave de parasitismo devido às preferenciais localizações das larvas ou cisticercos no sistema nervoso e no globo ocular. Há relatos do encontro em humanos de cisticercos de *T. saginata*, mas na maioria dos casos não se dispõem de dados conclusivos[4-6].

Na fase adulta, *T. solium* e *T. saginata* habitam o intestino delgado do homem, fixando-se na mucosa duodenal através de ventosas, podendo aí viver por até 25 anos no caso da *T. solium* e até 30 no caso da *T. Saginata*[1]*.

As duas formas de teníase, assim como as de cisticercose animal, estão distribuídas por todo o mundo, mas com prevalências mais altas e por ambas as espécies em zonas rurais da América Latina, Ásia e África[2,6]. As características ambientais, culturais e socioeconômicas comuns entre as comunidades endêmicas são, principalmente, o consumo de carnes cruas ou mal cozidas, os métodos inadequados de destino das fezes humanas e de manejo dos gados bovino e suíno, sob condições que permitem o acesso dos animais a essas fezes[4].

Ainda hoje, as teníases são subdiagnosticadas. Há considerável sub-registro nas notificações, e as prevalências, quando calculadas, raramente são espécie-específicas.

A OMS estima em 50 milhões de pessoas infestadas e que 50.000 morrem anualmente por uma destas teníases que, pode-se supor, devem-se em ampla maioria à neurocisticercose causada por *T. solium*[2,8].

Há duas décadas, inquérito extensivo na América Latina mostrou a presença de cisticercose suína em pelo menos 1% dos porcos abatidos no Brasil, Honduras, Guatemala, Costa Rica, Nicarágua, Peru e El Salvador. Hoje, o percentual de cisticercose animal no Brasil é estimado em torno de 0,15%, segundo inquéritos realizados em abatedouros[1,9].

Entretanto, a taxa de cisticercose bovina referida para os últimos anos no país, através de inspeções veterinárias em matadouros, está em torno de 5%.

As perdas econômicas, de forma semelhante às prevalências humanas por teníase, são subestimadas. Sabe-se que a cisticercose dos gados bovino e suíno limita muito a industrialização destes animais, com prejuízos significativos para os produtores, frigoríficos e matadouros responsáveis por abates, além daqueles que atingem a saúde pública[4,10].

As perdas econômicas anuais estimadas para a América Latina estão na ordem de US$ 164 milhões[2].

T. SOLIUM E *T. SAGINATA* — MORFOLOGIA E BIOLOGIA

Similar a outros platelmintos, as tênias são bilateralmente simétricas, achatadas dorso ventralmente e carecem de cavidade no corpo[2,11].

São de cor geralmente amarelada ou branca, compostas por cabeça ou escólex; pescoço, colo ou região germinal; e corpo segmentado ou estróbilo. O pescoço indiferenciado dá origem a uma sequência linear de grupos de órgãos reprodutores masculinos e femininos — as proglotes ou anéis, que se tornam progressivamente mais maduros ao se moverem distalmente e pela diferenciação dos mais jovens. Também localizados dentro do corpo das tênias, estão músculos transversos circulares e longitudinais, um sistema nervoso primitivo, composto por gânglios centrais na cabeça e nervos longitudinais, pareados na extensão do comprimento do verme, e canais osmorreguladores ou excretores. Na ausência de trato digestivo, o tegumento que recobre o corpo serve não somente como revestimento de proteção, mas também

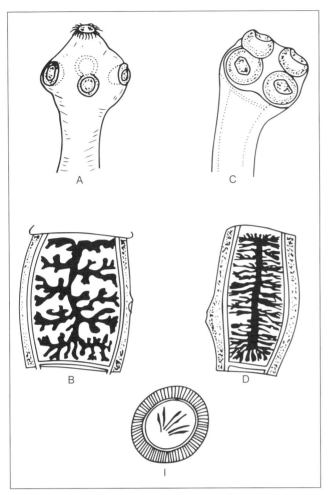

Fig. 29.1 — *Desenhos esquemáticos. T. solium: A — Escólex armado com dupla coroa de acúleos e presença de quatro ventosas. B — Proglote grávida com ramificações uterinas dendríticas. T. saginata: C — Escólex desprovido de acúleos e presença das quatro ventosas apicais. D — Anel grávido com ramificações uterinas dicotômicas. I — Ovo de Taenia sp: parede estriada e presença dos três pares de acúleos.*

como uma camada metabolicamente ativa, através da qual o material nutritivo pode ser absorvido, e secreções e resíduos transportados. As tênias são hermafroditas[11,12].

Espécimes de *T. solium* e de *T. saginata*, adultas, medem entre 3 e 10 metros, embora casos extremos possa atingir 25 metros[13].

A cabeça reduzida, como a de um alfinete, é globosa e quadrangular, com cerca de 1 mm de diâmetro. Em ambas as espécies, o escólex tem quatro ventosas salientes, musculosas e circulares que se prendem à parede do intestino delgado do homem, hospedeiro definitivo e único[2].

O escólex da *T. solium*, exclusivamente, apresenta-se com um rostro pouco desenvolvido, armado por dupla série de acúleos ou ganchos (30 a 70) com a forma de foice e tamanho variando entre 123 a 180 μ, ordenados de forma alternada[14,15].

Em ambas as espécies, nos pescoços delgados e curtos (3 a 7 mm), ocorrem o crescimento e a diferenciação dos segmentos também conhecidos por anéis.

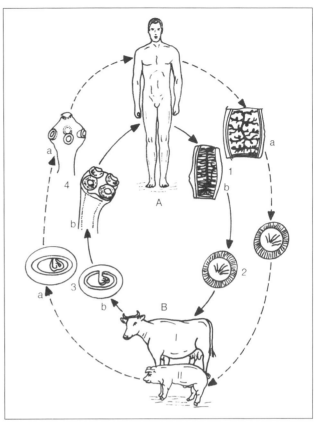

Fig. 29.2 — *Ciclos evolutivos de T. solium (pontilhado) e T. saginata (cheia).* **A — Hospedeiro definitivo:** *Homem, único portador de verme adulto.*
1 — Anel grávido: *T. solium — a (ramificações dendríticas); T. saginata — b (ramificações dicotômicas).*
2 — Ovos *com embrióforo hexacanto, idênticos em ambas as espécies.*
B — Hospedeiros intermediários: */ — Bovino (T. saginata,; // — Suíno (T. solium).*
3 — Formas larvárias: *a — Escólex de T. solium provido de coroa de acúleos; b — Escólex de T. Saginata sem a coroa de acúleos.*

O estróbilo longo é maior em *T. saginata* (4 a 10 m) que, *T. solium* (1 a 5 m) e formado por centenas de proglotes, 700 a 900 em *T. saginata*, e 1.000 a 2.000 em *T. Solium*[12].

As proglotes jovens são mais largas do que compridas e não mostram qualquer indício de desenvolvimento de estruturas genitais. Já as maduras têm largura igual ao comprimento, e constata-se o fenômeno de Protandria, isto é, o desenvolvimento mais precoce do sistema genital masculino, que é formado por massas testiculares pequenas e numerosas (150 a 200 em *T. solium* e 300 a 400 em *T. saginata*)[7].

De cada testículo parte um canal eferente para formar um canal deferente único que termina em um órgão copulador — o cirro.

Os órgãos femininos compõem-se de um ovário bilobado, glândula vitelínea e um tubo uterino. A vagina inicia-se junto ao cirro no poro genital e forma uma dilatação chamada receptáculo seminal. Parte do oviduto é envolvida por glândulas de Mehlis e recebe a denominação de ootipo[13].

Nas proglotes maduras de *T. saginata* observa-se um esfíncter junto ao átrio genital que não existe em *T. solium*, e nesta espécie um lobo ovariano acessório, que está ausente em *T. saginata*.

As proglotes grávidas são bem mais longas que largas, e o útero apresenta-se ramificado e cheio de ovos (30 a 40 mil em *T. solium*, atingindo até 80 mil em *T. saginata*)[14,15].

Em *T. solium*, as ramificações são espessas, dentríticas e pouco numerosas (sete a 10 em cada haste) e mais numerosas e dicotômicas na *T. saginata* (15 a 20)[12,13].

As proglotes desprendem-se do estróbilo por ruptura ao nível dos sulcos transversais, fenômeno conhecido por apólice.

Em número variável, os anéis destacam-se um a um e são eliminados juntamente com as fezes ou ativamente forçam a passagem anal, sendo expelidos espontaneamente — mecanismo característico na infestação por *T. saginata*[16].

Os ovos de *Taenia* em ambas as espécies são morfologicamente indistinguíveis à microscopia comum. Têm forma esférica, medem entre 30 e 40 μm de diâmetro e internamente inseridos em substância granulosa; observam-se três pares de acúleos, denominados oncosfera ou embrião hexacanto, envoltos por cascas estriadas com 3 μ de espessura e formadas por delgados bastonetes[17].

Em geral, a proglote expelida íntegra libera grande número de ovos somente após atingir o meio exterior, contaminando intensamente o solo do peridomicílio, as pastagens e coleções d'água. Um único hospedeiro pode eliminar mais de 500 mil ovos diariamente, seja nas proglotes ou livres nas fezes[4,5]. Os ovos também podem ser encontrados nas mãos, regiões perianal e perineal, roupas e até mesmo na mobília da residência do hospedeiro.

A resistência dos ovos ao meio externo é bastante grande, permanecendo viáveis até um ano em ambiente com umidade relativa alta e durante meses em águas de esgoto e pastagem[18,19].

O embrião hexacanto só abandona o seu embrióforo no interior do tubo digestivo dos hospedeiros intermediários. Sob a ação combinada da bile, do colesterol e da tripsina ocorre a ativação do embrião que é posto em liberdade. Pela nociva ação do suco gástrico, fatal à oncosfera, ela liberta-se apenas sob o suco alcalino intestinal[7,12].

Com tamanho igual a mais ou menos 20 μ, o embrião insinua-se entre as vilosidades da mucosa intestinal e atinge a luz dos capilares, especialmente os venosos, espalhando-se hematogenicamente pelo organismo dos hospedeiros intermediários. O desenvolvimento agora se dá principalmente nos tecidos conjuntivos, dos músculos esqueléticos e cardíaco, e também no tecido gorduroso e parênquima de alguns órgãos. Após duas semanas de ingestão dos ovos, são os cisticercos vistos a olho nu, com 2 a 5 mm, e com completo amadurecimento para a futura infecção do hospedeiro definitivo, ao cabo de 10 semanas[7,12].

Nos suínos, os embriões de *T. solium* localizam-se maioritariamente nos músculos da língua, nos mastigadores e no coração[1].

O cisticerco da *T. saginata* é conhecido como *Cysticercus bovis*, e o da *T. solium* por *C. cellulosae*. Apresentam-se como uma vesícula do tamanho de uma ervilha, cheia de um líquido transparente que protege o escólex, diferenciado deste então entre as duas espécies pela presença da coroa de acúleos no escólex da *T. solium*, exclusivamente. O tempo decorrente desde a infecção pela ingestão de ovos até a formação do cisticerco corresponde aproximadamente a 10 ou 12 semanas[12].

A longevidade dos cisticercos nos ruminantes pode ultrapassar dois anos. São muito sensíveis ao calor acima de 56°C, morrendo rapidamente sob 80°C, à salmoura concentrada, durante no mínimo três semanas, e, ao frio, a 10°C negativos por 10 dias[19,20].

A ingestão de carnes cruas ou mal cozidas de porco ou de boi contendo cisticercos vivos põe em liberdade os escólex que, sob ação dos sucos digestivos e após desenvaginação, fixam-se à mucosa por meio das ventosas e acúleos, no caso da *T. solium*, e completam o desenvolvimento no intestino. Após três meses, o homem já poderá expulsar proglotes maduras. O período pré-patente da infestação é de cerca de quatro meses[1,9].

PATOGENIA E SINTOMATOLOGIA

A teníase por *T. solium* ou por *T. saginata* ocorre muitas vezes sem apresentar sintomas. Os indivíduos podem albergar os parasitas e o diagnóstico realizar-se pelo próprio hospedeiro após observação dos anéis, eliminados espontaneamente ou com o bolo fecal, e mais raramente quando regurgitados[21].

Perturbações digestivas são em geral relativas às alterações do apetite, como bulimia (fome exagerada) ou anorexia (falta). Náuseas, vômitos, dores ilíacas do tipo apendiculares ou difusas, epigástrica conhecida por "dor de fome", diarreias profusas e perda de peso são comumente referidas. Episódios diarréicos alternados com constipação também ocorrem[1,7,12].

Fenômenos nervosos e de ordem tóxica como fadiga, irritação, insônia, cefaléias e vertigens também podem ocorrer com frequência. O prurido anal não é raro nas infestações por *T. saginata*, especialmente, e é sugestivo da presença de anéis. Outros achados clínicos de sintomas alérgicos como urticária, prurido e alterações de pele são referidos. Leucocitose moderada, leucopenia e eosinofilia estão associadas às teníases. Há autores que referem-se à presença discreta de inflamação da mucosa no local da fixação do escólex[7].

No caso de localização ectópica, tal como a presença de proglote no apêndice, sempre produz-se apendicite. Casos de obstrução intestinal e bronquite são raros.

Complicações agudas embora raras são mais comuns por *T. saginata* e consequentes das migrações ectópicas para o apêndice e duetos biliares ou pancreáticos.

A teníase por *T. solium* parece menos evidente talvez porque o verme seja menor e mostra complicações geralmente benignas, embora a gravidade da teníase por esta espécie decorra do fato de que o homem, além de ser o hospedeiro definitivo, pode ser também hospedeiro intermediário, resultando na cisticercose humana[9,10].

DIAGNÓSTICO CLÍNICO-LABORATORIAL

O paciente, em geral, faz o relato do próprio diagnóstico após o encontro de proglotes grávidas e livres nas roupas e lençóis ou durante as evacuações, como no caso da *T. sagi-*

nata. As proglotes desta espécie eliminadas isoladas, uma a uma, conseguem sair independente do bolo fecal, o que não é comum no caso das proglotes grávidas de *T. solium*[23].

A pesquisa da presença de proglotes nas fezes é realizada através da centenária técnica de tamização. O bolo fecal deve ser lavado em peneira fina, sob água corrente, sendo os anéis retidos e separados. A diferenciação das espécies se faz comprimindo-os entre duas lâminas de microscopia e após serem submersos em acido acético para clarificação e dissolução das concentrações calcárias, que permitiram a visualização e contagem das ramificações uterinas, de ambos os lados da haste. Quando muito numerosas e dicotômicas, são de *T. saginata*; no caso de pouco numerosas e dendríticas, são de *T. Solium*[1,13].

A baixa sensibilidade dos métodos rotineiros para o diagnóstico parasitológico da infestação intestinal por *Taenia* sp tem sido o principal fator limitante aos estudos coproparasitológicos clínicos e epidemiológicos.

Os ovos podem ser encontrados através de qualquer técnica laboratorial coproparasitológica de rotina, tais como sedimentação espontânea e de Faust, dentre outros, mas por outro lado os mesmos estão periodicamente ausentes das fezes. Um único exame negativo não exclui a teníase, e deverá ser repetido, neste caso ressaltando que não é possível identificar a espécie de *Taenia* pela morfologia dos ovos sob microscopia de luz.

A pesquisa de ovos pode também ser feita utilizando-se a técnica *anal swab* ou método da fita gomada. As contrações da musculatura da proglote durante a expulsão expelem parte do conteúdo uterino, que pode aderir à região perineal. Após aplicação da fita adesiva transparente sobre a pele, ela é colada em lâmina e submetida à microscopia comum, com 90% de eficiência na visualização de ovos e confirmação de teníase[12].

Os testes de hemaglutinação e imunofluorescência indireta auxiliam no diagnóstico da teníase quando os métodos parasitológicos mostram-se insuficientes. Embora haja aumento nítido de anticorpos das classes IgE e IgA, estes são inespecíficos, e os testes intradérmicos têm também mostrado problemas quanto à sensibilidade e especificidade[22].

Uma variedade de técnicas imunobiológicas e moleculares tem sido empregada na tentativa de melhorar o diagnóstico de teníase.

A detecção de antígenos Taenia-específicos, nas fezes do hospedeiro, pode ser a técnica diagnostica mais sensível e de ampla utilização futura[24].

Ensaios coproantigênicos (CoAg) são baseados em testes imunológicos ligados à enzima tipo absorvente (ELISA), com anticorpos policlonais desenvolvidos tanto contra produtos somáticos como excretores/secretores dos vermes[7].

A pesquisa da presença de CoAg a partir de amostras de fezes ovos-negativas tem sido relatada com altos níveis de especificidade para género e detectam até 2,5 vezes mais casos de teníase que o diagnóstico parasitológico unicamente obtido com métodos convencionais de rotina[25].

Sondas de DNA têm mostrado alta sensibilidade e especificidade para diferenciar *T. solium* e *T. saginata*[26] utilizando clones recombinantes contendo repetidas sequências de DNA, os quais hibridizam especificamente com DNAs genômicos de ambas as espécies e não hibridizam em ensaios *Sourthen blot*, com DNA genômicos de vários platelmintos, tais como *T. hydatigena, T. pisiformis, T. taeniaeformis, Echinococcus granulosus* e *Schistosoma mansoni* ou com DNAs genômicos de outros eucariontes e DNA humano. Usando sondas de DNA de *T. solium* e *T. saginata*, um rápido, altamente sensível e específico diagnóstico de ovos de teníedes poderá ser previamente desenvolvido[27].

TRATAMENTO

Nas teníases, é importante a identificação da espécie de *Taenia*, tanto para o tratamento terapêutico como para orientações específicas, principalmente pelo risco da presença concomitante da cisticercose humana no parasitismo por *T. solium*. No caso da infestação por esta espécie, devem ser evitadas drogas que causam vómitos pelo risco de promover a auto-infestação através da chegada ao estômago de ovos do parasito por força dos movimentos peristálticos que rompem os anéis grávidos.

As drogas disponíveis são exclusivamente cestocidas e não ovicidas, portanto deve-se prevenir a contaminação do ambiente, de objetos e utensílios, especialmente após início do tratamento[7,12].

Os medicamentos mais recomendados são a niclosamida, o praziquantel e o mebendazol. Recomenda-se, no caso da primeira droga, a niclosamida, a dose de 2g por adulto e de 1 a 2 g para criança de uma só vez, em jejum. A ação tenicida produz a morte e desintegração do verme, obtendo-se taxa de cura em cerca de 90%, além da redução dos sintomas clínicos e excelente tolerância. Alta resposta terapêutica é obtida também com praziquantel, na dose de 200 mg, duas vezes ao dia, por quatro dias com até 90% de cura[28].

As propriedades tenífugas das sementes frescas de abóbora (*Curcubita pepo* e *Curcubita máxima*) são há muito conhecidas. Recomendadas especialmente para crianças, devem ser complementadas por um purgativo para eliminação total dos vermes, já que as sementes são apenas tenífugas, matam mas não desintegram o verme.

O critério de cura das teníases está na dependência da destruição e completo desprendimento do verme com expulsão do escólex, pois caso contrário todo estróbilo pode ser reconstituído, necessitando a repetição das dosagens terapêuticas[7].

EPIDEMIOLOGIA

A ocorrência e a prevalência das infestações humanas por *T. saginata* ou por *T. solium* estão relacionadas principalmente aos hábitos humanos de comer carne de boi ou de porco cruas ou mal cozidas e não submetidas à fiscalização sanitária[29,30].

A *T. saginata* é um parasita cosmopolita, com regiões de alta endemicidade na América Latina, Africa, Oriente Médio e Ásia Central. A prevalência deste cestódeo na carne de boi é moderada na Europa, Sul da Ásia, Japão e Filipinas, e baixa na Austrália e América do Norte[9]. Na América Latina, o número de porcos infestados também é, em geral, alto, no

Peru, Brasil, Panamá, El Salvador, Honduras, Guatemala, Nicarágua Equador e México[30].

No Brasil, a teníase é referida por frequências variáveis de 0,10% até 8% para grupos de habitantes e localidades igualmente variáveis[31].

À semelhança dos demais países latinos, a endemicidade é considerada, em média, entre 0,1% e 10%, mesmo em estudos retrospectivos por três décadas como o desenvolvido por pesquisadores do Instituto Adolfo Lutz, no qual a média anual, de cerca de 50.000 exames coprológicos, a frequência da teníase não ultrapassa 0,5% e, quando se pesquisa a especificidade das proglotes, constata-se a predominância absoluta do diagnóstico de *T. saginata* (87,8%)[23].

Pessoas de todas as idades e de ambos os sexos são suscetíveis ao parasitismo, e a exposição à infestação começa pela idade na qual o consumo de carne se inicia.

Ainda que encontrada em qualquer idade, sua frequência é maior no grupo etário de 20 a 40 anos[7].

A contaminação do meio ambiente por fezes humanas é o fator crucial para o ciclo biológico das espécies *T. solium* e *T. saginata*. O gado se infesta com ovos de fezes humanas existentes nas pastagens, água ou forragem. A contaminação indireta do pasto por dejetos mal processados e utilizados como adubos pode colaborar na disseminação dos ovos. No caso da *T. solium* são comuns as infestações maciças dos suínos, sendo os mesmos de hábitos coprófagos[18,19,32].

Para o gado, a infestação se deve à única fonte, que é humana. O homem pode poluir o ambiente com até 700.000 ovos por dia, no caso de *T. saginata*. São resistentes ao meio externo durante meses e suportam a maioria dos tratamentos de águas residuais e à fermentação, com a resultante do lodo ativado usado como fertilizante[33].

A transmissão da cisticercose bovina pode ser direta ou indireta. A direta ocorre quando o homem estimula bezerros em confinamentos para aleitamento artificial, colocando seus dedos contaminados por ovos na boca do animal. Na indireta, as vias de transmissão abrangem a água, o solo e os alimentos (feno, silagem e pastagens). Os vetores mecânicos e carreadores, como os besouros coprófagos e as moscas, minhocas, baratas e as aves tais como gaivotas, galinhas e pardais, têm importância epidemiológica variável, conforme a região geográfica[5,6,21].

A dispersão dos ovos pelo meio hídrico pode atingir grandes distâncias, principalmente durante inundações e uso da água de rios que recebem descargas de esgoto e dos próprios esgotos como fertilizantes de pastagem, sendo responsáveis inclusive por surtos de cisticercose animal a distância da infecção humana[30].

A transmissão da teníase do gado para o homem é completada pelo consumo de carne bovina ou suína crua ou mal cozida. Pessoas que têm hábito de provar carne durante o preparo antes de cozinhar, como os profissionais da indústria de alimentos e de restaurante, são as mais suscetíveis à infecção.

CONTROLE E PROFILAXIA

O potencial biótico de um agente deve ser utilizado para se avaliar a dinâmica de populações parasitas e refere-se à capacidade que tem uma espécie para sobreviver, reproduzir e disseminar-se no ambiente.

Entre os teníedos, o potencial biótico está relacionado diretamente com sua longevidade, número de proglotes expulsas por dia, número de ovos por proglotes, sua viabilidade em diferentes substratos e condições ambientais predisponentes[33].

Tais fatores influem diretamente na dinâmica de transmissão e em seu diagnóstico. As ações sanitárias para o controle das teníases devem basear-se primariamente em estudos da frequência e distribuição espécie-específica, tanto do parasitismo humano como animal, e dos indicadores epidemiológicos, tais como os índices de prevalência regionais, obtidos através de extensivos e periódicos inquéritos copro-parasitológicos e de entrevistas com cadastramento quanto à idade, sexo, profissão, condições sanitárias, hábitos defecatórios das populações, especialmente a fiscalização em matadouros e frigoríficos quanto à origem dos animais a serem consumidos[10,12].

Determinando-se a espécie de tênia presente na área e o grau de endemicidade, a erradicação da teníase é possível, embora com dificuldades e restrições causadas pelo desprezo ao diagnóstico da infestação animal, inclusive por profissionais que lidam diretamente com os rebanhos ou exercem atividades agrícolas e pecuaristas.

Os serviços de vigilância não devem restringir-se à fiscalização em área urbana, mas implantar medidas de saneamento e de educação sanitária, principalmente nas fazendas de criação, em manejo extensivo especialmente, tanto para áreas de produção de suínos como bovinos.

A proibição do abate clandestino e comercialização dos produtos deve ter legislação específica para os proprietários, comerciantes e industriais[34].

Sem dúvida, a principal medida sanitária e profilática à teníase é o inspecionamento em matadouros e frigoríficos que, em geral, restringem-se à pesquisa de cisticercos nos músculos mastigadores, coração e língua dos animais abatidos. O salgamento e o congelamento com aproveitamento condicional das carnes se dão quando do encontro de até cinco cisticercos vivos acima deste valor; com até 20 parasitos a carne é útil apenas às conservas, e totalmente condenada com mais de 20[7].

Em ambas as teníases, a proteção individual eficaz e mais recomendada é o total cozimento das carnes previamente à ingestão. A presença de saneamento básico em geral e evitando-se o uso inadequado de resíduos fecais na fertilização de pastagens e plantações, a modernização do manejo na criação dos animais, de forma confinada e higiênica, principalmente para suínos, e a educação sanitária com esclarecimento da população sobre os hábitos de consumo e de defecação somam o único conjunto de efeitos preventivo e profilático à instalação ou expansão da teníases[35].

Há de se dar maior importância à higiene da carne quando da conscientização junto às escolas universitárias ou técnicas de veterinárias através de cursos de capacitação e de orientação profissional, proporcionando conhecimentos básicos ao desempenho e cumprimento de normas de conduta que promovem o desenvolvimento de atitudes entre esses profissionais, que podem e devem multiplicá-las durante o contato direto e permanente com os criadores, em geral carentes de informação técnica e formação sanitária[35].

Não existe, até o momento, uma vacina contra a cisticercose animal, e os métodos de diagnóstico *in vivo* tais como as provas sorológicas e de hipersensibilidade (fixação de complemento, hemaglutinação e imunofluorescência indireta, ELISA e intradermorreação) de maneira geral apresentam reações cruzadas com outros parasitas e não detectam infestações discretas.

Os quimioterápicos indicados no tratamento da cisticercose bovina são o mebendazol e o praziquantel que, utilizados respectivamente nas doses de 25 a 50 mg/kg de peso e 50 a 100 mg/kg de peso, apresentam grande eficácia contra a infestação larvária[5,35].

O enfoque interligado das ações sanitárias e educativas, em conjunto com as decisões políticas e econômicas, nos permitiria ser otimista a respeito da implantação de programas globais e de erradicação das teníases mesmo a longo prazo.

ERRADICAÇÃO

A erradicação das teníases[8] por *T. solium* ou *T. saginata* está relacionada especialmente aos seguintes fatores:
— os ciclos de ambas as espécies requerem humanos como hospedeiros definitivos, que correspondem às únicas fontes de infecção para os hospedeiros intermediários;
— existem outros reservatórios animais, até silvestres, mas somente os domésticos atuam como hospedeiros intermediários de importância epidemiológica;
— as possibilidades de controle, na prática, devem ser direcionadas à administração maciça de drogas anti-parasitárias contra teníases nos humanos e controle sanitário da infecção animal.

Segundo a OPS, a *T. solium* é mais fácil de ser controlada, e o fato de a prevalência por *T. saginata* ter aumentado nos últimos 40 anos na Europa parece corroborar esta afirmação. A prevalência da cisticercose bovina, que era 0,3% até a década de 50, está na atualidade em 2%.

As razões principais deste aumento seriam a intensificação da atividade agropecuarista, limitação de inspeção, popularidade crescente de comidas à base de carne bovina mal cozida e instalações inadequadas para eliminação de ovos em fezes.

Ao contrário, o parasitismo por *T. solium* pode ser bom candidato à erradicação, constatada por seu desaparecimento, na maioria dos países europeus, hoje com focos isolados, tendo em vista o controle extensivo e desenvolvimento sanitário, especialmente através do controle da criação confinada de suínos e inspeção rigorosa das carnes para consumo[7].

A OMS (1979) e a OPS (1994) propõem para o controle do complexo teníase/cisticercose primeiramente os programas a longo prazo, tais como a legislação para medidas de educação sanitária, modernização nas práticas de criação de porcos, ampliação da inspeção de carnes, infra-estrutura sanitária e diagnóstico com tratamento dos casos humanos. Ações integradas e não-isoladas são essenciais ao controle das teníases.

Mas as dificuldades econômicas para modernização da infra-estrutura sanitária, na maioria das populações rurais, somam-se às dificuldades para mudanças de atitudes e crenças que necessitam de programas de educação sanitária a longo prazo[2].

A curto prazo, a OMS e a OPS propõem programas de controle baseados na detecção de focos da enfermidade e tratamento de todos os casos suspeitos de teníase. O objetivo imediato é interromper a transmissão da cisticercose de humanos aos animais e a outras pessoas. Há que se manter os programas integrados de educação sanitária e de atenção primaria à saúde para identificar os focos de transmissão. As principais dificuldades para controle a curto prazo, na maioria das áreas endêmicas, são:
— inexistência de vigilância epidemiológica e controle das parasitoses por *Taenia*;
— cooperação dos serviços médicos e veterinários nas zonas rurais;
— ausência de medicamentos ovicidas; para que a quimioterapia tenicida seja eficaz, ela deve ser acompanhada de campanhas de educação sanitária, melhoria da higiene pessoal e infra-estrutura sanitária.

Para o sucesso das campanhas de saúde coletiva e individual, e aumento do potencial de erradicação das teníases, deve-se ampliar o interesse político das autoridades para implantação de programas, que objetivem[12]:
— usar as tecnologias disponíveis à intervenção na transmissão, desde drogas tenicidas eficazes (praziquantel e niclosamida) até a utilização dos meios de comunicação nas campanhas educadoras;
— orientação aos produtores, criadores e demais profissionais envolvidos quanto à insalubridade ocupacional e em cooperação com a produção industrial, também esclarecida;
— aplicação mais ampla possível dos métodos específicos de diagnóstico neurorradiológicos e imunológicos, além dos parasitológicos;
— vigilância epidemiológica, notificação da distribuição de casos humanos de teníase e cisticercose, bem como de infestação animal.

Sabe-se que o custo da quimioterapia para teníases é barato[2]. No Equador, serviços médicos-veterinários estimam o tratamento de cada caso em 0,20 centavos de dólar, 150 vezes menor que o custo de tratamento para casos da cisticercose. O planejamento de ações conjuntas e profiláticas depende mais da vontade política do que da planificação em saúde, cujas estratégias há muito são repetidas por parasitologistas conscientes e atuantes em campo.

BIBLIOGRAFIA

1. Pessoa SB, Martins AV. Parasitologia médica, 11ª ed. Rio de Janeiro: Guanabara Koogan, p. 871, 1982.
2. Schantz PM, Cruz M, Sarti R, Pawlowsky ZS. La irradicabilidad potencial de la teniasis y la cisticercosis. Boi Ofic Sanit Panam 116(5):465-9, 1994.
3. Ungar ML, Germano PML. Epidemiologia e controle da cisticercose bovina. Com Cient Fac Med Vet Zoot USP 15(1): 15-20, 1991.
4. Abdussalam M. The problem of teniasis-cysticercosis. In: VII Inter American Meeling on Food and Mouth Diseases and Zoonoses Contral, Washington. DC. Pan American. Health Organization, (Cientific publication 295), 1975.
5. Pawlowski Z. Epidemiology and prevention of Taenia saginata infection. In: Flisser A, Willms K, Laclette JP et al. Cysticercosis: present state of knowledge and perspectives. New York, Academic Press, p. 69-85, 1982.
6. Sousby EJL. Helminths, artropods and protozoa of domesticated animais. 7ª ed. Philadelphia, Baillière Tindall, 1982.
7. Schantz PM. Tapeworms (cestodiasis). Gastroen C1 North Am 25(3) september 637-653, 1996.
8. Organización Panamericana de la Salud. Epidemiologia y control de la teniases-cistycercose em America Latina, 1990. Washington DE, p. 190, 1994.
9. Schenone H, Letonja T. Cisticercosis porcina y bovina in Latinoamerica. Boi Chil Parasitol 29:90-98, 1974.
10. Acha PN, Szyfres B. Zoonoses and comunicable diseases common to man and animais, 2ª ed. Pan American Health Organization, p. 881, 1982.
11. Voge M. Systematies of cestodes — present and future. In: Schmidt GD (ed). Problems in systematies of parasites. Baltimore Univ Park Press, 1969.
12. Rey L. Parasitologia, 3ª ed. Rio de Janeiro: Guanabara Koogan, p. 731, 1991.
13. Neves DP, Melo AL, Genaro O, Linardi MP. Parasitologia Humana, 9ª ed., Rio de Janeiro, Ed. Atheneu, 1995.
14. Cheng TC. General parasitology. New York: Academic Press, 493-494, 1973.
15. Beaver PC, Jung RC, Cupp EW. Clinical parasitology, 9ª ed. Philadelphia: Lea & Febiger, 1984.
16. Bronw HW, Nesa FA. Parasitologia clinica, 5ª ed. México, DF: Interamericana, p. 195, 1985.
17. Pawlowski Z. Taeniasis and cysticercosis. In: Willms K. Laclette JP, Larralde C, Ridaura C, Beltran F (ed). Cysticercosis: present state of knowledge and perspectives. New York, Academic Press, 69-85, 1982.
18. Lawson JR, Gemmell MA. Hydatidosis and cysticercosis: thedynamic of transmission. Advanc Parasit v. 22, p. 261-308, 1983.
19. Gemmell M, Matyas Z, Pawlowsky Z, Sousby EJL. Guidelines for surveillance, prevention and control of taeniasis/cysticercosis: Geneva WHO (Doe UPH/83.49.), 1983.
20. Organización Panamericana de la Salud. Zoonosis parasitarias. Informe de un comité de expertos de la OMS, con la participación de la FAO. Ginebra; Informes Técnicos, 637, 1974.
21. Pawlowsky Z. Cestodiasis: teaniasis, cysticercosis diphylobothriasis, hymenolepiasis, and others. In: Warren S, Mahmoud AF. Tropical and geographic medicine, 2nd ed. New York: McGraw Hill, 1990.
22. Montenegro T, Gilman RH, Castilho R et al. The diagnostic importance of species specific and cross-reactive components of Taenia soluim. Echinococcus granulosus and Hymenolepis nana. Rev Inst Med Trop São Paulo, 36(4):327-334, 1994.
23. Dias RMDS. Silva MIPG. Mangini ACS et al. Ocorrência de Taenia sp na população atendida no Laboratório Central do Instituto Adolfo Lutz, São Paulo, SP, Brasil 1960-1985. Rev Inst de Med Trop de São Paulo, 33(2): 147-151, 1991.
24. Allan JC, Mencos F, Garica-Noral J et al. Dipstick ELISA for the detection of Taenia coproantigens in humans. Parasitol 107:79-85. 1993.
25. Allan JC, Vaelasquez-Tohom M, Torrez-Alvarez R et al. Field trial of the coproantigen-basea diagnosis of Taenia solium teniasis by enzyme-linked immunosorbent assay. Am J Trop Med Hyg 54(4):352-356, 1996.
26. Harrison LJS. Delgado J. Parkhouse RME. Diferential diagnosis of Taenia saginata and T. solium with DNA probes. Parasitology 100:459-461, 1990.
27. Chapman A, Vallejo V, Mossie KG et al. Isolation and characterization of species-specific DNA probes from Taenia soluim and Taenia saginata and their use in an egg detection assay. J C1 Microb 33(5): 1283-1288, 1995.
28. Katz N, Zicker F. Ensaio clínico com mebendazole nas teníases. Rev Soc Bras Med Trop 7:225-229, 1973.
29. Pawlowski Z, Kozakeiwicz B, Wroblewsk H. The efficacy of mebendazole and praziquantel against Taenia saginata cysticercosis in cattle. Vet Sci Comm 2:137-9, 1978.
30. Pawlowski Z. Schultz MG. Taeniasis and cysticercosis (Taenia saginata). Advanc Parasit 10:269-343, 1972.
31. Organización Panamericana de la Salud. El control de las enfermedades transmissibles en el hombre, 4ª ed. Washington: Publicación cientifica, 507:425-8, 1987.
32. Schutz MG. Halterman LG. Rich AB. Martin GA. An epizootic of bovine cysticercosis. J Amer Vet Med An 155:1708-17, 1969.
33. Salazar-Schettino MP. Haro-Arteaga I. Biologia del binômio teniases--cisticercosis. Boi Chil Parasit 45:73-76, 1990.
34. Santos IF. Diagnóstico da cisticercose bovina em matadouros III. Exames dos pilares diafragmáticos. Hig Alim 7(25):26-34. 1993.
35. Organización Panamericana de la Salud. Zoonosis parasitarias. Informe de um comité de expertos de la OMS com la participación de la FAO. Genebra: Informes técnicos 637, 1979.
36. Sousby EJL. Teniasis y cysticercosis: el problema em el viejo mundo. In: Reunion Interamericana sobre el Control de la Fiebre Aftosa y Otras Zoonosis, 7. Puerto Espana, 1974. Washington, Publicación Cientifica, 295, Organización Panamericana de la Salud, 136-42, 1975.

30 Cisticercose Humano

Augusto César Penalva de Oliveira
Eleni Aparecida Bedaque

INTRODUÇÃO

A neurocisticercose é resultante da infestação do sistema nervoso central pela forma larvária da *Taenia solium,* denominada *Cysticercus cellulosae,* popularmente conhecida como "pipoquinha", "canjiquinha", "ladraria", "sapinho", "tiriça" ou "bolha".

É doença conhecida desde a Antiguidade — os velhos textos Vedas trazem descrições de infecções helmínticas localizadas nos intestinos, na cabeça e nos olhos. Os gregos, como os médicos Hipócrates (460-377 a.C.) e Teofrasto (372-287 a.C.) já se preocupavam com o parasitismo humano pelas tênias. Aristófanes (448-386 a.C.) e Aristóteles (384-322 a.C.) descreveram cisticercos em porcos[22]. Paranoli foi o primeiro a descrever o achado de vesículas redondas, brancas e cheias de um líquido claro no corpo caloso de um homem por ocasião de uma necropsia, em 1550[68]. Um século depois, Redi e Malpighi identificaram essas vesículas como parasitas. O nome *cysticercus* foi dado por Laennec, derivado do grego *kystic* e *kercos,* que significam, respectivamente, "vesícula" e "cauda". Acreditando que os cisticercos constituíam uma espécie animal à parte, Rudolphi, em 1809, denominou-a *Cysticercus cellulosae,* pela sua grande ocorrência no tecido subcutâneo, sendo assim conhecida até nossos tempos[105].

Em 1855, Kuckenmeister forneceu cisticercos provenientes de suínos infestados a um prisioneiro e recuperou tênias adultas do intestino deste indivíduo, quatro meses mais tarde; demonstrou que o cisticerco viável dá origem à tênia quando ingerido[104]. Dessa forma, demonstrou o polimorfismo e a capacidade de adaptação do parasita.

A observação, por Virchow (1860) de numerosas vesículas na base do crânio, assemelhadas a cacho de uva, mereceu a denominação de *Cysticercus racemosus* por Zenker, em 1882, associando tal achado à cisticercose[106]. Lombroso (1867) contribuiu com o relato de um paciente psiquiátrico, portador de epilepsia, em quem encontraram cisticercos no cérebro e nos rins; Heller (1874) descreveu a meningite cisticercótica, e Askanazy (1890) enunciou a forma de meningite crônica, acometendo a medula espinhal, desenvolvendo ependimite, hidrocefalia e até vasculite basal craniana com alterações típicas de endarterite obliterante[105].

O primeiro caso de cisticercose humana no Brasil foi relatado na Bahia, em 1881[160].

Em Paris, em 1902, Volovatz apresentou 414 casos de cisticercose, ilustrando a frequência do parasita no tecido nervoso[105].

No ano de 1961, Lombardo citou as incidências de 2,6% da doença em 2.202 necrópsias consecutivas realizadas na Escola de Medicina e 3,6% em todas as necrópsias verificadas em seis anos sequentes no Hospital Geral, ambos na Cidade do México[86].

No Brasil, Spina-França referiu percentual de 2,98% de internações por cisticercose encefálica, entre 1947 e 1955, na Clínica Neurológica da FMUSP[146,148]. Lima (1966) analisou os aspectos clínicos da doença[85] e Lefrèvre (1969) a relatou na infância[82,83].

BIOLOGIA

Taenia solium é um platelminto ou verme chato, pertencente à classe *Cestoidea,* ordem *Cyclopliyllidea* e família *Taeniidae.* São parasitas com especificidade filogenética adaptados há séculos ao meio ambiente e a seus hospedeiros definitivos e intermediários — especificidade ecológica, segundo Joyeux e Baer. Os cestóides têm capacidade de aclimatação, os hospedeiros intermediários pertencem a grupos restritos, de acordo com o parasita considerado: mamíferos herbívoros ou onívoros para os teniídeos; acarianos oribatídeos para os anoplocefalídeos. Entretanto, alguns cestóides podem ser polixenos no estágio larvário, como o *Hymenolepis diminuta*[112].

São hermafroditas, em sua maioria, não possuindo tubo digestivo ou sistema circulatório definido. O seu *corpo* (estróbilo) é achatado dorso ventralmente como uma longa fita, que pode atingir três a cinco metros; é originado de uma zona de crescimento mais intenso: o *pescoço* (colo). As células dessa região estão em constante reprodução, dando origem às proglotes jovens, garantindo assim a prolificuidade comum a estes parasitas na geração final de ovos. Situa-se imediatamente abaixo da *cabeça* (escólex), que tem a função de fixação. No caso da *Taenia solium,* o escólex, na maioria das vezes, possui um *rostro* (rostelo) armado com uma fileira de 25 a 50 acúleos.

Como os trematodeos, pertencentes ao mesmo *filo* dos *Platelmintos* — vermes chatos — os cestóides ou vermes *cucurbitani* podem consumir oxigénio em meio aeróbio, metabolizando-o através de citocromo. Porém, como vivem a maior parte do tempo em meio anaeróbio, a luz intestinal, seu metabolismo principal, é feito por glicólise anaeróbia. Os estágios larvares também possuem esta dupla faculdade[113].

O tegumento que recobre o verme adulto aumenta a superfície de absorção dos nutrientes presentes na luz intestinal como vilosidades. O corpo do parasita é formado pela união das proglotes que apresentam desenvolvimento progressivo, partindo sequencialmente de *jovens* para *maduras* e, finalmente, *grávidas* ou *gravidicas,* formando uma cadeia[170]. A autofecundação pode ocorrer, assim como a fertilização cruzada entre as proglotes de um mesmo verme ou de outro da mesma espécie, sendo a primeira forma mais comum.

À medida que o útero se torna repleto de ovos, as proglotes começam a se destacar isoladas ou associadas entre si. O processo de liberação das proglotes é chamado apólise. No caso da *Taenia saginata,* os anéis (proglotes) são dotados de movimentos próprios, realizados graças à ação de um sistema muscular que lhes permitem deslocar-se no tubo digestivo e, também, deixar ativamente o intestino, mesmo sem evacuação.

Nos vermes da ordem *Cyclophyllidea,* como as tênias do porco e da vaca, a produção de ovos é contínua; entretanto, em geral estes não são liberados para a luz intestinal, mas vão se acumulando dentro do útero, nos anéis. Quando as proglotes estão cheias, o segmento se quebra da cadeia ou a ruptura dos anéis libera os ovos e, então, estes e as proglotes são eliminados com as fezes para o meio ambiente. As larvas dos vermes desta ordem são parasitas para muitos animais, vertebrados e invertebrados. Muitas espécies requerem um hospedeiro intermediário, mas ovos de *Hymenolepis nana* são infestantes para o homem quando passam para as fezes, livres ou nas proglotes. Se os ovos são liberados das proglotes ainda na luz do intestino delgado, o embrião hexacanto pode emergir dos ovos e se alojar na mucosa, iniciando uma nova infecção no mesmo indivíduo (auto-infestação)[115].

Nos casos da *Taenia solium* (porco) e da *Taenia saginata* (vaca), os hospedeiros intermediários tornam-se infestados quando ingerem ovos ou proglotes que estavam presentes no seu meio ambiente. O homem é considerado o hospedeiro definitivo típico de ambas as espécies, passando a integrar o ciclo biológico destes parasitas quando ingere a carne ema ou mal cozida contaminada por cisticercos de origem suína ou bovina[135]. Outras formas ocorrem por auto-infestação interna (Fig. 30.1).

Humanos podem transformar-se em hospedeiros intermediários aberrantes pela ingestão inadvertida de ovos de *Taenia solium* ao consumir vegetais frescos, crus ou água contaminados por fezes, desenvolvendo como consequência a doença cisticercótica nas suas mais diversas manifestações[22].

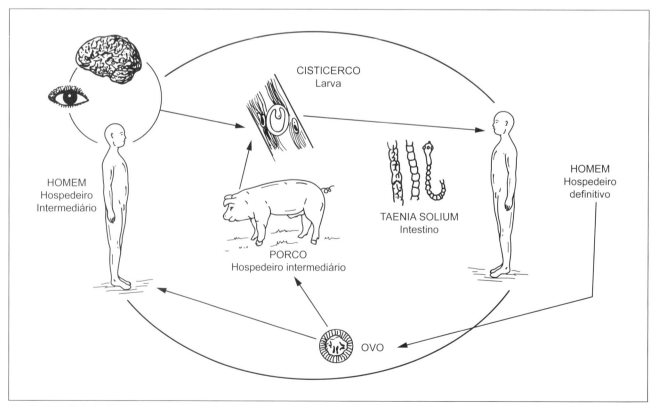

Fig. 30.1 — *Ciclo biológico.*

Após ingeridos, os ovos chegam ao estômago, e o suco gástrico desgasta a camada de quitina que recobre os ovos. No intestino delgado, os sais biliares os ativam e permitem a liberação das *oncosferas* (embrião hexacântico) que, pelas vilosidades, atingem vênulas, veias e linfáticos mesentéricos, ganhando a circulação geral.

Pela corrente circulatória, as oncosferas alcançam todo o organismo, desenvolvendo-se, preferencialmente, em tecidos com alta concentração de oxigênio[168], onde atingem a condição de larva (cisticerco). O sistema nervoso central (SNC) é um sítio preferencial: em torno de 50% dos indivíduos contaminados apresentam cisticercos nesta localização. São encontrados, no homem, com menor frequência na musculatura esquelética e no tecido celular subcutâneo. Foram descritos cisticercos em globo ocular, nervo periférico, língua, trompas de Falópio, coração, pulmões, pleura, peritônio e órbita ocular, originando até dacrioadenite supurativa, conforme foi documentado na Índia[134]. Em geral, os cisticercos são múltiplos, mas podem variar de poucos até centenas — casos mais raros, como as infestações miliares verificadas nas crianças. Estas vesículas chegam a qualquer região do encéfalo, são mais costumeiras no parênquima, mas já foram descritas nos ventrículos cerebrais e no espaço subaracnóideo, comportando-se como verdadeiros tumores.

Curiosamente, os ovos de ambas as tênias são praticamente indistinguíveis entre si[166] e podem permanecer viáveis por meses no meio ambiente (OPAS/OMS); a identificação específica é feita, usualmente, pelo exame das proglotes grávidas ou do escólex do parasita adulto, ressalvando-se a possibilidade de ocorrência de aberrâncias: ausência de acúleos na *Taenia solium*, duplicidade ou multiplicidade de coroas de acúleos, anéis supranumerários, além de múltiplas ventosas; são as monstruosidades relatadas entre os cestóides, em 1949, pelo professor Emile Brumpt[21].

Os cisticercos têm, em geral, a forma de vesículas redondas com tamanho variável e conteúdo líquido; são constituídos por uma membrana vesicular externa que envolve a porção interna, onde encontramos o escólex invaginado. Este apresenta uma estrutura semelhante à verificada na *Taenia solium*, ou seja, um rostro composto por quatro ventosas e uma coroa de ganchos, um pequeno colo e um corpo rudimentar[110].

Os tecidos externos destas vesículas compreendem, microscopicamente, várias camadas, desde processos assemelhados a "cabelos" (microtríquias), até pequenas porções musculares e um sistema de ductos; os tecidos internos são mais complexos ainda, consistindo em cutícula, camadas de músculos periféricos e centrais, corpúsculos calcáreos, outro sistema de duetos e uma rede fibrosa[166].

Estas vesículas podem apresentar-se sob outra forma, aparentemente subordinada à sua localização tecidual e à interação parasita-hospedeiro[80] — é a denominada forma racemosa. São curiosas situações nas quais o cisto torna-se inviável, por morte ou não-desenvolvimento do escólex. Em geral, trata-se de cisto multilobulado, formado pela proliferação de suas membranas, assumindo aspecto de "cachos" e representando forma degenerada do parasita. É a denominada *cisticercose racemosa*[151]. Sua localização habitual é o espaço subaracnóideo, mais frequente nas cisternas basais[52] e na convexidade cerebral, incitando uma resposta inflamatória que resulta em meningites crônicas e aracnoidites[103,110].

É um hábito bastante comum denominar-se *Cysticercus cellulosae* aos cistos com escólex e *Cysticercus racemosus* aos cistos parasitários que se apresentem sem escólex. Entretanto, esta prática cria confusão, já que o termo "racemoso" (do latim *racemus*) foi criado para nomear os cisticercos que tendem a agrupar-se em forma de cachos e não seria a ideia, a princípio, descrever espécie distinta de parasita[17].

PATOLOGIA E ETIOPATOGENIA

Os cisticercos se apresentam nos tecidos como vesículas arrendodadas e cheias de líquido. Têm grande variabilidade em tamanho, com média de 1 cm no SNC, tendo como um dos elementos controladores do seu crescimento a pressão do tecido circundante[52,53,110]. Os chamados *Cysticercus cellulosae* são constituídos por uma camada externa, a membrana vesicular, e uma porção interna invaginada, o escólex, que aparece como um nódulo opaco. A membrana vesicular é composta pela camada cuticular externa, camada celular média — a qual é composta por estrutura pseudo-epitelial — e uma camada interna, composta por fibras musculares e reticulares. O escólex guarda semelhança com a *Taenia solium*. Apresenta uma cabeça, onde há quatro ventosas e uma coroa de ganchos, um colo estreito e um corpo rudimentar, o estróbilo, incluindo o canal espiral. A situação central do escólex da *Taenia solium* a distingue da *Taenia saginata*, onde aparece em posição mais lateralizada. Outra distinção entre os dois diz respeito à coroa de ganchos, ausente na última[104,110,165,166] (Fig. 30.2). Contrastando com o *Cysticercus cellulosae*, há uma forma distinta da apresentação da forma larval da *Taenia solium*, composta por várias membranas vesiculares aderidas, agrupando-se em forma de cacho. Notável e característica nesta forma é a ausência do escólex, o qual desaparece por degeneração hialina. Também chamada *Cysticercus racemosus* por alguns autores, que advogam a condição de outras espécies de tênias como origem para esta forma. Localizam-se usualmente no espaço subaracnóideo, principalmente nas cisternas basais, o que é mais um ponto de diferenciação com o *Cysticercus cellulosae*, o qual aparece no parênquima cerebral, usualmente ao nível dos gânglios basais e córtex cerebral, devido à vascularização peculiar destes locais[17,52,53]. Como exposto, também há na literatura uma duplicidade de representação para a forma racemosa, identificando a possibilidade de origem por múltiplas espécies de parasitas.

Outro local de aparecimento encefálico dos cisticercos são os ventrículos (Fig. 30.3), onde se mostram com variável tamanho, tendo uma preferência especial pelo quarto ventrículo[52,77,110,143,170]. Já os cisticercos espinhais podem ocupar tanto o parênquima medular quanto o espaço subaracnóideo. A invasão intra-raquiana da cisticercose pode ser secundária à disseminação hematogênica, migração ventrículo-ependimal ou, ainda, à migração subaraenóidea. É provável que a disseminação hematogênica seja a forma mais importante, pois a localização preferencial dos cistos espinhais é a porção médio-dorsal torácica, e não cervical, como seria de se esperar, caso fosse mais importante o mecanismo de migração, seja ventrículo-ependimal ou subaracnóideo[24,25,53,110,116].

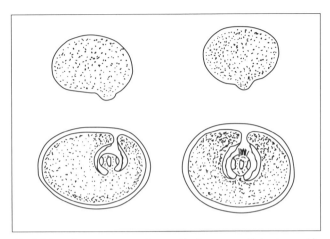

Fig. 30.2 — *Imagens superiores: Cysticercus cellulosae — observar escólex com acúleos, na linha equatorial. Imagens inferiores: Cysticercus bovis — observar ausência de acúleos no escólex, o qual tem localização mais próxima de um dos pólos.*

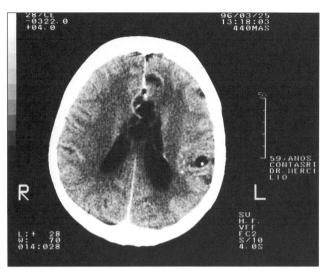

Fig. 30.3 — *Cistos intraventriculares e cisto viável na região parietal esquerda em tomografia computadorizada.*

Fora do SNC, são mais frequentemente encontrados no tecido celular subcutâneo, musculatura esquelética, principalmente as porções com alta concentração de oxigênio, como a mastigatória e a língua, no olho e, mais raramente, nas vísceras[6,75,97,110,128]. O cisticerco desenvolve-se após a implantação do embrião hexacanto nos tecidos do hospedeiro. O tempo de evolução deste é extremamente variável, de alguns meses a vários anos, e depende diretamente da resposta imune do hospedeiro. O seu desenvolvimento se faz em vários estágios, nos quais apresentam características morfológicas distintas, bem como diferenciadas reações inflamatórias locais, como a seguir descritas[18,39,53,55,69,94,104,106,109,110,122,133,146].

Etapa Vesicular

A membrana é fina e translúcida, o líquido vesicular é claro, e o escólex está invaginado e com aspecto normal (Figs. 30.3 e 30.4). Esta é a fase na qual o parasita é viável, e o tempo de evolução é indefinido, a depender da resposta imune do hospedeiro. A reação inflamatória perilesional nesta fase é usualmente fraca, constituída principalmente por linfócitos, plasmócitos e eosinófilos. Nesta fase, os pacientes são geralmente assintomáticos ou oligossintomáticos.

Etapa Coloidal

O líquido vesicular se torna turvo, e o escólex apresenta degeneração hialina. Esta é a fase inicial de degeneração do cisto, desencadeada pela ativação da resposta imune do hospedeiro. Forma-se, então, uma densa membrana de tecido colágeno, ao redor da membrana vesicular, e o infiltrado inflamatório perilesional pode também comprometer o parasita. O parênquima cerebral vizinho apresenta gliose reacional, com proliferação de células da micróglia, edema difuso, alterações neuronais degenerativas, infiltrado linfocitário perivascular e fusão de células epitelióides, formando células gigantes multinucleadas. Neste período da evolução, os pacientes geralmente estão sintomáticos, tendo como expressão mais comum as crises do tipo epiléptica ou sinais de encefalopatia focal. A epilepsia, no entanto, pode persistir ou até aparecer mais

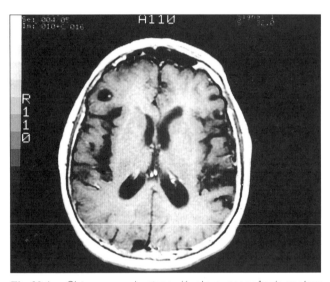

Fig. 30.4 — *Cisto parenquimatoso viável em ressonância nuclear magnética*

tardiamente, pois tem na gliose o seu substrato anatômico. A mesma intensa reação inflamatória acontece nos cisticercos meníngeos e ventriculares. Na primeira situação forma-se um denso exsudato no espaço subaracnóideo, composto por fibras colágenas, células gigantes multinucleadas, eosinófilos e membranas parasitárias hialinizadas. Este pode causar hidrocefalia e lesões de pares cranianos próximos, além de infartos cerebrais, quando esta inflamação atinge o polígono de Willis, causando um processo de endarterite obliterante do fluxo vascular. No caso dos cisticercos ventriculares, uma intensa reação inflamatória é desencadeada quando estão aderidos à parede ventricular. As células ependimárias, então alteram-se, formando células gigantes subependimárias, com tendência ao agrupamento e protrusão para o interior das cavidades ventriculares, a chamada ependimite granular, obstruindo o fluxo liquó-rico e resultando em hidrocefalia não-comunicante. Pode acometer os forames de Monroe ou, mais frequentemente, o aqueduto de Sílvio. São descritos casos de siringomielia ou siringobulbia, quando da presença do cisticerco no quarto ventrículo.

Etapa Granular Nodular

A membrana torna-se grossa, e o escólex se mineraliza, tomando aspecto granular. Nesta fase, os parasitas já não são mais viáveis e o processo inflamatório começa a involuir. Os sintomas de fase aguda também devem estar em regressão.

Etapa Nodular Calcificada

O parasita torna-se um nódulo calcificado e inerte. Nesta fase, os pacientes deverão estar assintomáticos, exceto em relação à hidrocefalia, pela fibrose meníngea, e à epilepsia, pela gliose residual, o que faz desta última síndrome a mais importante forma de expressão sintomática da cisticercose.

Do exposto, depreende-se que o desenvolvimento da cisticercose humana depende da contaminação do homem pelo estágio larval da *Taenia solium,* e principalmente da complexa relação entre os dois, com o hospedeiro tentando eliminar o parasita, e os parasitas tentando escapar dos mecanismos de defesa do hospedeiro, fundamentados na sua resposta imune. Esta é usualmente pobre na fase de alojamento dos parasitas, permitindo o seu desenvolvimento e presença em sua etapa vesicular, viável por longo tempo nos tecidos. Outras vezes, esta pode ser exuberante, resultando em intensa resposta inflamatória, com destruição do tecido cerebral em torno dos parasitas, e rica expressão sintomática. Esta variação de intensidade da resposta imune e capacidade de destruição dos parasitas está na dependência de fatores próprios do hospedeiro, capaz de reagir de forma competente, e da capacidade do parasita, em evadir-se da resposta imune[53,110,119,170]. Entre os fatores próprios do hospedeiro, podemos citar o gênero e o sistema de antígenos leucocitários humanos (HLA). A resposta imune é maior em mulheres para a neurocisticercose parenquimatosa, bem como a encefalite neurocisticercótica é mais comum em mulheres do que em indivíduos do sexo masculino[47]. O sistema HLA também participa na patogenia da cisticercose. Por exemplo, a distribuição de certos determinantes antigênicos de classes I e II do sistema HLA influi na suscetibilidade à doença. A presença do antígeno HLA-A28 aumenta em 3,55 vezes o risco relativo do desenvolvimento da cisticercose. Se, no entanto, o antígeno HLA-A28 está aumentado, o antígeno HLA-DQW2 está diminuído entre os pacientes com cisticercose. Estes dados sugerem uma influência genética na suscetibilidade ou resistência de um indivíduo para o desenvolvimento da cisticercose[40].

Os fatores determinantes relacionados aos parasitas se situam essencialmente na capacidade destes de se evadirem da resposta imune do hospedeiro. Vários são os mecanismos utilizados, como a variação antigênica, a imunidade concomitante e o mimetismo molecular, com incorporação de antígenos de superfície. Outros mecanismos, a seguir ressaltados, ainda estão presentes e são capazes de interferir na estruturação da resposta imune. A paramiosina parasitária adere ao C1q, inibindo a clássica cascata de ativação do complemento (a imunidade adquirida é mediada por anticorpos e complemento). A secreção da teniaestatina pelo cisticerco, uma serina inibidora de protease, inibe a via clássica e alternativa de ativação do complemento, interferindo na quimiotaxia de leucócitos e inibindo a produção de citoquinas. Os polissacarídeos sulfatados, que cobrem a parede do cisto, geram uma diminuição da deposição do complemento e limitam o acesso de células inflamatórias no parasita. A imunidade celular está deprimida, com a teniaestatina e outras moléculas do parasita interferindo na proliferação linfocitária e na função macrofágica, as quais têm papel fundamental na resposta granulomatosa e no controle da disseminação dos parasitas, respectivamente[34,119,170].

Assim sendo, temos que o desenvolvimento da cisticercose e as suas manifestações clínicas resultam do número, tamanho e localização dos cistos, da resposta imune do hospedeiro e da capacidade dos parasitas de se evadirem desta resposta imune pelo tempo mais prolongado possível[55,69,94,109,119,122].

EPIDEMIOLOGIA

Embora a doença tenha seu ciclo vital conhecido desde o século XIX, grande parte de suas manifestações clínicas foi identificada até meados de nosso século, enquanto os conceitos de prevalência da infestação, associados à morbidade e mortalidade, perspectivas de tratamento, bem como a epidemiologia, mudaram dramaticamente nos últimos dez anos[170,131].

A cisticercose atinge, principalmente, pessoas de baixas condições socioeconômicas, vivendo sob estruturas higiênicas deficientes nos seus mais essenciais padrões. Atinge homens e mulheres, com maior frequência em seu período laborativo-reprodutivo. Infantes podem ter a doença de maneira mais severa; o hábito de introduzir repetidamente os dedos na boca e o contato com o solo os expõe a risco mais acentuado de infestação maciça. Idosos são estatisticamente menos acometidos[44].

Os humanos são os únicos hospedeiros definitivos da *Taenia solium,* a qual habita seus intestinos, em geral sem grande incômodo podendo até permanecer despercebida. O parasitado com teníase elimina proglotes gravídicas para o exterior, podendo-se atingir a incrível cifra de 50.000 a 180.000 ovos por anel gravídico, com cerca de 50% destes maduros e férteis. O hospedeiro intermediário usual (o suíno) adquire a cisticercose, sobretudo quando criado em liberdade, através da coprofagia ou por ingestão de água ou alimentos contaminados. Estes parasitas abrigar-se-ão em estruturas com maior movimentação e oxigenação, como cérebro, musculatura mastigatória, língua e coração[104]. Na zona rural brasileira, é praxe avaliar a saúde do porco observando a presença ou não de "pipoquinhas" sob a língua do animal.

O porco, o homem, o cão e o macaco podem albergar o *C. cellulosae.* O cão, cuja carne é utilizada como alimento no sudoeste da Ásia, funciona como significativo elo na cadeia epidemiológica desta região[104].

Uma história de infestação por "solitária" é encontrada entre 7% e 22% de pacientes com cisticercose[135,149]; vale a lembrança de que o convívio com indivíduos parasitados pelo verme adulto, em ambiente propício, pode vir a ser um fator de risco para a doença cisticercótica, como bem ilustra o episódio ocorrido entre judeus ortodoxos de Nova York, onde verificou-se teníase entre os serviçais[129].

A cisticercose, humana e animal[162], representa um pesado tributo socioeconómico que muitos países pagam ao seu subdesenvolvimento[101], aceitando-se universalmente que a doença no homem está implicada com a forma larvária da *Taenia solium*[132].

A neurocisticercose afeta ambos os sexos, sendo encontrada em qualquer idade na faixa de cinco a 76 anos, com pico de incidência entre 25 e 35 anos (média de 31,5 anos)[143].

A patologia foi descrita na Roménia[8], Dinamarca[66], Noruega[51], França[2,20,24], Áustria[65,114], ex-Iugoslávia[89], Alemanha[10,67,123], Grécia[139], Itália[5,127], Suíça[14], Inglaterra[71,74], Canadá[81], Japão[3,70], Tailândia[29,91], Coreia[27] e Uruguai[147], também havendo registros provindos da ex-URSS[84], Austrália[64,93,172], Polônia[149,157], Portugal e Espanha[43,57,72]. É comum na África[9,32,33,95,158], Índia[11,61,102,154,169], China[27,167] e ilha de Madagáscar (África)[96]. Mais recentes são os registros da Nova Zelândia[173], da Tasmânia e o acometimento de crianças da cidade de Chicago, nos Estados Unidos[124].

É endêmica em Bali e no norte da Sumatra, onde os porcos vivem em íntima proximidade com a população nativa. Em 1971, o governo da Papua, Nova Guiné importou porcos de Bali para a região de Wissel Lakes, na porção ocidental daquela ilha. Desafortunadamente, os animais estavam infestados com a doença, que se espalhou pela área, determinando o surgimento rápido de teníase e cisticercose entre humanos e contaminando o rebanho local[163]. Nos últimos anos têm ocorrido um grande número de queimaduras nesta população, devido a convulsões induzidas pela presença de cisticercos cerebrais, com consequente queda dos afetados sobre o fogo, que é de grande uso local tanto para o cozimento de alimentos como em suas cerimónias rituais[97,163].

Difundida pela América Central[63], onde Acha[1] identificou cisticercos em 2,13% dos 543.672 porcos investigados em seis países (Costa Rica, Guatemala, Nicarágua, Honduras, Panamá e El Salvador), ovos de *Taenia spp.* foram encontrados em 157.085 amostras de fezes humanas. Mais recentemente, em 1996, verificou-se, em duas comunidades guatemaltecas, taxas variáveis de 4% a 14% de cisticercose presente na língua de porcos vivos, e taxas de epilepsia foram reportadas entre 2,8% e 2,9% na população humana destas regiões[59]. Constitui sério problema de saúde pública no Chile[108,159], onde Barrientos[13] a encontrou em 12,5% de 5.132 necrópsias, por suspeita de tumores cerebrais, entre 1939 e 1966, no Hospital Psiquiátrico de Santiago. Na América Latina ocupa papel de destaque no Peru[50,62,161], Colômbia[19], Equador[4,38,75], México[54,98,107] e Brasil[7,28,30,58,111], onde Takayanagui[152] relatou-a em 500 pacientes atendidos no Hospital de Clínicas da Faculdade de Medicina de Ribeirão Preto, no período de julho de 1956 a dezembro de 1970. Revisando dados epidemiológicos de outros autores, demonstrou incremento do número de casos diagnosticados: Lange, de 1925 a 1940, porcentagem de 0,3% entre 4.200 pacientes; Brotto. 1946, 0,36% em 12.361 atendimentos neurológicos; Spina-França, um percentual médio anual de 2,98%, verificado entre 1947 e 1955[148]; Canelas, 3,39% em 276 doentes internados de 1945 a 1961.

Em 1982, Mahajan[105] comentou ser a doença incomum nos Estados Unidos, lembrando um caso reportado por Dent, em 1957, na Louisiana. Stern[150], em 1981, relacionou a migração de populações de áreas endémicas para a América do Norte, em busca de melhores condições de vida, com o aparecimento de "formas clínicas incomuns" causadas pelo estágio larval da *Taenia solium*. Equivalente associação foi feita por Schantz[129], em 1992, enfatizando a ocorrência de neurocisticercose em uma comunidade nova-iorquina de judeus ortodoxos, cujos empregados domésticos eram portadores de teníase. Ressaltou ainda o progressivo aumento de seu diagnóstico a partir da década de 80, mercê de melhores imagens neurorradiológicas.

Em 1979, as complicações da cisticercose cerebral respondiam por 1,2% de todos os atendimentos realizados na Universidade da Califórnia, em Los Angeles[92].

Sorvillo[140], entre 1988 e 1990, no Condado de Los Angeles, encontrou 138 portadores da patologia, dos quais 7,2% constituídos de *casos autóctones*. Chama-nos a atenção para a importância do seguimento dos doentes cisticercóticos quanto aos seus contatos domiciliares, para identificação dos portadores do parasita intestinal.

Em 1996, 14 anos após Mahajan tê-la como rara, a neurocisticercose foi considerada a parasitose do sistema nervoso mais comum nos Estados Unidos[137]. Autores têm apresentado séries de casos de infestação em pacientes de regiões norte-americanas distantes entre si, como Mas-sachusetts, Denver, Houston e San Diego[15,87].

Segundo informe do Centers for Disease Control and Prevention, dé 1992, a neurocisticercose acomete cerca de 50 milhões de pessoas ao redor do mundo, das quais 50 mil morrem por ano[135].

QUADRO CLÍNICO

A expressão clínica da cisticercose, a infecção humana pela forma larval da *Taenia solium,* é extremamente polimórfica, tanto no aspecto qualitativo, apresentando-se como distintas síndromes clínicas, quanto no aspecto quantitativo, com níveis de gravidade variáveis, desde completamente assintomática em todo o seu curso até o óbito[11,16,85,104,110,125,143,146,152,154,170]. Como já salientado anteriormente, o cisticerco pode se alojar em diferentes tecidos do corpo humano, porém tem uma predileção especial pelo SNC. A expressão sintomática fora do SNC é usualmente pobre, exceto em relatos anedóticos, como por exemplo, quadro de pseudo-hipertrofia miopática, em caso de infecção maciça de musculatura estriada[6,75,128], e no olho[97], onde pode gerar perda da visão. Já no SNC, as manifestações clínicas são ricas e variáveis, e têm como fatores determinantes o número, o tamanho e a localização dos cisticercos, bem como a resposta imune do hospedeiro ao parasita invasor, como desenvolvido neste texto, na seção de etiopatogenia.

O seu período de incubação é citado como desconhecido, pela sua grande variabilidade; no entanto, uma média de três anos e meio é sugerida por Botero[18]. Os cisticercos podem viver no tecido cerebral em torno de seis anos, havendo referências de até mais de 20 anos. Schultz relata o período do tempo do início dos sintomas, desde a contaminação, estimado em média de quatro anos, partindo de alguns meses até 30 anos, e dependente da área do SNC envolvida[106,133].

O cérebro é o local mais frequentemente acometido em humanos, em torno de 60% dos casos[97]. Quando isto acontece, os sintomas mais encontradiços, segundo White[170] são, em ordem decrescente, os seguintes:

— crises epilépticas: 79%;
— cefaléia: 41%;
— alterações visuais: 27%;
— confusão mental: 25%;
— hidrocefalia, incluindo náusea, vómitos e cefaléia[170]: 17%;
— ataxia: 10%;
— quadros psicóticos: 9%.

Em 1985, Sotelo *et al.* propuseram uma nova classificação das manifestações clínicas da neurocisticercose, a qual goza de destaque até os dias de hoje, pois objetivou uma exposição didática da afecção, individualizando a multiplicidade clínica em cada caso. Esta divide as manifestações clínicas em dois grandes grupos, sendo as formas ativas e inativas relacionadas à presença ou não, respectivamente, de cistos vivos no SNC:

a) formas ativas:
— aracnoidites;
— hidrocefalia secundária à inflamação meníngea;
— cistos parenquimatosos;
— infarto cerebral secundário à vasculite;
— efeito de massa causado por grandes cistos ou racema;
— cistos intraventriculares;
— cistos espinhais;

b) formas inativas:
— calcificações parenquimatosas;
— hidrocefalia secundária à fibrose meníngea.

Iniciando pelas formas ativas, as aracnoidites dizem respeito à presença do parasita e inflamação nas meninges, resultando em meningite, chamada "a líquor claro", pela predominância de linfócitos na reação inflamatória, diferindo das meningites bacterianas, nas quais há predomínio de granulócitos. Nestes casos, os sintomas predominantes são em ordem decrescente: cefaléia, rigidez de nuca, febre, crises epilépticas e alteração do conteúdo da consciência[97,136,156,170]. Esta inflamação meníngea pode, às vezes, resultar em três tipos de complicação: hidrocefalia, quando a inflamação promove o bloqueio do fluxo liquórico e o represamento do liquor no sistema ventricular (Fig. 30.5). Desta forma, somam-se aos sintomas de meningite supradescritos os sinais de hipertensão intracraniana, como vômitos, papiledema, piora da cefaléia, distúrbios visuais e alteração do nível de consciência[88,97,136,170]. O segundo tipo de complicação acontece quando o processo inflamatório se estende à vasculatura adjacente, gerando a oclusão do fluxo sanguíneo e os infartos cerebrais. Nesta circunstância, somam-se aos sintomas de meningite os sinais e sintomas de encefalopatia focal, ou seja, disfunções de regiões localizadas do encéfalo, como hemiparesia, hemissíndrome sensitiva, etc, como acontece nos acidentes vasculares cerebrais isquêmicos (AVCI)[4,12,37,121,145,171]. A terceira forma de complicação é quando o processo inflamatório se estende aos nervos periféricos que passam pela base do crânio, os chamados pares cranianos.

Os mais frequentemente acometidos são o VI par (abducente) e o VII par (facial). Assim sendo, não são raras as alterações da motricidade ocular extrínseca e as paralisias faciais, nos casos de meningite cisticercótica[110,143,170]. Quando da presença de cistos no parênquima cerebral, os sintomas dependerão de sua localização, tamanho e número. Podem ter diferentes formas de expressão clínica, como também distintos níveis de gravidade. Dependerão, ainda, da fase da evolução dos cistos e do processo inflamatório regional, quando estes perdem a capacidade de se evadir da resposta imune do hospedeiro e começam a degenerar. Os sintomas podem resultar do extremo crescimento dos cistos ou do processo inflamatório reacional à sua presença[34,110,143,170] (Fig. 30.6). Na primeira forma, os cistos gigantes comprimem o tecido cerebral circundante de forma mecânica, com pouca inflamação. Nestes casos, os cistos funcionam como tumores cerebrais, com os quais guardam o principal diagnóstico diferencial, podendo gerar deficiências focais motoras ou sensitivas, crises epilépticas e hipertensão intracraniana. A evolução dos sintomas é insidiosa pelo crescimento lento dos cistos e acontece na sua fase viável ou etapa vesicular. Já na génese inflamatória dos sintomas, usualmente no momento de degeneração dos cistos, ou etapa coloidal, os sintomas são semelhantes aos de compressão, porém evoluem usualmente de forma mais aguda e exuberante. Isto porque, apesar de os cistos, na maioria das vezes, terem menor tamanho, há grande edema circundante, pelo intenso processo inflamatório[34,110,143,170] (Fig. 30.7).

Os cistos intraventriculares, mais frequentemente, se apresentam no IV ventrículo e causam sintomas, bloqueando o fluxo liquórico no sistema intraventricular. Esta hidrocefalia pode ser por efeito puramente mecânico ou por inflamação do epêndima adjacente ao cisto. Estas diferem das hidrocefalias por inflamação meníngea, pois obstruem o fluxo ainda dentro do sistema ventricular. Por conceito, a interrupção do fluxo liquórico dentro do sistema ventricular é denominada hidrocefalia não-comunicante, enquanto que o mesmo bloqueio, gerado no espaço subaracnóideo, é denominado hidrocefalia comunicante, secundária à inflamação meníngea[97,110,136,143,170].

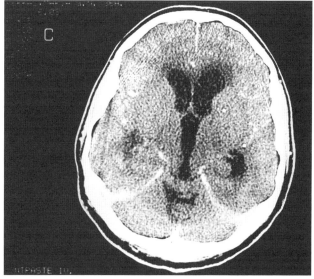

Fig. 30.5 — *Hidrocefalia com transudação e presença de calcificações puntiformes.*

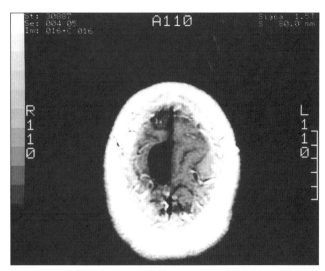

Fig. 30.6 — *Cisto gigante estéril — notar ausência de escólex.*

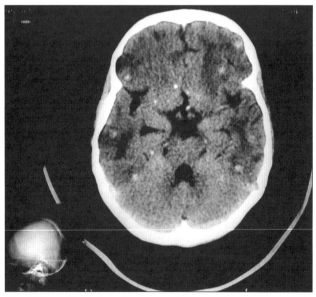

Fig. 30.7 — *Múltiplos cistos em degeneração e presença de calcificações puntiformes pelo parênquima.*

Os cistos espinhais, como descrito na seção de etiopatogenia, podem ter localização intra- ou extramedular. No primeiro caso, os sintomas convergem para as síndromes medulares, com alterações motoras e sensitivas nos membros inferiores. No segundo caso, predominam os sintomas de meningite, às vezes associados a sintomas radiculares motores ou sensitivos, por compressão ou inflamação das raízes nervosas na sua emergência do SNC[3,24,25,116].

As formas inativas se relacionam ao resíduo deixado pelo cisticerco, já destruído, e a inflamação ocorrida no SNC. As calcificações intraparenquimatosas (Figs. 30.5 e 30.7) têm como expressão clínica a epilepsia, pela gliose residual. A hidrocefalia secundária à fibrose meníngea é resultante da obstrução crônica do fluxo liquórico e se expressa como uma síndrome de hipertensão intracraniana, tendo como sintomas predominantes a cefaléia, os vômitos, os distúrbios visuais, as crises epilépticas e as alterações do conteúdo e do nível de consciência, quando não tratadas através de um *shunt* de derivação liquórica, como discutido na seção de tratamento[38,78,142].

DIAGNÓSTICO

Conforme o exposto referente ao quadro clínico, claro ficou que uma grande diversidade de sintomas e síndromes pode sugerir o diagnóstico da cisticercose humana. Pobre em expressão clínica e mormente sem gravidade, as formas de comprometimento extra-SNC, exceto olho e topografias caprichosas, na maioria dos vezes passam despercebidas e têm resolução espontânea. Já no SNC, o contrário acontece. Alguns casos têm seu curso clínico assintomático, porém é mais frequente que o portador de alguma forma padeça e procure auxílio médico[11,34,110,143]. No entanto, com a variedade de expressão clínica da então chamada neurocisticercose, muitos diagnósticos diferenciais são pertinentes, dificultando a conclusão diagnostica e a proposição terapêutica que absolverá o paciente de seus sintomas. Assim sendo, vários são os recursos utilizados, os quais através dos anos, principalmente as últimas duas décadas, foram sendo desenvolvidos e incorporados à prática clínica do manejo da cisticercose humana. Quatro pilares sustentam a investigação de um indivíduo com suspeita de cisticercose: o quadro clínico, os dados epidemiológicos, o estudo liquórico e os recursos de imagem.

O quadro clínico, polimorfo como já dito, acende a suspeita, principalmente quando das grandes síndromes, como meningite a liquor claro, hidrocefalia, processo expansivo cístico de SNC e epilepsia. Cabe ressaltar que, em nosso meio, a neurocisticercose (NCC) parece se responsabilizar por 5% das epilepsias, e em Natal, África, há referência de que 30% das epilepsias são geradas por esta enfermidade. Os dados epidemiológicos, como a procedência de região endêmica, são sempre fundamentais, porém a expansão da doença pelo globo nos toma todos suspeitos. Merece destaque o dado de que, nos Estados Unidos, a NCC já é a parasitose mais frequente de SNC, nos dias de hoje[110,143,170]. O estudo do liquor sempre se mostrou de grande valia nestes casos, e tem tido importância crescente, principalmente com as técnicas imunológicas cada vez mais sofisticadas de pesquisas de anticorpos contra o cisticerco. Desde a sua descrição, inflamação meníngea com presença de eosinófilos tem ajudado muito na sugestão do diagnóstico de cisticercose. Com a reação de Weinberg, pode-se ter maior certeza da presença do cisticerco no SNC. Hoje dispomos de reação de fixação do complemento, imunofluorescência indireta e ELISA, com níveis de sensibilidade crescente, principalmente quando realizados em conjunto, o que nos aproxima muito da certeza diagnóstica[90,110,118]. De mãos dadas com estes métodos estão os recursos de imagem. Da radiografia simples, pela qual se podiam observar calcificações intracranianas e de partes moles, saltamos para a revolucionária tomografia computadorizada, o primeiro exame que nos permitiu acesso visual não-invasivo ao SNC[79,170]. A possibilidade de vermos os cistos no parênquima, ou no espaço liquórico, aumentou vertiginosamente a possibilidade diagnóstica. O estudo por meio de ressonância nuclear magnética veio, por sua vez, incrementar com riqueza de detalhes a visualização dos mesmos, bem como inferir a etapa evolutiva em que estes se encontram[26,34,110,170,174].

Apesar de todos estes recursos, infelizmente não largamente disponíveis, muita confusão ainda se faz na determinação exata do diagnóstico da cisticercose. A diversidade clínica, a difusão epidemiológica, os dados sofisticados, porém não absolutos dos exames imaginológicos, e os resultados falso-negativos e falso-positivos do estudo imunológico do liquor, suscitam a necessidade de uma interpretação mais organizada e racional destes para a confecção do diagnóstico. Neste sentido, novos critérios, semeados por Del Bruto et al., vieram contribuir para melhor análise combinada dos dados clínicos e laboratoriais, criando critérios diagnósticos e, na sua combinação, diferentes graus de certeza diagnostica (Tabela 30.1)[34,45].

Com base nestes critérios, nos aproximamos de um uso mais racional dos recursos diagnósticos, tanto de casos individuais quanto da possibilidade de monitorarmos o crescimento do número de casos em uma determinada região. Desta forma, criamos a perspectiva de melhores interferências terapêuticas, tanto no plano individual quanto de intervenções mais profundas em territórios onde a doença é ou pretende se tornar endêmica.

TRATAMENTO

O praziquantel (uma isoquinolona) e o albendazole (um imidazólico) são drogas parasiticidas, que vêm sendo usadas correntemente para o tratamento da cisticercose humana desde a década de 1980[144]. Ambas foram descritas como tendo capacidade de eliminar ou reduzir significativamente o número ou o tamanho das lesões císticas. Em um pequeno número de estudos comparativos entre as duas drogas, o albendazole aparentou ser discretamente mais efetivo que o praziquantel, para o tratamento da forma parenquimatosa da neurocisticercose[141,153]. Entretanto, a nossa experiência clínica com estes cisticidas sugere que o praziquantel, utilizado por um período de 10 dias, em uma dosagem de 90mg/kg/dia, dividido em três tomadas, fornecidas a intervalos de quatro horas, seria tão ou mais efetivo que o albendazole, pelo mesmo período de dias, nos pacientes com neurocisticercose parenquimatosa ativa. Provavelmente, estas variáveis prendem-se a características regionais diferenciadas, tanto do hospedeiro quanto do parasita e, certamente, relacionadas com a interação entre ambos, característica maior desta doença.

Tabela 30.1
Critérios Diagnósticos para a Cisticercose Humana

Critérios absolutos

Demonstração histológica do parasita

Direta visualização do parasita no exame de fundo de olho

Evidência de lesão cística com escólex no estudo por tomografia ou ressonância magnética

Critérios maiores

Evidência de lesão sugestiva de neurocisticercose nos exames de neuroimagem

Testes imunológicos positivos na pesquisa de anticorpos anticisticerco

Calcificações tipo *cigar-shaped* no estudo radiográfico de partes moles

Critérios menores

Presença de nódulos subcutâneos, sem confirmação histológica

Presença de calcificações puntiformes intracranianas e em partes moles

Presença de manifestações clínicas sugestivas de cisticercose

Desaparecimento de lesões intracranianas após tratamento com drogas cisticidas

Critérios epidemiológicos

Indivíduos residentes ou procedentes de áreas endêmicas

História de viagens frequentes a áreas endêmicas

Evidência de contato com portadores de teníase

A combinação destes dados, segundo o seu peso específico, sugere os diferentes graus de certeza diagnóstica:

Diagnóstico definitivo

Presença de um critério absoluto

Presença de dois critérios maiores

Presença de um critério maior, dois menores e um epidemiológico

Diagnóstico de probabilidade

Presença de um critério maior e dois menores

Presença de um critério maior, um menor e um epidemiológico

Presença de três critérios menores e um epidemiológico

Diagnóstico de possibilidade

Presença de um critério maior

Presença de dois critérios menores

Presença de um critério menor e um epidemiológico

Del Brutto, 1996[34,45].

O albendazole tem sido relatado como efetivo para o tratamento das formas ventricular, subaracnóidea, racemosa e até para cistos cisticercóticos gigantes[35,36]. Mas, a resposta a esta terapia não parece ser universal, levando-nos ao mesmo raciocínio empregado anteriormente. A experiência com o praziquantel é menor, talvez pela maior tendência de outrora à manipulação cirúrgica destas formas de apresentação mais grave, quando não havia alternativa medicamentosa. Apesar disso, encontramos relatos de casos bem-sucedidos com o uso de praziquantel em formas ventriculares da neurocisticercose[56].

O tratamento com estas drogas tem sido associado com uma elevada frequência de reações adversas, como cefaléia, náuseas, tonturas, zumbidos, mais raramente crises convulsivas, exantemas e até infartos cerebrais[23,122]. Trata-se de fenômenos transitórios e reversíveis, em sua maioria, relacionados provavelmente com uma reação exuberante do hospedeiro ao parasita, algumas bastante sérias, como as convulsões e os infartos, demonstrando que o tratamento deve ser feito em ambiente hospitalar e com acompanhamento médico especializado[41,42,120].

Os antiinflamatórios hormonais parecem melhorar algumas destas reações, e o seu uso concomitante tem sido recomendado; entretanto, não é advogado por todos os autores.

Lembremos, ainda, que ambas as drogas têm toxicidades naturais próprias e diferentes, que merecem seguimento laboratorial adequado durante e após o tratamento.

O uso racional de terapia parasiticida na cisticercose espinhal, presentemente, está baseado na eficácia reportada destas drogas na doença encefálica[49,73,76,138]. Sem dúvida, não olvidando que esta forma, em particular, costuma ser achado cirúrgico, procedimento que ainda encerra a maior experiência de tratamento bem-sucedido.

Uma marcante melhora das desordens convulsivas associadas à neurocisticercose parece se seguir à terapia com drogas cisticidas. Apesar de um controle melhor das crises convulsivas, o período adequado de terapia antiepiléptica não está estabelecido[46,48].

Consideração particular merece a hidrocefalia, frequente complicação relacionada à presença de cistos ventriculares ou inflamação meníngea. Estes pacientes se beneficiam do uso de *shunt* de derivação ventricular, seja na fase ativa da doença ou na hidrocefalia residual. É uma arma coadjuvante de grande valor no manejo dos casos nesta condição.

O melhor tratamento ainda é a profilaxia.

PROGNÓSTICO

A cisticercose é uma doença pleomórfica cujo diagnóstico, tratamento e prognóstico variam grandemente com relação à localização, número e estágio das lesões. Dessa forma, a doença deve ser individualizada para serem definidas as condutas terapêuticas específicas, que dependem, conforme enunciado anteriormente, de características próprias das suas variadas localizações, em cada indivíduo[126].

A neurocisticercose ventricular é preocupante, devido à sua associação com pior prognóstico do que a doença parenquimatosa. Em geral, a forma parenquimatosa inflamatória tem melhor resolução[31].

A tomografia computadorizada, bem como a ressonância magnética nuclear, são modalidades importantes para o seguimento evolutivo destes pacientes. Os estudos laboratoriais não são sensíveis para a predição evolutiva sequencial[117,124]. Entretanto, não devemos esquecer que estas técnicas são dispendiosas e de uso limitado nos países em desenvolvimento, onde esta parasitose é mais prevalente.

O prognóstico de longa data dos pacientes tratados parece ser bom.

As complicações cerebrovasculares levam a crises convulsivas com maior frequência quando a cisticercose é localizada (focal). Areas isquêmicas (infartos cerebrais) são encontradas comumente ao lado de cistos subaracnóideos. A hidrocefalia e as desordens mentais são mais comuns na cisticercose com lesões difusas[23].

As crises convulsivas, clínica mais comum da doença cisticercótica, são melhor controladas com anticonvulsivantes em pacientes que as manifestaram, inicialmente, em fase mais tardia da vida[60,100] e nos que receberam drogas cisticidas.

Análises de fatores prognósticos, para a recorrência de crises convulsivas após o uso de albendazole, nas quais verificou-se sexo, tipo e número de crises convulsivas, quantidade de lesões císticas parenquimatosas, achados de eletroencefalograma e tomografia computadorizada antes e após terapia cisticida, sugerem que as calcificações são o único fator associado com uma taxa maior de recorrência e que, quando estas são múltiplas, este risco é mais acentuado[46,164]. São, portanto, estes pacientes os que merecem maior atenção médica sob este aspecto.

A doença cisticercótica fora do SNC apresenta bom prognóstico; costuma ser achado de biópsias, como no caso de nódulos subcutâneos (menos comuns no Brasil).

PROFILAXIA

"A profilaxia da cisticercose se confunde com a da *Taenia solium*. Em particular, é necessário grande cuidado para expulsar este verme dos adoentados que sejam portadores, para evitar de uma parte a sua auto-infestação e de outra parte a contaminação de seus familiares ou de seu círculo de amizades."[21] Nestas palavras, escritas em meados deste século por parte do eminente professor Brumpt, encontramos as diretrizes, o indicativo de como devemos proceder para um maior controle e entendimento do complexo teníase/cisticercose.

Ambas requerem atenção à higiene no manejo da criação de porcos e no saneamento do meio (prevenção à ingestão de ovos/proglotes e infestação dos porcos). Estas medidas, juntamente com o controle do abate clandestino, se mostraram eficazes para diminuir casos de teníase e cisticercose nos países desenvolvidos. Endémica na Europa do século XIX, quando na Alemanha se encontravam taxas de contaminação em humanos e suínos similares às atuais no México, praticamente desapareceu no começo deste século, como resultado de melhorias sanitárias: introdução de criação suína em cativeiros e rigorosa inspeção da carne[130,155].

Criadores de porcos reconhecem suínos infectados e os vendem ao mercado informal, fora do alcance da inspeção sanitária, a fim de evitar perdas econômicas maiores: a cisticercose, no hospedeiro animal intermediário, raramente causa dano clínico a ponto de atrapalhar o seu crescimento e produção, entretanto, o valor de mercado dessa carne infectada é grandemente reduzido, obrigando os donos destes animais a procurarem outras formas para colocá-los no mercado. Essa prática é ilustrada, no México, pelas diferentes taxas de infecção observadas nos porcos abatidos em matadouros (0,3-1,38%) e naqueles pesquisados no campo (30%). Esta atitude tem óbvios reflexos na manutenção de um dos elos da cadeia epidemiológica: a possibilidade de oferta e consumo de carne contaminada; em outras palavras, a viabilidade de transmissão de teníase pela ingestão desta carne, crua ou mal cozida.

Uma técnica alternativa para a diminuição das taxas de infestação seria o tratamento quimioterápico humano em massa, visando a erradicação da teníase. A utilização de praziquantel, em baixa dosagem, em uma amostra populacional, resultou na expulsão de parasitas em 1,6% dos tratados. Nesta região a prevalência da cisticercose porcina caiu de 11,4% para 2,6% no final de um ano[135]. Coloque-se como observação a possibilidade da ocorrência de teníase e cisticercose simultâneas.

Cada paciente com cisticercose deve merecer uma pesquisa em busca da presença de infestação pelo verme adulto, nele próprio, assim como nos que com ele coabitam, como parte do seu atendimento clínico. Evita-se, assim, a auto-infestação, bem como poderão ser tomadas medidas em benefício da saúde pública.

O custo econômico para tratar um caso de teníase com praziquantel é 150 vezes menor que o custo do uso da mesma medicação para tratar a neurocisticercose[130].

Segundo a OMS[104], os critérios para aproveitamento de carcaças num matadouro são:
— de um até cinco cisticercos, a carne pode ser consumida, desde que congelada a -5°C por mais de quatro dias;
— de seis até 20 cisticercos, a carcaça só poderá ser consumida se tratada em enlatados, e cozida a 120°C durante uma hora;
— acima de 20 cisticercos, descartada ou encaminhada para graxaria.

A *Taenia solium* e a *Taenia saginata* têm características que as tornam vulneráveis a uma tentativa de erradicação: o ciclo de vida requer humanos como hospedeiros definitivos; a infecção do homem pelo verme adulto é a única fonte de contaminação para os hospedeiros intermediários; hospedeiros intermediários domésticos podem ser controlados; não existe reservatório selvagem significante; a intervenção quimioterápica humana para teníase é possível com drogas efetivas e seguras[110,130].

O Ministério da Saúde lançou, em 1996, o Projeto para o Controle do Complexo Teníase/Cisticercose no Brasil, tendo como base o esgotamento do parasita no homem, seguido de educação sanitária, concluindo que seria possível, com o conhecimento tecnológico atual, erradicá-las".

BIBLIOGRAFIA

1. Acha PN, Aguillar FJ. Studies on cysticercosis in Central America and Panamá. Am J Trop Med Hyg 13:48-53, 1964.
2. Agopian P, Roswag D, Vigeral P. Intérêt de la tomodensitométrie dans la cysticercose cérébrale. Rev Neurol 138: 263-267, 1982.
3. Akiguchi I, Fujiwara T, Matsuyama H et al. Intramedullary spinal cysticercosis. Neurology 29:1531-1534, 1979.
4. Alarcon F, Vanormelingen K, Moncayo J, Vinan I. Cerebral cysticercosis as a risk faktor for stroke in young and middle-aged people. Stroke 23:1563-1565, 1992.
5. Andreula CF, Luciani NMR. Neuroparassitosi in età pediátrica: aspetti neuroradiologici. Minerva Pediatr 44:91-99, 1992.
6. Armburst-Figueiredo J, Speciali JG, Lison MP. Forma miopática da cisticercose. Arq Neuro-Psiq 28:385-390, 1970.
7. Arruda WO, Camargo NJ, Coelho RC. Neurocysticercosis. Arq Neuro-Psiq 48:419-424, 1990.
8. Arseni C, Samitca DC. Cysticercosis of the brain. Br Med J 31:494-497, 1957.
9. Aubry P, Ndayiragije A, Kamanfu G et al. A propós de 2 cases de cysticercose au Burundi. Bull Soc Path Ex 83:288-289, 1990.
10. Baas H, Schneider E, Grau H et al. Zerebrale Zystizerkose- Diagnostiche Befunde und neue therapeutische möglichkeiten. Nervenarzt 54:540-547, 1983.
11. Balasubramaniam V, Kanaka TS, Ramamurthi B. Cerebral cysticercosis in índia. Intern Surg 56:172-181, 1971.
12. Barinagarrementeria F. Non-vascular aetiology of lacunar syndromes [letter]. J Neurol Neurosurg Psych 53:1111, 1990.
13. Barrientos J, Schirmer E, Schenone H et al. Cysticercosis and hydatid cyst disease in 5132 autopsies performed at the Psychiatric Hospital, Santiago, Chile (1939-1966). Bol Chil Parasitol 22:150, 1967.
14. Bauer TM, Briihwiler J, Aschwanden M et al. Neurozystizerkose. Dtsch Med Wschr 119:175-179, 1994.
15. Berman JD, Beaver PC, Cheever AW, Quindlen EA. Cysticercus of 60-milliliter volume in human brain. Am J Trop Med Hyg 30:616-619, 1981.
16. Bickerstaff ER. Cerebral cysticercosis: common but unfamiliar manifestations. BMJ 30:1055-1058, 1955.
17. Bickerstaff ER, Cloake PCP, Hughes B, Smith WT. The racemose form of cerebral cysticercosis. Brain 75:118, 1952.
18. Botero D, Tanowitz HB, Weiss LM, Wittner M. Taeniases and cysticercosis. Inf Dis Clin North Am 7:683-697, 1993.
19. Botero D, Castano S. Tratamiento de la cisticercose humana con praziquantel en Colômbia. Salud Pub Mex 24:691-699, 1982.
20. Boyer B, Billant JB, Solacroup JC et al. Neurocysticercose à révélation spinale. J Radiol 74:81-86, 1993.
21. Brumpt E. Précis de Parasitologie, 6ª ed., vol. 1. Paris: Librairés De l'Académie de Medicine, 720-721, 1949.
22. Cameron ML, Durack D. Helminthic infections of central nervous system. In: Scheld WM, Whitley RJ, Durack DT (ed.). Infections of the central nervous system. New York: Raven Press, 826, 1991.
23. Cantu C, Barinagarrementeria F. Cerebrovascular complications of neurocysticercosis. Clinical and neuroimaging spectrum. Arch Neurol 53:233-239,1996.
24. Carydakis C, Baulac M, Laplane D et al. Cysticercose spinale pure. Rev Neurol (Paris) 140:590-593, 1984.
25. Castillo M, Quencer RM, Post MJD. MR of intramedullary spinal cysticercosis. AJNR 9:393-395, 1988.
26. Chang KH, Lee JH, Han MH, Han MC. The role of contrastenhanced MR Imaging in the diagnosis of neurocysticercosis. AJNR 12:509-512, 1991.

27. Chang-Hua W, Shu-Fang G, Yu-Pu G. Diagnostic significance of eosinophilia of the cerebrospinal fluid in cerebral cysticercosis. Chin MedJ 106:282-284, 1993.
28. Chequer RS, Vieira VLF. Neurocisticercose no Estado do Espírito Santo. Arq Neuro Psiq 48:431-440, 1990.
29. Chotmongkol V. Treatment of neurocysticercosis with a two week course of albendazole. South Asian J Trop Med Publ Health 24:396-398, 1993.
30. Clemente HAM, Werneck ALS. Neurocisticercose — incidência no Estado do Rio de Janeiro. Arq Neuro Psiq 48:207-209, 1990.
31. Cuetter AC, Garcia-Bobadilla J, Guerra LG et al. Neurocysticercosis: focus on intraventricular disease. Clin Infect Dis 24:157-164, 1997.
32. Dansey RD, Hay M, Cowie RL. Seizures and neurocysticercosis in black men. SAMJ 81:424-425, 1992.
33. Danziger J, Bloch S. Tapeworm cyst infestations of the brain. Clin Radiol 26:141-148, 1975.
34. Del Brutto OH. Neurocysticercosis. Current Opinion in Neurology 10:268-272, 1997.
35. Del Brutto OH, Sotelo J, Aguirre R et al. Albendazole therapy for giant subarachnoid cysticerci. Arch Neurol 49:535-538, 1992.
36. Del Brutto OH, Sotelo J. Albendazole therapy for subarachnoid and ventricular cysticercosis. J Neurosurg 72:816-817, 1990.
37. Del Brutto OH. Cysticercosis and cerebrovascular disease: a review. J Neurol Neurosurg Psychiat 55:252-254, 1992.
38. Del Brutto OH, Santibanez R, Noboa CA et al. Epilepsy due to neurocysticercosis: analysis of 203 patients. Neurology 42:389-392, 1992.
39. Del Brutto OH, Sotelo J. Etiopatogenia de la neurocisticercosis. Rev Ecuat Neurol 2:22-32, 1993.
40. Del Brutto OH, Granados G, Talamás O et al. Genetic pattern of the HLA system: HLA A, B, C, DR and DQ antigens in mexican patients with parenchymal brain cysticercosis. Human Biol 63:85-93, 1991.
41. Del Brutto OH. Medical management of neurocysticercosis. Int J Antimicrob Agents 3:133-137, 1993.
42. Del Brutto OH. Medical treatment of cysticercosis — effective. Arch Neurol 52:102-104, 1995.
43. Del Brutto OH, Zenteno MA, Salgado P, Sotelo J. MR imaging of cysticercotic encephalitis. AJNR 10:S18-S20, 1989.
44. Del Brutto OH, Sotelo J. Neurocysticercosis: an update. Rev Infect Dis 10:1075-1087, 1988.
45. Del Brutto OH, Wadia NH, Dumas M et al. Proposal of diagnostic criteria for human cysticercosis and neurocysticercosis. J Neurol Sei 142:1-6, 1996.
46. Del Brutto OH. Prognostic factors for seizure recurrence affter with-drawal of antiepileptic drugs in patients with neurocysticercosis. Neurology 44:1706-1709, 1994.
47. Del Brutto OH, Garcia E, Talamás O, Sotelo J. Sex-related severity of inflammation in parenchymal brain cysticercosis. Arch Intern Med 148:544-546, 1988.
48. Del Brutto OH, Sotelo J, Roman GC. Therapy for neurocysticercosis: a reappraisal. Clin Infect Dis 17:730-735, 1993.
49. Del Brutto OH. The use of albendazole in patients with single lesions enhanced on contrast CT. N Engl J Med 1328:356-357, 1993.
50. Diaz F, Garcia HH, Gilman RH et al. Epidemiology of taeniasis and cysticercosis in aperuvian village. Am J Epidemiol 135:875-882,1992.
51. Dietrichs E, Tyssvang T, Aanonsen NO, Bakke SJ. Cerebral cysticercosis in Norway. Acta Neurol Scand 88:296-298. 1993.
52. Escobar A, Nieto D. Parasitic diseases. In: Minckler J (ed.). Pathology of the nervous system, vol. 3. New York: McGraw-Hill, 2503-2521. 1972.
53. Escobar A. The pathology of neurocysticercosis. In: Palacios E, Rodriguez-Carbajal J, Taveras JM (eds.). Cysticercosis of the central nervous system. Springfield: Charles Thomas: 27-54, 1983.
54. Estanol B, Corona T, Abad P. A prognostic classification of cerebral cysticercosis: therapeutic implications. J Neurol Neurosurg Psych 49: 1131-1134, 1986.
55. Estanol B, Juarez H, Irigoyen MC et al. Humoral immune response in patients with cerebral parenchymal cysticercosis treated with praziquantel. J Neurol Neurosurg Psych 52:254-257, 1989.
56. Estanol B, Klériga E, Loyo M et al. Mechanisms of hydrocephalus in cerebral cysticercosis: implications for therapy. Neurosurgery 13:119-123, 1983.
57. Fandino J, Botana C, Fandino C et al. Clinical and radiographic responseof fourth ventricle cysticercosis to Praziquantel therapy. Acta Neurochir Wien 111:135-137, 1991.
58. Galhardo 1, Coutinho MOM, Albuquerque ES et al. A neurocisticercose no Rio Grande do Norte antes e depois da tomografia computadorizada. Arq Neuro Psiq 51:541-545, 1993.
59. Garcia-Noval J, Allan JC, Fletes C et al. Epidemiology of Taenia solium taeniasis and cysticercosis in two rural guatemalan communities. Am J Trop Med Hyg 55(3):282-289, 1996.
60. Garcia HH, Gilman R, Martinez M et al. Cysticercosis as a major cause of epilepsy in Peru. The Lancet 341:197-200, 1993.
61. Goldring OL, Clegg J A, Smithers SR, Terry RJ. Acquisition of human blood group antigen by Schistosoma mansoni. Clin Exp Immunol 26:181-187, 1976.
62. Gonzalez AE. The marketing of cysticercotic pigs in the Sierra of Peru. Buli WHO 71:223-228, 1993.
63. Gracia F, Lao SL, Castillo L et al. Epidemiology of epilepsy in Guaymi Indians from Bocas dei Toro Province. Republic of Panamá. Epilepsie 31:718-723, 1990.
64. Gubbay SS, Matz LR. Meningeal cysticercosis diagnosed in Western Austrália. Med J Aust 1:523-525, 1977.
65. Hammer B, Jellinger K. Computeilomographischc Diagnostik der Zystizerkose. Fortsch Rontgenstr 135:365-367, 1981.
66. Hansen NJD, Hagelskjaer LH, Christensen T. Neurocysticercosis: a short review and presentation of a scandinavian case. Scand J Infect Dis 24:255-262, 1992.
67. Haselbeck H, Kutzner M. Zur zerebralen Cyslcerkose. Nervenarzt 51:349-354, 1980.
68. Henneberg R. Die tierischen Parasiten des Zentralnervensystem. In: Lewandowsky M (ed.). Handbuch der Neurologie. Berlin, Springer Berlin: 642-713, 1912.
69. Herrera LA, Santiago P, Rojas G et al. Immune response impairment, genotoxicity and morphological transformation induced by Taenia solium metacestode. Mutation Research 305:223-228, 1994.
70. Higashi K, Yamagami T, Satoh G et al. Cerebral cysticercosis: a case report. Surg Neurol 39:474-478, 1993.
71. Hitchcock ER. Cysticercosis in the UK. J Neurol Neurosurg Psych 50:1080-1082, 1987.
72. Hoffman P, Saint-Paul MC, Michiels JF et al. Atteinte isolée du système nerveux central au cours d'une cysticercose. Ann Pathol 10:122-125, 1990.
73. Isidro-Llorens A, Dachs F, Vidal J, Sarrias M. Spinal cysticercosis. Case report and review. Paraplegia 31:128-130, 1993.
74. Jackson A, Dobson MJ, Cooper PN. The Swiss cheese brain. Br J Radiol 65:1042-1044, 1992.
75. Jacob JC, Mathew NT. Pseudohypertrophic myopathy in cysticercosis. Neurology 18:767-771, 1968.
76. Kim KS, Weinberg PE. Spinal cysticercosis. Surg Neurol 24:80-82, 1985.
77. King JS, Hosobuchi Y. Cysticercus cyst of the lateral ventricle. Surg Neurol 7:125-128, 1977.
78. Kramer J, Carrazana EJ, Cosgrove R et al. Transaqueductal migration of a neurocysticercos cyst. J Neurosurg 77:956-958, 1992.
79. Kramer LD, Locke GE, Byrd SE, Daryabagi J. Cerebral cysticercosis: documentation of natural history with CT. Radiology 171459-462, 1989.
80. Lachberg S, Thompson RCA, Lymbery AJ. A contribution to the etiology of racemose cysticercosis. The Journal of Parasitology 76(4):592-594, 1990.
81. Leblanc R, Knowles KF, Melanson D et al. Neurocysticercosis: surgical and medical management with praziquantel. Neurosurg 18:419-427, 1986.

82. Lefèvre AB, Diament AJ, Valente Ml. Distúrbios psíquicos na neurocisticercose em crianças. Arq Neuro-Psiq 27:103-110, 1969.
83. Lefèvre AB. Valente Ml. Neurocisticercose. In: Lefèvre AB e Diament AJ (eds.). Neurologia infantil. São Paulo: Sarvier, 607-616, 1980.
84. Lerman VJ. CNS cysticercosis revisited. Arch Neurol 40:257, 1983.
85. Lima JGC. Cisticercose encefálica — aspectos clínicos. Tese. São Paulo: Escola Paulista de Medicina, 1966.
86. Lombardo L, Mateos JH. Cerebral cysticercosis in México. Neurology 11:824-828, 1961.
87. Loo L, Braude A. Cerebral cysticercosis in San Diego. Medicine 61:341-358, 1982.
88. Madrazo NI, Garcia-Rentería JA, Sandoval BM, Vega FJL. Intraventricular cysticercosis. Neurosurg 12:148-152, 1983.
89. Marinsek-Cicin-Sain V. Besenski N. Jelicic 1. Broz R. Computertomographie in der Diagnostik zerebraler Zystizerkose. Fortsch Rontgenstr 140:36-39, 1984.
90. Mason P, Houston S, Gwanzura L. Neurocysticercosis: experience with diagnosis by ELISA serology and computerised tomography in Zimbabwe. Central African Journal of Medicine 38:149-154, 1992.
91. McCormick GF, Giannotta S, Zee CS, Fisher M. Carotid occlusion in cysticercosis. Neurology 33:1078-1080, 1983.
92. McCormick GF, Zee CS, Heiden J. Cysticercosis cerebri: review of 127 cases. Arch Neurol 39:534-539, 1982.
93. McMillan B. Teniasis-cysticercosis in Austrália. Med J Aust 1:515-516, 1977.
94. Meeusen E, Barcham GJ, Gorrell MD et al. Cysticercosis: cellular immune responses during primary and secondary infection. Parasite Immunology 12:403-418, 1990.
95. Mervis B, Lotz JW. Computed tomography (CT) in parenchymatous cerebral cysticercosis. Clin Radiol 31:521-528, 1980.
96. Michel P, Callies P, Raharison H et al. Epidémiologie de la Cysticercose a Madagáscar. Buli Soe Path Ex 86:62-67, 1993.
97. Miller BI., Goldberg MA, Heiner D, Myers A. Cerebral cysticercosis: an overview. Buli Clin Neurosci 48:2-5, 1983.
98. Minguetti (i. Ferreira MVC. Conipuled tomography in neurocysticercosis. J Neurol Neurosurg Psych 46:936-942, 1983.
99. Ministério da Saúde, Fundação Nacional de Saúde. Projeto para o controle do complexo teníase/cisticercose no Brasil, Iª edição. Brasília: Gráfica c Editora Brasil Ltda, 1996.
100. I(X). Monteiro L, Nunes B, Mendonca D, Lopes J. Spectrum of epilepsy in neurocysticercosis: long-term follow-up of 143 patients. Acta Neurol Scand 92:33-40, 1996.
101. Murrell KD. Economic losses resulting from food-borne parasitic zoonoses. South As J Trop Med Publ Health 22:377-381, 1991.
102. Murthy H, Kumar A, Verma L. Orbital cysticercosis — an ultrasonic diagnosis. Acta Ophtalm 68:612-614, 1990.
103. Nash TE, Neva FA. Recent advances in the diagnosis and treatment of cerebral cysticercosis. New Engl J Med 311:1492-1495, 1984.
104. Neves DP. Parasitologia Humana, 8ª ed. Atheneu: 230, 1991.
105. Nieto D. Historical notes on cysticercosis. In: Flisser et al. (ed.). Cysticercosis — present state of knowledge and perspectives. Academic Press, 1-7, 1982.
106. Obrador S. Cysticercosis cerebri. Acta Neuro Chirurg 10:320-363, 1962.
107. Olive JI, Angulo-Rivera P. Cysticercosis of the nervous system. I. Introduction and general aspeets. J Neurosurg 19:632-634, 1962.
108. Ortega E, Torres P. Un caso de infeccion humana por cisticerco racemoso cerebral de localizacion parenquimatosa en Valdivia, Chile. Rev Inst Med Trop São Paulo 33:227-231, 1991.
109. Ostrosky-Zeichner L, Garcia-Mendoza E, Rios C, Sotelo J. Humoral and cellular immune response whitin the subarachnoid space of patients with neurocysticercosis. Arch Med Res 513-517, 1996.
110. Pedretti Jr L, Bedaque EA, Sotelo J, Del Brutto OH. Cisticercose. In: Veronesi R, Focaccia R (eds.). Tratado de Infectologia. São Paulo, Rio de Janeiro, Belo Horizonte: Atheneu, 1332-1347, 1997.
111. Peregrino AJP, Porto SO. Neurocisticercose no Sudeste da Bahia. Arq Neuro Psiq 43:55-60, 1985.
112. Pessoa SB, Martins AV. Parasitologia médica, 10ª ed. Rio de Janeiro: Editora Guanabara Koogan, 491-492, 1978.
113. Pessoa SB, Martins AV. Parasitologia médica. 10ª ed. Rio de Janeiro: Editora Guanabara Koogan, 494, 1978.
114. Popper H, Bertha G, Walter GF, Schneider, G. CNS Cysticercosis — A problem of differential diagnosis. Arch Psych Nervenkrank 231:369-374, 1982.
115. Price DL. Procedure manual for the diagnosis of intestinal parasites. Boca Raton, Ann Harbor, London, Tokyo: CRC Press, 76-77, 1994.
116. Queiroz LS, Pellegrini Filho A, Callegaro D, Lopes de Faria L. Intramedullary cysticercosis. J Neurol Sei 26:61-70, 1975.
117. Ramos-Kuri M, Montoya RM, Padilla A et al. Immunodiagnosis of neurocysticercosis. Disappointing performance of serology (enzyme-linked immunosorbent assay) in an unbiased sample of neurological patients. Arch Neurol 49:633-636, 1992.
118. Retamal GC, Zulantay Al, Sariego RH et al. Evaluación de ELISA y contraimmunoelectroforesis en el diagnóstico de la neurocisticercosis humana en Chile. Rev Med Chile 123:1461-1466, 1995.
119. Rickard MD, Williams JF. Hydatidosis/cysticercosis: immune mecha--nisms and immunization against infection. Adv Parasitol 21:229-296, 1982.
120. Robles C, Sedano AM, Vargas-Tentori N, Galindo-Virgen S. Long-term results of praziquantel therapy in neurocysticercosis. J Neurosurg 66:359-363, 1987.
121. Rodriguez-Carbajal J, Del Brutto OH, Penagos P et al. Occlusion of the middle cerebral artery due to cysticercotic angiitis. Stroke 20:1095-1098, 1989.
122. Rolfs A, Muhlschlegel F, Jansen-Rosseck R et al. Clinical and immunologic follow-up study of patients with neurocysticercosis after treatment with praziquantel. Neurology 45:532-538, 1995.
123. Ronge J, Aidoo GA, Kriiger G. Zystizerkose des Gehirns. Fortsch Neurol Psych 46:269-286,1978.
124. Rosenfeld EA, Byrd SE, Shulman ST. Neurocysticercosis among children in Chicago. Clin Infect Dis 23:262-268, 1996.
125. Salles FJM. Cisticercose cerebral. Tese de Doutoramento na Faculdade de Medicina e Cirurgia de São Paulo, 1934.
126. Salgado P, Rojas R, Sotelo J. Cysticercosis. Clinical classification basedon imaging studies. Arch Intern Med 157:1991-1997, 1997.
127. Savoiardo M, Cimino C, Passerini A, La Mantia L. Mobile myelographic filling defeets: spinal cysticercosis. Neuroradiol 28:166-169, 1986.
128. Sawhney BB, Chopra JS, Banerji AK, Wahi PL. Pseudohypertrophic myopathy in cysticercosis. Neurology 26:270-272, 1976.
129. Schantz PM, Moore AC, Munoz JL et al. Neurocysticercosis in an orthodox jewish community in New York City. New Engl J Med 327:692-695, 1992.
130. Schantz PM, Cruz M, Sarti E, Pawlowski Z. Potential eradicability of taeniasis and cysticercosis. Buli PAHO 27:397-403, 1993.
131. Scharf D. Neurocysticercosis: two hundred thirty-eight cases from a Califórnia hospital. Arch Neurol 45:777-780, 1988.
132. Schenone H, Villarroel F, Rojas A, Ramirez R. Epidemiology of human cysticercosis in Latin America. In: Flisser et al. Cysticercosis — present state of knowledg and perspectives. Academic Press: 25-38, 1982.
133. Schultz TS, Ascherl GF. Cerebral cysticercosis: oceurrence in the immigrant population. Neurosurg 3:164-169, 1978.
134. Sen KD. Acute suppurative dacryoadenitis caused by a Cysticercus cellulosa. J Ped Ophthalmology and Strabismus 19(2): 100-102, 1982.
135. Shandera WX, White AC, Chen JC, Diaz P, Armstrong R. Neurocysticercosis in Houston, Texas. Medicine, 73:37-52, 1994.
136. Shanley JD, Jordan C. Clinical aspects of CNS cysticercosis. Arch Intern Med 140:1309-1313, 1980.
137. Silver A, Erozan YS, Hruban RH. Cerebral cysticercosis mimicking malignant glioma. Acta Cytologica, 40(2):351-357, 1996.
138. Singh A, Aggarwal ND, Malhotra KC, Puri DS. Spinal cysticercosis with paraplegia. Br Med J 2:684-685, 1996.

139. Singounas EG, Krassanakis K, Karvounis PC. Clinical and CT scan pictures of cerebral cysticercosis. Acta Neurochirurg 62:271-276, 1982.
140. Sorvillo FJ, Waterman SH, Richards FO, Schantz PM. Cysticercosis surveillance: locally acquired and travel-related infection and detection of intestinal tapeworm carriers in Los Angeles county. Am J Trop Med Hyg 47:365-371, 1992.
141. Sotelo J, Escobedo F, Penagos P. Albendazole vs praziquantel for therapy of neurocysticercosis: a controlled trial. Arch Neurol 45:532-534, 1988.
142. Sotelo J, García-Cuevas E, Rubio-Donnadieu F. Granuloma en el parênquima cerebral: un modelo humano para el estúdio de la epilepsia. Gac Med Mex 125:31-36, 1989.
143. Sotelo J, Guerrero V, Rubio F. Neurocysticercosis: a new classification based on active and inactive forms. Arch Intern Med 145:442-445, 1985.
144. Sotelo J, Penagos P, Escobedo F, Del Brutto OH. Short course of albendazole therapy for neurocysticercosis. Arch Neurol 45:1130-1133, 1988.
145. Soto-Hernandez J, Andrade SGL, Rojas-Echeverri LA et al. Subarachnoid hemorrhage secondary to a ruptured inflammatory aneurysm: A possible manifestation of neurocysticercosis: a case report. Neurosurgery 38:197-199, 1996.
146. Spina-França A. Cisticercose do sistema nervoso central: considerações sobre 50 casos. Rev Paul Med 48:59-70, 1956.
147. Spina-Franca A, Livramento JA, Machado LR. Cysticercosis of the central nervous system and cerebrospinal fluid. Immunodiagnosis of 1573 patients in 63 years (1929-1992). Arq Neuropsiq 51:16-20, 1993.
148. Spina-França A. Incidência de neurocisticercose no Serviço de Neurologia do Hosp. das Clínicas da FMUSP. Rev Paul Med 43:160-161, 1953.
149. Stepien L. Cerebral cysticercosis in Poland: clinical symptoms and operative results in 132 cases. J Neurosurg 19:505-513, 1962.
150. Stern WE. Neurosurgical considerations of cysticercosis of the central nervous system. J Neurosurg 55:382-389, 1981.
151. Suss RA, Maravilla KR, Thompson J. MR imaging of intracranial cysticercosis: comparison with CT and anatomopathologic features. AJNR 7:235-242, 1986.
152. Takayanagui OM, Jardim E. Aspectos clínicos da neurocisticercose. Arq Neuro Psiq 41:50-63, 1983.
153. Takayanagui OM, Jardim E. Therapy for neurocysticercosis: comparison between albendazole and praziquantel. Arch Neurol 49:290-294, 1992.
154. Tandon PN. Cerebral cysticercosis. Neurosurg Rev 6:119-127, 1983.
155. Tavares Jr AR. Neurocysticercosis in the elderly. J Am Geriat Soe 41:781, 1993.
156. Tavares Jr AR. Psychiatric disorders in neurocysticercosis. Brit J Psych 163:839, 1993.
157. Testa C. Cysticercose intramédullaire isolée opérée: présentation d'un cas. Paris: Rev Neurol 113:536-541, 1965.
158. Thomson AJG. Neurocysticercosis — experience at the teaching hospitais of the University of Cape Town. SAMJ 83:332-334. 1993.
159. Torrealba G, Del Villar S, Tagle P et al. Cysticercosis of the Central Nervous System: cliniai and therapeutic considerations. J Neurol Neurosurg Psych 47:784-790, 1984.
160. Trelles JO, Lazarte J. Cisticercose cerebral: estúdio clínico, histopatologico y parasitológico. Lima: Rev Neuropsiq 3:393-511, 1940.
161. Trelles JO, Palomino L, Caceres A. Histopathologie de la cysticercose cérebrale. Acta Neuropathol 8:115-132, 1967.
162. Ungar ML, Germano PML. Prevalência da cisticercose bovina no Estado de São Paulo (Brasil). Rev Saúde Publ 26:167-172, 1992.
163. Vann-Cocker MR, Subianto DB, Brown P et al. Elisa antibodies to cysticerci of Taenia solium in human populations in New Guinea, Oceania, and Southeast Asia. Southeast Asian J Trop Med Pub Health 12(4):499-505.
164. Vazquez V, Sotelo J. The course of seizures after treatment for cerebral cysticercosis. N Engl J Med 327:696-701, 1992.
165. Velandia F, Pardo CA, Castaneda V. Ultrastructura de la pared dei cisticerco cellulosae en el cérebro. Neurol Colômbia 10:13-20, 1986.
166. Voge M. Observations on the structure of cysticerci of Taenia solium and Taenia saginata. The Journal of Parasitology 49(I):85-90, 1963.
167. Yang S, Wang M, Xue Q. Cerebral cysticercosis. Surg Neurol 34:286-293, 1990.
168. Wadia N, Desai S, Bhatt M. Disseminated cysticercosis. Brain 111:597-614, 1988.
169. Wani MA, Banerji AK, Tandon PN, Bhargava S. Neurocysticercosis — Some uncommon presentations. Índia: Neurology 29:58-63, 1981.
170. White Jr. AC. Neurocysticercosis: a major cause of neurological disease worldwide. Clin Infect Dis 24:101-105, 1997.
171. Whitefield L, Crowston JG, Davey C. Cavernous sinus syndrome associated with neurocysticercosis. Eye 10:642-643, 1996.
172. Whittle IR, Dorsh NW. Neurocysticercosis in Austrália. Med J Aust 2:156-157, 1981.
173. Wickremesekera AC, Malham GM, Allen J, Macdonald GM. Neurocysticercosis: a rare cause of epilepsy in New Zealand. NZ Med J 109:212-213, 1996.
174. Zee CS, Segall HD, Destian S et al. MRI of intraventricular cysticercosis: surgical implications. J Comp Ass Tomog 17:932-939. 1993.

31 Himenolepíase

Maria Inês Machado

INTRODUÇÃO

Himenolepíase é a infestação intestinal pelos estágios adulto e larval de *Hymenolepis nana*, Siebold, 1852, a "tênia anã", parasita habitual do homem e que difere de todas as outras tênias humanas por ser capaz de completar seu ciclo biológico em um único hospedeiro[1].

A espécie *H. nana* pertence à família *Hymenolepidae*, que compreende tênias de tamanho reduzido e possuem no escólex um rostro, retrátil, provido de uma fileira única de acúleos e, mais raramente, espécies inermes, poros genitais unilaterais e testículos em número de três ou quatro[2].

Outra espécie do gênero, a *H. diminuta*, Rudolphi, 1919, conhecida como a tênia do rato, pode infestar o homem, mas é referida como de rara ou nula importância médica[3].

HYMENOLEPIS NANA — MORFOLOGIA E BIOLOGIA (VER FIGS. 31.1 A 31.3)

O verme adulto, embora bastante pequeno (2 a 4cm), tem seu tamanho aumentado ou diminuído conforme o número de exemplares parasitas; quando único, pode atingir até 10cm. No escólex apresenta um rostelo retrátil armado com apenas uma coroa de acúleos composta por 20 a 30 ganchos e que é ausente na *H. diminuta*[4].

As proglotes são sempre mais largas que longas e nunca ultrapassam o número de 200 por estróbilo.

Nos anéis maduros, facilmente observam-se os testículos em número de três, o ovário, a glândula vitelínea e os poros genitais unilaterais.

As proglotes grávidas se separam do estróbilo e desintegram, liberando inúmeros ovos (30 a 40µm de diâmetro), ainda no intestino. A oncosfera tem forma oval e é coberta por uma fina membrana hialina externa e outra interna mais espessa; internamente situam-se os três pares de acúleos. Espaçamentos polares entre as duas membranas apoiam vários filamentos, semelhantes a cabelo, ausentes nos ovos de *H. diminuta*[5].

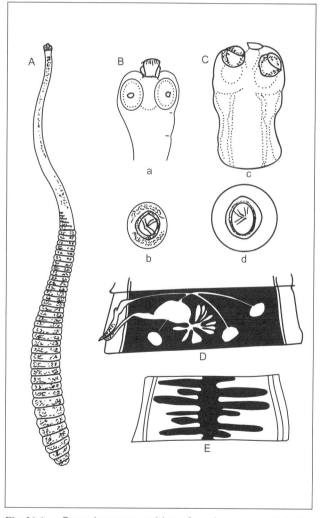

Fig. 31.1 — *Desenhos esquemáticos.* **A** — *Aspecto geral de Hymenolepis sp.* **B** — *H.nana.* **a** — *escólex armado de rostro retrátil provido de coroa de acúleos e presença de quatro ventosas;* **b** — *ovo com filamentos polares.* **C** — *H. diminuta:* **c** — *escólex desprovido de rostro e presença das quatro ventosas apicais;* **d** — *ovo sem filamentos polares;* **D** — *Anel maduro — inespecífico. Hymenolepis sp.* **E** — *Anel grávido — inespecífico. Hymenolepis sp. Aspecto geral de Hymenolepis sp.*

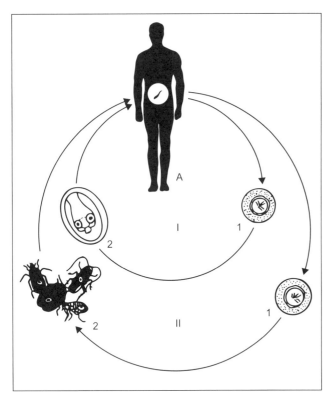

Fig. 31.2 — *Ciclos evolutivos da Hymenolepis nana. I — Ciclo monoxênico:* **A** — *Hospedeiro definitivo, vermes adultos no intestino.* **1** — *Ovos no meio ambiente e em condições de auto-infecção.* **2** — *Larva cisticercóide no intestino humano, principalmente crianças. II — Ciclo heteroxênico:* **A** — *Hospedeiro definitivo, vermes adultos no intestino.* **1** — *Ovos no meio ambiente.* **2** — *Artrópodes parasitados por larvas cisticercóides.*

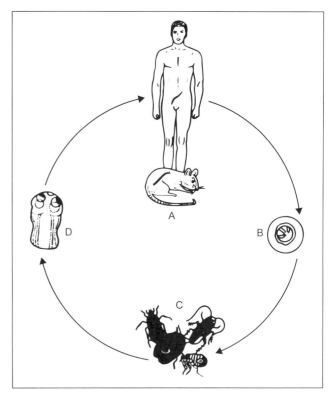

Fig. 31.3 — *Ciclos evolutivos da Hymenolepis diminuta.* **A** — *Hospedeiro definitivo, vermes adultos no intestino.* **B** — *Ovos no meio ambiente.* **C** — *Hospedeiros intermediários com larvas cisticercóides.* **D** — *Larva liberada após ingestão dos insetos pelo hospedeiro definitivo.*

O ciclo biológico da *H. nana*, é único entre as tênias por não requerer hospedeiro intermediário, tanto as formas adultas como as larvais são encontradas no intestino do homem. Daí serem comuns auto-infestações, internas, externas e maciças.

Os ovos ingeridos pelo hospedeiro, sob ação da tripsina e de sais biliares, liberam as oncosferas no duodeno, que utilizando-se do movimento dos acúleos e da ação lítica das glândulas de penetração, invadem a mucosa e entram nos canais linfáticos das vilosidades do jejuno, onde cada oncosfera desenvolve uma larva cisticercóide. Em 5 a 6 dias, o cisticercóide emerge para o interior do lúmen do intestino delgado, evagina e prende-se por meio do escólex com completa maturação, principalmente no íleo[4].

O período desde a ingestão do ovo até o aparecimento de ovos nas fezes é de 20 a 30 dias e o tempo de vida da tênia adulta é geralmente limitado a poucas semanas. O parasitismo humano prolongado por longos períodos deve estar relacionado a processos de auto-infestação bem como pela presença de grande número de vermes[3].

O mecanismo de reinfestação externa geralmente ocorre quando os hospedeiros, principalmente as crianças devido ao prurido anal se coçam e depois levam as mãos à boca ingerindo os ovos. No caso da reinfestação interna, os ovos de *H. nana* são liberados do anel e eclodem ainda na luz do intestino.

O ciclo de vida de *H. nana* pode ainda ocorrer de forma indireta. A fase cisticercóide pode desenvolver-se normalmente em larvas de pulgas, besouros coprófagos e gorgulho de cereais a partir da ingestão de ovos e depois infectar humanos pela ingestão acidental dos artrópodes parasitados. Camundongos e ratos também servem de hospedeiros definitivos para *H. nana*, mas esta variedade para alguns autores é uma espécie distinta a *H. fraterna*[2].

MANIFESTAÇÕES CLÍNICAS E PATOLÓGICAS

A incidência de *H. nana* é muito maior em crianças que em adultos, relacionando o aumento da resistência a partir da puberdade[6].

A extensão das manifestações clínicas depende do número de parasitas presentes nas infestações. Quando a densidade de vermes é baixa, não se observa qualquer sintomatologia sugestiva do parasitismo por *H. nana*. Mas, quando o número de ovos nas fezes é maior que 1.500 por grama, invariavelmente os pacientes apresentam cólicas abdominais, diarreia e irritabilidade. Podem surgir alterações locais da mucosa, com infiltração linfocitária e, mais raramente, ulcerações. Formas clínicas mais graves, quando ocorrem, podem produzir estados toxêmicos, com vômitos, cefaléia, tonturas e convulsões[1,2].

Os fatores que regulam a densidade do parasitismo estão relacionados à nutrição e imunidade do hospedeiro. Esta última decorre da invasão da mucosa intestinal pelas oncosferas e desenvolvimento dos cisticercóides, em geral persistindo por alguns meses após a eliminação dos vermes adultos. Se a infecção inicial ocorrer com cisticercóides, através de hospedeiros intermediários, o paciente não produzirá anticorpos, confirmando que para a sensibilização do hospedeiro definitivo é necessário o parasitismo tecidual a partir da ingestão do embrião hexacanto.

Desta forma, na ausência de imunidade, os ovos dos vermes adultos adquiridos a partir da larva cisticercóide têm a eclosão ainda no intestino, produzindo hiperinfestações, com grande número de cestóideos.

DIAGNÓSTICO E TRATAMENTO

O diagnóstico parasitológico é feito pela identificação morfológica dos ovos, já que os anéis, quando vistos nas fezes (raramente), já estão desintegrados. Pela irregularidade e pequeno número de ovos eliminados, o exame das fezes, se negativo, deve ser repetido em dias alternados, e de preferência utilizando métodos para concentração dos ovos. O diagnóstico diferencial entre as espécies *H. nana* e *H. diminuta* (Fig. 31.1) é sempre recomendado como indicativo para o procedimento quimioterapêutico e orientação sanitária, tanto de ordem epidemiológica como de asseio pessoal.

Pelo fato de as drogas disponíveis não serem cesticercoidecidas e as reinfestações internas e externas serem frequentes, as crianças parasitadas devem submeter-se a rigorosa higiene corporal, principalmente das mãos, mantendo as unhas limpas e curtas; se necessário, o tratamento químico deve ser extensivo aos demais membros da família[6,7].

A reatividade sorológica cruzada com outros cestóides tem limitado muito o diagnóstico da resposta imune para esta parasitose, tanto humana como animal[9].

A droga mais recomendada hoje para himenolepíase é o praziquantel, em dose única de 25mg/kg de peso corporal, visto que atinge uma taxa de cura bastante alta (> 95%). Resultado semelhante é obtido com cinco doses de niclosamida, de 2g para adultos e metade desta para criança. Após tratamentos com praziquantel ou niclosamida, ambos podem ser considerados de sucesso se nenhum ovo reaparecer em amostras de fezes examinadas em intervalos de pelo menos um mês. Mesmo considerando as altas taxas de reinfestações entre algumas populações infantis, a terapia repetida com estas drogas quase sempre reduz a quantidade de vermes a níveis assintomáticos e em infestações geralmente curadas espontaneamente até a adolescência[7,10].

EPIDEMIOLOGIA

A "tênia anã" é o cestóide mais comum dos humanos. Cosmopolita e mais frequente em regiões de clima temperado ou subtropical, onde comumente as práticas de higiene pessoal e os meios sanitários são pobres ou insuficientes[2].

A incidência de *H. nana* é muito maior em crianças que em adultos. Aumenta a partir dos dois anos e declina a partir de oito anos, tornando-se rara após os 15 anos[4]. Epidemias podem ocorrer em creches, orfanatos, instituições para deficientes neurológicos e outras comunidades fechadas, onde a transmissão por fômites, água e comida são comuns. Taxas altas de parasitismo já foram encontradas em crianças das capitais da Argentina, Chile, Brasil, Equador, Nicarágua e México.

No Brasil, a prevalência de *H. nana* é mais elevada (11,19%) nos estados do Sul, enquanto nas regiões Norte e Nordeste os percentuais de frequência oscilam entre 0,04% e 1,78%, à exceção da cidade de João Pessoa (Estado da Paraíba), que mostra cifras em torno de 10% de positividade[11].

Observa-se que, em estudos realizados junto a instituições de caridade, tais como as de recolhimento de menores, os percentuais de frequência indicados nas décadas de 50 e 60 atingiam até 70% na cidade de São Paulo.

Mais recentemente, inquéritos coprológicos em fazendas de Holambra, Estado de São Paulo, indicam prevalências que não ultrapassam 3,2%, embora entre escolares da zona rural de Botucatu atinjam 8,8%[12,13].

A *H. nana* incide mais nas áreas urbanas que rurais. Os ovos sobrevivem poucos dias no meio exterior, devendo ser ingeridos dentro de um período máximo de 10 dias após eliminação; daí a prevalência de himenolepíase ser maior em populações densas e confinadas[11].

Além do tratamento sanitário adequado das fezes, as principais medidas preventivas visam ao maior asseio pessoal possível, já que esta tênia é de transmissão direta, em geral sem hospedeiro intermediário, evitando-se por consequência a auto-infestação, especialmente em populações confinadas, carentes e deficitárias. Estas medidas são extensivas ao ambiente domiciliar e devem ser somadas àquelas que impeçam a contaminação fecal dos alimentos e da água. Por outro lado, é importante também o combate murino e a proteção dos alimentos contra a presença de artrópodes coprófagos[2].

HYMENOLEPIS DIMINUTA

Conhecida como a "tênia dos roedores", a *H. diminuta* ocorre no mundo todo, primariamente como parasita de ratos e camundongos domésticos, mas pode também infestar os humanos. As infestações são comuns em comunidades pobres ou isoladas, como as populações de aldeias indígenas, em geral deficientes de saneamento, frequentadas por roedores e onde as crianças e jovens são a maioria dos parasitados[2].

Esta espécie é maior que a *H. nana*, medindo cerca de 30cm, possui escólex pequeno (200 a 300um) desprovido de rostro e guarnecido de acúleos. As quatros ventosas presentes são profusas e apicais, mais próximas da extremidade anterior que as de *H. nana*. Colo curto (0,5mm) e um longo estróbilo com numerosos anéis, mais largos do que longos. Nos maduros, observa-se o poro genital unilateral e três testículos ovóides por proglotes. Os anéis grávidos se destacam do estróbilo, rompendo-se e pondo em liberdade os ovos que são expulsos com as fezes[1].

Os ovos não possuem filamentos polares e são maiores que os de *H. nana*, com 70 a 80μm de comprimento; a membrana interna apresenta dois mamelões polares, e a oncosfera medindo até 40μm possui os seis acúleos característicos. São bastante resistentes à dissecação e putrefação de seus substratos biológicos[4].

O *H. diminuta* é um cestóide obrigatoriamente heteroxeno. Ratos, camundongos e outros roedores são os hospedeiros usuais do parasito adulto. Humanos são hospedeiros raros e acidentais, que infestam-se pela ingestão exclusiva de insetos parasitados por larvas cisticercóides.

São possíveis hospedeiros intermediários, infectados pela ingestão de ovos do parasito eliminados com as fezes de roedores, larvas de pulgas *(Nosopsyllus fascialus, Leptopsylla musculi, Ctenocephalides canis* e *Pulex irritans),* coleópteros *(Akis spinosa, Scaurus shiatus, Tenebrio molitos, Dermestes peruvianus* e espécies do gênero *Trilobium),* blatídeos *(Periplaneta americana* e *P. oventalis),* lepdópteros *(Asopia farinalis)* e ortópteros *(Anisobalis annulipes)*[1,2].

Os pequenos besouros de grama *(Trilobium)* são provavelmente os vetores mecânicos mais comumente envolvidos em ciclos sinantrópicos. A infestação humana ocorre mais frequentemente por ingestão do "bicho da farinha", que pode estar presente em outros alimentos, como cereais e frutas secas[5].

No organismo do hospedeiro intermediário, as peças bucais do tipo mastigador ou triturador e a lise pela ação proteolítica auxiliam o rompimento dos ovos e libertam o embrião hexacanto. Com auxílio dos acúleos, ele atravessa a parede do intestino médio do artrópode, indo localizar-se na cavidade geral do inseto, onde evolui para larva cisticercóide.

Os hospedeiros definitivos, roedores e humanos, contraem a infestação ao comerem alimentos com adultos ou larvas dos artrópodes infestados e, no intestino delgado dos vertebrados, os parasitas se transformam em vermes adultos. Poucos espécimes do helminto costumam parasitar o mesmo hospedeiro, murino ou humano, mas a longevidade desta espécie parece maior que a de *H. nana*[4].

A maioria das infestações humanas é assintomática, embora manifestações gastrointestinais, tais como anorexia, náusea, cólicas abdominais, diarreia e cefaléia, sejam descritas.

O diagnóstico parasitológico é feito pelo encontro de ovos característicos nas fezes, diferenciáveis dos de *H. nana* (ver Fig. 31.1) pela ausência de filamentos polares[2].

A expulsão dos vermes pode ser espontânea ou após o uso de qualquer purgativo. No caso de administração química, qualquer tenífugo pode ter eficácia, mesmo em dose única[1,2].

A profilaxia em himenolepíase causada por *H. diminuta* requer medidas sanitárias coletivas, domiciliares e individuais. Destacam-se, pela importância epidemiológica, a proteção dos alimentos da contaminação por fezes de roedores domiciliados e a presença de artrópodes coprófagos, principalmente em depósitos de cereais.

BIBLIOGRAFIA

1. Pessoa SB, Martins AV. Parasitologia médica, 11ª ed. Rio de Janeiro: Guanabara Koogan, 871p., 1982.
2. Rey L. Parasitologia, 3ª ed. Rio de Janeiro: Guanabara Koogan, 731 p., 1991.
3. Neves DP, Melo AC, Genaro O, Linardi MP. Parasitologia humana, 9ª ed. Rio de Janeiro: Atheneu, 524p., 1995.
4. Schantz PM. Tapeworms (cestodiasis). Gastroen Cl North Am 25(3):637-53, 1996.
5. Acha PN, Szyfres B. Zoonoses and comunicable diseases common to man and animals, 2ª ed. Pan American Health Organization, 881p., 1982.
6. Romero Cabello R, Goldinez-Hana L, Gutierrez Queiroz M. Aspectos clínicos de la himenolepíasis en pediatria. Biol M Cl Hosp Inf Moy 48(2):101-4, 1991.
7. Amato-Neto V, Moreira AA, Ferreira GM et al. Evoluation of the therapeutic effect of mebendazole on experimental and human infections by Hymenolepis nana. Rev Inst Med Trop São Paulo 32(3): 185-8, 1990.
8. Baranski MC. Terapêutica da teníase e himenolepíase nana com dose oral única de praziquantel. Rev Inst Med Trop São Paulo 22:82-88, 1980.
9. Montenegro T, Gilman RH, Castilho R et al. The diagnostic importance of species and cross-reactive components of Taenia solium, Echinococcus granulosus and Hymenolepis nana. Rev Inst Med Trop S. Paulo, 36(4):327-334, 1994.
10. Fran PC, Ito A. The minimum effective dose of praziquantel in treatment of Hymenolepis diminuta in rats. J Helminthol 69(1):91-2, 1995.
11. Hyggins DW, Medeiros LB, Oliveira ER. Himenolepíase: atualização e prevalência no Hospital de Clínicas da UFPE. Rev Pat Tropical 22(1):57-70, 1993.
12. Kobayashi J, Hasegawa H, Forli AA et al. Prevalence of intestinal parasitec infection in five farms in Holambra, São Paulo, Brasil. Rev Inst Med Trop São Paulo 37(1): 13-8, 1995.
13. Guimarães S, Sogayar MI. Occurence of Giardia lamblia in children of municipal day-care centers from Botucatu, São Paulo. Rev Inst Med Trop São Paulo 37(6):50l-6, 1995.

32 Hidatidose e Equinococose

Werner Apt Baruch

HISTÓRIA

A hidatidose é conhecida desde a Antiguidade: no Talmude descrevem-se "as bolsas cheias d'água"; o mesmo se menciona no papiro de Ebers (1552 a.C, descoberto em 1872) e nos aforismos de Hipócrates.

CONCEITO

A hidatidose é a presença, em animais herbívoros, e menos frequentemente em onívoros, da larva de cestodo do gênero *Echinococcus*. Os caninos, especialmente cães, são os hospedeiros do estado adulto do cestodo, o que constitui a equinococose (Fig. 32.1).

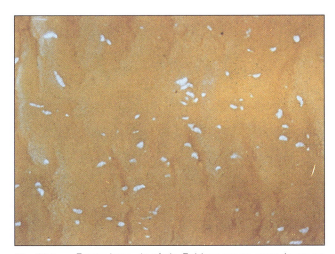

Fig. 32.1 — *Exemplares de tênia Echinococcus granulosus no intestino delgado do cão.*

BIOLOGIA

Echinococcus granulosus é a espécie mais importante, mas outras espécies podem originar a infecção: *E. multilocularis*, *E. vogeli*, *E. oligarthrus* e *E. patagonicus*.

A forma adulta de *E. granulosus* vive no intestino delgado do cão e outros caninos, como lobos, chacais etc. Mede de 3 a 5mm de comprimento. Seu escólex mede 0,3mm, possui quatro ventosas e uma cadeia dupla de acúleos (Fig. 32.2). Tem um pescoço curto. O estróbilo tem três proglotes, a última sendo a grávida, e mede uns 2mm, isto é, a metade da extensão total da tênia. Esta proglote contém 600 a 800 ovos, cuja morfologia é similar à dos ovos da *Taenia solium* ou *Taenia saginata*. Esses ovos são eliminados com as defecações do cão, contaminando o solo, a água, as verduras, o pasto, de onde são ingeridos por hóspedes intermediários habituais: ovinos, bovinos, porcinos e outros mamíferos de escassa importância epidemiológica, como cavalos, asnos, ursos, coelhos, ratazanas etc, e acidentalmente, homem. No intestino delgado dos animais e do homem, o ovo ingerido libera o embrião hexacanto, que penetra na mucosa e, através da circulação portal, chega ao fígado. Nesse órgão pode fixar-se, mas se liberado segue através da veia cava ao coração direito e deste aos pulmões pela artéria pulmonar (Fig. 32.3). No fígado e nos pulmões desenvolve-se com maior frequência a larva de *E. granulosus*. Só em casos excepcionais o embrião passa o filtro pulmonar e chega ao coração esquerdo; pela circulação geral, pode alojar-se em outros órgãos ou sistemas: baço, tiróides, ossos, rins, olhos, sistema nervoso etc. (Figs. 32.4 e 32.5).

Ao chegar pelos capilares hepáticos ou pulmonares, os embriões medem 30-35µm e estão constituídos por uma massa multinucleada rodeada de leucócitos. Depois de seis horas, a reação leucocitária que a circunda constitui um nódulo de 200µm. Ao quarto dia, a larva em formação mede 40µm e inicia-se uma vacuolização central, que constituirá a futura hidátide. Em sete dias terá se desenvolvido a hidátide, que mede 60-70µm, é esférica, vesicular, com uma estrutura bem definida. Desenvolve-se lentamente: aos cinco meses mede 0,5cm de diâmetro e cresce 1cm por ano. O órgão invadido reage, formando uma capa de tecido conjuntivo ao redor do parasita, chamada adventícia. A hidátide com a adventícia constitui o cisto hidático.

A hidátide ou larva da tênia é uma esfera cheia de líquido transparente com elementos figurados em suspensão. Sua parede é formada por duas capas: cutícula e germinativa

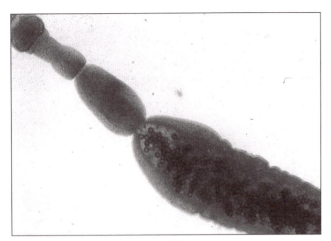

Fig. 32.2 — *Forma adulta de tênia Echinococcus granulosus.*

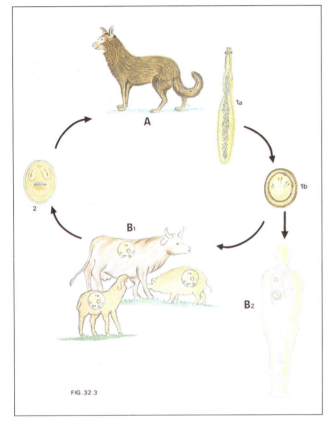

Fig. 32.3 — *Ciclo evolutivo de tênia Echinococcus granulosus.*

(Figs. 32.6 e 32.7). A cutícula, a membrana mais externa, é de cor branca, com aspecto de clara de ovo coagulada; pode ter até 10mm de espessura. Está constituída por lâminas concêntricas de quitina. Comporta-se como uma membrana semipermeável, deixando passar soluções e colóides, mas não germes. Sua estrutura é patognomônica. Por dentro da cutícula encontra-se a membrana germinativa ou prolígera, muito delgada, de 15-20μm de espessura. A partir dela formam-se todos os elementos da hidátide. Histologicamente é um sincício multinuclear, com grande quantidade de glicogênio (Fig. 32.8).

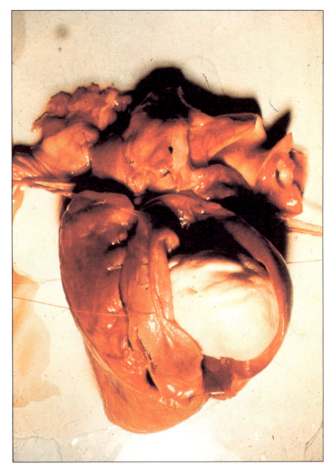

Fig. 32.4 — *Cisto hidático no coração humano.*

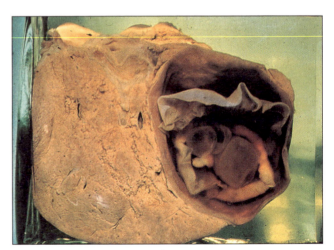

Fig. 32.5 — *Cisto hidático hepático.*

O líquido hidático é transparente, cristalino, como água de rocha. Está formado por água (98%), cloreto de sódio, glicose e quantidades mínimas de albumina e gordura. Sua densidade varia entre 1.007-1.012, com um pH de 7,4. As propriedades antigênicas devem-se aos polipeptídeos. Os elementos figurados correspondem tanto a formações microscópicas, vesículas prolígeras, escólices, acúleos, como macroscópicas, as vesículas filhas.

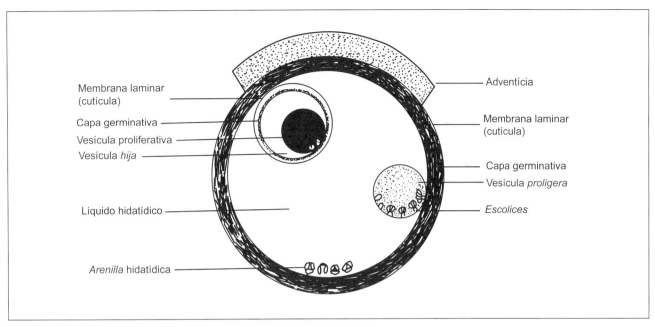

Fig. 32.6 — *Esquema de cisto hidático.*

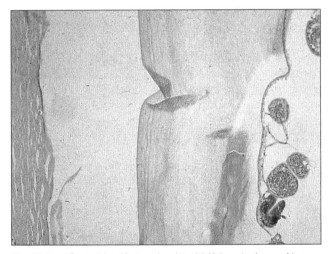

Fig. 32.7 — *Corte histológico de cisto hidático do úraco. Notam-se capa germinativa, cutícula e adventícia.*

VESÍCULAS PROLÍGERAS

São espessamentos da germinativa, que posteriormente se tornam ocas, constituindo assim vesículas unidas por frágeis pedículos à germinativa. Medem 250-500µm e em seu interior desenvolve-se o escólex. Seu número é variável, e cada uma contém 30-40 escólices. Ao se cortar o pedículo que as une à germinativa, podem ficar boiando no líquido hidático. Se se rompem, liberam os escólices. Deixando sedimentar o conteúdo do líquido hidático observa-se a "areia hidática" descrita por Deve, a qual ao microscópio, aparece constituída por vesículas prolígeras, escólices e acúleos livres (Fig. 32.9). Deve calculou que 1mm^3 de areia contém 400.000 escólices e que uma hidátide tem 4-5ml de areia. Isso dá uma ideia da enorme quantidade de escólices que podem potencialmente desenvolver-se como parasitas adultos quando os cistos são ingeridos pelos cães ou a grande quantidade de hidátides que

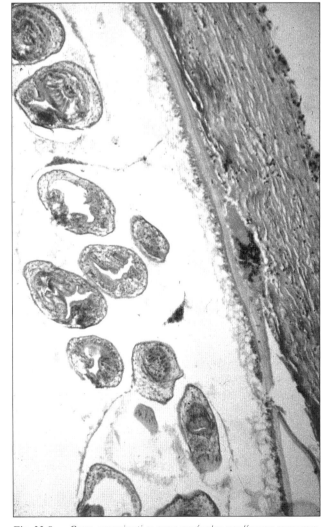

Fig. 32.8 — *Capa germinativa com vesículas prolígeras que contêm escólices.*

são produzidas quando o cisto se rompe em direção a uma cavidade serosa, originando a hidatidose secundária.

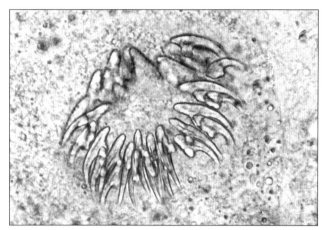

Fig. 32.9 — *Areia hidática. Observam-se escólices com acúleos.*

ESCÓLICES

São elementos ovóides que medem 200μm. Sob certas condições podem-se evaginar, constituindo elementos móveis com quatro ventosas e uma dupla cadeia de acúleos (Fig. 32.10).

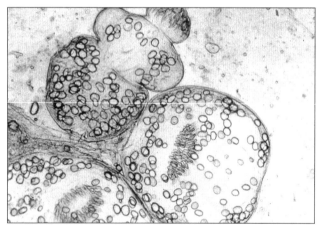

Fig. 32.10 — *Areia hidática. Distinguem-se escólices evaginados e invaginados de tênia Echinococcus granulosus.*

ACÚLEOS

Medem 30μm, são refringentes. Originam-se ao rompimento dos escólices. Sua forma é característica da espécie de *Echinococcus*.

VESÍCULAS FILHAS

Seu tamanho varia entre 5 e 30μm. Têm a mesma estrutura que a hidátide mãe: cutícula por fora e, por dentro, a germinativa, com vesículas prolígeras, escólices, acúleos e líquido hidático. Podem ser endógenas ou exógenas; as primeiras desenvolvem-se para o interior, e as segundas para o exterior do cisto.

No homem e animais, a hidátide em geral é esférica. Seu crescimento vai depender de fatores próprios do parasita e do hospedeiro, especialmente do órgão parasitado.

A hidátide pode romper-se, calcificar-se e infectar-se, originando um abcesso que causa a morte da larva. Existem hidátides que não produzem vesículas prolígeras nem escólex. São inférteis e denominam-se "acefalocistos".

ADVENTÍCIA

É a envoltura fibrosa que se forma por reação do hospedeiro à hidátide. Tem uma relação estreita com a larva. Entre a adventícia e a hidátide há um plano que pode permitir separá-las cirurgicamente.

PATOGENIA

Por seu crescimento lento e escasso comprometimento do estado geral, o cisto hidático tem sido considerado como uma lesão benigna. Entretanto, é uma lesão grave, qualquer que seja sua localização, pois em alta porcentagem de casos requer tratamento cirúrgico e pode apresentar complicações que levam à morte.

As lesões, e por conseguinte a sintomatologia, obedecem tanto à ação mecânica de compressão como às reações de hipersensibilidade originadas por polipeptídeos que passam da hidátide ao hospedeiro ou por complicações do cisto. A intensidade da sintomatologia vai depender do número de cistos, do seu tamanho, dos órgãos afetados e da hipersensibilidade do hospedeiro.

EPIDEMIOLOGIA

Afeta de preferência os países com criações de gado. Na América Latina, os países mais comprometidos são a Argentina, o Uruguai, o Chile, o Brasil (no Estado do Rio Grande do Sul) e o Peru. Na Bolívia, na Colômbia e no Paraguai a frequência é muito menor.

Sua alta prevalência é favorecida pelo desconhecimento do ciclo biológico do parasita, que habitualmente existe na população, aos hábitos e atitudes que facilitam a infecção dos animais e do homem, à atitude perniciosa de dar vísceras emas infectadas aos cães, à grande quantidade de cães não--controlados e à tendência à matança clandestina de animais sem controle médico-veterinário.

A incidência e a prevalência dessa zoonose em diferentes países da América Latina são mostradas na Tabela 32.1.

Do ponto de vista médico-social, a hidatidose é importante por ser uma doença crónica que compromete as pessoas em idade produtiva. Seu tratamento é essencialmente cirúrgico e requer uma série de exames diagnósticos prévios, os quais, junto à intervenção cirúrgica e à convalescença prolongada, representam um alto custo para o caso-índice e sua família. Por outro lado, a elevada frequência de complicações, algumas das quais apresentando alta mortalidade, são fatores que acentuam a importância dessa zoonose. As perdas econômicas no gado de abate devido à hidatidose são também consideráveis. No Chile perde-se ao redor de um milhão de dólares anuais por confisco de fígado e rins parasitados. Se a essas

Tabela 32.1
Incidência e Prevalência de Hidatidose em Países da América do Sul

País	Incidência	Prevalência
	Hidatose Humana	
	Taxa: Casos x 100.000 Habitantes	
Argentina	País 1,7 (467 casos) Neuquém 1.971 Taxa: 54,5	Rio Negro (DD5) 1981 1.450 1988 350
Brasil Rio Grande do Sul	País 0,24-0,49 (categoria 20: 42 casos) entre 1982-1987	806 (DD5) em 7 municípios fronteiriços com o Uruguai (1983)
Chile	País 2,3 (756 casos) XII Região 1979-1988 Taxa: 50 12 XI Região: 1979-1988 Taxa: 66 45 VII Região: 1983 Taxa: 16,85	País 435 (DD5 em população)
Peru	País 1,1 (199 casos) Pasco 19,85 Junin 2,86	Junin 3.190 (Radiologia) Junin 5.263
Uruguai	País 20 (552 casos) 5,2 (130 casos) (1985-1991) Flores, 1970 (36 casos) Taxa: 105,1 1975 (8 casos) Salto, 22 (1975) 22 (1983-1993)	Durazno 1.320 (Ecografia) 4.047 (ELISA)

cifras acrescentam-se por volta de 1.500 dólares com gasto de hospitalização e cirurgia de cada paciente, mais sua falta de produção e os subsídios a ele e a seu núcleo familiar, teremos um custo elevadíssimo dessa zoonose.

Graças a programas de controle, tem-se conseguido a erradicação da hidatidose nos países insulares: Islândia, Tasmânia, Chipre. O isolamento desses países, em conjunto com medidas educativas mantidas ao longo do tempo, permitiu a erradicação. Em países continentais só se tem conseguido o controle dessa parasitose. Nesses países, onde às vezes só existem fronteiras virtuais, é fácil que o gado infectado passe de um país ao outro, o que tem impedido a erradicação. Na América Latina, têm programas de controle o Uruguai, a Argentina, o Chile e o Peru. O Brasil, atualmente, não tem um programa de controle. Na Europa, a Espanha e a Grécia têm programas de controle.

Em relação ao *Echinococcus oligarthrus,* os hospedeiros definitivos são pumas, jaguares e o jaguarundi, e os intermediários, certos roedores silvestres que hospedam a forma multilocular da larva.

E. patagonicus: hospedeiro definitivo — raposas; hóspedes intermediários — pequenos roedores que hospedam larvas multiloculares.

E. vogeli: hospedeiro definitivo — cão da montanha; intermediários — felinos silvestres, como as "pacas". Têm sido descritos casos humanos por *E. oligarthrus, E. patagonicus* e *E. vogeli.*

E. multilocularis: será abordado em capítulo à parte.

CLÍNICA

A sintomatologia é variável, desde casos assintomáticos pesquisados em controles radiológicos ou ecográficos, a massas dolorosas palpáveis e visíveis.

Localizações mais frequentes:

FÍGADO

O cisto pode ser pequeno, silencioso, até que alcance um tamanho que permita sua palpação e/ou produza dor. Os cistos hepáticos da cava superior podem crescer até o tórax e originam sintomas pulmonares: dor à inspiração e tosse. Se se abrem aos brônquios podem produzir vômica hidática. Os que crescem até a cavidade abdominal podem palpar-se como massas císticas. Se esses cistos se rompem podem provocar choque anafilático em pessoas sensibilizadas; se o hospedeiro não é sensibilizado, podem originar, meses a anos depois, uma hidatidose peritoneal secundária. Os cistos que crescem no interior do parênquima passam inadvertidos até que se rompem e esvaziam seu conteúdo na via biliar, originando uma síndrome obstrutiva biliar por vesículas ou membranas. O cisto hidático hepático pode fissurar-se e, assim, permitir a penetração de germes e provocar um abcesso hepático. Às vezes, se calcifica, processo que inicia na adventícia. Quando esse fenômeno é parcial, o cisto é viável; somente a calcificação total "em bola de bilhar" indica a morte do parasita.

PULMÕES

Em geral aloja-se na base pulmonar direita. A escassa resistência do parênquima permite maior crescimento que no fígado. É habitual que curse de forma silenciosa. Ocasionalmente origina tosse, dor torácica, expectoração e dispneia. Quando tem maior tamanho e é superficial pode-se perceber sua macicez e a diminuição das vibrações vocais. Se se abre aos brônquios pode determinar uma vômica hidática, às vezes precedida por hemoptise.

Se o cisto pulmonar está localizado na superfície, pode romper-se totalmente e causar de forma imediata um choque; se a pessoa não está sensibilizada, uma hidatidose secundária, meses depois.

Fígado e pulmão representam 80% das localizações dos cistos hidáticos. Em 20%, a hidatidose primária pode situar-se em outros órgãos. Entre eles podemos mencionar o baço (0,7%), rim (1,5-3%), coração (0,2-2%), mamas, pâncreas, órbitas, músculos (4%), tiróides, ossos (1,4%) e SNC.

Os cistos do baço e rins em geral são indolores; só produzem sintomas ao crescer e comprimirem-se. No SNC há destruição de parênquima e compressão, podendo originar uma síndrome de hipertensão intracraniana: cefaléia, vômitos e, dependendo da localização, convulsões, transtornos sensitivos e sensoriais. No coração, o parasita aloja-se no miocárdio, essencialmente nos ventrículos, de onde cresce em direção à cavidade cardíaca ou ao pericárdio. Se se rompe na cavidade pode originar uma embolia pulmonar (VD) ou sistêmica (VI), que pode originar a morte do paciente. Nos ossos toma a forma multivesicular, crescendo e destruindo o osso. Úmero, fêmur, pélvis e vértebras são os mais afetados. A localização óssea não tem adventícia, e as cartilagens não são invadidas. Habitualmente ocasiona fraturas patológicas.

Os cistos hidáticos podem complicar-se por infecção ou ruptura. Quando se fissura a cutícula podem chegar germes da via biliar ou brônquica ao cisto. O cisto infectado comporta-se como um abcesso, e o paciente apresenta síndrome febril e leucocitose com desvio para a esquerda no hemograma. O tratamento é cirúrgico. A ruptura por traumatismo, espontânea, ou por acidente em uma punção e/ou intervenção, se é em direção à árvore biliar, pode provocar icterícia obstrutiva pela presença de membranas e vesículas no colédoco; ocasionalmente esses elementos passam ao intestino e dali, com as fezes, ao exterior. Se a ruptura é nos brônquios, há vômica, tosse, dispneia, e a cavidade residual em geral se infecta.

A ruptura em direção a uma serosa, pleura ou peritônio, em pacientes sensibilizados, pode originar choque anafilático: febre, cianose, hipertensão arterial, taquicardia, dor abdominal e/ou torácica, conforme o acometimento e também *rash* urticariforme ou crise asmática. O hemograma revela eosinofilia. O paciente pode falecer ou recuperar-se lentamente. Algumas vezes, o quadro agudo não se apresenta e, depois de meses a anos, o paciente apresenta uma hidatidose secundária, seja peritoneal por ruptura de um cisto hepático ou pleural por ruptura de um cisto pulmonar. Em geral, as hidatidoses peritoneais mais frequentes são do tipo secundário. Podem adquirir a forma de uma semeadura difusa de escólex que logo aderem à serosa e originam cistos múltiplos ou uma forma localizada, o hidatidoperitônio, quando rompe-se um cisto fértil, caindo os escólices e as vesículas nessa cavidade serosa; há ascite e todo esse material rodeia-se de uma reação pseudomembranosa. Se a ascite contém bile, diz-se tratar de um coleperitônio hidático.

DIAGNÓSTICO

Deve-se considerar esta possibilidade em todo paciente em idade ativa, de procedência preferencialmente rural, que pode ter antecedentes de contatos com cães, apresentar *rash* cutâneo e uma massa pulmonar ou hepática de evolução lenta que não compromete o estado geral. Podem ser afetados vários membros do núcleo familiar. A suspeita clínica deve complementar-se com o diagnóstico de laboratório.

Os métodos indiretos mais utilizados são: hemograma, radiologia simples, cintigrafia, ecografia, tomografia axial computadorizada, ressonância magnética nuclear, laparoscopia e sorologia.

HEMOGRAMA

Em geral existe eosinofilia leve em 15-20% dos casos.

RADIOLOGIA

Nos pulmões podem-se notar imagens arredondadas como traçadas a compasso. Se o cisto está rompido pode penetrar ar entre a adventícia e a cutícula, dando a chamada imagem pneumopericística; se o ar penetra na cavidade haverá a imagem de duplo arco e, às vezes, a imagem do camalote, constituída por um nível líquido com restos de germinativa e vesículas flutuando (Figs. 2.11 a 32.13). Essa última imagem pode-se apresentar também com menor frequência no fígado. Todas elas são sugestivas de hidatidose, mas não são patognomônicas, já que podem se encontrar igualmente em processos tumorais. Nos cistos hepáticos podem-se ob-

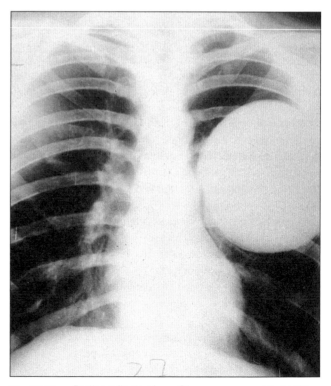

Fig. 32.11 — *Radiografia de tórax. Observa-se um cisto hidático pulmonar. Imagem redonda traçada a compasso.*

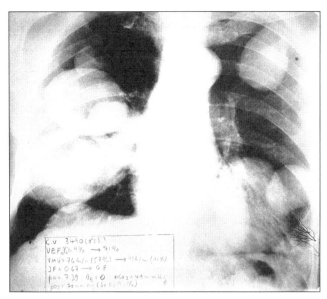

Fig. 32.12 — *Radiografia de tórax. Hidatidose pulmonar múltipla.*

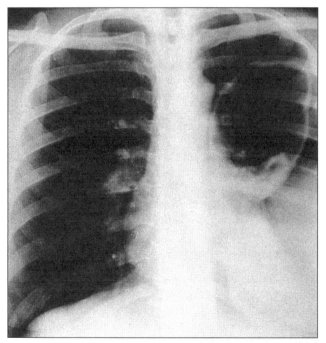

Fig. 32.13 — *Radiografia de tórax. Observa-se a imagem de camalote no pulmão.*

servar calcificações periféricas e, mais raramente, em "bola de bilhar".

CINTIGRAFIA

Ao utilizar isótopos radiativos apreciam-se zonas hipocaptantes, de bordas regulares. Se se administram substâncias radiativas que se unem a proteínas sanguíneas, se obterá o *pool* sanguíneo, útil para estudar a vascularização do processo. Nos cistos hidáticos, a vascularização chega até a periferia (adventícia), distinguindo-se dos tumores malignos, que apresentam uma vascularização que chega ao centro das massas.

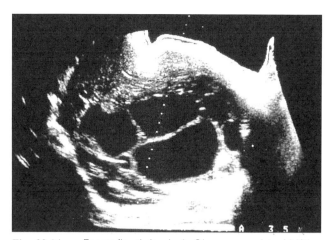

Fig. 32.14 — *Ecografia abdominal. Observa-se cisto hidático hepático.*

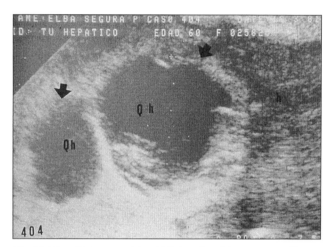

Fig. 32.15 — *Notam-se cistos hidáticos hepáticos com sedimento mediante ultra-sonografia.*

ULTRA-SONOGRAFIA

Permite conhecer o número de cistos, a presença de vesículas filhas, localização etc. Com essa técnica obtêm-se imagens características, mas não patognomônicas (Figs. 32.14 e 32.15). Oitenta e cinco por cento a 90% dos cistos podem ser observados com esse procedimento.

TOMOGRAFIA AXIAL COMPUTADORIZADA E RESSONÂNCIA MAGNÉTICA NUCLEAR

Permitem visualizar com mais detalhes a anatomia dos órgãos e a presença de imagens císticas, às vezes com vesículas em seu interior. Têm melhor resolução que a radiologia, ultra-sonografia e cintigrafia.

LAPAROSCOPIA ABDOMINOPÉLVIANA

Permite observar o cisto, especialmente quando é superficial, ver as aderências, os deslocamentos dos órgãos etc. Em geral, é um complemento diagnóstico importante, mas não patognomônico.

SOROLOGIA

As reações sorológicas mais utilizadas são hemoagluti-nação indireta (HAI), imunofluorescência (IFI), ELISA, imunoeletroforese (IEF), dupla difusão (DD), eletrosinérese (ES) e imunoeletrotransferência ou *imunobloting* (IET). A hemaglutinação tem uma alta sensibilidade. Sua especificidade é de 88%. A sensibilidade depende da idade da pessoa (menor em crianças), da localização do cisto (menor na localização pulmonar) e da integridade do cisto (os hialinos simples têm sensibilidade mais baixa). A IFI e a ELISA têm sensibilidade e especificidade similar à HAI. Com a IEF, DD e ES pode-se pesquisar o arco 5, que é patognomônico do género *Echinococcus* (Fig. 32.16). A sensibilidade dessas três últimas técnicas de imunoprecipitação que pesquisam o arco 5 é baixa.

O *imunobloting* permite um diagnóstico de certeza ao pesquisar bandas características dessa afecção. Essa técnica, no momento, não é utilizada no diagnóstico de rotina.

A utilização de antígenos específicos, antígenos B e o antígeno 5, tem aumentado a especificidade das reações, mas não sua sensibilidade.

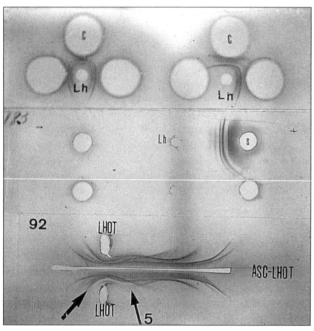

Fig. 32.16 — *Observa-se o arco 5 de Capron, característico do gênero Echinococcus, mediante as reações de eletrosinérese, dupla difusão e imunoeletroforese.*

MÉTODOS DIRETOS

Baseiam-se na observação de elementos do parasita: escólex, acúleos, cutícula, vesículas etc, os quais se observam em cistos complicados, em geral recentemente rompidos.

TRATAMENTO

A cirurgia é o tratamento mais utilizado, mas têm surgido outras terapias à base de quimioterapia, e o PAIR (punção, aspiração, injeção e reaspiração).

A cirurgia deve realizar-se em um centro assistencial que conte com tecnologia avançada. É indicada nos cistos de mais de 10cm de diâmetro, de fácil acesso, superficiais, complicados (infectados, abertos aos brônquios ou à via biliar etc. São também indicações as outras localizações fora da hepática e da pulmonar, tais como no cérebro, ossos etc. Está contra-indicada em hidatidoses múltiplas, pacientes de muita idade e pessoas com afecções hepáticas, renais ou sistémicas severas e em cistos hidáticos pequenos ou medianos, intactos ou inativos, ou que estejam calcificados.

A eleição da técnica cirúrgica depende de cada caso. Cirurgia radical, hepatectomia parcial ou cistectomia permite cura rápida, mas tem maiores riscos intra-operatórios. A cirurgia conservadora baseada em extrair as membranas parasitárias deixando a parede do cisto, com drenagem uni- ou bipolar, tem menor risco, mas recuperação mais lenta. Em geral realiza-se laparotomia, mas também pode-se intervir via laparoscopia. No Chile, a média de hospitalização por hidatidose é de 30 dias, intervalo de tempo que inclui a operação e o pós-operatório.

A terapia medicamentosa realiza-se hoje com albendazol, na dose de 10mg/kg/dia por 30 dias. O radical sulfóxido é o princípio ativo e praticamente não tem efeitos colaterais. É necessário realizar ao menos três aplicações, com um mês de intervalo entre cada uma. O tratamento é utilizado em pacientes inoperáveis. Tem maior rendimento em cistos de menos de 7cm de diâmetro e sem vesículas filhas. Nessa terapia, 30% dos cistos desaparecem, em 30-50% as estruturas degeneram e nas 20-40% restantes, os cistos não experimentam alterações. Sua principal indicação é a terapia pré-cirúrgica para evitar a hidatidose secundária, prática que se aplica universalmente, mas até hoje não existem trabalhos que demonstrem concretamente uma menor frequência de hidatidose secundária com esse tratamento. Em geral, a terapia é iniciada sete a 15 dias antes da intervenção e mantém-se por um a dois meses.

TRATAMENTO POR PUNÇÃO

Antes que se começasse a aplicar a terapia medicamentosa, a punção do cisto estava contra-indicada pelo perigo de choque anafilático e pela hidatidose secundária. Agora já é aceitável puncionar o cisto, aspirá-lo, injetar-lhe substâncias protoscolicidas e reaspirá-lo (PAIR). Essa técnica invasiva aplica-se em cistos visíveis por ecografia e realiza-se sob a tela do televisor. O paciente recebe albendazol por quatro dias e posteriormente punciona-se o cisto sob visão ecográfica, aspirando sem introduzir fármacos protoscolicidas (etanol a 75-95% ou cetrimida 0,5%), já que é difícil calcular o volume do cisto e existem riscos de colangite e embolia.

A eficácia do processo deve-se, possivelmente, à introdução de albendazol em um cisto esvaziado. A terapia medicamentosa deve continuar por um a dois meses. Esse tratamento só requer hospitalização por dois dias para fazer o PAIR.

PROFILAXIA

Pode-se evitar essa infecção. Prova disso, como mostrou-se anteriormente, é a erradicação dessa zoonose em países insulares e a existência de programas de controle em países continentais.

O pilar da profilaxia é a educação da comunidade, desde a infância até o estado adulto, para tomar conhecido o ciclo epidemiológico e modificar hábitos e condutas que favorecem o desenvolvimento da parasitose. Além disso, são fundamentais as ações destinadas a controle dos cães, dos matadouros e o tratamento de animais infectados.

EQUINOCOCOSE ALVEOLAR OU MULTILOCULAR

É a infecção produzida pela larva de *Echinococcus multilocularis,* que caracteriza-se pela invasão infiltrante dos tecidos do homem.

E. Multilocularis

A tênia adulta mede entre l,2-3,7mm de comprimento. Diferencia-se de *E. granulosus* por ser menor, pelo número de testículos, pelo útero sem ramificações e o poro genital localizado no centro da proglote grávida. Diferente da hidátide clássica, a larva dessa espécie cresce por germinações exógenas, invadindo os tecidos, especialmente o fígado. Como é multivesicular, vai provocando a destruição do parênquima. Os hospedeiros definitivos são a raposa polar e a raposa vermelha, e os hospedeiros intermediários, roedores silvestres dos géneros *Microtus* e *Clethrionomys*. O ciclo silvestre é o principal. Existe um ciclo doméstico, de muito menor importância epidemiológica, representado por gatos ou cães como hospedeiros definitivos e pelo rato como hóspede intermediário.

A hidatidose multilocular não provoca reação do hospedeiro, não há adventícia. Ao fazer uma secção notam-se os cistos múltiplos, com escasso líquido e, em geral, sem escólex. Podem existir zonas necrosadas e confluência de cavidades, constituindo uma maior cavidade que pode infectar-se. O parasita cresce até destruir todo o órgão.

Existe nos Estados Unidos, no Canadá, na Rússia, no Japão e na Ásia Central.

A sintomatologia, da mesma forma que na hidatidose univesicular, vai depender do órgão afetado. No diagnóstico de laboratório utilizam-se os mesmos exames indiretos e diretos que na hidatidose por *E. granulosus,* mas com menor rendimento. O tratamento é cirúrgico. A profilaxia é mais difícil por tratar-se de uma parasitose eminentemente silvestre.

BIBLIOGRAFIA

1. Apt W, Perez C, Rycke P. Tratamiento no convencional de la hidatidosis humana. Rev Med Chile 124:1385-1389, 1996.
2. De Rycke P, Apt W, Campano S, Thompson R. Many facets of echinococcosis/hydatidosis. Parasitologia Today 12:295, 1996.
3. Thompson RCA. The biology of echinococcus and hydatid disease. London: George Allen & Unwin (Publishers Ltd.), 1986.
4. Deve F. L'echinococcose primitive. Paris: Masson, 1946.
5. Gemell M, Lowson J, Roberts M. Control of echinococcosis hydatidoses. Present status of worldwide progress. Buli WHO 64:333-339, 1986.
6. Zbigmiew S, Pawlowski. Treatment of cystic echinococosis (CE). Expert Committee Meeting. Al-Ain Union Arabic Emirates, October 1994.

33 Difilobotríase

Sérgio Cimerman
Benjamin Cimerman
Marco Antônio Franco

INTRODUÇÃO

É uma parasitose causada por cestódeos do gênero *Dyphylobothrium*, sendo a espécie *Dyphylobothrium latum* a mais comum. Foi descrita por Linnaeus, em 1758.

TAXONOMIA

Este parasito tem a classificação a seguir:
Filo: *Platyhelminthes*
Classe: Cestoda
Ordem: Pseudophyllidea
Família: Dyphyllobothridae

DISTRIBUIÇÃO GEOGRÁFICA

Esta parasitose intestinal humana é muito comum na Europa Central (Alemanha e regiões da Rússia), sendo encontrada também nos EUA, Japão, Filipinas, América do Sul (Chile e Argentina). No Brasil, relataram-se casos importados de indivíduos provenientes da Suíça e outros locais da Europa.

MORFOLOGIA

O *D. latum* pode chegar a medir até 12m de comprimento, apresentando um escólex de aproximadamente 2 a 3mm de comprimento por 700µ a 1mm de largura em forma de espátula, com dois sulcos, um ventral e outro dorsal, alongados, denominados pseudobotrídias, que são órgãos de fixação (Fig. 33.1).

Seu corpo é segmentado, apresentando anéis num total de até 4.000 em diversas fases de estágio do aparelho reprodutor, sendo os anéis mais proximais chamados jovens, com apenas esboço das estruturas reprodutivas, seguidos dos anéis maduros, que apresentam na região laterodorsal os testículos esféricos em número de 700 a 800, na região lateroventral encontram-se estruturas também esféricas de-

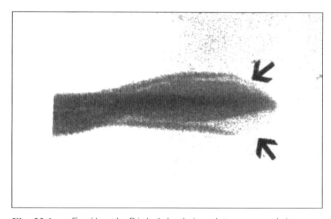

Fig. 33.1 — *Escólex de Diphylobothrium latum com dois pseudobotrideos (seta).*

nominadas glândulas vitelogênicas. Na porção mediana deste anel temos na parte superior o útero, e na base, o ovário.

Os anéis grávidos são as últimas proglotes, sendo estas mais distais e diminutas por se apresentarem retraídas devido à oviposição; nestes anéis observamos o útero e suas ramificações repletas de ovos.

Em todos os anéis encontramos na região mediana ventral dois orifícios genitais: o anterior é o orifício vaginal, e o posterior, o orifício de oviposição denominado tocóstomo (Fig. 33.2).

Os ovos são operculados, de formato elíptico, apresentando ao centro o vitelo formativo e na periferia o germinativo, com dimensões em torno de 45 micras a 65 micras de comprimento (Fig. 33.3).

BIOLOGIA

Os hospedeiros definitivos podem ser: homem, caninos, felinos (leopardo), suínos, ursos e outros.

Trata-se de um parasito com ciclo poli-heteroxênico, necessitando de dois hospedeiros intermediários, sendo o primeiro um microcrustáceo dos gêneros *Cyclops, Diapto-*

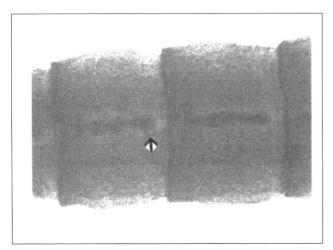

Fig. 33.2 — *Anel maduro de D. latum mostrando poros genitais no meio da região ventral.*

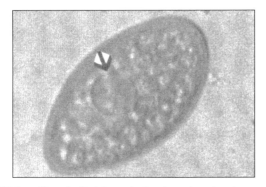

Fig. 33.3 — *Ovo de D. latum, indicado pela seta observa-se o vitelo formativo.*

mus e *Daphia*, e o segundo, um peixe de água doce, principalmente truta e salmão.

O homem infecta-se ao ingerir carne crua de peixe (sushi, sashimi, ceviche) contaminada com a larva da fase plerocercóide ou espárgano.

CICLO BIOLÓGICO

Milhares de ovos são eliminados por dia dos anéis grávidos, através do tocóstomo, na luz do intestino delgado, onde os vermes adultos estão fixados à mucosa, indo para o exterior juntamente com as fezes.

Quando entram em contato com o ambiente aquático os ovos embrionam e dão origem, normalmente em **15** dias à temperatura de **25°C,** a uma primeira larva chamada caracídio, sendo esta esférica, ciliada e móvel; em poucas semanas essa larva é liberada através de abertura do opérculo na água, sendo aí ingerida pelo primeiro hospedeiro intermediário, desenvolvendo-se na cavidade geral do copépode e, em **20** dias, para o segundo estágio larval, mais alongado, denominado procercóide.

O crustáceo, agora ingerido pelo segundo hospedeiro intermediário, salmão ou truta, é digerido, liberando a larva procercóide, que atravessa a parede intestinal do peixe e fixa-se nos músculos, onde se transforma numa larva de terceiro estágio mais alongada com 1 a 2cm de comprimento, esbranquiçada, denominada plerocercóide ou espárgano.

O homem, ao ingerir a carne destes peixes crua e contaminada com a larva plerocercóide ou espárgano, infecta-se e a larva, ao atingir o intestino delgado, fixa-se nas paredes intestinais e evolui para a forma adulta, estando sexualmente madura após cinco a seis semanas da infecção.

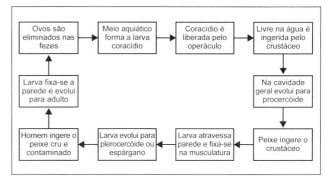

Fig. 33.4 — *Esquema do ciclo biológico do Dyphyllobothrium latum.*

PATOGENIA

A principal ação patogênica deste verme é devida à alta avidez pela vitamina B_{12} e folato e a espoliação destas substâncias na luz intestinal, levando o indivíduo a um estado anêmico megaloblástico denominado anemia botriocefálica.

Sua grande dimensão e o fato de o parasitismo poder ser múltiplo, isto é, por vários vermes, podem fazer com que as lesões sejam graves, com transtorno de trânsito intestinal.

O verme é capaz, possivelmente, de segregar uma substância tóxica que pode destruir hemácias, aumentando o quadro anêmico. A taxa de hemoglobina pode atingir índices muito baixos.

SINTOMATOLOGIA

A maioria dos casos é assintomática ou constituída de quadros leves. Em infecções maciças (1% a 2% dos casos), pode haver desenvolvimento de anemia macrocítica, hipocrô-mica, náuseas, vómitos, também alternância de diarreia e constipação, dores abdominais, vertigens, fraqueza, emagrecimento, tosse e até ataques epileptiformes.

DIAGNÓSTICO

A pesquisa de ovos nas fezes pelo método de sedimentação espontânea é o método de rotina.

É possível o encontro e a identificação de anéis nas fezes do indivíduo parasitado.

TRATAMENTO E CONTROLE

O tratamento de eleição é o uso de niclosamida, podendo ser utilizado o praziquantel em dose única, com altas taxas de cura parasitológica. Administra-se complexo vitamínico e ácido fólico, nos casos que evoluem com anemia megaloblástica, tendo-se remissão desse quadro geralmente após 30 dias da administração do complexo.

A principal medida preventiva é ingerir carne de pescado bem cozida, principalmente nas áreas endémicas. Os cistos do parasito morrem à temperatura de 56°C em cinco minutos ou quando congelados a -20°C em 24 horas.

Outras medidas podem ser somadas a estas:

— os excrementos humanos não podem ser lançados em rios e lagos antes de tratados;
— fiscalizar os pontos de venda do pescado;
— destruir os copépodes hospedeiros intermediários.

BIBLIOGRAFIA

1. Urguthart GM, Arrour J, Duncan JL, Dunn AM, Jennings FN. Parasitologia Veterinária, Rio de Janeiro, Ed. Guanabara Koogan, 140-2, 1990.
2. Neves DP. Parasitologia Humana, Rio de Janeiro, 8ª edição, Editora Atheneu; 240, 256-7; 1991.
3. Fortes E. Parasitologia Veterinária, São Paulo, 3ª edição, Editora ícone; 219-22; 1997.
4. Cimerman B, Franco MA. Atlas de Parasitologia — Artrópodes, Protozoários e Helmintos, São Paulo, 1ª edição, Editora Atheneu; 66, 1999.
5. Cueto HM. Difilobotriase. In: Veronesi R, Foccacia R. Tratado de Infectologia, São Paulo, 1ª edição, Editora Atheneu, 1348-50, 1997.
6. King CH. Cestodes infections. In: Bennet, JC, Plum F. Cecil Textbook of Medicine, 20ª ed. Philadelphia: WB Saunders, 1922-7, 1996.
7. Barnes RD. Zoologia dos Invertebrados, São Paulo, 4ª edição, Livraria Rocca, 260, 1984.

34 Dipilidose

Sérgio Cimerman
Benjamin Cimerman
Marco Antônio Franco

INTRODUÇÃO

A dipilidose é uma parasitose intestinal muito comum em cães e gatos, causada pelo *Dypilidium caninum* (Linnaeus, 1758; Leuckart, 1863 e Railliet, 1892).

TAXONOMIA

O *Dypilidium caninum* possui a seguinte classificação:
Filo: Platyhelminthes
Classe: Cestoda
Subclasse: Eucestoda
Ordem: Cyclophyllidea
Família: Dilepididae

DISTRIBUIÇÃO GEOGRÁFICA

Casos são relatados no Pólo Ártico, Neoártico, Oriental, Etiópia Neotropical, Austrália, Ilhas da Oceania, Europa Ocidental, África, América do Norte e Sul. Já foram relatados mais de 150 casos no mundo.

MORFOLOGIA

Verme segmentado com dimensões que variam de 15 a 70cm de comprimento com 2 a 4mm de largura, atingindo o tamanho máximo num período de 25 dias, possui o corpo dividido em cabeça ou escólex, colo ou pescoço, segmentos que variam de 60 a 170 proglotes denominadas anéis jovens, anéis maduros, sendo os últimos os anéis grávidos, esse anéis medem de 8 a 23mm de comprimento. As proglotes possuem bordos convexos, sendo alongados como um grão de arroz; encontramos nestas proglotes dois conjuntos de órgãos genitais, apresentando na região lateral e mediana dos anéis dois poros genitais, sendo um de cada lado. No escólex observa-se um rostro retrátil com três a sete coroas de acúleos, os maiores medindo de 12 a 15 micras e os menores cerca de 6 micras e quatro ventosas através das quais o verme fixa-se à parede intestinal. É comum encontar-se escoleces desprovidos de acúleos.

Os anéis maduros apresentam duplos órgãos genitais, onde numerosos testículos são envolvidos pelas malhas da rede uterina (Fig. 34.1).

Nos segmentos finais estão os anéis grávidos, onde encontramos estruturas em formas de cápsula, chamadas cápsulas ovígeras, contendo quantidades de ovos que variam de 10 a 30. Os ovos são arredondados, medindo de 20 a 23 μm de diâmetro, contendo no seu interior uma oncosfera (Fig. 34.2).

BIOLOGIA

Cães e gatos são os hospedeiros definitivos desse parasito. O homem, principalmente crianças, pode acidentalmente infectar-se com esse parasito.

Os hospedeiros intermediários são espécies de pulgas: *Ctenocephalides canis*, *Ctenocephalides felis*, *Pulex irritam* e malófagos (falsos-piolhos) como o *Trichodectes canis*.

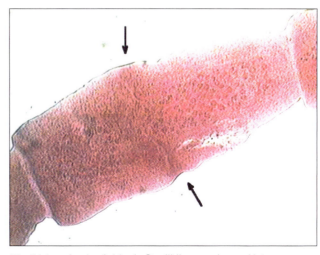

Fig. 34.1 — *Anel grávido de Dypilidium caninum. Notar os poros genitais indicados pelas setas.*

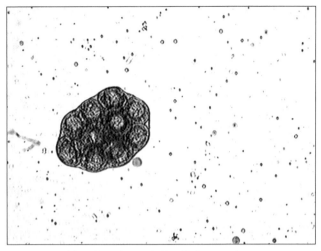

Fig. 34.2 — *Cápsula ovígera do Dypilidium caninum.*

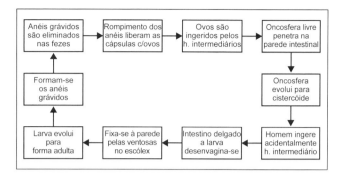

Fig. 34.3 — *Esquema do ciclo biológico do Dypilidium caninum.*

O verme adulto é encontrado preso à parede do intestino delgado do hospedeiro definitivo e a larva do tipo cisticercóide é observada nos hospedeiros intermediários.

Ciclo Biológico

Os segmentos grávidos são eliminados nas fezes ou, na ausência de defecação, através do canal anal do hospedeiro definitivo, isolados ou agrupados, sendo muito ativos, no animal esses anéis podem movimentar-se na região caudal.

Os ovos estão em cápsulas ovígeras dentro dos anéis, em número médio de 20, podendo estas cápsulas ser eliminadas quando do rompimento ou desintegração dos anéis.

Esses ovos são ingeridos pelos hospedeiros intermediários, e no caso das pulgas, que são hematófagas picadoras sugadoras, os ovos são ingeridos somente pelas larvas, que são mastigadoras; já no caso do malófago, por ser mastigador, a ingestão pode ser efetuada também pelo inseto adulto ou em qualquer outro estádio de vida.

No intestino do malófago a oncosfera é liberada, atravessa a parede e atinge a hemocele, onde se desenvolve para larva cisticercóide, levando para isso um período de 30 dias; na larva da pulga a oncosfera segue o mesmo caminho, mas aloja-se no tecido adiposo, aumentando seu volume, inclusive durante a fase pupal da pulga, sofrendo evolução somente quando a pulga atingir sua maturidade, levando para isso vários meses.

Ao ingerir a pulga ou o malófago contendo a larva cisticercóide, o hospedeiro definitivo se infecta. No intestino delgado a larva desenvagina-se, originando o cestódeo adulto; a eliminação dos primeiros segmentos pode ocorrer entre três e quatro semanas (Fig. 34.3).

PATOGENIA

O verme adulto é pouco patogênico e até mesmo apatogênico; somente em grande colonização pode causar danos.

No animal causa desconforto quando do desprendimento dos anéis grávidos, que rastejam desde o ânus.

Quando em infecções maciças pode causar irritação da mucosa ou mesmo ataques epileptiformes, chegando a ocasionar invaginação intestinal e obstrução.

SINTOMATOLOGIA

No animal é comum o ato de esfregar o períneo. O cão infectado adquire o hábito de esfregar o ânus no chão, embora isso ocorra também devido a outras causas que não o parasitismo.

No homem os sintomas podem ser: diarreia, urticária, febre e eosinofilia.

DIAGNÓSTICO

O encontro e a identificação dos anéis grávidos são uma das formas de diagnóstico laboratorial, sendo observados os órgãos genitais duplos com o auxílio de uma lupa. O rompimento desse anel pode revelar as cápsulas ovígeras, contendo cerca de 20 ovos, e os mesmos podem ser encontrados através dos métodos de sedimentação.

TRATAMENTO E CONTROLE

Por não ser o hospedeiro natural, no homem o verme é facilmente expulso, algumas vezes com o uso apenas de purgativo. Quando necessário, um tenicida pode ser usado; os mais comuns são: niclosamida e praziquantel.

Concomitantemente é necessário o tratamento de animais infectados e a eliminação dos insetos através do uso de inseticidas nos animais parasitados e no local habitual de repouso deles.

BIBLIOGRAFIA

1. Urguthart GM, Arrour J, Duncan JL, Dunn AM, Jennings FN. Parasitologia Veterinária, Rio de Janeiro, Ed. Guanabara Koogan, 140-2, 1990.
2. Neves DP. Parasitologia Humana, Rio de Janeiro, 8ª edição, Editora Atheneu; 240, 256-7; 1991.
3. Fortes E. Parasitologia Veterinária, São Paulo, 3ª edição, Editora ícone; 219-22; 1997.
4. Pessoa SB, Martins AV. Parasitologia Médica, Rio de Janeiro; 11ª edição; Editora Guanabara Koogan; 488-90; 1982.
5. Cimerman B, Franco MA. Atlas de Parasitologia — Artrópodes, Protozoários e Helmintos, São Paulo, 1ª edição, Editora Atheneu; 66, 1999.
6. Dr. Greene's House Cali, 199, Web site.
7. Carlo Denegri Foundation, Atlas of Medical Parasitology, 2000, Web site.
8. Fernando Gabriel Ranea, Microbiologia outside, 2000, Web site.
9. Instituto de Biociência do Estado de Ohio, EUA, 2000, Web site.

35 Paragonomíase

Sérgio Cimerman
Benjamin Cimerman
Marco Antônio Franco

INTRODUÇÃO

Doença parasitária causada por trematódeo do género *Paragonimus*, com cerca de 10 espécies, causando doença humana, sendo a *Paragonimus westermani* a mais comum, e o *Paragonimus peruvianus*, a mais difundida na América do Sul, ocorrendo de maneira endêmica no Peru. No Brasil, têm sido relatados casos no Mato Grosso, normalmente em imigrantes japoneses.

O primeiro caso humano foi relatado por Barron, em 1910, no Peru.

TAXONOMIA

Os parasites destes géneros são taxonomicamente classificados:

Filo: *Platyhelminthes*
Classe: Trematoda
Ordem: Prosostemata
Superfamília: Troglotrematoda
Família: Troglotrematidae

DISTRIBUIÇÃO GEOGRÁFICA

A espécie *P. westermani* ocorre no Extremo-Oriente e outras espécies de *Paragonimus* podem ser encontradas na Ásia, especialmente na China, Coreia, Índia, Japão, Laos, Filipinas, Srilanka, Taiwan, Tailândia, Vietnã, também na África Centro-Ocidental, América do Sul, incluindo Equador, Peru e Venezuela.

A Organização Mundial de Saúde estima que 20 milhões de pessoas estão com paragonomíase.

MORFOLOGIA

O verme adulto normalmente é marrom-avermelhado, tem a forma de barril, com dimensões que variam de 7,5mm a 16mm de comprimento e 4mm a 8mm de largura, corpo coberto por espinhos cuticulares, apresentando ventosa oral continuada por uma faringe e esôfago curto.

O intestino é duplo, distribuído nas laterais do corpo do verme, terminando em fundo cego. Um pouco antes da parte central do corpo do verme tem-se a ventosa ventral, um ovário ramificado, um útero, as glândulas vitelogênicas são fartas e laterais, os testículos duplos são maiores que o ovário. O poro genital se abre atrás da ventosa ventral (Fig. 35.1).

Os ovos são de cor amarelada, ovalados, apresentando um opérculo, medindo aproximadamente 90 micras de comprimento por 50 micras de largura, sendo eliminados normalmente não embrionados para o meio ambiente (Fig. 35.2).

BIOLOGIA

Diversos animais selvagens são reservatórios deste parasito: gambá, raposa, e também animais domésticos, como cão, gato, porco.

Possui dois hospedeiros intermediários: o primeiro são caramujos como o *Pyrgophorus, Melania, Ampullaria* e caranguejos de água doce, e como segundo hospedeiro, destacam-se aqui as espécies de caranguejos: *Hypodobocera chilenensis, H. eigenmanni, H. gracilignatha, Pseudotelphusa tristemi, P. magna, Eliocheia, Parathelphusa*, também é segundo hospedeiro intermediário lagostas do gênero *Astacus*.

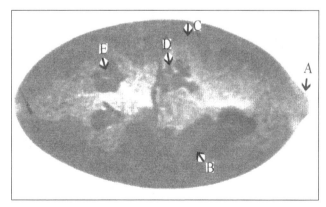

Fig. 35.1 — *Verme adulto de Paragonimus westermani apresentando: A = ventosa oral; B = útero com ovos; C = glândulas vitelogênicas; D = ovário; E = testículos.*

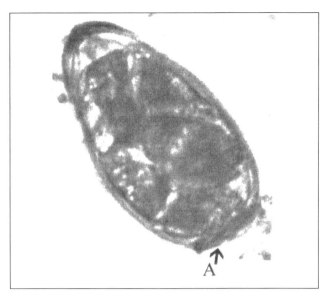

Fig. 35.2 — *Ovo de Paragonimus westermani com opérculo (seta A).*

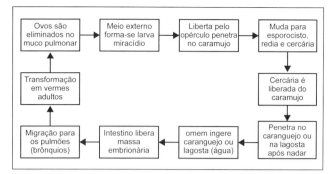

Fig. 35.3 — *Esquema do ciclo biológico do Paragonimus westermani.*

A infecção no homem dá-se pela ingestão de crustáceos crus (caranguejos ou lagostas), contendo a metacercária infectante, incluindo os utensílios de cozinha usados para o preparo dos pratos bem como outras fontes de infecção.

Ciclo Biológico

Os ovos são eliminados dos brônquios pelo muco, ou quando ingeridos são eliminados nas fezes.

No meio externo, aproximadamente em duas semanas, forma-se a larva miracídio, que sai do ovo pelo opérculo e após nadar algumas horas penetra no caramujo, onde evolui passando pelas fases: esporocisto, rédias, produzindo finalmente as cercarias.

As cercarias após aproximadamente 12 semanas liberam-se do caramujo e penetram no caranguejo ou na lagosta transformando-se em metacercária.

Quando esses últimos hospedeiros infectados são ingeridos pelo homem, ocorre a infecção.

A metacercária pode por algum processo mecânico ser liberada do segundo hospedeiro intermediário e ficar livre na água e viável por aproximadamente três semanas e, portanto, infectando o homem quando a água contaminada for ingerida.

A metacercária rompe-se no intestino, libera a massa embrionária que penetra na parede e migra através da cavidade peritoneal e do diafragma até a cavidade pleural e os pulmões, onde se transforma em verme adulto. O tempo decorrido entre a infecção e nova oviposição é de 65 a 90 dias.

As infecções podem persistir por cerca de 20 anos nos humanos e, ocasionalmente, outros lugares são envolvidos além do pulmão (Fig. 35.3).

PATOGENIA

O local mais comum de instalação do *Paragonimus* é o parênquima pulmonar, porém pode haver localização ectópica atingindo o cérebro, coração, e a medula espinhal, onde as manifestações são mais graves.

Os adultos causam uma inflamação não proliferativa no pulmão e tecido conexivo, que pode ser confundido com tuberculose.

Ao migrar causam peritonite eosinofílica, miosites, pleurites e hemorragia pleural multifocal.

Pode haver hiperplasia do epitélio bonquiolar e pneumonia granulomatosa eosinofílica crónica, associada com os ovos degenerados, seguidas de lesão fibrótica.

SINTOMATOLOGIA

As manifestações clínicas da fase crónica traduzem-se em tosse e expectoração hemoptóica, além disso podem acompanhar outros sintomas, como dor torácica, febre, anorexia, perda de peso, astenia, dispneia.

A consequência mais séria é o acometimento cerebral, que inclui cefaléia, náuseas, vômitos, distúrbios visuais, paralisias, convulsões focais ou generalizadas, podendo em algumas circunstâncias levar o paciente a óbito.

DIAGNÓSTICO

O diagnóstico é realizado pela demonstração de ovos no escarro. Os ovos podem, ocasionalmente, ser encontrados em fezes, fluidos de efusão ou material de biopsia.

Em pacientes com baixa quantidade de ovos é necessário utilizar técnica de concentração.

Nos processos de biópsia é possível, através da identificação do espécime adulto, confirmar-se o diagnóstico.

A radiografia revela, após 34 semanas de infecção, lesão em forma de moeda.

Nos casos de cistos no cérebro pode-se valer de provas intradérmicas e técnicas imunológicas, como reação de fixação de complemento e provas de imunodifusão.

Atualmente são listados métodos de dot ELISA para detecção de antígenos parasitários.

TRATAMENTO E CONTROLE

O bitinol é uma droga eficaz para erradicar o parasito, promovendo melhora da sintomatologia e negativação do escarro a partir do terceiro dia. Atualmente pode-se utilizar outra opção que é o praziquantel.

Como medidas profiláticas pode-se:
— impedir que cães e gatos comam lagosta;
— utilização de moluscocidas para combater o hospedeiro intermediário;
— cozinhar bem os crustáceos de água doce, sendo esta última maneira mais eficaz de combater a infecção, uma vez que o número de hospedeiros e reservatórios é muito grande.

BIBLIOGRAFIA

1. Urguthart GM, Arrour J, Duncan JL, Dunn AM, Jennings FN. Parasitologia Veterinária, Rio de Janeiro, Ed. Guanabara Koogan, 140-2, 1990.
2. Pessoa SB, Martins AV. Parasitologia Médica, Rio de Janeiro; 11ª edição; Editora Guanabara Koogan; 488-90; 1982.
3. Garcia LS, Baucknea DA. Liver and lung trematodeo. In: Diagnostic Medicai Parasitology, 2th Ed. Washington: American Society for Microbiology, 317-21 1993.
4. Guzman JR. Paragonomiase, In: Veronesi R, Focaccia R. Tratado de Infectologia, São Paulo, 1a edição, Editora Atheneu, 1433-8, 1997.
5. Mahmoud AAF. Liver intestinal and lung fluke infection. In: Bennet JC, Plum F. Cecil Textbook of Medicine, 20th. Ed. Philadelphia, WA Saunders, 1931-4, 1996.
6. Dr. Greene's House Cali, 199, Web site.
7. Carlo Denegri Foundation, Atlas of Medical Parasitology, 2000, Web site.
8. Fernando Gabriel Ranea, Microbiologia Outside, 2000, Web site.
9. Instituto de Biociência do Estado de Ohio, EUA, 2000, Web site.

36 Ascaridíase

Léa Camillo-Coura
Heleno Tinoco de Carvalho

INTRODUÇÃO

Em 1947, Stoll tentou avaliar a incidência do parasitismo humano pelos helmintos. Calculou que 644 milhões de pessoas estavam infectadas com *Ascaris lumbricoides,* 456 milhões com ancilostomídeos, 355 milhões com *Trichuris trichiura,* 208 milhões com *Enterobius vermicularis* e 35 milhões com *Strongyloides stercoralis.* O *A. lumbricoides* é o maior destes parasites e também o mais comum. É encontrado em todos os grupos etários, porém sua frequência é mais acentuada nas crianças.

Dados mais recentes da OMS revelam uma prevalência total de um bilhão de indivíduos infectados com *Ascaris lumbricoides,* 900 milhões com ancilostomídeos e 500 milhões com *Trichuris trichiura*[17]. No Brasil, em 1970, para uma população estimada em 90 milhões de habitantes, havia 54 milhões de infectados por A. *lumbricoides,* 32 milhões por *Trichuris trichiura* e 24 milhões por ancilostomídeos. Em 1988, em estudo multicêntrico realizado no Brasil, foram analisadas 18.151 amostras de fezes de escolares entre sete e 14 anos em vários estados do território nacional: 56,5% encontravam-se parasitados pelo *A. lumbricoides,* 51,1% pelo *T. trichiura* e 10,8% por ancilostomídeos.

Altos índices de prevalência por um ou mais dos geo-helmintos têm sido publicados recentemente, originários de grandes áreas do mundo. Na ausência de observações em contrário, pode-se admitir que nas regiões tropicais e subtropicais as enteroparasitoses figuram entre as influências capazes de retardar o desenvolvimento da comunidade.

A ascaridíase é, portanto, uma infecção extremamente disseminada e pode levar a quadros clínicos sumamente graves e mesmo fatais. É muito comum, contudo, a adoção a seu respeito de atitude de tolerância e mesmo de certa indiferença, inclusive por parte da classe médica.

O PARASITO

Ascaris lumbricoides Linnaeus, 1758, é parasito de distribuição cosmopolita, vulgarmente denominado lombriga, sendo o maior nematódio intestinal do homem.

Ascaridíase é, portanto, parasitose humana produzida pelo nematóide *Ascaris lumbricoides,* da família *Ascarididae.* De acordo com Katz *et al.* (1982), uma das primeiras descrições do parasito foi feita por Tyson, em 1683, que o denominou *Lumbricus teres;* Linnaeus (1758) designou-o *Ascaris lumbricoides* (Tabela 36.1).

Tabela 36.1
Classificação Sistemática do *A. lumbricoides*

Filo	Nematoda
Classe	Nematoda
Ordem	Ascaridida
Superfamília	Ascaridoidea
Família	Ascarididae
Subfamília	Ascaridinae
Gênero	Ascaris
Espécie	A. lumbricoides

MORFOLOGIA

De coloração amarelo-rosada, o exemplar adulto possui, como os demais *Ascarioidea,* três lábios em sua extremidade anterior. Apresenta uma cutícula lisa, finamente estriada, e duas linhas brancas lateralmente distribuídas ao longo do corpo. O verme macho adulto é um pouco menor do que a fêmea, medindo de 15 a 30cm de comprimento por uma largura máxima de 4mm; tem a extremidade posterior afilada e encurvada ventralmente sob a forma de gancho; dois espículos laterais curvos com cerca de 2mm de comprimento podem ser notados emergindo da cloaca, em cuja vizinhança se observa grande número de pequenas papilas (Fig. 36.1). A fêmea mede de 35 a 40cm de comprimento com largura máxima de 5mm; apresenta a extremidade posterior cônica e retilínea, o que facilmente a distingue do macho (Fig. 36.2); possui vulva pequena, situada ventralmente à altura da união dos terços anterior e médio do corpo, vagina dividida em dois ramos, a porção proximal funcionando como útero, a parte média correspondendo ao oviduto e a parte distai ao ovário.

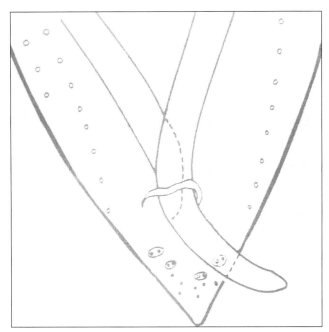

Fig. 36.1 — *Extremidade posterior do macho (apud Pessoa).*

O verme adulto vive na luz do intestino delgado do homem, onde presumivelmente se alimenta do conteúdo intestinal circundante, pelo período de seis meses ou mais; capaz de se locomover de um lado para o outro, este nematelminto não se fixa à mucosa. O *Ascaris* mantém-se em posição adotando a forma de U ao invés de C, exercendo pressão contra a parede intestinal como se fosse mola.

O número de parasitas albergados por um indivíduo é variável, podendo atingir, nos casos mais intensamente parasitados, o total de 500 a 600 vermes adultos.

As fêmeas eliminam grande quantidade de ovos por dia, cerca de 200 mil, e o seu útero grávido pode conter um total de 27 milhões de ovos.

Os ovos expulsos com as fezes não são infectantes para o homem, pois mesmo eliminados fecundados não são embrionados. Têm forma arredondada ou ovalada, são amarelo-pardacentos e medem cerca de 60µ de comprimento por 45м de largura; são envolvidos por uma membrana de duplo contorno, rodeada por uma camada albuminosa rugosa ou mamilonada, que se apresenta de coloração marrom por absorver pigmentos biliares de fezes. Os ovos viáveis (férteis) contêm uma célula (ovo) grande, fertilizada e não-segmentada, retida por membrana vitelina muito resistente, o que pode permitir sua viabilidade por meses e até anos.

Os ovos infecundos são comumente provenientes da infecção humana exclusiva por fêmeas de *Ascaris lumbricoides* ou da infecção pela qual sofreram ação medicamentosa ou em senectude; são geralmente mais alongados, rodeados por uma membrana albuminosa mais delgada (às vezes ausente); contêm célula atrofiada com uma quantidade de grânulos refráteis.

CICLO BIOLÓGICO (FIG. 36.3)

O ovo fecundado, eliminado pelas fezes, exige certas condições do meio externo para seu completo desenvolvi-

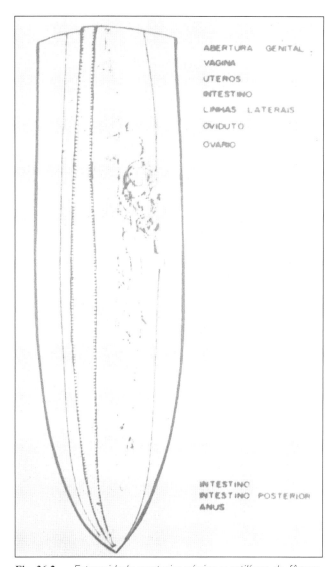

Fig. 36.2 — *Extremidade posterior cónica e retilínea da fêmea. Órgãos genitais nos 2/3 posteriores do corpo (apud Pessoa).*

mento: temperatura em torno de 30 a 35°C, certo grau de umidade e oxigénio. Os ovos do *Ascaris* são resistentes ao frio, morrendo, ao contrário, em aproximadamente uma hora se expostos à temperatura constante superior a 45°C; resistem de certo modo à dessecação — principalmente se não submetidos a temperatura muito elevada —, pois retomam a sua cadeia evolutiva desde que recolocados em meio úmido; são também resistentes a uma variedade de agentes físicos e químicos.

Encontrando o ovo condições favoráveis ao seu desenvolvimento, em cerca de 12 dias desenvolve-se no seu interior uma primeira larva — rabditóide — que, dentro de uma semana, sofre mutação para uma segunda e terceira larva rabditóide; esta larva, que retém a cutícula como uma bainha, é a larva *infectante*.

O homem é capaz de infectar-se ao ingerir água ou vegetais crus poluídos com ovos contendo a forma larvária infectante; as crianças, frequentemente mais infectadas que os adultos, podem também contaminar as mãos no solo poluí-

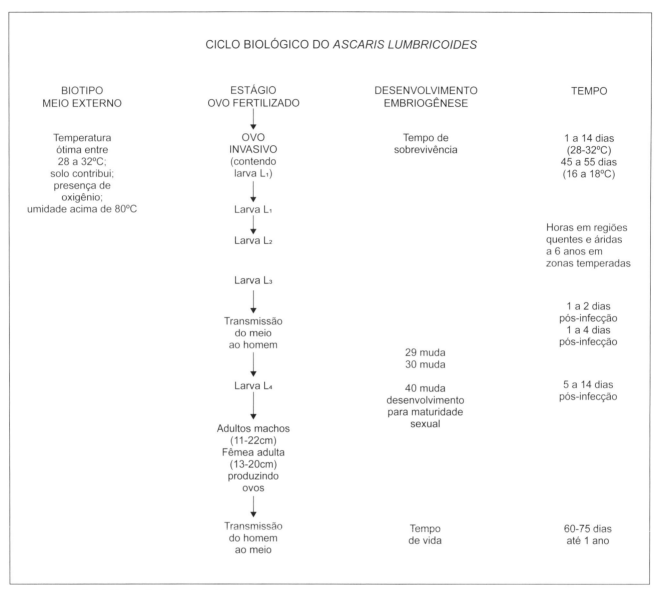

Fig. 36.3 — Ciclo biológico do A. lumbricoides.

do, levando, desta maneira, os ovos à boca através dos dedos ou ainda pelo hábito da geofagia, frequente nas de menor idade. Se o solo é fino e o clima seco, os ovos embrionados podem ser carreados com a poeira através das correntes de ar e atingir o trato gastrointestinal pela faringe.

Os ovos ingeridos atravessam o estômago, e as larvas se liberam no intestino delgado, apresentando, nesta ocasião, um esôfago filiforme. Atravessam a parede do intestino e, penetrando na circulação através dos linfáticos e das vênulas mesentéricas, são levadas ao coração direito e deste aos pulmões, permanecendo nos alvéolos por alguns dias, durante os quais sofrem duas mudas; passam, então, aos bronquíolos, brônquios e à traqueia, chegando à epiglote, sendo eliminadas com a saliva ou deglutidas; nesta circunstância, vão ao esôfago, estômago e intestino, onde se alimentam de seu conteúdo semidigerido e sofrem uma quarta muda. Esta migração larvária leva cerca de 10 dias e, ao retornarem ao intestino, as larvas, resistentes aos sucos digestivos, medem aproximadamente 10 vezes o seu tamanho original, atingindo então 2mm de comprimento.

Decorridos aproximadamente dois meses a dois meses e meio desde o momento da infecção, os parasites atingem sua plena maturidade, sendo capazes de reiniciar o ciclo evolutivo.

Deve-se lembrar que *o Ascaris lumbricoides* do porco — *Ascaris suum* —, embora morfologicamente idêntico ao *Ascaris lumbricoides* do homem, é incapaz de completar seu ciclo evolutivo neste hospedeiro, determinando apenas fenômenos pneumônicos. São, portanto, espécies distintas, embora morfologicamente semelhantes. Há, no entanto, referências sobre a possibilidade de maturação do *Ascaris suum* no homem. Takata, em 1951, reconheceu a variedade suína em sete entre 17 voluntários inoculados com a ingestão de 25 ovos cada um. Na sua migração pelo fígado e pulmões, as larvas do *A. suum* podem certamente determinar quadros de *larva migrans visceralis*. Foram realizados estudos de cariótipos obtidos de crianças e de porcos, encontrando-se diferença nos cromossomos sexuais. Estudos recentes referem que os ciclos de transmissão do *Ascaris* nos humanos e suínos são distintos e encontram um gene modificado entre os genomas nucleares desta espécie utilizando técnicas de biologia molecular (PCR); estes estudos vêm reforçar a hipótese de serem *A. lumbricoides* e *A. suum* espécies diferentes.

EPIDEMIOLOGIA

A ascaridíase é uma das helmintíases mais comuns no Brasil, senão a mais comum. O mesmo se pode dizer para todo o mundo, especialmente para as regiões tropicais e subtropicais da Terra. Nesta faixa, a incidência na população global quase nunca é inferior a 20% e em certos períodos etários (dois a quatro anos), principalmente em coletividades de baixo nível socioeconômico, com a prevalência ultrapassando facilmente os 80%.

A infecção ascaridiana tem em comum com outras geo-helmintíases alguns aspectos epidemiológicos como o de ser adquirida pela ingestão de ovos infectantes do solo. Este aspecto tem um forte apoio no quadro clínico apresentado pela ascaridíase, uma vez que depende da idade do paciente, da ocorrência simultânea de mais de uma geo-helmintíase e, ocasionalmente, da presença de doença não-infecciosa no mesmo paciente (intoxicações adquiridas pela via oral).

O desenvolvimento do ser humano, não se considerando a que grupo racial ou cultural pertença, passa por um período aparentemente normal de *dirt-eating*. Em muitas áreas, esta fase vai dos 10 meses aos quatro anos. Neste interregno comem-se imundícies deliberadamente, em contraste com épocas posteriores da vida, quando só por acidente isto acontece. Assim, ascaridíase e outras geo-helmintíases que reconhecem o mesmo modo de transmissão incidem mais comumente em crianças entre um e quatro anos de idade, na maioria das áreas endêmicas. Em alguns lugares, face a peculiaridades do padrão cultural, como a utilização de fezes humanas como fertilizante e a ingestão costumeira de vegetais crus, a prevalência das geo-helmintíases pode ser grande em todos os grupos etários. Mesmo em tais circunstâncias, as infecções severas e clinicamente significativas são mais incidentes em crianças na faixa etária referida.

A grande resistência do ovo do *Ascaris lumbricoides*, ao lado dos motivos já apresentados, contribui para que a ascaridíase seja uma helmintíase de extensa distribuição geográfica.

O ovo do *Ascaris lumbricoides* tem morte instantânea a 68°C (isto é, temperatura capaz de torná-lo inviável em fração de segundo). O índice de sobrevida à temperatura ligeiramente mais baixa é considerável e, a 65°C, mais de 90% sobrevivem. Em temperatura apropriada e alto grau de umidade, o ovo alcança seu desenvolvimento até se tornar embrionado e ser imerso em água, liberando a larva; entretanto, a infecção normalmente só se verifica pela ingestão do ovo contendo a larva infectante. Esta fase é notavelmente resistente a temperaturas extremas e à ação de influências químicas. Os ovos não se tornam embrionados a temperaturas abaixo de 18°C, porém ovos não-embrionados expostos cerca de 40 dias a 23°C desenvolvem a larva normalmente ao se elevar a temperatura; todavia, aqueles expostos por longo tempo a baixa temperatura antes da elevação formam larvas de vida curta. Ovos embrionados, por outro lado, podem sobreviver por 10 e não por 20 dias expostos a 20°C abaixo de zero e por 30 dias a 10°C abaixo de zero.

Não é bem conhecido o efeito da umidade sobre as fases livres dos geo-helmintos. Conquanto todas requeiram certo grau de umidade, a quantidade nunca foi medida. Isto é verdadeiro também para o efeito do espectro eletromagnético na faixa dos raios visíveis e ultravioleta. Há indicações, no entanto, de que a radiação ultravioleta na chamada faixa germicida tem algum efeito deletério sobre os ovos de *Ascaris* e enteróbios.

Certos fatos parecem indicar que os nematóides são mais ativos em solo arenoso que argiloso, todavia os ovos de *Ascaris* sobrevivem melhor neste último. É provável que a maior porosidade e aeração dos terrenos arenosos favoreçam a migração das larvas, mas a mortalidade dos ovos é maior, pois são submetidos a condições de dessecação mais intensas. Os solos argilosos retêm melhor a água e favorecem a sobrevivência dos ovos. Assim, de certo modo, o solo se comporta para estes elementos da mesma forma que um hospedeiro intermediário.

Em cerca de duas semanas, sob condições de ambientes ideais, os ovos se tornam infectantes. Em resumo, a velocidade de desenvolvimento e a persistência de ovos infectantes no solo dependem seja das condições do ambiente (umidade, temperatura, incidência de luz), seja do clima ou ainda da qualidade do solo.

Os ovos de *A. lumbricoides* e de outros helmintos podem ser encontrados em móveis, piscina, frutos, vegetais, banheiros públicos, papel-moeda, moedas, entre outros, o que seria de importância para a transmissão. Há relatos da ocorrência de dois pequenos surtos de ascaridíase na Finlândia atribuídos à presença de ovos férteis em vegetais importados.

A transmissão da mãe ao feto *in utero* é pouco provável, havendo, contudo, relatos em Formosa e na Índia que sugerem a possibilidade de infecções do feto através da mãe portadora de ascaridíase.

Destaque-se que a intensidade da infecção, expressa pela carga parasitária, contribui de forma determinante para a dinâmica da transmissão das parasitoses, sendo os indivíduos mais intensamente parasitados as principais fontes de infecção do meio ambiente. Diversos modelos matemáticos têm sido utilizados no estudo da epidemiologia e do controle da ascaridíase; indivíduos com baixas cargas parasitárias, quando se reinfectam, tendem a fazê-lo com pequenas cargas, enquanto pessoas fortemente parasitadas tendem a readquirir infecções graves e com elevada carga parasitária. Estudos recentes sugerem a influência de grupos sanguíneos na prevalência e intensidade da infecção por A. *lumbricoides*.

Conhecida que é a existência de infecções cujo modo de transmissão é idêntico ao da ascaridíase — a tricuríase e a *larva migrans visceralis* —, não é surpreendente que ocorram simultaneamente no mesmo indivíduo.

Serve, ainda, a maior ou menor prevalência destas geo-helmintíases em um domicílio para se avaliar o grau de limpeza e higiene doméstica e, quando ampliamos o mesmo conceito para comunidades maiores, temos uma medida das condições de desenvolvimento socioeconômicas e culturais do país, da região, do continente etc.

MANIFESTAÇÕES CLÍNICAS

Consideram-se, geralmente, as manifestações decorrentes da *fase larvária* e aquelas por ação do *verme adulto*.

As *larvas*, como se sabe, são capazes de penetrar na parede intestinal para atingir a veia porta, podendo-se esperar manifestações intestinais. Faltam, todavia, relatos sobre os aspectos clínicos nesta fase.

A produção de quadro clínico como resultado da migração transpulmonar de larvas depende provavelmente do número de larvas, do número de larvas desintegradas e do grau de sensibilidade do paciente. Comumente, nenhum sintoma é referido. Infecções moderadas dão lugar, por vezes, à tosse que evolui com alterações radiológicas que são mais frequentes nos casos agudos graves. Nestas condições, ocorrem queixas sugestivas de infecção do aparelho respiratório, tais como febre, tosse, dispneia, dor torácica, associadas a roncos, sibilos e moderada ou intensa eosinofilia. O diagnóstico baseia-se no achado de larvas no escarro e, na criança pequena, no lavado gástrico. Nesta fase, nenhum tratamento é efetivo, e a recuperação em geral se dá lenta e espontaneamente após uma semana, mais ou menos. É possível que alguns casos diagnosticados como bronquite ou broncopneumonia em regiões tropicais mostrando resposta lenta ou negativa aos antibióticos possam ser exemplos de ascaridíase pulmonar aguda. Por vezes, o diagnóstico se faz retrospectivamente pelo aparecimento dois a três meses mais tarde, de ovos de *Ascaris lumbricoides* nas fezes de uma criança previamente negativa.

Tem sido sugerido que as larvas do *A. lumbricoides* possam ser levadas pela corrente circulatória a sítios ectópicos como o cérebro e os rins. De acordo com os conhecimentos atuais, é provavelmente raro que isto ocorra face à ausência quase total de dados clínicos, às dimensões do elemento parasitário e a que tais localizações aberrantes surgem com mais frequência na síndrome da *larva migrans visceralis* que na ascaridíase.

Ao curso de migração normal, as larvas passam pelo fígado. Admite-se, sem prova direta, que a hepatomegalia em crianças de regiões tropicais pode muitas vezes ser o resultado de contínuas passagens trans-hepáticas de larvas em infecções intensas ou repetidas.

Embora não ocasionada pela infecção ascaridiana, foi mostrado que crianças que ingerem ovos de nematóides de cães ou gatos *(Toxocara canis* ou *Toxocara cati)* podem desenvolver a síndrome da *larva migrans visceralis*, caracterizada por febre persistente e moderada, hepatomegalia, eosinofilia intensa (±94%), hiperglobulinemia e mal-estar geral. Outras manifestações podem ocorrer em consequência da formação de granulomas em diversos pontos do organismo, como o olho, o cérebro (convulsões) etc. Crianças assintomáticas com hepatomegalia e eosinofilia devem ser mais exploradas do ponto de vista clínico-laboratorial.

Uma grande variedade de quadros clínicos pode ser produzida pelo *verme adulto*, dependendo a intensidade dos mesmos da carga parasitária e das condições do hospedeiro.

A ascaridíase intestinal é bem tolerada pela grande maioria dos pacientes. O ranger de dentes noturno e a sensação de picadas no nariz, largamente admitidos como sendo devidos ao parasitismo pelo *A. lumbricoides*, são também encontrados em crianças sem ascaridíase, carecendo portanto de valor.

Mais aceitável é o chamado *habitus* ascaridiano, que consiste na acentuação da lordose lombar e abdome proeminente. O grande número de helmintos no intestino poderia naturalmente aumentar o conteúdo abdominal. Se eles na verdade interferem com a digestão e a absorção entérica, talvez aumentem ainda o volume do conteúdo intestinal. No entanto, a mesma configuração se observa em crianças sem ascaridíase e deve estar relacionada mais estreitamente a má nutrição que à helmintíase.

Cólicas abdominais surgem com frequência no decurso da ascaridíase intestinal. A posição em U do parasito no intestino exercendo pressão, a distensão do intestino consequente ao enovelamento dos nematóides, o espasmo da musculatura lisa como consequência de uma reação alérgica, a liberação de histamina do próprio corpo do verme ou, ainda, a penetração na parede intestinal de larvas recém-chegadas devem contribuir para o aparecimento do sintoma. A formação de bolo de *Ascaris* não é, contudo, um evento normal no curso da ascaridíase não-complicada.

O desconforto abdominal — sintoma clínico mais importante — se manifesta sob forma de dor em cólica, intermitente, acometendo mais frequentemente os indivíduos de raça branca e acompanhada de náuseas.

Falta uma explicação plausível para a verificação comum de estados convulsivos na ascaridíase. Parece mais razoável explicá-los em um paciente com ascaridíase na base de uma outra provável doença intercorrente, como por exemplo, a síndrome da *larva migrans visceralis*, febre, epilepsia ou intoxicação.

O papel da ascaridíase intestinal no agravamento da má nutrição é motivo de discussão, mas carece de estudo adequado. O *A. lumbricoides* tem sido responsabilizado pela interferência na utilização dos nutrientes, o que explicaria a desnutrição em alguns indivíduos, opinião que, no entanto, ainda não é concordante entre vários autores, já que a infecção pode levar à desnutrição ou esta pode potencializar a transmissão do parasita ou, ainda, ambos os efeitos podem operar em forma interativa; há estudos relacionados aos efeitos da ascaridíase na utilização de nitrogênio e gorduras, tolerância à lactose e utilização de vitamina A em pacientes infectados pelo *A. lumbricoides*. Tem sido também referida sua influência no desenvolvimento pôndero-estatural das crianças parasitadas, mecanismo ainda não devidamente esclarecido.

A massa de helmintos deve interferir com a dinâmica da fisiologia intestinal ou produzir substâncias que inibem a ação das enzimas digestivas.

As complicações cirúrgicas da ascaridíase são, principalmente, a consequência da migração do verme adulto.

As manifestações decorrem da localização do parasito. Assim, o quadro clínico da pancreatite aguda hemorrágica segue-se à obstrução da ampola de Vater e do canal de Wirsung; a icterícia é o resultado da obstrução do colédoco e das vias biliares intra-hepáticas pelos *Ascaris*; a cólica vesicular resulta da presença do parasito no colecisto; a deiscência de suturas, pela ação do nematóide ao nível da ferida operatória; a apendicite quando o verme se aloja no apêndice cecal determinando irritação e inflamação do órgão; as manifestações resultantes do abcesso hepático ascaridiano que simula o determinado pela *E. histolytica;* o quadro de abdome agudo ao se romper uma alça intestinal pela peritonite resultante; um abcesso hepático, e, finalmente, as manifestações respiratórias dramáticas tendo como origem a aspiração de verme adulto que foi se encravar na árvore brônquica ou mesmo na laringe (Figs. 36.4, 36.5 e 36.6).

Cabe referência especial, pela frequência em nosso meio e por sua gravidade, à oclusão intestinal por *A. lumbricoides* (Figs. 36.7 e 36.8). Pode ou não preceder o quadro a eliminação frequente, espontânea, pela boca, narinas ou ânus de vermes adultos. O paciente, em geral, apresenta-se malnutrido, desidratado e em péssimas condições gerais. O abdome silencioso, e não muito distendido, permite por parte do médico a palpação fácil de alças intestinais repletas de parasitos. O quadro clínico geral é aquele de uma obstrução alta do intestino. Grande intoxicação e distúrbio hidroeletrolítico têm lugar. É notável a carga parasitária na maioria destes casos. Pode, no entanto, pequeno número de vermes provocar obstrução intestinal quando, então, o bloqueio se dá ao nível da válvula ileocecal. Geralmente, há história de eliminação espontânea de vermes e do uso recente de purgativo ou de algum vermífugo ultrapassado. O exame físico revela uma criança apática, desidratada, com o abdome distendido, timpânico. Palpa-se massa com a forma de salsicha próximo à cicatriz umbilical ou no quadrante inferior direito do abdome. Se o paciente é visto precocemente, os sons peristálticos podem ser hiperativos, mas eventualmente, se a obstrução persiste, o abdome se toma quieto, silencioso. Este é o sinal de íleo paralítico de péssimo prognóstico.

O vólvulo apresenta um quadro semelhante, por vezes indistinguível.

Se a obstrução persiste por longo período, sem resolução do bolo de *Ascaris,* a parede intestinal distendida se toma isquêmica, e o processo de necrose se inicia. Os parasitas, agitados face à elevada temperatura ou a outros fatores locais, podem perfurar a já enfraquecida parede intestinal. As manifestações clínicas deste fato são aquelas do abdome agudo.

DIAGNÓSTICO

O diagnóstico da ascaridíase é feito pelo reconhecimento do parasita nas fezes ou no material vomitado ou,

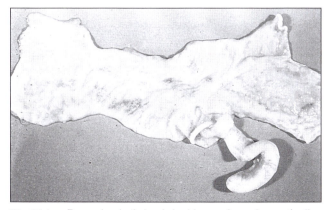

Fig. 36.4 — *Exemplar de A. lumbricoides perfurando o apêndice cecal (cortesia do Serviço de Anatomia Patológica do Hospital Jesus, Rio de Janeiro).*

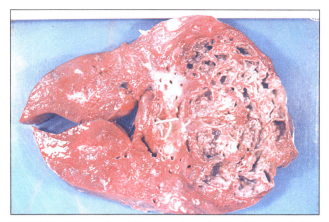

Fig. 36.5 — *Abcesso hepático por A. lumbricoides (cortesia do Serviço de Anatomia Patológica do Hospital Jesus, Rio de Janeiro).*

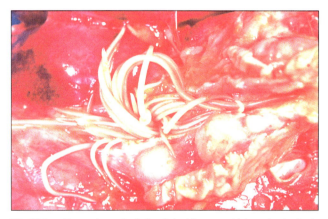

Fig. 36.6 — *Exemplares de A. lumbricoides no colédoco (cortesia do Serviço de Anatomia Patológica do Hospital Jesus, Rio de Janeiro).*

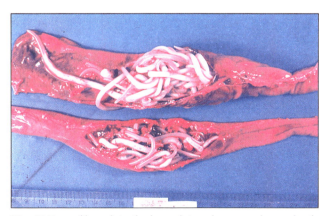

Fig. 36.7 — *Alças intestinais repletas de exemplares de A. lumbricoides em caso fatal de oclusão intestinal (cortesia do Serviço de Anatomia Patológica do Hospital Jesus, Rio de Janeiro).*

frequentemente, pela detecção de ovos na matéria fecal; ocasionalmente, os exames coproscópicos podem ser negativos em caso de parasitismo único ou se só machos estão presentes ou, ainda, se os exames são realizados na fase pré-patente de infecção. As técnicas mais indicadas para o diagnóstico coproscópico são de sedimentação, destacando-se a de Lutz (Hoffman, Pons e Janner) e a de Kato-Katz.

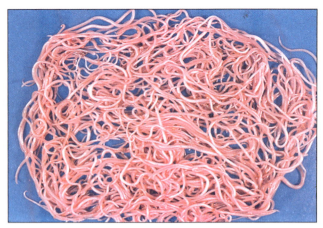

Fig. 36.8 — *Grande número de exemplares de A. lumbricoides eliminados após tratamento da oclusão intestinal.*

Embora não sejam realizadas intencionalmente para o diagnóstico da ascaridíase, radiografias abdominais após a ingestão de contraste são bastante características nos casos de infecção por *A. lumbricoides*, mostrando-se os parasitas com seu trato alimentar contrastado ou como manchas alongadas (Figs. 36.9 e 36.10). A eosinofilia, que raramente ultrapassa e mesmo atinge os 20%, é achado relativamente frequente na ascaridíase, especialmente na fase de invasão larvária. Métodos imunológicos têm sido ensaiados para o diagnóstico, como reações de aglutinação e precipitação larvárias, hemaglutinação e outras, não sendo, no entanto, empregadas habitualmente. Um teste bioquímico baseado na detecção de ácidos graxos voláteis excretados pela urina em portadores de ascaridíase necessita, no entanto, ser simplificado e mais bem avaliado.

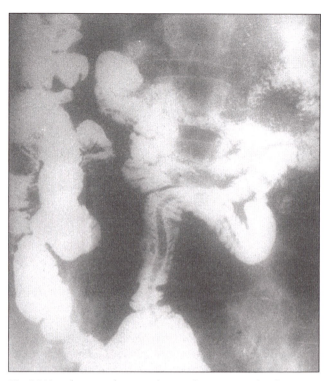

Fig. 36.10 — *Imagem lacunar destacada correspondendo ao corpo de A. lumbricoides em radiografia contrastada do abdome.*

TRATAMENTO

O tratamento da ascaridíase se impõe, mesmo na presença de número reduzido de helmintos, dadas as possibilidades de complicações graves, especialmente devido às migrações anômalas. Drogas como o tetracloroetileno devem ser evitadas, mesmo quando presente a associação de ancilostomídeos, devido à possibilidade de promover excitação dos ascaris e consequentemente migração, só devendo ser administradas após o tratamento específico da ascaridíase.

Não há tratamento específico para as manifestações pulmonares na ascaridíase; nos casos mais graves, do tipo de hipersensibilidade, podem-se usar corticóides.

As drogas indicadas para o tratamento da ascaridíase intestinal são as mencionadas a seguir.

SAIS DE PIPERAZINA

Seu uso é bastante consagrado nas doses de 75 a 100mg/kg de peso até o máximo de 3g para crianças e 4g para adultos, durante dois a cinco dias consecutivos; os sais de piperazina produzem paralisia neuromuscular através de ação anticolinérgica na junção mioneural; os vermes paralisados são, então, eliminados pelos movimentos peristálticos do intestino. A piperazina, devido à possibilidade de promover reações de hipersensibilidade e reações neurotóxicas quando em doses inadequadas, vem sendo pouco usada nos países desenvolvidos, onde drogas mais recentes são empregadas habitualmente, inclusive em nosso país. Nos casos de tratamento em massa, importantes para uma tentativa de controle em países cujas condições socioeconómicas facilitam a dis-

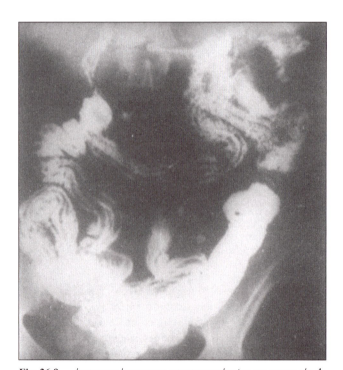

Fig. 36.9 — *Imagens lacunares correspondentes ao corpo de A. lumbricoides em radiografia contrastada do abdome.*

seminação da parasitose, a dose única de 100 a 150mg/kg, a intervalos bimestrais, promove resultados satisfatórios.

SAIS DE TETRAMISOL OU LEVAMISOL

São inibidores potentes da atividade fumarato-redutase, enzima essencial ao metabolismo do *Ascaris*. Empregados na dose única de 80mg para crianças e 150mg para adultos, em termos de cloridrato, com cura de 80% a 95%, mostraram-se altamente eficazes, sendo também utilizados para tratamento em massa pela facilidade de administração. Por promoverem bloqueio neuromuscular do tipo despolarizante, como contratura espática da musculatura dos vermes, não devem ser indicados para o tratamento da semi-oclusão ou oclusão por *Ascaris*.

PAMOATO DE PIRANTEL

Age na transmissão neuromuscular do *Ascaris*, causando paralisia espástica do verme por inibição da colinesterase. Na dose única oral de 10mg/kg/dia (máximo de 750mg para adultos), dá percentuais de cura de 90%; doses menores usadas periodicamente também são eficazes para tratamento em massa.

MEBENDAZOL

Age bloqueando a captação de glicose e aminoácidos pelos helmintos. É usado na dose de 100mg por via oral a cada 12 horas, durante três dias consecutivos, independentemente do peso corporal, oferecendo percentuais de cura de 80% a 100%.

Outros derivados imidazólicos, em particular o *albendazol*, são igualmente eficazes e bem-tolerados; por terem comprovada ação teratogênica em alguns roedores, são contra-indicados na gravidez. O albendazol é empregado na dose única de 400mg via oral, com percentual de cura superior a 90%.

Merece especial referência o *tratamento da oclusão* intestinal por Ascaris. A conduta atual é indicar o tratamento clínico com a criança hospitalizada, sendo recomendado, em casos de oclusão incompleta, o seguinte esquema terapêutico: dieta zero até a resolução, aspiração gástrica contínua com sonda nasogástrica, se necessário; 100mg/kg de piperazina, por sonda; 10 a 30ml de óleo mineral 30 minutos após a piperazina, a cada três horas durante 24 horas; hidratação parenteral, continuando-se, após a desobstrução, o emprego de piperazina nas doses de 50 a 100mg/kg ao dia, com óleo, durante mais cinco dias, dieta líquida por 24 horas, seguindo-se dieta pastosa e posteriormente livre. Com esta conduta, a desobstrução se dá entre oito e 30 horas após o início do tratamento e, caso não haja resolução, indica-se o tratamento cirúrgico.

Nos casos de ascaridíase biliar, está indicado o tratamento conservador com o emprego de antiespamódicos, antibióticos e anti-helmínticos, ao lado de hidratação parenteral na fase inicial; caso os resultados não sejam satisfatórios, devido ao grande número de vermes ou invasão hepática levando à formação de abscesso, indica-se a cirurgia.

O *controle de cura* das parasitoses intestinais baseia-se principalmente na biologia do parasito em pauta. Assim, no caso da ascaridíase, os exames realizados no primeiro mês após o tratamento dão uma indicação bastante precisa da resposta à terapêutica. Deve-se levar em conta, além do mais, que em regiões com baixo nível socioeconômico as possibilidades de reinfecção são bastante elevadas, o que de certa maneira dificulta a avaliação exata dos achados coproscópicos após o tratamento, se realizados em época não oportuna.

A conduta básica adotada pelos autores com relação à cura da ascaridíase fundamenta-se na realização de um mínimo de três coproscopias pelo Lutz (Hoffman-Pons-Janer) complementadas pelo Stoll ou pelo método de Kato-Katz, especialmente quando se deseja avaliar a eficácia de determinado anti-helmíntico — efetuadas com os intervalos de sete, 14 e 21 dias após o tratamento.

PROFILAXIA

As medidas de controle contra os nematóides intestinais têm sido relativamente desapontadoras.

No ciclo biológico dos geo-helmintos, o solo recebe estágios que não são infectivos e permite condições para o seu desenvolvimento até a fase infectante, servindo, portanto, como um hospedeiro intermediário; a endemicidade das geo-helmintoses depende fundamentalmente da presença de indivíduos infectados, da contaminação fecal do solo, de condições favoráveis do solo para o desenvolvimento dos estágios infectivos e do contato entre o indivíduo são e o solo poluído.

O controle das helmintíases faz-se interferindo na cadeia epidemiológica em diferentes pontos, particularmente empregando medidas que visam à promoção de saúde, em particular educação para a saúde, de modo a evitar contaminação no solo com fezes e contato direto com o solo; melhoria dos hábitos higiênicos voltados para o preparo e o manuseio de alimentos, especialmente vegetais, e implementação de medidas de saneamento básico.

A prevalência da infecção por *Ascaris* varia, como assinalado, com o grau de desenvolvimento socioeconômico da população, as comunidades mais evoluídas e os mais favorecidos membros da comunidade sendo geralmente os que menos frequente e intensamente se parasitam. Deve-se salientar que, em condições de aglomeração e pobreza, as infecções podem ser prevalentes em áreas aparentemente bem saneadas, devido principalmente à defecação promíscua das crianças e à deposição de dejetos contaminados com fezes em casas com boas condições higiênicas, a família constituindo, assim, o grupo ecológico no mecanismo de transmissão.

As medidas de controle contra a ascaridíase visam, principalmente, a reduzir a prevalência e a gravidade da infecção, e não propriamente erradicá-la, empregando-se o saneamento básico, a desinfecção e o tratamento como principais meios profiláticos, a par da educação para a saúde.

O uso de latrinas, fossas secas e outros dispositivos para recolhimento dos dejetos geralmente não produz os efeitos desejados, especialmente nas comunidades de precárias condições socioeconômicas, embora seja altamente desejável, senão imprescindível. Também a contaminação do solo por crianças pequenas, que dificilmente utilizarão tais latrinas — fator de grande importância no mecanismo epidemiológico — constitui problema de difícil solução.

A desinfecção do solo pode ser tentada com o emprego de desinfetantes químicos, especialmente para galinheiros e fazendas, e para o peridomicílio humano. Problema que apresenta sérias dificuldades é o emprego de fezes humanas como fertilizante, prática de certo modo difícil de solucionar, dadas as condições econômicas e os hábitos da população; pode-se tentar uma *desinfecção das fezes* por meio de processos de estocagem, embora tais métodos só devam ser utilizados quando bem supervisionados. Frutas, alguns legumes e vegetais são de preferência consumidos eras; os métodos mais antigos de *desinfecção de alimentos,* como os que utilizam o calor, são precários; o permanganato de potássio não afeta os ovos de helmintos, o vinagre, agindo contra cistos de ameba e larvas de ancilostomídeos, é ineficaz para os ovos de *Ascaris.* Dentre os óleos e condimentos, são tóxicos para os estágios infectivos do *Ascaris* os óleos de alho e a mostarda. A solução aquosa de iodo é o único desinfetante químico que destrói prontamente os ovos e larvas de *Ascaris* e outros nematelmintos, matando em 10 minutos as larvas e ovos infectantes de *Ascaris, Trichuris,* ancilostomídeos e *Strongyloides.*

O tratamento da ascaridíase é a maneira mais simples e eficiente de interromper a cadeia epidemiológica da parasitose.

Nas campanhas contra a ascaridíase deve-se promover tratamentos em massa, especialmente em pequenas comunidades. Neste sentido, o tratamento mensal, bimestral ou mesmo semestral, pelo período mínimo de um ano, pode controlar a parasitose, baixando substancialmente a prevalência.

Além da periodicidade dos tratamentos, que deve basear-se no período de pré-patência da infecção — portanto, no caso da ascaridíase, indicando-se os tratamentos com intervalo aproximado de 60 dias —, outros fatores devem ser considerados com relação à exequibilidade de um programa de tratamento contra a ascaridíase. Assim, em regiões onde as condições pluviométricas e de temperatura variam com as estações do ano, os primeiros tratamentos devem ser realizados nos períodos de infecção máxima que, nas regiões tropicais, ocorrem nos primeiros meses após o começo da estação chuvosa; deve-se considerar, ainda, a persistência de ovos infectantes no solo, o que em linhas gerais depende de condições do terreno, umidade e temperatura; outro aspecto a destacar, quando se realizam tratamentos em massa nas comunidades, é a penetração de novos membros infectados, o que certamente interfere com o êxito da campanha, por funcionarem como fonte de reinfecção, necessitando, portanto, ser imediatamente tratados.

BIBLIOGRAFIA

1. Anderson R. The population dynamics and epidemiology of intestinal nematode infections. Trans Royai Soe Trop Med Hyg 80:686-696,1986.
2. Anderson T, Romero-Abal M, Jaenike J. Genetic structure and epidemiology of Ascaris populations: patterns of host affiliation in Guatemala. Parasitology 107:319-334, 1993.
3. Botero D, Restrepo M. Parasitoses humanas, 2ª ed. Medellín: Corporación para Investigaciones Biológicas, p. 3-12, 1992.
4. Bundy D, Golden M. The impact of the host nutrition on gastrointestinal helminth populations. Parasitology 95:623-635, 1987.
5. Camillo-Coura L. Contribuição ao estudo das geo-helmintíases. Tese Livre-Docência. Rio de Janeiro: Universidade Federal do Rio de Janeiro, Faculdade de Medicina, p. 215, 1970.
6. Camillo-Coura L. Helmintíases intestinais. In: Meira DA. Clínica de doenças tropicais e infecciosas. Interlivros, 379-399, 1991.
7. Camillo-Coura L, Moura H. Parasitoses intestinais. In: Rocha MOC, Pedroso ERP, Fonseca JGM, Silva OA. Terapêutica clínica. Guanabara Koogan, 1052-1060, 1998.
8. Chu W, Chen P, Huang C, Hse C. Neonatal ascariasis. J Pediatr 81:783-785, 1982.
9. Crompton D, Nesheim M, Pawloski Z. Ascariasis and its public health significance. London, Philadelphia: Taylor & Francis, p. 289, 1985.
10. Crompton D, Nesheim M, Pawloski Z. Ascariasis and its prevention and control. London, Philadelphia: Taylor & Francis, p. 406, 1989.
11. Gelpi A, Mustafa A. Seasonal pneumonitis with eosinophilia: a study of larval ascariasis in Saudi Arábia. J Trop Med Hyg 16:646-657,1967.
12. Krause S, Moraleda L, Leon G et al. Absorción intestinal de vitamina A y D-xilose en escolares asintomáticos infectados por Ascaris lumbricoides. B Chil Parasitol 41:62-67, 1986.
13. Loaiza/Borges L. Eco-epidemiologia da ascaridíase e sua relação com os grupos sanguíneos e tipo de hemoglobina em uma comunidade rural do Estado de Cojides, Venezuela — 1997. Tese de Mestrado, Fiocruz — Departamento de Medicina Tropical, 67 p., 1997.
14. Morales G, Pino L, Chourio-Lozano G. Epidemiologia de Ascaris lumbricoides y su relación com los grupos sanguíneos. Parasitologia. Acta Cient Venez 45:287-291, 1994.
15. Mutafova T. Comparative caryological studies of Ascaris lumbricoides and Ascaris suum. Helmintol 15:48-59, 1983.
16. OMS. Infecciones intestinales por protozoos y helmintos. Série de Informes Técnicos, n. 666, Ginebra, 1981.
17. OMS. Prevención y control de las infecciones parasitarias intestinales. Série de Informes Técnicos, n. 749, Ginebra, p. 94, 1987.
18. Pawlowski Z. Strategies for the control of ascariasis. Ann Soc Belge Med Trop 64:125-134, 1984.
19. Pessoa S, Vianna A. Parasitologia médica. Rio de Janeiro: Guanabara Koogan, p. 986, 1982.
20. Phills J, Harrold A, Whiteman G. Pulmonary infiltrates, asthma and eosinophilia due to Ascaris suum infestation in man. New Engl J Med 286:965-970, 1972.
21. Rey L. Parasitologia, 2ª ed. Guanabara Koogan, 1991.
22. Rhodia. Levantamento multicêntrico de parasitoses intestinais no Brasil. São Paulo, Rhodia, 1988.
23. Stephenson L. The contribution of Ascaris lumbricoides to malnutrition in children. Parasitology 81:221-233, 1980.
24. Stephenson L, Lathan M, Kinoli S et al. Improvements in physical fitness of Kenyan schoolboys infected with hookworm, Trichuris trichiura and Ascaris lumbricoides following a single dose of albendazole. Trans Royai Soc Med Hyg 277-282, 1990.
25. Tripathy K, Gonzalez F, Lotero H, Bolafios O. Effects of Ascaris infection on human nutrition. The Am J Trop Med Hyg 20:212-218, 1971.
26. Villamizar E, Mendez M, Bonilla E et al. Ascaris lumbricoides infestation as a cause of intestinal obstruction in children: experience with 87 cases. J Pediatr Surg 31:201-204, 1996.

37 Toxocaríase (Síndrome de larva Migrans Visceral)

Pedro Paulo Chieffi
Marcos Montani Caseiro

CONCEITO E ETIOLOGIA

O conceito de síndrome de larva migrans visceral (LMV) foi criado por Beaver *et al.*, em 1952, para descrever uma síndrome clínica observada em crianças que apresentavam hepatomegalia, manifestações pulmonares, intensa eosinofilia, além de parasitismo por larvas de ascarídeo do gênero *Toxocara,* revelado por biópsia hepática.

Em analogia ao conceito de larva migrans cutânea, já conhecido há longo tempo, criou-se então o de LMV, como decorrência da migração errática de larvas de nematódeos através de tecidos e órgãos internos em hospedeiros não-habituais, nos quais essas larvas não evoluíam e, consequentemente, não completavam seu ciclo evolutivo, conseguindo, entretanto, permanecer vivas por períodos prolongados. A esse estado biológico, Beaver *et al.* atribuíram a denominação de *paratenose,* classificando como *hospedeiros paratênicos* aqueles em que tal fenômeno se verificava.

Assim, o conceito de LMV se aplica aos casos de migração e persistência de larvas por tempo prolongado nos tecidos de seres humanos, comportando-se o homem como hospedeiro paratênico, excluindo-se os casos de migrações larvares de helmintos que completam no homem seu ciclo evolutivo[5].

Diversos helmintos podem ser incriminados na etiologia da LMV *(Gnathostoma spinigerum, Ancylostoma caninum,* por exemplo), mas são os ascarídeos dos gêneros *Toxocara (Toxocara canis* e *T. cati)* e *Toxascaris* os mais comumente envolvidos. Dentre estes, *T. canis* é, sem dúvida, a espécie que com maior frequência tem sido identificada em casos humanos submetidos a biópsia hepática ou de outros órgãos[14]. Assim, de forma não totalmente correta, passou-se a utilizar o termo toxocaríase humana como sinônimo de LMV na literatura médica.

BIOLOGIA DE *TOXOCARA CANIS*

Toxocara canis é um nematóide da família Ascaridae, cujo macho mede entre 4 e 10 cm de comprimento, e a fêmea, usualmente mais longa, atinge entre 6 e 18 cm.

Como todas as espécies pertencentes a essa família, exemplares de *T. canis* possuem boca provida de três lábios. Encontram-se, também, na porção anterior do helminto, duas expansões cuticulares denominadas asas cervicais.

As fêmeas de *T. canis* são capazes de produzir grandes quantidades de ovos, podendo cada uma eliminar, nas fezes do hospedeiro, cerca de 200.000 ovos por dia. Os ovos, protegidos por casca espessa constituída por três camadas, no momento de sua eliminação encontram-se no início da segmentação e formação de blastômeros (Fig. 37.1).

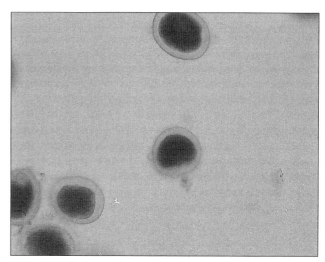

Fig. 37.1 — *Ovos de Toxocara canis em fase inicial de segmentação.*

Em condições apropriadas, que incluem solo úmido, presença de oxigênio, temperatura ambiente entre 15° e 35°C e proteção contra exposição excessiva à luz solar, no período de duas a cinco semanas formam-se e evoluem larvas no interior desses ovos que, em consequência, tornam-se infectantes (Fig. 37.2).

Durante muito tempo admitiu-se que a larva de segundo estádio, formada no interior do ovo, após ocorrência de uma muda em sua cutícula, constituía a fase infectante. Todavia,

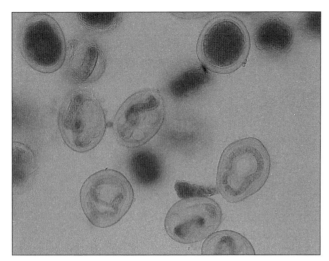

Fig. 37.2 — *Ovos de Toxocara canis contendo larva de segundo estádio em seu interior.*

estudos experimentais mostraram a existência de duas mudas cuticulares no interior de ovos de *T. canis* e outros ascarídeos[3,17], antes de os ovos atingirem o estágio infectante. Assim, a forma infectante desses ascarídeos corresponde ao ovo com a larva de terceiro estádio em seu interior.

Cães, canídeos silvestres e, eventualmente, gatos são os hospedeiros naturais de *T. canis*. Esses animais albergam os vermes adultos na luz do intestino delgado até o desenvolvimento de processo de resistência parcial, de caráter imunitário, que resulta na eliminação espontânea das formas intestinais e na presença de larvas encistadas nos tecidos, caso ocorra reinfecção.

Diversos mecanismos são responsáveis pela manutenção de prevalências elevadas de infecção por *T. canis* entre seus hospedeiros naturais. De acordo com Beaver[5], canídeos podem se infectar por:

— ingestão de ovos larvados;
— predação de hospedeiros paratênicos (como pequenos roedores ou aves) que albergam larvas de terceiro estádio em seus tecidos;
— migração transplacentária de larvas encistadas em cadelas prenhes;
— passagem transmamária de larvas através do colostro ou leite das cadelas;
— ingestão de larvas no quinto estádio de evolução (ou vermes imaturos) eliminados nas fezes de cãezinhos infectados.

Qualquer que seja o mecanismo de infecção dos canídeos — com exceção da ingestão de larvas de quinto estádio, cuja importância será analisada mais tarde —, larvas de terceiro estádio de *T. canis*, ao romperem a casca dos ovos onde estão contidas e serem liberadas na luz do intestino delgado, invadem a mucosa intestinal e, através do sangue e/ou linfa, em cerca de 48 horas atingem o fígado. Continuando a migrar através dos vasos seguem ao coração e pulmões, onde são encontradas entre 72 e 96 horas após a infecção.

Alcançando os vasos pulmonares, as larvas de terceiro estádio têm duas possibilidades migratórias. No caso de cães jovens que estão apresentando a primoinfecção ou mesmo já tenham sido infectados e ainda não desenvolveram grau adequado de resistência, as larvas migram para o sistema respiratório, rompendo o endotélio vascular e os alvéolos pulmonares e, após duas mudas e migração pela árvore respiratória, originam vermes adultos na luz do intestino delgado. Esta é a chamada migração traqueal e se assemelha ao padrão de evolução de larvas de *Ascaris lumbricoides* em seres humanos. Em cães mais velhos, já submetidos a diversos episódios de infecção por *T. canis*, as larvas de terceiro estádio que chegam aos vasos pulmonares disseminam-se, por via sanguínea, para outros órgãos, onde se encistam, sem sofrer mudas adicionais. Trata-se da migração somática, característica dos animais que já adquiriram resistência, após eliminação espontânea do parasitismo intestinal por vermes adultos.

Nas cadelas prenhes, estas larvas encistadas que permanecem vivas por longos períodos, em resposta a estímulos hormonais, tomam a apresentar migrações e, atravessando a parede uterina, podem infectar a ninhada[19]. Este mecanismo tem enorme importância epidemiológica e é o principal responsável pela elevada frequência de infecção por *T. canis* observada em cães jovens.

Em certas circunstâncias, cães adultos — principalmente cadelas — podem ingerir larvas de quinto estádio eliminadas pelas fezes de cães recém-nascidos quando estes receberam elevada carga de larvas de terceiro estádio durante a vida intra-uterina. As larvas de quinto estádio, que medem alguns milímetros de comprimento, ao chegarem ao intestino dos cães transformam-se em vermes adultos sem necessidade de mudas ou qualquer migração. São capazes, nesse caso, de recompor o parasitismo intestinal por *T. canis* adultos em animais que já haviam desenvolvido resistência a essa fase do nematóide. Esse mecanismo também deve ser responsável pelos raros casos registrados na literatura médica da presença de exemplares adultos de *T. canis* na luz do intestino delgado de seres humanos[7].

EPIDEMIOLOGIA

O principal mecanismo de transmissão da LMV para seres humanos é a ingestão de ovos de *T. canis* com a larva de terceiro estádio em seu interior. Assim, a ocorrência de casos humanos de LMV depende, fundamentalmente, da presença e concentração de ovos de *T. canis* contaminando o solo, fato que, obviamente, é mais frequente onde é maior a quantidade de cães.

Numerosos trabalhos relataram o encontro de ovos de *T. canis* no solo de locais públicos, inclusive no Brasil, evidenciando condições favoráveis à transmissão de LMV para seres humanos[4].

A ingestão de carnes e/ou vísceras cruas ou mal cozidas de animais hospedeiros paratênicos de *T. canis*, como aves, coelhos ou bovinos, embora menos importante do ponto de vista epidemiológico, tem sido, também, incriminada como possível forma de transmissão de LMV para seres humanos[20].

São considerados fatores de risco para a ocorrência dessa infecção o contato com o solo contaminado pelas fezes de cães, bem como a geofagia e a onicofagia. O contato com cães não aumenta necessariamente o risco de ocorrência de LMV, uma vez que os ovos de *T. canis* necessitam permanecer de duas a cinco semanas no solo para se tornarem infectantes. Todavia, a frequência de anticorpos *anti-Toxocara* mostra-se mais elevada no soro de indivíduos que possuem cães em seu domicílio[10].

Inquéritos soroepidemiológicos, efetuados em diversos países, mostraram que a infecção de seres humanos por larvas de *Toxocara* é evento frequente e de caráter cosmopolita. Em cinco municípios do Estado de São Paulo estudados por Chieffi *e tal.* (1990)[10] encontraram-se anticorpos anti-*Toxocara* em 3,7% de 2.025 indivíduos examinados, com nítida predominância entre crianças e adolescentes e nas regiões de maior densidade demográfica, padrão semelhante ao verificado em outros inquéritos[16].

PATOGENIA

A patogenia da LMV em seres humanos decorre da presença de larvas de terceiro estádio de *T. canis,* em diversos tecidos, originando reações do tipo imunoalérgico. Alguns autores acreditam que a migração errática e prolongada das larvas por diversos territórios do organismo humano seria responsável pelas alterações características da LMV. Outros imputam à morte das larvas a principal causa das alterações. Recentemente, Brito *et al.* (1994), utilizando técnica imuno-histoquímica, revelaram a presença de antígenos de *T. canis* em biópsias de pacientes que apresentavam granulomas eosinofílicos hepáticos, com ou sem a presença de larvas do nematóide no fragmento examinado.

Nos pacientes que apresentam a forma sintomática da LMV, esta pode se manifestar como a forma clássica visceral ou apenas através do acometimento ocular, conhecido pela denominação de larva migrans ocular (LMO). Raramente, as duas formas, visceral e ocular, coexistem no mesmo paciente[18].

Mais recentemente, autores norte-americanos e europeus[13,21] descreveram apresentações atípicas de LMV conhecidas como toxocaríase oculta *(covert toxocariasis).*

A manifestação ou não de alterações clínicas na LMV depende da quantidade de larvas que infectam o paciente, bem como de sua resposta aos produtos eliminados pelas larvas durante a fase migratória e, talvez, após sua morte.

Geralmente, infecções determinadas por número pequeno de larvas — as mais frequentes, na realidade — tendem a ser assintomáticas. É preciso lembrar, entretanto, que infecção por pequena quantidade de larvas de *T. canis* pode, às vezes, manifestar-se como a forma ocular (LMO).

ASPECTOS CLÍNICOS

A maioria dos indivíduos infectados por larvas de *T. canis* desenvolve quadros assintomáticos, às vezes acompanhados por hipereosinofilia. As formas sintomáticas podem ser divididas em:

— forma clássica (LMV): corresponde ao quadro descrito por Beaver *et al.*[8] (1952) e é caracterizado por febre, hepatomegalia e sintomas respiratórios. Mais raramente surgem edemas, adenomegalia e sintomas neurológicos[1]. A faixa etária mais comumente acometida é constituída por crianças, com idade variável entre um e cinco anos. Todavia, 15% a 20% dos casos têm sido descritos em adultos;

— forma ocular (LMO): o acometimento é geralmente unilateral. A LMO pode assumir aspectos clínicos variáveis, e os mais frequentes correspondem à endoftalmia crônica, ao granuloma do pólo posterior e ao granuloma periférico do olho. A gravidade do quadro depende da intensidade e abrangência das lesões, mas é comum a diminuição da acuidade visual e, mais raramente, a perda da visão no olho acometido. Na maioria das vezes, pacientes com LMO não apresentam sinais ou sintomas de infecção sistêmica, e a faixa etária acometida é mais avançada do que aquela que habitualmente apresenta LMV;

— formas atípicas: os pacientes com "toxocaríase oculta" apresentam manifestações clínicas bastante diferentes daqueles acometidos pela LMV. Geralmente são pacientes adultos, com ligeira predominância do sexo feminino. Os principais sinais e sintomas incluem astenia crónica, dor no hipocôndrio direito e *rash* cutâneo.

DIAGNÓSTICO LABORATORIAL

A alteração mais marcante na LMV é o aumento acentuado dos eosinófilos sanguíneos. Muitos pacientes com a forma clássica da infecção têm mais de 30% ou 40% de eosinófilos no sangue circulante. Deve-se ressaltar, todavia, que na LMO ou nas formas atípicas a eosinofilia pode ser menos acentuada e, eventualmente, na LMV, o nível de eosinófilos pode ser inferior a 20%.

Outras alterações comuns na LMV são a hipergamaglobulinemia, além da elevação dos títulos de iso-hemaglutininas anti-A e anti-B, em virtude de as larvas de *Toxocara* compartilharem antígenos de superfície com hemácias humanas[12].

Como *T. canis* não completa seu ciclo evolutivo em seres humanos — excetuando os raros casos em que ocorreu ingestão de larvas de quinto estádio —, não é possível encontrar ovos, larvas ou vermes adultos nas fezes. A demonstração de larvas nos tecidos, embora constitua diagnóstico de certeza, tem baixa sensibilidade, face às dificuldades para encontrar as larvas, além de representar técnica invasiva, nem sempre recomendável. Nestas circunstâncias, ganha importância a pesquisa de anticorpos anti-*Toxocara* no soro dos indivíduos suspeitos de estar infectados.

A obtenção de antígenos de excreção e secreção de larvas de *T. canis* mantidas em cultura e o desenvolvimento de técnica imunoenzimática (ELISA) permitiram a padronização de teste sorológico dotado de boa sensibilidade e especificidade para a pesquisa de anticorpos anti-*Toxocara*[12]. O tratamento prévio dos soros com antígenos de *Ascaris* aumenta a especificidade da reação, tornando viável seu emprego na rotina diagnostica em regiões onde a prevalência de ascaridiose é elevada[11].

Nos casos de LMO, geralmente é inexpressiva a concentração sérica de anticorpos anti-*Toxocara*, tornando pouco eficiente o uso de testes sorológicos no diagnóstico laboratorial. Anticorpos anti-*Toxocara* podem, contudo, ser detectados no humor aquoso.

Em 1991, Magnaval *et al.* mostraram que o teste de *Western blotting* pode ser uma alternativa para o diagnóstico e acompanhamento de casos de LMV. São necessários, entretanto, estudos mais aprofundados para a incorporação dessa técnica à rotina diagnostica.

Recentemente, Brito *et al*[8] (1994) demonstraram a presença de antígenos de *T. canis*, por meio de técnica imuno-histoquímica, em biópsias hepáticas de pacientes com quadro clínico e perfil sorológico compatíveis com LMV, abrindo a perspectiva de diagnóstico etiológico de processos granulomatosos eosinofílicos mesmo na ausência de larvas no fragmento examinado.

TRATAMENTO

Um primeiro ponto que merece destaque é a dúvida acerca da necessidade de tratamento de pacientes assintomáticos mas que apresentam níveis elevados de anticorpos anti-*Toxocara* e, às vezes, taxas alteradas de eosinófilos sanguíneos[2]. Esta questão se justifica, pois alguns pesquisadores acreditam que casos de LMO possam ser secundários à reinfecção, superinfecção ou reativação de infecção prévia, mesmo que assintomática, transformando esses pacientes em grupo de risco para o acometimento ocular[19]. Com relação aos pacientes sintomáticos, não há qualquer dúvida acerca da necessidade de tratamento.

Diversos anti-helmínticos, geralmente derivados benzimidazólicos, têm sido utilizados no tratamento da LMV em seres humanos. A dietilcarbamazina (2 a 6 mg/kg/dia, durante 21 dias) ou o tiabendazol (50 mg/kg/dia, durante 10 dias) têm sido utilizados, comumente com resultados satisfatórios, no tratamento da LMV sintomática[22]. Se não ocorrer desaparecimento total das manifestações clínicas com uma série dessas drogas, recomenda-se repetir o mesmo esquema, após 10 a 15 dias de interrupção.

Experimentalmente, levamisol e albendazol também apresentaram efeito terapêutico na LMV, enquanto com o uso de ivermectina, droga eficaz em diversas helmintoses teciduais, não se observaram resultados promissores[9].

Nos casos de LMO, convém acrescentar ao anti-helmíntico algum corticosteróide, com o objetivo de reduzir o processo inflamatório resultante da morte de larvas no interior do globo ocular.

PREVENÇÃO

A prevenção da ocorrência de LMV depende basicamente do controle da infecção canina por *T. canis* e da contaminação do solo por ovos desse ascarídeo. Visando esses objetivos, a Organização Mundial da Saúde recomenda:

— *tratamento dos cães infectados por T. canis:* o tratamento do parasitismo intestinal de cães por *T. canis* pode ser efetuado, de forma bastante eficaz, com o uso de anti-helmínticos. Levamisol, mebendazol, albendazol ou fembendazol, entre outros derivados imidazólicos, são muito eficientes quando utilizados contra exemplares adultos do ascarídeo. Não apresentam, contudo, os mesmos resultados no caso de larvas encistadas nos tecidos, não prevenindo a transmissão de *T. canis* das cadelas prenhes para suas ninhadas.

— *redução da contaminação ambiental com fezes de cães:* diversos países adotaram legislação que responsabiliza os proprietários de cães pela limpeza e retirada de dejetos eliminados pelos animais em locais públicos. Ao mesmo tempo, nesses países tomam-se providências para a eliminação ou controle de cães vadios;

— *educação sanitária acerca dos mecanismos de transmissão de T. canis.*

Alguns veterinários recomendam o tratamento diário de cadelas prenhes com fembendazol a partir do 40º dia de gestação, até o 16ª dia após o nascimento da ninhada. Tal esquema, relativamente eficiente no controle da transmissão intra-uterina e transmamária, revelou-se pouco utilizável na prática por ser muito dispendioso e de difícil realização.

BIBLIOGRAFIA

1. Abe Jacob CM, Pastorino AC, Peres BA et al. Clinical and laboratorial features of visceral toxocariasis in infancy. Rev Inst Med Trop S. Paulo, 36:19-26, 1994.
2. Apt W. Visceral larva migrans. Int J Parasit 17:146, 1987.
3. Araújo P. Observações pertinentes às primeiras ecdizes de larvas de Ascaris lumbricoides, Ascaris suum e Toxocara canis. Rev Inst Med Trop S. Paulo, 14:83-90, 1972.
4. Barriga OO. A critical look at the importance, prevalence and control of toxocariasis and the possibilities of immunological control. Vet Parasit 29:195-234, 1988.
5. Beaver PC. The nature of visceral larva migrans. J Parasit 55:3-12, 1969.
6. Beaver PC, Snyder H, Carrera G et al. Chronic eosinophilia due to visceral larva migrans: report of three cases. Pediatrics 9:7-19, 1952.
7. Bisseru B, Woodruff AW, Hutchinson RI. Infection with adult Toxocara canis. Brit Med J 24:470-2, 1966.
8. Brito T, Chieffi PP, Peres BA et al. Immunohistochemical detection of toxocaral antigens in humans liver biopsies. Int J Surg Pathol 2:117-124, 1994.
9. Carrillo MMS, Barriga OO. Anthelmintic effect of levamisole hydrochloride or ivermectin on tissue toxocariasis of mice. Vet Res 48:281-5, 1987.
10. Chieffi PP, Ueda M, Camargo ED et al. Contacto domiciliar e profissional com cães como fatores de risco para infecção humana por larvas de Toxocara. Rev Inst Med Trop S. Paulo, 30:379-82, 1988.
11. Chieffi PP, Ueda M, Camargo ED et al. Visceral larva migrans: a seroepidemiological survey in five municipalities of São Paulo State, Brazil. Rev Inst Med Trop S. Paulo, 32:204-10, 1990.
12. Glickman LT, Schantz PM, Dombroske R, Cypess R. Evaluation of serodiagnostic tests for visceral larva migrans. Am J Trop Med Hyg 27:492-8, 1978.

13. Glickman LT, Magnaval JF, Domanski L et al. Visceral larva migrans in french adults: a new disease syndrome? Am J Epidemiol 125:1019-33, 1987.
14. Glickman LT, Schantz PM. Epidemiology and pathogenesis of zoonotic toxocariasis. Epidemiol Rev 3:230-50, 1981.
15. Magnaval JF, Fabre R, Maurières P et al. Application of the Western-blotting procedure for the immunodiagnosis of human toxocariasis. Parasitol Res 77:697-702, 1991.
16. Matsumura K, Endo R. Seroepidemiological study on toxocaral infection in man by enzyme-linked immunosorbent assay. J Hyg 90:61-5, 1983.
17. Maung M. The occurrence of the second moult of Ascaris lumbricoides and Ascaris suum. Int J Parasit 8:371-378, 1978.
18. Schantz PM. Toxocara larva migrans now. Am J trop Med Hyg 41(Suppl.):21-34, 1989.
19. Schantz PM, Glickman LT. Ascaridios de perros y gatos: un problema de salud pública y de medicina veterinária. Bol of Sanit Panam 94:571-85, 1983.
20. Sturchler D, Weiss N, Gassner M. Transmission of toxocariasis. J Infect Dis 162:571, 1990.
21. Taylor M, Keane C, O'Connor P et al. Clinical features of covert toxocariasis. Scand J Infect Dis 19:693-6, 1987.
22. Wiseman RA, Woodruff AW, Pettitt LE. The treatment of toxocaral infection: some experimental and clinical observations. Trans Roy Soc Trop Med Hyg 65:591-4, 1971.

38 Ancilostomíase

Pedro Paulo Chieffi

CONCEITO

Denomina-se ancilostomíase a infecção de seres humanos por nematódeos da família Ancylostomatidae.

HISTÓRICO

Embora desde a Antiguidade se conheça uma doença cujas características se superpõem às da ancilostomíase grave, o primeiro achado de exemplar de ancilostomídeo em seres humanos, cientificamente documentado, ocorreu em 1838 quando Dubini, na Itália, encontrou, no intestino delgado de uma paciente que estava necropsiando, um verme que classificou como *Ancylostoma duodenale*. Anos mais tarde, estabeleceu-se relação entre o parasitismo por esse helminto e a ocorrência de anemia quando Griesinger notou, em pacientes necropsiados no Egito, pontos hemorrágicos na mucosa intestinal. Foi, porém, somente em 1880, ao surgirem inúmeros casos de anemia grave, e por vezes fatal, em operários que trabalhavam no túnel de São Gotardo onde haviam adquirido ancilostomíase, que a comunidade médico-científica passou a atribuir inequívoca importância a esse helminto. No início do presente século, Stiles, trabalhando no sul dos Estados Unidos, verificou que a ancilostomíase nessa região era causada por outra espécie, que denominou *Necator americanus*.

Outra espécie de ancilostomídeo que, embora parasita habitual de canídeos e felídeos, também tem sido encontrada no intestino delgado de seres humanos foi descrita, em 1911, por Loos, com o nome de *Ancylostoma ceylanicum*.

CLASSIFICAÇÃO E MORFOLOGIA

Os helmintos da família Ancylostomatidae (=Ancylostomidae) com interesse médico pertencem a duas subfamílias:

— Ancylostominae, caracterizada pela presença de apêndices quitinosos em forma de dentes na cápsula bucal. Nessa subfamília encontra-se o gênero *Ancylostoma*, com diversas espécies;

— Bunostominae, provida de placas ou lâminas quitinosas ao redor da abertura da cápsula bucal. Além de diversas espécies de interesse veterinário, *Necator americanus* pertence a essa subfamília.

Ancylostoma duodenale, Dubini 1843, e *Necator americanus*, Stiles 1902, são as espécies mais importantes como agentes etiológicos da ancilostomíase humana. Secundariamente, *Ancylostoma ceylanicum*, Loos 1911, embora parasita habitual de canídeos e felídeos, também tem sido incriminado como agente da doença humana, principalmente em certas regiões do Oriente. Duas outras espécies do gênero *Ancylostoma*, *Ancylostoma braziliense*, Faria 1910, e *Ancylostoma caninum*, Ercolani 1859, são parasitas intestinais de cães e gatos, podendo causar quadros cutâneos quando suas larvas penetram na pele de seres humanos (serão estudados em outro capítulo). *A. caninum*, todavia, tem sido, eventualmente, identificado como parasita intestinal de seres humanos.

ANCYLOSTOMA DUODENALE

São vermes com coloração esbranquiçada e, às vezes, rósea. Os machos têm comprimento variável entre 8 e 11 mm, com cerca de 400 μm de largura. O corpo é cilíndrico; a extremidade anterior é afilada e possui uma ampla cápsula bucal, na qual se encontram em sua margem dois pares de dentes triangulares, além de outro par rudimentar, ao fundo (Fig. 38.1). A extremidade posterior apresenta expansão da cutícula, que constitui a bolsa copuladora. As fêmeas atingem de 10 a 18 mm de comprimento e 600 μm de largura. A cápsula bucal é semelhante à dos machos e sua extremidade posterior é afilada. A vulva se abre no terço posterior do corpo e os ovos possuem forma elíptica, com 56 a 60 μm em seu maior eixo.

ANCYLOSTOMA CEYLANICUM

Semelhantes, de maneira geral, ao *A. duodenale*; a cápsula bucal difere pela presença de um par de dentes bem desenvolvido e outro de tamanho pequeno. Os ovos têm entre 55 a 60 μm em seu maior diâmetro.

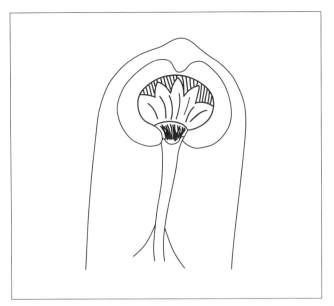

Fig. 38.1 — *Extremidade anterior de Ancylostoma duodenale, com detalhe da cápsula bucal, mostrando a presença de dois pares de dentes situados anteriormente.*

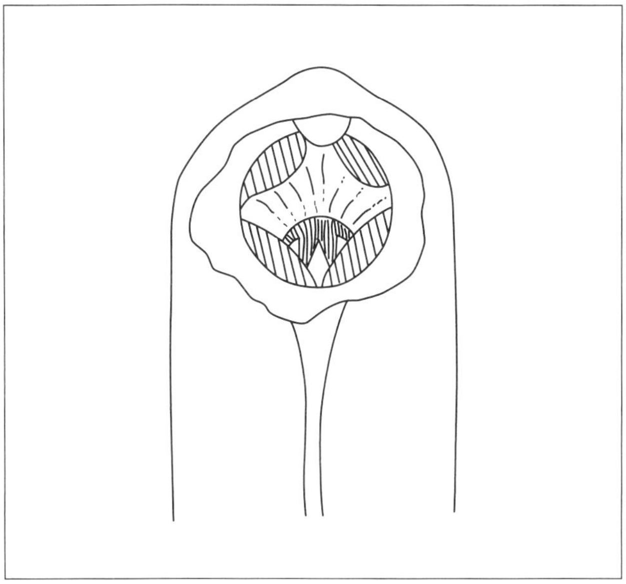

Fig. 38.2 — *Extremidade anterior de Necator americanus, com detalhe da cápsula bucal, mostrando a presença de placas cortantes.*

NECATOR AMERICANVS

Os adultos têm a extremidade anterior fletida dorsalmente; a cápsula bucal é ampla e está dotada de duas placas ou lâminas cortantes, com forma de meia-lua (Fig. 38.2). O macho mede entre 5 e 9 mm de comprimento e 300 µm de largura; apresenta bolsa copuladora bem desenvolvida na extremidade caudal. As fêmeas têm 9 a 11 mm de comprimento e 350 µm de largura. A vulva situa-se no terço anterior do corpo; a extremidade posterior é afilada e o ânus tem situação subterminal. Os ovos, morfologicamente semelhantes aos de *A. duodenale* e *A. ceylanicum,* medem, no maior eixo, 64 *a* 76 µm.

BIOLOGIA

Os ancilostomídeos possuem um ciclo biológico do tipo monoxênico, isto é, são capazes de completar todas as etapas de seu desenvolvimento sem necessidade de hospedeiros intermediários. São, todavia, geo-helmintos, ou seja, possuem fases de seu desenvolvimento que devem, necessariamente, ser cumpridas no solo. Tal circunstância faz com que determinadas características do solo, além de outras variáveis ambientais, constituam fatores de importância crucial na biologia desses nematódeos.

No ciclo biológico dos ancilostomídeos devem ser distinguidas duas fases. A primeira, considerada de vida livre, desenvolve-se no solo e compreende etapas de desenvolvimento que incluem os ovos, liberados pelas fêmeas que vivem no tubo digestivo de seus hospedeiros e são eliminados juntamente com suas fezes, além das larvas originadas a partir dos ovos, denominadas larvas de primeiro, segundo e terceiro estágios (L1, L2 e L3). A fase subsequente, obrigatoriamente parasitária, se inicia com as larvas L3, que são a forma infectante para os hospedeiros suscetíveis, e inclui dois outros estágios larvários (L4 e L5) e vermes adultos.

Os ovos de ancilostomídeos, ao serem eliminados com as fezes de seres humanos infectados, necessitam encontrar condições apropriadas para seu desenvolvimento no solo. Umidade elevada, boa oxigenação e temperaturas variáveis entre 27° e 32°C, no caso de *N. americanus,* e 21° e 27°C, para *A. duodenale,* são variáveis que estimulam o embrionamento e a formação da larva de primeiro estádio (L1) no interior do ovo. Solos arenosos, sem excessiva compactação e sombreados também representam condição favorável à evolução dos ancilostomídeos.

A. duodenale produz cerca de 20.000 ovos por fêmea, por dia, e *N. americanus* a metade dessa quantidade. A produção de ovos de ambas as espécies, entretanto, pode ser alterada por diversos fatores, como duração da infecção, estado nutricional do hospedeiro e quantidade de vermes presentes.

No momento da postura, os ovos de ancilostomídeos são constituídos por célula-ovo única, que iniciará sua segmentação nas fezes do hospedeiro. Seu desenvolvimento, todavia, somente será completado no meio externo, face à necessidade de altas concentrações de oxigênio, ausentes no microambiente intestinal. Ao serem liberados com as fezes, os ovos de ancilostomídeos geralmente se encontram em fase de evolução correspondente à presença de quatro ou oito blastômeros.

Após 18 a 24 horas no solo, em condições adequadas, forma-se a larva de primeiro estádio (L1) no interior dos ovos. Rapidamente, esta larva, conhecida como larva rabditóide, em razão da forma de seu esôfago, eclode, ficando livre no solo. Mede, neste momento, em torno de 250 µm; passa, então, a alimentar-se de bactérias e matéria orgânica em decomposição e, cerca de três a quatro dias mais tarde, sofre muda em sua cutícula e transforma-se na larva de segundo estádio (L2), que também possui esôfago rabditóide, isto é, diferenciado em três porções: corpo, istmo e bulbo. L2 é maior do que L1, medindo cerca de 500 µm.

L2 mantém a capacidade de alimentar-se e começa a sofrer modificações, especialmente em seu esôfago, que vai se tornando filiforme e alongado, adquirindo a forma filarióide. Passados quatro a cinco dias ocorre nova muda com a formação de outra cutícula por baixo da cutícula de L2 que, em vez de ser eliminada, é retida, obliterando a cavidade bucal da nova larva. Constitui-se, então, o terceiro estádio larvário (L3), denominado larva filarióide infectante, pois, além de possuir esôfago com configuração filarióide, é a forma com capacidade de infectar um novo hospedeiro. L3 tem cerca de 700 μm de comprimento e sobrevive consumindo reservas alimentares acumuladas nos demais estádios larvares, pois, em razão do fechamento de sua boca pela cutícula remanescente de L2, não consegue ingerir alimentos.

As larvas de ancilostomídeos, assim como as de *Strongyloides stercoralis,* apresentam comportamento peculiar que influencia sua capacidade de deslocamento no solo e facilita o encontro e penetração em um novo hospedeiro. Assim, estas larvas possuem tropismos que as concentram na superfície do solo, em posição propícia para entrarem em contato e infectarem hospedeiros suscetíveis:

— *geotropismo negativo:* tendência a se deslocarem para a superfície do solo, localizando-se nos pontos mais elevados, mesmo se enterradas a cerca de um metro de profundidade;

— *termotropismo:* atração para temperaturas mais elevadas, com consequente ativação de sistemas enzimáticos, facilitando a penetração pela pele de hospedeiros homeotérmicos, cuja temperatura corporal é comumente mais elevada do que a vigente no solo;

— *hidrotropismo:* tendência das larvas de se localizarem em porções mais úmidas do solo, evitando dessecação que poderia lhes ser fatal;

— *tigmotropismo:* tendência à adesão a partículas sólidas no solo ou mesmo à superfície cutânea de um hospedeiro potencial;

As larvas infectantes de ancilostomídeos sobrevivem apenas poucas semanas no solo, perecendo se não encontrarem hospedeiro suscetível. É provável que consigam penetrar pela pele de muitas espécies de mamíferos, porém somente completariam seu desenvolvimento em seres humanos, ao menos no caso de *A. duodenale.* A infecção ocorre através da penetração ativa de L3 na pele ou por sua ingestão, juntamente com água ou alimentos contaminados, quando as larvas pertencem a *A. duodenale.* Larvas de *N. americanus,* no entanto, somente são infectantes através de penetração cutânea.

Após penetrarem pela pele, as larvas de ancilostomídeos, através da circulação linfática ou sanguínea, atingem os alvéolos pulmonares, transferindo-se para o sistema respiratório após romperem o endotélio dos vasos em que se encontram e o septo alveolar. Neste momento, nova muda ocorre, originando o quarto estádio larvário (L4) e liberando, no organismo do hospedeiro, antígenos metabólicos que têm importante papel na indução da resposta imunológica.

Através dos bronquíolos e brônquios, larvas L4 atingem a faringe, passando para o esôfago, estômago e luz do intestino delgado. Durante a migração pelo tubo digestivo ocorre a última muda, formando-se o quinto estádio larvário (L5) que, após maturação, origina os vermes adultos.

No caso de ingestão de larvas L3 de *A. duodenale,* a evolução para larvas L4 e L5 se faz por mudas que têm lugar no próprio tubo digestivo, sem necessidade de ocorrer o ciclo pulmonar descrito.

Schad *et al.*[16] mostraram que larvas L3 de *A. duodenale* são capazes de interromper temporariamente seu desenvolvimento e permanecer latentes no intestino delgado se as condições climáticas não são favoráveis. Tal comportamento foi evidenciado em cepas encontradas na Índia e outros países orientais, porém não no Ocidente, e constituiria adaptação à transmissão em regiões onde o clima é, periodicamente, seco.

Os ancilostomídeos adultos têm por habitat o intestino delgado, localizando-se preferencialmente nas porções anteriores. Nas infecções intensas, todavia, podem ser encontrados até no íleo terminal. Em seu habitat prendem-se à mucosa intestinal por meio de sua cápsula bucal que, provida de dentes ou placas cortantes, fixa os vermes, provocando pequenos ferimentos na mucosa, determinando perdas sanguíneas adicionais, além das ocasionadas pelo sangue que é sugado pelos vermes. Quatro ou cinco vezes ao dia, os ancilostomídeos costumam mudar de posição, provocando novas lesões na mucosa intestinal de seus hospedeiros e ampliando a perda sanguínea.

O período pré-patente na infecção humana por ancilostomídeos, isto é, o lapso de tempo que decorre desde a infecção até o início da eliminação de ovos pelas fezes do hospedeiro, varia conforme a espécie envolvida: 35 a 60 dias para *A. duodenale,* 21 a 35 para *A. ceylanicum,* e 42 a 60 dias para *N. americanus.*

Acredita-se que *A. duodenale* apresenta longevidade máxima de seis a sete anos, enquanto *N. americanus* viveria até cinco ou seis anos. Existem, porém, relatos que atribuem até 18 anos à sobrevivência de ancilostomídeos. A vida média para ambas as espécies é, certamente, bastante menor.

Na relação que se estabelece entre ancilostomídeos e seus hospedeiros ocorrem diversos fenômenos biológicos que constituem verdadeira estratégia de sobrevivência dos helmintos no organismo de seu hospedeiro, potencialmente hostil[11]. Assim, evidenciou-se que *A. ceylanicum* é capaz de produzir uma glicoproteína que inibe a resposta inflamatória do hospedeiro. Mostrou-se, também, que pode ocorrer produção de acetilcolinesterase que, além de efeito antiinflamatório, inibiria o peristaltismo intestinal. */V. americanus,* por sua vez, teria capacidade de induzir a produção de anticorpos (da classe IgA) bloqueadores da fagocitose mediada por IgG ou IgM. Finalmente, Hotz & Cerami[7] concluíram que *A. duodenale* é capaz de secretar substância proteolítica com poder anticoagulante que facilita sua alimentação.

PATOGENIA

A morbidade decorrente de infecções por ancilostomídeos depende basicamente da quantidade de vermes envolvidos. Entretanto, outros fatores como a espécie de ancilostomídeo e a ocorrência ou não de reações de hipersensibilidade no hospedeiro devem ser levados em consideração.

No estudo da patogenia da ancilostomíase em seres humanos é preciso distinguir alterações ocorridas durante a penetração cutânea das larvas, sua migração pelo pulmão e o estabelecimento no tubo digestivo, com a maturação dos vermes e a depleção decorrente das perdas sanguíneas por eles provocadas, além de lesões inflamatórias consequentes à presença e fixação dos vermes à mucosa intestinal.

Ao penetrarem através da pele, larvas de ancilostomídeos podem causar dermatite caracterizada inicialmente por prurido, edema e eritema e, posteriormente, por erupção papulovesicular que chega a persistir por até duas semanas. É possível que, em parte, essas alterações se devam ao carreamento de bactérias pelas larvas que, antes de penetrarem através da pele, encontram-se livres no solo, uma vez que larvas cultivadas axenicamente, ao infectar voluntários, costumam produzir reações menos importantes[9]. Sabe-se, ainda, que larvas de *N. americanus* são capazes de determinar lesões cutâneas mais frequentemente do que as de *A. duodenale* ou *A. ceylanicum*.

A migração de larvas de ancilostomídeos através dos pulmões pode resultar na ocorrência de hemorragias localizadas, com infiltração de leucócitos, destacando-se os eosinófilos. A intensidade dessas lesões depende da quantidade de larvas que estão migrando e da resposta do hospedeiro. Geralmente são pouco intensas, ao contrário do que costuma acontecer nas infecções por *Ascaris lumbricoides*.

As alterações mais conspícuas na ancilostomíase são determinadas pelo parasitismo intestinal. Logo após a chegada dos vermes ao tubo digestivo, em fase ainda aguda da infecção, podem surgir alterações gastrointestinais caracterizadas por dor epigástrica, modificações do apetite, náuseas, vômitos, flatulência e alterações do hábito intestinal, com ocorrência de diarreia e, às vezes, obstipação. Tais manifestações são consequência da fixação dos ancilostomídeos à mucosa intestinal, com interiorização em sua cápsula bucal de porção da mucosa, facilitando a retirada de sangue e fluidos tissulares pelo parasita[19]. As alterações mais importantes, todavia, são de caráter crônico e dependem de processo de anemia microcítica e hipocrômica que, especialmente nas infecções determinadas por elevada carga parasitária, costuma estar presente. Assim, nos pacientes que desenvolvem anemia importante, consequente à perda sanguínea determinada pela presença de ancilostomídeos, podem ocorrer lassidão, cefaléia, falta de ar, palpitações, taquicardia e, às vezes, sopros cardíacos, edemas nos membros inferiores e anorexia.

A patogênese da anemia causada por infecção ancilostomótica depende, na realidade, da quantidade de ferro ingerida na dieta, das reservas de ferro no organismo do paciente e da intensidade da infecção, bem como da espécie de ancilostomídeo envolvida[6].

Sabe-se que um exemplar adulto de *A. duodenale* suga, por dia, entre 0,05 e 0,3 ml de sangue, enquanto *N. americanus* retira apenas 0,01 a 0,04 ml por dia, por cada verme presente no hospedeiro. Parte do sangue retirado é posteriormente expelida pelos ancilostomídeos na luz intestinal do hospedeiro, permitindo reabsorção parcial do ferro. A perda de sangue, por outro lado, depende também da idade dos vermes; exemplares jovens são capazes de acarretar maior depleção do que ancilostomídeos mais velhos[19].

A anemia que acompanha a ancilostomíase, na verdade, somente se manifesta clinicamente se o aporte ou as reservas de ferro no organismo do paciente são insuficientes. Assim, pode ser controlada pela suplementação adequada de ferro, mesmo sem ocorrência de cura parasitológica.

Com frequência, pacientes com ancilostomíase intensa apresentam hipoproteinemia com hipoalbuminemia, em virtude de aumento das perdas fecais de proteína. É possível, entretanto, que tal déficit seja mais resultado de inadequação alimentar do que propriamente depleção pelo parasitismo, uma vez que a prescrição de dieta adequada pode normalizar o nível sérico de albumina[18].

Raramente outras espécies de ancilostomídeos, cujos hospedeiros habituais não são seres humanos, podem desenvolver-se como vermes adultos no organismo humano e ser responsáveis por quadros de alterações intestinais, Assim, Prociv & Croese[12] relatam a ocorrência de um surto de enterite eosinofílica, envolvendo 93 pacientes no norte da Austrália, cujo agente provavelmente era *A. caninum*.

EPIDEMIOLOGIA
ORIGEM E DISSEMINAÇÃO

A ancilostomíase, também denominada opilação, amarelão ou hipoemia intertropical, já era conhecida desde os primeiros anos da colonização europeia na América e, em particular, no Brasil. Embora relativamente frequente nessa ocasião, pouco ou nada se sabia acerca de sua etiologia, transmissão, patogenia e tratamento.

Por muitos anos admitiu-se que *A. duodenale* e *N. americanus* foram introduzidos em território americano pelas migrações ocorridas a partir do século XVI. *A. duodenale* teria sido trazido pelos colonizadores europeus, enquanto a introdução de *N. americanus* teria sido consequência da migração forçada de amplos contingentes populacionais procedentes da África, trazidos para a América como mão-de-obra escrava.

Certamente a chegada desses grupos populacionais trouxe consigo, entre outros patógenos, ancilostomídeos para o Novo Mundo. Todavia, estudos palioparasitológicos efetuados em diversas regiões de nosso país revelaram a presença de ovos de ancilostomídeos em coprólitos de origem humana com datação de vários milhares de anos antes do início da colonização europeia, evidenciando a possibilidade da introdução desses helmintos através de migrações pré-históricas[1] e levantando a hipótese de que a ancilostomíase já ocorria na população americana antes da chegada dos europeus.

Classicamente admite-se que *A. duodenale* distribui-se na Europa e África em toda a bacia do Mediterrâneo, além da Ásia Ocidental, China, Japão e norte da Índia. Já *N. americanus* é encontrado em território africano ao sul do Saara, no sudeste asiático, englobando o sul da China e da Índia, nas ilhas do Pacífico e nas Américas. Por sua vez, *A. ceylanicum* ocorreria como parasita humano em Taiwan e sudeste asiático. Com a ocorrência de sucessivas levas de migrações humanas alterou-se profundamente a distribuição dessas espécies, existindo hoje diversas áreas de superposição em seu território. No Brasil, em particular, predomina *N. americanus;* todavia, *A. duodenale* é encontrado em 20% a 30% dos indivíduos infectados, e já foram observados casos isolados de parasitismo por A. *ceylanicum.*

Frequência de Infecção

A elevada frequência de infecção humana por ancilostomídeos, não obstante a existência de drogas eficazes e pouco tóxicas para seu tratamento e a relativa melhoria verificada nas condições de vida das parcelas mais pobres da população em diversas áreas do planeta, ainda representa um importante desafio para as autoridades sanitárias. De acordo com Schad & Banwell[15], em 1984 existiam cerca de 900 milhões de indivíduos — cerca de 1/5 da população mundial — infectados por ancilostomídeos. Chan[3], mais recentemente, calculou em mais de 1,2 bilhão o número de indivíduos infectados, perfazendo cerca de 24% da população mundial. Esses dados não diferem muito da já clássica estimativa de Stoll[17], efetuada cerca de 50 anos atrás.

No Brasil não se observa situação epidemiológica homogénea com relação à ocorrência de ancilostomíase. Embora sejam escassos os dados fidedignos em nível populacional existem indicações de que nas áreas metropolitanas, especialmente em São Paulo, a ocorrência de infecção por ancilostomídeos tem se tornado rara[4,20]. Nas áreas rurais, entretanto, persistem ainda frequências elevadas de infecção. A Tabela 38.1 reproduz alguns índices de infecção verificados em diferentes áreas do Estado de São Paulo, em 1987.

De modo geral, a prevalência de infecção por ancilostomídeos nas áreas endêmicas tende a aumentar com a elevação da faixa etária na infância e adolescência, alcançando o ponto máximo entre os adultos jovens. Neste aspecto, a estrutura epidemiológica da ancilostomíase difere da encontrada para a maioria das enteroparasitoses que, geralmente, são mais prevalentes na infância.

Embora não haja consenso a respeito, alguns autores consideram que indivíduos caucasianos seriam mais suscetíveis à infecção ancilostomótica do que negros, quando cotejados em condições de igualdade com relação à idade, ocupação e nível socioeconômico. Por outro lado, sabe-se que, nas áreas hiperendêmicas, a dispersão dos ancilostomídeos entre os indivíduos infectados obedece a padrões peculiares de agregação, existindo um número pequeno de indivíduos com elevadas cargas parasitárias, enquanto a maioria dos infectados alberga pequena quantidade de vermes. Schad & Anderson[14] afirmam que existem segmentos populacionais que, graças a fatores de ordem genética, ecológica, comportamental ou social, apresentam predisposição a infecções ancilostomóticas mais graves, com elevadas cargas parasitárias. Esses pacientes tenderiam a se reinfectar, reproduzindo o mesmo quadro após tratamento antiparasitário adequado.

Mecanismos de Infecção

A única fonte de infecção epidemiologicamente importante na ancilostomíase é o ser humano infectado que elimina os ovos do parasita em suas fezes. Como foi mostrado por Schad & Anderson[14], nas áreas endêmicas, pequena parcela

Tabela 38.1
Frequência de Infecção por Ancilostomídeos em Clientes de Centros de Saúde Localizados em Áreas da Região Metropolitana e Interior do Estado de São Paulo, 1987

Região	Frequência (%)	Amostras Examinadas
Metropolitana	2,8	73.826
Baixada Santista	6,1	29.969
Vale do Paraíba	2,0	14.705
Sorocaba	2,7	26.345
Campinas	6,0	44.886
Ribeirão Preto	5,1	16.291
Araçatuba	11,5	19.244
Presidente Prudente	6,9	14.434
Bauru	8,4	26.325
São José do Rio Preto	5,7	17.508
Marília	6,0	16.156
Vale do Ribeira	11,5	24.467

Fonte: Waldman & Chieffi (1989), modificada.

dos indivíduos é responsável pela eliminação da maior quantidade de ovos de ancilostomídeos, constituindo a fonte de infecção mais importante.

O principal mecanismo de infecção na ancilostomíase é a penetração ativa de L3 através da pele, facilitada quando seres humanos pisam com os pés descalços no solo contaminado pelas larvas.

No caso de infecção por A. *duodenale* ou *A. ceylanicum,* a ingestão de larvas L3 também pode resultar em infecção bem-sucedida, sem que haja passagem larvária pelos pulmões (ciclo pulmonar). Quando larvas L3 de *N. americanus* são ingeridas, entretanto, somente ocorrerá o desenvolvimento dos vermes adultos se as larvas penetrarem através da mucosa oral, atingindo o sistema circulatório e completando o ciclo pulmonar.

Existem algumas evidências de que larvas de *A. duodenale* possam infectar seres humanos por intermédio de transmissão intra-uterina e/ou transmamária, durante fase aguda da ancilostomíase materna, como ocorre com as espécies de ancilostomídeos que parasitam animais. Yu *et al.* (1995), estudando a ocorrência de ancilostomíase em crianças chinesas, encontraram 12 casos de parasitismo por *A. duodenale* em crianças com menos de 20 dias, atribuindo-os à ocorrência de transmissão intra-uterina, bem como diversos casos em crianças com idade variável entre um e três meses, supostamente decorrentes de transmissão através da amamentação. Também na Nigéria foram encontrados indícios de transmissão transmamária para crianças no período pré-natal[10].

DIAGNÓSTICO

A infecção humana por ancilostomídeos é facilmente diagnosticada por intermédio de exame parasitológico de fezes, uma vez que os ovos têm morfologia peculiar que os distingue dos demais helmintos enteroparasitas.

Não é fácil, entretanto, proceder-se à distinção entre ovos das diversas espécies que infectam o homem, face à semelhança entre elas. Embora os ovos de *N. americanus* sejam um pouco maiores do que os das demais espécies de ancilostomídeos, somente através do cultivo e obtenção em laboratório de larvas é possível a identificação das espécies com segurança. Este procedimento, todavia, não é utilizado na rotina diagnóstica, assinalando-se, em geral, apenas a presença de ovos de helmintos da família Ancylostomatidae.

Por se tratar de ovos com baixo peso específico ("ovos leves"), técnicas parasitológicas de flutuação, como o método de Willis, são bastante eficazes na pesquisa de ovos de ancilostomídeos. Outras técnicas, como a de sedimentação espontânea e a de Kato-Katz, também são úteis. Deve-se chamar atenção para o fato de que quando se utiliza a técnica de Kato-Katz é necessário examinar rapidamente a preparação, pois a glicerina empregada na clarificação do esfregaço fecal pode dificultar a identificação de ovos de ancilostomídeos, decorridas algumas horas.

Nas infecções humanas por ancilostomídeos é, muitas vezes, importante o emprego de técnicas de exame quantitativo das fezes que permitem avaliação indireta da intensidade de infecção. Assim, o uso do método de Stoll, com a determinação da quantidade de ovos de ancilostomídeos eliminados por grama de fezes, torna possível classificar a infecção ancilostomótica em:
— leve/moderada, quando são eliminados até 10.000 ovos por grama de fezes;
— intensa, no caso de eliminação de maior quantidade de ovos por grama de fezes.

Convém destacar que apenas nos casos de infecção ancilostomótica intensa, e especialmente se a ingestão de ferro for inadequada, a ancilostomíase associa-se à anemia microcítica hipocrômica, embora possam ocorrer diferenças regionais, talvez decorrentes de infecção por cepas diversas do parasita.

TRATAMENTO

Diversos anti-helmínticos estão disponíveis atualmente para o tratamento etiológico da ancilostomíase. Os mais utilizados são:
— pamoato de pirantel: empregado na dose de 10 mg por quilo de peso, durante três dias (ou 20 mg/kg, em dose única), tem eficácia em torno de 80%, geralmente reduzindo a carga parasitária nos casos em que não ocorrer cura;
— mebendazol: pode ser administrado, durante três dias, na dose de 100 mg duas vezes ao dia, ou em dose única de 500 mg. As doses são iguais em qualquer faixa etária, e a droga é bastante eficiente no tratamento da ancilostomíase, sendo raras as falhas terapêuticas;
— albendazol: utilizado em dose única de 400 mg, a partir da idade de dois anos. Apresenta bons resultados, com raros casos de persistência do parasitismo.

De acordo com padronização recomendada pela Federação Latino-Americana de Parasitologistas, a avaliação de cura na ancilostomíase deve ser efetuada por meio do exame de três amostras fecais, no período de 15 a 20 dias após o término do tratamento.

Se houver anemia associada deve-se administrar sulfato ferroso (200 mg, duas a três vezes ao dia) até normalização do quadro hematológico, juntamente com alimentação rica em ferro.

PROFILAXIA

A ancilostomíase como agravo para seres humanos perdeu, em parte, sua importância a partir da segunda metade do presente século, em razão de vários fatores. Não obstante a persistência de consideráveis bolsões de pobreza e mesmo miséria, em muitos países, e a emergência de novos países na África e Ásia, nos quais a maioria da população enfrenta grandes dificuldades para sobrevivência, o desenvolvimento econômico ocorrido nas últimas décadas determinou mudanças importantes no processo produtivo em quase todo o mundo, deslocando grandes contingentes populacionais de áreas rurais para o meio urbano. Ao mesmo tempo, o aperfeiçoamento das técnicas produtivas aumentou, com considerável barateamento, a produção de calçados, tornando-os mais acessíveis a amplas parcelas da população. Além disso, nas últimas décadas foram sintetizadas drogas anti-helmínticas mais eficazes e fáceis de administrar, revolucionando a terapêutica das parasitoses intestinais.

Apesar desses avanços, a ancilostomíase ainda representa importante fator de agravo e enfraquecimento nas áreas onde as benesses do desenvolvimento econômico deixam de atingir amplos segmentos da população, como em certas regiões da África, Ásia, América Latina e, em particular, do nosso país.

É importante salientar que a profilaxia da ancilostomose, como de muitas outras parasitoses, depende atualmente muito mais de decisões de ordem política, que destinem recursos para a melhoria das condições de vida da população, do que de ações puramente médicas ou mesmo de novas pesquisas, já que o conhecimento existente acerca da biologia e epidemiologia desses helmintos permitiria planejar adequadamente ações de controle.

Vários tipos de recursos precisam ser considerados, em conjunto, ao se propor um programa de controle de ancilostomíase. Deve-se, primeiramente, reconhecer que, embora sejam geo-helmintos, *N. americanus* e as espécies do gênero *Ancylostoma* apresentam diversas peculiaridades bioecológicas que estabelecem importantes diferenças com relação ao *Ascaris lumbricoides* e demais representantes do grupo das geo-helmintíases[2]. Por outro lado, o planejamento de ações visando ampliar a cobertura de saneamento, especialmente em meio rural, o uso generalizado de calçados e a disponibilidade de anti-helmínticos para tratamento gratuito dos infectados[13], deveria ser concatenado, nas áreas de elevada endemicidade, com medidas para diminuir a sobrevivência das larvas infectantes no solo, como o plantio concomitante de espécies vegetais que produzem substâncias larvicidas (por exemplo: capim-cidreira — *Cymbopogon citratus*, certas espécies de menta e crisântemo).

Finalmente, como perspectiva para o futuro, é possível que em época não muito distante esteja disponível uma vacina, obtida a partir de antígenos larvários bem caracterizados de *Ancylostoma*[8]*, que possa proteger eficientemente a população das áreas endêmicas.

BIBLIOGRAFIA

1. Araújo A, Ferreira LF, Confalonieri U, Chama M. Hookworm and the peopling of America. Cad Saúde Publ 2:226-33, 1986.
2. Bundy DAP. Is the hookworm just another geohelminth? In: Schad GA, Warren KS (eds.). Hookworm disease: current status and new directions. London, Taylor & Francis, 147-64, 1990.
3. Chan MS. The global burden of intestinal nematode infections. Fifty yearson. Parasit Today 13:438-43, 1997.
4. Chieffi PP, Waldman EA, Waldman CCS et al. Aspectos epidemiológicos das enteroparasitoses no Estado de São Paulo, Brasil. Rev Paul Med 99:34-6, 1982.
5. Federacion Latino-Americana de Parasitólogos Normas para evaluar drogas en parasitosis intestinales del hombre. Bogotá, 1978.
6. Gilles HM. Selective primary health care: strategies for control of disease in the developing world. XVII. Hookworm infection and anemia. Rev Infect Dis 7:111-8, 1985.
7. Hotez PJ, Cerami A. Secretion of a proteolytic anticoagulant by Ancylostoma duodenale hookworms. J Expl Med 157:1594-1603, 1983.
8. Hotez PJ, Hawdon JM, Capello M et al. Molecular approaches to vaccinating against hookworm disease. Pediat Res 40:515-21, 1996.
9. Miller TA. Hookworm infection in man. Adv Parasit 17:315-84, 1979.
10. Nwosu ABC. Human neonatal infection with hookworms in an endemic area of Southearn Nigéria. A possible transmmamary route. TropGeog Med 33:105-11, 1981.
11. Pritchard DI. The survival strategies of hookworms. Parasit Today 11:255-9, 1995.
12. Prociv P, Croese J. Human eosinophilic enteritis caused by dog hookworm Ancylostoma caninum. Lancet 335:1299-1302, 1990.
13. Rey L. Bases da parasitologia médica. Rio de Janeiro, Guanabara-Koogan S.A., 221-230, 1992.
14. Schad GA, Anderson RM. Predisposition to hookworm infection in humans. Science, 228:1537-40, 1985.
15. Schad GA, Banwell JG. Hookworms. In: Warren KS Mahmoud AAF (eds.) Tropical and geographic medicine. New York, McGraw Hill, 359-72, 1984.
16. Schad GA, Chowdhury AB, Dean CG et al. Arrested development in human hookworm infection: an adaptation to a seasonally unfavourable external environment. Science, 180:502-4, 1973.
17. Stoll NR. This wormy world. J Parasit 33:1-18, 1947.
18. Tripathy K, Garcia FT, Lotero H. Effect of nutritional replation on human hookworm infection. Am J Trop Med Hyg 20:219-23, 1971.
19. Variyan E, Banwell JG. Hookworms disease: nutritional implications. Rev Infect Dis 4:830-5, 1982.
20. Waldman EA, Chieffi PP. Enteroparasitoses no Estado de São Paulo: questão de saúde pública. Rev Inst Adolfo Lutz, 49:93-9, 1989.
21. Yu SH, Jiang ZX, Xu LQ. Infantile hookworm disease in China. A review. Acta Trop 59:265-70, 1995.

39 Larva Migrans Cutânea

Pedro Paulo Chieffi

CONCEITO

Denomina-se larva migrans cutânea (LMC) ao quadro resultante da migração prolongada de larvas de nematódeos através da pele de hospedeiros não-habituais, nos quais o helminto, após penetração ativa, não consegue completar seu ciclo evolutivo. A LMC também é conhecida como dermatite serpiginosa ou "bicho geográfico".

HISTÓRICO

Em 1874, ocorreu a primeira referência na literatura médica a um quadro de erupção cutânea compatível com o diagnóstico de LMC. Todavia, apenas em 1926 tal quadro foi associado à presença de larvas de *Ancylostoma braziliense* migrando através da pele de seres humanos e produzindo túneis entre a epiderme e derme[2].

AGENTES ETIOLÓGICOS

A. braziliense, parasita habitual de cães e gatos, é o principal agente da LMC para seres humanos, em nosso meio. Outras espécies de nematódeos, parasitas de animais, podem, mais raramente, estar associadas a esse quadro, como *A. caninum, Uncinaria stenocephala* e *Bunostomum phlebotomum*.

Larvas de espécies de *Strongyloides* parasitas de animais e algumas cepas de *S. stercoralis* podem ocasionar uma forma particular de LMC que ficou conhecida como "larva currens", pela rapidez com que progridem e desaparecem as lesões cutâneas[14].

Diferenças importantes são observadas no comportamento de *A. braziliense* e *A. caninum*. As larvas de *A. braziliense* somente infectam seres humanos através da pele, podendo permanecer vivas por semanas ou meses. Larvas de *A. caninum*, após rápida passagem cutânea, tendem a encistar-se e manter-se dormentes em tecido muscular. Além disso, as larvas de *A. caninum* podem também infectar seres humanos por via oral, invadindo, nesse caso, tecidos profundos e causando migrações viscerais, além de LMC. Por outro lado, como assinalam Prociv & Croese[3], eventualmente larvas de *A. caninum* podem desenvolver-se até o estádio adulto no organismo de seres humanos.

QUADRO CLÍNICO

Larvas L3 de *A. braziliense* ou, mais raramente, das outras espécies envolvidas na etiologia da LMC, penetram ativamente na pele humana. No ponto de penetração determinam a ocorrência de pápula eritematosa e pruriginosa que, com o início da movimentação subcutânea das larvas, provoca lesão com aparência de túnel na pele (Fig. 39.1).

A coceira resultante da irritação causada pela movimentação das larvas é um dos sintomas característicos da LMC e pode ser responsável pela presença de lesões crostosas e ocorrência de contaminação bacteriana secundária, em decorrência de ferimentos provocados pelo ato de coçar.

O trajeto percorrido pelas larvas entre epiderme e derme pode ser sinuoso ou retilíneo, costumando avançar à velocidade de alguns milímetros a cada dia, e as lesões resultantes permanecem ativas por diversas semanas, diferenciando-se das lesões características da "larva currens", que progridem vários centímetros diariamente e têm duração fugaz.

Após a morte das larvas geralmente persiste, por algum tempo, uma linha de coloração escura na pele, correspondendo ao antigo trajeto larvário subcutâneo, que tende a desaparecer com o tempo.

DIAGNÓSTICO

O diagnóstico da LMC baseia-se fundamentalmente no quadro clínico. Antecedentes epidemiológicos de contato com solo contaminado com fezes de animais, especialmente em praias nos meses quentes, são importantes e devem ser pesquisados.

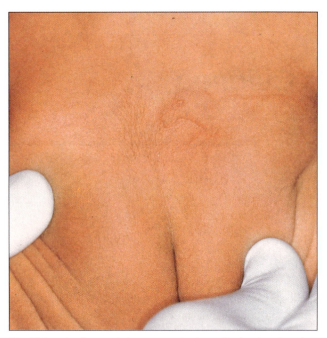

Fig. 39.1 — *Lesão serpiginosa na pele da região lombar de criança com LMC. Foto cedida pelo professor Dr. Fausto F. Alonso, da Faculdade de Ciências Médicas da Santa Casa de São Paulo.*

TRATAMENTO

Pode-se efetuar tratamento tópico ou sistêmico das lesões da LMC. O tratamento tópico baseia-se, atualmente, no uso de pomada de tiabendazol sobre a erupção cutânea três a quatro vezes ao dia, durante sete a 10 dias. Geralmente observa-se cessação do prurido após dois ou três dias, acompanhada de interrupção da migração subcutânea das larvas.

Caso o tratamento tópico não resulte na cura das lesões, deve-se optar pela administração oral de tiabendazol (25 mg/kg/duas vezes ao dia, durante dois a três dias). Bons resultados também têm sido encontrados com o uso de albendazol (400 mg, dose única) ou ivermectina (200 µg/kg, dose única).

BIBLIOGRAFIA

1. Brumpt LC, Sang HT. Larva currens seul signe pathognomique de la strongyloidose. Ann Parasitol 48:319-328, 1973.
2. Faust EC, Beaver PC, Jung RC. Animal agents and vectors of human diseases. 4ª ed. Philadelphia: Lea & Febiger, 275-278, 1975.
3. Prociv P, Croese J. Human eosinophilic enteritis caused by dog hookworm Ancylostoma caninum. Lancet 335:1299-1302, 1990.
4. Stone OJ, Newell GB, Mullins JF. Cutaneous strongyloidiasis: larva currens. Arch Dermatol 106:734-736, 1972.

40 Estrongiloidíase

Dulcinéa Maria Barbosa Campos
Marcelo Simão Ferreira

HISTÓRICO

Conceitua-se estrongiloidíase ou estrongiloidose como infecção causada por vermes do género *Strongyloides*. No passado, a doença humana foi conhecida como diarreia da Cochinchina. Isto porque Normand, em 1876, encontrou este helminto, pela primeira vez, em fezes diarréicas de soldados franceses que vinham da Cochinchina; os vermes foram enviados a Bavay, que os descreveu com o nome de *Anguillula intestinalis*. Esse parasito apresenta um ciclo evolutivo complicado, com uma fase estercoral constituída por vermes de vida livre e outra fase intestinal representada pela fêmea parasita. A demonstração de que estas fases do ciclo evolutivo pertencem à mesma espécie originou a denominação *Strongyloides stercoralis* Bavay, 1876.

Os conhecimentos sobre o ciclo evolutivo, o tipo de reprodução da fêmea parasita e vermes do ciclo de vida livre suscitaram, durante muitos anos, controvérsias entre pesquisadores. Sandground, em 1925, considerou as fêmeas parasitas, hermafroditas. Kreis, em 1932 e Faust, em 1933, assinalaram a presença de vermes machos no ciclo parasitário; estes achados foram refutados por outros pesquisadores, pois os exemplares por eles descritos apresentavam morfologia igual à dos exemplares da geração de vida livre. Graham, em 1936, através da infecção experimental com uma única larva infectante de *Strongyloides ratti*, demonstrou que os machos são desnecessários para a produção de ovos viáveis. Admite-se hoje, contudo, que a fêmea parasita produza ovos por partenogênese. O ponto de vista de Grove (1997) é de que são necessários maiores esclarecimentos sobre a genética e os mecanismos envolvidos na reprodução da fêmea parasita.

Espécies do gênero *Strongyloides* têm sido descritas em aves, répteis, anfíbios e mamíferos. São conhecidas 52 espécies. O encontro do parasito nesta grande variedade de hospedeiros originou polêmica em taxonomia. Pequenas diferenças entre ciclos evolutivos (predominância do ciclo direto ou indireto, estágio do parasito eliminado nas fezes dos hospedeiros) e critérios morfológicos estabelecidos através de microscopia ótica têm se revelado insuficientes no diagnóstico diferencial de espécies do gênero *Strongyloides*. A eletroforese de isoenzimas e genética molecular são técnicas modernas, úteis na definição de problemas taxonômicos em que os métodos tradicionais se mostram insuficientes para solucionar.

Até a década de 60 admitia-se que primatas inferiores fossem infectados por *S. simiae, S. cebus* e *S. fuelleborni*. Posteriormente, *S. simiae* foi colocado em sinonímia com *S. fuelleborni*. Além de infectar macacos, *S. fuelleborni* tem sido encontrado infectando o homem em algumas regiões da África e Filipinas. *S. fuelleborni like* ou *S. f. bellyi* tem sido encontrado infectando crianças na ilha de Nova Guiné. Roedores são infectados por *S. myopotami, S. ratti* e *S. venezuelensis*. As duas últimas espécies têm sido muito utilizadas em laboratórios de pesquisa para estudos sobre os mecanismos imunes envolvidos na estrongiloidíase e como fonte de antígeno para imunodiagnóstico na infecção humana.

Hoje, a compreensão dos mecanismos imunes envolvidos na estrongiloidíase sistêmica constitui objeto de grande interesse por parte de pesquisadores. *S. stercoralis,* helminto comum do intestino do homem, é considerado um parasito oportunista. Na maioria dos casos, a infecção humana é assintomática ou oligossintomática. Em imunossuprimidos, a infecção assume um caráter grave por exacerbação dos mecanismos de auto-infecção e disseminação de larvas por vários órgãos além do trato gastrointestinal.

MORFOLOGIA

FÊMEA PARASITA PARTENOGENÉTICA

Nematoda, semi transparente, filiforme, medindo aproximadamente 2,2 mm de comprimento por 0,04 mm de diâmetro; parede do corpo delicadamente estriada; extremidade anterior dotada de pequena abertura oral que se comunica com o esôfago longo, cilíndrico, e em seguida ao intestino, reto e ânus. O aparelho genital é constituído por ovário, oviduto, útero, vagina e vulva; esta localiza-se no terço posterior do corpo do verme, diferencia-se em uma pequena vagina que se comunica com o útero; este, por sua vez, dirige-se tanto para a região anterior como para a região posterior; no útero observa-se uma única fileira de ovos transparentes de casca fina; as alças uterinas, anterior e posterior, diferenciam-se em ovidutos e ovários (Fig. 40.1). O ovário duplo caracteriza o nematóide como anfidelfo; o ovário anterior dirige-se até próximo ao esôfago. Não há receptáculo seminal. A fêmea parasita de *S. stercoralis* é considerada ovovivípara, pois os ovos expulsos contêm uma larva no seu interior. A oviposição ocorre nas criptas da mucosa intestinal.

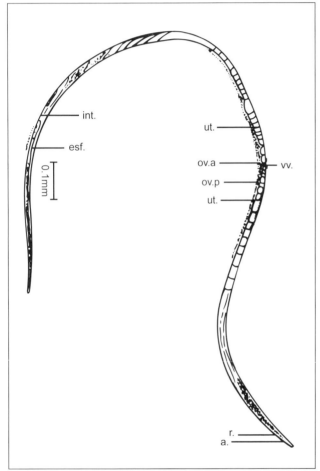

Fig. 40.1 — *Fêmea parasita partenogenética — a: ânus; esf.: esôfago; int.: intestino: ov.a: ovário anterior; ov.p: ovário posterior; ut: útero; vv.: vulva; r.: reto.*

Ovos

Apresentam uma casca fina. Medem cerca de 50-58 μm de comprimento por 30-34 μm de largura, em sua maioria, embrionados no momento da postura. No interior dos ovos encontram-se as larvas de primeiro estágio. Raramente, ovos são encontrados nas fezes do indivíduo infectado, uma vez que as larvas eclodem muito rapidamente.

Larvas de Primeiro Estágio ou Larvas Rabditóides

Uma vez eclodidas dos ovos, as larvas se insinuam no epitélio glandular, luz intestinal e fezes. Por esta razão, em infecções por *S. stercoralis,* larvas rabditóides são encontradas nas fezes. Estas medem entre 200-300 μm de comprimento por 14-16 μm de diâmetro. A morfologia do esôfago deste estágio deu origem ao nome da larva. Uma larva rabditóide apresenta o esôfago dividido em três porções: corpo, istmo e bulbo. Ao esôfago seguem-se intestino, reto e ânus. A larva rabditóide de *S. stercoralis* apresenta o vestíbulo bucal curto (2-3 μm) e o primórdio genital conspícuo (Fig. 40.2). O vestíbulo bucal corresponde à região que se inicia na cutícula da extremidade anterior da larva até o início do esôfago; mede aproximadamente 2 um de comprimento. O primórdio genital corresponde a um conjunto de células situado ao lado do intestino e no terço posterior do corpo da larva. A extremidade posterior (cauda) termina bruscamente.

Em laboratório clínico há necessidade de se estabelecer o diagnóstico diferencial entre larvas rabditóides de *S. stercoralis* com larvas de ancilostomídeos. Estas últimas podem ser encontradas em fezes examinadas mais tardiamente ou em casos de obstipação intestinal. As larvas rabditóides de ancilostomídeos apresentam um vestíbulo bucal longo (10 μm de comprimento), o esôfago é menos nitidamente dividido em três porções, e o primórdio genital é menor que nas larvas de *Strongyloides*. A extremidade posterior afila-se lentamente.

Antes de alcançar a fase infectante, as larvas de primeiro estágio de *S. stercoralis* passam por uma fase intermediária que corresponde ao segundo estágio ou fase pré-infectante; o esôfago perde sua forma rabditóide, torna-se alongado e surge uma cutícula que caracteriza a ocorrência da primeira muda larval.

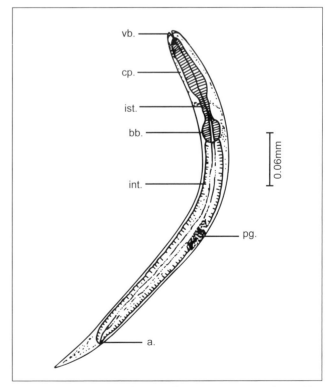

Fig. 40.2 — *Larva rabditóide de Strongyloides — a: ânus; bb.: bulbo esofagiano; cp.: corpo do esôfago; int.: intestino; ist.: istmo; pg.: primórdio genital; vb.: vestíbulo bucal.*

Larvas Filarióides

São encontradas no meio externo (fezes e solo); são oriundas de um processo de diferenciação e segunda muda larval a partir da larva de segundo estágio. Medem aproximadamente 500 µm de comprimento por 10 µm de largura. O tubo digestivo é constituído de esôfago, intestino, reto e ânus. O esôfago é longo, filariforme e ocupa quase metade do comprimento do corpo da larva. A extremidade posterior termina sob forma de um entalhe, uma estrutura típica deste estágio (Fig. 40.3).

Vermes Fêmeas do Ciclo de Vida Livre

Também são encontradas no meio externo (fezes e solo). Medem cerca de 1 mm de comprimento por 50-75 µm de largura. Apresentam o esôfago do tipo rabditóide, semelhante ao da larva de primeiro estágio. Possuem o aparelho genital do tipo anfidelfo, semelhante ao da fêmea parasita parteno-genética. Os ovários, anterior e posterior, situam-se do lado oposto à vulva. Ambos os ovários realizam um certo trajeto e se diferenciam em oviduto, receptáculo seminal e útero. Uma fêmea madura apresenta o útero repleto de ovos (Fig. 40.4).

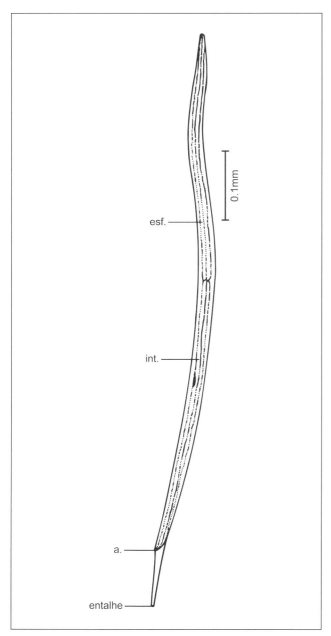

Fig. 40.3 — *Larva filarióide ou larva infectante* — a: ânus; en.: entalhe; esf.: esôfago; int.: intestino.

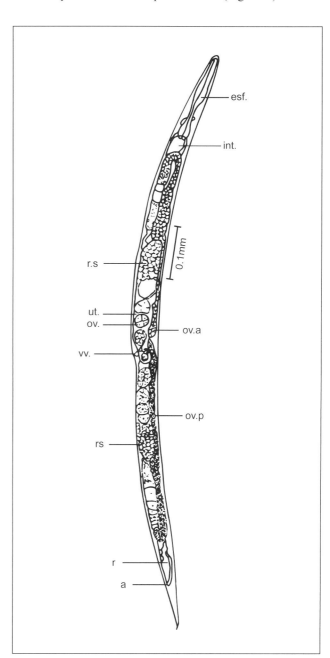

Fig. 40.4 — *Fêmea do ciclo de vida livre* — a: ânus; esf.: esôfago; int.: intestino; ov.: ovos; ov.a: ovário anterior; ov.p.: ovário posterior; r.: reto; rs.: receptáculo seminal; ut: útero; w.: vulva.

Vermes Machos do Ciclo de Vida Livre

São menores do que as fêmeas, medem cerca de 0,7 mm de comprimento por 40 µm de largura. Também possuem esôfago rabditóide. O aparelho genital consiste de testículos, vesícula seminal e vaso deferente que desemboca na cloaca. Quando morto, os vermes machos apresentam a extremidade posterior recurvada ventralmente. Nesta região há dois espículos iguais sustentados por uma pequena estrutura conhecida como gubernáculo (Fig. 40.5).

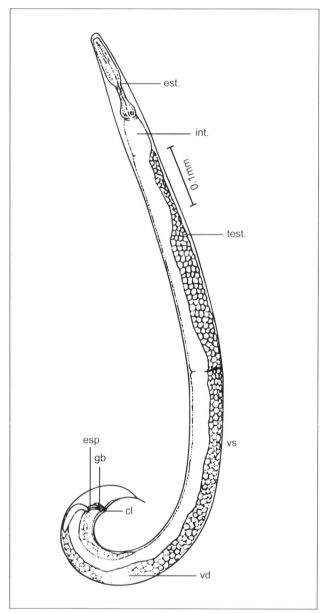

Fig. 40.5 — *Macho do ciclo de vida livre — cl.: cloaca; esf.: esôfago; esp.: espículos; gb.: gubernáculo; int.: intestino; test: testículos; vd.: vaso deferente; vs.: vesícula seminal.*

BIOLOGIA

HABITAT

As fêmeas parasitas partenogenéticas têm como habitat as vilosidades do duodeno e porção posterior do jejuno, local em que depositam seus ovos e encontram alimento. Em infecções maciças podem ser encontradas no piloro, íleo, intestino grosso, condutos biliares e pancreáticos. Os ovos são postos já embrionados, e a larva rabditóide, recém-eclodida, sofre no meio externo modificações morfofisiológicas que resultam no desenvolvimento do ciclo direto ou indireto (Fig. 40.6).

O ciclo evolutivo de *S. stercoralis* é complexo; compreende uma fase no hospedeiro humano (ciclo parasitário, ciclo direto ou homogônico) e uma fase no meio externo (ciclo indireto ou ciclo de vida livre).

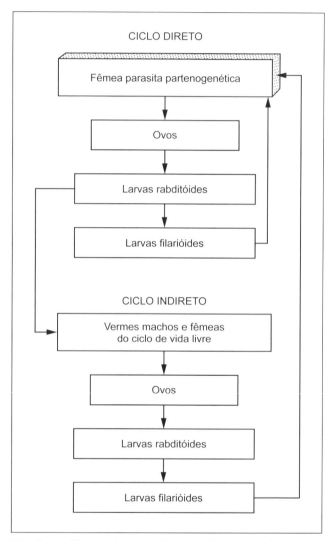

Fig. 40.6 — *Ciclo evolutivo de Strongyloides stercoralis.*

CICLO DIRETO OU DESENVOLVIMENTO HOMOGÔNICO

Durante uma pequena permanência no meio externo e alimentando-se de bactérias, as larvas rabditóides sofrem duas ecdises e, após 24 a 36 horas, dão origem a larvas filarióides infectantes. Estas não se alimentam, sobrevivem do glicogênio armazenado sob forma de reserva; permanecem na superfície do solo ou em vegetações que lhes forneçam umidade por uma ou duas semanas, a menos que encontrem um hospedeiro suscetível. A ação de proteases, secretadas pelas larvas infectantes, facilita sua penetração através da pele e migração nos tecidos do hospedeiro. Segundo

Brindley et al.[4], esta protease tem um peso molecular de 40 KDA e atividade imunogênica. McKerrow et al.[27] ressaltam a importância desta enzima como um fator de virulência de *S. stercoralis* pela capacidade que possui de impedir a ação do inibidor de protease no momento de penetração da larva na pele do hospedeiro.

O ciclo pulmonar é tradicionalmente aceito. Após atravessar a pele, circulação venosa e linfática do hospedeiro, as larvas infectantes alcançam os pulmões via coração direito. Nos pulmões rompem os alvéolos pulmonares, ascendem por via brônquica até a faringe, podendo ser expulsas com as secreções pulmonares ou deglutidas. Quando deglutidas, transformam-se em fêmeas adultas no intestino delgado entre 17 e 21 dias após a penetração através da pele do homem. Em seguida, inicia-se a oviposição pela fêmea parasita (Fig. 40.6). Segundo Grove[20], as duas ecdises do ciclo homogônico ocorrem no intestino delgado. Há algumas evidências de que as larvas infectantes de *S. stercoralis* possam dirigir-se ao intestino por meio de outras vias além do trajeto pela árvore respiratória[33].

No ciclo homogônico há quatro mudas ou ecdises, sendo que as duas primeiras (L1→L2→L3) ocorrem no solo, e as duas últimas (L3→L4→fêmea parasita) no intestino do hospedeiro.

CICLO INDIRETO

No ciclo indireto, as larvas rabditóides, oriundas da fêmea parasita, sofrem quatro mudas larvárias e se diferenciam em vermes adultos machos e fêmeas sexualmente maduros. Tanto as larvas como os vermes adultos apresentam o esôfago do tipo rabditóide. Morfologicamente, as larvas de segundo, terceiro e quarto estágios do ciclo heterogônico, são diferentes daquelas do ciclo homogônico, sendo possível identificar o sexo por fase de desenvolvimento.

Em vermes machos e fêmeas do ciclo de vida livre de *S. stercoralis,* Hammond & Robinson[23] observaram o processo de reprodução por pseudogamia ou partenogênese meiótica. Triantaphyllou & Moncol[34] observaram a ocorrência de reprodução por pseudofertilização em vermes do ciclo de vida livre de *S. ransomi* e *S. papillosus,* parasitos de suínos e ovinos, respectivamente. Neste caso, vermes machos produzem espermatozóides semifuncionais, capazes de ativar os ovócitos para o desenvolvimento posterior, sem participar da fertilização real que envolve a fusão dos espermatozóides com o pró-núcleo do ovo. Após a pseudofertilização, a fêmea produz ovos que originam larvas rabditóides. Estas podem se transformar em larvas filariformes infectantes, repetindo o ciclo direto (Fig. 40.6). Segundo Yamada et al.[36], em *S. stercoralis* não há o desenvolvimento da segunda geração sexuada de vida livre. Campos[6] observou a ocorrência da segunda geração sexuada de vida livre em *S. cebus*. Em condições adequadas de umidade, oxigenação e temperatura entre 27-30°C, o desenvolvimento do ciclo de vida livre de *S. cebus* ocorre entre 27-28 horas. Dados semelhantes aplicam-se a outras espécies do gênero *Strongyloides*.

MECANISMOS DE TRANSMISSÃO

Heteroinfecção

Esta é a via de transmissão mais frequente. Regra geral, ocorre por penetração de larvas infectantes através da pele dos pés, mãos, espaços interdigitais e nádegas. Segundo alguns autores, a penetração na pele é rápida. Em uma hora, as larvas atingem a derme, em seguida a circulação linfática e sanguínea, para alcançarem o coração direito, pulmões e finalmente o intestino.

Admite-se que a ingestão de água ou alimentos contaminados com larvas filariformes infectantes possa resultar em infecção por *S. stercoralis*.

Auto-Infecção Externa

Ocorre por penetração de larvas infectantes na região perianal de indivíduos previamente infectados; larvas rabditóides podem se transformar em larvas filarióides nos pêlos das margens do ânus.

Auto-Infecção Interna

Larvas rabditóides podem desenvolver-se rapidamente no interior do intestino até o estágio filariforme e penetrar nas mucosas do íleo ou cólon de indivíduos infectados. Admite-se, ainda, que larvas rabditóides possam invadir a parede intestinal, reiniciando a fase sanguínea, e o ciclo cardiopulmonar, através das veias mesentéricas.

A exacerbação dos mecanismos de auto-infecção é de fundamental importância na patogenia da estrongiloidíase humana, especialmente nas formas graves ou fatais. Este fenômeno originou os termos estrongiloidíase sistêmica, estrongiloidíase disseminada ou hiperinfecção. Nestas circunstâncias há disseminação de larvas para as circulações pulmonar e sistêmica. Em formas graves, fêmeas partenogenéticas podem alcançar a maturidade sexual e realizar oviposição nos pulmões[11]. A exacerbação do ciclo auto-infectante pode resultar no aumento do número de vermes fêmeas no intestino (aumento da carga parasitária) com agravamento do quadro intestinal, às vezes seguido de óbito, sem disseminação de larvas pela circulação sistêmica.

Embora a estrongiloidíase disseminada tenha sido descrita desde o início deste século, apenas nos últimos 20 anos esta condição tornou-se reconhecida e em associação com quadros de imunossupressão, especialmente por deficiência da imunidade mediada por células[20]. A estrongiloidíase em sua forma severa tem sido relatada em associação com linfoma, leucemia, carcinoma, glomerulonefrite crônica, alcoolismo crônico, doenças pulmonares crônicas, desnutrição, lúpus eritematoso disseminado, lepra, púrpura trombocitopênica angiopática, hipercalcemia, síndrome nefrótica, transplantes renais, sarampo. Acredita-se que o envolvimento do sistema imune seja de fundamental importância tanto em bloquear como em permitir o desencadeamento do ciclo auto-infectante. Larvas de *S. stercoralis* são destruídas na presença de eosinófilos[1]; o sistema complemento, em associação com células mononucleares e polimorfonucleares, parece desempenhar um papel importante contra a migração de larvas do parasito (Messias *et al*, 1994, e *apud* Grove[20]).

Há uma teoria que atribui menor relevância ao papel do sistema imune. Genta[17] sugere que a administração e o metabolismo de corticosteróides possam resultar no aumento da produção de moléculas semelhantes a ecdisteróides. Os ecdisteróides são substâncias que controlam as ecdises nos insetos e talvez possam atuar sobre os helmintos. O uso prolongado de ecdisteróides poderá aumentar o número de vermes e a disseminação da infecção. Grove[20] acredita na importância de ambas as teorias, imunidade e ecdisteróides.

PATOGENIA

A interação entre *S. stercoralis* e o hospedeiro humano ainda demonstra pontos bastante obscuros. Não há dúvida de que este helminto estimula uma resposta imune efetiva, e muitos indivíduos podem erradicar por completo a infecção na ausência de qualquer tratamento específico. A maioria dos infectados, entretanto, apesar do estímulo do sistema imunitário, não consegue eliminar o parasita, tornando-se portador de uma forma crônica de doença, na maior parte das vezes, oligossintomática. Esta infecção pode persistir por anos, graças à auto-infecção interna (ou externa), mas esta capacidade do hospedeiro de limitar a multiplicação do parasita no organismo pode ser perdida, na vigência de imunossupressão, particularmente naquela induzida pelo uso de corticosteróides. Nesta situação, a replicação dos helmintos excede a sua destruição pelo hospedeiro, havendo, com isto, enorme aumento da carga parasitária, podendo as larvas filarióides ser encontradas em múltiplos órgãos de nosso organismo. Como já referido, até mesmo fêmeas partenogenéticas podem estar presentes em outros órgãos (pulmões, por exemplo) e neles realizar oviposição, na vigência de queda da defesa imunitária. Várias condições imunossupressoras, a maioria delas comprometendo a imunidade celular, podem levar a esta hiperinfecção, tais como neoplasias hematológicas, alcoolismo crônico, desnutrição protéico-calórica ou qualquer patologia cujo tratamento é feito com corticosteróides ou outras drogas imunossupressoras (colagenoses, síndrome nefrótica, retocolite ulcerativa etc). É desconhecida a razão pela qual a estrongiloidíase disseminada não é comumente diagnosticada em pacientes com a síndrome da imunodeficiência adquirida (AIDS), apesar da coincidência de as duas infecções ocorrerem frequentemente em áreas tropicais. É possível que a não-realização de necrópsias de forma sistematizada em pacientes com AIDS tenha deixado a falsa impressão de raridade desta parasitose nestes indivíduos, uma vez que o diagnóstico da forma disseminada não é facilmente realizado. Recentes informes demonstram que o uso de cimetidina em pacientes com estrongiloidíase pode predispor à hiperinfecção. A explicação para este fato ainda não é conhecida.

A presença de ovos e helmintos na mucosa e submucosa do intestino delgado resulta, por vezes, em considerável reação inflamatória, que pode levar a ulcerações extensas, em geral superficiais. O envolvimento destas camadas do tubo digestivo pode, entretanto, se estender a todo o intestino delgado e também ao grosso, nas infecções maciças. Com frequência ocorre linfadenite mesentérica, associada a linfangiectasia nas vilosidades intestinais, e este processo patológico resulta em má absorção, perda proteica intestinal e diarreia crônica. A presença de "alça cega" por gastrectomia a BII, divertículos intestinais altos e alterações da motilidade gastrointestinal (megacólon, íleo paralítico, ingestão de antidiarréicos) pode levar a uma aceleração do ciclo endógeno deste parasita.

EPIDEMIOLOGIA

A estrongiloidíase tem uma distribuição geográfica heterogénea, sendo encontrada em áreas de clima tropical da África, Ásia, leste europeu e países da América, como Colômbia, Peru, Brasil, Chile. Condições ambientais, temperatura entre 25-30°C e solo do tipo arenoso são essenciais para o desenvolvimento das fases de vida livre e larvas infectantes deste parasito na natureza. ,

O homem desempenha um papel importante na transmissão desta infecção por ser o único hospedeiro de *S. stercoralis*. Cães, gatos e macacos podem adquirir a infecção por esta espécie de *Strongyloides*, mas o parasitismo é fugaz; admite-se que estes animais não desempenhem papel importante como reservatório da doença humana.

Macacos, hospedeiros habituais de *S. fuelleborni*, mantêm infecção humana em algumas regiões da África.

Deficiências de saneamento básico, tais como falta de instalações sanitárias, defecação no peridomicílio, ingestão de água e alimentos contaminados, além do não-uso de calçados, são elementos essenciais na transmissão desta parasitose em países subdesenvolvidos e em desenvolvimento.

DIAGNÓSTICO CLÍNICO

A maioria dos indivíduos infectados pelo *S. stercoralis* é assintomática ou oligossintomática. A presença de sinais ou sintomas clínicos depende de vários fatores, tais como fasc da doença, carga parasitária e estada imune do hospedeiro.

O diagnóstico da fase inicial da parasitose é raramente realizado. Após a penetração pela pele ou mucosas, as larvas filarióides alcançam os capilares linfáticos e a circulação sanguínea. Ocasionalmente podem migrar de forma errática, permanecendo na pele e configurando o quadro de "larva currens", que se caracteriza por lesões únicas ou múltiplas, lineares, serpiginosas e urticariformes, em geral localizadas em membros inferiores, nádegas, área genital e, menos comumente, membros superiores. Esta lesão pode desaparecer espontaneamente e logo reaparecer após semanas ou meses de intervalo.

A localização das larvas nos pulmões pode causar, habitualmente, sintomas respiratórios leves e transitórios, como tosse ou dispneia, embora quadros mais graves, como pneu--monite semelhante à síndrome de Löeffler, edema pulmonar, broncoespasmo e insuficiência respiratória, já tenham sido descritos. Febre e eosinofilia podem estar presentes, à semelhança do que ocorre em outras parasitoses com ciclo pulmonar.

No intestino delgado, o parasita localiza-se preferentemente no duodeno e jejuno proximal, embora as porções terminais do íleo e o cólon possam mostrar parasitismo, por vezes, extenso. As manifestações clínicas decorrentes da localização digestiva podem variar de nenhuma, como já referido, até quadros severos e de elevada morbidade e mortalidade. Dor abdominal e diarreia são as apresentações mais comuns. A dor, em geral, é epigástrica, apresenta-se sob a forma de queimação ou cólica e costuma piorar após a alimentação ou uso de bebidas alcoólicas. Anorexia, náuseas, vômitos e distensão abdominal acompanham o quadro doloroso. A diarreia evolui frequentemente em surtos, com fezes líquidas, volumosas, sem muco, sangue ou pus. Os indivíduos com elevada carga parasitária mostram, por vezes, quadros diarréicos graves com várias evacuações diárias, que se prolongam por semanas ou meses, levando-os à desnutrição e acentuada perda de peso. A diarreia pode ter características secretórias, provocando distúrbios hidroeletrolíticos severos e desidratação, particularmente em crianças. Quando as lesões intestinais são extensas e existe envolvimento linfático, quadros de má absorção com esteatorréia e perda entérica de proteínas podem ser documentados. A estrongiloidíase representa uma das principais causas de síndrome disabsortiva em nosso meio. Quadros raros de íleo paralítico, enterorragia, perfuração intestinal com peritonite secundária, gastrite enfisematosa e ascite já foram descritos associados a esta helmintíase. Eosinofilia sanguínea, em geral, está presente na grande maioria dos infectados por este helminto.

Estudos radiológicos contrastados do intestino delgado realizados em pacientes com estrongiloidíase intestinal crônica mostram alterações predominantes em duodeno ejejuno, onde observam-se espessamento e alongamento de pregas, aspecto polipóide fino da mucosa, dilatação duodenal e, nos casos avançados, a presença de alças com rigidez difusa da parede por fibrose (aspecto tubuliforme), áreas de estenose, ulcerações esparsas e floculação do contraste, caracterizando a presença de disabsorção; o diagnóstico diferencial deve ser realizado com outras patologias que acometem o delgado, tais como tuberculose, doença de Chron, giardíase e paracoccidioidomicose. A endoscopia digestiva alta pode mostrar os aspectos macroscópicos da duodenite parasitária (hiperemia, edema e granulação da mucosa), além de permitir a coleta de material do duodeno (secreções, biópsias) para pesquisa do parasito (Fig. 40.7).

Uma parcela pequena dos pacientes infectados, particularmente aqueles submetidos a tratamento com corticosteróides ou portadores de doença imunossupressora, desenvolve uma forma extremamente severa de doença, com disseminação larvária a múltiplos órgãos, caracterizando a estrongiloidíase disseminada ou síndrome da hiperinfecção pelo *S. stercoralis*. Na realidade, o que se observa nestes doentes é uma aceleração da auto-infecção interna, devido à depressão imunitária, fato que permite a migração de larvas filarióides para múltiplos locais do organismo, tais como fígado, pulmões, coração, tireóide, adrenais, pâncreas, rins, próstata e até mesmo para o sistema nervoso central (Figs. 40.8 a 40.10). O quadro clínico da forma sistêmica desta parasitose mostra uma combinação de sintomas digestivos e respiratórios; febre, dor abdominal, diarreia intensa, vómitos e distensão abdominal associados a dispneia, tosse e hemoptise constituem as manifestações mais comumente vistas nestes casos. Insuficiência respiratória, com a presença de infiltrado interstício-micronodular difuso em ambos os pulmões, surge como um evento terminal na estrongiloidíase sistêmica.

Infecções bacterianas secundárias comumente complicam a disseminação do *S. stercoralis*. Bacteremia e meningite, causadas quase sempre por organismos entéricos, são encontradas em cerca de metade dos casos severos desta doença. As bactérias intestinais provavelmente seriam trans-

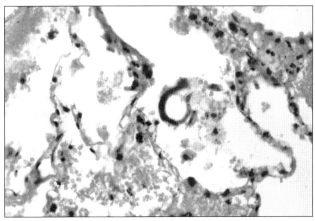

Fig. 40.8 — *Larva de S. stercoralis em espaço alveolar de paciente com estrongiloidíase disseminada (HE 320x).*

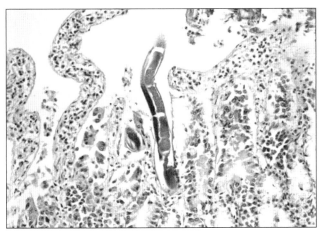

Fig. 40.7 — *Fêmea parasita de S. stercoralis em uma cripta da mucosa do intestino delgado (HE-320x).*

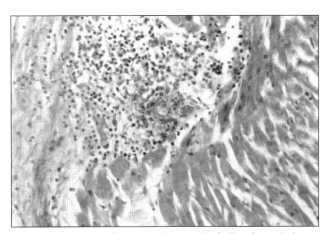

Fig. 40.9 — *Larva de S. stercoralis em miocárdio, circundada por reação inflamatória, observada em paciente com estrongiloidíase disseminada (HE 320x).*

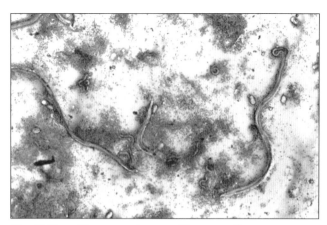

Fig. 40.10 — *Fêmeas partenogenéticas parasitas e numerosas larvas observadas em esfregaço de secreção duodenal obtida de paciente com estrongiloidíase grave (HE 40x).*

portadas à circulação pelas próprias larvas durante a migração sanguínea, não se podendo, entretanto, descartar a penetração bacteriana para a circulação, a partir de ulcerações da mucosa intestinal decorrentes da própria estrongiloidíase. A presença de broncopneumonia bacteriana é quase uma constante nestes pacientes, e a presença de meningite por bactérias Gram-negativas em um imunodeprimido deve levar à suspeita de hiperinfecção pelo *S. stercoralis*. O diagnóstico desta grave patologia não é fácil e, diante da suspeita clínica, o exame do escarro pode ser de grande valor por permitir o encontro das larvas, mesmo ao exame direto a fresco da secreção; excepcionalmente, formas jovens deste helminto podem ser visualizadas ao exame liquórico. Ao contrário do observado em pacientes imunocompetentes, a eosinofilia sanguínea não está presente na maior parte dos portadores de formas sistêmicas desta parasitose.

Apesar da raridade, como já comentado anteriormente, da disseminação do *S. stercoralis* em pacientes aidéticos, esta pode ocorrer, com quadro clínico muito similar ao descrito. A imunossupressão induzida pelo viras da imunodeficiência humana (HIV) pode ter um efeito negativo em muitos dos mecanismos de proteção do hospedeiro contra a disseminação larvária. A enteropatia induzida pelo HIV, causando danos à imunidade local da mucosa, e a hipocloridria frequentemente observadas nestes indivíduos poderiam ter um efeito potencializador sobre o ritmo da reprodução deste helminto no trato gastrointestinal superior do homem.

Em nossa população de pacientes HIV positivos, acompanhados no ambulatório de doenças infecciosas da Universidade Federal de Uberlândia — MG, a estrongiloidíase foi encontrada em nove (4%) dos 238 casos estudados através de três exames parasitológicos seriados. Prospectivamente acompanhamos 25 destes pacientes co-infectados e verificamos que cerca de 70% destes indivíduos apresentavam diarreia severa, com perda de peso, anemia e febre. Em quatro destes casos pudemos documentar um quadro de hiperinfecção com a presença de larvas no escarro de dois deles, tendo havido confirmação necroscópica da disseminação a múltiplos órgãos nos outros dois. Houve correlação estreita entre a severidade do quadro clínico e a contagem dos linfócitos T CD4, tendo sido observado maior gravidade clínica naqueles doentes com menos de 200 células T CD4/mm^3, à semelhança do que é visto com outras infecções oportunísticas na AIDS. Portanto, é necessário incluir a estrongiloidíase entre as doenças oportunistas dos pacientes com AIDS, particularmente nas áreas com elevada endemicidade desta parasitose.

Finalmente, *S. stercoralis* tem sido reportado também em indivíduos infectados pelo vírus HTLV-1 (vírus associado à leucemia/linfoma de células T tipo 1). Estudos procedentes do Caribe e Japão mostraram correlação positiva entre esta virose e a estrongiloidíase, e demonstraram um possível papel da imunossupressão induzida por este vírus na persistência e disseminação deste nematódeo. Trabalhos recentes, entretanto, não confirmaram a existência da possível interação entre estes dois patógenos.

DIAGNÓSTICO LABORATORIAL

DIAGNÓSTICO PARASITOLÓGICO

Larvas de *Strongyloides* podem ser pesquisadas tanto em amostras fecais como em material de secreção pulmonar e conteúdo duodenal.

PESQUISA DE LARVAS EM AMOSTRAS FECAIS

Em fezes, recém-emitidas, encontram-se larvas rabditóides e, só excepcionalmente, ovos. Para extração de larvas de *S. stercoralis* recomenda-se o método de Baerman-Moraes, 1948, ou Rugai modificado. São métodos que apresentam alta sensibilidade, pois baseiam-se no termo-hidrotropismo positivo que apresentam as larvas de helmintos. O método de concentração em formalina éter também é indicado, porém apresenta menor sensibilidade do que os anteriores. Resultados negativos não excluem a infecção pelo verme; nessas circunstâncias recomenda-se repetir o exame parasitológico pois larvas podem não ser detectadas em pequenas quantidades de fezes.

O emprego de técnicas de coprocultura aumenta a possibilidade de se diagnosticar infecções por *S. stercoralis* uma vez que as demais fases do ciclo de vida livre podem ser detectadas através de diferentes métodos. São conhecidos os métodos descritos por Loss, Harada-Mori, Brumpt e mais recentemente o "método do ágar em placa". Através do método de Loss, as fezes são homogeneizadas em carvão vegetal ou animal; para execução dos métodos Harada-Mori e Brumpt fezes são semeadas em tiras de papel-filtro enquanto que, para o "ágar em placa", fezes são semeadas em um meio contendo ágar, extrato de carne, peptona e cloreto de sódio. Alguns autores atribuem ao ágar em placa maior sensibilidade do que os métodos de formalina-éter e Harada-Mori; entretanto é um método mais caro e mais complexo.

Larvas e outras fases do ciclo de vida livre podem ser examinadas em culturas com auxílio de microscópio esteroscópico e extraídas através do método de Baerman-Moraes ou Rugai modificado.

Pesquisa de Larvas em Material de Conteúdo Duodenal

Para pesquisa de larvas e outros parasites do conteúdo intestinal idealizou-se o "enterotest" ou método da cápsula duodenal. Consiste da deglutição de uma cápsula de gelatina ligada a um cordão com uma das extremidades livres; quatro horas após sua deglutição, a cápsula é retirada e larvas de *Strongyloides* podem ser detectadas em quatro ou cinco gotas do material então coletado. A colheita e o exame do conteúdo duodenal por tubagem devem ser recomendados em casos de suspeita de infecção quando os exames coproscópicos se mostram negativos.

Pesquisa de Larvas em Material de Secreção Pulmonar

Larvas filarióides podem ser encontradas no exame do escarro e lavado broncoalveolar, condição esta que pode caracterizar doença sistêmica. O método de Baermann-Moraes deve ser empregado tanto em material de tubagem duodenal como escarro e lavado broncoalveolar.

DIAGNÓSTICO IMUNOLÓGICO

S. stercoralis dificilmente é detectado em fezes de indivíduos que apresentam baixa intensidade de infecção, daí a importância dos recursos imunodiagnósticos.

Os testes imunológicos são usados para detecção de antígenos e, na maioria das vezes, anticorpos presentes no soro ou outros fluidos biológicos.

Em laboratório de pesquisa, um método amplamente utilizado é o ELISA — *Enzyme Linked Immunosorbent Assay;* em que a reação antígeno-anticorpo é monitorada por meio de enzimas. Usa-se um conjugado antiimunoglobulina humana (IgG, IgM, IgA) marcado com peroxidase ou fostatase alcalina, que reage com o anticorpo que havia se ligado ao antígeno. Na detecção de anticorpos séricos anti-*S. stercoralis* tem sido usado antígeno constituído por extratos solúveis de larvas filarióides de *S. stercoralis, S. ratti* e *S. cebus.*

Embora o ELISA seja considerado um método de elevada sensibilidade e especificidade em um grande número de sistemas, alguns autores têm relatado a ocorrência de infecções cruzadas entre *S. stercoralis,* ancilostomídeos e filarídeos. Resultados satisfatórios foram obtidos através da absorção prévia dos soros suspeitos de infecção por *S. stercoralis* com extrato de *Onchocerca gutturosa* e *Necator.* Este procedimento aumenta a especificidade do ELISA para uso em imunodiagnóstico e imunoepidemiologia de *S. stercoralis*[8].

Com o mesmo objetivo de detectar anticorpos no soro de indivíduos com suspeita de infecção por *S. stercoralis,* tem sido utilizada a reação de imunofluorescência indireta (IFI), a qual se baseia na capacidade de moléculas de anticorpos se ligarem covalentemente ou fluorocromos sem que os anticorpos percam sua reatividade específica com o antígeno. No diagnóstico da estrongiloidíase tem sido usado antígeno constituído por larvas filarióides de *S. ratti, S. cebus, S. stercoralis* em cortes por congelação. Com o emprego do IFI há relatos de níveis de sensibilidade e especificidade superiores a 90% com o uso de antígeno em corte por congelação, tanto de *S. stercoralis* como de *S. ratti* no diagnóstico de infecção humana[10]. Por outro lado, níveis inferiores de especificidade por reação cruzada com ancilostomídeos também foram registrados com o emprego do antígeno de *S. cebus*[6].

Muito se tem trabalhado em laboratórios de pesquisa. Entretanto, na rotina do laboratório clínico, estes testes ainda não foram implantados. Há limitações quanto à disponibilidade de soros "controle-positivo" e "controle-negativo" requisito fundamental na padronização dos métodos imunológicos; através dos métodos de demonstração de anticorpos não se diferencia infecção presente ou passada. Finalmente, a caracterização de antígenos através do isolamento de fiações específicas deste parasito talvez possa minimizar o inconveniente das reações cruzadas com diversas parasitoses.

TRATAMENTO

Ao contrário do que ocorria há duas décadas, hoje dispomos de algumas drogas com eficácia comprovada sobre o *S. stercoralis*. A primeira medicação que se mostrou eficaz contra este helminto foi o iodeto de ditiazanina, que não é mais disponível em nosso meio; apresentava efeitos colaterais severos, tendo sido relatados, inclusive, óbitos com o seu uso devido à absorção indesejada, decorrente da inflamação da mucosa intestinal induzida pela própria parasitose. O mebendazol, em doses habituais, não é ativo sobre o *S. stercoralis.*

O tiabendazol, derivado imidazólico introduzido na terapêutica da estrongiloidíase nos anos 60, constitui a droga de escolha na erradicação desta helmintíase. Administrado por via oral, é rapidamente absorvido, atinge o pico sérico em uma hora e é eliminado quase completamente na urina nas primeiras 24 horas após a ingestão. A dose indicada nesta parasitose é de 50 mg/kg/dia, dividida em duas tomadas, de preferência às refeições, por dois ou três dias. Aconselha-se não ultrapassar a dose diária de 3 g. Os índices de cura ultrapassam 90%; nas formas disseminadas, o tempo de tratamento deve ser prolongado para 10 ou mais dias, na dependência da resposta clínica, avaliada durante a evolução do paciente. Naqueles com AIDS, nos quais as recidivas pós-tratamento são comuns, aconselha-se a repetição da terapêutica por dois ou três dias mensalmente. Em casos de pacientes gastrectomizados ou submetidos a anastomoses gastrointestinais das quais decorre uma "alça cega" onde o *S. stercoralis* pode estar localizado, tem sido utilizada a administração do tiabendazol na alça, através de sonda aí posicionada por via endoscópica. Os efeitos colaterais mais comuns são representados por tonturas, cefaléia, sonolência, náuseas, vômitos e dor abdominal, podendo tais sintomas ocorrer em até 1/3 dos casos tratados. A droga é hepatotóxica, portanto deve ser dada com cautela a hepatopatas crónicos. Excepcionalmente tem sido observada leucopenia associada a seu uso. Em mulheres grávidas e durante a lactação, é contra-indicada.

O cambendazol é outro derivado benzimidazólico, que mostra eficácia semelhante ao tiabendazol (>90% de cura), com vantagens de ser administrado em dose única, com pouquíssimos efeitos colaterais. A dose preconizada é de 5 mg/kg, administrada após uma refeição. Raramente observa-se dor abdominal, náuseas, vómitos e diarreia após o seu uso.

O albendazol, um imidazólico de amplo espectro que mostra-se ativo em várias helmintíases, inclusive em sua fase larvária, em dose única não demonstra bons resultados na terapêutica da estrongiloidíase. A dose preconizada é de 400 mg, via oral, diários, por três dias; nesta posologia, o índice de cura é de apenas 40-50%. Entretanto, se dobrarmos a dose diária para 800 mg, repartida em duas tomadas, durante três dias, a cura parasitológica pode chegar a 80-90%. Não recomendamos o uso desta medicação em casos graves ou disseminados desta parasitose. Seus efeitos colaterais são cefaléia, tonturas e desconforto gastrointestinal. É contra-indicado na gestação.

A ivermectina tem sido ainda pouco avaliada na terapêutica da estrongiloidíase. Este medicamento é amplamente utilizado em medicina veterinária, mostrando-se ativo sobre numerosos nematódeos e ácaros, inclusive no causador da sarna humana, *Sarcoptes scabiei*. Pode ser utilizado na estrongilodíase humana na dose única de 150 a 200 µg/kg, com índices de cura similares àqueles obtidos com o tiabendazol. Em casos de estrongiloidíase disseminada ou severa, particularmente vistas em pacientes com AIDS, a ivermectina tem sido empregada num esquema de multidoses, ou seja, 200 µg/kg nos dias 1, 2, 15 e 16, tendo sido documentada cura clínica e parasitológica com esta posologia na grande maioria dos casos. Portanto, tal medicação parece promissora na terapia da estrongiloidíase, particularmente nas formas sistêmicas da moléstia. Infelizmente, não se encontra disponível para uso humano em nosso país.

A eficácia da terapêutica pode ser avaliada através de exames parasitológicos de fezes realizados nos dias 7º, 14º e 21º após o tratamento. O método de Baerman-Moraes deve ser o utilizado nestes exames para controle de cura desta helmintíase.

É importante destacar que, nas formas severas da doença, particularmente naqueles casos com disseminação larvária a múltiplos órgãos, o uso de antimicrobianos com cobertura para bactérias Gram-negativas é mandatório, uma vez que bacteremia acompanha de forma sistemática a migração larvária maciça pelo organismo humano. Neste contexto, as cefalosporinas de terceira ou quarta geração, os aminoglicosídeos, o aztreonam ou as quinolonas podem ser utilizados.

PROFILAXIA

Em termos gerais, a profilaxia da estrongiloidíase é bastante semelhante à da ancilostomíase. Especial atenção deve ser dada aos hábitos higiênicos, uma vez que a infecção pode se manter durante vários anos no mesmo indivíduo. O uso de calçados, a limpeza e a higiene adequada dos alimentos crus a serem ingeridos são pontos cruciais na prevenção desta helmintíase. Em pacientes imunodeprimidos, parasitológicos seriados devem ser realizados periodicamente utilizando-se o método de Baerman-Moraes para detecção dos parasitas e, na suspeita da doença (eosinofilia periférica, por exemplo), tratamento com tiabendazol ou cambendazol estará indicado, mesmo que os parasitológicos falhem em detectar o helminto. Em pacientes com AIDS, está indicado o uso profilático secundário do tiabendazol por dois ou três dias, mensalmente, para evitar recidivas da moléstia.

BIBLIOGRAFIA

1. Abraham D, Rotman HL, Haberstroh HF et al. Strongyloides stercoralis: protective immunity to third-stage larvae in BALB/cByJ mice. Exper Parasitol 80:297-307, 1995.
2. Archibald LK, Beeching NJ. Gill GV et al. Albendazole is effective treatment for chronic strongyloidíasis. Q J Med 86:191-195, 1993.
3. Bavay A. Sur lánguillule intestinale (Languilllulla intestinalis), nouveau ver nématoide trouvé par le Dr. Normand chez les malades atteints de diarrhée de cochinchine. Comp Rend Sci Biol 84:266-268, 1877.
4. Brindley PJ, Gam AA, McKerrow JH, Neva FA. The zinc en-dopeptidase secreted by infective larvae of Strongyloides stercoralis. Exper Parasitol 80:1-7, 1995.
5. Campos DMB, Oliveira OS, Barbosa W, Campos MLL. Antígeno de Strongyloides cebus no diagnóstico da estrongiloidíase humana. Rev Pat Trop 17(1): 17-23, 1988.
6. Campos DMB. Strongyloides cebus Darliing, 1911: confirmação de espécie. Rev Pat Trop 4(2): 173-219, 1985.
7. Celedon JC, Mathur-Wagh U, Fox J et al. Systemic strongyloidíasis in patients infected with the human immunodeficiency virus. A report of 3 cases and review of the literature. Medicine, 73:256-263, 1994.
8. Conway DJ, Atkins NS, Lillywhite JE et al. Immunodiagnosis of Strongyloides stercoralis infection: a method for increasing the specificity of the indirect ELISA. Trans Roy Soe Trop Med Hyg 87:173-176, 1993.
9. Costa-Cruz JM, Ferreira MS, Rossin IR. Intestinal parasites in AIDS and + HIV patients in Uberlândia, Minas Gerais, Brazil. Mem Inst Oswaldo Cruz, 91:685-686, 1996.
10. Costa-Cruz JM, Bullamah CB, Gonçalves-Pires MRF et al. Cryomicrotome sections of coproculture larvae of Strongyloides stercoralis and Strongyloides ratti antigens sources for the immunodiagnosis of human strongyloidiasis. Rev Inst Med trop S. Paulo, 6:313-317, 1997.
11. Faust EC. The experimental studies on human and primate species of Strongyloides. II. The development of Strongyloides in the experimental host. Am J Hyg 18:114-32, 1993.
12. Ferreira MS, Borges AS. Parasitoses oportunistas. Rev Pat Trop 25:187-201, 1996.
13. Ferreira MS. A síndrome da imunodeficiência adquirida e as doenças endêmicas no Brasil. Rev Soc Bras Med Trop 29:531-535, 1996.
14. Ferreira MS. Estrongiloidíase. In: Veronesi R. Doenças infecciosas e parasitárias. Rio de Janeiro: Guanabara Koogan, 856-865, 1997.
15. Gam AA, Neva FA, Krotoski WA. Comparative sensitivity and specificity of ELISA and IHA for serodiagnosis of strongyloidiasis with larval antigens. Am J Trop Med Hyg 37:157-161, 1987.
16. Genta RM. Global prevalence of strongyloidiasis: criticai review with epidemiologic insights into the prevention of disseminated disease. Rev Infect Dis 11:755-767, 1989.
17. Genta RM. Dysregulation of strongyloidiasis: a new hypothesis. Clin Microb Rev 5:345-355, 1992.
18. Gonçalves EG, Ferreira MS. Aspectos radiológicos do comprometimento pulmonar na estrongiloidíase. A propósito de três casos. Radiol Bras 17:172-175, 1984.
19. Graham GL. Studies on Strongyloides. I. S. ratti in parasitic series each generation in the rat established with a single homogonic larva. Am J Hyg 24:71-87, 1936.
20. Grove DI. Human strongyloidiasis. Adv Parasitol 38:251-309, 1997.
21. Grove DI. Strongyloidiasis: a conundrum for gastroenterologists. Gut 35:437-440, 1994.

22. Hamer DH. Intestinal nematodes. Infect Dis Clin Pract 5:473-481, 1996.
23. Hammond MP, Robinson RD. Chromosome complement, gametogenesis and development of Strongyloides stercoralis. Journal Parasitol 80:689-695, 1994.
24. Koga K, Kasuya S, Khamboonruang C et al. A modified agar plate method for detection of Strongyloides stercoralis. Am J Trop Med Hyg 45(4):518-521, 1991.
25. Kreis HA. Studies on the genus Strongyloides (Nematoda). Am J Hyg 16:450, 1932.
26. Mahmoud AAF. Strongyloidiasis. Clin Infect Dis 23:949-953, 1996.
27. McKerrow JH, Brindley P, Brown M et al. Strongyloides stercoralis: identification of a protease that facilitates penetration of skin by the infective larvae. Exper Parasitol 70:134-143, 1990.
28. Moura H, Fernandes O, Viola SP et al. Enteric parasites and HIV infection: ocurrence in AIDS patients in Rio de Janeiro, Brazil. Mem Inst Oswaldo Cruz, 84:527-533, 1989.
29. Neva FA, Gam AA, Burke J. Comparison of larvae antigens in an enzyme-linked immunosorbet assay for strongyloidiasis in humans. J Infect Dis 144:427-432, 1981.
30. Neva FA. Biology and immunology of human strongyloidiasis. J Infect Dis 153:397-406, 1986.
31. Sandground JH. Speciation and specificity in the nematode genus Strongyloides. Parasitol 12:59-81, 1925.
32. Sato Y, Kobayashi J, Toma H, Shiroma Y. Efficacy of stool examination for detection of Strongyloides infection. Am J Trop Med Hyg 53(3):248-250, 1995.
33. Shad GA, Hellman ME, Muncey DW. Strongyloides stercoralis: is there a canonical migratory route through the host? Journal Parasitol 75:740-749, 1989.
34. Triantaphyllou AA, Moncol DJ. Cytology, reproduction and sex determination of S. ransomi and S. papillosus. J Parasitol 63:961-73, 1977.
35. Woodring JH, Halfhill H, Berger O et al. Clinical and imaging features of pulmonary strongyloidiasis. Southern Med Journal 89(1): 10-18, 1996.
36. Yamada M, Matsuda S, Nakazawa M, Arizono N. Species-specific differences in heterogonic development of serially transferred free-living generations of Strongyloides planiceps and Strongyloides stercoralis. Journal Parasitol 77:592-594, 1991.

41 Enterobíase

Benjamin Cimerman
Sérgio Cimerman

CONCEITO

É uma parasitose causada pelo *Enterobius vermicularis* ou *Oxyums vermicularis*, conhecida também como oxiuríase. Localiza-se preferencialmente no ceco, apêndice, reto e ânus, onde determina seu sintoma principal, que é o prurido.

Parasito cosmopolita com incidência variável em função de diversos fatores como idade, clima, condições de higiene etc.[9], é a helmintose mais comum na Europa e Estados Unidos[2].

MORFOLOGIA

É um verme cilíndrico, de cor branca, com aspecto de fio de linha, medindo o macho de 2 a 5 mm de comprimento, e a fêmea de 8 a 13 mm. Apresenta, na extremidade anterior, uma dilatação da cutícula formando duas expansões denominadas asas cervicais.

Internamente, o esôfago termina em uma estrutura muscular arredondada chamada bulbo esofagiano.

A extremidade posterior da fêmea termina em ponta fina e alongada, enquanto que a do macho mostra um enrodilhamento ventral e a presença de um espículo (Fig. 41.1).

BIOLOGIA

O macho fecunda a fêmea e, após a cópula, é eliminado. A fêmea, quando fecundada, não faz oviposição no intestino, e em média 11.000 ovos abarrotam o útero fazendo com que, em um determinado momento, o parasito se desprenda do ceco e seja arrastado para as regiões anal e perianal, onde se fixa e libera grande número de ovos.

Os ovos são inconfundíveis pela sua assimetria, tendo uma das faces achatadas e casca de duplo contorno transparente permitindo a visualização da larva no seu interior (Fig. 41.2). Cerca de seis horas após a postura, os ovos se tornam infectantes e, ao serem ingeridos pelo homem, sofrem a ação dos sucos gástrico e duodenal, libertando as larvas que se dirigem para o ceco, onde se fixam e evoluem até o estágio adulto. A duração do ciclo é, em média, de 30 a 50 dias.

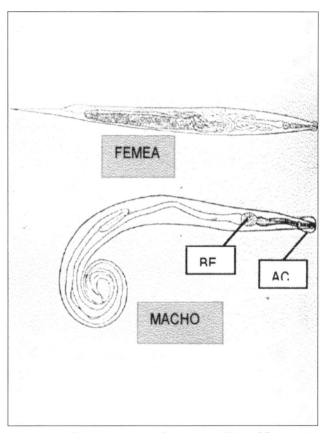

Fig. 41.1 — *E. vermicularis: AC* — asa cefálica; *BE* — bulbo esofagiano.

MECANISMOS DE TRANSMISSÃO

É uma das parasitoses com maior poder de infestação.

Transmissão direta ânus-boca ocorre por contaminação dos dedos, principalmente em crianças, doentes mentais e adultos sem cuidados higiênicos.

Transmissão indireta pode acontecer por inalação de ovos presentes na poeira, em dormitórios, colégios, habitações coletivas e roupas de cama.

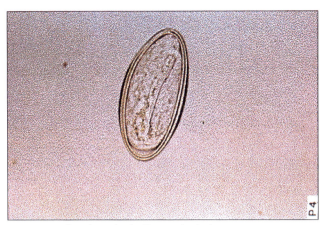

Fig. 41.2 — *Ovo larvado de E. vermicularis.*

Retroinfecção pode ocorrer por migração de larvas da região anal através do reto, sigmóide, cólons até o ceco, onde atingem o estágio adulto.

PATOGENIA

Intestino

Atua sobre a mucosa intestinal ocasionando processo inflamatório com exsudato catarral. Não causa lesão anatómica, pois a mucosa não é penetrada.

Regiões Perianal e Perineal

Causa um intenso prurido, com irritação e lesão inflamatória.

Apêndice Cecal

O parasito pode invadir o apêndice cecal, porém sua associação com a apendicite não é comprovada[5,6,10].

Vulva e Vagina

As fêmeas podem alcançar a vulva e a vagina, produzindo irritação no local. Pode ser observada localização peritoneal cuja porta de entrada são os órgãos genitais[7,11].

QUADRO CLÍNICO

As manifestações digestivas são representadas por náuseas, vômitos, dores abdominais em cólica, bem como tenesmo, puxo e raramente evacuações sanguinolentas.

O sintoma característico da enterobíase é o prurido anal, que exacerba-se à noite devido à movimentação do parasito pelo calor do leito, o que leva o paciente a coçar-se intensamente, produzindo quadro de irritabilidade e insônia.

Nas mulheres, o verme pode migrar da região anal para a genital, ocasionando prurido vulvar, corrimento vaginal e excitação sexual, onanismo, salpingite e granulomas peritoneais[7].

DIAGNÓSTICO

Exame Protoparasitológico

Não é um bom método para o diagnóstico da oxiuríase, pois as fêmeas não fazem oviposições no intestino.

Swab Anal

Este método, que emprega fita durex, é um dos mais eficientes para o diagnóstico da parasitose.

Exame Anatomopatológico

As estruturas musculares do tipo meromiário dão o diagnóstico ao patologista (Fig. 41.3).

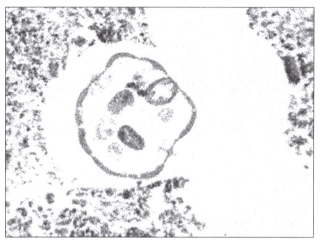

Fig. 41.3 — *Corte de apêndice com E. vermicularis.*

PROFILAXIA

Impedir contaminação das mãos de crianças com ovos, usando por exemplo, macacão para dormir, cortando suas unhas e tendo cuidados básicos de higiene.

Quando uma pessoa apresentar a parasitose, tratar todos os circundantes.

TRATAMENTO

O tratamento da enterobíase atualmente é feito com o emprego do mebendazol, albendazol ou pamoato de pirvínio.

Mebendazol [3,4]

Tratamento completo é feito em uma dose única de 100 mg. Apresenta eficácia de 90% a 100%.

Albendazol [1]

Tratamento em dose única de 400 mg. Apresenta eficácia de 100%.

Pamoato de Pirvínio[8]

Tratamento em dose única de 10 mg/kg. Este medicamento poderá produzir cor vermelha nas fezes e urina. Eficácia de 80% a 100%.

CONTROLE DE CURA

Realização de *swab* anal durante sete dias consecutivos, iniciando após o oitavo dia de tratamento.

BIBLIOGRAFIA

1. Amato Neto V, Castilho VLP, Moreira AAB et al. Eficácia do albendazol no tratamento da enterobíase. São Paulo: Rev Int Med Trop 27:143-4, 1985.
2. Bina JC Enterobíase. In: Tratado de infectologia, 1ª ed. São Paulo: Atheneu, 1351-1353, 1996.
3. Cimerman B, Fernandes MFP, Hernandes N, Campos Neto JM. Mebendazol: esquemas terapêuticos na prática clínica. F Med 80:101-3, 1980.
4. Chaia G, Cimerman B, Bichued L. Reavaliação terapêutica do mebendazol na enterobíase. Folha Med 92:71-3, 1986.
5. Dahlstom JE, MacarthurEB. Enterobius vermicularis: a possible cause of symptoms resembling appendicitis. Aust NZ J Surg 64:692-4, 1994.
6. Dalemi A, Khoshzaban F. Comparative study of two methods for the diagnosis of Enterobius vermicularis in the appendix. J Helmunthol 67:85-6, 1993.
7. Demirham L. Enterobius vermicularis localized to the internai female genitália. Ugeskr Laeger, 158:2264-5, 1996.
8. Levi CG. Parasitoses intestinais. Rev Bras Med 49:85-94, 1992.
9. Makhlouf SA, Sarwat MA, Mahmoud DM, Mohamad AA. Parasitic infection among children living in two orphanates in Cairo. J Egypts Soe Parantol 24:137-45, 1994.
10. Rueda Perez JM, Cabello Rodrigues M, Somaza de Saint-Palais M et al. Appendiceal disease caused by Enterobius vermicularis: presentation of 3 cases. Rev Esp Enf Dig 83:389-91, 1993.
11. Symmers WSTE. Pathology of oxyuriasis with special reference to granulomas due to the presence of Oxyuris vermiculares and its over intissues. Arch of Pathol 50:475, 1950.
12. Tanowitz HB, Weiss LM, Wittmer M. Diagnosis and treatment of common intestinal helminth. 11º Common intestinal nematodes. Gastroenterologist, 2:39-49, 1994.

42 Tricocefalíase

Benjamin Cimerman
Sérgio Cimerman

CONCEITO

É uma doença causada pelo nematóide *Trichocephalus trichiurus* ou *Trichuris trichiura* que se localiza no intestino grosso, preferencialmente no ceco e apêndice.

MORFOLOGIA

Os vermes adultos apresentam a porção anterior mais fina e longa que a posterior, característica que lhe valeu o nome de *Trichocephalus*.

Os machos medem de 3 a 4,5 cm de comprimento e sua posição posterior apresenta-se enrolada em espiral. As fêmeas medem 3,5 a 5 cm de comprimento e sua extremidade posterior termina em ponta arredondada (Fig. 42.1).

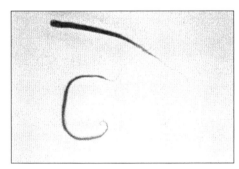

Fig. 42.1 — *Macho e fêmea de T. trichiurus.*

BIOLOGIA

Após a fertilização, as fêmeas fazem postura dos ovos no intestino, sendo expulsos com as fezes. Estes ovos são característicos: medem 50 μm de comprimento por 25 μm de largura, possuem forma de bandeja ou limão com duas saliências polares transparentes (Fig. 42.2). Necessitam de 15 dias de permanência no solo para se tornarem larvados e aptos a infectar o homem.

Os ovos, ao serem ingeridos, sofrem a ação dos sucos digestivos, libertando a larva que irá penetrar nas vilosidades

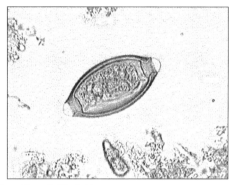

Fig. 42.2 — *Ovo de T. trichiurus.*

intestinais, sofrendo mudas. Após 90 dias, os vermes adultos atingem a maturidade sexual, dirigem-se ao ceco e entram em cópula, sendo que cada fêmea ovipõe, em média, 200 a 300 ovos por grama de fezes.

EPIDEMIOLOGIA

É um helminto muito frequente em regiões tropicais, sendo que a Organização Mundial de Saúde estima em 900 milhões o número de pessoas parasitadas no mundo[15].

No Brasil, dados do levantamento multicêntrico de parasitoses intestinais relativos ao ano de 1988 mostram a prevalência de 51,1% em crianças. As taxas encontradas nas diversas regiões são distintas, sendo 80,4% em Alagoas e 37,3% em São Paulo[11].

A disseminação da infecção ocorre pela contaminação do solo por fezes humanas contendo ovos embrionados do parasito.

PATOGENIA

Ação Traumática e Infecciosa

A introdução da extremidade anterior do verme na mucosa intestinal produz lesões que variam de simples erosões a ulcerações múltiplas, favorecendo a colonização de bactérias.

Ação Tóxico-Alérgica

Pode ser demonstrada pela eosinofilia sanguínea, presença de cristais de Charcot-Leyden nas fezes e crises de urticária que desapareçam após a eliminação do verme.

Ação Hematófaga

Cada verme chega a ingerir 0,005 mL de sangue por dia, o que pode ser evidenciado através de sua cutícula transparente.

Prolapso Retal

O relaxamento do esfíncter anal e a hipotonia muscular, causada pela diarreia, podem ocasionar prolapso retal, principalmente em crianças com infecção maciça.

Retardo no Crescimento

Trabalhos da última década apontam uma melhoria no crescimento e peso das crianças após o tratamento específico[6,9].

QUADRO CLÍNICO

O quadro clínico está diretamente relacionado com a carga parasitária. Em crianças e adultos portadores de pequeno número de vermes, a infecção é geralmente assintomática. Nas crianças com infecções moderadas, a sintomatologia se manifesta de forma variada, sendo a diarreia crônica o sintoma mais comum, acompanhada de cólicas intestinais, náuseas e vômitos. A tricocefalíase pode determinar dor abdominal localizada no quadrante inferior direito, simulando apendicite.

Nas infecções severas, a diarreia pode ser substituída por disenteria aguda, com evacuações mucossanguinolentas, tenesmo e enterorragia, acompanhada por anemia microcítica e hipocrômica[5].

Em crianças com infecções maciças frequentemente ocorre prolapso retal.

O prognóstico costuma ser bom, exceto nas infecções severas em crianças com enterorragia.

DIAGNÓSTICO

O diagnóstico é feito pela demonstração de ovos nas fezes. Recomendam-se os métodos qualitativos de Fauts e Lutz.

O método quantitativo de Kato-Katz permite avaliar a intensidade da infecção e o efeito da terapêutica na negativação ou redução do número de ovos antes e após o tratamento.

TRATAMENTO

Vários anti-helmínticos têm sido utilizados no tratamento da tricocefalíase, entre os quais destacam-se o oxipirantel, o mebendazol e o albendazol.

Oxipirantel

É uma droga específica e de escolha, porém nem sempre disponível no mercado. Sua tolerabilidade é boa, com poucos efeitos colaterais. Sua eficácia situa-se entre 75% a 91,69%[2,3,7,12].

Recomenda-se a utilização de 10 mg/kg em dose única, por via oral.

Mebendazol

É um benzimidazólico que age inibindo a captação de glicose e aminoácidos pelo verme.

Vários estudos mostram que o esquema terapêutico de 100 mg, duas vezes ao dia, durante três dias consecutivos, apresenta boa tolerabilidade e eficácia moderada[4,8,13,14].

Albendazol

É um novo benzimidazólico de amplo espectro, que age impedindo a absorção da glicose pelo parasito.

Empregando-se doses únicas de 400, 600 ou 800 mg, os índices de cura são baixos[1]. No esquema de 400 mg/dia, durante três dias consecutivos, é bem tolerado e alcança eficácia de 80%[10].

PROFILAXIA

Cuidados gerais, como:
— saneamento básico;
— educação sanitária da população;
— uso de instalações adequadas para eliminação das fezes;
— lavagem de frutas e vegetais crus com água clorada ou fervida;
— lavagem das mãos antes das refeições;
— tratamento dos indivíduos parasitados.

BIBLIOGRAFIA

1. Albonico M, Smith PG, Hall A et al. A randomized controlled trial comparing mebendazole and albendazole against Ascaris, Trichuris and hookworm infections. Trans R Soc Trop Med Hyg 88:585-589, 1994.
2. Amato Neto V, Levi GC, Stefani NHV et al. Observações iniciais sobre a eficácia do oxipirantel no tratamento da tricocefalíase. Rev Inst Med Trop São Paulo, 18:261-3, 1976.
3. Baranski MC, Silva AF, Esmanhotto L. Tratamento da tricocefalíase com oxipirantel (ICN-4940). F Med 73:181-184, 1976.
4. Bina JC, Figueiredo FGM, Barreto Filho A, Carvalho F. Tratamento em massa por meio do mebendazole das helmintíases intestinais mais comuns no meio rural, com estudo dos índices de reinfecção. Rev Inst Med Trop São Paulo, 19:47-51, 1977.
5. Bina JC. Tricocefalíase. In: Tratado de infectologia, 1ª ed. São Paulo: Atheneu, 1442-1444, 1996.

6. Callender JE, Grantham McGregor SM, Walker SP, Cooper ES. Treatment effects in Trichuris dysentery syndrome. Acta Paediatr 83:1182-7, 1994.
7. Cimerman B, Ferraz CAM, Paoli LA, Campos H. Tratamento da tricuríase com o oxipirantel. Rev Bras Med 35:201-204, 1978.
8. Cimerman B, Fernandes MFP, Hernandes N, Campos Neto JM. Mebendazole — esquemas terapêuticos na prática clínica. F med 80:589-591, 1980.
9. Hadju V, Stephenson LS, Abadi K et al. Improvements in appetite and growth in helminth — infected schoolboys three and seven weeks after a single dose of pyrantel pamoate. Parasitology, 113:497-504, 1996.
10. 10. Hall A, Nanar Q. Albendazole and infections with Ascaris lumbricoides and Trichuris trichiura in children in Bangladesh. Trans R Soe Trop Med Hyg 88:110-112, 1994.
11. Roberto de Moura J, Souza Júnior JA. Incidência de parasitose intestinal em escolares da rede municipal urbana de ensino de Juiz de Fora. Rev Bras Med 52:272-286, 1995.
12. Rodrigues LD, Martirani I, Cabeça M. Ensaio clínico e resultados terapêuticos obtidos com o oxipirantel, uma nova substância empregada no tratamento de tricuríase humana em dose única. Rev Bras Clin Terap 4:459, 1975.
13. Rossingnol JF, Maisonneuve H. Benzomidazoles in the treatment of Trichuriasis a review. Ann Trop Med Parasitol 78:135-144, 1984.
14. Shiratsuchi MS, Levi GC, Amato Neto V et al. Tratamento da tricocefalíase pelo mebendazole, resultados obtidos. Rev Int Med Trop S Paulo, 17:206-209, 1975.
15. WHO. Informal consultation on intestinal helminth infections. PI, 21, 1991.

43 Triquinelose

Hélio Arthur Bacha

HISTÓRICO

Trichinella spiralis é um nematódeo descrito por Paget e Owen, em 1835. Tem distribuição universal e causa a doença humana chamada triquinelose. Hoje sabemos que há várias espécies do género *Trichinella* que podem infectar e causar doença no homem.

Cada espécie é identificada pelo estudo de seu DNA como também por padrão de isozima. Na prática clínica, entretanto, o médico terá ao seu dispor apenas a identificação da *Trichinella spp.*

Há oito espécies, cada qual com um número, sendo que algumas são identificadas apenas pelo número. A principal espécie, do ponto de vista médico, é a *T. spiralis*, pela sua distribuição universal e patogenicidade[26].

MORFOLOGIA

A *Trichinella spiralis* é um nematódeo de cor branca, sendo sua forma adulta visível a olho nu. E de espessura muito delgada. O macho mede 1,6 mm, por 0,04 mm, e a fêmea, 3-4 mm por 0,06 mm. São seres sexuados vivíparos. A fêmea apresenta ovário e útero único, com a vulva abrindo na região anterior. O macho tem, em sua parte terminal, duas saliências com quatro papilas com provável função sensorial[5].

BIOLOGIA

As espécies do gênero *Trichinella* têm dois ciclos de vida: enteral e parenteral. No ciclo enteral, um hospedeiro (o homem é um hospedeiro acidental) ingere carne contendo cistos de *Trichinella*, que é digerido pelo suco gástrico, liberando os parasitos que vão se alojar no intestino delgado do hospedeiro. A reprodução é sexuada. O macho morre logo após a cópula, e a fêmea em torno de cinco a seis semanas mais tarde, após produzir centenas de embriões que se alojam no intestino delgado (Fig. 43.1). No ciclo parenteral, as larvas migram via vasos linfáticos, ganhando a corrente sanguínea, via ducto torácico, infiltrando-se nas fibras musculares do novo hospedeiro, onde se desenvolvem em cistos.

Tabela 43.1
Espécies de *Trichinella*

Espécies	Distribuição Geográfica	Fonte de Infecção	Infectividade	Patogenicidade
T. spiralis T1	Cosmopolita	Suíno, javali, urso, cavalo, raposa	Alta	Alta
T. nativa T2	Ártico, subártico	Urso, cavalo	Alta	Moderada
T. britovi T3	Zona temperada, região paleártica	Javali, cavalo	Moderada	Moderada
T. pseudospiralis T4	Cosmopolita no paleártico, neoártico, Oceânia	Pássaros, mamíferos onívoros	Moderada	? Apenas 1 caso humano relatado
T5	Temperada, neoártico	Urso	Baixa	Nenhum caso humano
T6	Temperada norte, neoártico	Urso	Baixa	Nenhum caso humano
T. nelsoni T7	Tropical	Porco selvagem africano	Alta	Baixa
T8	Sul da África	Leão	Baixa	Nenhum caso humano

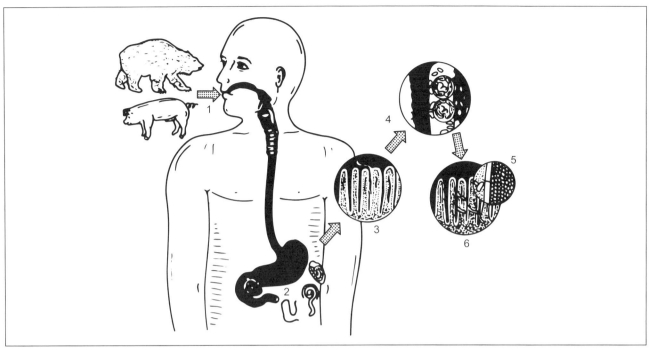

Fig. 43.1 — *Ciclo biológico. Trichinella spiralis. Fase enteral.*
1. Ingestão de carne crua ou mal cozida, contendo larvas encistadas.
2. As larvas são liberadas no estômago.
3. A larva aloja-se no intestino delgado, infectando o epitélio colunar.
4. A larva passa por quatro estágios até atingir a fase adulta, e a fêmea dentro de 30 horas após a ingestão.
5. As novas larvas penetram nos sistemas linfático e sanguíneo.
6. No sexto dia, as fêmeas adultas liberam novas larvas.

PATOGENIA

A partir da primeira semana da infestação, a fêmea reproduz-se e deposita centenas de formas larvares que vão se infiltrando no epitélio colunar do intestino delgado, provocando lesões atróficas locais que correspondem à fase intestinal da doença.

Nos casos de infestação maciça ou quando há pouca resposta imunológica do hospedeiro (parece que há uma resposta tanto humoral quanto celular), há uma intensa destruição de tecido muscular pela formação dos cistos, que vão se depositando principalmente no diafragma, músculos inter-costais, gastrocnêmio e bíceps.

EPIDEMIOLOGIA

A triquinelose tem apresentação universal. Na América do Sul têm apresentado casos o Chile, o Uruguai, a Argentina e a Bolívia. A maior fonte de infecção é a ingestão de carne suína infectada pela má condição sanitária de pocilgas, propiciando aos porcos a ingestão de ratos ou carcaças de outros animais infectados pela *Trichinella spiralis*. A carne de cavalo tem sido responsável por alguns surtos nos países onde é consumida[1].

DIAGNÓSTICO CLÍNICO

A triquinelose apresenta-se, na maior parte das vezes, com febre, mialgia, edema peripalpebral e eosinofilia. O curso clínico da doença é, na grande parte das vezes, benigno. Em raras vezes, entretanto, pode apresentar-se com quadros graves, até mesmo fatais[3]. As complicações se dão geralmente por miocardite — podendo levar a distúrbios de ritmo cardíaco — ou por envolvimento da musculatura diafragmática — podendo levar a insuficiência respiratória.

A maior parte das pessoas infectadas pela *Trichinella* apresenta sintomas relacionados com a fase entérica de desenvolvimento do parasito, que surgem logo nas primeiras duas semanas de infestação, com diarreia ou constipação, febre pouco elevada, mal-estar e dor abdominal, sintomas muito semelhantes aos de uma infecção gastroentérica comum.

Uma pequena parte dos casos apresenta a fase parenteral da doença, correspondente ao estágio de migração larvar e deposição de cistos nos músculos, que se dá a partir da segunda semana da infestação, com febre elevada, dores musculares, edema periorbitário, etc.

DIAGNÓSTICO LABORATORIAL

Os títulos de anticorpos começam a elevar-se após a terceira semana de infecção e podem ser detectados por técnica de imunofluorescência[4]. O diagnóstico laboratorial definitivo, que raramente será necessário, é feito através de biópsia muscular com a observação das larvas de *Trichinella*. O hemograma apresenta-se, em grande parte das vezes, com intensa eosinofilia, que pode chegar a 60% a 80%. As enzimas musculares (CPK, DHL) encontram-se elevadas a partir do momento do envolvimento muscular.

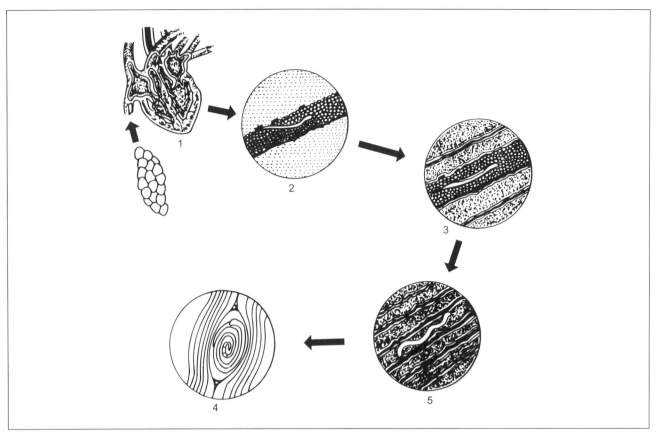

Fig. 43.2 — *Ciclo biológico. Trichinella spiralis. Fase parenteral.*
1. As novas larvas (recém-nascidas) disseminam-se no hospedeiro por via linfática e sanguínea.
2. Do sistema linfático ou sanguíneo, as novas larvas (recém-nascidas) penetram em outros tecidos do organismo, principalmente no sistema muscular esquelético.
3. Quatro dias após a penetração na célula muscular, a larva encistada, nutrindo-se da célula, começa a se formar.
4. No 12º dia, a formação da larva encistada está quase completa.
5. Aproximadamente 20 dias após, a larva encistada está completamente desenvolvida.

TRATAMENTO

Na maior parte das vezes, quando a triquinelose apresenta-se com pouca expressão clínica, o tratamento se faz apenas com analgésicos (aspirina). Quando houver febre e manifestações musculares intensas, está indicado o uso de corticóide. É muito rara a necessidade de assistência ventilatória por insuficiência respiratória.

Há trabalhos que indicam o uso do mebendazol ou do albendazol com melhor evolução clínica; entretanto, nos casos de infestação maciça, ambos podem causar liberação de substâncias antigênicas, levando a reações do tipo Jarisch-Herxheimer, com uma expressão de piora do quadro clínico[4].

PROFILAXIA

A profilaxia eficaz é a fiscalização do abate de animais, em especial da carne suína. Recomenda-se, em áreas de prevalência da doença, evitar a ingestão de carne sem cozimento completo. O congelamento da carne suína na temperatura de —15°C por 20 a 30 dias ou de — 29°C por seis a 12 dias é efetivo para inviabilizar os cistos.

BIBLIOGRAFIA

1. Arriaga C, Yepez-Mulia L, Viveros N et al. J Parasitol 81(5):781-3.
2. Capo, Despomier D. Clinical aspects of infection with Trichinella spp. Clinical Microbiology Review, Jan 47-54, 1996.
3. Clausen MR, Meyer CN, Krantz T et al. Trichinella infection and clinical disease. Q J Med 89:631-636, 1996.
4. Coltorti EA, Fernandez E, Santillan G. Estandarizacion y evalucion de un enzimoinmunoensayo para diagnostico y seroepidemiologia de triquinosis humana. Standardization and evaluation of an immunoenzyme assay for diagnosis and seroepidemiology of human trichinosis. Rev Inst Med Trop São Paulo, 29(6):329-6, nov./dez. 1987.
5. Pessoa SB, Martins AV. Parasitologia médica, 523, 1982.
6. Pozio E, La Rosa G, Murrell KD, Lichtenfels JR. Taxonomic revision of the genus Trichinella. J Parasitol 78:654-9, 1992.

44 Filarioses

Heitor V. Dourado
Sandro J. Martins

INTRODUÇÃO

As infecções humanas por nematóides filariformes constituem tema de grande relevância para os serviços de saúde pública, sendo endêmicas na maioria dos países em desenvolvimento. Segundo estimativas da Organização Mundial da Saúde (OMS), aproximadamente 1,1 bilhão de pessoas vivem sob risco de desenvolverem filaríase linfática, doença que pode causar elefantíase e lesões em órgãos genitais externos e internos. Cerca de 120 milhões de pessoas estão sob risco de contágio por oncocercose, infecção que pode levar à cegueira e a sérias deformidades cutâneas. As filarioses são uma importante causa de morbidade para cerca de 120 milhões de pessoas, sendo a segunda causa principal de incapacidade física permanente. A doença é um obstáculo para o desenvolvimento socioeconômico em 73 países de regiões tropicais e subtropicais, onde a prevalência das filarioses encontra-se em elevação. Nestes países, uma das principais causas deste aumento na prevalência são os processos de urbanização acelerados e não-planejados, que via de regra favorecem o aparecimento e a manutenção de numerosos criadouros para os mosquitos vetores.

Em sua manifestação mais comum, ocorre na filaríase linfática o visível aumento do volume de um braço ou uma perna, dos órgãos genitais ou das mamas, resultando em incapacidade física e importante estigma psicossocial; no entanto, mais frequente ainda são as lesões não-visíveis, que afetam os sistemas linfático e urinário. Nas áreas endêmicas, em certas comunidades, 10-15% dos homens e até 10% das mulheres estão afetados pela doença.

Atualmente, as filarioses podem ser consideradas doenças passíveis de erradicação. Segundo a direção do Programa Especial para Pesquisa e Treinamento em Doenças Tropicais (TDR), órgão financiado pelas Nações Unidas, Banco Mundial e OMS, em 10 anos estas doenças podem ser eliminadas na maioria dos países, em virtude do progresso recente em diversos campos do conhecimento: introdução de novas drogas, como o ivermectin, que permite tratamento efetivo de fácil administração e baixo custo; novas estratégias para controle de vetores, incluindo métodos de controle biológico, dispositivos de fumigamento mais simples e tintas com propriedades inseticidas; novas técnicas para rastreamento e monitoração de vetores e parasitas; racionalização dos sistemas de distribuição de insumos e medicamentos, principalmente pela adoção da estratégia organizacional de sistemas locais de saúde; apoio oficial, de organizações não-governamentais e da indústria farmacêutica.

BIOLOGIA

As filarias são nematóides heteroxenos (dois hospedeiros), de morfologia linear filiforme, com cavidade bucal rudimentar, que parasitam os sistemas circulatório sanguíneo e linfático, tecidos conjuntivo e muscular, e as cavidades serosas de vertebrados, hospedeiros definitivos do parasito. Os vermes adultos sobrevivem por vários anos. As fêmeas adultas são vivíparas; copulam e produzem embriões (microfilárias) que são infectantes para o inseto vetor, hospedeiro intermediário, no qual por maturação atingem o estágio infectante (Tabela 44.1).

As microfilárias caracteristicamente apresentam periodicidade: circulam no sangue periférico do hospedeiro definitivo em períodos do dia nos quais os insetos vetores estão mais ativos. A periodicidade aparentemente é determinada pelo nível de atividade do hospedeiro, que é manifesto pela diferença entre a pressão parcial de O_2 do sangue venoso e arterial, dentre outros parâmetros fisiológicos. Experimentos mostraram que, quando esta diferença é menor que 53 mmHg, as microfilárias passam da circulação pulmonar para a circulação sistêmica e são detectadas no sangue periférico; quando a diferença é superior, as microfilárias acumulam-se no pulmão. A periodicidade pode variar para o mesmo parasito em hospedeiros diferentes. Por exemplo, *B. malayi* apresenta-se sob três formas no homem: periódica noturna, subperiódica noturna e subperiódica diurna; a forma periódica noturna quando transmitida aos felinos apresenta-se de forma subperiódica; a forma subperiódica se comporta da mesma forma em felinos, mas assume a forma periódica noturna em primatas.

Tabela 44.1
Medidas de Formas Evolutivas das Principais Espécies de Filaria Parasitas Humanos

	Comprimento (mm)		
	Macho	Fêmea	Microfilária
Wuchereria bancrofti	30-40	60-160	0,23-0,30
Brugia malayi	13-23	45-55	0,17-0,23
Onchocerca volvulus	19-42	33-50	0,15-0,29
Loa loa	30-34	40-50	0,29-0,30
Dracunculus medinensis	12-29	600	0,50-0,70
Mansonella ozardi	30-40	65-81	0,19-0,23
Mansonella streptocerca	10-20	20-30	0,18-0,24
Mansonella perstans	40-50	70-80	0,19-0,21

Diversas espécies de mosquitos *Culex, Aedes, Mansonia, Simulium* e *Anopheles* são hospedeiros intermediários satisfatórios e atuam como transmissores naturais das filarioses humanas.

PARASITAS HUMANOS

Menos de uma dezena dos mais de 89 géneros da super-família filarióidea reconhecidamente infectam o homem. As espécies de filaria mais frequentemente implicadas como parasites humanos são: *Wuchereria bancrofti, Onchocerca volvulus, Brugia malayi, Brugia timori, Loa loa, Dracunculus medinensis, Mansonella ozardi, Mansonella streptocerca* e *Mansonella perstans*.

WUCHERERIA BANCROFTI

W. bancrofti está distribuída em toda a região tropical da Ásia, África, China, no Pacífico e em áreas isoladas das Américas. Estimativas atuais (OMS, 1994) dão conta de que em todo o mundo 100 milhões de pessoas estão infectadas por filarias, sendo a maioria dos casos por *W. bancrofti*. Casos autóctones ocorrem em quase todas os países de regiões tropicais e subtropicais, com padrões de distribuição focais e periódicos, relacionados à ocorrência de seus vetores de transmissão. Mosquitos culicídeos e anofelinos são os principais vetores das formas periódicas noturnas de *W. bancrofti*, enquanto o *Aedes polynesiensis* transmite durante o dia a forma subperiódica do parasita, em várias ilhas do Pacífico; algumas espécies de mansonídeos também são implicadas na transmissão da bancroftose. No Brasil, o principal vetor é o pernilongo doméstico, *Culex quinquefasciatus*, de distribuição cosmopolita, conhecido ainda por denominações como "muriçoca" ou "carapanã".

Ciclo Vital

Ocorre reprodução sexuada do nematóide adulto no homem, hospedeiro definitivo, e a fêmea vivípara libera microfilárias (larva de primeiro estágio — L1). As larvas L1 se movem pelo sistema circulatório e se depositam em arteríolas do pulmão durante o dia, ganhando a circulação periférica durante a noite (forma periódica notuma), quando o mosquito vetor se encontra mais ativo. Uma vez que as microfilárias tenham sido ingeridas por um mosquito adequado, elas penetram na parede intestinal do inseto e se movem pela hemocele para seus músculos torácicos, onde sofrem maturação (estágios L2 e L3) até o estágio infectante. As larvas infectantes migram para a bainha da probóscide do inseto; ao picar o homem, durante a flexão da probóscide, as larvas escapam e penetram ativamente na corrente sanguínea pela pele sã ou pelo ferimento produzido pelo mosquito. Migram para o linfonodo mais próximo, onde sofrem maturação até as formas adultas, em um processo que pode durar de três meses a um ano. O período de incubação da doença é de cerca de 15 meses. Os vermes adultos podem sobreviver por cinco a 10 anos, e o dano que eles causam sobre os vasos linfáticos, assim como a resposta imune do hospedeiro à sua presença, ou a presença de microfilárias e larvas L3 recém-inoculadas, resultam nos diversos quadros clínicos que a doença pode assumir.

Patologia

Após a infecção por larvas L3 ocorre um período de resposta imune vigorosa ao parasita. Se as larvas não são eliminadas do organismo durante este período, as várias alterações patológicas relacionadas à infecção podem se desenvolver. A maioria destas alterações não é determinada pelo próprio nematóide, mas sim pela reação imune à sua presença. A mais pronunciada destas alterações são as lesões em vasos linfáticos (linfangite), mediadas pelas reações imunes desencadeadas com a presença intraluminal do verme adulto. Resultam em inflamação da área afetada, usualmente extremidades do corpo, e febre. Podem ocorrer linfadenomegalias e linfedema nas regiões afetadas, em uma condição clínica conhecida como elefantíase. Nas infecções por *W. bancrofti*, a elefantíase em geral é unilateral e leva a deformidades incapacitantes, cujo tratamento requer ressecção cirúrgica radical dos tecidos fibróticos e calcificados. As microfilárias na circulação sanguínea e no pulmão podem desencadear reações imunoalérgicas mediadas por IgE, resultando em sintomas semelhantes aos da asma brônquica e em elevada eosinofilia no sangue periférico; a associação de sintomas respiratórios, infiltrados pulmonares e intensa eosinofilia, observada em pacientes de áreas endêmicas para filaríase, é conhecida como eosinofilia pulmonar tropical.

ONCHOCERCA VOLVULUS

A OMS estima que cerca de 18 milhões de pessoas, em 34 países, estão acometidas por oncocercose. A doença deve produzir cegueira em 326.000 casos, reduzindo a expectativa de vida destas pessoas em mais de uma década. Uma forma menos virulenta da doença produz graves lesões cutâneas. A oncocercose humana ocorre na África (95% dos casos) e nas Américas. Os focos mais importantes da doença estão na África ocidental, península árabe, México, Guatemala e Venezuela.

Ciclo Vital

As larvas infectantes são transmitidas pela picada de mosquitos *Simulium*, conhecidos na Amazónia como "pium" e em outras regiões do Brasil como "borrachudo". Por pium entendem-se os simulídeos pequenos, com menos de 2 mm de comprimento, e por borrachudos os maiores de 2 mm. Estes mosquitos se reproduzem apenas em águas bem oxigenadas, em corredeiras e cachoeiras, porque suas larvas passam por um estágio aquático obrigatório durante o qual requerem altas pressões parciais de oxigénio. A larva infectante de *Onchocerca* penetra no homem pelo ferimento produzido pelo mosquito hospedeiro. As larvas movem-se para os tecidos subcutâneos onde se tornam nódulos encapsulados e sofrem maturação até o estágio adulto, em um ano. Após reprodução sexuada, a fêmea libera microfilárias, que podem ser encontradas livres no fluido do interior dos nódulos e disseminam-se centrifugamente a partir da área onde vivem os vermes adultos para a derme cutânea. As microfilárias podem ser ingeridas pelo mosquito vetor, penetram sua parede intestinal e alojam-se nos músculos torácicos do inseto onde, em 10 dias, após três estágios de maturação, se tornam infectantes.

Patologia

O envolvimento cutâneo manifesta-se por prurido e lesões papulosas. O prurido crónico resulta em liquenificação da pele, que assume aspecto de mosaico ou em "pele de lagarto". Os vermes adultos são encontrados em nódulos subcutâneos (oncocercomas) de tamanho variável entre 0,5-10 cm, firmes, em geral móveis, indolores, que podem ser vistos principalmente em áreas sobre proeminências ósseas. Reações do organismo às microfilárias mortas em torno destes nódulos resultam em destruição das fibras elásticas e formação de pregas cutâneas redundantes, com perda da pigmentação cutânea, em um quadro histológico semelhante ao observado na pele normal de idosos. As microfilárias podem penetrar no olho por diversos trajetos: acompanhando os vasos e nervos ciliares da conjuntiva bulbar à córnea, pelos vasos sanguíneos até o nervo óptico, e pelos vasos ciliares perfurantes posteriores até a coróide.

Microfilárias mortas no olho provocam uma resposta inflamatória do organismo, que podem causar a formação de catarata secundária, dentre outras lesões oculares que levam à cegueira progressiva. As microfilárias podem causar inflamação de linfonodos regionais que drenam a região cutânea acometida. O processo inflamatório linfático e a perda da elasticidade tissular podem levar à protrusão dos linfonodos em pregas cutâneas. Esta condição é proeminente em áreas em torno da bolsa escrotal e, em casos severos, é conhecida como elefantíase *minor*.

BRUGIA MALAYI

A infecção por *B. malayi* ocorre em todo o sul e sudeste da Ásia, desde a índia até a península coreana, nas áreas em que estão presentes os mosquitos vetores, das famílias *Mansonides* e *Anopheles*. A forma periódica notuma da doença (atividade notuma do vetor) é encontrada em áreas de plantações de arroz. A forma subperiódica notuma ocorre em localidades ao longo de rios ou próximas a pântanos. Acredita-se que existam cepas de *B. malayi* antropofílicas e zoofílicas, esta última transmissível a felinos e primatas.

O ciclo vital do parasita é semelhante ao da *W. bancrofti*. O quadro clínico da filaríase malaia é um pouco diferente da filaríase bancroftiana: os sintomas da doença iniciam-se precocemente, em um mês ou menos. A resposta imune ao parasita leva rapidamente ao desenvolvimento de linfedema, e o aumento de volume dos membros inferiores é um sintoma inicial proeminente. Picos febris e linfangite são manifestações comuns e mais frequentes que nos doentes com infecção por *W. bancrofti*. Diferente da filariose bancroftiana, o linfedema de membros inferiores ocorre acima do nível dos joelhos e em membros superiores acima dos cotovelos. Ocorrência de elefantíase extensa é incomum; no entanto, quando ocorre é mais precoce (em um a dois anos) que na filaríase bancroftiana (três ou mais anos).

BRUGIA TIMORI

Infecção humana por *Brugia timori* ocorre nas ilhas Sonda (Flores, Timor, Alor, Roti) do arquipélago indonésio, onde a presença do vetor (*Anopheles (Anopheles) barbirostris*) é endémica. Seu ciclo vital é semelhante aos da *B. malayi* e *W. bancrofti*. A filaríase timoriana determina alterações clínicas e patológicas similares às da filaríase malaia, cursando com quadros recorrentes de linfangite aguda e abcessos filáricos nas cadeias linfáticas dos membros inferiores. Posteriormente há a fibrose e endurecimento dos trajetos linfáticos, que assumem aspecto em corda, característico. A ocorrência de elefantíase é rara na filaríase timoriana.

LOA LOA

A loíase humana ocorre nas regiões florestais do oeste africano, particularmente nos Camarões e ao longo do rio Ogowe. O agente é transmitido pela picada diurna das moscas *Chrysops* (mutucas). No organismo, as larvas infectantes se desenvolvem lentamente, atingindo a maturidade em cerca de um ano. Neste período, elas vivem e movem-se na faseia cutânea; o movimento das larvas no tecido subcutâneo é periódico e, em geral, percebido pelo hospedeiro. Os vermes adultos reproduzem-se sexuadamente, produzindo microfilárias semelhantes às da *W. bancrofti*.

A periodicidade das microfilárias é diurna, coincidindo com o horário de maior atividade do vetor; uma vez ingeridas, evoluirão em dois estágios de crescimento, no período de 10 dias, até se tornarem infectantes. A maior parte das alterações patológicas determinadas pela *Loa loa* está relacionada à movimentação dos vermes adultos próximos à superfície cutânea e mucosa. Reações imunes aos vermes produzem edemas em extremidades (tumores de calabar), cuja recorrência pode levar ao aumento doloroso das partes moles nas faseias tendinosas, à semelhança de cistos, contendo parasitas. Os parasitas mortos induzem a reações granulomatosas, fibrose e formação de abcessos crônicos.

DRACUNCULUS MEDINENSIS

D. medinensis é um parasita do cão, gado, cavalo, lobo, leopardo e primatas, que comumente infecta o homem. Infecções humanas foram descritas na África ocidental, Africa oriental e Índia. É a única filaria cuja transmissão se dá pela ingestão dos vetores contaminados: várias espécies de crustáceos de água doce do gênero *Cyclops*. O *Cyclops* ingerido é destruído no estômago, e as larvas livres penetram a mucosa gastrointestinal, migrando por via linfática até os tecidos subcutâneos. Este processo dura cerca de 43 dias e, uma vez no tecido subcutâneo, a maturação até o estágio adulto leva cerca de um ano.

Após a reprodução sexuada, o macho morre e é absorvido pela fêmea. Quando os embriões no útero feminino atingem a maturidade, ela migra para regiões do corpo que entram em contato com a água (90% migram para os pés e pernas). Uma vez nestas regiões, a fêmea perfura a pele, elimina o útero através de sua boca, libera as larvas para o meio externo e morre. As larvas sobrevivem por seis dias em águas limpas, e duas a três semanas em pântanos. As larvas são ativamente ingeridas pelos *Cyclops*, onde evoluem para o estágio infectante em cerca de 14 dias.

A fêmea vive nos tecidos conjuntivos dos membros inferiores e tronco, onde não produzem qualquer alteração patológica conhecida. Infecções maciças das articulações podem produzir artrite, necessitando da remoção dos vermes. Precedendo a emergência do parasita na pele, podem ocorrer febre, calafrios e edema local doloroso. A maior parte das alterações patológicas ocorre após a morte das fêmeas na eliminação de suas larvas, levando à formação de abcessos estéreis que, por infecção bacteriana secundária, podem determinar várias formas de celulite local.

MANSONELLA OZZARDI

M. ozzardi é endêmica em muitas regiões tropicais e subtropicais das Américas, tendo sido descrita em áreas do México, Panamá, Colômbia, Argentina, ilhas do Caribe e no Brasil. Há duas formas de infecção: pela picada de mosquitos da família *Simulium*, encontrados na Amazônia e América do Sul, e por membros da família *Culicoides* (maruins), endêmicos em regiões costeiras.

Uma vez no homem, as larvas migram para a cavidade peritoneal, onde se desenvolvem até as formas adultas. Por reprodução sexuada e viviparidade são produzidas microfilárias, que podem ser encontradas no sangue e na pele do hospedeiro a qualquer hora, coincidindo com a atividade diuturna dos vetores. A maior parte das infecções é assintomática, no entanto dores articulares, dor de cabeça, sensação de frio nas pernas, linfadenite inguinal e pontos avermelhados pruriginosos na pele são manifestações descritas em pacientes infectados.

MANSONELLA STREPTOCERCA

Originalmente descrita em Gana, infecções humanas por *M. streptocerca* ocorrem em toda a Africa ocidental. Transmitida pelo *Culicoides grahami*, seu ciclo vital é semelhante aos da *B. malayi* e *W. bancrofti*. Na maioria dos casos não há alterações clínicas ou patológicas da infecção. Respostas imunoalérgicas a antígenos estreptocercarianos por IgE podem ocorrer com a morte de microfilárias e vermes adultos. Estas são similares mas menos severas do que as reações que ocorrem na oncocercaríase, e nunca acometem os olhos. Os sintomas mais comuns são os de uma dermatite pruriginosa sobre o tórax e os ombros. A pele encontra-se espessada e com máculas hipopigmentadas, podendo haver linfadenomegalia regional.

MANSONELLA PERSTANS

M. perstans está distribuída em toda a Africa central, principalmente no Zaire, Nigéria, Gana, Serra Leoa, Costa do Marfim, Zâmbia e Uganda, onde em algumas localidades a maioria dos habitantes apresenta manifestações clínicas da infecção. É encontrada também nas Américas, sendo descrita sua ocorrência na Venezuela, Trindade e Tobago, Guianas e Suriname, norte da Argentina e na Amazônia.

Ciclo Vital

O parasita é transmitido ao homem pelos mosquitos *Culicoides grahami* e *C. austeni*. Introduzidas no organismo, as larvas infectantes movem-se para cavidades serosas (pleura e peritônio), mesentério, espaço perinefrético, retroperitônio e pericárdio, onde desenvolvem-se até a fase adulta. Após o acasalamento, a fêmea libera microfilárias, que circulam de modo não-periódico na corrente sanguínea, podendo ser encontradas no líquido cerebroespinhal. A grande maioria das infecções por *M. perstans* é assintomática. Algumas pessoas apresentam eosinofilia, pleurite, dor abdominal e edemas transitórios da pele, mas até o momento não foram registrados casos de infecção por *M. perstans* com manifestações clínicas graves.

ESPÉCIES MENOS IMPORTANTES

As seguintes espécies de filaria são reconhecidas como parasitas humanos: *Wuchereria lewisi, Brugia beaveri, Brugia guyanensis, Mansonella semiclarum, Dipetalonema arbuta, Dipetalonema sprenti, Microfilaria bolivariensis* e *Microfilaria (Mansonella) rodhaini*. Pouco se sabe a respeito do ciclo vital e da importância clínica destes parasitas.

PARASITAS DE ANIMAIS QUE PODEM INFECTAR O HOMEM

Muitas espécies de filaria foram identificadas como agentes de infecções zoonóticas, das quais destaca-se pela importância epidemiológica a *Dirofilaria immitis*. Outras espécies parasitas de animais que podem infectar o homem incluem: *Dirofilaria repens, D. spectans, D. striata, D. tenuis, D. ursi, Meningonema peruzzi* e *Setaria equina*.

Dirofilaria immitis

D. immitis causa uma infecção filárica zoonótica relativamente comum em diversas regiões tropicais, subtropicais e temperadas do globo. Os adultos vivem no ventrículo direito e na artéria pulmonar de cães, e as microfilárias são encontradas em toda a circulação sanguínea. Ingeridas pelo inseto vetor, as microfilárias se desenvolvem até o estágio infectante, podendo ser transmitidas para o cão ou o homem. No cão atingem a forma adulta em 180 dias, mas no homem nunca atingem a maturidade completa.

A maioria dos pacientes infectados é assintomática. Lesões nodulares com áreas de necrose e calcificação podem ser encontradas no pulmão, em exames radiológicos de rotina; estes nódulos são resultantes da resposta imune do hospedeiro aos vermes mortos, e em geral se localizam em regiões subpleurais, nos lobos pulmonares inferiores.

PARASITAS ANIMAIS

Algumas espécies parasitas de animais são utilizadas em pesquisa médica, como modelos para desenvolvimento de vacinas e teste de novas drogas: *Acanthocheilonema viteae, Brugia pahangi, Litomosoides carinii* e *Dirofilaria immitis*.

DIAGNÓSTICO CLÍNICO

O quadro clínico da filaríase humana é espectral, modificando-se caso a caso em função da antigenicidade do parasita para o organismo, carga parasitária, localização do helminto adulto e co-morbidades, principalmente infecções bacterianas secundárias. Em todo caso, a maior parte dos indivíduos acometidos por filarioses é assintomática ou oligossintomática. De modo geral, três síndromes clínicas são observadas:

Filaríase Linfática

Determinada pela presença de vermes adultos no interior dos vasos linfáticos, as manifestações clínicas da filaríase linfática iniciam-se por sintomas de linfangite: dor, edema e eritema ao longo do trajeto de vasos linfáticos. Linfadenite regional e manifestações sistêmicas como febre, calafrios, náuseas e fenômenos alérgicos usualmente estão presentes. Estas crises agudas são autolimitadas, intermitentes e resultam em fibrose e calcificação de vasos linfáticos e tecidos circunjacentes, com dilatação dos vasos linfáticos por edema local e estase linfática. O aumento da estase linfática e a linfangiectasia determinam o aparecimento de acúmulos de linfa ou quilo em diversos órgãos e cavidades naturais, resultando em quilúria, ascite quilosa e linfática, diarreia quilosa e linfoescroto.

A sucessão de episódios agudos leva a modificações na estrutura do tecido subcutâneo nos membros afetados, em geral ao longo de meses de evolução, resultando em um quadro conhecido como elefantíase. Os principais diagnósticos diferenciais a serem considerados em pacientes com alterações sugestivas de filaríase linfática são: linfedema primário, por má formação congénita dos vasos linfáticos; elefantíase nostra, quadro de linfedema secundário a erisipelas e outras infecções bacterianas de repetição; cromomicose; linfedema neoplásico, por acometimento primário ou metastático dos linfonodos por câncer; linfedema pós-trombótico, secundário a episódios de trombose venosa profunda.

Filaríase linfática pode ser causada pelas seguintes espécies: *Wuchereria bancrofti, Brugia malayi* e *Brugia timori*.

Filaríase Subcutânea

Em algumas formas de filaríase, os vermes adultos por vezes migram pelo corpo, através da pele, mucosas e tecido subcutâneo. Nestas ocasiões, o movimento ativo do parasita pode ser observado a olho nu. Esta manifestação ocorre em casos de infecção por *Onchocerca volvulus, Loa loa, Mansonella streptocerca* e *Dracunculus medinensis*.

Filaríase de Cavidades Serosas

Em geral não-associada à presença de sintomas, nas infecções por *Mansonella ozzardi* e *Mansonella perstans*, o parasita adulto e as microfilárias podem ser encontrados livres em cavidades serosas do organismo: peritônio, pleura, pericárdio e sinóvia.

DIAGNÓSTICO LABORATORIAL

Detecção e Identificação de Microfilárias

Consiste na identificação de microfilárias presentes no sangue capilar periférico obtido por punção digital, à noite, ou no sangue venoso obtido durante o dia. As microfilárias podem ser identificadas também em linfa, sedimento urinário, secreções de abcessos, líquidos pleural e ascítico, fragmentos de pele e em linfonodos.

O método mais comumente usado é a pesquisa em sangue periférico: 20-60 µl de sangue são espalhados em lâmina de vidro (gota espessa), desemoglobinizados e corados pela técnica de Giemsa. Este método não é confiável na identificação de portadores com baixa parasitemia (menos de 100 microfilárias/ml). Sendo impossível a coleta de sangue noturno, alternativamente pode-se obter 1 ml de sangue venoso e centrifugá-lo com 9 ml de formol a 2%, examinando-se o sedimento obtido, após coloração pela técnica de Giemsa.

Nas infecções por *O. volvulus, M. streptocerca, M. ozzardi* e *M. perstans,* a biópsia cutânea é o melhor método para pesquisa e identificação das microfilárias. O fragmento obtido (2-5 mm) é colocado em uma lâmina sobre uma gota de solução fisiológica. Após 10-30 minutos observam-se microfilárias abandonando a pele; quando o líquido seca ao ar ambiente, o fragmento cutâneo é retirado e a lâmina corada, em geral pelo método de Giemsa, para identificação da espécie. Este método pode ser substituído pela pesquisa de microfilárias em produto de escarificação cutânea, técnica de fácil execução e útil mesmo em casos de baixa parasitemia.

Teste com Dietilcarbamazina

Se a pesquisa de microfilárias no sangue periférico for negativa, o exame pode ser repetido após administração oral de 50 mg de dietilcarbamazina. Nas filarioses, esta droga microfilaricida induz um aumento na parasitemia 10 a 60 minutos após seu uso ou produz reações orgânicas sistémicas características: prurido, eritema maculopapular e mialgia. Caso o teste seja negativo, deve ser repetido usando uma dose maior do medicamento, usualmente 200 mg. Se houver suspeita clínico-epidemiológica de oncocercose ou loíase, este teste deve ser evitado ou realizado sob extrema precaução, pois pode desencadear reações alérgicas sistémicas graves.

Detecção de Antígenos de Filaria Circulantes

Este método apresenta sensibilidade e especificidade para o diagnóstico de filarioses semelhantes à pesquisa direta de microfilárias no sangue. Apresenta a vantagem de ser útil independentemente da periodicidade do parasita e, por esta razão, atualmente é o método preconizado pela OMS para diagnóstico inicial em áreas endémicas. Requer uma amostra de sangue obtida por punção digital, disposta em papel-filtro e processada por técnicas laboratoriais reprodutíveis, utilizando ensaio imunoenzimático com anticorpos monoclonais.

Testes Sorológicos

Existem algumas reações sorológicas por hemaglutinação indireta ou floculação para detecção de anticorpos dirigidos a epítopos antigênicos de espécies de filaria de interesse médico. No entanto, estes métodos apresentam sensibilidade e especificidade baixas, não sendo úteis para diagnóstico na prática clínica ou em inquéritos soroepidemiológicos.

Ultra-sonografia

O exame ultra-sonográfico da região inguinal e bolsa escrotal é útil na detecção do verme adulto, sendo recomendado para avaliação de pessoas amicrofilarêmicas em regiões endêmicas quando for necessário afastar a possibilidade de filariose.

TRATAMENTO

O tratamento da filaríase consiste em quimioterapia dirigida aos vermes adultos (macrofilaricidas) e às microfilárias (microfilaricidas), combinada com tratamento sintomático para minimizar a intensidade da agressão imunológica do organismo aos parasitas mortos.

Suramina

A suramina foi introduzida nos anos 20 para o tratamento da tripanossomíase africana, tendo sido demonstrada boa ação em casos de filariose. Esta droga é letal para formas adultas de *W. bancrofti* e outras filárias, possuindo alguma atividade contra microfilárias. Seu modo de ação é desconhecido; produz toxicidade elevada e, pela disponibilidade de outros filaricidas, seu uso na prática tem se reduzido. Os principais efeitos colaterais da suramina incluem: reações imediatas, como náusea e reações de hipersensibilidade; reações tardias (24 horas após), como fotofobia e neuropatia periférica; raramente se observa agranulocitose ou hemólise. A morte dos vermes adultos em geral determina aparecimento de edema regional e propicia a formação de abcessos estéreis, que podem secundariamente ser infectados por bactérias.

Dietilcarbamazina

A dietilcarbamazina (DEC) é um derivado piperazínico usado principalmente como microfilaricida, apesar de apresentar efeito macrofilaricida considerável. Acredita-se que seu mecanismo de ação envolva a sensibilização das microfilárias à fagocitose. Em pessoas sadias, a droga em posologia terapêutica é atóxica; em pessoas infectadas são observados efeitos adversos sistémicos, como febre, mialgia e cefaléia, de intensidades proporcionais aos níveis de microfilaremia. Estas reações são minimizadas pela administração do tratamento em baixas doses semanais. Reações locais são observadas com a morte de vermes adultos. A dose terapêutica recomendada é de 12 mg/kg, que deve ser atingida por escalonamento em quatro dias, partindo-se de 3 mg/kg, que deve ser mantida por 14 dias.

Ivermectin

O ivermectin é uma lactona macrocíclica semi-sintética derivada da avermectina, uma substância naturalmente produzida por actinomicetos *(Streptomyces avermitilis)*. Possui ação microfilaricida contra a maioria das espécies de filaria, sendo que *W. bancrofti* é muito sensível à sua ação tóxica. As formas adultas são resistentes à sua ação. Seu mecanismo de ação envolve a ativação de receptores gama-aminobutíricos e a modificação da permeabilidade de canais de Cl⁻ pré-sinápticos, resultando em um aumento do influxo celular de Cl⁻ e na hiperpolarização irreversível das membranas celulares. O uso da droga não determina o aparecimento de efeitos colaterais graves. De acordo com a carga parasitária do paciente pode-se observar febre, mialgias, cefaléia e tosse. A dose terapêutica é de 400 µg/kg, administrada em dose única, por via oral. Doses menores (150 µg/kg) têm sido empregadas com sucesso no tratamento de infecções por *M. streptocerca*.

Metrifonato

O metrifonato é um inseticida organofosforado com atividade em infecções por nematóides. Atua pela inibição irreversível de colinesterases, paralisando o parasita. Tem sido usado no tratamento da filaríase bancroftiana, sendo um agente microfilaricida eficaz. Em doses terapêuticas causa a redução dos níveis de colinesterase plasmática por várias semanas após o tratamento, mas os efeitos colaterais observados não são graves, e incluem náusea, vômitos e dor abdominal.

Mebendazole

O mebendazole é um potente anti-helmíntico, ativo contra nematóides e cestóides. Quando usado no tratamento de infecções tissulares, como as filarioses, a droga precisa ser administrada em altas doses, pois sua absorção intestinal é baixa. Por sua vez, seu emprego em doses altas tem sido consistentemente associado à ocorrência de efeitos tóxicos graves, o que limita sua utilidade terapêutica.

Levamizole

O levamizole atua pela interferência com o metabolismo de carboidratos nos nematóides e inibe a produção da succinato deidrogenase, causando a paralisia muscular do parasita. Possui ação macrofilaricida, com efeitos colaterais que incluem náusea, vômitos, dor abdominal, diarreia, erupção cutânea e neutropenia transitória. A disponibilidade de drogas mais efetivas tem limitado o uso do levamizole no tratamento de filarioses.

Tratamento Sintomático

Os sintomas durante as crises de linfangite podem ser aliviados por antitérmicos e analgésicos. Compressas com solução de sulfato de magnésio podem diminuir as manifestações de flogose locais.

A incompetência dos vasos linfáticos afetados pela infecção filária resulta em estase linfática, que favorece o aparecimento de infecções oportunísticas. Medidas de higiene pessoal e anti-sepsia, drenagem postural, enfaixamento do membro afetado e fisioterapia minimizam a oportunidade de ocorrência desta complicação.

Procedimentos cirúrgicos, tais como estabelecimento de *shunt* linfovenoso, remoção de vasos linfáticos afetados, tecidos fibróticos e calcificações, podem melhorar a drenagem linfática regional em casos de elefantíase.

PROFILAXIA

Não existem vacinas para a prevenção de filarioses. As medidas de controle viáveis incluem o combate aos mosquitos vetores e a redução dos reservatórios humanos da infecção.

O controle através do combate ao vetor não costuma ser exequível nas áreas endêmicas, sendo fundamentado na eliminação dos criadouros com larvicidas, uso de inseticidas e obras de hidrografia e engenharia sanitária.

— A diminuição no número de portadores é o objetivo principal dos programas de controle das filarioses. A abordagem preconizada pela OMS consiste em programas de distribuição de drogas e tratamentos em massa, utilizando dietilcarbamazina ou ivermectin. No futuro devem substituir programas baseados no tratamento seletivo de pessoas que apresentam microfilaremia. Para tratamentos em massa duas estratégias são recomendadas:

— Administração de medicação em dose única anual, usando um dos seguintes regimes: a) ivermectin (400 µg/kg) associado à DEC (6 mg/kg); é o regime em dose única mais ativo, resultando em diminuição em até 99% da microfilaremia em um ano; b) ivermectin (400 µg/kg); utilizado onde coexistem casos de oncocercose e loíase, resultando em até 90% de redução na microfilaremia em um ano; c) DEC (6 mg/kg); utilizado quando não se dispõe do ivermectin; resulta em até 80% de decréscimo na microfilaremia após um ano;

— Uso de sal contendo DEC. Usado diariamente, como substituto do sal de cozinha, por 9-12 meses, resulta em decréscimo de até 98% na microfilaremia em uma região por mais de um ano após o término de seu emprego.

BIBLIOGRAFIA

1. Bockarie MJ, Alexander NDE, Hyun P et al. Randomised community-based trial of annual single-dose diethylcarbamazine with or without ivermectin against Wuchereria bancrofti infection in human beings and mosquitoes. Lancet 351:162-68, 1998.
2. Cartel JL, Celerier P, Spiegel A et al. Effect of two successive annual treatments with ivermectin on microfilaraemia due to Wuchereria bancroftivar. pacifica. Trans R Soe Trop Med Hyg 84:837-9, 1990.
3. Chitkara RK, Sarinas PS. Dirofilaria, visceral larva migrans, and tropical pulmonary eosinophilia. Semin Respir Infect 12:138-148, 1997.
4. Dourado HV, Mello JASN, Fonseca OJM et al. Encontro de microfilárias de Mansonella ozardi no sangue de paciente oncocercótico. In: Anais do 11º Congresso da Sociedade Brasileira de Medicina Tropical. Rio de Janeiro, 1975.
5. Dreyer G, Coutinho A, Miranda D et al. Treatment of bancroftian filariasis in Recife, Brazil: a two year comparative study of the efficacy of single treatments with ivermectin or diethylcarbamazine. Trans R Soe Trop Med Hyg 89:98-102, 1995.
6. Dreyer G, Norões J. Dietilcarbamazina no tratamento da filariose bancroftiana. Rev Soc Bras Med Trop 30:229-40, 1997.
7. Dreyer G, Pimentel A, Medeiros Z et al. Studies on the periodicity and intravascular distribution of Wuchereria bancrofti microfilariae in paired samples of capillary and venous blood from Recife, Brazil. Trop Med Int Health 1:264-72, 1996.
8. Dreyer G, Rocha A. Filariose bancroftiana. In: Ferreira AW, Ávila SLM. Diagnóstico laboratorial: avaliação de métodos de diagnóstico das principais doenças infecciosas e parasitárias e auto-imunes. São Paulo: Guanabara Koogan, 194-200, 1996.
9. Eberhard ML, Lammie PJ, Roberts JM, Lowrie Jr RC. Effectiveness of spaced doses of diethylcarbamazine citrate in the control of Bancroftian filariasis. Trop Med Parasitol 40:111-3, 1989.
10. Franco E, Durval O. Some aspets of activity against bancroftian filariasis in Brazil. Rev Bras Malariol Doenças Trop 19:73-89, 1967.
11. Freitas RMC, Faria MA, Alves SN, Melo AL. Effects of ivermectin on Culex quinquefasciatus larvae. Rev Inst Med Trop São Paulo 38:293-7, 1996.
12. Guderian RH, Anselmi M, Cooper PJ, Chico ME. Macrofilaricidal effects of chloroquine on adult Onchocerca volvulus by local infil-

tra-tion of palpable onchocercal nodules. Rev Soc Bras Med Trop 30:469-473, 1997.
13. Hawking E. Diethylcarbamazine and new compounds for the treatment of filariasis. Adv Pharmacol Chem 16:129-95, 1979.
14. Lalitha P, Ravichandran M, Suba S et al. Quantitative assessment of circulating antigens in human lymphatic filariasis: a field evaluation of monoclonal antibody-based ELISA using blood collected on filter strips. Trop Med Int Health 3:41-45, 1998.
15. Marsden PD. Lymphoreticular filariasis. In: Hoeprich PD. Infectious diseases. Hagerstown: Harper & Row, 1100-6, 2nd ed, 1977.
16. Milanez de Campos JR, Barbas CS, Filomeno LT et al. Human pulmonary dirofilariasis: analysis of 24 cases from São Paulo, Brazil. Chest 112:729-733, 1997.
17. Moraes MAP, Fraiha H, Chaves GM. Onchocercariasis in Brazil. Bull Panam Hlth Org 74:50-6, 1974.
18. Moraes MA, Shelley AJ, Luna Dias AP. Mansonella ozzardi no Território Federal de Roraima, Brasil. Distribuição e encontro de um novo vetor na área do rio Surumu. Mem Inst Oswaldo Cruz 80:395-400, 1985.
19. Newell ED. Comparison of the use of skin scarification and skin biopsies to determine the prevalence and intensity of Onchocerca volvulus infection. Ann Trop Med Parasitol 91:633-642, 1997.
20. Pessoa SB, Martins AV. Parasitologia médica. 10ª ed. São Paulo: Guanabara Koogan, 677-704, 1978.
21. Py-Daniel V. Oncocercose, uma endemia focal no hemisfério norte da Amazónia. In: Barbosa RI, Ferreira EJG, Castellon EG. Homem, ambiente e ecologia no Estado de Roraima. Manaus: INPA 111-48, 1997.
22. Service MW. Mosquitoes (Culicidae). In: Lane RP, Grosskey RW. Medical insects and arachnids. London: Chapman & Hall, 120-240,1993.
23. World Health Organization. Lymphatic filariasis: the disease and its control: fifth report of the WHO Expert Committee on Filariasis. Geneva: WHO Technical Report Serie 821, 1992.

45 Lagochilascaríase

Dulcinéa Maria Barbosa Campos

HISTÓRICO

Robert T. Leiper, helmintologista da Escola de Medicina Tropical de Londres recebeu, em 1909, exemplares de um Nematoda da família Ascaridae colhidos de abcessos subcutâneos de dois pacientes naturais de Trinidad[43]. Ao observar o material recebido supôs tratar-se de formas imaturas de *Ascaris lumbricoides*. Todavia, ao encontrar ovos no útero e observar um espessamento cuticular logo após os lábios, além da presença de interlábios na extremidade anterior do verme, verificou tratar-se de uma nova espécie[43]. A configuração dessas estruturas à semelhança de lábios leporinos originou a descrição da espécie *Lagochilascaris minor* Leiper, 1909.

Naquela oportunidade, Leiper considerou que o canal alimentar, provavelmente de um carnívoro, fosse o habitat deste parasito; segundo este autor, o encontro do parasito em abcessos subcutâneos dos pacientes de Trinidad seria uma evidência de que outro animal, e não o homem, fosse o hospedeiro natural deste helminto.

Após a descrição original de *L. minor*, outros casos da infecção humana por este parasito foram relatados em Trinidad[43,59,60], Tobago[31,32], Suriname[51-53], Venezuela[55,56,76], Colômbia[7,45], Costa Rica[9], México[44] e Brasil[1,2,4,6,12-14,19,23-27,33,35,37,38,41,46-49,61,63-65,67,70,71,78].

Até hoje, não se conhece o hospedeiro natural deste helminto, e sua incidência no homem tem aumentado sensivelmente. O primeiro caso humano brasileiro foi registrado por Artigas, em 1968. A partir desta época, vários casos de abcessos purulentos na região do pescoço[1,4,13,23,38,47,51-53], ouvido[6,38,49,54,71,76], seios nasais[7,32,51,76], mastóide[6,13,38,49,54,55,71], tecidos de rino- e orofaringe[1,7,13,38,51,67,78], região sacra[46], pulmões[48], sistema nervoso central[49,63] e alvéolo dentário[65] do homem foram relatados. Hoje, o Brasil detém cerca de 90% dos registros de lagochilascaríase humana mundial.

Poucos são os registros de infecção por *L. minor* em animais; há um relato em cão pastor alemão no Brasil[75]. Em gatos, há um registro de infecção natural associada a um caso humano; ambos, homem e gato doméstico, eram procedentes de uma área rural no Estado do Pará[36].

No gênero *Lagochilascaris*, além de *L. minor* são conhecidas quatro espécies: *L. major* Leiper, 1910, e *L. buckley* Sprent, 1971, parasitas de felídeos silvestres que eventualmente infectam cão[29] e gato doméstico[3,30,62,69]; *L. turgida* (Stossich, 1902) Travassos, 1924, e *L. sprenti* Bowman *et al*, 1983, parasitas de marsupiais.

Do ponto de vista médico-sanitário, *L. minor* é a espécie mais importante por ser o agente etiológico da lagochilascaríase ou lagochilascariose humana.

MORFOLOGIA

Como outros ascarídeos, os vermes adultos de *L. minor* apresentam na extremidade anterior três lábios distintos, sendo dois subventrais e um subdorsal; os três lábios encontram-se separados do restante do corpo por um espessamento cuticular à semelhança de um anel denominado sulco pós-labial; nessa região originam-se os interlábios (Fig. 45.1). O tubo digestivo é constituído por esôfago, intestino, reto e ânus ou cloaca. O esôfago tem início na abertura oral, é simples e de natureza muscular, alargando-se em direção ao intestino[20,27,68]. O intestino, representado por um tubo de parede fina, termina na extremidade posterior, diferenciando-se em reto e ânus. A cutícula, delicadamente estriada e guarnecida por duas asas laterais, tem início na região do anel nervoso, estreitando em direção à extremidade posterior do corpo do helminto[20,27,68].

VERMES MACHOS

Medem cerca de 6,4 a 11,5 mm de comprimento; quando mortos, apresentam a extremidade posterior recurvada ventralmente. O aparelho genital é constituído por testículos enovelados, vaso deferente, vesícula seminal, dueto ejaculador e dois espículos de tamanho semelhante, dotados de membrana alar, conjunto este que desemboca na cloaca; o dueto ejaculador é cerca de duas ou três vezes maior que os espículos (Fig. 45.2). Na extremidade posterior, observam-se ainda cerca de 30 pares de papilas pós-cloacais e cinco a seis pares de papilas pré-cloacais[20,27,68].

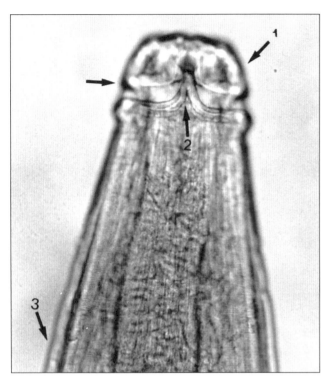

Fig. 45.1 — *Extremidade anterior de verme adulto de Lagochilascaris minor. Observar lábio subdorsal (1), interlábio (2) e asa lateral (3). Aumento 10 x 10.*

Vermes Fêmeas

Comprimento do corpo entre 5,5 e 13,0 mm. Aparelho genital constituído de vulva, vagina, útero oviduto e ovários. A vulva encontra-se localizada em posição posterior ao meio do corpo e comunica-se com uma vagina relativamente longa; esta se diferencia no útero, que é único em sua porção anterior e depois se divide em dois ramos cujas porções terminais se comunicam com os ovidutos, e finalmente ovários[20,27,68]. Útero repleto de ovos.

Ovos

Arredondados, de casca espessa e muito semelhantes aos de *A. lumbricoides* apresentando, contudo, 15 a 26 escavações ou reentrâncias em torno da linha equatorial, parâmetro útil na diferenciação das duas espécies[20,27,68]. Ovos de *L. minor* resistem por um período de 24 horas à ação de solução de formaldeído a 5%, 10% e 20%, ao álcool etílico nas concentrações de 70° e 80°GL e à solução de sulfato de zinco a 33%. Permanecem viáveis por um período de 400 dias, tanto à temperatura ambiente (20° a 33°C), como a 4°C. São sensíveis por 24 horas à solução de lugol nas concentrações de 3/6/12/25/50/100%, às temperaturas de 70°C, 80°C e 90°C e ao congelamento a -10°C[50]. Os ovos obtidos de secreções purulentas de pacientes infectados medem 40 x 44 a 42 x 52 um (Fig. 45.3). Após manter ovos uterinos em solução de formol a 1%, à temperatura de laboratório (20° a 33°C) Campos *et al.*, 1989 observaram o desenvolvimento de larvas de primeiro, segundo e terceiro estágios no interior dos mesmos.

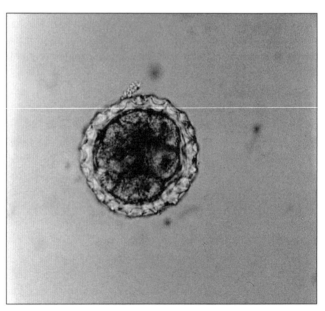

Fig. 45.3 — *Ovo de Lagochilascaris minor em fase de divisão celular. Aumento 40 x 10.*

Larvas de Primeiro Estágio

Por mitoses sucessivas há formação de dois, quatro, oito, 16 e 32 blastômeros; após uma semana, as larvas podem ser encontradas no interior de ovos *L. minor*. Por compressão exercida sobre ovos entre lâmina e lamínula, eclodem as larvas de primeiro estágio[16]. Estas medem aproximadamente 300 um de comprimento e são dotadas de uma única cutícula. O tubo digestivo é constituído por um esôfago que se

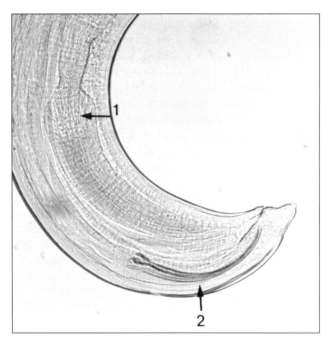

Fig. 45.2 — *Extremidade posterior de verme adulto, macho de Lagochilascaris minor. Observar dueto ejaculador (1) espículos (2). Aumento 10 x 10.*

inicia na extremidade anterior do corpo da larva; a este seguem-se intestino, reto e ânus.

LARVAS DE SEGUNDO ESTÁGIO

São observadas entre 10 e 15 dias de desenvolvimento em solução de formol a 1%. Medem cerca de 400 μm de comprimento. São dotadas de uma única cutícula que se apresenta, geralmente, descolada nas extremidades anterior e posterior do corpo da larva. O tubo digestivo é semelhante ao do estágio anterior[16].

LARVAS DE TERCEIRO ESTÁGIO

São encontradas entre 15 e 21 dias de observação; medem aproximadamente 600 μm de comprimento; as larvas, eclodidas por compressão exercida sobre ovos entre lâmina e lamínula, apresentam duas cutículas nitidamente descoladas nas extremidades anterior e/ou posterior[16]; a presença das duas cutículas caracteriza o terceiro estágio larval; no ápice da extremidade posterior há uma protuberância terminal em forma de "botão" oriunda de um estrangulamento na cutícula da larva[16]; esôfago, intestino, reto e ânus são semelhantes aos estágios precedentes (Fig. 45.4).

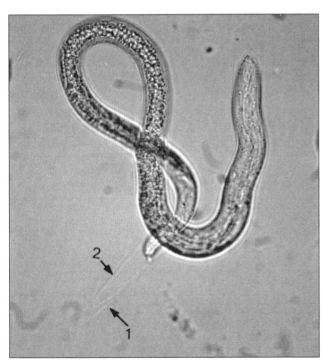

Fig. 45.4 — *Larva de terceiro estágio eclodida de ovo de Lagochilascaris minor. Observar cutícula da primeira muda (1) e cutícula da segunda muda (2). Aumento 40 x 10.*

LARVAS DE QUARTO ESTÁGIO — FÊMEAS

Medem 8,81 a 13,36 mm de comprimento (Fig. 45.5). Diferenciam-se da fase anterior pela presença de dois lábios subventrais, um lábio subdorsal, além de um discreto sulco pós-labial[20,68]; a vulva se comunica com a vagina que, por sua vez, diferencia-se nas primeiras ramificações uterinas (Fig. 45.6).

LARVAS DE QUARTO ESTÁGIO — MACHOS

Medem entre 8,41 e 13,86 mm de comprimento; o primórdio dos espículos é claramente visível na região da extremidade posterior (Fig. 45.7A). A formação das primeiras alças testiculares tem início na região que corresponde a cerca de 1/3 do comprimento do corpo (Fig. 45.7B). O tubo digestivo das larvas de quarto estágio é semelhante ao da fase anterior[20,68].

BIOLOGIA

HÁBITAT

O parasito representado por diversas fases de seu ciclo evolutivo tem sido encontrado em abcessos subcutâneos da região cervical, mastóide, rino- e orofaringe (tonsila, fossa periamigdaliana, tecidos vizinhos), ouvido médio, seios na-

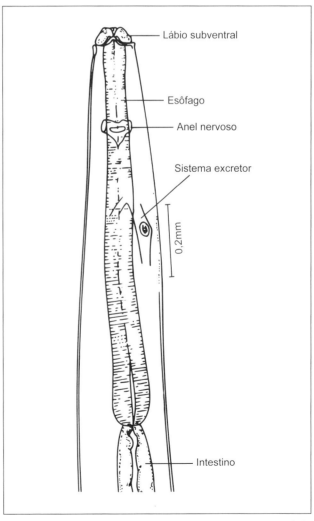

Fig. 45.5 — *Extremidade anterior de larva de quarto estágio recuperada de gato doméstico no 6o dia após a inoculação. (De Campos et al. 1992)*

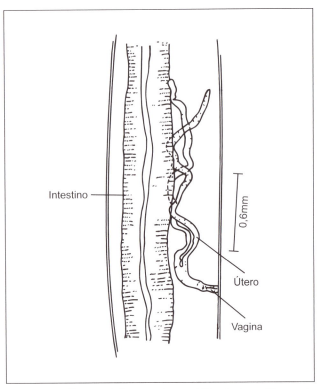

Fig. 45.6 — *Desenvolvimento da genitália de larva fêmea de quarto estágio recuperada de gato doméstico no 4º dia após a inoculação. (De Campos et al., 1992).*

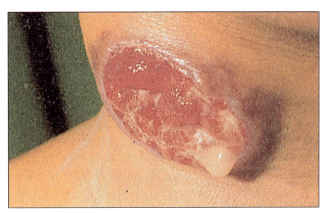

Fig. 45.8 — *Lesão cervical da paciente A. C.S., 22 anos, procedente de Conceição do Araguaia — PA*[23].

sais, pulmão, sistema nervoso central, região sacra e alvéolo dentário do homem, ou seja, em localizações diferentes do tubo digestivo, **habitat** normal dos outros ascarídeos (Fig. 45.8). Observa-se, portanto, uma preferência por tecidos do pescoço, cabeça e pulmão.

Ciclo Evolutivo Experimental

Utilizando o modelo experimental constituído por camundongo e gato doméstico, Campos *et al.*[20] descreveram o ciclo evolutivo de *L. minor*. Através desse modelo, a "cepa"

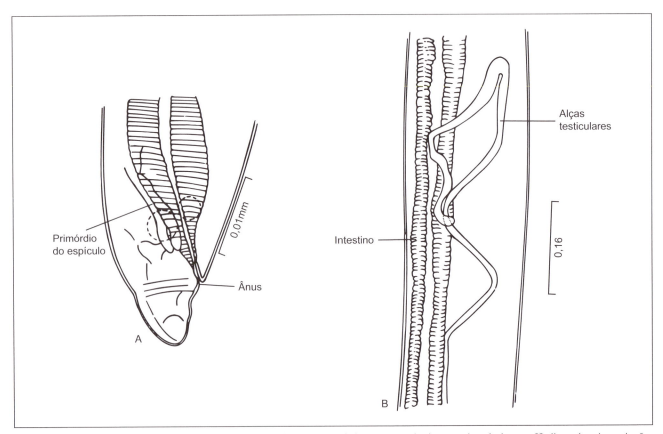

Fig. 45.7 — *A — Extremidade posterior de larva macho de quarto estágio recuperada de gato doméstico no 6º dia após a inoculação. B — Desenvolvimento das alças testiculares de larva de quarto estágio recuperada de gato doméstico no 6o dia após inoculação. (De Campos et al., 1992.)*

ou "isolado" do parasito tem sido mantida em laboratório; camundongos comportam-se como hospedeiros intermediários, e os gatos, hospedeiros definitivos do verme. Ovos obtidos de lesões humanas e/ou fezes de gatos infectados experimentalmente são mantidos em solução de formol a 1%, à temperatura de 20° a 33°C por um período aproximado de 30 dias para obtenção do estágio infectante; este é constituído por larvas de terceiro estágio no interior de ovos *L. minor*.

Hospedeiro Intermediário

Em camundongos inoculados com ovos infectantes, por via oral, as larvas eclodem dos ovos nas porções terminais do intestino delgado e ceco entre quatro a seis horas após a inoculação[17,20]; logo em seguida, são encontradas no interior dos vasos linfáticos[34], e veia porta[34] alcançando o parênquima hepático e pulmões entre 24 e 48 horas, encistando-se posteriormente na musculatura esquelética e tecido subcutâneo[17,20] (Fig. 45.9). As larvas de terceiro estágio, recuperadas de fígado e pulmões de camundongos examinados entre 24 e 48 horas, pós-inoculação, são morfologicamente semelhantes àquelas obtidas de ovos infectantes por compressão exercida entre lâmina e lamínula. Larvas encistadas em tecidos de camundongos infectados são resistentes à temperatura de 4°C, por um período de três dias, tornando-se inviáveis à temperatura de 70-100°C durante 10 minutos e a -20°C por 15 dias[79]. Eventualmente, o parasito alcança a fase adulta em tecidos da região cervical destes animais[20].

Na maioria das vezes não ocorrem mudas larvárias, entretanto, as larvas de terceiro estágio recuperadas do interior dos cistos alcançam o comprimento de 8,93 mm, contrastando com 600 μm daquelas recém-eclodidas dos ovos[20]; apresentam dois lábios subventrais e um lábio subdorsal pouco conspícuos e não possuem o sulco pós-labial nitidamente visível na fase adulta (Fig. 45.10). O tubo digestivo é representado pelo esôfago, mais largo em sua porção final, intestino, reto e ânus. Nesta fase, permanece a protuberância terminal encontrada nas larvas de terceiro estágio obtidas de ovos embrionados; entretanto, é possível distinguir os sexos em larvas de terceiro estágio encontradas em nódulos de camundongos infectados[20]; na larva macho o primórdio genital se apresenta em forma de bastão[20,68] (Fig. 45.11), e na larva fêmea, em forma bilobada[20,68] (Fig. 45.12). Além da musculatura esquelética e tecido subcutâneo, larvas encistadas podem ser encontradas no coração, bexiga urinária, parênquima pulmonar e lobos hepáticos de camundongos infectados; tais larvas permanecem viáveis por um período aproximado de um ano[20].

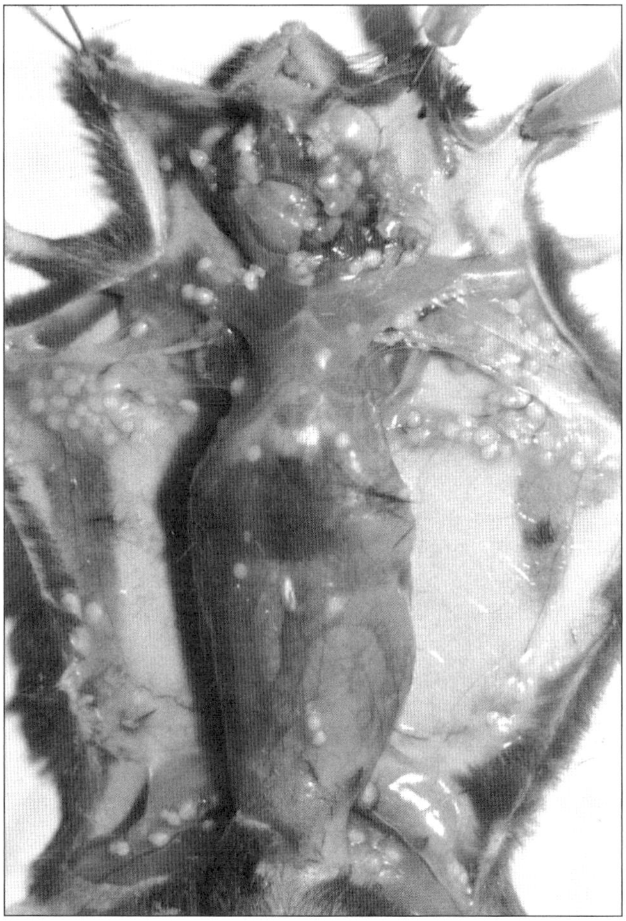

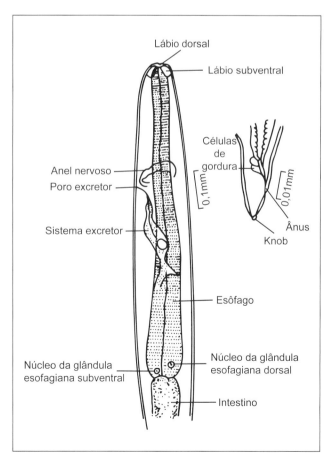

Fig. 45.9 — *Camundongo isogênico da linhagem C57BL/6 infectado com ovos de Lagochilascaris minor. Observar nódulos granulomato-sos na musculatura esquelética e no tecido subcutâneo.*

Fig. 45.10 — *Extremidade anterior de larva de terceiro estágio recuperada de camundongo no 90° dia após inoculação. Acima, extremidade posterior da mesma larva. Observar a protuberância terminal ou Knob. (De Campos et al., 1992.)*

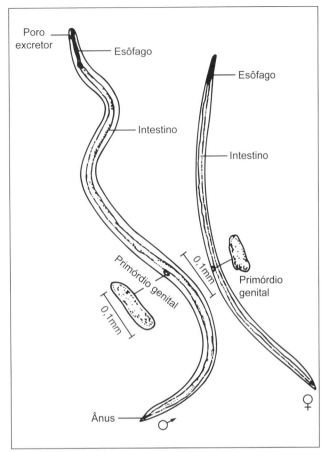

Figs. 45.11 e 45.12 — *Vista lateral de larvas macho e fêmea de terceiro estágio. (De Freire-Filha & Campos, 1992).*

Hospedeiro Definitivo

Em gatos, hospedeiros definitivos, inoculados com ovos infectantes, por via oral, o parasito não alcança a maturidade sexual[20,58]. Porém, em gatos alimentados com carcaças de camundongos infectados, as larvas de terceiro estágio eclodem dos cistos no estômago, migram para as porções superiores do trato digestivo, alcançando a fase adulta em tecidos de rino- e orofaringe (tonsila, palato mole com lesões uni- ou bilaterais), seios nasais, ouvido, mastóide, linfonodos cervicais, pulmões e cérebro[20]. Por volta de três após a inoculação, as larvas de terceiro estágio são encontradas quase que exclusivamente no estômago, algumas no esôfago, rino- e orofaringe[20]. Após seis horas, há predominância deste estágio larvar em tecidos de rino- e orofaringe, e um pequeno número no estômago[20]. Larvas de quarto estágio são observadas entre dois e oito dias, e vermes adultos, por volta de nove a 20 dias após a inoculação[18,20]; tanto a terceira como a quarta muda podem ocorrer em qualquer uma das localizações mencionadas, exceto no estômago[18,20] (Fig. 45.13).

A infecção experimental em gatos resulta na formação de massas tumorais e, eventualmente, observam-se verdadeiros túneis resultantes da migração de *L. minor* através dos tecidos do hospedeiro[20]. Ovos podem ser encontrados no local das lesões ou em fezes, quando abcessos de rino- e orofaringe originam pertuitos para a luz do tubo digestivo[20].

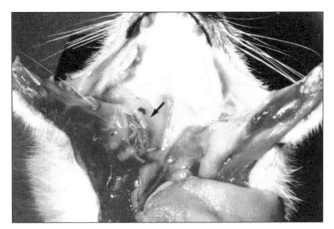

Fig. 45.13 — *Lesão no palato de gato doméstico alimentado com lan/as encistadas nos tecidos de camundongo infectado experimentalmente com Lagochilascaris minor.*

A ocorrência do ciclo auto-infectante tem sido relatada tanto na infecção humana como animal. Campos *et al.*[20] e Barbosa[5] registraram o encontro de vermes adultos, ovos embrionados e em várias fases de segmentação, assim como larvas de terceiro estágio em tecidos do pescoço e pulmões de gatos infectados experimentalmente.

Mecanismos de Transmissão

Ao infectar os roedores silvestres *Dayprocta agouti* (cutia), *Calomys callosus* e *Cavia porcellus* (cobaio ou preá) com ovos infectantes de *L. minor*, Paço[58] observou a formação de nódulos contendo larvas de terceiro estágio na musculatura esquelética, tecidos subcutâneo, adiposo e vísceras. Vermes adultos localizados em abcessos da região cervical, rino- e orofaringe foram recuperados de gatos alimentados com carcaças dos roedores infectados.

Os trabalhos de Campos *et al.*[20] e Paço[58] confirmam a hipótese formulada por Smith *et al.*[66] de que a infecção humana por *L. minor* seja decorrente da ingestão de carne crua ou mal cozida de animais silvestres, contendo larvas encistadas do parasito. Estes autores acreditam que larvas contidas nos tecidos de roedores, uma vez eclodidas dos nódulos no estômago do homem, migram para as porções superiores do tubo digestivo e tecidos vizinhos à faringe, tais como tonsila, ouvido médio, seios nasais, mastóide e demais localizações em que vermes têm sido encontrados. Supõem que as larvas eclodidas dos nódulos alcancem as porções superiores do trato digestivo e posteriormente os tecidos que se comunicam com a faringe sem a obrigatoriedade do ciclo cardiopulmonar. Campos *et al.*[20] acreditam que componentes do trato digestivo de carnívoros inviabilizem as larvas de terceiro estágio do interior de ovos de *L. minor*; acreditam, ainda, que a passagem do parasito pelo organismo do hospedeiro intermediário seja essencial no sentido de conferir às larvas maior resistência, facilitando por conseguinte seu desenvolvimento posterior. Na primoinfecção, o hospedeiro intermediário desempenha um papel fundamental no desenvolvimento do verme.

PATOGENIA

Conceitua-se lagochilascaríase ou lagochilascariose como infecção causada por vermes do gênero *Lagochilascaris*. Entre as espécies conhecidas, apenas *L. minor* tem sido incriminada como agente etiológico desta patologia.

Há aspectos totalmente desconhecidos no que diz respeito à interação entre o hospedeiro humano e *L. minor*, especialmente na fase inicial da doença. Em uma fase mais avançada da infecção, surgem no homem lesões tumorais (nódulos abertos ou fechados) nas regiões cervical, retroauricular, mastóide, conduto auditivo, seios paranasais, rino- e orofaringe, sistema nervoso central e pulmões. A lesão tumoral encontrada na região cervical, sob forma de pseudocisto, nódulo ou abcesso, apresenta-se com um diâmetro de 5 a 12 cm; é dolorosa, de consistência dura, com bordas indefinidas; quando fistulizada, drena material seropurulento, fétido, contendo ovos, larvas e vermes adultos[1,25,37,38].

Após um minucioso levantamento dos casos de infecção humana por *L. minor*, Fraiha et al.[38] observaram que aproximadamente 59% das lesões se localizam na região cervical. Sem dúvida, estes dados refletem alguns aspectos relacionados à facilidade de diagnóstico nesta localização, em detrimento de infecções em rino- e orofaringe.

Trata-se de uma doença de evolução crônica cujo processo infeccioso pode persistir por vários anos, sobretudo quando o verme se aloja no tecido subcutâneo do pescoço, seios paranasais e mastóide. Um exemplo desta natureza foi relatado por Sprent[68] em paciente natural de Tobago, com infecção que se prolongou por 20 anos, envolvendo comprometimento cervical, retrofaringeano e nasal. Campos et al.[24] também registraram um caso de tumoração na região cervical, com eliminação de vermes através do abcesso e cavidades oral e nasal por um período de seis anos em paciente natural do Estado do Pará.

Parece não haver dúvida de que as lesões cerebrais sejam resultantes de focos primários localizados em rino- e orofaringe, conduto auditivo e seios nasais por migração do verme através dos tecidos. Atribui-se a este parasito intensa capacidade osteolítica[36-38,49], fenômeno também observado em gatos infectados experimentalmente[5,20].

Admite-se que a cronicidade da doença seja resultante do desencadeamento dos mecanismos de infecção observados tanto no homem[48,71] como no hospedeiro definitivo experimental[20]. A multiplicação do parasito nos tecidos do hospedeiro caracteriza o fenômeno da auto-infecção. Nestas circunstâncias, são detectadas no local da lesão todas as fases do ciclo evolutivo do verme, tais como ovos e larvas em várias etapas de desenvolvimento, assim como vermes adultos.

Em cortes histológicos de pele, tecido subcutâneo e linfonodos da região cervical, observam-se: epiderme com áreas de atrofia leve e hiperplasia regular; derme com presença de granulomas tipo corpo estranho contendo no centro fragmentos de vermes circundados por manto linfo-histiocitário, infiltrado inflamatório mononuclear do tipo linfo-histioplasmocitário difuso e acentuado; presença de áreas de fibroplasia moderada e focos de necrose. Em cortes de linfonodos, os folículos linfóides podem apresentar tamanho variável com centro germinativo hiperplásico, áreas de necrose e granulomas idênticos aos observados na epiderme e derme[13].

Em cortes histológicos de material obtido de pescoço de paciente infectado, Veloso et al.[71] relataram a presença de secções do verme em diferentes estágios evolutivos no centro de vários granulomas, além de ovos no interior de células gigantes do tipo corpo estranho ou no interior de microabcessos.

Moraes et al.[48] observaram ovos em grande quantidade, muitos já embrionados, no interior de microabcessos ou granulomas em cortes pulmonares de paciente que foi ao óbito por lagochilascaríase; além de ovos, foram vistos cortes de vermes no centro de estruturas granulomatosas ou de áreas de necrose e restos larvários em espessos anéis de tecido fibroso; no resto do parênquima pulmonar, os alvéolos mostravam-se em grande parte repletos de histiócitos vacuolizados, neutrófilos e fibrina; ao redor dos brônquios, que apresentavam lesão severa com presença de exsudato na luz, foram observadas coleções de linfócitos e plasmócitos. Os autores observaram a ocorrência do ciclo auto-infectante, chamando a atenção para a ausência de eosinófilos nos tecidos e sangue periférico.

EPIDEMIOLOGIA

A lagochilascaríase humana é uma patologia restrita à região neotropical. Tem sido assinalada no México, Costa Rica, Venezuela, Colômbia, Trinidad, Tobago, Suriname e Brasil. Este último lidera a casuística mundial, com aproximadamente 90% dos casos descritos; destes, 92% procedem da Amazônia legal, isto é, dos Estados do Pará, Tocantins, Acre, Rondônia e Mato Grosso. A maior concentração dos casos registrados na literatura ocorre no sudeste do Estado do Pará e norte do Estado do Tocantins, região que corresponde aos vales dos rios Araguaia e Tocantins[38].

Permanecem desconhecidos os fatores presentes na área neotropical que propiciam a transmissão desta doença.

Se o canal alimentar de carnívoros constitui o **habitat** normal deste verme, ovos eliminados nas fezes do hospedeiro natural infectado poderão contaminar o solo. Roedores silvestres, hospedeiros intermediários ou paratênicos tornam-se passíveis de se infectar ingerindo ovos embrionados presentes no meio ambiente. Por consequência, tais animais podem desempenhar um papel importante na cadeia epidemiológica desta doença.

A lagochilascariose é considerada uma helmintíase emergente, e sua incidência tem aumentado sensivelmente, sobretudo no Brasil. Tal como a maioria das doenças tropicais, acomete quase unicamente pessoas de baixo poder aquisitivo. Os indivíduos infectados geralmente vivem em habitações precárias ao lado de mata densa, sobrevivendo da ingestão de carne de animais silvestres, tais como tatu, preá, cutia, paca, porco do mato, jabuti e outros animais[19,57,58].

Levando-se em consideração os trabalhos anteriormente mencionados, a ingestão de carne crua ou mal cozida de roedores silvestres contendo larvas encistadas do parasito deve constituir fator de risco para a aquisição da lagochilascaríase. A migração humana dos centros urbanos para o campo, num processo inverso ao êxodo rural, contribui sem dúvida para o incremento da casuística humana nesta patologia.

DIAGNÓSTICO CLÍNICO

Raramente, o diagnóstico clínico é realizado na fase inicial da doença. Por razões provavelmente de natureza econômica, os indivíduos infectados procuram assistência médica em uma fase mais avançada da doença. Em casos de lagochilascariose nos pulmões e sistema nervoso central, muitas vezes o diagnóstico só é esclarecido à autópsia.

Havendo comprometimento da região cervical, alguns pacientes relatam o surgimento de tumoração inicialmente pequena, não-dolorosa e não-fistulizada; com a evolução da doença, a tumoração torna-se dolorosa, ocorrendo fistulação espontânea, com drenagem de material purulento e eliminação de pequenos vermes de cor branca através da lesão[25,49,52]. O aspecto das mesmas sugere que se estabeleça o diagnóstico diferencial entre lagochilascariose com adenites piogênicas, actinomicose, paracoccidiodomicose, tuberculose ganglionar e leishmaniose.

A migração do parasito, através dos tecidos, origina lesões secundárias próximas ou bem distantes do abcesso inicial, formando verdadeiros túneis nos tecidos comprometidos. Há relatos do encontro de apenas um nódulo fistulizado no pescoço à época do diagnóstico e com os vermes sendo expulsos meses mais tarde através da cavidade oral e conduto auditivo, apesar do uso de anti-helmínticos. Abcessos crônicos de conduto auditivo (otorréia purulenta por um ou dois anos) e tumoração dolorosa na região mastóidea podem evoluir para comprometimento neurológico. Obeid et al.[49] relatou um caso de paciente que apresentava volumosa tumoração cervical, envolvimento de mastóide e ouvido médio, seguido de franco acometimento do sistema nervoso central, caracterizado por distúrbios de marcha e ataxia cerebelar.

Em alguns casos, lesões de ouvido e mastóide se estendem para a base do crânio, com desenvolvimento de abcessos extradurais e episódios de rigidez de nuca; a fase precedente pode ser caracterizada por história de zumbido no ouvido, otalgia intensa com irradiação de dor para a hemiface e eliminação de vermes através da cavidade oral[61,78]. Em outras circunstâncias, abcessos de mastóide e ouvido médio podem desencadear manifestações neurológicas, caracterizadas por cefaléia e crises convulsivas; admite-se que sejam decorrentes de esclerose e diminuição da pneumatização da mastóide, destruição de elementos do ouvido médio e interno, com extensa inflamação do osso temporal, avançando para o cavum e interior do crânio[71].

Os sintomas e a gravidade da doença dependem da localização do parasito, carga parasitária e certamente da resposta imune do hospedeiro em permitir, minimizar ou bloquear os processos patogênicos, bem como o surgimento de novas lesões. Do ponto de vista da resposta imune, há um registro de deficiência tanto da resposta celular como humoral em paciente resistente à terapêutica[7]. Alguns pacientes apresentam um bom estado geral, entretanto, não são raros os casos de edemas de membros inferiores, palidez, baixo peso e verdadeiros quadros de desnutrição.

O diagnóstico clínico é notadamente difícil em casos de comprometimento do sistema nervoso central, pulmões ou mesmo rino- e orofaringe, na ausência de tumorações nas regiões cervical, retroauricular e mastóide. Com esta caracterização, Zaccariotti[78] relatou cefaléia súbita, dispneia, rigidez de nuca, tetraparesiacom predomínio nos membros inferiores e sinais de irritação meníngea em paciente de 14 anos de idade. A etiologia da doença só foi esclarecida no quarto dia que antecedeu ao óbito com auxílio de tomografia computadorizada, biópsia estereotáxica transnasal e estudo radiológico do canal raquiano. Houve relato, por parte da progenitora da paciente, de história de saída de vermes pela cavidade oral. O autor alerta para a importância do diagnóstico diferencial entre lagochilascaríase e outras patologias que originam lesões na base do crânio, como meningioma, cistos epidermóides, granulomas de colesterol, condroblastoma, teratoma benigno, craniofaringioma de baixa malignidade, mixoma cardíaco metastático e adenoma de hipófise.

O comprometimento neurológico por L. minor pode desencadear outras manifestações, como crises convulsivas, paresia à esquerda, confusão mental em que o indivíduo perde as condições de informar dados de natureza pessoal e até de se situar em seu eixo familiar. Com este quadro clínico, bastante alegre, confusa, verbalizando muito, foi admitida no Hospital da Clínicas da UFG a paciente A.M.F., de 47 anos de idade, procedente de Xinguara — PA, região em que ocorrem vários casos de lagochilascaríase. Não havia tumorações na região cervical e tecidos vizinhos. O diagnóstico da doença foi esclarecido por associação entre radiografia do tórax, tomografia computadorizada do crânio, presença de ovos de L. minor em amostras fecais e informação prestada por seus familiares de eliminação esporádica de vermes, até oito exemplares através da cavidade oral.

Quadros de tonsilite crônica acompanhada da sensação de vermes em movimento na garganta, eliminação de vermes através da boca, sensação de deglutição de vermes, cefaléia, otalgia, perda da audição, fraqueza geral podem ser observados em infecções de tonsila e ouvido médio[7]. É imperioso estabelecer-se o diagnóstico diferencial de otites, mastoidites, sinusites, tonsilite por Lagochilascaris minor e outras etiologias; o clínico, sobretudo o otorrinolaringologista e o neurologista, que lidam com pacientes procedentes de região neotropical, devem valorizar a informação de eliminação de vermes através dos seios nasais, boca ou conduto auditivo.

Há um relato de pneumonite acompanhada de febre e dispneia que evoluiu para cianose, insuficiência respiratória e óbito em pouco menos de três meses após o início dos sintomas. Apesar dos esforços empreendidos, a paciente foi ao óbito. É importante estabelecer o diagnóstico diferencial de insuficiência respiratória por lagochilascaríase e doença granulomatosa pulmonar por tuberculose miliar ou infecção fúngica[48].

DIAGNÓSTICO LABORATORIAL

EXAME PARASITOLÓGICO

O exame parasitológico baseia-se na identificação de vermes adultos, ovos e larvas comumente encontrados no local das lesões; uma vez colhidos dos abcessos, tanto as larvas como os vermes adultos devem ser fixados em solução de formol a 10% a quente ou solução de Railliet & Henry. Após a fixação, devem ser clarificados em ácido acético e creosoto de Faia ou lactofenol de Aman. Os critérios empregados no diagnóstico parasitológico de *L. minor* encontram-se explicitados no item Morfologia.

A instalação do parasito nos tecidos da região cervical, retroauricular e mastóide facilita o diagnóstico, uma vez que no local da lesão são encontradas todas as fases do ciclo evolutivo do helminto. Entretanto, não é raro o parasito se instalar em tecidos de rino- e orofaringe, oportunidade em que ovos podem ser expulsos através das fezes, quando as lesões se fistulizam para a luz do tubo digestivo; no laboratório clínico, ao se empregar o método de sedimentação espontânea em amostras fecais, é fundamental que se estabeleça o diagnóstico diferencial entre ovos de *L. minor* com ovos de *Ascaris lumbricoides*. Os últimos apresentam a membrana da casca de forma mamilonada, medem cerca de 70 µm de comprimento por 35-50 µm de largura; ovos de *L. minor* são menores, medem 40 x 44 a 42 x 52 µm e apresentam 15-26 depressões em torno da linha equatorial; recomenda-se maior rigor na microscopia de ovos, dada a semelhança entre as duas espécies, sobretudo em se tratando de suspeita de infecção por *L. minor*. Ovos podem ser encontrados em material de secreção pulmonar, seios nasais e exsudato de conduto auditivo, na dependência da localização do abcesso.

Ainda não há métodos sorológicos disponíveis no diagnóstico da lagochilascaríase; esta é uma urgência que se impõe, dadas as limitações existentes no diagnóstico parasitológico, especialmente quando o helminto se instala em localizações em que não há eliminação de ovos, larvas e vermes adultos através de secreções.

Empregando antígeno proteico de larvas de terceiro estágio através do método ELISA, Freire Filha[40] observou aumento de anticorpos IgM em camundongos infectados experimentalmente. Anticorpos IgG não foram detectados até o 60º dia da infecção.

Exame Histopatológico

Fragmentos de tumorações da região cervical, retroauricular e outros tecidos podem ser submetidos a cortes finos e à coloração por hematoxilinaeosina, constituindo-se em um bom recurso de diagnóstico.

Em cortes histológicos de lesão da faringe respiratória da paciente L.S.C., foram observados larvas e ovos do parasito. As larvas encontravam-se envolvidas por uma área de necrose e leucócitos polimorfonucleares; em seguida, por uma camada de células epitelióides, às vezes se organizando em paliçada, e, finalmente, um infiltrado inflamatório linfoplasmocitário moderado, seguido de fibrose delimitando um nódulo. Outras vezes, as larvas encontravam-se cercadas por células epitelióides e células gigantes multinucleadas, com esparsos polimorfonucleares. O restante do tecido faringeano mostrou áreas de fibrose e neoformação vascular (Fig. 45.14).

Em cortes histopatológicos, identifica-se o parasito através das seguintes estruturas: cutícula, subcutícula ou hipoderme, sistema muscular. A cutícula é representada pela camada mais externa; a hipoderme, que se situa entre a cutícula e a camada muscular, é evidente ao longo de duas linhas laterais formando saliências que dividem o verme em quadrantes; estas saliências correspondem aos cordões laterais (Fig. 45.15). Na região do cordão lateral estão presentes as asas laterais, as

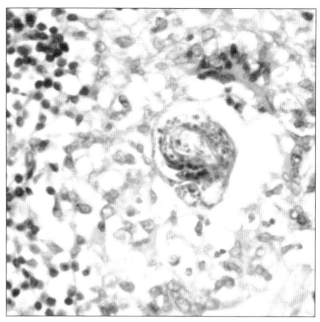

Fig. 45.14 — *Corte histológico de faringe respiratória da paciente L.S.C. Aumento 40 x 10.*

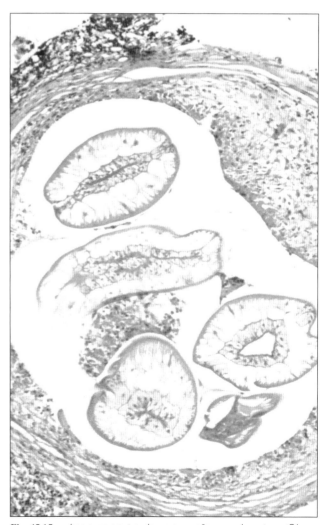

Fig. 45.15 — *Larva no centro de uma reação granulomatosa. Observar cutícula, subcutícula, cordão lateral e intestino. Aumento 40 x 10.*

quais têm forma de um triângulo. O sistema muscular, constituído por numerosas células bastante unidas umas às outras, situa-se logo após a hipoderme. O número e a distribuição das células da camada muscular de *A. lumbricoides* originaram a denominação "sistema muscular do tipo polimiário", o que certamente se aplica para *L. minor*. No celoma, ou cavidade geral do verme adulto, observa-se o tubo digestivo, bem como estruturas da genitália masculina e feminina.

EXAMES COMPLEMENTARES

Diagnóstico por Imagem

A tomografia computadorizada e radiografias do tórax, crânio, canal raquiano, mastóide, pulmões, bem como outros órgãos, têm se revelado úteis no diagnóstico da lagochilascaríase humana.

Exames radiológicos de mastóide mostram mastoidite com grandes áreas de oesteólise; as lesões ósseas podem ser extensas, tanto na mastóide quanto na fossa posterior, podendo atingir o forame magno[61,71]. A radiografia do tórax mostra múltiplas imagens de hipotransparência ou lesões exsudativas em ambos os pulmões[48].

A tomografia computadorizada do crânio pode revelar sinais de hemorragia na fossa posterior e lesão tumoral na região do clívus invadindo a rinofaringe[78]. Podem ser observadas, também, imagens nodulares hipercaptantes do contraste paramagnético, assim como reação tecidual circunjacente (edema) na junção cortical, substância branca e região pré-ventricular. Outras vezes, os exames radiográficos mostram abcessos múltiplos nos hemisférios cerebelares com efeito compressivo sobre o aqueduto de Silvius e dilatação das cavidades ventriculares[49]. Estudo radiológico do canal raquiano pode revelar sinais de hemorragia subaracnóide associada a aracnoidite difusa e coleção hipodensa intradural, extramedular[78].

Rinoscopia

Pode ser útil na detecção de vermes na abertura da faringe, trompa de Eustáquio, além de detectar obstrução parcial da referida trompa[7,61].

Otoscopia

Pode revelar secreção purulenta no conduto auditivo externo e estenose por protrusão da parede posterior[55,61].

Biópsia Estereotáxica Via Transnasal

Recurso utilizado na lagochilascariose por Zaccariotti[78] para retirada de tecido tumoral quando a tomografia de crânio mostrou sinais de hemorragia na fossa posterior, lesão tumoral na região do clívus erodindo e invadindo a rinofaringe.

Hemograma

Percentuais de 7% a 24% de eosinófilos no sangue periférico de indivíduos infectados já foram relatados[1,7,13,15,63]. Por outro lado, a ausência de eosinófilos no sangue ou tecidos pode ocorrer na lagochilascaríase em sua forma grave ou fatal[48]. Em outras ocasiões, o hemograma mostra-se normal.

TRATAMENTO

Uma das primeiras drogas usadas no tratamento da lagochilascariose foi o banocide (citrato de metilpiperazina), em paciente natural de Tobago que padecia de abcesso retrofaríngeano, obstrução nasal, tumoração do lado esquerdo do pescoço, por um período de aproximadamente 23 anos (1947 até 1970). O diagnóstico foi realizado aproximadamente 10 anos após o início dos sintomas, após o qual foram empregados, sem sucesso, alguns esquemas de dois tabletes de 50 mg, três vezes ao dia[68].

Constatando-se a ineficácia do banocide, utilizou-se o hetrazan ou cloridrato de metilpiperazina em dose única ou esquemas de dois ou três tabletes, 50 mg, três vezes ao dia[31,32,61,68].

Os derivados benzimidazólicos são as drogas mais comumente empregadas no tratamento da lagochilascaríase.

Entre outros esquemas terapêuticos, o mebendazol foi empregado sem sucesso na dosagem de 200 mg/kg/dia durante quatro dias[7].

O tiabendazol tem sido utilizado nos esquemas de 30 mg/kg/dia por três dias consecutivos; 15 mg/kg/dia por seis dias consecutivos[7]; 50 mg/kg/dia por três ou cinco dias consecutivos[52,61] ou 25 mg/kg/dia durante 10 dias[53]; esta droga, além de causar efeitos colaterais indesejáveis como tonturas, náuseas e cefaléia, tem se mostrado ineficaz no tratamento desta parasitose.

O levamisol passou a ser utilizado na lagochilascaríase especialmente por sua indicação em doenças relacionadas à imunodeficiência. Tem sido usado nos esquemas de 150 mg, três vezes ao dia por oito dias; 150 mg, duas vezes ao dia, três dias por semanas durante 12 semanas[7], e 150 mg/dia por 10 dias[53,61].

O albendazol foi administrado com sucesso, na dosagem de 400 mg/kg/36 dias por Oostburg[53], após constatar ineficácia do tiabendazol e levamisol em paciente natural do Suriname. Em estudos *in vitro* com o albendazol, Vieira *et al.*[13] observaram que a droga impede a embriogênese de ovos, não exercendo porém ação larvicida sobre o embrião contido no interior de ovos de *L. minor*. Em estudos *in vivo* relataram níveis de 80%, 66% e 100% de eficácia, respectivamente, sobre larvas em migração, larvas encistadas e vermes adultos após o emprego desta droga na dosagem de 400 mg/kg em camundongos e gatos infectados experimentalmente[73,74].

Fraiha *et al.*[38] recomendaram o emprego do cambendazol em doses múltiplas e elevadas de 20 a 30 mg/kg/dia durante cinco dias em esquemas comparáveis aos de imuno-modulação seguido da dietilcarbamazina.

Após insucesso com a associação cambendazol/levamisol em paciente com abcesso de mastóide, osso temporal e possivelmente do sistema nervoso central, Bento *et al.*[6] comunicaram resultados animadores com o emprego da ivermectina (Oramec, MSDAgVet). A droga foi administrada em dois ciclos de quatro doses de 0,2 mg/kg em uma semana, um mês sem terapia e mensalmente por seis meses.

Ao empregar a ivermectina *in vitro* (200 μg/litro de solução de formol a 1%) e *in vivo* (200 μg/kg) em camundongos e gatos infectados experimentalmente, Barbosa[5] observou eficácia da droga sobre larvas de quarto estágio e vermes adultos; utilizando-a nas mesmas concentrações, observou ineficácia sobre a embriogênese de ovos, larvas de terceiro estágio no interior de ovos, larvas encistadas e em fase de migração. Campos *et al.*[11] também observaram que a ivermectina atua impedindo a embriogênese de ovos de *L. minor.*

Há um relato de resistência do parasito a quase todas as drogas anteriores usadas: dietilcarbamazina, levamisol, albendazol e ivermectina[24]. Se a ivermectina atuasse esterilizando vermes fêmeas de *L. minor*, como sugeriu Draper[31], a interrupção do ciclo evolutivo nos tecidos seria um fato concreto.

De todo o arsenal terapêutico disponível, fica evidente a dificuldade de êxito na cura desta patologia. Após as primeiras tomadas do levamisol, ocorre expulsão de centenas de exemplares do verme e, em seguida, cicatrização das lesões, fenômeno que causa impressão de cura. Entretanto, se o especialista tem a oportunidade de acompanhar o doente por períodos mais prolongados constatará que são frequentes as recidivas após aparente cura clínica. A interrupção do tratamento origina novas tumorações próximas ou mais distantes da lesão inicial, de modo que o tecido da região acometida se apresenta repleto de cicatrizes (Fig. 45.16). Não é raro experimentar-se o mebendazol, em seguida o tiabendazol e posteriormente o levamisol. A reagudização dos processos parasitários se faz à custa da embriogênese de ovos e desenvolvimento das demais fases do ciclo evolutivo do verme, o que dificulta a terapêutica desta doença. Uma droga ideal deverá ter ação ovicida, larvicida, vermicida e impedir a embriogênese de ovos. A falta de uma droga com estas características enseja a utilização de longos e ineficazes esquemas terapêuticos. Admite-se que o tiabendazol e o levamisol possuam ação vermicida e possivelmente larvicida, não exercendo, porém, ação ovicida. Consequentemente, os ovos mantêm o seu desenvolvimento, e as larvas eclodidas dos mesmos evoluem a vermes adultos originando novas lesões[51].

Atribui-se ao albendazol uma ação ovicida[53]; entretanto, os ensaios terapêuticos realizados por Vieira *et al.*[72] demonstram que, embora impeça a embriogênese, esta droga é ineficaz sobre larvas no interior de ovos de *L. minor.*

Presume-se que a ivermectina atue sobre vermes adultos de ascarídeos bloqueando a ação do GABA (ácido gama-aminobutírico) nos sinais de transmissão de interneurônio a neurônio motor[15]. Ainda não são conhecidos os mecanismos de ação desta droga sobre larvas ou mesmo vermes adultos de *L. minor.*

Os ensaios sobre terapêutica justificam as dificuldades de êxito na cura da lagochilascaríase humana. Tanto o albendazol como a ivermectina apresentam baixos níveis de eficácia sobre larvas de terceiro estágio, encistadas ou em migração[5,72,74], e a ivermectina não impede a embriogênese de ovos[5,15]. Se têm ação sobre os vermes adultos, os ovos que permanecem no interior dos tecidos mantêm a aptidão para desenvolvimento posterior, originando novo ciclo do verme e, consequentemente, novas lesões.

A ressecção das fibroses das lesões é um procedimento importante, recomendado como medida auxiliar na terapêutica desta parasitose.

Finalmente, as limitações de terapêutica são decorrentes da ineficácia das drogas disponíveis e do diagnóstico tardio, muitas vezes, em uma fase de franca multiplicação do parasito nos tecidos. A implantação de novos recursos de diagnóstico, assistência médica adequada na fase inicial da infecção e o surgimento de novas drogas, sem dúvida, poderão minimizar ou levar à cura desta doença.

PROFILAXIA

A transmissão da lagochilascaríase está relacionada a questões de ordem econômico-social. As pessoas infectadas são naturais ou procedentes do campo. Projetos de colonização em alguns Estados do Brasil atraem indivíduos que, em busca de trabalho, vivem ao lado de mata densa, em péssimas condições de vida, e ali se infectam.

Na profilaxia desta parasitose, assim como em outras doenças tropicais, é fundamental que sejam implantados programas que contemplem a melhoria de vida das populações nos setores sanitário, educacional e de trabalho. Quanto ao aspecto sanitário, são imprescindíveis condições razoáveis de moradia, incluindo residência com esgoto e água tratada; no que se refere à educação, além do conhecimento formal, devem ser transmitidas noções de higiene e de alimentação adequada, condições mínimas para uma vida digna.

Considerando dados resultantes de pesquisa, é importante que se proceda à desvitalização de larvas infectantes de *L. minor* para prevenir a lagochilascaríase. Desta forma, carne de animais silvestres, especialmente de roedores (paca, preá,

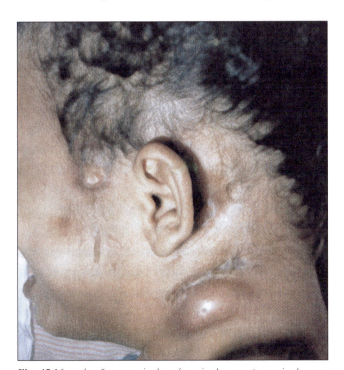

Fig. 45.16 — *Lesões cervical, pré-auricular e retroauricular em paciente infectada por Lagochilascaris minor*[23].

cutia) deverá ser submetida à cocção por 100°C/10 minutos ou ao congelamento por -20°C/15 dias antes de ser consumida pelo homem. A lagochilascaríase é uma zoonose que não constitui problema de saúde pública em nenhum país onde tem sido relatada. Por essa razão, ainda é utópico propor ações de vigilância sanitária tendo em vista a realidade dos serviços de saúde pública dos países da região neotropical, entre eles o Brasil.

BIBLIOGRAFIA

1. Aguilar-Nascimento JE, Silva GM, Tadano T et al. Infection of the soft tissue of the neck due to Lagochilascris minor. Trans Roy Soc Trop MedHyg 87:198, 1993.
2. Amaral JPL, Leão RNQ, Leão Filho JQ. Infecção humana pelo Lagochilascaris minor. Belém: Hiléia Médica, (suppl. l), 2:22, 1980.
3. Amato JFR, Grisi L, Pimentel Neto M. Twocases of fistulatedabcesses caused by Lagochilascaris major in the domestic cat. Rio Janeiro: Mem Inst Oswaldo Cruz, 85:4:471-3, oct./dec. 1990.
4. Artigas PT, Araujo P, Romiti N, Ruivo M. Sobre um caso de parasitismo humano por Lagochilascaris minor Leiper, 1909, no Estado de São Paulo, Brasil. Rev Inst Med Trop São Paulo, 10(2):78-83, mar./abr. 1968.
5. Barbosa CAL Avaliação da eficácia da ivermectina sobre fases do ciclo evolutivo experimental de Lagochilascaris minor Leiper, 1998. [Dissertação]. Goiânia: Universidade Federal de Goiás, 100, 1996.
6. Bento RF, Mazza CC, Motti EF et al. Human lagochilascariasis treated sucessfully with ivermectin: a case report. Rev Inst Med Trop São Paulo, 35:373-5, 1993.
7. Botero D, Little MD. Two cases of human Lagochilascaris infection in Colômbia. Am J Trop Med Hyg 33:381-6, 1984.
8. Bowman DD, Smith JL, Little MD. Lagochilascaris sprenti sp. n. (Nematoda: Ascarididae) from opossum, Didelphis virginiana (Marsupialia: Didelphidae). J Parasit 69:754-60, 1983.
9. Brenes-Madrigal RR, Brenes AF. Lagochilascaris humana en Costa Rica. Prog. Gen. In: Congresso Latino Americano y Nacionale Microbiologia. Resumos: Costa Rica, p. 35, 1961.
10. Brenes-Madrigal RR, Ruiz A. Discovery of Lagochilascaris sp. in the larynx of a Costa Rican ocelot. (Felis pardalis mearnsi). J Parasit 58:978, 1972.
11. Bruijning CFA. Note on Lagohilascaris minor Leiper, 1909. Docum. Med Geogr et Trop 9:173-5,1957.
12. Campos DMB, Komma MD, Santos MAQ, Pitaluga WMNV. Lagochilascaris minor Leiper, 1909: casos diagnosticados no Departamento de Parasitologia. In: Congresso da Federacion Latino-Americana de Parasitólogos, 6º Congresso da Sociedade Brasileira de Parasitologia, 8 Resumos: São Paulo, p. 100, 1983.
13. Campos DMB, Komma MD, Barbosa W et al. Notas parasitológicas sobre lagochilascaríase humana em Goiás. Rev Pat Trop 16:129-142, 1987.
14. Campos DMB, Santos MAQ, Souza LCS et al. Novos casos de infecção por Lagochilascaris minor Leiper, 1909 procedente das microrregiões: Araguaia Paraense, Extremo Norte Goiano, Baixo Araguaia Goiano. In: Congresso da Sociedade Brasileira de Parasitologia, 10. Resumos: Salvador, p. 95, 1987.
15. Campos DMB, Carneiro JR, Souza LCS. Ação "in vitro" do ivermectin sobre ovos de Lagochilascaris minor Leiper, 1909. Rev Inst Med Trop São Paulo, 30:305-9, 1988.
16. Campos DMB, Bressan MCRV, Rosa ZS. Considerações sobre a evolução de Lagochilascaris minor Leiper, 1909. I — Número de mudas de larvas no interior do ovo. In: Congresso da Sociedade Brasileira de Medicina Tropical, 25. Resumos. Florianópolis, p. 198, 1989.
17. Campos DMB, Freire Filha LG. Considerações sobre a evolução de Lagochilascaris minor Leiper, 1909. II — Suceptibilidade de diferentes linhagens de camundongos e hamster a ovos embrionados do parasito. In: Congresso da Sociedade Brasileira de Medicina Tropical, 25. Resumos: Florianópolis, p. 198, 1989.

18. Campos DMB, Freire Filha LG, Vieira MA. Ciclo evolutivo de Lagochilascaris minor Leiper 1909. Resultados preliminares. In: Congresso da Sociedade Brasileira de Medicina Tropical, 26. Resumos. Natal, p. 163-4, 1990.
19. Campos DMB, Maia MA, Freire Filha LG et al. Infecção por Lagochilascaris minor. Registro de um novo caso e ilações de natureza epidemiológica. Rev Inst Med Trop São Paulo, 33(suppl.): S41, ago. 1991.
20. Campos DMB, Freire Filha LG, Vieira MA et al. Experimental life cycle of Lagochilascaris minor Leiper (Leiper) 1909. Rev Inst Med Trop São Paulo, 34:277-87, 1992.
21. Campos DMB, Paço JM, Barbosa CAL. Ocorrência do ciclo auto-infectante na lagochilascariose felina experimental. Rev Bras Parasit Vet, 8(suppl. 1), 1993.
22. Campos DMB. Lagochilascaris. In: Neves DP. Parasitologia humana, 9ª ed. São Paulo, Rio de Janeiro: Atheneu, 506-510, 1995.
23. Campos DMB, Santos ER, Paço JM, Souza MA. Lagochilascaríase humana. Registo de um novo caso procedente do sul do Pará. Rev Pat Trop 24:313-322, 1995.
24. Campos DMB, Zanini LA, Santos ER et al. Observações parasitológicas referentes à infecção crônica por Lagochilascaris minor: resistência a dietilcarbamazina, levamisol, albendazol e ivermectin. In: Congresso da Sociedade Brasileira de Medicina Tropical, 31. Resumos: São Paulo, p. 21, 1995.
25. Chieffi PP, Frucchi H, Proença NG et al. Infecção cutânea por Lagochilascaris minor, tratamento e cura rápida pelo levamisol. An Bras Dermatol 56:141-4, 1981.
26. Corrêa MOA, Hyakutake S, Brandi AJ, Monteiro CG. Novo caso de parasitismo humano por Lagochilascaris minor Leiper, 1909. Rev Inst A Lutz, 38:59-65, 1978.
27. Costa HMA, Silva AVM, Costa PR, Assis SB. Lagochilascaris minor Leiper, 1909 (Nematoda Ascaridae) de origem humana. Rev Inst Med Trop São Paulo, 28:126-30, 1986.
28. Craig TM, Robinson RM, Mcarthur NH, Ward RD. Lagochilascaris major in a raccoon. J Wildl Dis 16:67-70, 1980.
29. Craig TM, O'Quinn BO, Robinson RM, Mcarthur NH. Parasitic nema-tode (Lagochilascaris major) associated with a purulent draining tract in a dog. J Am Vet Med Assoc 181:69-70, 1982.
30. Dell'Porto A, Schumaker TTS, Oba MSP. Ocorrência de Lagochilascaris major Leiper, 1910 em gato (Felis catus domesticus L.) no Estado de São Paulo, Brasil. Rev Fac Med Zootec Univ São Paulo, 25:173-80, 1988.
31. Draper JW. Infection with Lagochilascaris minor. Brit Med J 1:931-2, 1963.
32. Draper JW, Buckley JJC. Lagochilascaris minor Leiper, 1909, from a patient in Tobago. Trans Roy Soc Trop Med Hyg 57:7, 1963.
33. Eulálio KD, Salmito MA, Honório MG et al. Relato de caso de lagochilascaríase. Rev Soc Bras Med Trop 31(suppl. 1):185, 1998.
34. Farah ARS, Moreira MAR, Santos ER, Zanini LA. Cytologic diagnostic of lagochilascariasis. Case report. In: XII International Congress of Cytology, Madrid: Abstracts, 39, 1995.
35. Fraiha H, Rocha MP, Araújo OJ et al. Patologia amazónia exótica. II — Infecção humana por Lagochilascaris minor Leiper, 1906 (Nematoda, Ascarididae). Registro de três novos casos e formulação de nova hipótese para o mecanismo de infecção. In: Congresso da Sociedade Brasileira de Parasitologia, 8º Congresso da Federacion Latino-Americana de Parasitólogos, 6. Resumos: São Paulo, p. 146, 1983.
36. Fraiha H, Barros VLRS, Rocha MPC, Carvalho RA. Lagochilascaris minor em gato doméstico. Primeiro registro de infecção natural associada a um caso humano. In: Congresso da Sociedade Brasileira de Medicina Tropical, 20. Resumos: Salvador, p. 121, 1984.
37. Fraiha H, Leão RNQ, Barros VLRS, Carvalho RA. Lagochilascaríase. In: Instituto Evandro Chagas, 50 Anos de Contribuição às Ciências Biológicas e à Medicina Tropical. Belém: Fundação SESP, 1:221-42, 1986.
38. Fraiha H, Leão RNQ, Costa FSA. Lagochilascaríase humana e dos animais domésticos. Zoon Rev Inst 1:25-33, 1989.
39. Freire Filha LG, Campos DMB. Considerações sobre o desenvolvimento de Lagochilascaris minor Leiper, 1909 em camundongos isogê-nicos da linhagem C57BL/6. Rev Pat Trop 21:219-33, 1992.

40. Freire Filha LG. Alterações cito-hematógicas e dos anticorpos séricos IgG e IgM em camundongos infectados com Lagochilascaris minor Leiper, 1909. (Dissertação) Goiânia: Universidade Federal de Goiás, 1997.
41. Leão RNQ, Leão Filho J, Dias LB, Calheiros LB. Infecção humana pelo Lagochilascaris minor Leiper, 1909. Registro de um caso observado no Estado do Pará (Brasil). Rev Inst Med Trop São Paulo, 20:300-6, 1978.
42. Leão RNQ, Fraiha SC, Tonini KC, Silva JAPR. Perspectivas de emprego do cambendazol na lagochilascaríase. In: Congresso da Sociedade Brasileira de Medicina Tropical, 21. Resumos: São Paulo, 76, 1985.
43. Leiper RT. A new nematode worm from Trinidad, Lagochilascaris minor. Proc Zool Soc Lond 4:742-3, 1909.
44. Maraflón RM. Parasites animales de la región buconasofaríngea. Rev ADM (Associacion Dental Mexicana), 37:340-69, 1980.
45. Mondragon H, Cano M, Botero D. Primer caso de infección humana por Lagochilascaris minor en Colômbia. Antioquia Med 23:463-4, 1973.
46. Monteiro MR, Albuquerque HPC, Souza JM et al. Comprometimento do sacro na lagoquilascaríase. In: Congresso da Sociedade Brasileira de Medicina Tropical, 24. Resumos: Manaus, p. 98, 1988.
47. Moraes MAP, Arnaud MVC, Lima PE. Novos casos de infecção humana por Lagochilascaris minor Leiper, 1909, encontrados no Estado do Pará, Brasil. Rev Inst Med Trop São Paulo, 25:139-46, 1983.
48. Moraes MAP, Arnaud MVC, Macedo RC, Anglada AE. Infecção pulmonar fatal por Lagochilascaris sp. provavelmente Lagochilascaris minor Leiper, 1909. Rev Inst Med Trop São Paulo, 27:46-52, 1985.
49. Obeid JN, Fraiha Neto H, Vieira FP, Abreu EP. Lagochilascaríase com envolvimento cerebelar. In: Congresso da Sociedade Brasileira de Medicina Tropical, 21. Resumos: São Paulo, p. 80, 1985.
50. Oliveira JM, Vieira MA, Barbosa CAAL, Veloso AP. Ação de agentes químicos e físicos sobre ovos de Lagochilascaris minor, Leiper, 1909. Rev Pat Trop 2:301-11, 1995.
51. Oostburg BFJ, Varma AAO. Lagochilascaris minor infection in Surinam. Report of a case. Am J Trop Med Hyg 17:548-50, 1968.
52. Oostburg BFJ. Thiabendazole therapy of Lagochilascaris minor infection in Surinam. Report of a case. Am J Trop Med Hyg 20:580-3, 1971.
53. Oostburg BFJ. The sixth case of Lagochilascariasis minor in Surinam. Trop Geogr Med 154-9, 1992.
54. Orihuela R, Ortiz A, Delgado O et al. Primer caso humano de Lagochilascariasis em Venezuela. Acta Cient Venez 33:333, 1982.
55. Orihuela R, Botto C, Delgado O et al. Lagochilascariasis humana en Venezuela: descripción de un caso fatal. Rev Soe Bras Med Trop 20:217-21, 1987.
56. Ortlepp RJ. On a collection of helminths from Dutch Guiana. J Helminthol 2:15-40, 1924.
57. Paço JM, Campos DMB, Maia MA et al. Lagochilascaris minor Infecção experimental em Dasyprocta agouti. Rev Inst Med Trop São Paulo, 33(suppl.8):40, 1991.
58. Paço JM. Comprovação experimental da importância de roedores silvestres na transmissão da lagochilascaríase. [Dissertação] Goiânia: Universidade Federal de Goiás, p. 82, 1994.
59. Pawan JL. A case of infection with Lagochilascaris minor (Leiper). Ann Trop Med Parasit 20:201-2, 1926.
60. Pawan JL. Another case of infection with Lagochilascaris minor (Leiper). Ann Trop Med Parasit 21:45-6, 1927.
61. Rocha MPC, Fraiha Neto H, Barreto Netto ACP. Infecção de ouvido médio e mastóide por Lagochilascaris minor Leiper, 1909 (Nematoda, Ascaridiae). Relato de um caso do Sul do Estado do Pará, Amazónia, Brasil. Hiléia Médica, 6:3-14, 1984.
62. Romero JR, Led JE. Nuevo caso de Lagochilascaris major (Leiper 1910) en la República Argentina, parasitando al gato (Felis catus domesticus). Vet Med B 32:575-82, 1985.
63. Rosemberg S, Lopes MBS, Masuda Z et al. Fatal encephalopathy due to Lagochilascaris minor infection. Am J Trop Med Hyg 35:575-8, 1986.
64. Salmito MA, Eulálio KD, Lima FGC, Leal MJ. Relato de um caso de lagochilascaríase em índio do Estado do Maranhão. In: Congresso da Sociedade Brasileira de Medicina Tropical, 33. Resumos: Belo Horizonte, p. 179, 1997.
65. Santos MAQ, Campos DMB, Barnabé W. Lagochilascaris minor (Leiper, 1909) em abscesso dentário em Goiânia. Rev Pat Trop 16:1-6, 1987.
66. Smith JL, Bowman DD, Little MD. Life cycle and development of Lagochilascaris sprenti (Nematoda: Ascarididae) from opossums (Marsupialia: Didelphidae) in Louisiana. J Parasitei 69:736-45, 1983.
67. Souza LCS, Pinto RNL, Pacheco PRG et al. Lagochilascaris minor, relato de dois casos. Rev Soe Bras Med Trop 19:68, 1986.
68. Sprent JFA. Speciation and development in the genus Lagochilascaris. Parasitology, 62:71-112, 1971.
69. Sprent JFA. A note on Lagochilascaris from the cat in Argentina. Parasitology, 63:45-8, 1971.
70. Telles Filho FQ, Ciola MPP, Ioshii SO et al. Infecção por Lagochilascaris minor (Leiper, 1909): relato de um caso. Rev Soe Bras Med Trop 20:85, 1987.
71. Veloso MGP, Faria MCAR, Freitas JD et al. Lagochilascaríase humana. Sobre três casos encontrados no Distrito Federal, Brasil. Rev Inst Med Trop São Paulo, 34:587-91, 1992.
72. Vieira MA, Oliveira JA, Barbosa CAL, Campos DMB. Atividade antiembriogênica "in vitro" do albendazol sobre ovos de Lagochilascaris minor, Leiper, 1909. Rev Pat Trop 23:221-227, 1994.
73. Vieira MA, Campos DMB, Oliveira JA et al. Resultados preliminares referentes à ação do albendazol na lagochilascaríase felina experimental. Rev Soe Bras Med Trop 27(suppl. 1), 1994.
74. Vieira MA, Oliveira JA, Barbosa CAL, Campos DMB. Eficácia do albendazol na lagochilascaríase murina experimental. In: Congresso da Sociedade Brasileira de Medicina Tropical, 31. Resumos: São Paulo, 114, 1995.
75. Vidotto O, Araujo P, Astigas PG et al. Caso de Lagochilascaris minor em cão. In: Congresso Brasileiro de Parasitologia, 7. Resumos: Porto Alegre, p. 76, 1982.
76. Volcan GS, Ochoa FR, Medrano CE, Valera Y. Lagochilascaris minor infection in Venezuela. Report of a case. Am J Trop Med Hyg 31:1111-3, 1982.
77. Winckel WEF, Treurniet AE. Infestation with Lagochilascaris minor (Leiper) in man. Doe Med Geo Trop 8:23-8, 1956.
78. Zacariotti AV. Lagochilascaris minor Leiper, 1909: envolvimento do sistema nervoso central com comprometimento raquiano. Monografia apresentada ao Instituto de Neurologia de Goiânia para conclusão do curso de Residência Médica em Neurocirurgia. Goiânia, 1996.
79. Zanon VOM, Guimarães VP, Oliveira JA, Campos DMB. Ação de agentes físicos sobre larvas encistadas de Lagochilascaris minor Leiper. Rev Pat Trop (em publicação), 1909.

46 Clonorquíase

Sérgio Cimerman
Benjamin Cimerman
Marco Antônio Franco

INTRODUÇÃO

É uma parasitose inicialmente descrita por McConnell, em 1875, causada pelo *Clonorchis sinensis,* observada em pacientes de origem chinesa. É chamada "fascíola hepática chinesa".

O verme adulto tem um ciclo de vida em torno de 10 anos, podendo viver até 20 anos no hospedeiro.

TAXONOMIA

O *Clonorchis sinensis* tem a seguinte classificação:
Filo: Platyhelminthes
Classe: Trematoda
Ordem: Opisthorchiformes
Família: Opisthorchiidae

DISTRIBUIÇÃO GEOGRÁFICA

Casos de clonorquíase humana foram relatados, principalmente, nos países do Leste asiático: Japão, Coreia, China, Taiwan e Vietnã, atingindo também o subcontinente indiano, existindo relatos a partir dos EUA.

Estima-se que cerca de 30.000 pessoas estejam infectadas nestas áreas.

MORFOLOGIA

Verme com corpo de único segmento, revestido de espinhos cuticulares, com dimensões entre 10mm e 25mm de comprimento por 8mm de largura, apresentando ventosas oral e ventral. No meio do corpo do verme observamos útero, na parte mais proximal abarrotado de ovos, no segundo terço temos o ovário, único, e um par de testículos ramificados na porção posterior, glândulas vitelogênicas estão presentes nas regiões laterais próximas ao ceco.

O verme possui um sistema digestivo com abertura oral, chamada ventosa oral, seguida de faringe, um esôfago e um par de cecos intestinais, porém sem abertura de excreção, portanto, do tipo incompleto.

A excreção de boa parte dos resíduos é realizada por regurgitação oral ou eliminação pelo sistema de solenócitos. O poro genital se abre na parte posterior da ventosa ventral (Fig. 46.1).

O ovo é amarelo quando amadurecido, com dimensões aproximadas de 29 micras de comprimento por 16 micras de largura, apresentando na porção mais afilada uma abertura denominada opérculo (Fig. 46.2).

BIOLOGIA

Cães, gatos e roedores servem de reservatórios naturais para esse verme.

Requer no seu ciclo biológico dois hospedeiros intermediários: o primeiro trata-se de um caramujo e vários peixes de água salgada e destacam-se as carpas como segundo hospedeiro intermediário.

A infecção humana ou animal ocorre pela ingestão de peixe cru ou malcozido infectado.

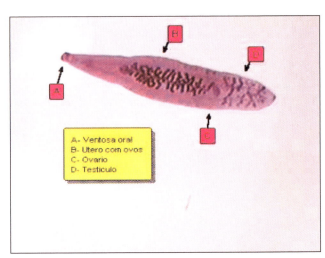

Fig. 46.1 — *Verme adulto de Chlonorchis sinensis.*

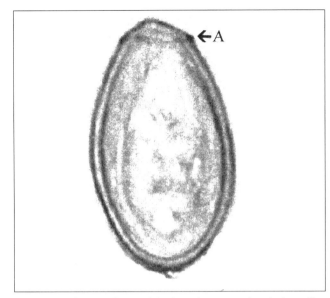

Fig. 46.2 — *Ovo de Clonorchis sinensis com opérculo (seta A).*

O parasito depois de um período de migração fixa-se aos ductos biliares de onde, após autofecundação, inicia a produção e eliminação de ovos que é realizada pelas fezes.

Ciclo Biológico

O verme adulto no fígado põe ovos que são carregados pela bile até a luz do intestino delgado de onde são eliminados com as fezes.

No meio ambiente aquático, forma-se no interior dos ovos uma larva ciliada chamada miracídio.

A larva miracídio sai do ovo através do opérculo e vai infectar o primeiro hospedeiro intermediário, sofrendo transformação para: esporocisto, rédias, e no interior destas últimas ocorre a formação de cercarias, que, liberando-se do caramujo, penetram na pele do peixe (segundo hospedeiro intermediário) encistando-se na musculatura, resultando na metacercária.

O homem se contamina quando ingere a carne de peixe crua ou malcozida infectada com a metacercária.

A metacercária desenvolve-se no intestino delgado, onde evolui para a forma adulta, migrando em seguida até os duetos do fígado, onde amadurece e inicia a produção e liberação de ovos, levando várias semanas para a conclusão do ciclo (Fig. 46.3).

PATOGENIA

Os trematódeos adultos de *C. sinensis* habitam o dueto biliar, podendo também se albergar no dueto pancreático e na vesícula biliar.

A presença do parasito nestas localizações leva a um processo inflamatório, que provoca espessamento da parede do ducto biliar, podendo levar à estenose obstrutiva e à retenção biliar que, ao longo dos anos de permanência, pode levar à morte.

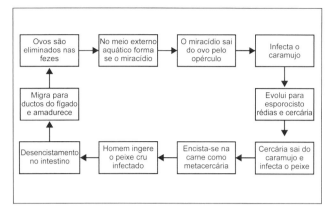

Fig. 46.3 — *Esquema do ciclo biológico do Clonorchis sinensis.*

Em infecções maciças a lesão principal é causada pelas formas jovens, cujos espinhos cuticulares ferem os duetos biliares, levando inclusive à erosão de parede.

Em alguns casos, os ovos e vermes são envolvidos por uma cápsula, formando um granuloma com infiltrado de linfócitos e eosinófilos.

Relaciona-se o *Clonorchis sinensis* como provável precursor de colangiocarcinoma.

SINTOMATOLOGIA

Os sintomas presentes são anorexia, diarreia, dor epigástrica, desconforto abdominal, emaciação, icterícia e ascite, sendo às vezes possível palpar o fígado.

DIAGNÓSTICO

O diagnóstico laboratorial baseia-se no achado de ovos do parasito no exame de fezes, pelos métodos de sedimentação espontânea, ou formol-éter.

TRATAMENTO E CONTROLE

O tratamento mais efetivo é a administração oral de praziquantel, com cura parasitológica entre 70% e 90%.

A medida profilática eficaz é o consumo de carpas com cozimento adequado.

BIBLIOGRAFIA

1. Urguthart GM, Arrour J, Duncan JL, Dunn AM, Jennings FN. Parasitologia Veterinária, Rio de Janeiro, Ed. Guanabara Koogan, 140-2, 1990.
2. Garcia LS, Bruckner DA. Liver and lung trematodes. In: Diagnostic Medicai Parasitology, 2ª edição, editora Washington, American Society for Microbiology, 309-21, 1993.
3. Mahmoud AAF. Liver, intestinal and lung fluke infection. In: Bennet JC, Plum F. Cecil Textbook of Medicine, 20ª ed. Philadelphia: WB Saunders, 1931-4, 1996.
4. Barnes RD. Zoologia dos Invertebrados, São Paulo, 4ª edição, Livraria Rocca, 252 e 254, 1984.
5. Cimerman B, Franco MA. Atlas de Parasitologia — Artrópodes, Protozoários e Helmintos, São Paulo, 1ª edição, Editora Atheneu; 66, 1999.

6. Dr. Greenel's House Cali, 199, Web site.
7. Carlo Denegri Foundation, Atlas of Medical Parasitology, 2000, Web site.
8. Fernando Gabriel Ranea, Microbiologia outside, 2000, Web site.
9. Instituto de Biociência do Estado de Ohio, EUA, 2000, Web site.
10. Hospital virtual da Universidade de Iowa, 1999, Web site.
11. University of Califórnia, Berkeley, the causes and prevention of câncer Ames DN, Gold LS, Willett WC, 1995, Web site.

47 Angiostrongilose Abdominal

Pedro Morera
Carlos Graeff-Teixeira

INTRODUÇÃO

A angiostrongilose abdominal é uma enfermidade parasitária causada por um pequeno nematódeo, *Angiostrongylus costaricensis* Morera e Céspedes, 1971 (=*Morerastrongylus costaricensis* Chabaud, 1973). Embora a doença tenho sido observada em crianças costarriquenhas desde 1952, seu agente etiológico foi descrito somente em 1971. Posteriormente foram identificados os roedores que atuam como hospedeiros definitivos naturais, os moluscos, que constituem os hospedeiros intermediários, e foi elucidado o ciclo de vida. O primeiro caso fora da Costa Rica foi diagnosticado em Honduras, em 1972, e atualmente sabemos que a enfermidade já foi observada na maior parte dos países do continente americano, desde o sul dos Estados Unidos até o norte da Argentina, além de ter sido descrita em algumas ilhas do Caribe. Entretanto, a distribuição geográfica pode ser mais ampla, pois esta é ainda uma parasitose pouco conhecida. No início da década atual foi relatado um caso na África, o que parece indicar que a distribuição do parasita e seus hospedeiros naturais não é exclusiva das Américas. Um pouco mais de 600 casos se observam anualmente na Costa Rica, o que resulta numa taxa de incidência anual de aproximadamente 20 por 100.000 habitantes. Desta forma, existem razões para considerar que esta taxa poderia ser ainda maior. No Brasil, entre quatro e seis casos por ano têm sido relatados esporadicamente nas regiões Sudeste e Sul, com um maior número de registros no Estado do Rio Grande do Sul, provalmente devido a um maior alerta dos médicos para o problema. É possível que o risco de transmissão e/ou morbidade sejam menores no Brasil meridional do que na América Central.

MORFOLOGIA E CICLO DE VIDA

O *Angiostrongylus costaricensis* é um nematódeo filiforme, com a extremidade cefálica arredondada e cauda cónica, na fêmea. A boca tem três pequenos lábios. A fêmea mede 32 mm, e o ânus e a vulva estão localizados ventralmente, na extremidade caudal. O macho mede 20 mm e tem uma bolsa copulatória medianamente desenvolvida.

No hospedeiro definitivo (roedores de várias espécies), os vermes adultos vivem dentro das artérias mesentéricas da região ileocecal (Fig. 47.1), onde se realiza a oviposição. Os ovos são arrastados pela corrente sanguínea até a parede intestinal, onde se inicia o desenvolvimento das larvas (Fig. 47.2). Uma vez formadas, as larvas de primeiro estágio migram até a luz intestinal e chegam ao solo com as fezes dos roedores. O hospedeiro intermediário (lesmas, geralmente da família Veronicellidae) se infectam ao ingerir a matéria fecal do roedor. No molusco se realizam duas mudas, amadurecendo após 18 dias a larva de terceiro estágio, que é a forma infectante para os mamíferos. Estas larvas podem permanecer vivas na lesma por vários meses ou podem sair com a secreção mucosa do molusco. A infecção do roedor provavelmente se faz pela ingestão de uma lesma infectada.

TRANSMISSÃO E EPIDEMIOLOGIA

Não existe evidência de que as pessoas intencionalmente se alimentem de lesmas, porém exemplares pequenos escondidos em vegetais podem ser inadvertidamente consumidos crus, em meio a saladas. Conhecem-se vários casos na Costa

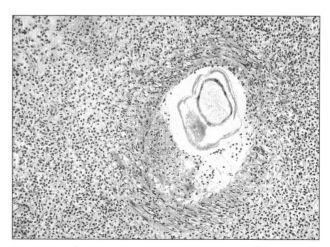

Fig. 47.1 — *Corte transversal de verme intra-arterial na parede intestinal (hematoxilina-eosina, 125x).*

Rica de ingestão destes moluscos por crianças pequenas. Entretanto, é provável que a maioria das infecções ocorra pela ingestão das larvas que saem com a secreção dos moluscos e que contamina alimentos ou objetos eventualmente levados à boca. Lesmas podem ser encontradas sobre frutas maduras que caem ao solo e sobre verduras, usualmente consumidas cruas. Hipoclorito de sódio a 1,5% (uma colher de sopa em um litro de água) é bastante eficaz para inativar larvas infectantes e poderá ser útil para profilaxia, deixando-se as verduras de molho por, no mínimo, meia hora.

O comportamento de crianças pequenas de levar qualquer objeto à boca poderia explicar o risco de infecção que esta faixa etária apresenta, demonstrado pela alta prevalência observada na Costa Rica. O uso de veronicelídeos como isca em pescarias representa uma exposição importante à infecção.

As lesmas da família Veronicellidae constituem os hospedeiros intermediários mais importantes de *A. costaricensis*. No sul do Brasil, *Phyllocaulis variegatus* parece ser o hospedeiro mais adaptado, embora eventualmente lesmas do gênero *Lymax* possam estar intensamente infectadas em certos focos. Em áreas rurais, onde veronicelídeos e limacídeos não ocorrem, outros moluscos como *Megalobulimus sp.* e *Epiphragmophora sp.* são suspeitos de manter o parasita em um ciclo silvestre. Em um estudo realizado em 20 comunidades na Costa Rica, com altitudes variando desde o nível do mar até 2.000 metros, a prevalência média da infecção em 6.025 animais foi de 50% e mais de 10.000 larvas foram encontradas em um só exemplar. No Brasil meridional, o frio poderia ser o principal determinante da sazonalidade que se observa pelo registro de casos humanos, com redução do número de diagnósticos no inverno.

Na Costa Rica, o rato-do-algodão *Sigmodon hispidus* é o hospedeiro definitivo mais importante, embora outras 11 espécies de roedores também tenham sido encontradas com infecção natural, inclusive do gênero *Oryzomys*, ao qual pertencem *O. nigripes* e *O. ratticeps*, os principais hospedeiros na serra do Rio Grande do Sul. É muito provável que este panorama epidemiológico seja ainda muito mais amplo na América do Sul, devido à variedade de espécies hospedeiras potenciais existentes neste continente.

PATOLOGIA

Nas infecções causadas por *A. costaricensis* podem-se distinguir claramente dois mecanimos patogenéticos. Em primeiro lugar, a formação de trombose secundária ao dano endotelial pela presença dos vermes adultos dentro das artérias (Fig. 47.3), levando à necrose dos tecidos irrigados pelo vaso trombosado. Em segundo lugar, a inflamação produzida pelos ovos, embriões e larvas, bem como antígenos de excreção-secreção. A combinação destes dois fenômenos, a suscetibilidade do doente, o número de parasitas e sua localização vão determinar as diferenças clínico-patológicas, que podem variar desde aqueles casos de apendicite até outros em que se impõe a ressecção cirúrgica de grandes porções dos intestinos.

O exame macroscópico das peças cirúrgicas mostra espessamento e rigidez da parede intestinal, com manchas

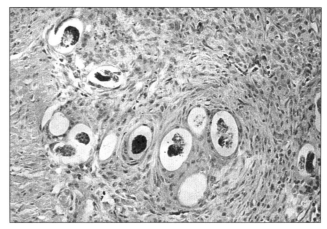

Fig. 47.2 — *Ramo arterial mesentérico trombosado, com vermes em degeneração (HE, 125x).*

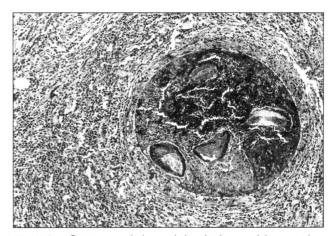

Fig. 47.3 — *Ovos em variados estágios de desenvolvimento, desde poucos blastômeros até larva plenamente formada (HE, 256x).*

amareladas na superfície serosa e no mesentério. A luz intestinal pode se reduzir, causando obstrução. As perfurações podem ser devidas a necrose isquêmica ou a complicação bacteriana associada. Em muitos casos, no transoperatório de uma apendicectomia, cirurgiões têm observado lesões cecais cuja severidade não justifica uma ressecção mais ampla. A regressão espontânea de formas tumorais, com grande espessamento da parede intestinal, já foi observada.

O exame histopatológico mostra reação inflamatória granulomatosa com intensa infiltração eosinofílica, especialmente na mucosa e submucosa. A serosa e as camadas musculares podem estar envolvidas, porém com menor severidade. Nos pequenos vasos da parede intestinal podem ser observados ovos inférteis que degeneram facilmente e são mais difíceis de reconhecer (Fig. 47.4). Pelo método tricrômico de Masson, estes ovos coram-se em vermelho-púrpura. Estas estruturas, bem como os depósitos de antígenos de excreção-secreção, podem também ser identificados, quando empregados métodos imuno-histoquímicos. Também nos gânglios linfáticos mesentéricos é possível observar ovos e larvas, junto com uma hiperplasia reticuloendotelial e eosinofilia.

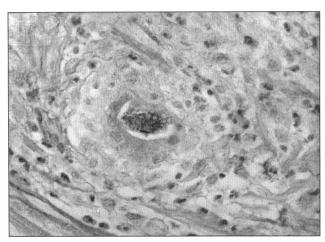

Fig. 47.4 — *Ovo parcialmente degenerado envolto por reação gra-nulomatosa (HE, 500x).*

Às vezes, o parasito pode se localizar ectopicamente no fígado. As lesões hepáticas causadas pelo *A. costaricensis* são semelhantes àquelas produzidas por *Toxocara canis*, constituindo a síndrome da larvas migrans visceral. Entretanto, o encontro de ovos, embriões e até parasitos adultos no parênquima hepático ou uma sorologia positiva estabelece o diagnóstico. É também possível que os parasitos migrem para as artérias do cordão espermático, onde causam oclusão e necrose hemorrágica do parênquima testicular.

MANIFESTAÇÕES CLÍNICAS

Tanto adultos quanto crianças podem adoecer. Na Costa Rica, as crianças são mais afetadas por esta parasitose, especialmente aquelas em idade escolar e do sexo masculino.

Na maior parte dos pacientes, o parasito se localiza nos ramos ileocecais da artéria mesentérica, como ocorre no hospedeiro natural. Quando os vermes aí se localizam, os pacientes apresentam dor abdominal, espontânea ou à palpação, geralmente localizada na fossa ilíaca ou flanco, à direita. O toque retal também é doloroso em cerca da metade dos casos. Quase sempre há febre, raramente acompanhada de calafrios. Nos casos de evolução crônica pode persistir uma febrícula por várias semanas. Anorexia, vômitos e constipação também podem ser observados. Em alguns casos, um achado muito importante para estabelecer a suspeita clínica é a palpação de uma massa no quadrante inferior direito, que deve ser diferenciada de tumor maligno. Em alguns casos ocorre sangramento profuso, que pode ser confundido com divertículo de Meckel.

Apesar de alguns pacientes apresentarem hemograma normal, a presença de leucocitose e eosinofilia é muito importante para estabelecer a suspeita clínica. Em geral, o leucograma mostra variações entre 15.000 e 40.000 leucócitos/mm^3, com eosinofilia entre 20% e 50%. Casos extremos foram registrados, com 165.000 leucócitos/mm^3 e 91% de eosinófilos/mm^3.

O estudo radiológico contrastado é muito importante, podendo demonstrar lesões, que geralmente ocorrem no íleo terminal, ceco, apêndice e cólon ascendente, e que podem se apresentar como defeito de enchimento e sinais de irritabilidade do ceco e cólon. A luz pode estar irregularmente reduzida, devido ao espessamento da parede intestinal.

Nos casos de localização hepática, o paciente apresenta dor no quadrante superior direito e fígado aumentado, palpável, com borda lisa. Na laparoscopia é possível visualizar lesões amareladas na superfície hepática. Na maioria dos casos, as lesões do fígado são concomitantes a angiostrongilose intestinal.

Na Costa Rica já foram registrados vários casos com necrose do parênquima testicular, causada por este parasita. Os achados mais importantes são dor aguda e sinais inflamatórios no testículo. A eosinofilia e a leucocitose são elevadas nestas situações. Todos os pacientes com este comprometimento foram crianças, e o diagnóstico inicial foi de torção testicular, corrigido somente com o estudo histopatológico.

DIAGNÓSTICO

Nos roedores infectados, as larvas de primeiro estágio são facilmente identificadas nas fezes. Entretanto, o mesmo não ocorre com o homem, no qual o diagnóstico depende de métodos imunológicos, tais como aglutinação em partículas de látex ou teste imunoenzimático (ELISA). Anticorpos específicos de classe IgG podem ser detectados na fase aguda, rapidamente declinando com a convalescença. A detecção de ácidos nucléicos, amplificados pela reação em cadeia da polimerase (PCR), está sendo desenvolvida e poderá complementar o diagnóstico sorológico. O diagnóstico definitivo é histopatológico.

TRATAMENTO

Nos casos agudos e complicados pela perfuração ou oclusão, o tratamento cirúrgico tem papel preponderante. Na medida em que mais se conhece esta parasitose, têm sido identificados muitos casos que não exigem cirurgia e tem aumentado o interesse por uma terapêutica medicamentosa. Há relatos de remissão de sintomas após o uso de dietilcarba-mazina e tiabendazol, sem evidência científica da eficácia destas drogas. Estudos experimentais *in vivo* e *in vitro* demonstraram que os parasitas não são eliminados com estas drogas e, ainda, excitados, podem migrar a vasos menores e produzir necrose isquêmica, que eventualmente causa a morte dos animais. Outras drogas já ensaiadas, como o mebendazol, se revelam inúteis, pois, embora tenham ação nas fases iniciais do desenvolvimento das larvas, não atuam sobre os adultos exatamente quando a doença se manifesta. Portanto, não se recomenda quimioterapia da angiostrongilose abdominal até que novos estudos demonstrem uma droga segura e eficaz.

BIBLIOGRAFIA

1. Baird JK, Neafie RC, Lanoie L, Connor DH. Abdominal angiostrongyliasis in an African man: case study. American Journal of Tropical Medicine and Hygiene, 37:353-356, 1987.
2. Graeff-Teixeira C, Avila-Pires FD, Machado RC et al. Identificação de roedores como hospedeiros do Angiostrongylus costaricensis no

sul do Brasil. Revista do Instituto de Medicina Tropical de São Paulo, 32:147-150, 1990.

3. Graeff-Teixeira C, Camillo-Coura L, Lenzi H. Clinicai and epidemiological studies on abdominal angiostrongyliasis in southern Brazil. Revista do Instituto de Medicina Tropical de São Paulo, 33:375-380, 1991.

4. Graeff-Teixeira C, Camillo-Coura L, Lenzi H. Histopathological criteria for diagnosis of abdominal angiostrongyliasis. Parasitological Reasearch, 77:606-611, 1991.

5. Graeff-Teixeira C, Agostini AA, Camillo-Coura L, Ferreira-da-Cruz MF. Seroepidemiology of abdominal angiostrongyliasis: the standardization of an immunoenzymatic assay and prevalence of antibodies in two localities in Southern Brazil. Tropical Medicine and International Health, 2(3):254-260, 1997.

6. Loría-Cortes R, Lobo-Sanahuja JF. Clinical abdominal angiostrongyliasis: a study of 116 children with intestinal eosinophilic granuloma caused by Angiostrongylus costaricensis. American Journal of Tropical Medicine and Hygiene, 29:538-544, 1980.

7. Morera P, Céspedes R. Angiostrongylus costaricensis n. sp. (Nematoda: Metastrongyloidea): a new lungworm occurring in man in Costa Rica. Revista de Biologia Tropical (San Jose), 18:173-185, 1971.

8. Morera P. Life history and redescription of Angiostrongylus costaricensis Morera and Céspedes, 1971. American Journal of Tropical Medicine and Hygiene, 22:613-621, 1973.

9. 9. Morera P. Angiostrongyliasis abdominal. Anales Nestlé, 132:51-57, 1979.

10. Morera P, Perez F, Mora F, Castro L. Visceral larva migrans-like syndrome caused by Angiostrongylus costaricensis. American Journal of Tropical Medicine and Hygiene, 31:67-70, 1982.

11. Rambo PR, Agostini AA, Graeff-Teixeira C. Abdominal angiostrongylosis in southern brazil — prevalence and parasitic burden in mollusc intermediate hosts from eighteen endemic foci. Memórias do Instituto Oswaldo Cruz, 92:9-14, 1997.

12. Ruiz P, Morera P. Spermatic artery obstruction caused by Angiostrongylus costaricensis Morera and Céspedes, 1971. American Journal of Tropical Medicine and Hygiene, 32:1458-1459, 1983.

13. Silveira CT, Ghali VS, Roven S et al. Angiostrongyliasis: a rare cause of gastrointestinal hemorrhage. American Journal of Gastroenterology, 85:329-332, 1989.

14. Zanini GM, Graeff-Teixeira C. Angiostrongilose abdominal: profilaxia pela destruição das larvas infectantes em alimentos tratados com sal, vinagre ou hipoclorito de sódio. Revista da Sociedade Brasileira de Medicina Tropical, 28:389-392, 1995.

PARTE IV

ARTRÓPODOS

48 Generalidades Sobre Artrópodos

Rosa Maria Tubaki

Muitos insetos e outros artrópodos têm importância médica e veterinária, porque transmitem organismos patogênicos ao homem, a outros animais ou causam condições patológicas. O estudo dos insetos relacionados à saúde humana foi denominado entomologia médica e teve início em 1878[2], quando Patrick Manson descobriu, no sudeste da China, que os mosquitos transmitiam os parasitas causadores da filariose. Atualmente, o campo da entomologia médica é bastante complexo e envolve outras ciências.

A entomologia fornece os fundamentos biológicos e taxonômicos para o estudo dos artrópodos de importância médico-veterinária, mas são necessários conhecimentos básicos sobre os ciclos de vida e comportamento dos hospedeiros vertebrados superiores e inferiores. Os ciclos de vida de invertebrados parasitas como helmintos e protozoários também devem ser conhecidos, pois estão envolvidos nos ciclos dos artrópodos transmissores.

É impossível discutir artrópodos e sua relação com as doenças sem prescindir de bases em microbiologia, bacteriologia, virologia, protozoologia e epidemiologia. Por exemplo, as relações que envolvem mosquitos e plasmódios na transmissão da malária, triatomíneos e tripanossomos na transmissão da doença de Chagas estendem-se à biologia e ecologia dos hospedeiros mamíferos, inclusive do homem. Os fatores sociais, nutricionais e econômicos relativos ao homem interagem com os fatores referentes aos artrópodos, aos parasitas e outros hospedeiros vertebrados.

ORIGEM E DESENVOLVIMENTO DE ARTRÓPODOS

Os artrópodos surgiram a partir de um organismo ancestral similar aos anelídeos (filo Annelida). Esse organismo ancestral possuía o corpo segmentado na forma de anéis, mas apresentava caracteres que se fixaram e o diferenciavam dos anelídeos: a cavidade corporal ou celoma estendendo-se por todo o comprimento do corpo, enquanto nos anelídeos existe uma cavidade para cada segmento corporal; o sistema excretor artrópodo apresenta um único órgão para todo o corpo, enquanto os anelídeos possuem um par de nefrídeos com dutos individuais em cada segmento. Os artrópodos apresentam, ainda, outros caracteres que os incluem neste agrupamento taxonômico, o filo Arthropoda (do gr. *arthro* = articulado e *poda* = pés), como o desenvolvimento de apêndices para locomoção em cada segmento corporal e formação de exoesqueleto. Mudanças evolutivas ocorreram no organismo pré-artrópodo, e alguns apêndices modificaram-se passando a exercer outras funções, como alimentação e reprodução. Além disso, o desenvolvimento de um ciclo de vida com adaptações aos ambientes aquáticos e terrestres possibilitou às formas imaturas que tivessem hábitos bastante diversos dos adultos, reduzindo a competição intra-específica. Por outro lado, a exploração dos ambientes aquático e terrestre nas fases de desenvolvimento aumentou a capacidade de dispersão.

Os membros do filo Arthropoda pertencem a três subfilos: Trilobita, Chelicerata e Mandibulata[6] (Fig. 48.1).

Os trilobitas eram artrópodos marinhos, que ocorreram no período Cambriano, há 600 milhões de anos. Seu corpo possuía uma pequena cabeça anterior, antenas, os segmentos próximos à cabeça provavelmente auxiliavam na alimentação e havia muitas pernas articuladas nos segmentos posteriores (Fig. 48.2). Possivelmente os trilobitas originaram os subfilos Chelicerata e Mandibulata.

Os quelicerados que pertencem ao filo atual não possuem antenas e seu corpo é formado por cabeça e tórax fundidos, originando o cefalotórax e o abdome. O cefalotórax tem as funções de alimentação e locomoção, e o abdome especializou-se na reprodução. Este subfilo é representado pelos escorpiões, aranhas e carrapatos.

Os mandibulados apresentam alterações em apêndices situados na cabeça, formando as peças bucais, estruturas modificadas para a função alimentar. O ancestral mandibulado originou dois grupos: os crustáceos e os miriápodos-insetos. Provavelmente os mandibulados ancestrais eram aquáticos, como são os atuais crustáceos. Os miriápodos-insetos, entretanto, parecem ter explorado fundamentalmente o ambiente terrestre, tendo se diferenciado em quatro linhas evolutivas,

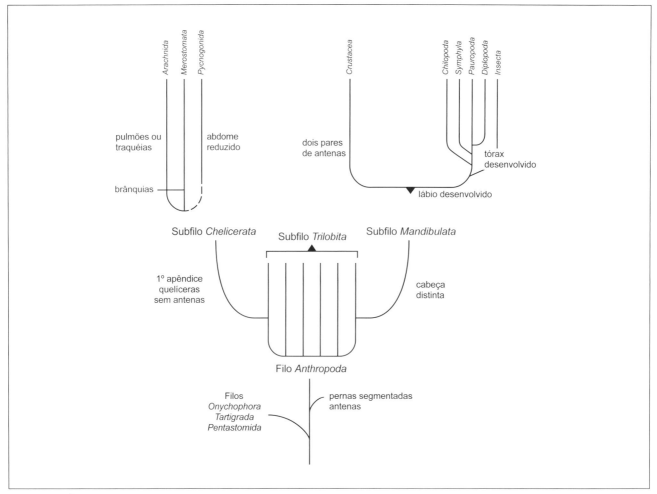

Fig. 48.1 — *Árvore filogenética sugerida para o filo Arthropoda*[6].

originando as classes Chilopoda, Symphyla, Pauropoda, Diplopoda e Insecta.

Na classe Insecta ocorreu uma adaptação maior dos apêndices destinados à alimentação, permitindo maior flexibilidade alimentar, decisiva para a conquista do ambiente terrestre. As pernas modificaram-se, tornando-se mais robustas, diferenciando a região torácica para a atividade de locomoção. Os órgãos vitais passaram a localizar-se no abdome, especializado para a reprodução e acasalamento.

Os insetos, após a eclosão de seus ovos, passam por alterações morfológicas até atingir a fase adulta ou imago. Existem dois tipos de desenvolvimento: hemimetabolia, em que os insetos, após deixarem os ovos, são muito semelhantes à forma adulta; holometabolia, em que os insetos recém-eclodidos são muito diversos dos adultos. No primeiro tipo, diferem por ausência de algumas estruturas, como asas, e por serem imaturos sexualmente, como os hemípteros. Já no segundo tipo, apresentam uma forma larvária, com vários estágios larvais e funções principais de alimentação e crescimento. A fase pupal sucede a larvária, com formação do adulto em seu interior. A pupa não se alimenta e pode ser ativa, como a pupa de pernilongos, ou quiescente, como as pupas de moscas.

ARTRÓPODOS PARASITAS E VETORES

Os artrópodos podem ser microparasitas ou macroparasitas, respectivamente, reproduzindo-se no organismo hospedeiro, como os ácaros causadores de sarna do gênero *Sarcoptes*, ou sem reprodução no hospedeiro, como as moscas causadoras de miíases.

Os artrópodos *ectoparasitas* instalam-se na superfície corporal ou em órgãos internos do hospedeiro. Por não permanecerem no corpo do hospedeiro de forma definitiva não são denominados *endoparasitas*. A permanência no hospedeiro por períodos de tempo variáveis, apenas para sugar sangue e efetuar uma refeição sanguínea, é o caso de muitos insetos, como os mosquitos culicídeos e barbeiros triatomíneos. Essa forma de parasitismo é muito importante, pois através dela ocorre a transmissão dos verdadeiros parasitas. Quando possibilitam essa forma de interação, os artrópodos são denominados *vetores*. Os artrópodos podem ser *vetores biológicos* quando, através de hematofagia (alimentação sanguínea), transmitem agentes infecciosos ou parasitas ao hospedeiro. Normalmente, o parasita necessita desenvolver uma fase do seu ciclo vital no artrópodo, tornando-se hospedeiro obrigatório. Por exemplo, a transmissão do vírus da dengue ao homem ocorre através da picada do mosquito

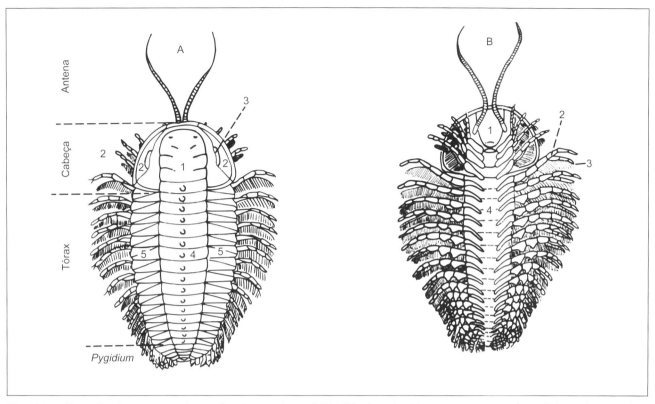

Fig. 48.2 — *Desenho de precursor dos artrópodos atuais, o trilobita Triarthrus becki — as pernas com duas divisões tinham várias funções: o ramo anterior piloso arejava as brânquias e auxiliava na natação, o ramo posterior liso escavava. Os apêndices anteriores curtos auxiliavam na alimentação (Schubert, in Ross et al.[6]).*

Aedes aegypti. Esse modo de transmissão é diverso daquele de um parasito por contaminação acidental. Nesse caso, os artrópodos são denominados *vetores mecânicos.* Nessa categoria estariam baratas, moscas e outros artrópodos que frequentam material contaminado.

Embora os artrópodos sejam estudados de modo geral, os grupos que apresentam maior interesse do ponto de vista humano estão incluídos na classe Insecta. Portanto, será em relação aos representantes desse grupo que se fará mais referências daqui por diante.

Principais Ordens de Insetos de Importância Médica

Ordem Phtiraptera

São conhecidos como piolhos, apresentam o corpo achatado, sem asas, e são ectoparasitas obrigatórios em pássaros e mamíferos. Compreendem três subordens: Mallophaga, Rhyncophthirina e Anoplura.

A subordem Anoplura alimenta-se de descamações da pele, sangue seco ou outros materiais orgânicos do corpo hospedeiro. Os ovos são grudados nos pêlos ou penas do hospedeiro. As peças bucais são muito reduzidas nesse grupo. Os piolhos da subordem Mallophaga apresentam importância veterinária na medida em que promovem prejuízo econômico, através da queda de produção de ovos e perda de peso em aves e ovelhas.

Uma linha evolutiva dos Mallophaga se desenvolveu, alimentando-se de sangue, através de raspagem da pele do hospedeiro. Simultaneamente, houve modificação das peças bucais em lábio, mandíbulas e uma bomba esofageal, para sugar o sangue do hospedeiro. Esse inseto está representado na subordem Rhyncophtirina apenas pela espécie *Haematomyzus elephantis,* piolho que parasita o elefante.

A subordem Anoplura corresponde aos piolhos que passam todo o ciclo de vida no hospedeiro. Seus ovos são presos a pêlos e eclodem em ninfas semelhantes aos adultos em aparência e hábitos. Apresentam importância veterinária porque causam prejuízo em atividades agropastoris, afetando cavalos, gado, ovelhas e cabras, assim como animais domésticos, como cachorros e gatos. Frequentemente, seu parasitismo causa irritação local, perda de sangue, diminuição do peso e estresse animal.

Os insetos dessa subordem comprometem o homem quando as condições sanitárias são inadequadas, em situações de promiscuidade, através de roupas pessoais ou de cama. A espécie que afeta o homem é o *Pediculus humanus,* de porte maior (4-5 mm) comparado ao *P. púbis.* Existem duas formas desta espécie: *P. humanus capitis* (Fig. 48.3B e C), que afeta a região da cabeça, cujos ovos são aderidos aos fios de cabelo, e *P. humanus corporis* (Fig. 48.3A), que se alimenta na superfície corporal, fixando os ovos nas roupas. Geralmente, a higiene corporal e das roupas evita a proliferação dessa espécie. Apresentam importância médica, na medida em que podem transmitir a febre tifóide e a febre das trincheiras, respectivamente, pelos agentes etiológicos *Rickettsia prowazekii* e *Rochalimea quintana* que, no passado, atingiram populações e exércitos durante as grandes guerras. O *Pthirius púbis* é um piolho de dimensões pequenas (2-3 mm — Fig. 48.D) que infesta a região pubiana, embora outras áreas pilosas do corpo possam ser afetadas. Aparentemente não está incriminado na transmissão de doenças.

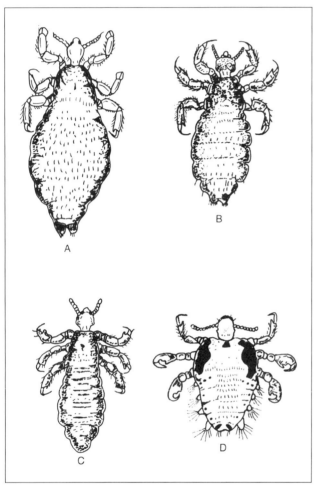

Fig. 48.3 — *Piolhos humanos A — Pediculus humanus corporis (piolho do corpo) fêmea. B — P. humanus capitis (piolho da cabeça) fêmea. c — P.h. capitis macho. D — Pthirus púbis (piolho pubiano) fêmea (Ferris, 1951).*

Ordem Hemiptera

Os insetos dessa ordem são muito característicos por apresentarem peças bucais adaptadas para perfurar e sugar, hemimetabolia e asas anteriores, denominadas hemiélitros, porque sua parte basal é espessa e dura, enquanto a parte apical é fina e transparente. Estão divididos em duas subordens: Homoptera e Heteroptera. A subordem Homoptera é formada exclusivamente por insetos fitófagos, que sugam seivas de plantas. Nos heterópteros, o tubo sugador sofreu mudanças evolutivas, com mudança de hábito alimentar de fitófago para entomófago (predador de outros insetos) ou hematófago (sugando sangue de vertebrados). A subordem Heteroptera é formada, dentre outras, por duas famílias que apresentam importância médica e veterinária: Cimicidae e Reduviidae. Os cimicídeos são parasitas de aves e mamíferos, abrigando-se em seus ninhos e abrigos. Caracterizam-se por apresentarem os hemiélitros atrofiados e curtos, e as asas posteriores completamente atrofiadas. O homem é parasitado pelas espécies *Cimex lectularius* (Fig. 48.4) e *C. hemipterus,* que têm hábito

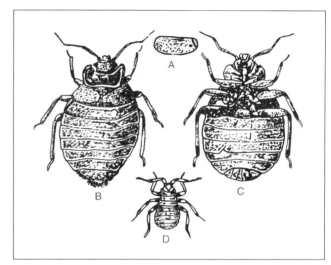

Fig. 48.4 — *Cimexlectularius (piolho de cama). A — Ovo. B — Macho adulto (vista dorsal). C — Fêmea adulta (vista ventral). D — Ninfa de primeiro estádio (British Museum Nat. Hist, 1973).*

noturno, enquanto abrigam-se em rachaduras, frestas de madeira ou móveis durante o dia. Além do desconforto e estigma social quando encontrados em residências, não têm sido incriminados na transmissão de doenças.

A família Reduviidae possui representantes que são predadores de outros insetos e parasitas de vertebrados, particularmente na subfamília Triatomilinae, discutidos no Cap. 11.

Ordem Siphonaptera

Os insetos dessa ordem são as pulgas, muito singulares na medida em que não apresentam asas e possuem o corpo comprimido lateralmente. Suas peças bucais são adaptadas para perfurar a pele e sugar sangue. São diminutos (2-4 mm) e holometábolos. São parasitas de pássaros e mamíferos. Os adultos, muito ativos, são encontrados no corpo dos hospedeiros, ninhos e proximidades. Sua importância para o homem reside em se reproduzirem rapidamente quando encontram as condições adequadas, causando sérios problemas de infestação. As pulgas de importância humana pertencem à família Pulicidae, sendo a *Pulex irritam* parasita típica do homem. A espécie *Xenopsylla cheopis* pode transmitir o agente da peste bubônica *(Yersinia pestis)* do rato para o homem. A espécie *Ctenocephalides canis* parasita o cachorro, enquanto a *C. felis* (Fig. 48.5) parasita e gato, mas ambas podem atacar o homem em situações de grande infestação. Outra espécie importante para o homem é a *Tunga penetram,* cuja fêmea grávida penetra na pele humana, enquanto ocorre o desenvolvimento dos ovos, aí permanecendo até a liberação dos mesmos, causando feridas e lesões, sobretudo nos pés. A ocorrência de infesta-

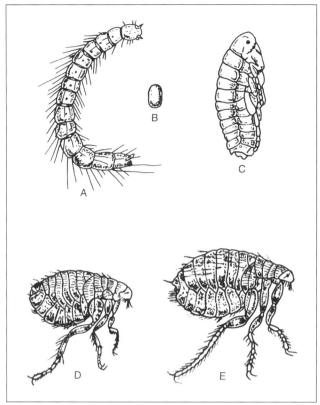

Fig. 48.5 — *Ciclo da pulga do gato, Ctenocephalides felis. A — Larva. B — Ovo. C — Pupa. D — Adulto macho. E — Adulto fêmea (Séguy, 1944).*

ções ou tungíases se dá em áreas rurais ou periurbanas, afetando a população de baixa renda, que anda com os pés descalços. Outros vertebrados, normalmente animais de criação ou domésticos, podem ser parasitados.

Ordem Diptera

Os representantes da ordem Diptera apresentam apenas um par de asas desenvolvidas que são inteiramente membranosas, enquanto o par posterior é rudimentar, tendo se transformado em pequenas estruturas denominadas halteres. As peças bucais podem ser muito variadas para picar, sugar, raspar ou lamber. A forma do corpo também é diversificada nessa ordem; são holometábolos e alguns representantes podem ser ápteros. Baseadas nas diferenças entre as formas imaturas, existem duas subordens: Nematocerae Brachycera. Na subordem Nematocera, os representantes larvais têm a cabeça esclerotizada, as mandíbulas movem-se lateralmente e a pupa movimenta-se livremente. Na subordem Brachycera, as larvas não apresentam a cabeça individualizada, as mandíbulas movem-se para cima e para baixo, e a pupa desenvolve-se no interior da pele da larva de terceiro estágio.

A subordem Nematocera tem várias famílias importantes, do ponto de vista humano. Dentre elas, destaca-se a família Simuliidae, que corresponde aos borrachudos ou simulídeos (Fig. 48.6A), que sugam sangue como os mosquitos da família Culicidae. Do mesmo modo que os pernilongos, apenas as fêmeas são hematófagas e atacam mamíferos, incluindo o homem. Entretanto, as peças bucais dos borrachudos são diferentes das peças dos mosquitos, transformando-se para rasgar a pele do hospedeiro e sugar seu sangue, enquanto as peças bucais dos mosquitos perfuram a pele para aspirar o sangue. Os borrachudos da África transmitem a *Wuchereria bancrofti* e a *Onchocerca volvulus,* que causam, respectivamente, a filariose bancroftiana e a oncocercose no homem. No Brasil, foram associados à síndrome hemorrágica de Altamira, no Pará[8], uma vez que a ocorrência dos casos deu-se no período em que eram mais abundantes, picando as pessoas agressivamente. Nenhum agente etiológico foi identificado.

A fase imatura dos mosquitos e dos borrachudos ocorre no meio aquático. Os mosquitos se criam em água parada, ou seja, remansos de rios, lagos, lagoas e açudes ou outras coleções de água depositadas em recipientes ou vasilhames, para uso doméstico ou animal. Os borrachudos passam a fase imatura em água corrente de rios e riachos, fixados em folhas ou rochas, onde a água está sendo abundantemente oxigenada.

Os mosquitos de importância médica, especialmente algumas espécies do gênero *Anopheles, Aedes* e *Culex,* podem transmitir, respectivamente, malária (Cap. 16), arboviroses (dengue, febre amarela) e filarioses (Cap. 44). Alguns representantes do gênero *Mansonia, Aedes* e *Culex* podem causar incômodo, especialmente em áreas de recreação, como lagos, represas e rios.

Ainda menciona-se a família Ceratopogonidae, cujos insetos conhecidos como mosquito-pólvora (Fig. 48.65), hematófagos, podem transmitir filariose ao homem, no Norte da África e nas Índias ocidentais por *Acanthocheilonema perstans* ou *Manzonella ozzardi.* Na nossa região, a importância desses dípteros reside no grande incômodo devido às picadas, no período em que são mais abundantes. Na Amazônia, foram isolados arbovírus de representantes dessa família[3].

A subordem Brachycera inclui as famílias de dípteros usualmente denominados moscas. Nesse grupo, destacam-se aquelas que são hematófagas e as que se alimentam de material orgânico em decomposição e podem atuar como vetores mecânicos. Constituem um grupo diferenciado, representantes de algumas famílias que causam miíases.

Dentre as hematófagas, alguns representantes são da família Tabanidae, como *Tabanus sp* (Fig. 48.7), *Stomoxys calcitrans* e *Haematobia irritans.* A primeira espécie ataca principalmente o homem, enquanto as demais preferem o gado e alguns animais domésticos, provocando desconforto e prejuízo econômico, na medida em que afetam a produção bovina e leiteira.

DÍPTEROS CAUSADORES DE MIÍASES

Esse termo significa invasão de tecidos vivos do homem ou outros animais por larvas de dípteros. Na maioria das vezes, essa infestação é acidental ou facultativa, mas existem grupos de dípteros que, no estágio larvário, parasitam obrigatoriamente o corpo de algum animal.

As moscas causadoras de miíase facultativa compreendem um grupo extenso que comumente se cria em vegetais ou animais em estado de decomposição, na proximidade do am-

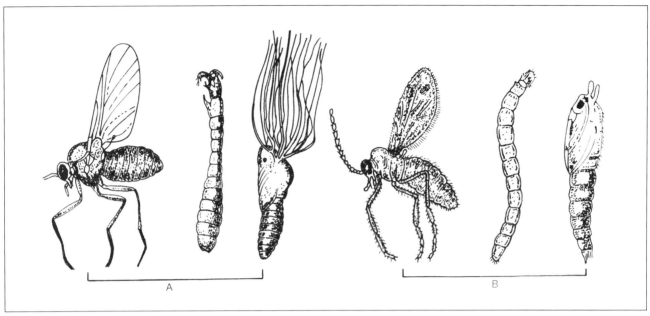

Fig. 48.6 — *Formas imaturas e adultos de (A) borrachudo Simulium ornatum; (B) mosquito-pólvora Culicoides impuctatus (Smart, 1948 e Hell, 1946).*

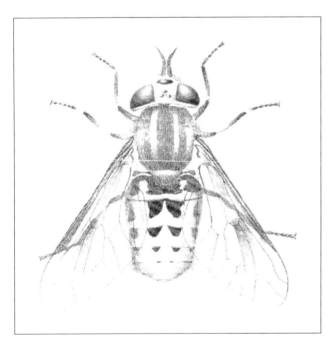

Fig. 48.7 — *Família Tabanidae: fêmea de Chrysops spp.*

biente ocupado pelo homem, não sendo encontradas na forma larvária em alimentos ou bebidas. No entanto, aquelas causadoras de miíase obrigatória frequentemente se alimentam de matéria orgânica em putrefação; um modo usual de infestação ocorre através de ovos ou larvas de primeiros estágios presentes em alimentos não-cozidos, queijos e frutas, podendo ser ingeridos pelo homem. Frequentemente, os insetos são destruídos no trato digestivo, mas muitas vezes eles sobrevivem e causam sintomas como dores, náuseas, vômitos e diarreia sanguinolenta. Entretanto, a via mais comum de infestação ocorre através da região perianal. As moscas são atraídas durante o ato de evacuação e podem ovipor nessa região. As miíases podem ocorrer também no trato urinário como em feridas expostas. Normalmente, as moscas envolvidas pertencem ao gênero *Fannia spp, Lucília spp, Calliphora spp, Sarcophaga spp* e *Cochliomyia hominivorax*. Uma espécie causadora de miíase obrigatória de modo singular é a *Dermatobia hominis* (Fig. 48.8), conhecida como mosca do berne. É encontrada em matas, não entrando em contato direto com o hospedeiro, mas utilizando outro inseto capturado durante o vôo e em cujo abdome seus ovos são aderidos. O inseto é um ectoparasito, um pernilongo ou carrapato, que irá exercer hematofagia em um hospedeiro vertebrado. Quando o mosquito pousa sobre o vertebrado para sugar seu sangue, os ovos de *D. hominis* eclodem e as larvas penetram em sua pele, aí permanecendo até o desenvolvimento pupal, quando caem no solo.

ARTRÓPODOS CAUSADORES DE REAÇÕES ALÉRGICAS E ENVENENAMENTO

Muitos artrópodos liberam veneno ou toxinas como mecanismo de defesa ou de predação. Os organismos mais conhecidos nessa categoria são abelhas, vespas, formigas, escorpiões e aranhas. Os venenos podem ser substâncias simples, como ácido fórmico, no caso das formigas, ou proteínas complexas de maior peso molecular. Os sintomas podem variar de uma reação local suave a efeitos neurotóxicos agudos. Geralmente, as picadas de abelhas, vespas e formigas (ordem Hymenoptera) são letais apenas para pequenos animais. As picadas de abelhas africanas *(Apis mellifera adansonii)* e de aranhas como a viúva-negra *(Latrodectus spp)* ou escorpiões *(Tityus serrulatus)* podem ocasionar, respectivamente, choque anafilático e morte.

Outra forma de defesa química são os pêlos urticantes das lagartas e cordas das mariposas da família Saturniidae

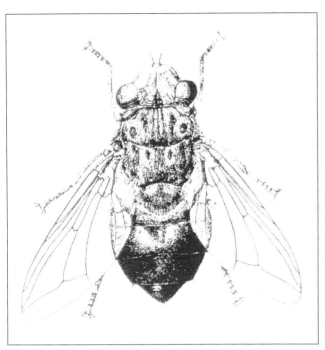

Fig. 48.8 — *Mosca do berne, Dermatobia hominis (Cushman, 1979).*

(Hylesia sp, Dirphia sp, Automeris sp), causadoras de dermatites agudas[1,4]. As picadas por alguns insetos hematófagos como os simulídeos também podem causar forte prurido e dermatites, dependendo da sensibilidade do indivíduo afetado.

BIBLIOGRAFIA

1. Glasser CM, Cardoso JL, Carreri-Bruno GC et al. Surtos epidêmicos de dermatite causada por mariposas do gênero Hylesia (Lepidoptera, Hemileucidae) no Estado de São Paulo, Brasil. Rev Saúde Pública, 27(3):217-20, 1993.
2. Harwood RF, James MT. Entomology in human and animal health, 7th ed. Macmillan Publ Co, Inc, 548, 1979.
3. Hervé JP, Dégallier N, Travassos da Rosa APA et al. Aspectos ecológicos ds arboviroses. In: Instituto Evandro Chagas, 50 anos de contribuição às ciências biológicas e à medicina tropical.
4. Joerg ME. Nota prévia sobre el princípio activo urticante do Hylesia nigricans (Lepidoptera, Hemileucidae) y las dermitis provocadas por el mismo. In: Reunion Sociedad Argentina de Patologia Regional del Norte, 8ª, Jujuy. Anais. Buenos Aires: Universidad de Buenos Aires, s.d.p. 482-495, 1933.
5. Pinheiro FP, Bensabath G, Freitas RB, Costa-Junior D. Síndrome hemorrágica de Altamira. In: Instituto Evandro Chagas, 50 anos de contribuição às ciências biológicas e à medicina tropical. Belém: Ministério da Saúde, Fundação Serviços de Saúde Pública, 2:795-98, 1986.
6. Ross HH, Ross CA, Ross JRP. A textbook of entomology, 4ª ed. New York: John Wiley & Sons, 666, 1982.

PARTE V

APÊNDICE

49 Procedimentos Técnicos em Parasitologia

Benjamin Cimerman
Sérgio Cimerman

EXAME PARASITOLÓGICO DE FEZES

As amostras fecais são examinadas para detectar a presença de trofozoítos, cistos e oocistos de protozoários, ovos e larvas de helmintos.

Quando as fezes não podem chegar rapidamente ao laboratório, há necessidade do uso de conservantes, que são:
— *Formol 10%:* as fezes devem ser homogeneizadas neste conservante na proporção de uma parte de fezes para duas partes de formol 10%:
  • formalina (formaldeído neutro) 100 ml;
  • água destilada 900 ml;
— *MIF* (mertiolato, iodo e formol) — utilizar uma parte de fezes para duas partes de conservante:
  • água destilada 50 ml;
  • sol. mertiolato ou mercúrio cromo a 2% 50 ml;
  • formalina 5 ml;
  • glicerina 1 ml;
— *SAF:* é muito útil para a conservação de material proveniente de fezes formadas (pastosas), bem como para fezes diarréicas. Por esta característica, substitui com vantagens o fixador de Schaudinn para a execução da técnica de hematoxilina férrica, já descrita anteriormente:
  • acetato de sódio 1,5 g;
  • ácido acético 2,9 g;
  • formol a 40% 4,0 ml;
  • água destilada 92,5 ml.

Obs.: Qualquer conservante de fezes ou sedimento oriundo destas sempre deverá ser usado na proporção de duas partes de conservante para uma de fezes.

O exame microscópico serve para o diagnóstico de vários parasitos, e sua eficiência varia em função de cada método, os quais descrevemos a seguir.

Método Direto A Fresco
Princípio

Exame direto de fezes obtidas naturalmente ou pelo emprego de laxativos. Este método é utilizado na pesquisa de cistos, trofozoítos de protozoários e ovos de helmintos, devendo ser executado o mais rápido possível, pois os trofozoítos são muito sensíveis e degeneram em pouco tempo.

Técnica

A pesquisa deve ser feita com objetiva de médio e grande aumento, entre lâmina e lamínula, diluindo, se necessário, em solução salina.

Método da Hematoxilina Férrica[2,5]
Princípio

Utilizado para a fixação de protozoários intestinais, nas formas císticas e trofozoíticas.

Técnica

— Colocar mais ou menos 4 ml de mistura de fezes em um tubo de ensaio e centrifugar a 1.500 r.p.m. por dois minutos.
— Desprezar o sobrenadante.
— Colocar três gotas de soro inativado e misturar bem.
— Fazer em lamínula um esfregaço fino. Colocar no Schaudin ou Saff por 15 minutos.
— Álcool iodado — um minuto.
— Álcool 95% — um minuto.
— Água corrente — um minuto.
— Alúmen de ferro — três minutos.
— Água corrente — um minuto.
— Hematoxilina férrica — cinco minutos.
— Água corrente — um minuto.
— Diferenciador — até atingir uma cor acinzentada.
— Água corrente — dois minutos.
— Álcool 95% — dois minutos.
— Álcool absoluto — dois minutos.
— Álcool creosoto — dois minutos.
— Creosoto de faia — dois minutos.

— Montagem em bálsamo-do-canadá ou resina.

Obs.: Toda a confecção é feita em lamínula, sendo que somente a montagem é que será feita da lamínula na lâmina. Tomar o cuidado de não fixar a lamínula invertida na lâmina; esta deve estar com o esfregaço para baixo.

MÉTODO DE FAUST E COLS.

Princípio

Centrífugo-flutuação em sulfato de zinco (ZnSO$_4$) a 33% com densidade 1.180.

Este método é utilizado para a pesquisa de cistos de protozoários e ovos leves de helmintos.

Técnica

Adicionar cerca de 2 g de fezes em um béquer ou borrei contendo água e homogeneizar a mistura. Por meio de um funil, com uma gaze dobrada em quatro, filtrar a mistura para um tubo de Wassermande 16 x 10mm (Fig. 49.1). Centrifugar o material durante um minuto a 2.500 r.p.m. Desprezar o sobrenadante, homogeneizar a mistura, completar com água e centrifugar novamente; proceder assim até que o líquido sobrenadante apresente-se claro e transparente. Decantar o líquido, homogeneizar, acrescentar a solução de sulfato de zinco e centrifugar a 2.500 r.p.m. durante um minuto. Com uma alça de platina ou cromo-níquel, retirar uma gota de superfície do líquido e colocar sobre uma lâmina (Fig. 49.2). Adicionar uma gota de lugol ao material a ser examinado, cobrir com uma lamínula (24 x 32 mm) e observar ao microscópio.

MÉTODO DE RITCHIE OU FORMOL-ÉTER[2,5]

Princípio

Centrífugo-sedimentação pelo formol-éter.

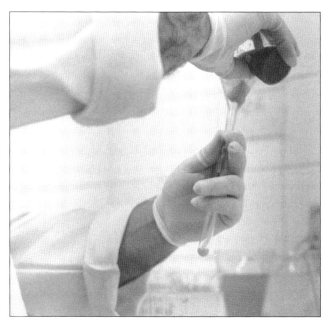

Fig. 49.1 — *Método de Faust e cols.* — *filtração para tubo de ensaio.*

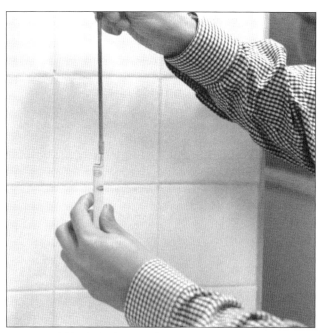

Fig. 49.2 — *Método de Faust e cols.* — *retirada da película superficial.*

É utilizado para evidenciar cistos de protozoários e ovos de helmintos.

Técnica

Misturar, em um béquer ou borrel, uma parte das fezes em 10 partes de água, coar o material em uma gaze dobrada quatro vezes para um tubo de centrifugação de 15 ml. Centrifugar por um minuto a 2.000 r.p.m. e decantar o sobrenadante, lavar o sedimento em água, repetindo a centrifugação e a lavagem; após, decantar o sobrenadante. Juntar ao sedimento 10 ml de uma solução de formol a 7,5%. Deixar em repouso por 20 a 30 minutos. Juntar a este preparo 3 ml de éter, tampar o tubo e agitar vigorosamente para emulsionar as gorduras fecais. Centrifugar novamente a 1.500 r.p.m. por um minuto. Limpar os detritos superficiais da parede do tubo com um bastão contendo algodão em uma ponta. Decantar a mistura sobrenadante, colher do tubo o material e colocar em lâmina, adicionar uma gota de lugol, cobrir com uma lamínula (24 x 32 mm) e examinar ao microscópio.

MÉTODO DE HOFFMANN PONS & JANER OU LUTZ[3]

Princípio

Sedimentação espontânea em água.

É utilizado para evidenciar ovos pesados de helmintos quando a sedimentação ficar por um período de tempo de, no mínimo, uma hora, e para os ovos leves de helmintos e cistos de protozoários quando a sedimentação for por um período de 24 horas.

Técnica

Adicionar cerca de 2 g de fezes em um béquer ou borrel contendo água e homogeneizar o material. Coar esta suspensão em funil de vidro através de uma gaze dobrada em quatro, recolher o material em um recipiente cónico apropriado (copo de sedimentação), no qual ocorrerá a sedimentação, em geral após uma a 24 horas. Recolher do fundo do copo cerca de 50 mm³ de sedimento utilizando uma pipeta de Pasteur ou um canudo, tamponando-o com o dedo indicador (Fig. 49.3).

Depositar o sedimento em lâmina, adicionar uma gota de lugol, cobrir com uma lamínula e observar ao microscópio.

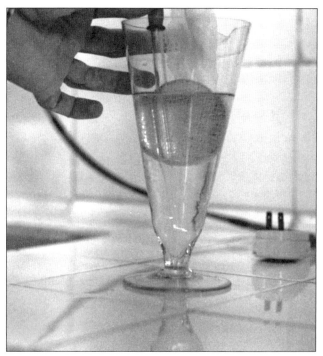

Fig. 49.4 — *Método de Rugai.*

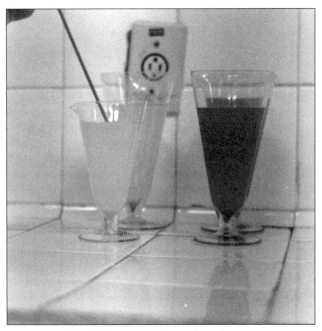

Fig. 49.3 — *Método de Lutz — copos de sedimentação.*

MÉTODO DE RUGAI E COLS.[6]

Princípio

Evidenciação de larvas de helmintos através do hidrotropismo positivo e termotropismo positivo das mesmas.

É utilizado para a pesquisa de larvas de *Ancilostomídeos* e *Strongyloides stercomlis*.

Técnica

Estender sobre a abertura de um recipiente metálico, que contém fezes, um pedaço de gaze dobrada quatro vezes, repuxando as bordas para trás. Colocar este recipiente com a gaze em um copo cónico (copo de sedimentação) e adicionar ao mesmo água aquecida à temperatura de 42°C até que a mesma cubra totalmente o recipiente metálico. Deixar em repouso por uma hora. Durante este tempo, as larvas dirigir-se-ão para o fundo do copo de sedimentação pelo seu hidrotropismo e termotropismo positivos. Introduzir uma pipeta Pasteur de ponta fina ou canudo plástico até o fundo do copo e aspirar o sedimento; em seguida, depositá-lo em um vidro de relógio e examinar em microscópio entomológico ou lupa. Não acrescentar lugol, pois este imobilizará as larvas, prejudicando a leitura (Fig. 49.4).

MÉTODO DE BAERMANN-MORAES PARA EXTRAÇÃO DE LARVAS[2,5]

Princípio

Evidenciação de larvas de helmintos através do hidrotropismo e termotropismo positivo das mesmas.

É utilizado para a pesquisa de larvas de *Ancilostomídeos* e *Strongyloides stercorulis*.

Técnica

Tomar 8 a 10 g de fezes e, com o auxílio de um palito ou bastão de vidro ou metal, espalhar sobre a tela metálica que deverá estar coberta com um pequeno pedaço de gaze de 5 a 6 cm de diâmetro.

A gaze estará recobrindo a tela que, por sua vez, estará sobre um funil de vidro. Colocar água a 42-45°C no funil até que cubra parcialmente as fezes contidas na gaze sobre a tela (Fig. 49.5).

Após uma hora, abrir a presilha que fecha o tubo de borracha que está na ponta do funil e deixar escapar 5 a 7 ml de líquido para um vidro de relógio.

Examinar em um microscópio entomológico ou lupa.

MÉTODO DE WILLIS[5]

Princípio

Flutuação em solução saturada de cloreto de sódio (NaCl).

É utilizado para evidenciar ovos leves de helmintos.

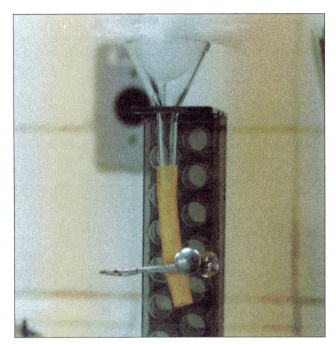

Fig. 49.5 — *Método de Baerman.*

Técnica

Colocar na metade de uma pequena latinha para fezes de 3 cm de diâmetro, cerca de 1 g de fezes e misturá-las com um pouco da solução saturada de NaCl. Colocar sobre a borda da latinha uma lâmina comum e ir completando o volume até que este toque a superfície inferior da lâmina. Deixar repousar por um a cinco minutos. Levantar a lâmina, invertendo-a rapidamente para evitar a queda do material em suspensão, adicionar uma gota de lugol, cobrir com uma lamínula e observar ao microscópio.

MÉTODO SO *SWAB* ANAL OU FITA DUREX[2,5]

Princípio

Utilizado para a pesquisa de ovos de *Enterobius vermicularis*.

Técnica

Cortar um pedaço de 8 a 10 cm de fita adesiva transparente (durex), colocar a mesma com a parte adesiva para fora sobre um tubo de ensaio. Apor a parte adesiva da fita na região perianal do paciente várias vezes, circundando toda a região perianal. Colar a fita adesiva a uma lâmina comum e observar ao microscópio.

MÉTODO DE KATO MODIFICADO POR KATZ[4]

Princípio

Quantificação de ovos de helmintos através de solução de verde-malaquita glicerinada.

Técnica

Colocar sobre um pedaço de papel higiênico uma parte de amostra fecal a ser examinada. Usando uma tela plástica ou metalizada de urdume e malhas especiais, comprimi-la sobre o material fecal; a função desta tela é filtrar as maiores impurezas fecais. Retirar as fezes que passaram pela tela e transferir com o auxílio de uma espátula plástica para o orifício de um cartão plástico colocado sobre uma lâmina de vidro, preenchendo completamente este orifício. Retirar o cartão plástico, obtendo sobre a lâmina aproximadamente 42 mg de fezes. Colocar sobre este material uma lamínula especial de celofane previamente embebida em solução de verde-malaquita glicerinada, inverter a lâmina e comprimi-la cuidadosamente sobre um papel absorvente. Aguardar cerca de uma hora e examinar ao microscópio, fazendo a contagem específica de todos os ovos encontrados em toda a lâmina (Fig. 49.6).

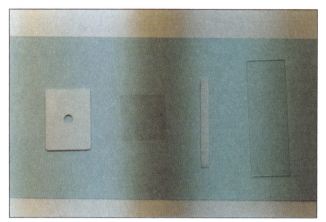

Fig. 49.6 — *Método de Kato-Katz.*

O número de ovos encontrados deverá ser multiplicado por 24, que é um fator de correção, obtendo-se os ovos dos helmintos por grama de fezes:

$$F = N^{\underline{o}}\ ovos \times \frac{1.000}{42}$$

MÉTODO DE STOLL-HAUSHEER[2,5]

Princípio

Quantificação de ovos de helmintos através de uma solução de NaOH 1/10N.

Técnica

Utilizamos um frasco tipo Erlenmeyer, cujo gargalo contém duas marcas, uma indicando 56 cm³ e outra superior, indicando 60 cm³. Encher o vidro ou frasco com a solução de NaOH de normalidade 1/10 até a marca de 56 cm³, em seguida completar com as fezes até a marca de 60 cm³; assim teremos uma diluição de 1/15. Adicionar ao frasco 10 pérolas de vidro, tampar com rolha e em seguida agitar vigorosamente o frasco para a obtenção de uma suspensão homogênea do material. Deixar em repouso por 12 a 24 horas. Após este período de repouso, agitar novamente o material e retirar com uma pipeta 0,15 cm³ da suspensão e colocar em uma lâmina; adicionar uma gota de lugol e cobrir com uma lamínula 24 x 32 mm, levar ao microscópio e examinar toda a lâmina, contando os ovos nela encontrados. Multiplicar o número de ovos obtidos por 100 (fator de correção), obtendo o número de ovos por grama de fezes.

COLORAÇÃO DE KINYOUN MODIFICADA[2]

— Fazer esfregaço com as fezes.
— Deixar secar no ar.
— Fixar com metanol por um a três minutos.
— Corar com corante de Kinyoun por um a cinco minutos.
— Lavar com água corrente.
— Descorar com H_2SO_4 a 10%, até que o esfregaço fique cor-de-rosa.
— Lavar com água corrente.
— Corar com verde-brilhante a 0,5% durante um minuto.
— Lavar com água corrente.
— Secar.
— Observar ao microscópio.

Os oocistos se coram em vermelho heterogêneo e com falhas; os fungos não-álcool-ácido-resistentes coram-se em azul ou verde, e os fungos álcool-ácido-resistentes coram-se em vermelho homogêneo sem falhas.

Corante de Kinyoun

Fucsina básica 4 g
Cristais de fenol 8 g
Álcool a 95° 20 ml
Água destilada 100 ml

MÉTODO DA TAMIZAÇÃO DAS FEZES[5]

Usado para a pesquisa de anéis de *Taenia* e de pequenos helmintos.

As fezes colhidas (deve-se usar a evacuação total) em um recipiente apropriado são misturadas em água até formarem uma suspensão homogênea; depois serão tamizadas em peneira de malha suficientemente fina, para não permitir a passagem dos helmintos que se quer colher.

MÉTODO DA IDENTIFICAÇÃO RÁPIDA DE ANÉIS DA *TAENIA*[5]

Os anéis da *Taenia* colhidos através da tamização, após lavagem em água serão imersos em solução de ácido acético durante três a cinco minutos para posterior identificação. Após este tempo, colocar os anéis entre duas lâminas e vedar as laterais das lâminas com fita adesiva ou fita crepe.

Observar com a vista desarmada ou utilizando uma ocular de 10 X invertida, os tipos de ramificações encontradas nos anéis; com isto se diferenciam os anéis de *Taenia saginata* dos de *Taenia solium*.

BIÓPSIA RETAL[5]

Os fragmentos do intestino são retirados por retossigmoidoscopia e comprimidos delicadamente entre duas lâminas, sem qualquer fixação ou coloração. Os ovos são visualizados por transparência ao microscópio.

EXAME PARASITOLÓGICO DE SANGUE[2]

Para pesquisa de malária, filarias, tripanossomas, leishmânias, utilizamos esfregaço de sangue, que pode ser fino ou gota espessa, conforme o parasito a ser pesquisado. Os corantes mais utilizados são os derivados do Romanowsky, tais como Giemsa e Leishman.

Pode ser colhido sangue de polpa digital (tem maior positividade), lobo da orelha ou punção venosa colocando EDTA. No caso de *Plasmodium sp*, o ideal é a colheita no início do pico febril ou imediatamente anterior a este; se negativo, mais coletas em fases diferentes do ciclo. Para *Trypanosoma cruzi*, uma amostra a cada quatro dias, durante cinco a seis meses, se negativo. No caso de microfilária, deve ser realizada, preferencialmente, entre 23 e quatro horas devido a sua periodicidade noturna.

TÉCNICA DO ESFREGAÇO

Colocar gota de sangue na extremidade da lâmina, formando ângulo menor que 45°, o sangue é distendido por capilaridade e impulsionado com movimento rápido e leve para a frente, formando um esfregaço delgado. Deixar a lâmina secar à temperatura ambiente. Cobri-la com corante de Leishmann por cinco minutos. Diluir com água e deixar por cinco minutos. Lavar cuidadosamente com água corrente. Limpar a lâmina e deixar secar.

TÉCNICA DA GOTA ESPESSA

Com o sangue coletado da polpa digital, deve-se fazer um quadrado de 1 cm, tomando o cuidado de realizar movimentos de vaivém para desfibriná-lo. Após estar seca, a lâmina deve ser desemoglobinizada mergulhando em uma vasilha com água destilada, durante 10 minutos. Retirar, deixar secar, fixar com álcool metílico e corar pelo Giemsa.

CUIDADOS

A amostra deve ser encaminhada ao laboratório no período máximo de três horas. As lâminas devem estar cuidadosamente limpas e secas.

As lâminas de gota espessa devem ser confeccionadas sem ter havido contato do sangue com o anticoagulante.

Para pesquisa de microfilária é necessário repouso horizontal (dorsal) do paciente.

BIBLIOGRAFIA

1. Faust EC, Sawitz W, Tobie J et al. Comparative efficiency of various technics for diagnosis of protozoa and helminths in feces. J Parasitol, 25:241-62, 1939.
2. Girard de Karninsky R. Manual de parasitologia: técnicas para laboratórios de atención primaria de salud. Ed. Rossany Auceda F. Tegucigalpa: OPS, 1996.
3. Hoffman WA, Pons JA, Janer JL. Sedimentation, concentration method in Schistosomiasis mansoni. Puerto Rico: J Publ Hlth, 9:283-91, 1934.
4. Katz N, Chaves A, Pellegrino J. A simple device quantitative stool ticksmear technique in Schistosomiasis mansoni. Rev Inst Med Trop S Paulo, 14:397-400, 1972
5. Oliveira Lima A, Benjamin Soares J, Greco JB et al. Exame de fezes. In: Métodos de laboratório aplicados à clínica, 7ª e d. Rio de Janeiro: Editora Guanabara Koogan, 5.15-5.45, 1992.
6. Rugai E, Mattos T, Brisola AP. Nova técnica para isolar larvas de nematóides das fezes: modificações do método de Baerman. S Paulo: Rev Inst A Lutz, 14:5-8, 1954.

Índice Remissivo

A

Abdome, 343
   agudo, 275
   distendido, 275
   proeminente, 274
   silencioso, 275
Aborto, risco de, 149
Abscesso(s)
   crônicos de conduto auditivo, 328
   de mastóide, 328
   extradurais, 328
   filáricos, 315
   hepático
      amebiano, 120
      ascaridiano, 274
   subcutâneo, 72
Acanthamoeba, ceratites por, 130
Acanthocheilonama
   perstans, 347
   viteae, 317
Ação do parasito sobre o hospedeiro, mecanismo de, 3
   alergizante, 3
   compressiva, 3
   destrutiva, 3
   espoliadora, 3
   obstrutiva, 3
   tóxica, 3
Ácaros causadores de sarna do gênero *Sarcoptes*, 344
Acetato
   de octreotida, 184
   de sódio, 353
Acidentes vasculares cerebrais, 234
Ácido(s)
   acético, 328, 353
   acetilsalicílico, 50
   fólico, 25, 255
   fórmico, 348
   graxos, 25
      voláteis, 276
   nalidíxico, 199
   nucléicos, 339
   paraminobenzóico, 142
   periódico de Schiff, 131
   ribonucléicos, corantes de, 144

Acridina-orange, técnica de coloração de, 184
Actinomicose, 328
Acúleos, 249
Adams-Stokes, fenômeno de, 94
Adenites piogênicas, 328
Adenoma de hipófise, 328
Adenomegalia, 281
Adenopatia regional, 43
Adinamia, 212
Adventícia, 249
Aedes, 314
   aegypti, 345
   polynesiensis, 314
Aforismos de Hipócrates, 246
Ágar, método do, em placa, 300
Agentes
   físicos, 271
   químicos, 271
Aglutinação, reação de, 276
Agregação dos glóbulos vermelhos, 145
Água
   contaminada, 286, 297
   destilada, 353
AIDS, 30, 130, 156, 187 (v.t. HIV)
   infecções oportunistas na, 300
   toxoplasmose ocular em pacientes com, 172
Akodon, 37
Alanina aminotransferase, 219
Albendazol, 26, 301, 308, 312, 330
Albumina, nível sérico de, 287
Álcool
   absoluto, 31, 353
   creosoto, 353
   etílico, 322
   iodado, 353
Álcool-acetona, 31
Alcoolismo crônico, 297
Alfaquitina, 186
Alimentação
   holofítica, 21
   holozóica, 21
   rica em ferro, 289
   saprozóica, 21
Alimentos
   contaminados, 286, 297

ingestão de, 232
desinfecção de, 278
Alopurinol, 51, 72
Alteração(ões)
da consciência, 234
do hábito intestinal, 287
motoras nos membros inferiores, 235
sensitivas nos membros inferiores, 235
urogenitais, 29
Alvéolos, 272
pulmonares, 280, 297
Amamentação, transmissão através da, 288
Aman, lactofenol de, 328
Amblyomma maculatum, 152
Ameba(s)
cistos de, 278
de vida livre, 127-134
diagnóstico clínico, 129
ceratites por *Acanthamoeba,* 130
encefalite amebiana granulomatosa, 130
meningoencefalite amebiana primária, 129
diagnóstico laboratorial, 130
análises isoenzimáticas e perspectivas, 131
coleta e exame direto, 130
exame do líquido cefalorraquidiano, 130
exame histológico, 131
imunodiagnóstico, 131
isolamento e cultivo, 131
epidemiologia, 129
morfologia e biologia, 127
Balamuthia mandrillaris, 128
do gênero *Naegleria,* 127
espécies de *Acanthamoeba,* 128
patogenia, 128
patologia, 128
profilaxia, 132
tratamento, 131
não-patogênica, 124
parasitas do homem, 122
classificação, 122
entamoeba
gingivalis, 125
histolytica-like, tipo Laredo, 125
família *dientamoebidae,* 125
gênero
endolimax, 125
entamoeba, 122
iodamoeba, 124
Amebíase, 108-121
diagnóstico laboratorial, 118
testes inespecíficos, 119
bioquímica do sangue, 119
exames endoscópicos, 119
exames por imagem, 119
hemograma, 119
testes sorológicos, 118
Entamoeba histolytica, 108-115
profilaxia, 120
quadro clínico, 116
extra-intestinal, 117
intestinal, 116
ameboma, 117
colite disentérica, 116
colite não-disentérica, 117
colite necrotizante, 116
tratamento, 120

amebicidas
de contato, 120
tissulares, 120
Ameboma, 117
Aminoácidos, 216, 277
Aminoglicosídeos, 302
Aminosidina, 51, 72
Amodiaquina, 147
Amostras fecais, 270, 289, 300
pesquisa de larvas em, 300
Ampola de Vater, 261, 274
Ampullaria, 267
Analgésicos, 312
Anastomoses gastrointestinais, 301
Ancilostomíase, 284-290
biologia, 285
classificação e morfologia, 284
ancylostoma
ceylanicum, 284
duodenale, 284
necator americanus, 285
conceito, 284
diagnóstico, 288
epidemiologia, 287
frequência de infecção, 288
mecanismo de infecção, 288
origem e disseminação, 287
histórico, 284
patogenia, 286
profilaxia, 289
tratamento, 289
Ancilostomídeos, 4, 204, 270, 276, 355
adultos, 286
ciclo biológico de, 285
larvas, 278
migração de, através dos pulmões, 287
rabditóides de, 294
sobrevivência de, 286
Ancylostoma
braziliense, 284
larvas de, 291
caninum, 279, 284
ceylanicum, 284
duodenale, 284
Ancylostomatidae, 284
Ancylostominae, 284
Anéis da *Taenia,* método de identificação rápida de, 357
Anemia
aguda, 145
botriocefálica, 263
discreta, 219
grave, 61
hipocrômica, 287, 308
megaloblástica, 255
microcítica, 287, 308
hipocrômica, 289
Aneurismectomia, 102
Anfíbios, 293
Anfotericina B, 49, 72, 131
reações adversas, 50, 72
Angiostrongilose
abdominal, 337-340
ciclo de vida, 337
diagnóstico, 339
epidemiologia, 337
manifestações clínicas, 339

morfologia, 337
    patologia, 338
    quimioterapia da, 339
    transmissão, 337
    tratamento, 339
        intestinal, 339
Angiostrongylus costaricensis, 337
Anguillula intestinalis, 293
Animais infectados, 266
Animais, parasitas de, 316, 317
    Acanthocheilonema viteae, 317
    Brugia pahangi, 317
    Dirofilaria immitis, 317
    Litomosoides carinii, 317
    que podem infectar o homem, 316
        Dirofilaria
            immitis, 316
            repens, 316
            spectans, 316
            striata, 316
            tenuis, 316
            ursi, 316
        Meningonema peruzzi, 316
        Setaria equina, 316
Annelida, 343
Anofelino, 150
Anopheles, 139, 314
    darlingi, 149
Anoplura, 345
Anorexia, 27, 50, 196, 218, 268, 335, 339
Anóxia, 145
    tecidual, 146
Anticonvulsivantes, 237
Anticorpos
    antimaláricos, 147
    anti-*Toxocara,* 281
    monoclonais, ensaio imunoenzimático com, 318
    séricos de *Strongyloides stercoralis,* 301
Antidiarréicos, 298
Antiespamódicos, 277
Antiinflamatórios hormonais, 237
Antifolatos, 142
Antígenos
    de filaria circulantes, detecção de, 318
    de *Keylimpet haemocyanin,* 213
    estreptocercarianos, 316
    leucocitários humanos, sistema de, 232
    metabólicos, 286
    Taenia-específicos, 224
Anti-helmínticos, 308
Anti-IgM, 170
Antimicrobianos, uso de, 302
Antimoniais pentavalentes, 48, 70
    reações adversas, 49
Antimoniato de N-metil-glucamina, 49
Antroponose, 10
    urbana, 41
Antropozoonose, 152
Ânus, 297
Aparelho
    de Golgi, 111, 186
    digestivo, 200, 201, 203
    excretor, 203
    genital, 293
        do tipo anfidelfo, 295
        feminino, 201, 201
        masculino, 201, 201
    reprodutor, 204
        feminino, 204
        masculino, 204
    respiratório, infecção do, 274
Apêndice cecal, 274, 305
    perfuração do, 275
    quitinosos, 284
Apendicectomia, 338
Apendicite, 196, 223, 274, 305
Apetite, modificações do, 287
Apis mellifera adansonii, 348
Aqueduto de Sylvius, 231, 330
Aracnoidite, 230
    difusa, 330
Arboviroses, 347
Arco 5 de Capron, 253
Áreas
    endêmicas, 288
    heperendêmicas, 288
Arritmias, 81
    extra-sistólicas, 90
Artemeter, 148
Artemisinina, derivados da, 148
Artéria(s)
    do cordão espermático, 339
    mesentérica, 339
Artrite, 316
Artrópodos, 343-349
    causadores de reações alérgicas e envenenamento, 348
    dípteros causadores de miíases, 347
    ectoparasitas, 344
    origem e desenvolvimento, 343
    parasitas e vetores, 344
    principais ordens de insetos de importância médica, 345
        ordem
            Diptera, 347
            Hemiptera, 346
            Phtiraptera, 345
            Siphonaptera, 346
Árvore
    biliar, 251
    brônquica, 275
Ascarídeo, larvas de, parasitismo por, 279
Ascaridíase, 270-278
    biliar, 277
    ciclo biológico, 258, 271
    diagnóstico, 275
    epidemiologia, 259, 273
    estados convulsivos na, 274
    estudo da epidemiologia e do controle da, 273
    intestinal, papel da, no agravamento da má nutrição, 274
    manifestações
        clínicas, 260, 274
        pulmonares na, 276
    medidas de controle contra a, 277
    morfologia, 257, 270
    não-complicada, 274
    parasito, 257, 270
    profilaxia, 277
    pulmonar aguda, 274
    surtos de, 273
    tratamento, 276, 278
        mebendazol, 277
        pamoato de pirantel, 277
        sais

    de piperazina, 276
    de tetramisol ou levamisol, 277
Ascaridiose, 3
Ascaris
 lumbricoides, 3, 202, 257, 270, 321, 329
  ciclo biológico do, 259, 272
  classificação sistemática do, 270
  ovos de, 273
 metabolismo do, 277
 oclusão intestinal por, tratamento, 277
 prevalência da infecção por, 277
 suum, 272
  larvas do, 272
 transmissão neuromuscular do, 277
Ascite, 94, 251, 299, 335
 linfática, 317
 quilosa, 317
Aspartato aminotransferase, 219
Aspiração gástrica contínua com sonda nasogástrica, 277
Aspirado(s)
 biliar mediante sondagem duodenal, 219
 duodenais, 188
Astenia, 146, 212, 256, 268
Ataques epileptiformes, 263
Ataxia cerebelar, 328
Átrio genital, 201
Auramina-carbolfucsina, técnica de coloração, 184
Auramina-rodamina, técnica de, 176
Auto-infecção
 externa, 297
 interna, 297
Automeris sp., 348
Autópsia, 328
Aves, 293
Axonemas, 23
Azetídina, 216
Azitromicina, 149, 185
Azul-de-metileno fosfatado, solução de, 135

B

Babesia
 bovis, 152
 divergens, 152
 microti, 152
Babesiose, 152-154
 agente etiológico, 152
 ciclo biológico, 152
 conceito, 152
 diagnóstico, 153
 epidemiologia, 152
 morfologia, 152
 profilaxia, 154
 quadro clínico, 153
 tratamento, 153
Bacilos Gram-negativos, 31
Baço
 cisto do, 251
 hiper-reativo da malária, 147
Bacteremia, 299
Bactérias
 carreamento de, 287
 Gram-negativas, meningite por, 300
 intestinais, 299
Bacteriologia, 343

Bacterioscopia, 31
Bacteroides symbiosos, 109
Baermann-Moraes, método de, 300
 para extração de larvas, 355
Balamuthia mandrillaris, 128
Balantidíase, 195-197
 aspectos
  clínicos e anatomopatológicos, 196
  epidemiológicos, 195
 diagnóstico laboratorial, 196
 etiopatogenia, 195
 medidas de prevenção e controle, 197
Balantidíase, tratamento, 196
Balantidium
 coli, 20, 195
  trofozoíto de, 22
 não patogênica, 195
Balantidose, 195
Bálsamo-do-canadá, 353
Bancroftose, transmissão da, 314
Banocide, 330
Barbeiros triatomídeos, 344
Bartolinites, 32
Bebidas alcoólicas, uso de, 299
Benzimidazólico, 308
Benzonidazol, 101
Berne, mosca do, 349
Bico de Bunsen, 30
Bilirrubinemia, 219
Biologia
 de *Toxocara canis,* 279
 molecular, técnicas de, 188, 273
Biomphalaria
 glabrata, 208
 straminea, 210
 tenagophila, 210
Biópsia(s)
 duodenais, 198
 estereotáxica via transnasal, 330
 jejunal, 176
 muscular, 311
 retal, 357
Bitionol, 220, 256
Blastocistose, 190-194
 biologia, 191
 diagnóstico laboratorial, 192
  exame de fezes, 192
  imunológico, 192
 epidemiologia, 191
 morfologia, 190
  forma(s)
   amebóide, 191
   cística, 191
   granular, 190
   multivacuolares e avacuolares, 190
   vacuolar, 190
 patogenia, 191
 prevenção, 193
 quadro clínico, 191
 transmissão, 192
 tratamento e controle, 192
Blastocrithidia triatomae, 78
Blastocystis hominis, 190
Blastômeros, 285
Bloqueio
 de fluxo liquórico, 234

neuromuscular do tipo despolarizante, 277
Boca, parasita da, 125
Bock e Drbohlav, meio de, 109
Boeck, meio de, 196
Bolsa escrotal, 315
Boophilus microphus, 153
Borrelia burgdorferi, 153
Bovinos, 215
    zoonose em, 216
Brachycera, 347
Bradizoíto e seu cisto, 158
Brahmachari, reação, 70
Broncopneumonia bacteriana, 300
Bronquíolos, 272
Brônquios, 272, 327
Bronquite, 223, 274
Brown-Breen, técnica de, 188
Brown-Hopps, técnica de, 188
Brugia
    beaveri, 316
    guyanensis, 316
    malayi, 315
    pahangi, 317
    timori, 315
Brumpt, método de, 300
Bulbo, 294
    esofagiano, 304
Bunostomum phlebotomum, 291
Bunsen, bico de, 30

C

Calabar, tumores de, 315
Calazar, 61, 212
Calcificações cerebrais, 88
Calcofluor white, técnica de, 131
Calliphora spp., 348
Calomys callosus, 326
Canal(is)
    alimentar de carnívoros, 327
    anal, 266
    biliares, 216
        hiperplasia dos, 216
    de Laurer, 201
    de Wirsung, 3, 261, 274
    ejaculador, 204
    ginecóforo, 206
Câncer de colo de útero, 32
Cancro, 107
Cão(es), 265
    ovos de nematóides de, 274
    parasitas, 316
        intestinais de, 284
Capilares
    hepáticos, 246
    linfáticos, 298
    pulmonares, 246
Caprinos, zoonose em, 216
Capron, arco 5 de, 253
Cápsula
    bucal, 284
    de Glisson, 209, 215
Caquexia, 67
Caratopogonidae, 347
Carbasona, 196

Carcinoma, 191, 297
Cardiomegalia, 81
Cardiotomia extramucosa de Heller, 103
Cariossoma, 20, 123
Cariótipos, estudo dos, 272, 273
Carnívoros, 216
Catarata secundária, 315
Cavalo, parasita de, 316
Cavia porcellus, 326
Cavidade(s)
    peritoneal, 215
    serosas, filaríase de, 317
    ventriculares, dilatação das, 330
CD36, 145
Ceco, 196
Cefaléia., 301, 328
Cefalosporinas
    de quarta geração, 301
    de terceira geração, 302
Cefalotórax, 343
Cegueira, 314
    progressiva, 315
Celoma, 343
Célula(s)
    CD4+, 62, 80
    CD8+, 80
    da micróglia, 231
    de defesa, 30
    de HeLa, 80
    de Kupffer, 61
    ependimárias, 231
    epitelial, 23
        intestinal, 175
    flamas, 200
    germinativas, 201
    gigantes, 327
        multinucleadas, 231
        subependimárias, 231
    holomiárias, 203
    hospedeiras, 144
    linfoplasmocitárias, 216
    meromiárias, 203
    mesangiais
        hiperplasia das, 61
        hipertrofia das, 61
    mononucleares, 297
    musculares, 203
        holomiárias, 203
        meromiárias, 203
        polimiárias, 203
    natural killer, 36
    polimorfonucleares, 297
    T tipo 1, 300
    Th2, 62
Célula-ovo, 22
    única, 285
Celulite local, 316
Cenuro, 202
Ceratite, 128
    por *Acanthamoeba,* 129
Ceratoconjuntivite, 187
Ceratoplastia, 129
Cercarias, 215, 268
Cercomonas intestinalis, 23
Cérebro, 274
    cistos no, 268

comprometimento do, 147
Cérvix, 32
Cestoda, 3, 262
Cestódeo adulto, 266
Cestoidea, 228
Cetoconazol, 51, 193
 doença de, 5,76-106, 343
Chelicerata, 343
Choloepus didactylus, 39
Choque anafilático, 251, 348
Christian Gram, método de, 30
Chron, doença de, 299
Cicatriz umbilical, 275
Ciclo
 cardiopulmonar, 297
 esquizontes, 137
 gametócitos, 137
 merozoítas, 137
 parasitário, vermes machos no, 293
 poli-heteroxênico, 262
 pré-esquizontes, 137
 pulmonar, 297
 trofozoítas, 137
Ciclofilídeos, 202
Cicloguanil, 142
 pamoato de, 51
Ciclosporíase, 198
 diagnóstico
  clínico, 198
  laboratorial, 198
 epidemiologia, 198
 morfologia, 198
 patogenia, 198
 patologia, 198
 profilaxia, 199
 transmissão da, 198
 tratamento, 199
Ciflutrina, 104
Cilióforo euciliado, 195
Cimetidina, uso de, 298
Cimex
 hemipterus, 346
 lectularius, 346
Cimicidae, 346
Cinetoplasto, 35
Cintigrafia, 219
Cipermetrina, 104
Circulação
 linfática, 286
  do hospedeiro, 297
 pulmonar, 297
 sanguínea, velocidade da, 145
 sistémica, 297
 venosa do hospedeiro, 297
Cirurgia laparoscópica, 218
Cistectomia, 253
Cisteína, 109
Cisternas basais, 230
Cisticercóide, 202
Cisticercos
 espinhais, 230
 meníngeos, 231
 ventriculares, 231
Cisticercose
 encefálica, 228

humana, 228-241
 biologia, 228
 critérios diagnósticos para a, 236
 diagnóstico, 235
 epidemiologia, 232
 etapa
  coloidal, 231
  granular nodular, 232
  nodular calcificada, 232
  vesicular, 231
 etiopatogenia, 230
 patologia, 230
 profilaxia, 237
 prognóstico, 237
 quadro clínico, 233
 tratamento, 236
Cisticidas, 237
Cisto(s)
 cisticercóticos gigantes, 237
 com escólex, 230
 da toxoplasmose, 180
 de ameba, 278
 de bradizoíto, 158
 de *Entamoeba histolytica,* 114
 de *Giardia lamblia,* 24
 de *Lodamoeba butschlii,* 125
 de *Sarcocystis,* 178
  na língua, 179
 do baço, 251
 dos rins, 251
 epidermóides, 328
 espinhais, 230
 fértil, 251
 gigante estéril, 235
 hepáticos, 250
 hidático, 249
  do úraco, 248
  hepático, 247, 252
  no coração humano, 247
  pulmonar, 251
 intraventriculares, 231
 multilobulado, 230
 no cérebro, 268
 parasitários, 230
 parenquimatoso, 231
 pulmonar, 251
 sob visão ecográfica, 253
 teciduais musculares, 179
 ventriculares, 237
Cistozoítos, 178
Citomegalovirose, 162
Citostoma, 195
Citrato de metilpiperazina, 330
Classificação Internacional de Doenças, 13
Clethrionomys, 254
Clindamicina, 148, 172
Clonorchis sinensis, 334
 ovo com opérculo, 335
 tremátódeos adultos, 335
 verme adulto, 334
Clonorquíase, 334-336
 biologia, 334
 ciclo biológico, 335
 controle, 335
 diagnóstico, 335
 distribuição geográfica, 334

humana, 334
morfologia, 334
patogenia, 335
sintomatologia, 335
taxonomia, 334
tratamento, 335
Cloreto de sódio, 300, 355
Cloridrato
de emetina, 196
de metilpiperazina, 330
de quinino, 148
Cloroquina, 147
Cnathostoma spinigerum, 279
Cobre, sulfato de, 220
Cochliomyia hominivorax, 348
Cocos Gram-positivos, 31
Colagenoses, 298
Colangiocarcinoma, 335
Colangiopancreatografia retrógrada, 220
Colecistite
acalculosa, 176
aguda, 218
Colédoco, 216
obstrução alitiástica do, 218
Coleperitônio hidático, 251
Cólera, 9
Colesterol, 219
Coleta de material
de colo de útero, 30
de fundo-de-saco vaginal, 30
Cólica(s)
abdominais, 274
dores em, 305
biliar, 217
intestinais, 176
vesical, 274
Colite
amebiana, 196
disentérica, 116
indistinguível, 196
não-disentérica, 117
necrotizante, 116
Colo de útero, 30
câncer de, 32
coleta de material de, 30
Colonoscopia, 192
Coloração
de Gram, 30
de Kinyoun modificada, 357
de Weber, 188
de Wright, 153
pela tinta-da-índia, 192
pelo ácido periódico de Schiff, 131
pelo método tricrômico, 188
por Giemsa, 136, 153
por hematoxilina férrica, 112
por hematoxilinaeosina, 329
Colpite focal macular, 32
Complemento, reação de fixação do, 169
Complexo
teníase/cisticercose, 237
vitamínico B, 255
vivax, 147
Condroblastoma, 328
Condutos
biliares, 296

pancreáticos, 296
Congelação, uso de antígenos em corte por, 301
Conjugação, processo de, 22
Conjuntiva bulbar
nervos ciliares da, 315
vasos ciliares da, 315
Conorrhinus sanguessuga, 76
Consciência, alteração da, 234
Conservante(s), 353
formol, 353
MIF, 353
SAF, 25, 353
Constipação, 263, 311, 339
intestinal, 196
Contaminação
do sangue fetal, 147
durante trabalho de parto, 33
fecal do solo, 277
Contato
com solo contaminado pelas fezes
fecal-oral direto, 196
Contraceptivo oral, usuárias de, 32
Contraste, ingestão de, 276
Controle vetorial, métodos de, 135
Convulsões, 146, 274
focais, 256, 268
generalizadas, 256
Coproantígenos, método de detecção de, 220
Coprocultura, técnica de, 300
Coproscopias, 277
Corante(s)
de ácidos ribonucléicos, 144
de Kinyoun, 357
derivados de Romanowsky, 357
Gram, 192
hematoxilina férrica, 192
Wright, 192
Cordão espermático, artérias do, 339
Coriorretinite, 67, 164
Córnea, 315
Corpos cromatóides, 123
Corpúsculos
calcários, 230
de Rainey, 180
Corrimento
uretral escasso mucopurulento, 33
vaginal, 305
Córtex cerebral, 230
Corticóide, uso de, 312
Corticosteróides, metabolismo de, 298
Corticoterapia, 195
Crânio, tomografia computadorizada do, 328
Craniofaringioma, 328
Creosoto de Faia, 328, 353
Crescimento, retardo do, 308
Criança apática, 275
Criptas intestinais, hiperplasia das, 198
Criptosporidiose, 182-185
biologia, 182
diagnóstico
clínico, 184
laboratorial, 184
epidemiologia, 183
morfologia, 182
patogenia, 182

profilaxia, 185
tratamento, 184
Crise
asmática, 251
de urticária, 308
epiléptica, 231
Cristais
de Charcot-Leyden nas fezes, 308
de fenol, 357
Cromatina, 20, 123
Cromossomos sexuais, 273
Crustáceos crus, ingestão de, 256
Cryptosporidium, 182
oocistos de, 184
Ctenocephalides
canis, 265, 346
felis, 265, 346
Cucurbitani, vermes, 229
Culex, 314
quinquefasciatus, 314
Culicoides
austeni, 316
grahami, 316
impuctatus, 348
Cuniculus paca, 37
Cyclophyllidea, 228, 265
Cyclops, 262
Cyclospora cayetanensis, 198
Cysticercus
cellulosae, 228, 230
racemosus, 228

D

Dapsona, 173
Dasyprocta azarae, 37
Dayprocta agouti, 326
Defecação promíscua, 277
Deficiência(s)
De IgA, 184
de saneamento básico, 298
de vitamina B_{12}, 255
focais
motoras, 234
sensitivas, 234
Dejetos contaminados com fezes, 277
Delírio, 147
Deltametrina, 104
Dengue, 347
transmissão do vírus da, 344
Dentes, ranger dos, noturno, 274
Depressão imunológica, 149
Derivado(s)
da artemisinina, 148
imidazólicos, 277, 301
Dermatite(s), 287, 349
agudas, 348
cercaniana, 209
Dermatobia hominis, 348, 349
Dermatomiosite, 180
Desconforto abdominal, 274, 335
Desidratação, 299
Desinfecção
das fezes por meio de processos de estocagem, 278
de alimentos, 278
do solo, 278
Desinfetante químico, 278
Desnutrição, 274, 297
protéico-calórica, 298
Detritos alimentares, 123
Diafragma, 311
Diamond, meios de cultivo de, 32
Diaptomus, 262, 263
Diarreia, 147, 196, 287, 311
com esteatorréia, 4
crônica, 298
de consistência aquosa, 187
intensa, 299
quilosa, 317
sanguinolenta, 348
Diclorodifenil tricloroetano, 135
Didroemetina, 220
Dientamoeba fragilis, 125
Dientamoebidae, 122
Dietilcarbamazina, 282, 318, 330, 339
teste com, 317
Difenoxilato, 184
Difilobotríase, 225, 262-264
biologia, 262
ciclo biológico, 263
controle, 263
diagnóstico, 263
distribuição geográfica, 262
morfologia, 262
patogenia, 263
sintomatologia, 263
taxonomia, 262
tratamento, 263
Diidrofolato
enzima, 142
redutase, genes da, 142
síntese de, 142
Diiodo-hidroxiquina, 196
Dilatação
das cavidades ventriculares, 330
duodenal, 299
Dilepididae, 265
Diloxanida, fluorato de, 199
Dipetalonema
arbuta, 316
sprenti, 316
Diphyilobothrium latum, 3
Dipilidose, 265
biologia, 265
diagnóstico, 266
distribuição geográfica, 265
morfologia, 265
patogenia, 266
sintomatologia, 266
taxonomia, 265
tratamento e controle, 266
Diplopoda, 344
Diptera, 347
ordem, 347
Dípteros causadores de miíases, 347
Dirofilaria
immitis, 316, 317
repens, 316
spectans, 316
striata, 316
tenuis, 316

ursi, 316
Dirphia sp., 348
Discinesia da vesícula biliar, 97
Disenteria
   aguda, 308
   balantidiana, 195
   ciliar, 195
Disfalgia, 43
Dispneia, 268, 274, 328
Disseminação larvária, 302
Distensão abdominal, 299
Distoma hepaticum, 215
Distomatose
   aguda, 220
   crônica, 219
   hepática, 215
Distúrbios
   de marcha, 328
   de ritmo cardíaco, 311
   hidroeletrolíticos, 275
      severos, 299
   visuais, 234, 256, 268
Disúria, 32
Divertículo de Meckel, 339
DNA
   citoplasmático, densidade de, 77
   de microsporídeos, 186
   do *Trichomonas vaginalis*, 29
   hibridização de, 46
Doença(s)
   cisticercótica, 237
   classificação internacional de, 13
   de Chron, 299
   de Lyme, 153
   do sono, 107
   encefálica, 237
   granulomatosa pulmonar, 328
   parasitária por trematódeo, 256
   por imunocomplexos, 145
   prevenção de, 11
      primária, 11
      secundária, 12
      terciária, 12
   pulmonares crônicas, 297
   sexualmente transmissíveis, 30
   Tropicais, Programa Especial para Pesquisa e Treinamento em, 313
Doença de Chagas, 5, 76-106, 343
   Trypanosoma cruzi, 77
      ciclo
         evolutivo do vetor, 78
         nos hospedeiros vertebrados, 78
      diagnóstico
         clínico, 91
         laboratorial, 98
      em laboratório, 79
      epidemiologia, 82
      fase aguda, 80
      forma crônica
         cardíaca, 81
         digestiva, 81
         indeterminada, 81
      forma nervosa crônica, 82
      formas de transmissão, 82
      morfologia e biologia, 77
      patogenia e anatomia patológica, 80
      profilaxia, 103
      reservatórios, 85
      tratamento, 100
Dor(es)
   abdominal, 147, 196, 311
      em cólica, 305
   em cólica, 274
   epigástrica, 287, 299, 335
   musculares, 146
   torácica, 256, 274
Dot-ELISA, reação, 70
Dracunculus medinensis, 316
Drogas
   antimaláricas, 135
   cisticidas, 237
   hepatotóxica, 301
Desidratação, 196
Duetos
   biliares, 223
   glandulares, 3
   pancreáticos, 187
   torácico, 310
Duffy, fator, 142
Duodenite parasitária, 299
Duodeno, 296
Dye test, 169
Dyphylobothrium latum, 255, 262
Dypilidium caninum, 265
   anel grávido de, 265
   cápsula ovígera do, 266
   ciclo biológico do, 266

E

EBA 175, 142
Ebers, papiro de, 246
Ecdisteróides, uso prolongado de, 298
Echinococcus, 246
   granulosus, 3, 202, 246
      hidatidose por, 254
   multilocularis, 246, 250, 254
   oligarthrus, 246, 250
   patagonicus, 246, 250
   vogeli, 246, 250
Ecografia, 219
   abdominal, 252
Ectoplasma, 21
Edema, 287
   periorbitário, 311
   peripalpebral, 311
   pulmonar, 298
Educação sanitária, 308
ELAM-1, 145
Elefantíase, 314
   minor, 315
Eletroencefalograma, 237
Eletroforese de isoenzimas, 293
Eletrossinérese, reações sorológicas, 253
Eliocheia, 268
ELISA, método, 16, 170, 235, 281, 301, 329
   PtA, 70
Emagrecimento, 196, 263
Embolectomia, 103
Embolia pulmonar, 251
Embrião hexacântico, 202, 230

Emetina, 220
  cloridrato de, 196
Empiema vesicular, 218
Encefalite amebiana granulomatosa, 128
Encefalopatia focal, 231
Encephalitozoon
  cuniculi, 187
  hellen, 188
  intestinalis, 184
Endarterite obliterante do fluxo vascular, 231
Endemia, 11
Endocérvix, 32
Endocitose, 142
Endolimax nana, 125, 192
Endoparasitas, 344
Endoscopia, 192
  digestiva alta, 299
Endotélio vascular, 280
  lesões do, 145
Engenharia sanitária, 319
Ensaio
  imunoenzimático com anticorpos monoclonais, 318
  Southern blot, 224
Entamoeba
  bovis, 122
  chattoni, 122
  coli, 111, 123
    trofozoíto de, 123
  díspar, 115, 122
  gallinarum, 122
  gingivalis, 122
  hartmanni, 122
    trofozoítos, 124
  histolytica, 3, 108-115, 122
    alimentação, 109
    biologia, 108
    ciclo
      biológico, 109
      patogênico, 109
    classificação, 108
    culturas, 109
      cultivo axênico, 109
      cultivo misto ou polixênico, 109
      cultivo monoxênico, 109
    like tipo Laredo, 126
    morfologia, 110
      trofozoítos, 22, 110
    reprodução, 109
    versus — díspar, 115
  knowlesi, 122
  moshkovskii, 122
    trofozoíto de, 125
  muris, 122
  polecki, 122
  ranarum, 122
  terrapinae, 122
Enterite eosinofílica, surto de, 287
Enterobacter aerogenes, 131
Enterobíase, 304-306
  biologia, 304
  conceito, 304
  controle de cura, 306
  diagnóstico, 305
    exame
      anatomopatológico, 305
      protoparasitológico, 305
    swab anal, 305
  mecanismos de transmissão, 304
  morfologia, 304
  patogenia, 305
    apêndice cecal, 305
    intestino, 305
    regiões perianal e permeai, 305
    vulva e vagina, 305
  profilaxia, 305
  quadro clínico, 305
  tratamento, 305
    albendazol, 305
    mebendazol, 305
    pamoato de pirvínio, 306
Enterobius vermicularis, 125, 203, 270, 304
  ovos, 356
    larvado de, 305
Enterocytozoon bieneusi, 184, 187
Enteropasitoses, 288
Enterorragia, 308
Enterotest, 300
Enteroviofórmio, 196
Envenenamento, artrópodos causadores de, 348
Enzima(s)
  digestivas, 195
  diidrofolato sintetase, 142
  musculares, 311
Eosinofilia, 191, 274, 311, 338, 339
  elevada, 219
  esporádica, 219
  intensa, 261, 274
  periférica, 176, 302
  pulmonar tropical, 314
  sanguínea, 299, 308
Eosinófilos sanguíneos, taxas alteradas de, 282
Ependimite, 228
  granular, 231
Epidemia, 11
Epidemiologia geral, 8-19
  características pessoais estudadas, 8
  conceito e objetivos, 8
  dinâmica da transmissão de doenças, 9
    ciclo de agentes infecciosos na natureza, 10
    endemia, 11
    epidemia, 11
    forma de disseminação em populações humanas, 9
    imunidade de rebanho, 11
    manifestações clínicas, 10
    pandemia, 11
    período de incubação, 10
  estudos epidemiológicos, 12
    experimentais, 12
    observacionais, 12
  inferência epidemiológica, 17
    associação
      causal ou etiológica, 17
      espúria ou artefactual, 17
      indireta, 17
  medindo saúde e doença, 12
    medidas de risco, 14
    medidas de risco
      atribuível, 15
      relativo, 14
    morbidade, 13
    mortalidade, 13
  prevenção de doenças, 11

    primária, 11
    secundária, 12
    terciária, 12
  qualidade de testes diagnósticos, 15
Epigastralgia, 49, 72
Epiglote, 272
Epilepsia, 232, 274
Epiphragmophora sp., 338
Epitélio
  escamoso no trato genital, 32
  glandular, 294
  intestinal, lesão do, 195
Epítopos antigênicos, 318
Equinococose, 246-254
  alveolar ou multilocular, 254
  biologia, 246
    acúleos, 249
    adventícia, 249
    escólices, 249
    vesículas
      filhas, 249
      prolígeras, 248
  clínica, 250
    fígado, 250
    pulmões, 250
  conceito, 246
  diagnóstico, 251
    cintigrafia, 252
    hemograma, 251
    laparoscopia abdominopelviana, 252
    métodos diretos, 253
    radiologia, 251
    ressonância magnética nuclear, 252
    sorologia, 253
    tomografia axial computadorizada, 252
    ultra-sonografia, 252
  epidemiologia, 249
  história, 246
  patogenia, 249
  por punção, 253
  profilaxia, 254
  tratamento, 253
Equinos, zoonose em, 216
Erisipela, 317
Eritema, 287
  maculopapular, 317
Erlenmeyer, frasco tipo, 356
Erradicação
  da hidatidose, 250
  dateníase, 238
Erupção papulovesicular, 287
Escarro
  exame do, 301
  presença de larvas no, 300
Escherichia coli, 129
Escólices com acúleos, 249
Esfíncter
  anal, relaxamento do, 308
  de Oddi, 97
Esfregaço
  de secreção duodenal, 300
  fecal, 289
  técnica do, 357
    sanguíneo, 144
Esôfago, 272
  claviforme, 203

  discinético, 96
  do tipo rabditóide, 295
  filarióide, 203
  filiforme, 272
  oxiuriforme, 203
  rabditóide, 203, 285
  tricuriforme, 203, 204
Esofagopatia, 95
  precoce, 92
Espaço
  alveolar, larva de *Strongyloides stercoralis* em, 299
  perinefrético, 316
  subaracnóideo, 230
Especulo vaginal, 32
Espermatozóides semifuncionais, 297
Espiramicina, 172, 185
Esplenomegalia, 107, 135, 191
Esporocisto, 152, 178, 215
Esporogonia, 139, 178
Esporonticidas, 147
Esporoplasma, 186
Esporos, 186
  de microsporídeos, 188
Esporozoítos, 159, 178
Esporulação, processo de, 178
Esquistossomose
  mansoni, 205-214
    biologia, 207
    diagnóstico
      clínico, 212
      laboratorial, 212
    epidemiologia, 210
    morfologia, 206
      cercaria, 207
      esporocisto, 206
      miracídio, 206
      ovo, 206
      verme adulto, 206
    patogenia, 209
    profilaxia, 213
    tratamento, 213
  no Brasil, distribuição da, 210
Esquizogonia, 22, 146, 186
  eritrocítica, 145
Esquizonticida(s)
  sanguíneos, 147
  tecidual, 148
Estado
  convulsivos na ascaridíase, 274
  nutricional do hospedeiro, 285
Esteatorréia, 299
  diarreia com, 4
Estibogluconato de sódio, 49
Estômago, 272
Estreptoquinase, 103
Estróbilo, 246
Estroma corneano, 129
Estrongiloidíase, 293-303
  biologia, 296
    ciclo
      direto ou desenvolvimento homogônico, 296
      indireto, 297
    habitat, 296
    mecanismo de transmissão, 297
      auto-infecção externa, 297
      auto-infecção interna, 297

heteroinfecção, 297
diagnóstico clínico, 298
diagnóstico imunológico, 301
diagnóstico laboratorial, 300
    parasitológico, 300
    pesquisa de larvas em
        amostras fecais, 300
        material de conteúdo duodenal, 300
        material de secreção pulmonar, 301
disseminada, 297
epidemiologia, 298
grave, 300
histórico, 293
humana, patogenia da, 297
intestinal crônica, 299
morfologia, 293
    fêmea parasita partenogenética, 293
    larvas
        de primeiro estágio ou larvas rabditóides, 294
        filarióides, 295
    ovos, 293
    vermes
        fêmeas do ciclo de vida livre, 295
        machos do ciclo de vida livre, 295
patogenia, 298
profilaxia, 302
sistémica, 297
tratamento, 301
Estrongiloidose, 293
Éter de Ritchie, técnica do, 196
Eustáquio, trompa de, 330
Evacuações
    mucopiossanguinolentas, 196
    mucossanguinolentas, 308
    sanguinolentas, 305
Exame(s)
    anatomopatológico, 305
    complementares, 330
    coproparasitológico, 219
        seriado, 219
    coproscópicos, 275, 301
    das proglotes grávidas, 230
    do escarro, 301
    do líquido cefalorraquidiano, 130
    histopatológico, 329
    liquórico, 300
    parasitológico de fezes, 212, 353-357
        biópsia retal, 357
        coloração de Kinyoun modificada, 357
            corante de Kinyoun, 375
        método
            da hematoxilina férrica, 353
            de Baermann-Moraes para extração de larvas, 355
            de Faust e cols., 354
            de formol-éter, 335
            de Hoffmann Pons & Janer ou Lutz, 354
            de identificação rápida de anéis da *Taenia*, 357
            de Kato modificado por Katz, 356
            de Ritchie ou formol-éter, 354
            de Rugai e cols., 355
            de sedimentação espontânea, 335
            de Stoll-Hausheer, 356
            de *Swab* anal ou fita durex, 356
            de tamização das fezes, 357
            de Willis, 355
            direto a fresco, 353
    parasitológico de sangue, 357
        cuidados, 357
        técnica
            da gota espessa, 357
            do esfregaço, 357
    protoparasitológico, 305
Exantema, 92
Excitação sexual, 305
Exocérvix, 32
Exotoxina, 3
Expansão clonal do parasito, 39
Expectoração hemoptóica, 256, 268
Exsudato catarral, 305
Extrato
    de carne, 300
    de levedo, 109
    de *Onchocerca gutturosa*, 301

F

Fagocitose, 5
Faia, creosoto de, 328
Fannia spp., 348
Faqueza, 196
Faringe, 272, 326
Fascíola hepática, 215
    ciclo evolutivo de, 217
    em via biliar, 218
    ovo operculado de, em fezes, 220
Fasciolíase, 215-220
    biologia, 215
    clínica, 217
        período
            agudo ou de invasão, 217
            crônico ou de latência, 218
    conceito, 215
    diagnóstico, 219
        métodos
            diretos, 219
            indiretos, 219
    epidemiologia, 216
    patogenia, 216
    profilaxia, 220
    tratamento, 220
Fast ELISA, reação, 70
Fator(es)
    de necrose
        tumoral-a, 146
        tumoral-P, 62
    Duffy, 142
    inerentes ao parasito, 1
    pertinentes aos hospedeiros, 1
Faust e cols., método de, 354
Faust, método de, 176, 308
Febre, 196, 274, 311
    amarela, 347
    das trincheiras, 345
    intermitente, 135
    persistente e moderada, 274
    quartã, 146
    reumática, 144
    terçã, 146
    tifóide, 144, 212, 345
Fecaloma, 96
Fecundação, processo de, 22

Federação Latino-Americana de Parasitologistas, 289
Feimberg-Whittington, meios de cultivo de, 32
Feixe de His, 81
Fembendazol, 282
Fêmea(s)
   de *Schistosoma,* 200
   parasita
      de *Strongyloides stercoralis,* 294
      partenogenética, 293
Fenol, cristais de, 357
Fenômeno
   de Adams-Stokes, 94
   de Köbner, 41
   pneumônicos, 272
Ferida operatória, 274
Ferro
   alimentação rica em, 289
   ingestão inadequada de, 289
Fertilizantes, 273
Fezes
   amostras de, 270
   cristais de Charcot-Leyden nas, 308
   dejetos contaminados com, 277
   desinfecção das, por meio de processos de estocagem, 278
   exame de, 188, 335
      biópsia retal, 357
      coloração de Kinyoun modificada, 357
         corante de Kinyoun, 357
      método da hematoxilina férrica, 353
         princípio, 353
         técnica, 353
      método de Baermann-Moraes para extração de larvas, 355
         princípio, 355
         técnica, 355
      método de Faust e cols., 354
         princípio, 354
         técnica, 354
      método de Hoffmann Pons & Janer ou Lutz, 354
         princípio, 354
         técnica, 354
      método de identificação rápida de anéis da *Taenia,* 357
      método de Kato modificado por Katz, 356
         princípio, 356
         técnica, 356
      método de Ritchie ou formol-éter, 354
         princípio, 354
         técnica, 354
      método de Rugai e cols., 355
         princípio, 355
         técnica, 355
      método de sedimentação espontânea, 335
      método de Stoll-Hausheer, 356
         princípio, 356
         técnica, 356
      método de *swab* anal ou fita durex, 356
         princípio, 356
         técnica, 356
      método de tamização das fezes, 357
      método de Willis, 355
         princípio, 355
         técnica, 356
      método direto a fresco, 353
         princípio, 353
         técnica, 353
      parasitológico de, 212, 353-357
   líquidas, 299
   ovos expulsos com as, 271
Fibras
   colágenas, 231
   musculares, 230, 310
   reticulares, 230
Fibrina, 327
Fibrose
   intralobular, 61
   meníngea, 232
   tissular, 216
Fígado, 272
   cisto no, 250
   comprometimento do, 147
   punção-biópsia do, 213
Filamentos nervosos, 203
Filária(s)
   circulantes, detecção de antígenos de, 318
   parasitas humanos, medidas de formas evolutivas das principais espécies de, 314
Filaríase
   de cavidades serosas, 317
   linfática, 317
   subcutânea, 317
   timoriana, 315
Filariose(s), 313-320, 347
   bancroftiana, 347
   biologia, 313
   diagnóstico clínico, 317
      filaríase
         de cavidades serosas, 317
         linfática, 317
         subcutânea, 317
   diagnóstico laboratorial, 317
      detecção
         de antígenos de filaria circulantes, 318
         e identificação de microfilárias, 317
      teste(s)
         com dietilcarbamazina, 317
         sorológicos, 318
      ultra-sonografia, 318
   parasitas animais, 317
      Acanthocheilonama viteae, 317
      Brugia pahangi, 317
      Dirofilaria immitis, 317
      Litomosoides carinii, 317
   parasitas de animais que podem infectar o homem, 316
      Dirofilaria
         immitis, 316
         repens, 316
         spectans, 316
         striata, 316
         tenuis, 316
         ursi, 316
      Meningonema peruzzi, 316
      Setaria equina, 316
   parasitas humanos
      Brugia
         beaveri, 316
         guyanensis, 316
         malayi, 315
         timori, 315
      Dipetalonema
         arbuta, 316
         sprenti, 316
      Dracunculus medinensis, 316
      Loa loa, 315

Mansonella
- *ozzardi*, 316
- *perstans*, 316
- *perstans*, ciclo vital, 316
- *semiclarum*, 316
- *streptocerca*, 316

Microfilaria
- *bolivariensis*, 316
- *rodhaini*, 316

Onchocerca volvulus, 314
- ciclo vital, 315
- patologia, 315

Wuchereria bancrofti, 314
- ciclo vital, 314
- patologia, 314

Wuchereria lewisi, 316

profilaxia, 319
programas de controle das, 319
tratamento, 318
- dietilcarbamazina, 318
- ivermectin, 318
- levamizole, 318
- mebendazole, 318
- metrifonato, 318
- sintomático, 319
- suramina, 318

Filtragem, sistema de, 197
Fita durex, método da, 356
Fixação do complemento, reação de, 235, 256
Fixador de Schaudinn, 353
Flatulência, 287
Flebotomíneos, 60
Flora
- intestinal, 195
- vaginal, 30

Fluxo
- liquórico, bloqueio de, 234
- vascular, endarterite obliterante do, 231

Focos necróticos, 216
Folato, 263
Forame
- magno, 330
- de Monroe, 231

Formaldeído, solução de, 322
Formalina, 353
- éter, método de concentração em, 300

Formol, 353
Formol-éter, método do, 354
Fosfatase alcalina, 219
Fossa
- ilíaca, 339
- periamigdaliana, 323

Fossaria cubensis, 215
Fossas secas, uso de, 277
Fotofobia, 318
Fraqueza, 107, 328
Frasco tipo Erlenmeyer, 356
Frutas, lavagem das, 308
Fucsina básica, 357
Função hepática, prova de, 219
Fungos álcool-ácido-resistentes, 357
Fungos não-álcool-ácido-resistentes, 357
Furazolidona, 26, 193
Furcocercária, 207
Furoato de diloxanida, 199

G

Gado, parasita de, 316
Galba viatrix, 215
Gâmetas
- femininos, 139
- masculinos, 139

Gametocitocidas, 147
Gametócitos
- femininos, 137
- masculinos, 137

Gametogonia, 178
Gânglios
- basais, 230
- linfáticos mesentéricos, 338
- nervosos, 203
- supraclaviculares, 107

Gastrectomia, 298
Gastrite enfisematosa, 299
Gastroenterite aguda, 182
Gatos, 265
- ovos de nematóides de, 274

Genes da diidrofolato redutase, 142
Genética molecular, 293
Gengiva, processos inflamatórios da, 125
Genomas nucleares, 273
Gentamicina, 132
Geofagia, 280
- hábito da, 272

Geo-helmintíases, 273
Geo-helmintos, ciclo biológico, 277
Geotropismo negativo, 286
Germicida, 273
Gestação, 302
- primoinfecção toxoplasmótica durante, 173

Gestante, malária na, 147
Giardia lamblia, 4, 23
- cisto de, 24
- trofozoíto de, 24

Giardíase, 23-28, 299
- biologia, 24
- controle de cura, 27
- diagnóstico, 25
    - clínico, 25
    - laboratorial, 25
        - enterotest, 25
        - exame de fezes, 25
        - reações imunológicas, 25
- epidemiologia, 23
- habitat, 23
- morfologia, 23
- patogenia, 25
- profilaxia, 27
- transmissão, 24
- tratamento, 26
    - albendazol, 26
    - furazolidona, 26
    - metromdazol, 26
    - nimorazol, 26
    - ornizadol, 26
    - quinacrina, 26
    - secnidazol, 27
    - tinidazol, 27

Giemsa, 357
- método de coloração, 32, 157, 192
- técnica de, 317

Glândula(s)
    anais, 85
    de casca e oótipo, 201
    de Mehlis, 222
    salivares, 139, 152
    vitelina, 201
    vitelogênicas, 262, 267
Glicerina, 289, 353
Glicogênio, vacúolos de, 123
Glicoproteína, 286
Glicose reacional, 231
Glisson, cápsula de, 209, 215
Glissonite, 216
Globo ocular, morte de larva no interior do, 282
Glóbulos vermelhos
    agregação dos, 145
    infectados, 142
Glomerulonefrite crônica, 297
GM-CSF, 72
Golgi, aparelho de, 111, 186
Gônadas do molusco, 206
Gota espessa
    método da, 144
    técnica da, 357
Gram, método de coloração, 30, 188, 192
Gram-chromotrope, 188
Gram-negativos
    bacilos, 31
    meningite por bactérias, 300
Gram-positivos, cocos, 31
Granulações de Maurer, 137
Granuloma(s), 274
    de colesterol, 328
    eosinofílicos hepáticos, 281
    periférico do olho, 281
    peritoneais, 305
Grânulos de Schuffner, 137
Gravidez, 277
Grocott, técnica de, 44
Grupos sanguíneos, 273

H

Hábito(s)
    higiênicos, 277
    intestinal, alterações do, 287
Habitus ascaridiano, 274
Haematobia irritans, 347
Haematomyzus elephantis, 345
Halitose, 198
Halofantrina, 148
Harada-Mori, método de, 300
Heidenhain, coloração de hematoxilina férrica de, 130
Heller, cardiotomia extramucosa de, 103
Helmintíases, 273
    tissulares, 219
Helmintos, 200-204
    massa de, 274
    nematelmintos, 202
        aparelho
            digestivo, 203
            excretor, 203
            reprodutor, 204
        reprodução e evolução, 204
        revestimento, 203

parasitos intestinais, 195
platelmintos, 200
    classe
        cestoda, 201
        digenea, 200
Hemácias, hiperfagocitose de
    não-parasitadas, 145
    parasitadas, 145
Hemaglutinação indireta, reação de, 169, 219
Hematófagas picadoras sugadoras, 266
Hematofagia, 344, 348
Hematofagismo restrito, 78
Hematoxilina
    eosina, coloração por, 329
    férrica, 25, 123, 192, 353
        coloração pela, 112
        método da, 353
Hemimetabolis, 344
Hemiparesia, 234
Hemiptera, ordem, 346
Hemípteros, 344
Hemissíndrome sensitiva, 234
Hemoaglutinação indireta, 253
Hemocele, 266
Hemoglobinúria maciça, 145
Hemograma, 311, 330
Hemólise, 145
    imune, 145
    intensa, 145
Hemorragia
    intestinal maciça, 196
    pleural multifocal, 268
    subaracnóide, 330
Hemossedimentação, velocidade de, 107, 180
Hepatectomia parcial, 253
Hepatites, 191
    viróticas, 212
Hepatoesplenomegalia, 67
Hepatomegalia, 145, 217, 279
Hepatopâncreas, 206
Herbívoros, 246
Hermafroditismo, 200
Herxheimer, reação, 69
Heteroinfecção, 297
Heteroptera, 346
Heteroxenos, 204
Hetrazan, 330
Hibridização de DNA, 46
Hibridomas, técnica dos, 46
Hidatidoperitônio, 251
Hidatidose(s)
    erradicação da, 250
    incidência e prevalência de, em países da América do Sul, 250
    multilocular, 254
    múltiplas, 253
    peritoneal secundária, 250
    por *Echinococcus granulosus,* 254
    primária, 251
    pulmonar múltipla, 252
    secundária, 249
    univesicular, 254
Hidratação parenteral, 277
Hidrocefalia, 228, 231
    com transudação e presença de calcificações puntiformes, 234
    não-comunicante, 231

Hidrocortisona, 50
Hidrografia, obras de, 319
Hidrotropismo, 286, 355
Hidroxinaftoquinona, 149
Himenolepíase, 242-245
    Hymenolepis
        diminuta, 244
        nana, 242
            diagnóstico e tratamento, 243
            epidemiologia, 244
            manifestações clínicas e patológicas, 242
            morfologia e biologia, 242
Hipercalcemia, 297
Hiperemia, 299
Hiperesplenismo, 145
Hiperfagocitose de hemácias
    não-parasitadas, 145
    parasitadas, 145
Hipergamaglobulinemia, 107
Hiperglicemia, 51
Hiperglobulinemia, 261, 274
Hiper-hemólise, 145
Hiperplasia
    das células mesangiais, 61
    das criptas intestinais, 198
    do sistema linforreticular, 145
    dos canais biliares, 216
    pseudoglandular, 216
    regular, 327
    reticuloendotelial, 338
Hipersensibilidade, reação de, 145, 276, 286
Hipertensão intracraniana, síndrome de, 251
Hipertonia do esfíncter de Oddi, 97
Hipertrofia
    das células mesangiais, 61
    das parótidas, 95
    do sistema linforreticular, 145
Hipoalbuminemia, 107
    hipoproteinemia com, 287
Hipoclorito de sódio, 338
Hipócrates, aforismos de, 246
Hipoemia intertropical, 287
Hipófise, adenoma de, 328
Hipogamaglobulinemia, 182
    congênita, 184
Hipoglicemia, 51, 149
Hiponatremia, 50
Hipopotassemia, 50
Hipoproteinemia com hipoalbuminemia, 287
Hipotonia muscular, 308
Hipotrofia muscular intensa, 67
Histiotropismo, 79
HIV, 38, 156, 187 (v.t. AIDS)
    infecção pelo, 16
    positivo, 300
Hoffman, método de, 176, 212, 275, 354
Holometabolia, 344
Hospedeiro(s)
    circulação
        linfática do, 297
        venosa do, 297
    estado nutricional do, 285
    fatores pertinentes aos, 1
        hábitos e costumes, 2
        idade, 1
        imunidade, 1
        medicamento, 2
        nutrição, 1
    homeotérmicos, 286
    intermediários, 265
    mecanismo
        de ação do parasito sobre o, 3
            alergizante, 3
            compressiva, 3
            destrutiva, 3
            espoliadora, 3
            obstrutiva, 3
            tóxica, 3
        de defesa do, 5
    potencial, 286
    suscetíveis, 286
Hylesia sp., 348
Hymenolepis
    diminuta, 202, 228, 244
    nana, 242
        ovos de, 229
Hymenoptera, 348
Hypodobocera
    chilenensis, 267
    eigenmanni, 267
    gracilignatha, 267

I

ICAM-1, 145
Icterícia, 218, 261, 335
    discreta, 147
    intensa, 145
    obstrutiva, 251
IgA, 286, 301
    deficiência de, 184
IgE, 314
IgG, 147, 168, 286, 301
IgM, 147, 168, 286, 301
íleo, 296
    paralítico, 275, 298
    terminal, 286
Imidazólico, 236
Impactação fecal, 96
Imunidade
    celular, 142, 216, 298
    de rebanho, 11
    humoral, 142, 216
Imunobloting, reações sorológicas, 253
Imunocomplexos, doenças por, 145
Imunodifusão, provas de, 256
Imunoeletroforese, reações sorológicas, 219, 253
Imunoeletrotransferência, reações sorológicas, 253
Imunofluorescência indireta, 48, 107, 188, 235
Imunossupressão, quadro de, 297
Imunossuprimidos, 293
Imunotaxionomia, 131
Incubação das doenças, período de, 10
índice de Lown modificado, 95
Infartos cerebrais, 231
Infecção(ões)
    alimentares, 9
    ancilostomótica intensa, 289
    ascaridiana, 259, 273
    do aparelho respiratório, 274

    do trato urinário, 180
    gastroentérica, 311
    intestinal, 195
    oportunistas, 319
        na AIDS, 300
    pelo HIV, 16
    por *Enterocytozoon bieneusi,* 188
    por microsporídeos, 187
    por *Naegleria fowleri,* 128
    por *Nosema conori,* 187
    por *Strongyloides stercoralis,* 297
Infiltração leucocitária, 216, 287
Infiltrado
    inflamatório
        crônico linfoplasmocitário, 196
        linfoplasmocitário, 329
        perilesional, 231
    linfocitário
        de Jessner, 44
        perivascular, 231
Inflamação
    das meninges, 234
    não proliferativa no pulmão, 268
Ingestão
    de alimentos contaminados, 232
    de crustáceos crus, 256
Inquéritos soroepidemiológicos, 281
Insecta, 344
Inseticida(s)
    organofosforado, 318
    uso de, 319, 266
Insônia, 196
Insuficiência
    cardíaca, 81
    renal, 145
    respiratória, 311, 328
Interação parasita-hospedeiro, 230
Interferon γ, 62
Interleucinas, 146
Intestino, 272, 305
    delgado, presença de ovos e helmintos na mucosa e submucosa do, 298
    grosso, 296
    posição em U do parasito no, 274
Intoxicação por via oral, 273
Intradermorreação de Montenegro, 36
Invasão larvária, 276
Iodamoeba butschlii, 124
    cisto de, 125
Iodo, 353
    solução aquosa de, 278
Isoenzimas, eletroforese de, 293
Iso-hemaglutininas
    anti-A, 281
    anti-B, 281
Isospora belli, 175
Isosporíase, 175-177
    biologia, 175
    diagnóstico
        clínico, 176
        laboratorial, 176
    epidemiologia, 175
    morfologia, 175
    patogenia, 175
    profilaxia, 177
    tratamento, 177

Isotiocinato de fluoresceína, 170
Isotionato, 51, 107
    de propamidina, 132
Isótopos radiativos, 252
Isquemia, 145
Istmo, 294
Itraconazol, 51
Ivermectina, 292, 302, 330
Ixodes scapularis, 152

J

James, técnica de, 276
Jarisch-Herxheimer, reação, 312
Jesnner, infiltrado linfocítico de, 44
Junção mioneural, 276

K

Kannabateomys amblyonyx, 37
Kato-Katz, método de, 212, 276, 289, 308, 356
Keylimpet haemocyanin, antígeno de, 213
Kinyoun, coloração de, 357
    técnica de, 198
Köbner, fenômeno de, 41
Kupferberg, meios de cultivo, 32
Kupffer, células de, 61

L

Lábios cianóticos, 146
Lactação, 301
Lactofenol de Aman, 328
Lactona macrocíclica semi-sintética, 318
Lactose, tolerância a, 274
Lagarto, pele de, 315
Lagochilascaríase, 321-333
    biologia, 323
        ciclo evolutivo experimental, 324
            hospedeiro definitivo, 326
            hospedeiro intermediário, 325
        hábitat, 323
        mecanismos de transmissão, 326
    diagnóstico clínico, 327
    diagnóstico laboratorial, 328
        exame histopatológico, 329
        exame parasitológico, 328
        exames complementares, 330
            biópsia estereotáxica via transnasal, 330
            diagnóstico por imagem, 330
            hemograma, 330
            otoscopia, 330
            rinoscopia, 330
    epidemiologia, 327
    histórico, 321
    humana mundial, 321
    morfologia, 321
        larvas de primeiro estágio, 322
        larvas de quarto estágio
            fêmeas, 323
            machos, 323
        larvas de segundo estágio, 323
        larvas de terceiro estágio, 323

ovos, 322
   vermes
      fêmeas, 322
      machos, 321
patogenia, 326
profilaxia, 331
tratamento, 330
Lagochilascaris
  buckley, 321
  major, 321
  minor, 321
    larvas de primeiro estágio, 322
    larvas de quarto estágio
      fêmeas, 323
      machos, 323
    larvas de segundo estágio, 323
    larvas de terceiro estágio, 323
    ovo de, 322
    verme adulto, 322
      fêmeas, 322
      machos, 321
  sprenti, 321
  túrgida, 321
Lamblia intestinalis, 23
Laparoscopia, 339
  abdominopelviana, 252
Laringe, 275
Larva(s)
  adultas nos pulmões, 256
  cenuro de multiceps, 202
  cisticerco
    de *Hymenolepis diminuta*, 202
    de *Taenia sp*, 202
  currens, 298
  de ancilostomídeos, 278
    migração de, através dos pulmões, 287
  de *Ancylostoma braziliense*, 291
  de ascarídeo, parasitismo por, 279
  de dípteros, 347
  de *Lagochilascaris minor*
    de primeiro estágio, 322
    de quarto estágio, 323
    de segundo estágio, 323
    de terceiro estágio, 323
  de *Necator americanus*, 286
  de *Strongyloides stercoralis*, 294
    de primeiro estágio, 294
    em espaço alveolar, 299
    em miocárdio, 299
  de *Toxocara canis*
    de quinto estágio, 280
    de terceiro estágio, 280
  filariformes infectantes, 297
  filarióide, 295, 298
    migração de, 299
  hidátide de *Echinococcus granulosus*, 202
  infectantes, 297
  L3 recém-inoculadas, 314
  migração
  migrans
    cutânea, 291
      agentes etiológicos, 291
      conceito, 291
      diagnóstico, 291
      histórico, 291
      quadro clínico, 291
      tratamento, 292
    ocular, 281
    visceral, 260
    visceral, síndrome de, 272, 274, 279-283
      aspectos clínicos, 281
      biologia de *Toxocara canis*, 279
      conceito, 279
      diagnóstico laboratorial, 281
      epidemiologia, 280
      etiologia, 279
      patogenia, 281
      prevenção, 282
      tratamento, 282
  miracídio, 268, 335
  morte de, no interior do globo ocular, 282
  no escarro, presença de, 300
  pesquisa de
    em amostras fecais, 300
    em material
      de conteúdo duodenal, 300
      de secreção pulmonar, 301
  plerocercóide, 263
  procercóide, 263
  rabditóide, 271, 285, 294
    de ancilostomídeos, 294
Larvicidas, 150, 319
Latrinas, uso de, 277
Latrodectus spp., 348
Laurer, canal de, 201
Lavado
  broncoalveolar, 301
  gástrico, 274
Legionella pneumophila, 129
Leishman, 357
  método de coloração, 32, 167
Leishmania
  braziliensis, 3
  chagasi, 67
  donovani, 62
  infantum, 62
Leishmaniose
  cutânea, 41
    difusa, 39
    localizada, 39
    úlcera típica de, 41
  tegumentar
    periflorestal, 41
    periurbana, 41
    rural, 41
    silvestre, 41
  tegumentar americana, 34-59
    biologia, 35
    classificação clínica, 43
      cutânea, 43
      ganglionar, 44
      mucocutânea ou mista, 44
      mucosa, 44
    diagnóstico clínico, 41
    diagnóstico laboratorial, 44
      métodos imunológicos, 46
      métodos parasitológicos, 44
    epidemiologia, 37
    imunologia, 36
    morfologia, 34
    patogenia, 35
    profilaxia, 51

transmissão, 39
tratamento, 48
anfotericina B, 49
antimoniais pentavalentes, 48
pentamidina, 50
visceral americana, 60-75
biologia, 60
classificação clínica, 67
forma grave, 69
forma leve, 69
forma moderada, 69
forma subclínica, 69
diagnóstico clínico, 66
diagnóstico laboratorial, 69
métodos imunológicos, 70
métodos parasitológicos, 69
distribuição, 65
epidemiologia, 62
evolução clínica, 66
imunologia, 61
morfologia, 60
patogenia, 61
profilaxia, 72
reservatórios, 63
tratamento, 70
alopurinol, 72
aminosidina, 72
anfotericina B, 72
antimoniais pentavalentes, 70
interferon gama, 72
pentamidina, 72
vetores, 62
Leopardo, parasita do, 316
Lepra, 297
Leptomeningite, 130
Lesão(ões)
císticas, 236
parenquimatosas, 237
cutâneas, 287
da mucosa intestinal, 286
de pares cranianos, 231
do endotélio vascular, 145
do epitélio intestinal, 195
do parênquima hepático, 219
fibrótica, 268
oculares, 315
serpiginosas, 298
urticariformes, 298
Lesma(s)
Letargia, 163
Leucócitos
infiltração de, 287
polimorfonucleares, 329
Leucocitose, 219, 339
moderada, 107
Leucopenia, 61, 145, 301
Levamisol, 282, 330
sais de, 277
Levamizole, 318
Leveduras, 30
Limnea
truncatula, 215
viatrix, 215
Linfadenite mesentérica, 298
Linfangiectasia nas vilosidades intestinais, 298
Linfangite, 43,314

aguda, 315
Linfáticos, 272
Linfedema, 315
pós-trombótico, 317
primário, 317
secundário, 317
Linfoadenomegalia, 44
Linfócitos
B, 147
T, 36, 300, 327
Linfoma, 297
Língua, cisto de *sarcocystis* na, 179
Líquido
ascítico, 317
cefalorraquidiano, 188
exame do, 130
cerebroespinhal, 316
pleural, 317
vesicular, 231
Litíase vesicular, 218
Litomosoides carinii, 317
Loa loa, 315
Lobo, parasita do, 316
Löch, solução de, 109
Löeffler, síndrome de, 298
Loíase, 318
Lombriga, 270
Loperamida, 184
Lordose lombar, 274
Loss, método de, 300
Lown, índice de, 95
Lucília spp., 348
Lugol, 31, 112, 354
Lumbricus teres, 270
Lúpus eritematoso
disseminado, 297
sistêmico, 191
Lutz, método de, 212, 308, 354
Lutzomyia umbratilis, 35
Luz intestinal, 294, 338
Lyme, doença de, 1

M

Macacos, 298
Macrófagos intestinais, 187
Macrofilaricidas, 318
Macrogametócitos, 137
Malária, 212, 343
alterações fisiológicas, 145
aspectos gerais da, 135
ataque agudo da, 146
baço hiper-reativo da, 147
cerebral, 146
combate
ao vetor adulto, 150
as larvas, 150
congênita, 147
crise palúdica da, 146
diagnóstico laboratorial, 135, 144
educação, 150
epidemiologia, 142, 143
gestante com, 149
grave, 142, 146
imunologia da, 149, 135

incidência, 142
induzida, 147
manifestações clínicas agudas, 147
melhoria das condições de habitação, 150
métodos sorológicos, 144
morfologia, 135
na África, 143
na Ásia, 144
na criança, 147
na gestante, 147
nas Américas, 143
no Brasil, 143
no indivíduo
   não-imune, 146
   semi-imune, 146
parasita, 136
período
   de incubação, 141, 146
   patente da, 146
   pré-patente da, 146
   subpatente da, 146
por *Plasmodium*
   falciparum, 148
   malariae, 149
   ovale, 147
   vivax, 147
processo de hipercatabolismo, 148
profilaxia de contato, 149
programas de controle, 144
quimioprofilaxia, 149
regiões endêmicas, 149
saneamento básico, 150
síndrome da esplenomegalia tropical, 147
transmissão, 135
tratamento, 147
   da criança, 149
   da gestante, 149
Malation, 72
Mal-estar, 311
Mallophaga, 345
Malófagos, 265
Malpighi, tubos de, 78
Mamíferos, 293
Mandibulata, 343
Manguito celular, 203
Manobra de Valsalva, 94
Mansonella
   ozzardi, 316, 317, 347
   perstans, 316, 317
     ciclo vital, 316
   semiclarum, 316
   streptocerca, 316, 317
Mansonia, 314
Mãos
   contaminação das, pelo solo, 271
   lavagem das, 308
Massa
   hepática, 251
   pulmonar, 251
Masson, método tricrômico de, 338
Mastigophora, 20
Mastóide, 323, 326
   abscessos de, 328
Material
   de conteúdo duodenal, pesquisa de larvas em, 300
   de retossigmoidoscopia, 196

   de secreção pulmonar, pesquisa de larvas em, 301
   de tubagem duodenal, 301
Maurer, granulações de, 137
Mebendazol, 277, 305, 308, 312, 331, 339
Mebendazole, 318
Mecanismo(s)
   de defesa do hospedeiro, 5
   de transmissão
     da enterobíase, 304
     da lagochilascaríase, 326
Meckel, divertículo de, 339
Medula óssea, 148
Mefloquina, 148
Megacólon, 298
Megalobulimus sp., 338
Megastoma entérica, 23
Mehlis, glândulas de, 222
Meio
   de Bock e Drbohlav, 109
   de Boeck, 196
   de Diamond, 32
   de Feimberg-Whittington, 32
   de Kupferberg, 32
   de Paulova, 32
   de Robson e Pavlova, 109
   de Roiron, 32
   LIT, 79
   TP-S-1, 109
   TYI-S-33, 109
Melania, 267
Melarsoprol, 107
Membrana(s)
   citoplasmática eritrocitária, 145
   parasitárias hialinizadas, 231
   vitelina, 271
Membros inferiores, alterações dos
   motoras, 235
   sensitivas, 235
Meninges inflamação das, 234
Meningioma, 328
Meningite, 144, 299
   cisticercótica, 234
   crônicas, 230
   por bactérias Gram-negativas, 300
Meningoencefalite, 162
   amebiana primária, 128
   na toxoplasmose aguda, 162
Meningonema peruzzi, 316
Merendino, técnica de, 103
Merogonia, 144
Mertiolato, 353
Mesilato, 51
Metabolismo
   de corticosteróides, 298
   do *Ascaris*, 277
Metacercária, 268, 335
   infectante, 256
Metacisto, 109
Metanol, 31, 357
Meteorismo, 196
Metilpiperazina
   citrato de, 330
   cloridrato de, 330
Método(s) (v.t. Técnica)
   baseados em lecitinas, 78

    esquizodemas, 78
    provas de DNA, 78
    zimodemas, 78
da carbolfucsina, 184
da gota espessa, 144
de hematoxilina-eosina, 167
da hematoxilina férrica, 353
da prata metenamina, 184
da safranina-azul-de-metileno, 184
de aglutinação em partículas de látex, 339
de Baerman-Moraes, 300
    para extração de larvas, 355
de Brumpt, 300
de Christian Gram, 30
de coloração
    argêntica, 167
    de Giemsa, 32, 157
    de Leishman, 167
de concentração em formalina éter, 300
de contraste por interferência, 167
de controle vetorial, 135
de dot ELISA, 268
de eclosão de miracídios, 213
de Faust, 176, 308, 354
de Giemsa, 32, 157
de Gram, 30,188
de Harada-Mori, 300
de hemaglutinação indireta, 170
de Hoffmann Pons, 354
de identificação rápida de anéis da *Taenia,* 357
de Janer, 254
de Kato-Katz, 212, 308, 356
de Kinyoun, 184
de Leishmam, 32, 167
de Loss, 300
de Lutz, 212, 308, 354
de Masson, 338
de Montenegro, 46
de Ritchie, 354
de Rohwedder, 98
de Rugai, 300, 355
de sedimentação, 266
    espontânea, 335
de Stoll, 289
de Stoll-Hausheer, 356
de Strout, 98
de *swab* anal ou fita durex, 356
de tamização das fezes, 357
de Willis, 355
de Wright, 32
de Yaeger, 98
de Ziehl-Neesen, 184
direto a fresco, 353
do ágar em placa, 300
do formol-éter, 335, 354
ELISA, 281, 301, 329
imuno-histoquímico, 338
imunológicos, 46, 276
    intradermorreação de Montenegro, 46
    reações sorológicas, 48
parasitológicos, 44
    cultivo, 46
    demonstração direta do parasito, 44
    histopatologia, 45
    identificação do parasito, 46
    inoculação em materiais, 46

    técnica de obtenção de material, 44
periodic acid-Schiff reaction, 167
    QBC, 144
    sorológicos da malária, 144
    tricrômico de Masson, 338
Metrifonato, 318
Metronidazol, 26, 177, 196
Mialgia, 147, 311, 317
Miconazol, 132
Microabscessos, 327
Microanaerofilia, 29
Microfilaremia, 319
Microfilaria
    bolivariensis, 316
    rodhaini, 316
Microfilárias, detecção e identificação de, 317
Microfilaricidas, 318
Microgameta, 22
Micróglia, células da, 231
Microsporídeos, transmissão de, 187
Microscopia
    de luz, 188
    eletrônica, 188
    óptica de material fecal, 192
Microscópio, 355
Microsporídeos, 186-189
    ciclo biológico dos, 186
    diagnóstico, 188
    DNA de, 186
    epidemiologia, 187
    espécies de, diagnosticada e sua localização em seres humanos, 187
    esporos de, 188
    evolução, 186
    infecção por, 187
    organização celular dos, 186
    patogenia, 186
    quadro clínico, 187
    tratamento, 188
Microsporidiose, 187
Microtitulador de Takatsy, 169
Microtríquias, 230
Microtus, 254
Mielite eosinofílica, 179
MIF, 353
MIFC, técnicas de, 196
Migração
    subaracnóidea,-230
    ventrículo-ependimal, 230
Miíase(s), 347
    dípteros causadores de, 347
    facultativa, 347
    obrigatória, 347
Miocárdio, larva de *Strongyloides stercoralis* em, 299
Miocardiopatia, 179
Miocardite, 311
Miosite, 162, 268
    por *Sarcocysús,* 178
Miracídio, 207, 215
    método de eclosão de, 213
Mixoma cardíaco metastático, 328
Moléstia, 135
Molusco, gônadas do, 206
Mononucleose infecciosa, 162
Monoxenos, 204

Monroe, forames de, 231
Montenegro, intradermorreação de, 36, 61
Morerastrongylus costaricensis, 337
Mortalidade dos ovos, 273
Mosca do berne, 349
Mosquito(s)
   Aedes, 314
      polynesiensis, 314
   anofelinos, 314
   Anopheles, 314
   Culex, 314
      quinquefasciatus, 314
   culicídeos, 314, 344
   Culicoides
      austeni, 316
      grahami, 316
   Mansonia, 314
   picada de, 141
   Simulium, 314
      picada de, 315
   vetores, 315
Motilidade gastrointestinal, 298
Mucosa
   intestinal, 195, 294
      lesão da, 286
      ulcerações da, 300
   oral, 288
   oronasal, mutilações da, 39
Musculatura
   cardíaca, acometimento da, 178
   dos vermes, contratura espática da, 277
   esquelética, 230
      acometimento da, 178
   mastigatória, 232
Músculo(s)
   bíceps, 311
   gastrocnêmico, 311
   intercostais, 311
   torácicos, 314
Mutilações da mucosa oronasal, 39

N

Nações unidas, 313
Naegleiria, 124
   australiensis, 127
   fowleri, 127
   jadini, 127
   lovaniensis, 127
Nariz, sensação de picadas no, 274
Natural killer, células, 36
Náuseas, 218, 348
Necator americanus, 284, 285
   larvas de, 286
Necrose
   hemorrágica do parênquima testicular, 339
   tecidual, 145
   tissular, 195
   tubular aguda, 145
   tumoral, fator de, 146
Neisseria gonorrhoeae, 30
Nematelmintos, 200
Nematocera, 347
Nematoda, 293
Neoformação vascular, 329

Neoplasias hematológicas, 182
Nervos ciliares da conjuntiva bulbar, 315
Neurocisticercose, 234
Neuropatia periférica, 318
Neurotoxoplasmose, 163, 172
Neutralização de Sabin, reação de, 168
Niclosamida, 144, 226, 263, 266
Nifurtimox, 101
Nigrosina, 192
Nimorazol, 26
Nitrofurantoína, 177
N-metil-glucamina, 49
   antimoniato de, 49
Nódulos subcutâneos, 237, 315
Nomenclatura zoológica, 6
   caracter, 6
   definições em taxonomia, 6
   diferença entre taxonomia e sistemática, 6
   sistema binominal, 7
Norfloxacina, 199
Nosema, 186
   conori, 187
   corneum, 187
   ocularum, 187
Nuca, rigidez de, 234, 328
Nucleoplasma, 20
Nutrição
   holofítica, 21
   holozóica, 21
   saprozóica, 21

O

Obras de hidrografia, 319
Obstipação intestinal, 294
Obstrução
   alitiásica do colédoco, 218
   intestinal, alta, 275
   vascular, 146
Oclusão intestinal, 275
   por *Ascaris,* tratamento, 277
Octreotida, acetato de, 184
Odinofagia, 43, 96
Óleo(s)
   de alho, 278
   mineral, 277
Olho, granuloma periférico do, 281
Onanismo, 305
Onchocerca
   gutturosa, extrato de, 301
   volvulus, 314, 317, 347
      ciclo vital, 315
      patologia, 315
Oncocercaríase, 316
Oncocercomas, 315
Oncocercose, 318, 347
Oncosfera, 230, 266
Onicofagia, 280
Onívoros, 246
Oocineto, 138
Oocistos, 152, 357
   de *Cryptosporidium,* 184
   e seus esporozoítos, 159
Ooforites, 32
OptiMAL, teste, 144

Ordem
    Diptera, 347
    Hemiptera, 346
    Phtiraptera, 345
    Siphonaptera, 346
Organização Mundial da Saúde, 49, 267, 282, 307
Órgãos
    comprometimento de múltiplos, 145
    copuladores, 204
    genitais duplos, 266
    sexuais, 215
Ornizadol, 26, 193
Orofaringe, 323
Oryzomys, 37
    nigripes, 338
    ratticeps, 338
Oscillaria malariae, 135
Osteogênese, 149
Osteólises, 330
Otalgia, 328
Otorréia purulenta, 328
Otoscopia, 330
Ouvido médio, 323
Ovale protozoários, 135
Ovário, 201
Oviduto, 201
Ovinos, 215
    zoonose em, 216
Ovo(s)
    com baixo peso específico, 289
    de ancilostomídeos, 285
    de *Ascaris lumbricoides*, 260, 273
        de *Enterobius vermicularis*, 356
    de *Hymelopesis*
        diminuta, 244
        nana, 229, 243
    de *Lagochilascaris minor*, 322
    de nematóides, 125
        de cães, 274
        de gatos, 274
    de *Taenia solium*, 229, 246
    de *Toxocara canis*
        contendo larva de segundo estádio em seu interior, 280
        em fase inicial de segmentação, 279
    de *Trichocephalus trichiurus*, 307
    detecção de, na matéria fecal, 275
    em fezes, 219
    embrionados, 272
    expulsos com as fezes, 271
    fecundado, 271
    férteis, 271
    infecundos, 271
    ingestão de, infectantes do solo, 273
    larvado, 204
        de *Enterobius vermicularis*, 305
    mortalidade dos, 273
    não-embrionados, 273
    sobrevivência dos, 273
    útero repleto de, 295
    viáveis, 293
Óvulos, 201
Óxido nítrico, 146
Oxipirantel, 308
Oxitetraciclina, 180, 196
Oxiuríase, 305
Oxyurus vermicularis, 304

P

PAIR, técnica, 253
Palato mole, 326
Pamoato
    de cicloguanil, 51
    de pirantel, 277, 289
    de pirvínio, 305, 306
Pandemia, 11
Panstrongylus megistus, 84
Pântanos, 316
Papiledema, 234
Papiro de Ebers, 246
Pápula
    eritematosa, 291
Paracoccidioidomicose, 299, 328
Paragonimus, 256
    peruvianus, 256, 267
    westermani, 256, 267
Paragonomíase, 256, 267-269
    biologia, 267
    ciclo biológico, 268
    controle, 268
    diagnóstico, 268
    distribuição geográfica, 267
    morfologia, 267
    patogenia, 268
    sintomatologia, 268
    taxonomia, 267
    tratamento, 268
Paralisia(s), 256, 268
    faciais, 234
    muscular do parasita, 319
    neuromuscular, 276
Paramecium coli, 195
Paramomicina, 185
Parasita
    animais, 317
        Acanthocheilonama viteae, 317
        Brugia pahangi, 317
        Dirofilaria immitis, 317
        Litomosoides carinii, 317
        que podem infectar o homem, 316
            Dirofilaria immitis, 316
            Dirofilaria repens, 316
            Dirofilaria spectans, 316
            Dirofilaria striata, 316
            Dirofilaria tenuis, 316
            Dirofilaria ursi, 316
            Meningonema peruzzi, 316
            Selaria equina, 316
    da boca, 125
    de cão, 316
    de cavalo, 316
    de gado, 316
    de primatas, 316
    do leopardo, 316
    do lobo, 316
    hospedeiro, interaçâo de, 230
    humanos
        Brugia beaveri, 316
        Brugia guyanensis, 316
        Brugia malayi, 315
        Brugia timori, 315
        Dipetalonema arbuta, 316
        Dipetalonema sprenti, 316

  Dracunculus medinensis, 316
  Loa loa, 315
  Mansonella ozzardi, 316
  Mansonella perstans, 316
   ciclo vital, 316
  Mansonella semiclarum, 316
  Mansonella streptocerca, 316
  Microfilaria bolivariensis, 316
  Microfllaria rodhaini, 316
  Onchocerca volvulus, 314
   ciclo vital, 315
   patologia, 315
  Wuchereria bancrofti, 314
   ciclo vital, 314
   patologia, 314
  Wuchereria lewisi, 316
 intestinais
  de cães, 284
  de seres humanos, 284
 paralisia muscular do, 319
 vetores e técnicas de rastreamento e monitoração de, 313
Parasitemia, 137, 317
 assexuada, 148
 sanguínea, 141
Parasitismo por larvas de ascarídeo, 279
Parasito
 de distribuição cosmopolita, 270
 expansão clonal do, 39
 fatores inerentes ao, 1
  localização, 1
  número de exemplares, 1
  tamanho, 1
  virulência, 1
Parasitologia, procedimentos técnicos em, 353-358
 exame parasitológico de fezes, 353
  biópsia retal, 357
  método
   da hematoxilina férrica, 353
   de Baermann-Moraes para extração de larvas, 355
   de coloração de Kinyoun modificada, 357
   de Faust, 354
   de Hoffmann Pons e Janer ou Lutz, 354
   de identificação rápida de anéis da *Taenia,* 357
   de Kato modificado por Katz, 356
   de Ritchie ou formol-éter, 354
   de Rugai e cols., 355
   de Stoll-Hausheer, 356
   de *swab* anal ou fita durex, 356
   de tamização das fezes, 357
   de Willis, 355
   direto a fresco, 353
 exame parasitológico de sangue, 357
  cuidados, 357
  técnica
   da gota espessa, 357
   do esfregaço, 357
Parasitose intestinal, 23, 265
 controle de cura da, 277
 humana, 262
Paratenose, 279
Parathelphusa, 268
Parede
 capilar, 145
 cística, 123, 215
 intestinal, 215
  espessamento e rigidez da, 338

Parênquima
 cerebral, 230
 hepático, 209, 215
  lesões do, 219
 medular, 230
 pulmonar, 256, 268, 327
 testicular, necrose hemorrágica do, 339
Paromomicina, 72, 196
Paroxismo
 febril, 147
 palúdico, 146
Parto
 prematuro, 149
 trabalho de, contaminação durante, 33
 transmissão por via congénita no, 143
Pasteur, pipeta de, 355
Paulova, meios de cultivo de, 32
Pauropoda, 344
Pediculus
 humanus, 345
  capitis, 345
  corporis, 345
 púbis, 345
Pele
 de lagarto, 315
 seca, 146
Pêlos, 297
Pentamidina, 50, 72, 107, 153
 reações adversas, 51, 72
Pentatrichomonas hominis, 29
Peptídios sintéticos, 149
Peptona, 300
Perda de peso, 268, 299
Perfuração intestinal, 196, 299
Pericárdio, 251
Perímetro torácico, 217
Peristaltismo intestinal, 286
Peritônio, 215
Peritonite
 eosinofílica, 268
 fecal, 196
 secundária, 299
Permanganato de potássio, 278
Peso, perda de, 268, 299
Peste morrinha do gado bovino, 152
Petéquias, 32
Phtiraptera, ordem, 345
Phyllocaulis variegatus, 338
Picada de mosquito, 141
 Simulium, 315
Piloro, 296
Pinocitose, 109
Piolhos, 265
Piperazina, sais de, 276
Pipeta de Pasteur, 355
Pirantel, pamoato de, 277, 289
Pirimetamina, 142
Pirvínio, pamoato de, 305
Plamodiumfalciparum, 137, 148
Plaquetopenia, 145
Plasmócitos, 327
 reprodução esquizogônica dos, 21
Plasmodium
 malariae, 137, 149
 ovale, 137, 147

sp., 357
vivax, 137, 147
Platelmintos, 200
    classe cestoda
        aparelho
            digestivo, 201
            genital, 201
        evolução, 202
        morfologia externa, 201
        sistema
            excretor, 201
            nervoso, 201
    classe digenea, 200
        aparelho
            digestivo, 200
            genital, 200
        constituição do corpo, 200
        evolução, 201
        morfologia externa, 200
        sistema
            excretor, 200
            muscular, 200
            nervoso e órgãos sensoriais, 200
Platyhelminthes, 262, 265, 334
Pleistophora trachipleistophora, 186
Pleurites, 268 Pneumocistose, 176
Pneumonia granulomatosa eosinofílica crônica, 268
Pneumonite por toxoplasma em pacientes com AIDS, 163
Polaciúria, 32
Polígono de Willis, 231
Poli-hexametileno de biguanida, 132
Polimiosites, 179
Polissacarídeos sulfatados, 232
Pomada de tiabendazol, 292
Pons, técnica de, 276
Porcinos, 246, 251
Poro genital, 201
Porospora gigantea, 20
Potássio, permanganato de, 278
Prata metenamina, método da, 184
Praziquantel, 226, 244, 263, 266, 335
Precipitação larvária, 276
Pregas cutâneas, 315
Pressão arterial, 145
Primaquina, 148
Primatas, parasita de, 316
Primórdio genital, 294
Procedimentos técnicos em parasitologia, 353-358
    exame parasitológico de fezes, 353
        biópsia retal, 357
        método
            da hematoxilina férrica, 353
            de Baermann-Moraes para extração de larvas, 355
            de coloração de Kinyoun modificada, 357
            de Faust e cols., 354
            de Hoffmann Pons e Janer ou Lutz, 354
            de identificação rápida de anéis da *Taenia*, 357
            de Kato modificado por Katz, 356
            de Ritchie ou formol-éter, 354
            de Rugai e cols., 355
            de Stoll-Hausheer, 356
            de *swab* anal ou fita durex, 356
            de tamização das fezes, 357
            de Willis, 355
            direto a fresco, 353
    exame parasitológico de sangue, 357
        cuidados, 357
        técnica
            da gota espessa, 357
            do esfregaço, 357
Processo(s)
    de conjugação, 22
    de esporulação, 178
    de fecundação, 22
    de Singamia, 22
Proechimys, 37
Proglotes grávidas, exame das, 230
Programa(s)
    de controle
        da malária, 144
        das filarioses, 319
    especial para pesquisa e treinamento em doenças tropicais, 313
Proguanil, 149
Prolapso retal, 308
Proliferação linfocitária, 232
Prolina, 216
Promastigotas, 37
Prosostemata, 267
Protandria, 222
Proteína(s)
    circunsporozoíta, 142, 149
    perda entérica de, 299
    perdas fecais de, 287
    polimórficas, 142
    sanguíneas, 252
Protozoário(s), 20-22
    biologia, 21
        excreção, 21
        nutrição, 21
        reprodução, 22
        respiração, 21
        secreção, 21
    definição, 20
        cílios, 21
        cisto, 21
        citoplasma, 20
        flagelos, 20
        membrana, 20
        mionemas, 21
        núcleo, 20
        pseudópodes, 20
        trofozoíto, 21
    e malária, 135-151
        aspectos gerais, 135
        biologia, 137
        diagnóstico
            clínico, 146
            laboratorial, 144
        epidemiologia, 142
        morfologia, 135
        patogenia, 145
        profilaxia, 149
        tratamento, 147
    eucariótico flagelado, 29
Protozoários ovale, 135
Protozoologia, 343
Protozoose, vacina contra a, 35
Protrombina, tempo de, 145
Prova(s)
    de função hepática, 219
    de imunodifusão, 256
    de imunofluorescência, 169

intradérmicas, 256
Prurido
    anal, 305
    vulvar, 305
Pseudobotrídias, 262
Pseudofertilização, 297
Pseudo-hipertrofia miopática, 233
Pseudópodes, 123
    citoplasmáticos, 137
Pseudosuccinea columella, 215
Pseudotelphusa
    magna, 268
    tristani, 268
Psychodopygus wellcomei, 35
Pthirius púbis, 346
Pulex irritans, 265, 346
Pulgas, 265
Pulicidae, 346
Pulmão(ões), 272, 328
    camalote no, 252
    cisto no, 250
    comprometimento dos, 147
    hidatidose, 252
    inflamação não proliferativa no, 268
    larvas
        adultas nos, 256
        migração de, de ancilostomídeos através dos, 287
    oviposição nos, 297
Punção
    de vísceras, 69
    tratamento por, 253
Punção-biópsia do fígado, 213
Pupa
    de moscas, 344
    de pernilongos, 344
Purgativo, uso de, 266, 275
Púrpura trombocitopênica angiopática, 297
Pyrgophorus, 267

Q

QBC, método, 144
Quilúria, 317
Quimioprofilaxia antimalárica prolongada, 147
Quimioterapia da angiostrongilose abdominal, 339
Quinacrina, 26, 177, 193
Quinino
    cloridrato de, 148
    sulfato de, 148
Quinolonas, 149, 302
Quitina, 247

R

Radiação ultravioleta, 273
Radiografia do tórax, 328
Radiorrespirotemia, 35
Rainey, corpúsculos de, 180
Ranger dos dentes noturno, 274
Rash
    cutâneo, 281
    eritematoso, 107
Rattus, 37
Ray-Churubrata, reação, 70

Reação(ões)
    alérgicas, 274
        artrópodos causadores de, 348
        sistêmicas graves, 318
    antígeno-anticorpos, 301
    de aglutinação, 276
    de eletrossinérese, 253
    de ELISA, 115, 170, 253
    de fixação de complemento, 168, 219, 235, 256
    de hemaglutinação indireta, 169, 219, 253
    de hipersensibilidade, 145, 276, 286
    de imunofluorescência, 168
    de Jarisch-Herxheimer, 70, 312
    de Montenegro, 43, 61
    de Ray-Churubrata, 70
    de Sabin-Feldman, 165
    de Spakman-Napier, 70
    de Weinberg, 235
    Dot-ELISA, 70
    ELISA PtA, 70
    em cadeia da polimerase, 339
    Fast ELISA, 70
    Herxheimer, 69
    imunoalérgicas, 314
    imunoenzimática, 168
    imunológicas, 25
    neurotóxicas, 276
    sorológicas, 253
        contra-imunoeletroforese, 219
        dupla difusão, 219, 253
        eletrossinérese, 253
        imunoblotíng, 253
        imunoeletroforese, 253
        imunoeletrotransferência, 253
        imunofluorescência, 253
Receptáculo seminal, 201
Receptores gama-aminobutíricos, 318
Reduviidae, 346
Região(ões)
    caudal, 266
    florestais do oeste africano, 315
    perianal, 297
    subtropicais, 270
    tropicais, 270, 307
Relaxamento do esfíncter anal, 308
Reprodução esquizogônica dos plasmódios, 21
Répteis, 293
Respiração
    aeróbica, 21
    anaeróbica, 21
Ressecção cirúrgica de grandes porções dos intestinos, 338
Ressonância magnética nuclear, 252
Retardo do crescimento, 308
Reticulócitos, 141
Reticulocitose, 146
Retinocoroidite, 164
Retocolite ulcerativa, 298
Retossigmóide, 196
Retossigmoidoscopia, material de, 196
Rhodnius prolixus, 84
Rhyncophthirina, 345
Rickettsia prowazekii, 345
Rifampicina, 51, 132
Rigidez de nuca, 234, 328
Rim(ns), 274
    cistos dos, 251

comprometimento do, 147
Ringer, solução de, 109
Rinofaringe, 323
Rinoscopia, 330
Ritche, método de, 354
Ritmo cardíaco, distúrbios de, 311
RNA do *Trichonomas vaginalis*, 29
Robson e Pavlova, meio de, 109
Rochalimea quintana, 345
Roedores, 277
Rohwedder, método de, 98
Roiron, meios de cultivo de, 32
Romana, sinal de, 92
Romanowsky, corantes derivados de, 144, 357
Roncos, 274
Roxitromicina, 177, 185
Rugai, método de, 300, 355

S

Sabin
  reação de neutralização de, 168
  tétrade de, 164
Sabin-Feldman, reação de, 165
SAF, 353
Safranina, 31
  modificada, técnica da, 199
Safranina-azul-de-metileno, método da, 184
Sais
  de piperazina, 276
  de tetramisol, 277
Saliva, 272
Salmoneloses, 212
Salpingite, 32, 305
Saneamento básico, 308
  deficiências de, 298
  medidas de, 277
Sangue
  comprometimento do, 147
  exame parasitológico de, 357
    cuidados, 357
    técnica
      da gota espessa, 357
      do esfregaço, 357
  fetal, contaminação do, 147
Sarampo, 297
Sarcocistose, 178-181
  agente etiológico, 178
  aguda, 180
  aspectos gerais, 178
  diagnóstico, 180
  epidemiologia, 178
  intestinal, 180
  muscular, 180
  prevenção, 180
  quadro clínico, 179
  tratamento, 180
Sarcocystis fusiformis, 179
  cistos de, 178
    na língua, 179
Sarcodina, 20
Sarcophaga spp., 348
Sarcoptes scabiei, 302
Sarcosporidiose, 180
  muscular, 179

Sarcosystis
  hominis, 178
  miosite por, 178
  suihominis, 178
Schaudinn
  conservante, 25
  fixador de, 353
Schiff, ácido periódico de, 131
Schistosoma
  bovis, 205
  fêmeas de, 200
  haematobium, 205
  intercalatum, 205
  japonicum, 205
  mansoni, 205
  mekongi, 205
Schistosomatidae, 200
Schuffner, grânulos de, 137
Secreção(ões)
  da teniaestatina, 232
  duodenal, esfregaço de, 300
  femininas, 30
  masculinas, 30
  mucosa do molusco, 337
  pulmonar, 297
    pesquisa de larvas em material de, 301
Sedimentação espontânea, técnicas de, 289
Seios nasais, 326
Sensação
  de picadas no nariz, 274
  de plenitude abdominal, 218
Septata intestinalis, 187
Septo alveolar, 286
Serina inibidora de protease, 232
Seringas, transmissão por uso de, 143
Serviço de Vigilância Epidemiológica, 11
Setaria equina, 316
Sheather, técnica de flutuação da sacarose de, 184
Shunt
  de derivação ventricular, 237
  linfovenoso, 319
Sialorréia, 95
Sibilos, 274
SIDA (v. AIDS) *Sigmodon hispidus,* 338
Similium ornatum, 348
Simuliidae, 347
Simulium, 314
  picada de, 315
Sinal de Romana, 92
Síndrome(s)
  da esplenomegalia tropical, 147
  da hiperinfecção pelo *Strongyloides stercoralis,* 299
  da imunodeficiência adquirida (v. AIDS)
  de hipertensão intracraniana, 251
  de larva *migrans* visceral, 274, 279-283, 339
    aspectos clínicos, 281
    biologia de *Toxocara canis,* 279
    conceito, 279
    diagnóstico laboratorial, 281
    epidemiologia, 280
    etiologia, 279
    patogenia, 281
    prevenção, 282
    tratamento, 282
  de Löeffler, 298
  de má absorção intestinal, 175

de tromboembolismo, 95
dispéptica caracterizada pela intolerância, 218
medulares, 235
nefrótica, 147, 297, 298
obstrutiva biliar, 220, 250
Singamia, processo de, 22
Siphonaptera, ordem, 346
Siringobulbia, 232
Siringomielia, 231
Sistema(s)
de antígenos leucocitários humanos, 232
de filtragem, uso de, 197
His-Purkinje, 81
imune, 298
linforreticular hiperplasia do, 145
nervoso central, 107, 230, 328
respiratório, 187
retículo-endotelial, 107, 178
Sítios ectópicos, 274
Skenites, 32
Sódio
acetato de, 353
cloreto de, 247, 300, 355
estibogluconato de, 49
Solenócitos, 201
Solo(s)
arenosos, 285
argilosos, 273
contaminação pelo, 273
fecal, 277
desinfecção do, 278
poluído, 277
Solução(ões)
de azul-de-metileno fosfatado, 135
de cloreto de sódio, 355
de formaldeído, 322
de iodo, 278
de Lôch, 109
de Ringer, 109
de sulfato de zinco, 322, 354
de verde-malaquita glicerinada, 356
Sonda nasogástrica, aspiração gástrica contínua com, 277
Sono, doença do, 107
Sonolência, 301
Soro equino, 196
Sorodema, 35
Sorologia, 253
Spakman-Napier, reação, 70
Stoll, método de, 289
Stoll-Hausheer, método de, 356
Stomoxys calcitrans, 347
Streptomyces avermitilis, 318
Strongyloides
 fuelleborni, 293
  bellyi, 293
  like, 293
 myopotami, 293
 papillosus, 297
 ransomi, 297
 ratti, 293
 simiae, 293
 stercoralis, 204, 293, 355
  anticorpos séricos de, 301
  ciclo evolutivo de, 296
  disseminação do, em pacientes aidéticos, 300
  fêmea parasita de, 294, 299

infecção por, 297
larva de
em espaço alveolar, 299
em miocárdio, 299
primeiro estágio, 294
segundo estágio, 294
síndrome da hiperinfecção pelo, 299
venezuelensis, 293
Strout, método de, 98
Subicterícia de tipo obstrutivo, 218
Substância(s)
amiláceas, 196
proteolítica, 286
radiativas, 252
Suco
duodenal, 304
gástrico, 304
Sudorese, 145
noturna, 256
Suínos, 216
carnívoros, 216
infectados, 237
zoonose em, 216
Sulco balanoprepucial, 33
Sulfa, 51, 153 Sulfadiazina, 132, 176
Sulfadoxina, 148
Sulfametoxazol-trimetoprim, 176, 199
Sulfato
de cobre, 220
de ferro, 289
de quinino, 148
de zinco, 322, 354
Suramin, 107
Suramina, 318
Surto(s)
de ascaridíase, 273
de enterite eosinofílica, 287
Swab anal, 305
método de, 356
Sylvius, aqueduto de, 231, 330
Symphyla, 344

T

Tabanidae, 347
Tabanus sp., 347
Taenia
método de identificação rápida de anéis da, 357
saginata, 201, 224, 246, 357
solium, 224, 229, 357
ovos de, 229, 246
Takatsy, microtitulador de, 169
Tamanduá tetradactyla, 39
Tamização das fezes, método de, 357
Taquizoíto, 156
Tártaro dentário, 125
Taxonomia, 6
Tecido
celular subcutâneo, 230
cerebral, 232
Técnica(s) (v.t. Método)
da gota espessa, 357
da safranina modificada, 199
de aposição em lâmina, 44

de auramina-rodamina, 176
de biologia molecular, 188, 273
de Brown-Breen, 188
de Brown-Hopps, 188
de *calcofluor white,* 131
de coloração
    auramina-carbolfucsina, 184
      de acridina-orange, 184
      de Kinyoun, 198
de coprocultura, 300
de Faust, 196, 224
de Giemsa, 317
de Grocott, 44
de hematoxilina férrica, 353
de Hoffman, 275
de imunoeletroforese, 131
de imunofluorescência, 311
de Kato-Katz, 276, 289
de Merendino, 103
de MIFC, 196
de PCR, 145, 188
de Pons e James, 276
de rastreamento e monitoração de vetores e parasitas, 313
de sedimentação espontânea, 224, 289
de Sheather, 184
de tamização, 224
de tricrômio, 199
de Weber, 188
de *Western-blot,* 188
de Ziehl-Neelsen, 44
do esfregaço, 357
dos hibridomas, 46
himuno-histoquímica, 281
imunoenzimática, 281
PAIR, 253
parasitológicas de flutuação, 289
sorológicas, 188
Tempo de protrombina, 145
Tenesmo, 305, 308
    retal, 212
Tênia *Echinococcus granulosus,* 246
    ciclo evolutivo, 247
    forma adulta, 247
Teniaestatina, secreção da, 232
Teníase, 221-227, 233
    controle e profilaxia, 225
    diagnóstico clínico-laboratorial, 223
    epidemiologia, 224
    erradicação, 226, 238
    morfologia e biologia, 221
    patogenia e sintomatologia, 223
    transmissão de, 238
    tratamento, 224
Terapia
    antiepiléptica, 237
    parasiticida, 237
Teratoma benigno, 328
Terebratorium, 206
Termotropismo, 286, 355
Terrenos arenosos, 273
Teste(s)
    bioquímico, 276
    com dietilcarbamazina, 317
    de hemaglutinação, 224
    de imunoflourescência indireta, 48, 224

de Montenegro, 36
de *Western blotting,* 282
ELISA, 16
imunoenzimático, 48, 188, 339
OptiMAL, 144
para o diagnóstico da amebíase, 119
    bioquímica do sangue, 119
    exames endoscópicos, 119
    exames por imagem, 119
      radiológicos, 119
      ressonância magnética, 119
      tomografia computadorizada, 119
      ultra-sonografia, 119
    hemograma, 119
sorológicos, 318
Testículos, 201
Tetraciclina, 148, 177, 196
Tetracloroetileno, 276
Tétrade de Sabin, 164
Tetraidrofolato, 142
Tetramisol, sais de, 277
Tetraparesia, 328
Tiabendazol, 330, 339
    pomada de, 292
Tiamina, 149
Tigmotropismo, 286
Tinidazol, 27, 193
Tinta-da-índia, coloração pela, 192
Tityius serrulatus, 348
Tocóstomo, 263
Tomografia computadorizada, 219, 252
    do crânio, 328
Tonsila, 326
Tonsilite crônica, 328
Tontura, 301
Toque retal, 339
Tórax, radiografia de, 251, 328
Torção testicular, 339
Tosse, 274
Toxocara
    canis, 274, 279, 339
      biologia de, 279
      larvas de
        de quinto estádio, 280
        de terceiro estádio, 280
      ovos de
        contendo larva de segundo estádio em seu interior, 280
        em fase inicial de segmentação, 279
    cati, 274, 279
Toxocaríase, 279-283
    aspectos clínicos, 281
    biologia de *Toxocara canis,* 279
    conceito, 279
    diagnóstico laboratorial, 281
    epidemiologia, 280
    etiologia, 279
    oculta, 281
    patogenia, 281
    prevenção, 282
    tratamento, 282
Toxoplasma gondii, 155
Toxoplasmose, 155-174
    aguda, meningoencefalite na, 162
    biologia, 159
      ciclo do parasita e fontes de infecção, 159

cistos da, 180
congénita, 163
diagnóstico clínico, 166
diagnóstico laboratorial, 167
    imunológico, 168
    provas de imunofluorescência, 169
        reação de ELISA, 170
        reação de fixação do complemento, 169
        reação de hemaglutinação indireta, 169
        reação de Sabin-Feldman, 168
    parasitológico, 167
em pacientes
    imunocompetentes, 162
    imunocomprometidos, 162
epidemiologia, 165
morfologia, 156
    bradizoíto e seu cisto, 158
    oocisto e seus esporozoítos, 159
    taquizóito, 156
ocular, 164
    em pacientes com AIDS, 172
patogenia, 161
profilaxia, 173
tratamento, 172
    doença
        adquirida em pacientes imunocompetentes, 172
        adquirida em pacientes imunodeprimidos, 172
        congénita, 173
        infecção primária durante a gestação, 173
Trabalho de parto, contaminação durante, 33
Trachipleistophora, 187
Transfusão sanguínea, transmissão por, 143
Trânsito intestinal, 178
Transmissão
    da ciclosporíase, 198
    da malária, 135
    de doenças, dinâmica da, 9
        ciclo de agentes infecciosos na natureza, 10
        endemia, 11 epidemia, 11
        forma de disseminação em populações humanas, 9
            porta de entrada no hospedeiro humano, 10
            propagação de pessoa a pessoa, 9
            reservatórios dos agentes, 10
            veículo comum, 9
        imunidade de rebanho, 11
        manifestações clínicas, 10
        pandemia, 11
        período de incubação, 10
    de microsporídeos, 187
    de teníase, 238
    direta ânus-boca
    do vírus da dengue, 344
    por transfusão sanguínea, 143
    por uso de seringas compartilhadas, 143
    por via congénita no parto, 143
Transplante renal, 297
Traqueia, 272
Trato
    biliar, 187
    gastrointestinal, 272, 293
    genital
        epitélio escamoso no, 32
        feminino, 29
    urinário, infecção do, 180
Trematoda, 200, 267, 334

Trematódeo, 200, 209
    digenéticos, 200
    doença parasitária por, 256
Triatoma
    brasiliensis, 83
    dimidiata, 83
    infestans, 83
    pseudomaculata, 83
    sórdida, 83
Triatomilinae, 346
Triatomíneos, 343
Trichinella
    britovi, 310
    nativa, 310
    nelsoni, 310
    pseudospiralis, 310
    spiralis, 5, 310
    spp., 310
Trichocephalus trichiurus, 203, 307
    fêmea de, 307
    macho de, 307
    ovos de, 307
Trichodectes canis, 265
Trichomitus fecalis, 29
Trichomonas
    foetus, 29
    gallinae, 29
    gallinarum, 29
    tenax, 29
    vaginalis, 29
        uretrite por, 33
Trichuris trichiura, 204, 270, 307
Triclabendazol, 220
Tricocefalíase, 307-309
    biologia, 307
    conceito, 307
    diagnóstico, 308
    epidemiologia, 307
    morfologia, 307
    patogenia, 307
        ação hematófaga, 308
        ação tóxico-alérgica, 308
        ação traumática e infecciosa, 307
        prolapso retal, 308
        retardo do crescimento, 308
    profilaxia, 208
    quadro clínico, 308
    tratamento, 308
        albendazol, 308
        mebendazol, 308
        oxipirantel, 308
Tricórnio, técnica de, 199
Tricomoníase, 29-33
    biologia, 29
    diagnóstico
        clínico, 32
            na criança, 33
            na mulher, 32
            no homem, 32
        laboratorial, 30
            coleta de material, 30
            coloração, 30
            cultura, 32
            observação direta, 32
    epidemiologia, 29

morfologia, 29
patogenia, 29
profilaxia, 33
tratamento, 33
Tricuríase, 260, 273
Trilobita. 343
Tripanossomas, 107
Tripanossomíase humana africana, 107
   diagnóstico etiológico, 107
   sinais e sintomas, 107
Tripanossomos, 343
Triquinelose, 310-312
   biologia, 310
   diagnóstico
      clínico, 311
      laboratorial, 311
   epidemiologia, 311
   espécies de *Trichinella,* 310
   histórico, 310
   morfologia, 310
   patogenia, 311
   profilaxia, 312
   tratamento, 312
Triquinoscopia, 178
Trofozoíto, 23, 110, 195
   cistos, 112
   de *Balantidium coli,* 21
   de *Entamoeba*
      coli, 123
      hartmanni, 124
      histolytica, 20
      moshkovskii, 125
   de *Giardia lamblia,* 24
   metacísticos, 109
   pré-cistos, 111
Troglotrematoda, 267
Tromboembolismo periférico, 81
Trombose venosa profunda, 317
Trompa de Eustáquio, 330
Trypanosoma
   brucei, 107
      gambiensi, 107
      rhodesiense, 107
   cruzi, 3, 21, 357
      formas evolutivas, 77
         amastigotas, 77
         epimastigotas, 77
         tripomastigotas, 77
      mamíferos portadores de, 86
   gondii, 171
   lewisi, 171
   rangeli, 78
Tubagem duodenal, material de, 301
Tuberculose, 299
   ganglionar, 328
   miliar, 328
   pulmonar, 256
Tubo
   de Malpighi, 78
   de Wasserman, 354
   digestivo, 285
Tumor(es)
   cerebrais, 234
   decalabar, 315
Tunga penetrans, 346

U

Úlcera, 196
   típica de leishmaniose cutânea, 41
Ulceração(ões)
   da mucosa intestinal, 300
   intestinal, 196
Ultra-sonografia, 318
Umidade e temperatura, 278
Uncinaria stenocephala, 291
Uretra, 30
Uretrite
   não-gonocócica, 32
   por *Trichomonas vaginalis,* 33
Uroquinase, 103
Urticária, 107
   crises de, 308
Útero, 201
   câncer de colo de, 32
   repleto de ovos, 295

V

Vacina
   antimerozoíta, 149
   contra a protozoose, 35
   spf-66, 150
Vacúolo(s)
   contrateis, 21, 195
   de glicogênio, 123
   nutritivos, 21
   parasitóforo, 142
Vagina, 201, 305
Vaginite com corrimento
   aquoso, 32
   leitoso de itensidade, 32
Valsalva, manobra de, 94
Válvula ileocecal, 261, 275
Vasculhe basal craniana, 228
Vasos
   ciliares da conjuntiva bulbar, 315
   linfáticos, 310
      má formação congénita dos, 317
Vater, ampola de, 261, 274
VCAM-1, 145
Vegetais
   crus, ingestão de, 271, 273
   lavagem de, 308
Veias mesentéricas, 297
Velocidade
   da circulação sanguínea, 145
   de hemossedimentação, 107, 180
Ventosa(s)
   musculares, 215
   oral, 200
   ventral, 200
Ventrículos cerebrais, 230
Vênulas mesentéricas, 272
Verde-malaquita glicerinada, solução de, 356
Verme(s)
   achatados, 200
   adulto, 266
      de *Lagochilascaris minor,* 322
      fêmeas, 297
      machos, 297

ancilostomídeos, 3
cilíndricos, 200
com coloração esbranquiçada, 284
contratura espática da musculatura dos, 277
cucurbitani, 229
fêmeas
    do ciclo de vida livre, 295
machos
    do ciclo de vida livre, 295
    no ciclo parasitário, 293
paralisados, 276
Vermífugo, uso de, 275
Veronicellidae, 337
Vertigens, 263
Vesícula(s)
    biliar, 216
    filhas, 249
    prolígeras, 248
    seminal, 204
Vestíbulo bucal longo, 294
Vetores e parasitas, técnicas de rastreamento e monitoração de, 313
Via(s)
    biliares
        de bovinos, 215
        de ovinos, 215
        de porcinos, 215
    oral, intoxicação por, 273
Vilosidades
    intestinais, linfangiectasia nas, 298
    placentárias, 149
Vinagre, uso do, 278
Violeta-de-genciana, 31
Virologia, 343
Vírus
    da dengue, transmissão do, 344
    da imunodeficiência humana (v. HIV)
    HTLV-1, 300
Vísceras, punção de, 69
Vitamina
    A, 274
    B_{12}, 25, 263
        deficiência de, 255

Viteloduto, 201
Vittaforma corneae, 187
Vólvulo, 275
Vómitos, 218, 339, 348
Vulva, 204, 305
Vulvite secundária, 32

W

Wasserman, tubo de, 354
Weber, técnica de, 188
Weinberg, reação de, 235
Western-blot, técnicas de, 188, 282
Willis, método de, 355
Wirsung, canal de, 3, 261, 274
Wright, coloração de, 32, 153, 192
Wuchereria
    bancrofti, 204, 314, 347
        ciclo vital, 314
        patologia, 314
    lewisi, 316
Xenopsylla cheopis, 346

Y

Yaeger, método de, 98
Yersinia pestis, 346

Z

Ziehl-Neelsen, método de, 44, 184
Zigoto, 22, 137
Zimodema, 35
Zinco, sulfato de, 322, 354
Zoonose, 10
    em bovinos, 216
    em caprinos, 216
    em equinos, 216
    em ovinos, 216
    em suínos, 216